Caffey 儿科影像诊断学

Caffey's Pediatric Diagnostic Imaging

第 12 版

上 卷

主　编　Brian D. Coley

副主编　D. Gregory Bates　Eric N. Faerber
　　　　Marta Hernanz-Schulman　J. Herman Kan
　　　　Edward Y. Lee　Ashok Panigrahy　Cynthia K. Rigsby

主　译　袁新宇

主　审　朱　铭　李　欣　邵剑波

副主译　闫淯淳　杨　洋

人民卫生出版社

图书在版编目（CIP）数据

Caffey 儿科影像诊断学/（美）布莱恩·D.科利
（Brian D. Coley）主编；袁新宇译. —北京：人民卫
生出版社,2019

ISBN 978-7-117-27991-8

Ⅰ.①C…　Ⅱ.①布…②袁…　Ⅲ.①小儿疾病-影象
诊断　Ⅳ.①R720.4

中国版本图书馆 CIP 数据核字（2019）第 019592 号

人卫智网	www.ipmph.com	医学教育、学术、考试、健康， 购书智慧智能综合服务平台
人卫官网	www.pmph.com	人卫官方资讯发布平台

Caffey 儿科影像诊断学

（上、下卷）

主　　译：袁新宇
出版发行：人民卫生出版社（中继线 010-59780011）
地　　址：北京市朝阳区潘家园南里 19 号
邮　　编：100021
E - mail：pmph @ pmph.com
购书热线：010-59787592　010-59787584　010-65264830
印　　刷：北京顶佳世纪印刷有限公司
经　　销：新华书店
开　　本：889×1194　1/16　总印张：100
总 字 数：3238 千字
版　　次：2019 年 6 月第 1 版　2019 年 6 月第 1 版第 1 次印刷
标准书号：ISBN 978-7-117-27991-8
定价（上、下卷）：980.00 元

打击盗版举报电话：010-59787491　E-mail：WQ @ pmph.com
（凡属印装质量问题请与本社市场营销中心联系退换）

Caffey 儿科影像诊断学

Caffey's Pediatric Diagnostic Imaging

第 12 版

上 卷

主　编　Brian D. Coley

副主编　D. Gregory Bates　　Eric N. Faerber
　　　　Marta Hernanz-Schulman　　J. Herman Kan
　　　　Edward Y. Lee　　Ashok Panigrahy　　Cynthia K. Rigsby

主　译　袁新宇

主　审　朱　铭　李　欣　邵剑波

副主译　闫淯淳　杨　洋

译　者（以姓氏汉语拼音为序）
　　　　白凤森　李素荣　马　帅　孙海林　孙雪峰　陶　然
　　　　吴朔春　闫淯淳　杨　梅　杨　洋　仪晓立　袁新宇

人民卫生出版社

ELSEVIER

Elsevier(Singapore)Pte Ltd.

3 Killiney Road

#08-01 Winsland House I

Singapore 239519

Tel: (65) 6349-0200

Fax: (65) 6733-1817

Sami Abedin, MD Department of Radiology, University of Missouri–Kansas City, Kansas City, Missouri

Brent Adler, MD Associate Clinical Professor, Department of Radiology, The Ohio State University, Nationwide Children's Hospital, Columbus, Ohio

Prachi P. Agarwal, MD Clinical Associate Professor, Department of Radiology, Division of Cardiothoracic Radiology, University of Michigan, Ann Arbor, Michigan

Kimberly E. Applegate, MD Professor of Radiology and Pediatrics, Director of Practice Quality Improvement, Department of Radiology and Imaging Sciences, Emory University School of Medicine, Atlanta, Georgia

E. Michel Azouz, MD Pediatric Radiologist, Medical Imaging, Montreal Children's Hospital; Pediatric Radiologist, Shriners Hospital for Children, Montreal, QC, Canada

Paul Babyn, MDCM Radiologist-in-Chief, Hospital for Sick Children, Toronto, ON, Canada; Head of University of Saskatchewan and Saskatoon, Health Region, Royal University Hospital; Professor of Medical Imaging, University of Saskatchewan, Canada

D. Gregory Bates, MD Clinical Associate Professor of Radiology, Ohio State University College of Medicine and Public Health; Assistant Chief, Clinical Operations and Section Chief Fluoroscopy, Nationwide Children's Hospital, Columbus, Ohio

Mary P. Bedard, MD Associate Neonatologist, Neonatal-Perinatal Medicine, Children's Hospital of Michigan, Detroit, Michigan

Gerald G. Behr, MD Department of Radiology, Morgan Stanley Children's Hospital of New York-Presbyterian and Columbia University, New York, New York

Sadaf T. Bhutta, MBBS Associate Professor, Department of Radiology, University of Arkansas for Medical Sciences, Little Rock, Arkansas

Larry A. Binkovitz, MD Associate Professor, Department of Diagnostic Radiology, Mayo Clinic, Rochester, Minnesota

Susan Blaser, MD Department of Diagnostic Imaging, The Hospital for Sick Children, Toronto, ON, Canada

Stefan Bluml, MD Associate Professor of Research Radiology; Director, New Imaging Technologies; Departments of Radiology and Pediatrics, Children's Hospital, Keck School of Medicine, University of Southern California, Los Angeles, California

Danielle K.B. Boal, MD Professor of Radiology and Pediatrics, Department of Radiology, Pennsylvania State University College of Medicine; Professor of Radiology and Pediatrics, Department of Radiology, Milton S. Hershey Medical Center, Hershey, Pennsylvania

Phillip M. Boiselle, MD Department of Radiology, Beth Israel Deaconess Medical Center and Harvard Medical School, Boston, Massachusetts

Timothy N. Booth, MD Professor, Department of Radiology, Children's Medical Center, University of Texas Southwestern Medical Center, Dallas, Texas

Emma E. Boylan, BA Department of Medical Imaging, Ann and Robert H. Lurie Children's Hospital of Chicago, Chicago, Illinois

Dorothy Bulas, MD Professor of Pediatrics and Radiology, Department of Diagnostic Imaging and Radiology, Children's National Medical Center, Washington, DC

Angela Byrne, MD Department of Radiology, Children's Hospital of British Columbia, Vancouver, BC, Canada

Alicia M. Casey, MD Department of Medicine, Division of Respiratory Diseases, Boston Children's Hospital and Harvard Medical School, Boston, Massachusetts

Christopher I. Cassady, MD Clinical Associate Professor, Department of Radiology, Baylor College of Medicine; Chief of Fetal Imaging, Pediatric Radiology, Texas Children's Hospital, Houston, Texas

Kim M. Cecil, PhD Departments of Radiology, Pediatrics, Neuroscience and Environmental Health, Cincinnati Children's Hospital Medical Center, University of Cincinnati College of Medicine, Cincinnati, Ohio

Rafael C. Ceschin, MD Department of Radiology, Children's Hospital of Pittsburgh of UPMC; Department of Biomedical Informatics, University of Pittsburgh, Pittsburgh, Pennsylvania

Frandics P. Chan, MD, PhD Associate Professor, Department of Radiology, Stanford University Medical Center, Stanford, California

Teresa Chapman, MD Staff Radiologist, Seattle Children's Hospital; Assistant Professor, Department of Radiology, University of Washington, Seattle, Washington

Grace R. Choi, MD Assistant Professor, Department of Pediatrics, Northwestern University Feinberg School of Medicine; Attending Physician, Pediatrics, Division of Cardiology, Ann and Robert H. Lurie Children's Hospital of Chicago, Chicago, Illinois

Winnie C.W. Chu, MB ChB Department of Imaging and Interventional Radiology, Prince of Wales Hospital and The Chinese Univerisity of Hong Kong, Hong Kong SAR, China

Harris L. Cohen, MD Professor and Chairman, Department of Radiology; Professor, Pediatrics and Obstetrics & Gynecology, University of Tennessee Health Science Center; Medical Director, Radiology, LeBonheur Children's Hospital, Memphis, Tennessee

Brian D. Coley, MD Professor, Departments of Radiology and Pediatrics, University of Cincinnati College of Medicine; Radiologist-in-Chief, Department of Radiology, Cincinnati Children's Hospital Medical Center, Cincinnati, Ohio

Moira L. Cooper, MD Associate Clinical Professor, University of Victoria, Victoria, BC, Canada

Hannah Crowley, MD Department of Radiology, Children's Hospital of Pittsburgh of UPMC, Pittsburgh, Pennsylvania

J.A. Gordon Culham, MD Professor, Department of Radiology, University of British Columbia; Pediatric Radiologist, Department of Radiology, British Columbia's Children's Hospital, Vancouver, BC, Canada

Pedro Daltro, MD Clinica de DiagnOstico Por Imagem, Rio de Janeiro, Brazil

Amy R. Danehy, MD Division of Pediatric Neuroradiology, Boston Children's Hospital; Instructor in Radiology, Harvard Medical School, Boston, Massachusetts

Alan Daneman, MB BCh Radiologist, Department of Diagnostic Imaging; Division Head of General Radiology and Body Imaging, The Hospital for Sick Children; Professor, Medical Imaging, University of Toronto, Toronto, ON, Canada

Karunamoy Das, MD King Fahad Hospital, Dammam, Saudi Arabia

Andrew deFreitas, MD Assistant Professor of Pediatrics, Northwestern University Feinberg School of Medicine; Director, Adult Congenital Heart Disease, Ann and Robert H. Lurie Children's Hospital of Chicago, Chicago, Illinois

Katyucia de Macedo Rodrigues, MD Research Fellow, Radiology, Boston Children's Hospital; Research Fellow, Radiology, A.A. Martinos Center/Massachusetts General Hospital, Boston, Massachusetts

Jonathan R. Dillman, MD Assistant Professor, Department of Radiology, Section of Pediatric Radiology, University of Michigan Health System, Ann Arbor, Michigan

Lincoln O. Diniz, MD Department of Radiology, Cincinnati Children's Hospital Medical Center, Cincinnati, Ohio

Mary T. Donofrio, MD Associate Professor of Pediatrics, George Washington University; Director of the Fetal Heart Program, Children's National Heart Institute, Children's National Medical Center, Washington, DC

Andrea Schwarz Doria, MD, PhD, MSc Staff Radiologist/Clinician-Scientist, Department of Diagnostic Imaging; Scientist, Research Institute, The Hospital for Sick Children; Associate Professor, Faculty of Medicine, University of Toronto, Toronto, ON, Canada

Adam L. Dorfman, MD Clinical Associate Professor, Departments of Pediatrics and Radiology, University of Michigan, Ann Arbor, Michigan

Laura A. Drubach, MD Department of Radiology, Division of Nuclear Medicine, Boston Children's Hospital and Harvard Medical School, Boston, Massachusetts

Josée Dubois, MD, MSc Professor, Department of Radiology, Radio-Oncology, and Nuclear Medicine, University of Montreal; Chief, Department of Medical Imaging, CHU Sainte-Justine, Montreal, QC, Canada

Jerry Dwek, MD Clinical Adjunct Assistant Professor of Radiology, University of California at San Diego; Department of Radiology, Rady Children's Hospital and Health Center, San Diego Imaging, San Diego, California

Eric L. Effmann, MD Professor of Radiology, Department of Radiology, University of Washington; Division Chief, General Diagnosis, Department of Radiology, Seattle Children's Hospital, Seattle, Washington

Wendy D. Ellis, MD Assistant Professor, Department of Radiology, Vanderbilt University, Nashville, Tennessee

Monica Epelman, MD Department of Radiology, The Children's Hospital of Philadelphia, Philadelphia, Pennsylvania

Eric N. Faerber, MD Professor of Radiology and Pediatrics, Drexel University College of Medicine; Director, Department of Radiology, St. Christopher's Hospital for Children, Philadelphia, Pennsylvania

Nancy R. Fefferman, MD Assistant Professor of Radiology, Department of Radiology; Section Chief, Pediatric Radiology, NYU School of Medicine, New York, New York

Kate A. Feinstein, MD Professor of Radiology and Surgery; Section Chief, Pediatric Radiology, Comer Children's Hospital at University of Chicago, Chicago, Illinois

Celia M. Ferrari, MD Department of Radiology, Hospital de Ninos Sor Maria Ludovic, La Plata, Argentina

Tamara Feygin, MD Assistant Professor of Radiology, University of Pennsylvania School of Medicine, Neuroradiology, The Children's Hospital of Philadelphia, Philadelphia, Pennsylvania

Kristin Fickenscher, MD Assistant Professor and Fellowship Program Director, Radiology and Pediatrics, University of Missouri-Kansas City; Pediatric Radiologist, Children's Mercy Hospital and Clinics, Kansas City, Missouri

A. Michelle Fink, MD Department of Medical Imaging, The Royal Children's Hospital, Melbourne, Australia

Martha P. Fishman, MD Department of Medicine, Division of Respiratory Diseases, Boston Children's Hospital and Harvard Medical School, Boston, Massachusetts

Donald P. Frush, MD Chief of Pediatric Radiology, Duke University, Durham, North Carolina

Andre D. Furtado, MD Department of Pediatric Radiology, Department of Pediatrics, Division of Neurology, Children's Hospital of Pittsburgh of UPMC, Pittsburgh, Pennsylvania

Ana Maria Gaca, MD Assistant Professor, Department of Radiology, Duke University Medical Center, Durham, North Carolina

Asvin M. Ganapathi, MD Department of Surgery, Duke University Medical Center, Durham, North Carolina

Seth Gibson, DO Department of Radiology, University of Missouri-Kansas City; Radiology Fellow, Children's Mercy Hospitals and Clinics, Kansas City, Missouri

Hyun Woo Goo, MD Department of Radiology and Research Institute of Radiology, Asan Medical Center, University of Ulsan College of Medicine, Seoul, Korea

P. Ellen Grant, MD Associate Professor, Department of Radiology; Director, Fetal-Neonatal Neuroimaging and Developmental Science Center, Boston Children's Hospital, Boston, Massachusetts

J. Damien Grattan-Smith, MBBS Department of Radiology, Children's Healthcare of Atlanta, Atlanta, Georgia

S. Bruce Greenberg, MD Professor of Radiology and Pediatrics, Department of Radiology, University of Arkansas for Medical Sciences, Little Rock, Arkansas

John P. Grimm, MD Assistant Professor, Children's Hospital Los Angeles, Keck School of Medicine, University of Southern California, Los Angeles, California

R. Paul Guillerman, MD Associate Professor of Radiology, Baylor College of Medicine, Edward B. Singelton Department of Pediatric Radiology, Texas Children's Hospital, Baylor College of Medicine, Houston, Texas

Stephen M. Henesch, DO Director of Pediatric Radiology, Radiology Consulting of Long Island; Imaging Services Department, Good Samaritan Hospital Medical Center, West Islip, New York

James René Herlong, MD Associate Clinical Professor of Pediatrics, University of North Carolina School of Medicine; Division Chief, Pediatric Cardiology, Sanger Heart and Vascular Institute, Charlotte, North Carolina

Marta Hernanz-Schulman, MD Professor of Radiology and Pediatrics, Vanderbilt University Medical Center; Medical Director, Diagnostic Imaging, Monroe Carell, Jr. Children's Hospital at Vanderbilt, Nashville, Tennessee

Melissa A. Hilmes, MD Assistant Professor, Department of Radiology & Radiological Sciences, Vanderbilt University School of Medicine, Nashville, Tennessee

Hollie A. Jackson, MD Associate Professor, Department of Radiology, Children's Hospital Los Angeles, Keck School of Medicine, University of Southern California, Los Angeles, California

J. Herman Kan, MD Associate Professor, Baylor College of Medicine; Section Chief, Musculoskeletal Imaging, E.B. Singleton Pediatric Radiology, Texas Children's Hospital, Houston, Texas

Ronald J. Kanter, MD Professor, Departments of Pediatrics & Medicine; Director, Pediatric Electrophysiology, Duke University Medical Center, Durham, North Carolina

Sue Creviston Kaste, DO Professor of Radiology, University of Tennessee Health Science Center; Member, Radiological Sciences, St. Jude Children's Research Hospital, Memphis, Tennessee

Paritosh C. Khanna, MD Department of Radiology, Seattle Children's Hospital, Seattle, Washington

Stanley T. Kim, MD Assistant Professor, Department of Radiology, Northwestern University Feinberg School of Medicine, Chicago, Illinois

Sunhee Kim, MD Assistant Professor, Department of Diagnostic Radiology, University of Pittsburgh, Children's Hospital of Pittsburgh of UPMC, Pittsburgh, Pennsylvania

Joshua Q. Knowlton, MD, MPH Pediatric Radiologist, Department of Radiology, Children's Mercy Hospital, Kansas City, Missouri

Amy B. Kolbe, MD Pediatric Radiology Fellow, Department of Radiology, Mayo Clinic, Rochester, Minnesota

Korgün Koral, MD Associate Professor, Department of Radiology, University of Texas Southwestern Medical Center; Department of Radiology, Children's Medical Center, Dallas, Texas

Rajesh Krishnamurthy, MD Director of Cardiovascular Imaging, EB Singleton Department of Pediatric Radiology, Texas Children's Hospital; Associate Professor of Radiology and Pediatrics, Baylor College of Medicine, Houston, Texas

Anita Krishnan, MD Pediatric Cardiologist, Children's National Medical Center, Washington, DC

Ralph Lachman, MD Emeritus Professor, Radiology & Pediatrics, UCLA School of Medicine; International Skeletal Dysplasia Registry, Medical Genetics Institute, Cedars-Sinai Medical Center, Los Angeles, California; Consulting Clinical Professor, Stanford University, Stanford, California

Tal Laor, MD Professor of Radiology and Pediatrics, University of Cincinnati College of Medicine; Co-Section Chief, Musculoskeletal Imaging, Department of Radiology, Cincinnati Children's Hospital Medical Center, Cincinnati, Ohio

Bernard F. Laya, MD, DO Associate Professor of Radiology; Director, Institute of Radiology, St. Luke's Medical Center, Global City, Taguig City, The Philippines

James Leach, MD Associate Professor, Department of Radiology, Cincinnati Children's Hospital Medical Center; Associate Professor, Department of Radiology, University of Cincinnati College of Medicine, Cincinnati, Ohio

Henrique M. Lederman, MD Professor of Radiology, Department of Diagnostic Imaging, Federal University of Sao Paulo; Chief, Center of Diagnostic Imaging, Pediatric Oncology Institute, Sao Paulo, Brazil

Edward Y. Lee, MD, MPH Associate Professor of Radiology and Chief, Division of Thoracic Imaging; Director, Magnetic Resonance Imaging, Departments of Radiology and Medicine, Pulmonary Division, Boston Children's Hospital and Harvard Medical School, Boston, Massachusetts

Craig W. Lillehei, MD Department of Surgery, Boston Children's Hospital and Harvard Medical School, Boston, Massachusetts

Andrew J. Lodge, MD Assistant Professor, Department of Surgery; Assistant Professor, Department of Pediatrics, Duke University Medical Center, Durham, North Carolina

Lisa H. Lowe, MD Professor, Department of Pediatrics, Children's Mercy Hospitals and Clinics; Professor, Academic Chair and Residency Program Director, Department of Radiology, University of Missouri-Kansas City, Kansas City, Missouri

Jimmy C. Lu, MD Clinical Assistant Professor, Departments of Pediatrics and Radiology, University of Michigan, Ann Arbor, Michigan

Cathy MacDonald, MD Assistant Professor, Department of Medical Imaging, University of Toronto; Staff Radiologist, Department of Diagnostic Imaging, The Hospital for Sick Children, Toronto, ON, Canada

Maryam Ghadimi Mahani, MD Clinical Assistant Professor, Department of Radiology, University of Michigan, Ann Arbor, Michigan

Diana V. Marin, MD Pediatric Radiologist, Department of Radiology, Miami Children's Hospital, Miami, Florida

John B. Mawson, MB, CHB (NZ) Assistant Professor, Department of Radiology, University of British Columbia; Pediatric Radiologist, Department of Radiology, British Columbia's Children's Hospital, Vancouver, BC, Canada

Charles M. Maxfield, MD Associate Professor of Radiology and Pediatrics, Duke University Medical Center, Durham, North Carolina

William H. McAlister, MD Professor of Radiology and Pediatrics, Department of Pediatric Radiology, Washington University Medical School, St. Louis, Missouri

M. Beth McCarville, MD Associate Member, Department of Radiological Sciences, St. Jude Children's Research Hospital, Memphis, Tennessee

James S. Meyer, MD Associate Professor of Radiology, University of Pennsylvania School of Medicine; Associate Radiologist-in-Chief, Department of Radiology, Children's Hospital of Philadelphia, Philadelphia, Pennsylvania

Sarah S. Milla, MD Assistant Professor, Department of Radiology, New York University Langone Medical Center, New York, New York

Elka Miller, MD Chief/Medical Director and Research Director, Diagnostic Imaging Department, Children's Hospital of Eastern Ontario; Assistant Professor, Department of Radiology, University of Ottawa, ON, Canada

David M. Mirsky, MD Pediatric Neuroradiology Fellow, The Children's Hospital of Philadelphia, Philadelphia, Pennsylvania

David A. Mong, MD Department of Radiology, The Children's Hospital of Philadelphia, Philadelphia, Pennsylvania

Kevin R. Moore, MD Vice Chair of Radiology; Director of MR Imaging, Department of Medical Imaging, Primary Children's Medical Center; Adjunct Associate, Professor of Radiology, Department of Radiology, University of Utah, Salt Lake City, Utah

Oscar Navarro, MD Assistant Professor, Department of Medical Imaging, University of Toronto; Staff Radiologist, Department of Diagnostic Imaging, The Hospital for Sick Children, Toronto, ON, Canada

Marvin D. Nelson Jr, MD, MBA Chairman, Department of Radiology, Children's Hospital Los Angeles; Professor, Department of Radiology, Keck School of Medicine, University of Southern California, Los Angeles, California

Beverley Newman, BSc, MB BCh Associate Professor, Department of Radiology, Lucile Packard Children's Hospital at Stanford University, Stanford, California

Julie Currie O'Donovan, MD Pediatric Radiologist, Department of Radiology, Nationwide Children's Hospital; Clinical Assistant Professor of Radiology, The Ohio State University Medical Center, Columbus, Ohio

Robert C. Orth, MD, PhD Assistant Professor of Radiology, Baylor College of Medicine, Edward B. Singleton Department of Pediatric Radiology, Texas Children's Hospital, Houston, Texas

Deepa R. Pai, MHSA, MD Assistant Clinical Professor, Department of Radiology, Section of Pediatric Radiology, University of Michigan, Ann Arbor, Michigan

Michael J. Painter, MD Department of Pediatric Radiology, Department of Pediatrics, Division of Neurology, Children's Hospital of Pittsburgh of UPMC, Pittsburgh, Pennsylvania

Harriet J. Paltiel, MD Radiologist, Boston Children's Hospital; Associate Professor of Radiology, Harvard Medical School, Boston, Massachusetts

Ajaya R. Pande, MD Department of Radiology, Children's Hospital of Pittsburgh of UPMC, Pittsburgh, Pennsylvania

Ashok Panigrahy, MD Radiologist-in-Chief, Associate Professor of Radiology, Children's Hospital of Pittsburgh of UPMC, Pittsburgh, Pennsylvania

Angira Patel, MD, MPH Assistant Professor of Pediatrics, Department of Pediatric Cardiology, Northwestern University Feinberg School of Medicine; Attending Physician, Pediatric Cardiology, Ann and Robert H. Lurie Children's Hospital of Chicago, Chicago, Illinois

Grace S. Phillips, MD Assistant Professor, Department of Radiology, University of Washington School of Medicine; Division Chief, Computed Tomography, Department of Radiology, Seattle Children's Hospital, Seattle, Washington

Avrum N. Pollock, MD Associate Professor of Radiology, Department of Radiology, Division of Neuroradiology, The Children's Hospital of Philadelphia, Philadelphia, Pennsylvania

Andrada R. Popescu, MD Radiology Fellow, Ann and Robert H. Lurie Children's Hospital of Chicago, Chicago, Illinois

Tina Young Poussaint, MD Professor of Radiology, Harvard Medical School; Attending Neuroradiologist, Department of Radiology, Boston Children's Hospital, Boston, Massachusetts

Sanjay P. Prabhu, MBBS Instructor in Radiology, Harvard Medical School; Attending Neuroradiologist, Department of Radiology, Boston Children's Hospital, Boston, Massachusetts

Sumit Pruthi, MD Assistant Professor, Department of Radiology & Radiological Sciences, Vanderbilt University, Memphis, Tennessee

Anand Dorai Raju, MD Department of Radiology, LeBonheur Children's Hospital, Memphis, Tennessee

Brenton D. Reading, MD Assistant Professor of Radiology, Department of Pediatric Radiology, University of Missouri-Kansas City, Kansas City, Missouri

Brian Reilly, RT(R) 3D Imaging Specialist, Department of Medical Imaging, Ann and Robert H. Lurie Children's Hospital of Chicago, Chicago, Illinois

Ricardo Restrepo, MD Department of Radiology, Miami Children's Hospital, Miami, Florida

John F. Rhodes, MD Associate Professor, Departments of Pediatrics & Medicine; Chief, Duke Children's Heart Center; Director, Pediatric & Adult Congenital Cardiac Catheterization Laboratory, Duke University Medical Center, Durham, North Carolina

Michael Riccabona, MD University Professor, Department of Radiology, Division of Pediatric Radiology, Universitätsklinikum-LKH Graz, Auenbruggenplatz, Graz, Australia

Cynthia K. Rigsby, MD Professor of Radiology and Pediatrics, Northwestern University Feinberg School of Medicine; Division Head, Body Imaging and Vice Chair, Medical Imaging, Ann and Robert H. Lurie Children's Hospital of Chicago, Chicago, Illinois

Douglas C. Rivard, DO Assistant Professor, Department of Radiology, Children's Mercy Hospital and Clinics, Kansas City, Missouri

Richard L. Robertson, MD Radiologist-in-Chief, Division of Pediatric Neuroradiology, Boston Children's Hospital; Associate Professor of Radiology, Harvard Medical School, Boston, Massachusetts

Ashley J. Robinson, MD Department of Radiology, Children's Hospital of British Columbia, Vancouver, BC; Department of Diagnostic Imaging, The Hospital for Sick Children, Toronto, ON, Canada

Joshua D. Robinson, MD Division of Cardiology, Children's Memorial Hospital, Department of Pediatrics, Northwestern University Feinberg School of Medicine, Chicago, Illinois

Caroline D. Robson, MB ChB Operations Vice Chair and Division Chief of Neuroradiology, Department of Radiology, Boston Children's Hospital; Associate Professor, Department of Radiology, Harvard Medical School, Boston, Massachusetts

Diana P. Rodriguez, MD Radiologist, Boston Children's Hospital, Boston, Massachusetts

Nancy Rollins, MD Medical Director, Department of Radiology, Children's Medical Center; Professor, Department of Radiology, University Texas Southwestern Medical Center, Dallas, Texas

Lucy B. Rorke-Adams, MD Senior Neuropathologist, Division of Neuropathology; Clinical Professor, Pathology and Laboratory Medicine, Perelman School of Medicine at the University of Pennsylvania, Philadelphia, Pennsylvania

Arlene A. Rozzelle, MD Associate Professor, Department of Surgery, Wayne State University School of Medicine; Chief, Plastic & Reconstructive Surgery, Children's Hospital of Michigan; Director, CHM Cleft/Craniofacial Anomalies Program Director, CHM Vascular Anomalies Team, Children's Hospital of Michigan, Detroit, Michigan

Gauravi Sabharwal, MBBS Section Head, Pediatric Radiology, Henry Ford Hospital and Health Network; Clinical Assistant Professor of Radiology, Wayne State University School of Medicine, Detroit, Michigan

Vincent J. Schmithorst, PhD Department of Radiology, Children's Hospital of Pittsburgh of UPMC, Pittsburgh, Pennsylvania

Erin Simon Schwartz, MD Associate Professor of Radiology, Perelman School of Medicine at the University of Pennsylvania; Clinical Director, The Lurie Family Foundation's Magnetoencephalography Imaging Center, Department of Radiology, Division of Neuroradiology, The Children's Hospital of Philadelphia, Philadelphia, Pennsylvania

Jayne M. Seekins, DO Instructor, Department of Radiology and Radiological Sciences, Vanderbilt University, Nashville, Tennessee

Sabah Servaes, MD Assistant Professor, Department of Radiology, The Children's Hospital of Philadelphia, Philadelphia, Pennsylvania

Virendersingh K. Sheorain, MD Radiology Fellow, University of Tennessee Health Science Center, Memphis, Tennessee

Richard M. Shore, MD Divison Head, General Radiology and Nuclear Medicine, Medical Imaging, Ann & Robert H. Lurie Children's Hospital of Chicago; Professor, Radiology, Northwestern University Feinberg School of Medicine, Chicago, Illinois

Sudha P. Singh, MBBS, MD Assistant Professor, Department of Radiology and Radiological Sciences, Vanderbilt University, Nashville, Tennessee

Carlos J. Sivit, MD Professor of Radiology and Pediatrics, Case Western Reserve School of Medicine; Vice Chairman, Clinical Operations, University Hospitals Case Medical Center, Cleveland, Ohio

Thomas L. Slovis, MD Professor, Department of Pediatric Imaging, Wayne State University School of Medicine; Emeritus Chief, Pediatric Imaging, Children's Hospital of Michigan, Detroit, Michigan

Christopher J. Smith, MD University of Missouri-Kansas City School of Medicine, Kansas City, Missouri

Gloria Soto, MD Department of Radiology, Clinica Alemana de Santiago, Santiago, Chile

Vera R. Sperling, MD Assistant Clinical Professor, Department of Radiology, Children's Hospital of Pittsburgh of UPMC, Pittsburgh, Pennsylvania

Stephanie E. Spottswood, MD, MSPH Associate Professor of Radiology, Department of Diagnostic Imaging, Monroe Carell, Jr. Children's Hospital at Vanderbilt University, Nashville, Tennessee

Gayathri Sreedher, MD Department of Pediatric Radiology, Children's Hospital of Pittsburgh of UPMC, Pittsburgh, Pennsylvania

Jan Stauss, MD Medical X-Ray Consultants, Eau Claire, Wisconsin

Peter J. Strouse, MD Professor and Director, Section of Pediatric Radiology, Department of Radiology, University of Michigan Health System, Ann Arbor, Michigan

George A. Taylor, MD Radiologist-in-Chief Emeritus, Department of Radiology, Boston Children's Hospital; John A. Kirkpatrick Professor of Radiology (Pediatrics), Department of Radiology, Harvard Medical School, Boston, Massachusetts

Paul Thacker, MD Instructor, Pediatric Radiology, Children's Mercy Hospitals and Clinics, Kansas City, Missouri

Darshit Thakrar, MD Advanced Pediatric Radiology Fellow, Department of Medical Imaging, Children's Memorial Hospital, Northwestern University Feinberg School of Medicine, Chicago, Illinois

Mahesh M. Thapa, MD Program Director, Radiology Medical Education, Seattle Children's Hospital; Associate Professor, Department of Radiology, UW Medicine, Seattle, Washington

Jean A. Tkach, PhD Associate Professor, Department of Radiology, Imaging Research Center, Cincinnati Children's Hospital Medical Center, Cincinnati, Ohio

Alexander J. Towbin, MD Assistant Professor of Radiology, Department of Radiology, Cincinnati Children's Hospital Medical Center, Cincinnati, Ohio

Donald A. Tracy, MD Assistant Professor of Radiology, Tufts University School of Medicine; Chief of Pediatric Radiology, Tufts Medical Center and Floating Hospital for Children, Boston, Massachusetts

Jeffrey Traubici, MD Assistant Professor, Medical Imaging, University of Toronto; Radiologist, The Hospital for Sick Children, Toronto, ON, Canada

S. Ted Treves, MD Chief, Division of Nuclear Medicine and Molecular Imaging, Radiology, Boston Children's Hospital; Professor of Radiology and Director of the Joint Program in Nuclear Medicine Radiology, Harvard Medical School, Boston, Massachusetts

Shreyas S. Vasanawala, MD, PhD Assistant Professor, Department of Radiology, Stanford University, Stanford, California

Arastoo Vossough, PhD, MD Assistant Professor of Radiology, University of Pennsylvania; Department of Radiology, Children's Hospital of Philadelphia, Philadelphia, Pennsylvania

Robert G. Wells, MD Associate Professor of Radiology and Pediatrics, Medical College of Wisconsin; Pediatric Radiologist, Pediatric Diagnostic Imaging, Milwaukee, Wisconsin; Director, Pediatric Radiology, Northwestern Lake Forest Hospital, Lake Forest, Illinois

Sjirk J. Westra, MD Associate Professor of Radiology, Department of Radiology, Massachusetts General Hospital and Harvard Medical School, Boston, Massachusetts

Elysa Widjaja, MBBS, MRCP, MD, MPH Neuroradiologist, Department of Diagnostic Imaging, The Hospital for Sick Children; Associate Professor, Medical Imaging, University of Toronto, Toronto, ON, Canada

Sally Wildman, DO Pediatric Radiologist, Department of Radiology, Nationwide Children's Hospital; Assistant Professor, Department of Radiology, The Ohio State University Medical Center, Columbus, Ohio

Peter Winningham, MD Department of Radiology, University of Missouri–Kansas City, Kansas City, Missouri

Jessica L. Wisnowski, PhD Department of Pediatric Radiology, Department of Pediatrics, Division of Neurology, Children's Hospital of Pittsburgh of UPMC, Pittsburgh, Pennsylvania; Department of Radiology, Children's Hospital Los Angeles; Brain and Creativity Institute, University of Southern California, Los Angeles, California

Ali Yikilmaz, MD Associate Professor of Radiology, Department of Pediatric Radiology, Erciyes University Medical Center, Erciyes University; Department of Pediatric Radiology, Children's Hospital, Kayseri, Turkey

Adam Zarchan, MD Assistant Clinical Professor, Department of Diagnostic Radiology, University of Kansas-Wichita; Pediatric Radiologist, Wesley Medical Center, Wichita, Kansas

Giulio Zuccoli, MD Radiology Department, Children's Hospital of Pittsburgh of UPMC, Pittsburgh, Pennsylvania

Evan J. Zucker, MD Radiology Resident, Tufts Medical Center and Floating Hospital for Children; Clinical Associate in Radiology, Tufts University School of Medicine, Boston, Massachusetts

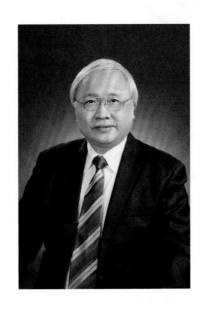

我国儿科影像诊断在近 30 年来取得了飞速发展，随着各种先进检查技术在儿科中的不断应用，广大影像工作者，特别是对儿科疾病影像诊断感兴趣的同行，正在面临着重大挑战。如何在技术不断拓展，知识持续更新的今天，与时俱进地增加医生和技术人员对儿科疾病影像检查及诊断的了解和认识，是我们需要共同探讨的问题。

儿童不是成人的缩小版，无论是组织器官发育状况，还是疾病流行病学、病理生理学以及临床和影像表现，与成人均存在较大不同。将儿科疾病作为一组或一类独立疾病看待，日益成为业内的共识。只有更加深入地学习胚胎学和解剖发育以及儿童常见或特有疾病的病理、病理生理及临床知识，才能更好地为儿童疾病诊疗提供帮助。

本书源于 1945 年由 John Caffey 教授首次主编和出版的 *Pediatric X-Ray Diagnosis*。60 多年来，本书在众多世界知名的儿科影像和临床专家的支持下不断再版，对书中内容进行不断丰富和更新，并于 1993 年第 9 版时，为纪念 Caffey 教授对儿科影像诊断领域作出的杰出贡献，将本书书名更新为 *Caffey's Pediatric Diagnostic Imaging*，至今为本书第 12 版。

虽然伟大的 John Caffey 教授已于 1978 年离开了我们，但他所带给我们的知识及其对儿科影像诊断事业的极大热忱仍然不断地激励着我们。国内最先引进该书的是我国儿科影像诊断界鼻祖、上海瑞金医院的朱大成教授，他将本书第 4 版翻译并出版，弥补了当时国内在该领域的空白，成为当时及以后相当一段时间内儿科影像医生的工作宝典和教材。

现在，首都儿科研究所放射科袁新宇教授团队翻译出版了本书的第 12 版，奉献给国内的同行们。一方面延续了老一辈专家学者的工作，另一方面也有助于国内同行了解国际儿科影像发展的前沿知识，为中国儿科影像事业做出了有益的工作。祝愿本书成为国内儿科影像界有价值的参考书。

主任医师、教授、博士研究生导师　博士后导师
中国医学科学院北京协和医院　放射科主任
北京协和医学院　影像医学与核医学系　系主任
中华放射学会　主任委员
中国医师协会放射医师分会　候任会长

译者前言

最终完成本书的翻译工作，将译稿交付给出版社时，心情非常复杂。一则以喜，因为我至今仍坚信，这是我所阅读过的最好的儿科影像诊断专著，能够将其翻译出版，奉献给国内同行，特别是对儿科疾病影像诊断感兴趣的同行们，我感到非常兴奋和满足；一则以悲，由于各种原因，该书的出版耽搁了太长的时间。但无论怎样，它终于要面世了。

回忆起我在 20 多年前开始接触儿科影像诊断工作时，国内尚无相关专著，前辈老师（关立夫教授）给了我一本朱大成教授翻译出版的《儿科 X 线诊断学》(Pediatric X Ray Diagnosis, 1965 Caffey)，为本书第 4 版中译本。我当时奉若圣经，反复阅读，从中学到了很多知识，这本书陪伴我度过了整个住院医师培训阶段。以后，随着我国儿科影像事业的发展，在各位专家的共同努力下，陆续出版了许多优秀的儿科影像专著，成为我们的助手和老师。但同时，为了纪念首著者 Caffey 教授，而以其命名的这本书则在全世界众多著名儿科影像和临床专家的呵护和扶植下，继续再版，不断更新，与时俱进，从仅包括常规 X 线平片、造影检查，到目前成为囊括了 CT、磁共振、核医学和超声等所有先进检查技术的儿科影像全书，其生命力和影响力之深远，仍为世界范围内儿科影像诊断的最高经典之作。本书为该书第 12 版，书名也改为《Caffey 儿科影像诊断学》(Caffey's Pediatric Diagnostic Imaging)，主编为现在辛辛那提儿童医院工作的 Brain D. Coley 教授。我有幸在美国进修时与其相识，并曾在其指导下工作学习过一段时间。与 Coley 教授的交流，加深了我对本书的认识和内容编排的理解。而在整个翻译和校对过程中，更加深入理解了儿科影像领域中的前沿知识和成就，也领略了各位专家作者的才华和功力。本书从辐射原理、辐射防护以及检查技术开篇，之后按系统分别介绍了胚胎发育、解剖、适宜检查技术，以及各种疾病的临床和影像学表现、鉴别诊断及治疗原则。内容丰富全面，几乎包括了儿科的所有疾病，但叙述并未给人繁杂之感，而是条理清晰，循序渐进，使读者的阅读犹如进入一个多彩的探险乐园，通过自己的学习和思考，最终找到知识的宝藏，其过程非常愉快和享受。

我和我的团队竭尽所能，将本书翻译奉献给广大同行，希望你们能喜欢。在此，我要感谢 Elsevier 出版公司答应我们将此书翻译为中文在国内出版，使国内儿科影像工作者认识和了解该著作。同时，我非常感谢高爱英老师，可以说，没有她的执着和督促，该书几近夭折。她对待工作的严谨和热情成为该书面世的基石。我还要感谢我们翻译团队的所有译者和三位审校专家对本书作出的卓越贡献。我还应该感谢辛紫薇、孟念和赵妍三位年轻同事对我的帮助。最终，我应该深深的感谢本书的主编 Coley 教授和所有原著作者，正是站在他们的肩膀上，才使我们看得更远。

由于我们的英文和专业知识所限，文中难免疏漏和错误，请读者见谅并给我们指出。希望本书的出版有助于国内儿科影像诊断水平的提高。

袁新宇

致我的家人：
Elizabeth，Ian，Connor，以及 Kate；

致我的老师：
Gordon，Rosengard，Halasz，Mattrey，Olson，
Talner，Leopold，Forrest，Shultz，Patterson，Johnson，
Babcock，Siegel，Slovis，等人；

致我有幸教导的学生、住院医师和住院总医师

致曾教导和引导我的同事

还有孩子们
希望对他们有所帮助：

谢谢你们！

原著致敬

献给 John P. Caffey，Frederic N. Silverman 和 Thomas L. Slovis

《Caffey 儿科影像诊断学》（其前 9 版名为《Caffey 儿科 X 线诊断学》）为本亚专业持续出版最久的综合性教科书，于 1945 年首版发行，为继 Thomas Morgan Rotch 在 1910 年出版《儿科 X 线学》（*The Roentgen Ray in Pediatrics*）后的首部英文教材。

在一个没有计算机、数字化图像和互联网文献检索的时代，John Caffey 无怨无悔地投入到本书的编写中。其中每一章节都经历了细心口述、打字、修改，再次打字的过程。每一幅图片都是 Caffey 医生从其所在的纽约婴儿医院教学资料中精心挑选出来的。Caffey 最初为儿科医生，作为一名聪明睿智的临床医师，他意识到，放射学表现为诊断过程中不可缺少的步骤，对患儿正确的诊断和治疗依赖于病史、体检、实验室资料和影像检查结果的整合。他付出了巨大努力，并成为本书前 4 版的唯一编者。

1967 年，Caffey 以前的同事，就职于辛辛那提儿童医院的 Frederic N. Silverman 医生加入到本书第 5 版的准备工作中，并成为第 6 和第 7 版的共同编者。1978 年，Caffey 医生去世后，Silverman 便成为 1985 年第 8 版的唯一编者。同样，作为一名儿科医生，Silverman 也强调体检及准确的临床信息对影像检查结果解读的重要性。

随着时间的推移，Silverman 增加了编者并扩充了章节。由于信息量的迅猛增长，他在 1989 年编写了一本名为《Caffey 儿科 X 线诊断学基础》的单卷本著作，

作为实习医生的读物，并使我得以第一次接触该书。1993 年本书发行第 9 版时，Jerald P. Kuhn 医生加入成为共同编者。2003 年第 10 版，Kuhn 又邀请 Jack O. Haller 和 Thomas L. Slovis 两位在儿科放射领域中的著名医生加入并成为共同编者。Slovis（最初也是儿科医生）成为本书第 11 版的领导者，该版使本书文字和图片更趋现代化。此时，本书由 8 位副主编对各个章节进行审阅，反映出儿科影像的专业和综合进展。

在一个可以很容易获得信息的年代，人们较易忘掉 Caffey 的著作在教育和培训过程中所起到的重要作用。几十年来，儿科影像专家们将他们对文献的理解和在实践中积累的经验精心编写成书，并献给对此有兴趣的读者们，成为当时获得儿科影像知识的重要来源。Caffey 和 Silverman 花费了他们大半生的精力利用打字机、碳纸、胶片和暗室，编写了这本当时最好的教材。该书持续的生命力证实了他们工作的价值。Slovis 继续了这项工作并使其进一步反映出现代儿科影像的发展，在强调体检重要性的同时，还强调了"以患儿为中心"的理念。Caffey、Silverman 和 Slovis 对既往几代儿科影像人的影响不仅不应被忽视，而且还会在将来得到进一步发扬光大。

Brian D. Coley

第 12 版主编

2013 年

《Caffey 儿科影像诊断学》第 12 版反映出一个优秀教育手段的进步。作为书籍,它仿佛变短了,但结合其在线的图像和文字内容,则是更充实了。

1945 年本书第 1 版出版以来,本书中的题目及其内容经历了从单纯解剖学到器官系统和疾病的变化。1972 年第 6 版将新生儿有关内容纳入本书,并一直延续至今。1985 年 Frederic Silverman 医生成为第 8 版主编时,将检查方法独立成章。2003 年,Jerald Kuhn、Thomas Slovis 和 Jack Haller 共同担任本书主编时,在"新生儿影像"前增加了"辐射效应"章节以强调该部分知识在我们临床实践中的重要性。本版则正式将产前影像列为单独章节。

经历了数十年,编者从 John Caffey 个人到 Caffey 和 Silverman,再到现在超过 100 位专家,更重要的是,其中不仅有儿科放射学家,还包括了儿科各亚专业临床专家和多种影像技术方面的科学家。这个由多个专业专家组成的团队将我们带回到临床工作的本源和初心。

《Caffey 儿科影像诊断学》不仅仅为一部影像教材,第 12 版反映了儿科放射学和儿科学的发展。起始章节"辐射效应及安全性"表达了我们对患儿在辐射环境中的安全、磁共振的使用及对比效应的关注。

将新生儿和产前影像并入器官系统章节中则强调了畸形在患儿一生中的延续性。"最佳检查"的概念使检查程序减少,本书对每一种检查所适合的疾病状态进行了充分讨论。当某些疾病需要介入放射学时,则将其相关内容纳入。

Brian Coley 医生及其团队的工作使我们的教学经验得以升华。我们在本书各版中所见到的持续变化不仅反映了在学科中需要坚持东西,还使"什么是患儿的最佳选择"得以强化。

Brian,祝贺你!

Thomas L. Slovis,MD
韦恩州医学院放射学系名誉教授
密西根儿童医院影像科名誉主任

原著前言

今天，我们获取信息的途径和方法与1945年首版《儿科X线诊断学》出版时存在巨大差异。那时没有互联网、Google或PubMed，只能翻拍文献而无法复印，因为复印机尚未问世。杂志包含着最新研究成果，而教材则为成熟知识与实践经验的整合。在历史中，里程碑式的教材均为业内最具影响力的领导者所撰写，并具有独特效果（我们猜想，部分原因在于作者个人，或当时进行合作较为困难）。在众多作者和编辑的共同努力下，少数具有重要价值和影响力的著作存世时间已经超过其首创者的寿命。William Osler爵士的《医学原理与实践》自1892年首次出版以来，一直延续再版至2001年；Vincent Zachary Cope爵士的《急腹症的早期诊断》首次出版于1921年，当前则为第22版。仍在不断出版的其他著作还包括Harrison的《内科原理》（1950）、Nelson的《儿科学》（1945）和Goodman与Gilman的《治疗学的药理学基础》（1941）。同样，《Caffey儿科影像诊断学》在近60年中不断再版，证明了它的价值和重要性。

但是，我们收集、存储和评估信息的方式发生了改变。即使我们中间的"技术恐惧症者"（指排斥技术发展的人），也会通过电子方式不断获得所需信息。我们依靠电脑和移动设备随时随地都可获得大量信息，找到信息并回答专业问题的能力特别有益于医疗服务和教育。但有时我们并不能保证从网络中所获知识的质量，而且，免费的互联网信息常需压缩和删减才能适应读者减短的注意力。一个屏幕页面中的总结或重点列表在多大程度上可被细致整合后传递给读者？当我们学习更多教育科学时，什么才是向任何年龄读者传送知识的最佳方法？

本书的出版还有意义吗？很明显，我有一些个人见解。我相信，每一位作者依据其专业知识和在真实世界中的实践经验所撰写的结构合理的篇章，辅以例证图片和图表，可以成为有力而高效的传播知识和促进学习的途径。仅罗列事实和要点并不能表达更复杂的概念和整合。无论介质、内容目录如何，本书都具有大量有价值的内容。

即便如此，关于何为传播复杂而综合内容的最好介质，一直存在争论。书籍应该便于使用和掌握，读者很容易从前翻到后，在返回来寻找前面内容时，也不必放弃现在所找到的页面，你还可以在页边做笔迹。但书籍也很厚重，出版成本较高。电子版格式也有两面性。一方面，轻便、可随身携带的笔记本电脑或平板电脑可存储几千本书籍的内容，可以像实际工作中一样操作图像，视频和动画还可加强读者的学习体验。人们在互联网状态下可随处阅读网上书籍，内容长度也不受纸质篇幅的限制。但是，电子设备屏幕的大小在一定程度上限制了信息显示的方法和数量，在前后章节中移动也给阅读造成麻烦。

本书的第12版反映了出版发行的矛盾和状态。这是一本纸质书籍，含有更多的例证图表和彩图，我努力沿用了Dr. Slovis所更新和改进的图表。同时本版增加了在线内容，所增加的在线图像等内容。可以作为纸质版的补充，为读者提供另一种学习途径。

编委和每位作者都努力对有关影像方法、疾病认识、影像检查适应证和减少辐射损伤方面的知识进行了更新。作为最新的版本，本书还邀请了许多临床专家加入编写，他们对儿童医疗中影像的重要性提供了独特见解。我衷心感谢所有作者和编委。

我还应该感谢Elsevier。Rebecca Gaertner和Kristina Oberle帮助我进行的准备工作。Maureen Iannuzzi和Don Scholz则是我在这本书编写中的主要合作伙伴。我特别感谢Maureen的辛苦工作以及她的幽默风趣，督促我完成了这项任务。Carrie Stetz全程跟踪了本书的制作和出版，使其成为非常时尚的作品。

我希望，本书有助于你的工作和你所服务的患儿。

Brian D. Coley, MD

Shadows are but dark holes in radiant streams, twisted rifts beyond the substance, meaningless in themselves.

He who would comprehend Röntgen's pallid shades need always to know well the solid matrix whence they spring. The physician needs to know intimately each living patient through whom the racing black light darts, and flashing the hidden depths reveals them in a glowing mirage of thin images, each cast delicately in its own halo, but all veiled and blended endlessly.

Man—warm, lively, fleshy man—and his story are both root and key to his shadows; shadows cold, silent and empty.

JOHN CAFFEY

在伦琴于1895年12月宣布他在这个世界上的新发现后数周内，X线检查方法就开始应用于婴儿和儿童中。次年2月29日的维也纳之信（M. Rec. 49:312, 1896）已经含有一张由Kreidl在维也纳拍摄的婴儿前臂X线片:美国文献中可见该照片的二次复制图像。在美国首次对婴儿进行X线检查的记录无疑是由E. P. Davis医生在纽约完成的，他在1896年先后对活体婴儿的体部和死亡胎儿的头颅进行了X线检查，在其卓越的文章中（"婴儿体部和妊娠子宫X线研究"，Am. J. M. Sc. 111:263, 1896），Davis医生还绘制了三幅在X线透镜下观察到的投影图——活体婴儿的足、肘和眼眶。1896年5月，Feilchenfeld对骨气鼓的讨论可能为伦琴射线首次被用于显示儿童病理解剖的记录（Berlin. Klin. Wchdschr. 33:403, 1896）。1896年仅有2篇关于儿科X线拍片的报道;而在1897年，该数量增至14篇。

1898年，奥地利格拉茨的Escherich凭其对儿科X线检查的丰富经验撰写了一篇有关该方法优劣性的综述（La valeur diagnostique de la radiographie chez les enfants, Rev. d. mal. de l'enf. 16:233, May 1898）。Escherich在这篇引起高度关注和启蒙性的文献中指出，对年幼患者的X线检查并非如成人那样常见。他宣称，1897年在格拉茨设立了针对儿童的X线检查室，这也是该领域中的首次创举。该检查室完成了单张X线片——佝偻病患儿的手和前臂图像。Escherich充分认识到纵隔阴影的不确定性（至今仍困扰着我们），他对于这个令人手足无措的"其中包含许多婴儿的重要病变"的结构感到十分沮丧。他还热衷于通过X线密度评估腹泻婴儿软组织含水情况。

1908年Reyher发表的德文专著（Reyher, P.: Die roentgenology Diagnostik in der Kinderheikunde, Ergebn. d. inn. Med. U. Kinderh. 2:613, 1908）是我能找到的最早的有关儿科X线摄影的国际性文献，其中有276篇参考文献发表于伦琴发现X射线后的12年内，为该领域早期论文写作提供了很好的线索。附录中包含了40幅小而清晰的X光图片。

1910年，Rotch的《儿科X线学》出版了，我至今仍认为，该书为有关儿科X线诊断方面的独一无二的、第一本英文专著。Thomas Morgan Rotch医生为儿科学教授，就职于哈佛大学，是他那个时期的杰出儿科医生。在这本先进的专著中，他强调了在试图认识和解读病变前，了解正常结构影像表现的重要性，并通过实例指出，要将临床所见和X线表现紧密结合起来;在264幅图像中，有42幅为婴儿和儿童正常活体解剖结构的X线图像。撰写资料绝大多数来源于波士顿儿童医院。作者宣称，他拥有2300例以上的病例可用于研究，说明在其临床工作中，X线检查已经被经常使用。Rotch医生很早就注意使用X线对婴儿和儿童进行检查，并在年幼儿中应用该方法解决特殊疾病，对X线解剖的悉心研究及其著作，成为那个时代的不朽之功，所有人均称其为"美国儿科X线摄影之父"。

2年（1912）以后，第一本德文著作——Reyher的 *Das Roentgenverfahren in der Kinderheilkunde*——出版了。随后，更多的相关著作不断出版，包括Gralka的 *Roentgendiagnostik im Kindesalter*（1927）、Becker的 *Roentgendiagnostik und Strahlentherapie in der Kinderheilkunde*（1931）和Engel与Schall合著的 *Handbuch der Roentgendiagnostik und Therapie im Kindesalter*（1933）。就我所知，自1910年Rotch出版了唯一的英文版专著以后35年中，没有关于儿科X线诊断方面的英文书籍面世。在30多年中，缺乏儿科X线医学诊断学书籍与美国和英语地区其他医学诊断领域中的成就

非常不相称,希望"儿科 X 线诊断学"可以弥补这方面的缺憾。

　　本书的资料源于过去 20 年内在婴儿医院每半月举行一次的 X 线讨论会。此处所有图像均精选于我们自己的非常有意义的教学病例。作者的目的在于两点:阐述正常和病理组织的影像表现,以及影像所见在儿科诊断中的临床价值。X 线物理学、技术和治疗的相关内容被省略。参考文献和致谢都表明了作者对文献作者以及众多对插图和资料做出贡献的人士的无尽的感谢。我衷心祝福所有人。就儿科诊断领域的广度和深度而言,绝大多数资料的选择都面临过许多困境。总的来说,入选的都是被证实为有助于解决和说明最常见和重要的诊断问题的资料,而这些诊断问题则是在一所规模巨大且繁忙的儿科医院和门诊 20 年中所发现的问题。

　　篇幅的限制使我们不能将所有应该写入本书的内容加入。如果没有众多羸弱而痛苦的患儿的协助,不可能完成 X 线检查;对于所有患儿,我在此也表示深深的谢意。同时,我也与临床同事们保持着紧密的合作,包括内外科主治医师、住院医师和护士。在此,我还要深深地感谢 Rustin McIntosh 医生,他阅读了全部书稿,并作出敏锐的评价和极具价值的建议,提高了本书的权威性。Ross Golden 医生对我们早期的支持和鼓励及其友善而高明的建议将永远被我铭记。我们还经常受益于尸检所得,这些知识则源于 Martha Wollstein 医生、Beryl Paige 医生和 Dorothy Anderson 医生。

　　无论怎样,我都非常感激工作在婴儿医院 X 线科里忠实的伙伴们——Edgar Watts,Cecelia Peck、Moira Shannon、Mary Fennell 和 Mary Jean Cadman——感激他们对患儿轻柔的摆位,使设备永远保持最佳状态以及娴熟的摄影技巧。Cadman 女士打印了书稿,我非常感谢她快速完成了如此纷繁困难的工作。Alfred Feinberg 负责的插图反映出其对绘制医学插图的丰富经验。

　　在本书的最后准备阶段,噩耗传来,出版公司的老板 H. A. Simons 先生突然去世,在战火纷飞的这几年中,他的热忱激励和慷慨是本书得以完成的不可缺少的基石。他的故去是一个巨大的损失。出版任务从此由 Paul Perles 先生和 Anabel Ireland Janssen 先生担负起来。

John Caffey
婴儿医院
纽约 32
1945 年 6 月 10 日

目 录

上 卷

下　卷

第一篇

辐射效应和安全

第 1 章

儿童医学影像的辐射生物效应、风险和辐射防护

DONALD P. FRUSH and THOMAS L. SLOVIS

诊断影像学已经从 1945 年第 1 版《儿科 X 线诊断学》所涉及的单一 X 线诊断技术发展到目前多种影像检查设备和技术并存的局面。许多影像检查设备都采用电离辐射,其中某些的辐射剂量还较高,如计算机断层扫描技术(CT)和核医学,也包括正电子发射计算机断层扫描(PET)。因此,影像学界(以及临床医生)应该共同坚持辐射防护的两个原则,即正当化(即检查适当)和最优化(即技术适当)。例如,我们通过操作 CT 和数字 X 线检查可大幅降低辐射剂量。数字化技术成像过程可调解曝光指数;依据一个设定好的对比度和亮度标准值,数字化技术可校正图像,使之成为采用标准摄片条件所得图像。反之,如果应用屏幕胶片技术,则图像显示为过度曝光状态(黑)(图 1-1)。而且,由于上述技术无法显示辐射剂量(在数字成像图像中可显示曝光指数),故在临床实践中难以或不可能计算患儿所遭受的辐射剂量。此外,当相关人员未掌握儿童 CT 检查有效辐射剂量时,可能出现不正当医学影像检查。将儿童(及成人)置于有电离辐射的影像检查中,特别是风险/收益比较大的影像检查时,医务界的责任重大。由于存在这种责任,因此,对于儿科影像工作者来讲,对辐射生物学(包括辐射生物效应、各种类型影像检查的辐射剂量以及辐射风险)的基本认识至关重要。在本章末的附录中有辐射术语表和辐射剂量描述。

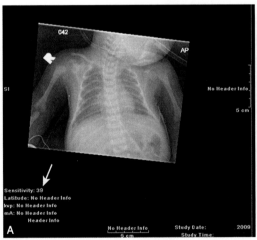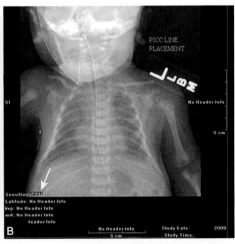

图 1-1　A,最初新生儿胸片的暴露指数(S 值为 39)(箭号),这是非常低的水平,显示较高的辐射暴露,在胶片上可见影像呈现发黑。这个胶片要经过处理才能产生适当的对比度和亮度。B,经过调整后更加适宜的暴露指数(S 值为 220)(箭号)。图像质量非常相似。胶片包括左侧上臂,是为了评估在此处经皮插管的位置。(From Frush DP. Radiation protection in children undergoing medical imaging. In Daldrup-Link HE, Gooding CA, editors: *Essentials of pediatric radiology*, Cambridge: Cambridge University Press; 2010. Used with permission.)

儿童接受医学辐射暴露的趋势

在全世界范围内,每年将进行约40亿次具有电离辐射的影像检查(例如,普通X线摄影,透视/血管造影,CT,以及核医学检查)。在美国,医疗辐射成为普通人群接触射线的重要途径(图1-2),而且,近十年来绝大多数辐射性检查数量持续增加。例如,一项研究

表明,在1995—2008年间,急重症监护儿童所接受CT检查量增长了5倍。在美国,每年人们所遭到辐射剂量中,自然或本底辐射占50%,而诊断性医疗辐射成为剩余辐射剂量的主要部分,这部分剂量在过去30年中增加了6倍。在美国,人群所遭受的辐射中,仅CT检查的剂量就占到25%。诊断性医疗辐射的增长具有许多原因,大多数为满足于医疗需要。然而,也有一些其他因素,包括出于医生自我保护的需要。

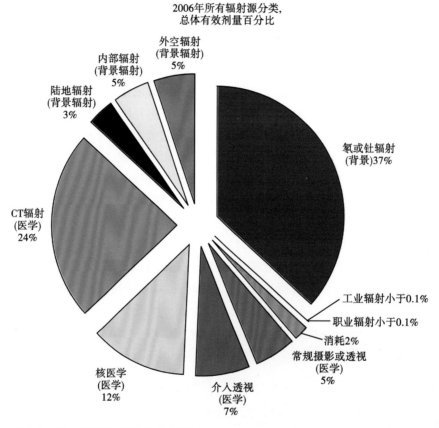

2006年所有辐射源分类,总体有效剂量百分比

外空辐射(背景辐射) 5%
内部辐射(背景辐射) 5%
陆地辐射(背景辐射) 3%
氡或钍辐射(背景) 37%
CT辐射(医学) 24%
工业辐射小于0.1%
职业辐射小于0.1%
消耗2%
常规摄影或透视(医学) 5%
核医学(医学) 12%
介入透视(医学) 7%

图1-2　所有暴露分配的有效剂量(From National Council on Radiation Protection & Measurements. *Ionizing radiation exposure of the population of the United States* (*NCRP report No. 160*), Bethesda, Md: National Council on Radiation Protection & Measurements; 2009. Used with permission.)

辐射效应的病理生理学

Hall为影像医师写了一篇有关辐射生物学的综述性文章。辐射生物损伤首先为脱氧核糖核酸(DNA)关键性目标的损伤。吸收X线的第一步为X线颗粒(即光子)发出能量产生快速反冲电子。电子既可以直接损害DNA,也可以与水分子相互作用产生自由基(图1-3)。自由基是一个高反应的原子或分子,其外电子层存在不成对电子。

$$H_2O \rightarrow H_2O^+ + e^-$$
$$H_2O^+ + H_2O \rightarrow H_3O^+ + OH^*$$

星号代表自由基。

羟基(OH)可以短距离扩散造成DNA损害。2/3X线辐射损伤为羟基(OH)所致的事实,提示有朝一日我们可通过使用化学辐射防护剂来减少辐射损伤。最近,有关辐射防护剂的话题十分热门。

辐射所导致的生物学损害主要是双链DNA损伤,而不是单链DNA损伤(见图1-3)。单链DNA的断裂更容易修复,而且其断裂所造成的生物学效应可能微

乎其微。双链 DNA 断裂就会造成一些碱基对互换或碱基对分离，难以修复。双链断裂会导致很严重的生物学效应，包括基因突变、癌变和细胞死亡。具有双着丝的碎片状断裂多导致细胞死亡，但非致死性换位修复可导致细胞功能受损，包括致癌基因生长。

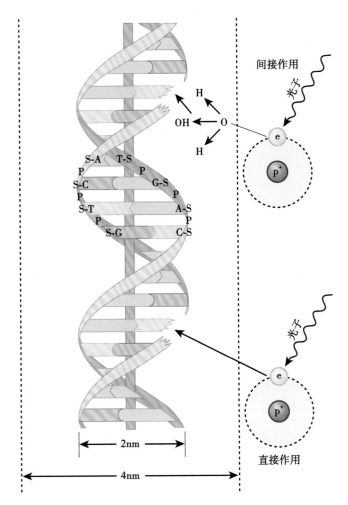

图 1-3 直接和间接作用。直接作用（图像下方），电子损伤脱氧核糖核酸（DNA）；间接作用，电子与水分子相互作用后继发性损伤脱氧核糖核酸。此处仅影响了单链。（From Hall EJ. Radiation biology for pediatric radiologists, *Pediatr Radiol* 39（1）：S57-S64，2009. Used with permission.）

辐射所致生化和生理损害一般发生于数小时或数天内，但这些损害的影响（如诱发癌症）却可发生于几十年后。致癌程序分为几个步骤。DNA 损伤造成染色体畸变（包括染色体删除、易位和异倍性）。因为这些受损的细胞生存下来，他们就成为"稳定的畸变"（其中一些带有致癌性转化），形态学改变是辐射损伤多级损害的第一步，第二步是细胞存活，也就是说，大多数癌细胞由最初发生致癌性转化的单细胞繁衍而来。第三步是肿瘤发生。射线照射诱导了细胞内的基

因不稳定，这种不稳定基因传到后代，Little 描述为"受辐射损伤的细胞经过几代繁衍后，其基因损害持续加强，改变越来越大……这个过程被叫做辐射的非靶向性效应，因为这些细胞中的基因损害并非因其自身直接受到射线辐射所致"。

大多数儿童期肿瘤（约 85%）为散发性，但其中 15% 具有明显家族相关性和对辐射敏感的基因学基础。尽管病理机制尚不清楚，但某些疾病患儿对辐射诱导的癌症特别敏感（框 1-1）。

框 1-1 与 X 线辐射相关的人类遗传综合征
• 共济失调毛细血管扩张症
• 基底细胞痣样综合征
• 科凯恩综合征
• 唐氏综合征
• 范可尼贫血
• 加德纳综合征
• Nimegan 破损综合征
• 尤塞尔综合征

From Hall EJ. *Radiobiology for the radiologist*, ed 5, Philadelphia: Lippincott Williams & Wilkins; 2000.

辐射生物学效应的类型

辐射所致生物学效应分为两种类型——确定效应和随机效应。确定性效应以辐射剂量阈值为特点，其辐射损害的严重程度与剂量大小相关。例如，传统观点认为，引起白内障应受到的辐射剂量不小于 2.0Gy，但最近的测量数据表明，低于 1.0Gy 即可引起白内障。表 1-1 显示会产生确定性效应的剂量。总的来说，诊断性医疗检查产生的辐射剂量引起确定性效应

表 1-1 确定剂量的比率	
皮肤损伤	**近似的阈值**
皮肤	
暂时红斑	200rad（2Gy）
干燥脱屑	1000rad（10Gy）
潮湿脱屑	1500rad（15Gy）
暂时脱发	200rad（2Gy）
永久脱发	700rad（7Gy）
组织的后期效应	**更多变量**

Modified from Hall EJ. *Radiobiology for the radiologist*, ed 5, Philadelphia: Lippincott Williams & Wilkins; 2000.

非常罕见。最近有人报道,成人脑灌注 CT 扫描可能出现确定性效应。如皮肤溃疡和烧伤等确定性效应从未发生于诊断性影像检查,但可出现于操作时间较长的介入治疗中。

辐射随机效应可能受到更多关注,因为该效应可发生于任何剂量,且其严重程度与辐射剂量不相关。随机性效应不存在剂量阈值,但随机效应的发生概率(如癌症)可随辐射剂量的增大而增加。

胎儿和儿童辐射风险更大

从公共健康角度看,医学影像检查中的电离辐射具有潜在伤害,因为我们认为并不存在阈值,其水平以下的辐射是安全的(如不会发生损害效应)。这种线性无阈值模型适用于低剂量辐射。

辐射效应在快速生长的有机体中最大,如胎儿、婴儿和少年。在孕期中,当所受辐射剂量远远超过常规影像检查剂量时,其生物学效应主要为胎儿死亡、生长受限、器官畸形和认知障碍。受到辐射损伤的胎儿与儿童发生癌症的危险度尚不确定;子宫受到剂量相对较高的直接辐射具有潜在效应(如因可疑阑尾炎而进行盆腔 CT 扫描)。没有人类的研究资料证明,诊断水平的辐射可引起基因改变。

据报道,儿童比成人对辐射更加敏感,对辐射诱发的癌症敏感度为成人的 2 ~ 15 倍。但是,Shryak 等最近发现,辐射诱发癌症的风险(年龄越小,风险越大)与辐射诱导的癌前损伤增高(成人最大)相平衡,且在某些癌症中有所差别。因此,成人中这种癌症风险较传统观点高。

在辐射剂量研究基金项目中,曾经研究原子弹爆炸后幸存者的 Pierce 和 Preston 阐述了低剂量辐射效应。在接受 0.005 ~ 0.2Sv(相当于 500mrad ~ 20rad)辐射的 35 000 名幸存者中,5000 人发生癌症。作者得出如下结论:①发生实性肿瘤的风险将持续 50 年以上;②较预期的肿瘤发生风险率增加了 10%。低剂量相对风险因子如图 1-4。

国际放射防护协会认为,人群在接受低剂量和低剂量率辐射发生癌症的总体风险度为 5%/Sv。但是,该值为平均值。对于中老年成人来讲,该风险度将降为仅 1%/Sv;反之,10 岁以下儿童风险度可高达 16%/Sv(女孩)及 12%/Sv(男孩)。女孩剂量较高因其乳腺癌和甲状腺癌发生率较高所致(图 1-5)。最近,有

研究者对低剂量诊断性影像检查的辐射风险进行了评估。Linet 等发表了 2 篇很不错的综述(表 1-2)。基于这些结论,我们不敢确定,低剂量辐射与癌症危险度有关。Hricak 等写到"简而言之,虽然不能确定,但合理的流行病学证据表明,器官受到 5 ~ 125mSv 辐射,其癌症风险度将出现很小但具有统计显著性的提高。"

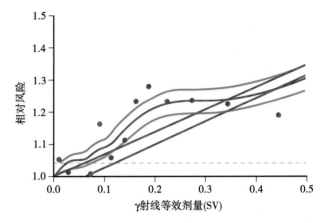

图 1-4 低剂量风险估计。1958 年至 1994 年特殊年龄的癌症的发病率在有辐射暴露和无辐射暴露的一般人群性别和年龄的比较。虚线代表平滑的紫色曲线的±1 标准误。上方的直线是在 0 ~ 2Sv 范围内计算出来的线性的风险。第二条直线起点是 0.06Sv,是这种辐射量的 95% 的可信区间(From Pierce DA,Preston DL. Radiation-related cancer risks at low doses among atomic bomb survivors, *Radiat Res*. 154:178-186, 2000.)

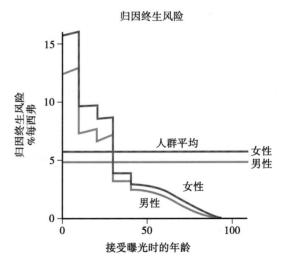

图 1-5 寿命风险的归因。每希沃特辐射对于癌症的寿命风险是在受到辐射时的年龄的函数,数据来源于原子弹爆炸幸存者调查数据。虽然平均人口的风险是每希沃特约 5%,但风险随着年龄的增长有很大侧差别,儿童比成人更加敏感。在更早期的年龄上,女孩比男孩更敏感(From Hall EJ: Introduction to session I. helical CT and cancer risk,*Pediatr Radiol*. 32:225-227,2002.)

表 1-2　出生后早期受到医疗辐射患儿在儿童期患癌症的危险度

研究	年龄上限	基本类型	控制类型	评定方法	暴露类型	普遍暴露	相对风险评估
白血病							
Stewart et al, U.K. (1953—1955)	10	已故(619)	人口(619)	面谈,医疗记录	诊断 治疗	12.9 0.2	1.2 5.0
Polhemus & Koch, U.S. (1950—1957)	NS	事件(251)	医院(251)	问卷	诊断 透视 治疗	41.4 3.2 3.6	2.1* 3.5* 3.7*
Ager et al, U.S. (1965)	4	已故	兄妹(102) 邻居(110)	面谈,医疗记录	任何	16.7 18.2	1.3 1.1
Graham et al, U.S. (1966)	14	事件(319)	人口(884)	医疗记录	任何 >1 地点	36.0 7.6	1.2 2.1
Shu e al, China (1974—1986)	14	事件,普遍(309)	人口(618)	面谈	任何	27.3	0.9
Fajardo-Gutierrez et al, Mexico (1993)	14	事件,普遍(79)	人口,医院(148)	面谈	任何	27.0	1.1
急性淋巴细胞白血病							
Shu, China(1974—1986)	14	事件,普遍(172)	人口(618)	面谈	任何	27.3	0.9
Magnani et al, Italy(1981—1984)	NS	事件,普遍(142)	医院(307)	面谈	诊断	45.9	0.7
Shu et al, China (1986—1991)	14	事件(166)	人口(166)	面谈	任何	—	1.6
Shu, U.S. (1989—1993)	15	事件(1842)	人口(1986)	面谈	诊断	39	1.1
Infante-Rivard, anada(1980—1998)	14	事件(701)	人口(701)	面谈	诊断,1 诊断≥2	19.1 18.8	1.1 1.5*
急性髓细胞性白血病							
Shu et al, China(1974—1986)	14	事件,普遍(92)	人口(618)	面谈	任何	27.3	1.0
淋巴瘤							
Shu et al, China(1981—1991)	14	事件(87)	人口(166)	面谈	任何	—	1.6*
脑瘤							
Howe et al, Canada (1977—1983)	19	事件(74)	人口(138)	面谈	胸诊断 头诊断	8.0 4.3	2.1 6.7
McCredie et al, Australia (1985—1989)	14	事件(82)	人口(164)	面谈	齿科 头诊断	9.1 2.4	0.4 2.3
Shu et al, China (1981—1991)	14	事件(107)	人口(107)	面谈	任何	—	1.5
Shu et al, China (1981—1991)	15	事件(466)	人口(2458)	面谈	任何	4.3	0.8
星形细胞瘤							
Kuijten et al, U.S. (1980—1986)	14	事件(163)	RDD(163)	面谈	头或颈 齿科	NS NS	1.0 0.9
Bunin et al, U.S./Canada (1986—1989)	5	事件(155)	RDD(155)	面谈	头、颈或齿科 齿科 头	13.5 9.0 3.2	1.2 1.0 1.1
外周性神经上皮肿瘤							
Bunin et al, U.S./Canada (1986—1989)	5	事件(166)	RDD(166)	面谈	头、颈或齿科 齿科 头	12.0 8.4 4.2	1.1 0.5 0.9

表 1-2　出生后早期受到医疗辐射患儿在儿童期患癌症的危险度（续）

研究	年龄上限	基本类型	控制类型	评定方法	暴露类型	普遍暴露	相对风险评估
神经母细胞瘤							
Greenberg et al, U.S.（1972—1981）	14	事件（104）	医院（208）威姆氏瘤（105）	医学记录	胸	33.2	0.3*
						11.7	2.0
					头颅	6.2	0.3
						1.3	1.6
					腹部	6.7	0.4
						3.9	0.8
骨肉瘤							
Gelberg et al, U.S.（1997）	24	事件（130）	人口（130）	面谈	医疗	NS	1.0
尤文肉瘤							
Daigle et al, U.S.（1975—1981）	20	事件，普遍（98）	RDD（98）	面谈	任何	NS	1.0
		事件，普遍（95）	同胞（95）			NS	1.0
Winn et al, U.S.（1983—1985）	22	事件（204）	RDD（204）	面谈	诊断	37.7	1.6*
					齿科	50.0	1.2
所有位置							
Stewart et al, U.K.（1953—1955）	10	已故（1299）	人口（1299）	面谈，医疗记录	诊断	13.6	1.0
					治疗	0.2	2.7
Hartley et al, U.K.（1980—1983）	14	事件（535）	一般从业者（1068）	面谈，医疗记录	新生儿	0.3	2.0
		事件（465）	医院（928）		诊断	1.0	1.1
Shu et al, China（1994）	14	事件（642）	人口（642）	面谈	任何	—	1.3*

RDD，随机抽样拨号
*统计学上有意义的
From Linet MS, Slovis TL, Miller DL, et al. Cancer risks associated with external radiation from diagnostic imaging procedures. *CA Cancer J Clin* 2012［epub ahead of print］.

各种影像检查所产生的辐射

　　当我们谈论辐射剂量时，一定要清楚地表明是发射剂量、皮肤剂量，穿出剂量，还是器官（吸收）剂量。例如，在同样一个意外辐射事件中，皮肤剂量和性腺剂量存在很大差异（剂量和数量的对照见本章附录，剂量度量单位见框 1-2）。有效剂量是医学辐射领域中广泛应用的一种辐射测量值，由于其较易获得且可用于不同方法和不同部位的辐射剂量的总体对比，故被广泛应用。但是，在医学影像领域中应用有效剂量也还存在一定问题。

　　Fahey 和 Mettler 等已经发表过关于成人和儿童辐射剂量的评估值。总的来说，X 线照相检查辐射剂量可从零点几个 mSv 到 1.0mSv 以上（如腰椎照相检查）。透视的辐射剂量取决于技术参数，特别是透视时间和每秒采集图像帧数，其剂量范围也较大，从极低剂量的膀胱造影检查到几十 Sv 的复杂介入检查。CT

框 1-2　辐射度量

A. 吸收剂量-辐射吸收剂量拉德（rad）格瑞（Gy）

1Gy = 100rad

1cGy = 1rad = 1000mrad

1mGy = 100mrad

B. 吸收剂量等价单位使用——辐射等价——曼（rem），希夫（Sv）

1sv = 100rem

10msv = 1rem = 1000mrem

1msv = 100mrem

Rem = rad×质量因素

Rem = rad×1

因为 X 线和 γ 射线的质量因素 = 1 rad = rem

C. 核医学

1. 放射性的活性单位-贝克（Bq）

Bq = 1 衰变/秒

2. 放射性活性单位-居里（Ci）

1Ci = 3.7× 10^{10} Bq（衰变/秒）

1Ci = 2.2× 10^{12} 衰变/分

10Ci = 370mBq

是一种可发射较大电离辐射剂量的影像检查方法。该检查的数量正在快速增长,儿童(从出生到 15 岁)病例占所有 CT 检查的 11%。最新的数据表明,成人 CT 检查(包括常规 CT 扫描和螺旋 CT 扫描)的辐射剂量从 1.0mSv 到 40mSv。多数儿童 CT 检查剂量应该低于 10mSv,而应用新的迭代重建技术,越来越多的体部检查方的辐射剂量接近或已经在亚 mSv 范围。在表 1-3 中列举了一些儿童影像检查辐射剂量的数据。

表 1-3 诊断检查中不同年龄的儿童辐射剂量

检查[¥]	检查时的年龄(岁)和所受剂量(mSv)					
	0	1	5	10	15	成人
放射线照相[#][*]						
头颅前后位	—	0.037	0.058	—	—	0.084
头颅侧位	—	0.025	0.031	—	—	0.041
胸部后前位	0.023	0.024	0.037	0.025	0.026	0.051
腹部前后位	0.077	0.197	0.355	0.509	0.897	2.295
盆腔前后	0.085	0.121	0.230	0.309	0.556	1.783
牙科放射线照相[#]						
口内			0.008			0.011
全景			0.015			0.015
诊断性透视[#]						
排尿性膀胱造影	0.807	0.763	0.688	0.640	0.677	2.789
吞钡造影	0.645	0.589	0.303	0.760	0.581	1.632
钡餐造影	2.209	2.226	1.427	2.137	2.386	5.158
心脏房缺封堵				3.88		5.158
动脉导管未闭封堵				0.021		
心脏室缺封堵				12.1		
计算机断层扫描[§]						
头颅	2.3	2.2	1.9	2.0	2.2	1.9
颅面骨/鼻窦	1.4	0.5	0.5	0.5	0.6	0.9
胸部	1.9	2.2	2.5	3.0	3.3	5.9
全腹部	3.6	4.8	5.4	5.8	6.7	10.4
脊柱	4.4	11.4	8	7.6	6.9	10.1

[¥] 用毫西弗测定放射性有效剂量

[#] 引自 Hart D,Hillier MC,Dose to patients from medical x-ray examinations in the UK- 2000 review. Chilton,UK:National Radiological Protection Board;2007.

[*] 引自 Dose to patients from medical x-ray examinations in the UK — 2002 review. Chilton,UK:National Radiological Protection Board;2002.

[§] 引自 Galanski M,Nagel HD,Stamm G. Paediatric CT exposure practice in the Federal Republic of Germany — results of a nation-wide survey in 2005/2006. Hannover,Germany,2006,Hannover Medical School. 辐射剂量源于德国对多排 CT 的全国调查结果。辐射剂量值是针对不同年龄组的,即新生儿(0 岁组),0~1 岁(1 岁组),2~5 岁(5 岁组),6~10 岁(10 岁组)和 11~15 岁(15 岁组)

儿童辐射剂量最优化策略

在影像检查中,对儿童辐射防护的最基本原则是正当化和剂量最优化。尽管公布了医学影像检查规范和适用标准,但对于医疗影像检查的正当化评估依然很难。那些无电离辐射的影像检查,特别像 MR 和超声检查,应该成为正当选择的基础。

当一项影像检查被认为是正当的,则应对技术参数进行最优化处理。并非要求一味降低辐射剂量。因为,某些检查需要多角度及增加投照,或需要较长时间透视观察以及一定的放大倍率,或要求低图像噪声(要求较高的剂量)才能满足特殊的临床诊断需求。这里提倡的是"在满足诊断需求的条件下,尽可能降低辐射剂量"。

对于任何检查来说,做好患者准备和检查计划都是至关重要的。计划包括,当有必要明确检查适应证时,与预约检查的临床医生进行沟通交流;在透视和介入造影前或检查中,与临床医生沟通也非常重要,这样可以尽可能减少不必要的透视。经过培训的工作人员和高素质的医用物理专家(即有资格认证、可以信赖的专业人员)、常规质控、评估程序及对设备状态进行常规检查都是辐射防护的组成部分。

在儿科影像检查中,CT 和 DR 辐射剂量管理策略包括适当准直、投照部位数量、焦点-胶片距和人体-胶片距,使用防护屏、滤线栅和滤波器、考虑影响曝光因素,以及采用后处理技术。在国际原子能协会发表的教育材料中,列出保护患者避免影像检查辐射的总原则。

目前,已经公布了大量针对透视和介入辐射防护的管理策略,包括那些由"国际原子能协会及儿科影像检查辐射安全联盟"所公布的方案。这些策略包括避免不同的投照位置间照射野重叠,避免电子放大,透视时启动前置图像增强器,适当使用滤线栅和定位(如辐射源与患者和患者与增强器的距离)、校准和儿童专用的滤波器。另外,截图、脉冲透视、图像存储、获取视频和剂量报警也是儿童最优化的组成部分。检查过程中的视频记录可提供影像回顾,避免了不必要的额外透视。

当代儿童 CT 检查的辐射剂量管理策略和检查最优化包括检查规程最优化(特别是与临床指征相关的检查规程的应用)。参数的调整,主要包括与辐射剂量最相关的管电流(mA)、机架旋转时间、峰值电压和螺距,应依患儿大小、检查适应证、既往检查结果和检查范围而进行。其他需要努力改善的还包括尽量减少扫描期相、减小扫描范围及检查区域重叠。管电流调整、基于器官的剂量调整(管电流弧形降低可减少体前结构的表面剂量,如患者仰卧时乳腺所受剂量)、迭代重建技术和双源/双能量技术也可真正具有或可能具有降低辐射剂量的能力,或提高图像质量的能力,甚至使两者均得到改善。扫描区域是否使用屏蔽装置

(特别是对乳腺是否应采取屏蔽)目前尚存争论。针对儿童诊断性影像检查中的辐射防护问题还应进行深入探讨。

辐射防护的教育极其重要,特别要给予更多的监管并关注医疗辐射和癌症风险的关系。最后,"儿科影像辐射安全联盟"通过"影像运动"成功地成为针对儿科电离辐射影像检查教育和警告的组织。

进一步还应包括更多的循证医学研究、对改善辐射应用的绝对支持、更好的剂量评估,对儿科影像临床价值的进一步发展、对影像设备辐射有害的警告和通告以及对所有设备的积累辐射剂量的评估和剂量追踪。

关键点

辐射可以直接或通过自由基间接对 DNA 造成影响。

在医疗中,辐射引起的生物学效应最主要的是造成双链 DNA 的断裂。

在诊断性影像检查中,生物学效应是随机效应、最主要的是癌症诱导。反之,确定性效应是在一些高剂量检查中可见到,主要是皮肤灼烧。

辐射的随机效应对于胎儿和儿童组织更容易造成伤害。

个人的辐射防护最重要原则就是影像检查的申请一定要正当化(只对有检查适应证者进行操作)和最优化(在影像检查获得批准后使用适当的影像技术)。

剂量评估(如曝光或剂量评价)应被包括在每种采用电离辐射手段的检查信息中。

推荐阅读

Fahey FH, Treves ST, Adelstein SJ. Minimizing and communicating radiation risk in pediatric nuclear medicine. *J Nucl Med.* 2011;52:1240-1251.

Frush DP. CT dose and risk estimates in children. *Pediatr Radiol.* 2011;41:483-487.

Hall EJ. Radiation biology for pediatric radiologists. *Pediatr Radiol.* 2009;39(1):S57-S64.

Hricak H, Brenner DJ, Adelstein SJ, et al. Managing radiation use in medical imaging: multifaceted challenge. *Radiology.* 2011;258:889-905.

Linet MS, Slovis TL, Miller DL, et al. Cancer risks associated with external radiation from diagnostic imaging procedures. *CA Cancer J Clin.* 2012 [epub ahead of print].

McCollough CH, Schueler BA, Atwell TD, et al. Radiation exposure and pregnancy: when should we be concerned? *Radiographics.* 2007;27:909-917.

参考文献

Full references for this chapter can be found on www.expertconsult.com.

附录

词汇表和剂量描述

为了更加深入的探讨辐射效应,使用准确词汇定义是非常重要的。在下面的词汇表中提供某些术语的最常见的定义。

绝对风险(absolute risk):是不良反应的风险,是独立的,不依赖其他引起相同不良反应的原因。

吸收剂量(D)[absorbed dose(D)]:在生物体特殊的点上所给予的能量。吸收剂量的国际标准单位是焦耳/公斤(J/kg)。此单位的特殊名称为格瑞(Gy)。以前使用的吸收剂量特殊单位是拉德,1 拉德为 100erg/g 能量吸收单位,1 格瑞(Gy)= 100 拉德(rad)。

ALARA(as low as reasonably achievable,合理使用的最低水平):考虑到社会和经济因素,针对暴露人群辐射剂量的调整是在合理完成检查的前提下最低剂量为原则。

本底辐射(background radiation):在自然环境内所经历的辐射,包括宇宙射线和来自自然放射性物质发出的辐射,这些放射性物质来自人体或动物体内或体外。本底辐射也叫做自然辐射。这个术语也可以是与特殊试验无关的平均辐射值。

CTDI(computed tomography dose index,计算机断层扫描的剂量指数):在一个标准平面(如 32 或 16cm 丙烯酸气缸)使用剂量测量计对所获得辐射剂量的度量。

确定性效应(deterministic effect):有阈值的效应,其效应的严重程度随着辐射剂量的增长不断增加。

有效剂量(effective dose):辐射剂量。考虑到一些不同类型的辐射比其他辐射更具破坏性,而身体的某些部位比其他部位对辐射更敏感。因此,有效剂量定义为总和量,对于指定组织,其剂量是组织内的受到的同等剂量和组织权重因素的组合。

暴露(exposure):暴露这个词,更常应用在一般感觉中,并不是特殊用在辐射量的定义中。它是一种测量 X 线辐射或伽马辐射在电离其穿过的空气时所产生的辐射量。以前暴露是应用特殊单位,伦琴(R),现在被暴露的国际通用单位库/千克(C/kg)所取代。1R = 2.58×10^{-4}C/kg(准确)。物理量的暴露可以被空气比释动能替代,尤其是监视设备的标度:1R = 10mGy 空气比释动能。

自由基(free radical):是原子或在外围含有不成对分子的一部分,而且非常活跃。

伽马射线(Gamma rays):高能,短波的电磁辐射(γ)。Γ 辐射常常伴随 α 和 β 的释放,同时总是伴随裂变。

Gray(Gy):吸收剂量(比释动能)国际单位的特异性名称,供给的特殊能量等于 1J/kg,吸收剂量以前的单位——rad,已经被 gray 所取代,1Gy = 100rad。

辐射的遗传效应(Hereditary effects of radiation):可从父母传至后代的辐射效应;辐射所致性细胞遗传物质的任何改变。

比释动能(每单位质量所释放的动能)[Kerma(kinetic energy released per unit mass)]:指定物质每单位质量非带电电离粒子所释放的所有带电电离粒子的初比释动能总和。比释动能的单位与吸收剂量单位相同。比释动能的国际单位为焦耳,每千克(J/kg),其特殊名称为 gray(Gy)。指定物质在自由空间中任何位置或在所有吸收介质中的比释动能均相同。

终生风险(lifetime risk):某人一生中因某种特殊原因所致死亡的危险度。

线性无阈值(linear no threshold,LNT):关于辐射曝光不存在绝对安全水平的理论。

Rad:吸收剂量的旧单位,等于 100erg/g 能量吸收。为 gray 所替代。

相对风险(relative risk):以百分比表现的某种疾病发生风险在某些损害作用下较自然状态下增加的情况。相对风险与绝对风险相对立,后者为某些损害作用下导致的某种疾病的发生风险并不依赖于该疾病的自然发生风险。

Rem:等同于有效剂量的古老单位。它是吸收剂量(在 rad),辐射权重因子和组织权重因子的产物。1rem = 0.01Sv。

伦琴(Roentgen,R):以 Wilhelm Röntgen 命名的电离辐射曝光单位,伦琴为德国科学家,在 1895 年发现了 X 线。标准状态下,1cm^3 干燥气体内产生离子负荷一个静电单位电荷(无论阳性,还是阴性)所需 γ 射线或 X 射线的量。

西弗(Sievert,Sv):等效剂量或有效剂量单位:1Sv = 100rem。

随机效应(stochastic effect):该效应的可能性,而非其严重程度,为辐射剂量(无阈值)的功能。

第 2 章

对比剂并发症

GAURAVI K. SABHARWAL

过敏样反应

介绍

对比剂是诊断性影像检查的必要辅助介质。日常各种影像检查都要用到对比剂。对比剂的主要作用是使体内血管、实质器官及病变更加明确。对比剂与其他药物一样,具有药物通性,故不可避免地存在不良反应。

发生率

有关儿童对比剂不良反应发生率的资料尚缺乏,原因至少有三:①几乎没有针对儿童临床药物的试验可被政府批准;②难以评估症状,特别是小婴儿中的轻微不良反应;③由于镇静、同时服用药物、焦虑及其他基础病变的影响,使我们难以区分真正的对比剂不良反应和以上原因导致的症状。

在儿童中,当需要静脉注射对比剂时,应该仅采用非离子型对比剂。非离子型对比剂不良反应发生率非常低。Dillman 等曾报道,儿童静脉注射非离子型碘对比剂出现过敏样反应的发生率为 0.18%,该结果与 Cochran 等报道的成人发生率 0.23% 非常相似。无论儿童还是成人,绝大多数对比剂不良反应均较轻微。在所有有关儿童对比剂不良反应的报道中,仅约 15% 出现严重不良反应(总的来说,<0.03%)。对比剂不良反应也可能为致命性反应,但非常罕见。日本曾有一项大样本研究,在 170 000 多例注射对比剂的病例中无一例致命性反应。非常低或者微乎其微的死亡报道提示,针对这些反应采用的积极的预防措施及干预手段正在进步。成人延迟不良反应可发生于注射后 1 小时到 2 天之间,主要为皮肤过敏且通常于 7 日内痊愈。

危险因素

与成人一样,儿童在静脉注射对比剂之前必须经过筛查,筛查包括从其陪伴的父母或监护人处得到完整或特殊的病史。应努力辨认任何可能影响对比剂使用以及可能加重对比剂不良反应的危险因素。以下列出这些危险因素:

1. 已知曾发生过对比剂过敏反应,明显增加再次使用对比剂时发生不良反应的危险度。

2. 曾经对某种食物或药物过敏,轻度过敏反应并不会造成危险度明显增加,但既往发生过的对任何物质的过敏反应都应被高度重视,以防使用对比剂后出现类似反应。

3. 哮喘病史可增加对比剂不良反应的发生率。

4. 既往曾患肾脏病者,应用对比剂后,其肾功能可能进一步降低。

5. 心脏病、镰状红细胞贫血、糖尿病患儿发生对比剂不良反应的风险更高。

其他疾病,如嗜铬细胞瘤、脱水、心衰、严重甲状腺功能亢进和 β-阻断剂治疗等成人的危险因素,在儿童中的影响情况尚处于研究之中(框 2-1)。

框 2-1 对比剂过敏样反应的风险因素
曾有对比剂不良反应病史
曾有过敏病史
曾有对食物或药物过敏史
哮喘病史
曾有心肾疾病
曾有糖尿病和镰状细胞病
需同时使用某种药物

发病机制

对比剂增强检查不良反应的发病机制尚不清晰。大多数症状类似过敏反应。然而,由于尚未明确抗体以及对这些抗原的典型过敏性瀑布反应,故尚缺乏将这些反应定义为真性过敏反应的确定性证据。

过敏样对比剂反应的分类

依据严重程度,对比剂不良反应可分为轻度、中度和重度。脸红和感觉发热被认为是生理反应（框 2-2）。

框 2-2　对比剂过敏样反应分类

轻度
恶心/呕吐
轻度荨麻疹
面色苍白
中度
严重呕吐
明显荨麻疹
轻度迷走神经反应
轻度支气管痉挛
呼吸困难
心动过速和低血压
重度
喉头水肿
肺水肿
中-重度支气管痉挛
心血管性虚脱
心动过缓和低血压
癫痫

轻度反应　病程短且无需任何治疗即可缓解。但是，由于症状可能进一步加重，需对患儿进行密切观察直到症状完全缓解。

中度反应　需要进行一些治疗。更加重要的是，必须进行严密观察，直到症状缓解。需要监测生命体征并保证静脉通路通畅。

重症反应　罕见，可危及生命。可为轻度或中度反应加重所致。需要迅速和积极地治疗。常需要建立一支快速反应且协调有序的治疗队伍。

处理方法

一旦发生对比剂不良反应，应立即停止静脉输注对比剂。所有反应和处理方法均需记录于患儿护理记录中，对比剂过敏记录应纳入患儿的永久医疗记录中。以下规程严格遵守了美国放射学院发布的儿童急性对比剂不良反应治疗指南。治疗不良反应的特殊药品取决于每个医院的药物处方和用药指南。一些医院要求，当需要进行静脉输注肾上腺素应对这些不良反应（因为罕见，故缺乏对不良反应的事前统一准备）时，放射科人员应寻求帮助（如快速反应医疗队）。为应对这些不良反应，应将在治疗中所使用的药品剂量（按照体重计算所得）张贴于儿童注射对比剂的地方，且位置显著，便于查找。放射科医师和工作人员应经常复习对比剂不良反应的治疗方案，进行不良反应处理演练。任何时刻，如患儿对治疗反应不佳或出现问

题，应立即寻求其他的医疗支持。科室内其他放射医师或医院的快速反应医疗队均可提供这种支持。

荨麻疹

荨麻疹为对比剂最常见的不良反应，常局限于皮肤和皮下组织。伴发瘙痒可导致症状加重。体检时会有如下发现：

- 红色斑丘疹，压之褪色。
- 斑片状，对称分布。
- 瘙痒，通常较强烈。
- 生命体征稳定。

轻度荨麻疹常为自限性疾病，无需治疗。

建议密切观察 30 ~ 60 分钟，或直到缓解，因为荨麻疹可进展为中度反应。使用的药物包括 H1 受体阻断剂（如苯海拉明）或 α-拮抗剂（如肾上腺素）。当患儿应用苯海拉明后，应告知陪同的家长或监护人，患儿可能会出现困倦。如果荨麻疹大量出现，需密切观察患儿血压，并注意是否出现低血压症状和体征，特别是直立性低血压。

支气管痉挛

患儿可出现不同程度咳嗽、喘息和（或）呼吸困难，最重要的是保持呼吸道通畅。面罩给氧，浓度为 6 ~ 10L/分钟。要监测生命体征。药物治疗包括 β-拮抗剂（如支气管扩张药），以及对于轻度反应给予皮下注射肾上腺素，对于急性或症状严重者需经静脉注射肾上腺素。

面部或喉头水肿

面部肿胀可轻微且不会进一步加重。此时，仅需观察，同时保证气道通畅以及建立静脉通道。但是，如患儿出现有不同程度咳嗽、声嘶、吞咽困难和（或）呼吸困难，则需要采取进一步措施。药物治疗包括皮下注射、肌肉注射、或静脉注射肾上腺素，必须密切观察患儿。

肺水肿

患者出现气促、心动过速、气短、发汗、烦躁和（或）双肺底水泡音。痰中带血为晚发症状。需保持气道通畅，同时辅助给氧。药物治疗包括给予利尿剂。肺水肿为一种严重不良反应，通常需要快速反应救援医疗队参与治疗。

低血压伴有心动过速（过敏反应）

对比剂的过敏反应可以危及生命。症状包括呼吸

困难、胸闷、脉搏细弱、心跳加快或不规律、头晕、声音嘶哑和(或)意识丧失。当怀疑出现这些不良反应时,应立即呼叫快速反应医疗队,同时应马上开始处置,将患者处于头低脚高位(特伦德伦伯卧位),保持气道通畅、快速输液。静脉输注肾上腺素。

低血压伴随心动过缓(血管迷走神经反应)

患者表现为面色苍白、意识水平降低、出汗、心率降低。此时需要马上采取头低脚高位,保持呼吸道通畅,补液,如心动持续过缓,则需要给予阿托品(框2-3)。

框2-3 儿童急性对比剂反应的治疗

荨麻疹

- 大多数情况下不需治疗。
- 对于重度瘙痒病例,考虑使用H1受体阻断剂如苯海拉明,口服/肌肉注射或经静脉缓慢推注,剂量依照2mg/kg,最大用量为50mg。
- 如果出现严重瘙痒或荨麻疹广泛播散,考虑使用α-拮抗剂,如肾上腺素(1:10 000),0.1ml/kg,经静脉缓推2~5分钟,最大用量为3ml。

颜面水肿

- 保证气道通畅和给氧,6~10L/min(通过面罩,面帐或氧气流)。监测心电图、氧饱和度(脉搏血氧计)和血压。
- 使用α-拮抗剂,如肾上腺素(1:10 000),0.1ml/kg经静脉缓推2~5分钟,最大剂量为3ml。如果需要可在5~30分钟后重复应用。
- 考虑使用H1受体阻滞剂如苯海拉明 IM 或经静脉缓推,1~2mg/kg,最大剂量为50mg。
- 注意:如果颜面水肿较轻,并没有出现反应进展,单纯观察就可以。如果患者对治疗无反应,就应当呼叫救援。

支气管痉挛

- 保证气道通畅和给氧,6~10L/min(通过面罩,面帐或氧气流)。监测心电图、氧饱和度(脉搏血氧计)和血压。
- 使用吸入性β-拮抗剂[如细支气管扩张剂沙丁胺醇(舒喘灵或舒喘宁)],从定量雾化吸入器中吸入2~3次,必要时重复。
- 如果支气管痉挛进展,使用肾上腺素(1:10 000),0.1ml/kg,经静脉缓推2~5分钟,最大用量为3ml。如果需要可在5~30分钟后重复应用。如果患者对治疗无反应,需要针对严重的支气管痉挛或氧饱和度持续低于88%呼叫支援。

喉头水肿

- 保证气道通畅和给氧,6~10L/min(通过面罩,面帐或氧气流)。监测心电图、氧饱和度(脉搏血氧计)和血压。

- 使用肾上腺素(1:10 000),0.1ml/kg,经静脉缓推2~5分钟,最大用量为3ml。如果需要可在5~30分钟后重复应用。

肺水肿

- 保证气道通畅和给氧,6~10L/min(通过面罩、面帐或氧气流)。监测心电图、氧饱和度(脉搏血氧计)和血压。
- 使用利尿剂:静脉注射呋喃苯胺酸(速尿灵),1~2mg/kg。

伴有心动过速的低血压(过敏性休克)

- 保证气道通畅和给氧,6~10L/min(通过面罩)。监测心电图、氧饱和度(脉搏血氧计)和血压。
- 抬高腿大于60°,或使用头低脚高位。
- 给患者保温。
- 使用快速静脉输注生理盐溶液或乳酸林格液。
- 如果情况严重,使用α-拮抗剂,如肾上腺素(1:10 000),0.1ml/kg,经静脉缓推2~5分钟,最大用量为3ml。如果需要可在5~30分钟后重复应用。如果患者对治疗无反应,可以呼叫救援(如心肺复苏快速反应医疗队)。

心动过缓伴有低血压(迷走神经反应)

- 保证气道通畅和给氧,6~10L/min(通过面罩)。监测心电图、氧饱和度(脉搏血氧计)和血压。
- 抬高腿大于60°,或使用头低脚高位。
- 给患者保温。
- 使用快速静脉输注生理盐溶液或林格乳酸液。
- 如果患儿对步骤2、3和4未迅速产生反应,则以0.02mg/kg剂量给予阿托品IV。采用最小初始剂量(0.1mg)。最大初始剂量为0.5mg(针对婴儿/儿童)或1.0mg(针对成人)。可以每间隔3~5分钟重复给药,最大剂量则可至1.0mg(针对婴儿/儿童)或2.0mg(针对成人)。如果患儿对治疗仍无反应,则应请求帮助。

From American College of Radiology Committee on Drugs and Contrast Media. *ACR manual on contrast media*, 7th ed. 2010. Available at http://www.acr.org/~/media/ACR/Documents/PDF/QualitySafety/Resources/Contrast%20Manual/FullManual.pdf. Accessed June 26, 2012.

延迟反应

在对比剂不良反应中,延迟反应比急性反应或即时反应更多见,其发生率为2%~12%。但目前尚缺乏儿童延迟反应发生率和症状的确切报道。成人主要表现为皮疹、瘙痒和其他皮肤症状。其他症状还包括,发热、寒战、恶心、呕吐、头痛、腹痛、困倦和头晕。这些症状常见于对比剂注射1小时后至2天内,且常于7天

内自行消失。

预防

不良反应的预防实际上应在任何需要静脉注射对比剂之前就已经开始,首先应对患者是否具有对比剂不良反应高危因素进行判断。如果存在不良反应高危因素,则应与申请检查的临床医师讨论,患儿是否有必要进行该项影像检查。此时,应考虑其他能够提供相

同诊断信息且无需注射对比剂的检查方式。还可以考虑,不使用对比剂的相同检查。

最后,如该检查绝对必要,已知具有不良反应高危因素的患儿需在检查前联合使用抗组胺药物和皮质激素。美国放射学院推荐采用的处方见于表 2-1。

表 2-1	儿童预防对比剂不良反应的检查前用药方案	
药物	剂量	时间
泼尼松	0.5 ~ 0.7mg/kg 口服（最大量 50mg）	对比剂注射前 13、7 和 1 小时
苯海拉明	1.25mg/kg 口服（最大量 50mg）	对比剂注射前 1 小时

From American College of Radiology Committee on Drugs and Contrast Media. *ACR manual on contrast media*, 7th ed. 2010. Available at http://www. acr. org/~/media/ACR/Documents/PDF/QualitySafety/Resources/Contrast%20Manual/FullManual. pdf. Accessed June 26, 2012.

对比剂外渗

对比剂外渗为对比增强成像检查中众所周知的并发症,约占所有注射检查的 0.7%。

风险因素

不能述说症状的婴幼儿或病情严重和和意识丧失的患儿更易出现血管外渗现象。在接受化疗的患儿中,外渗发生率会增加,很可能是因为静脉血管壁脆性增大所致。

其他风险因素包括注射部位、静脉通路的类型和注射方法。Wang 等学者发现,尽管肘前窝是最常见外渗的部位,但大多数发生于其他部位。手背注射时发生外渗的几率增加。其他风险因素还包括静脉血栓、四肢水肿、多个静脉通道和使用止血带。如果在注射部位事前放置导管,则注射对比剂发生外渗的可能性增大。至少有两项研究发现,使用或不适用高压注射器情况下,外渗发生率无明显差别（框 2-4）。

框 2-4 静脉内对比剂外渗的风险因素
婴儿、年幼儿、急危重患者和无意识患者
静脉较脆的患者
存在静脉血栓形成或肢体水肿
注射部位不在肘前窝
使用大量对比剂
通过留置的导管注射
试图开通多个静脉通道
使用止血带

表现

外渗的即时症状多种多样,某些患儿表现为灼热感,而另一些人可能没有任何症状。对于小儿和意识丧失的患儿需密切观察,他们不能表达其感受。体检时,可见外渗部位红、肿、压痛。

多数情况下,外渗为自限性病变,常在 1 ~ 2 天内消失。外渗通常局限于皮肤和皮下组织。损伤程度也各不相同,从皮肤肿胀到组织溃疡、坏死,到急性筋膜间室综合征。无论少量或大量对比剂外渗,均可发生严重反应。但是,绝大多数严重外渗反应出现于大量对比剂外渗病例（框 2-5）。

框 2-5 对比剂外渗的症状和体征
患肢局部疼痛、红斑、烧灼和(或)瘙痒、变硬,肿胀
皮肤起水疱、皮肤溃疡、软组织坏死
间室综合征
感觉异常
动脉搏动减弱

治疗

由于缺乏对外渗有效治疗的统一认识,故目前尚无明确的治疗手段。通过抬高患肢（高于心脏水平）可缓解少数症状,并促进血液回流,减少水肿。无充分证据证明,热敷或冷敷患肢将取得良好效果。皮下注射透明质酸有助于快速吸收液体,但尚缺乏足够证据推荐常规使用。不管怎样,必须严密监视患者。不良事件应记入患者的医疗记录中,以便在症状恶化时可给予适当指导。

严重的外渗损伤需外科会诊。这些损伤可表现为疼痛加重、肿胀、皮肤起疱、毛细血管再灌注减低、脉搏减弱以及患儿感觉异常。Wang 等学者发现,即使外渗液量小于 100ml 也可能出现筋膜间室综合征。因此,我们认为,外渗的症状和体征可作为是否需要外科会诊的判断标准,而不是外渗的液量（框 2-6）。

框 2-6 对比剂外渗的治疗
抬高肢体
冷/温袋压迫
密切监测毛细血管再填充、动脉搏动
外科处理

对比剂相关性肾病

有关碘对比剂对于儿童的肾毒作用资料有限。美国放射学院推荐应用于成人的预防和治疗对比剂相关肾病(CIN)的方法和原则。对比剂相关肾病的风险因素包括既往肾功能不全、糖尿病和同一天多次注射对比剂。

CIN 可定义为,对比剂注射后 48 小时内血清肌酐绝对值升高至少 0.5mg/dl,或定义为对比剂注射后 72 小时后血清肌酐升高超过 25%。但是,在儿科人群中,血清肌酐并非肾功能的可靠评估值。肾小球滤过率可更广泛用于评估肾功能。"国家肾病教育项目"在其网站上提供了肾小球滤过率测量信息(http//www. nkdep. nih. gov/lab-evaluation/gfr-calculators. shtml),同时推荐床旁同位素稀释大量的光谱测定——源于施瓦兹儿童肾小球滤过率方程:

$$肾小球滤过率[ml/(min \cdot 1.73m^2)]$$
$$=[0.41× 高度(cm)]/肌酐(mg/dl)$$

当肾小球滤过率低于 30ml/min 时,对比剂相关肾病的危险系数将会增加。半胱氨酸蛋白酶抑制剂 C 为所有细胞均能生产的一种蛋白质,且只能通过肾小球滤过。因此,该物质被认为是比血清肌酐更能反映肾小球滤过率的标记物。

目前尚无儿童中对比剂肾毒效果、风险因素及对比剂相关肾病预防措施的报道。因此,出于对儿科对比剂相关肾病的考虑,当临床医生申请检查后,放射医师必须评估该检查是否必要,同时应考虑是否可以采用其他检查方法替代或仅进行平扫。

肾源性系统性硬化症

肾源性系统纤维化主要以皮肤纤维化为特点,但可累及多个器官,其发生常与含钆对比剂的使用有关,2006 年被首次报道。2008 年报道 9 例儿童病例,年龄分别在 8 岁至 19 岁之间。在儿童人群中,尚无足够资料为儿童肾源性系统纤维化的预防提供指南。美国放射学院推荐使用成人指南来识别高风险患儿及指导含钆对比剂的使用。该指南推荐风险因素包括急性肾衰、肾功能减低、肾小球滤过率小于 30ml/min、高剂量使用含钆对比剂和术后状态。经过美国食品药品监督局批准,仅有数个有关在小于 2 岁儿童中使用含钆对比剂的研究。婴儿及早产儿应慎用含钆对比剂,其肾功能尚处幼稚期。

关键点

尽管过敏样反应罕见,但注射碘对比剂时可能发生;因此,筛查不良反应的危险因素至关重要。

对药物的以体重为基础的剂量和管理的相关规定应让每个放射学医师触手可及,并应张贴在每个进行对比剂注射的房间内。

所有对比剂不良反应和治疗均应纳入病历中。

应密切监测对比剂外渗的患儿是否出现疼痛加重和其他症状(如筋膜室综合征和组织坏死)。

注射碘对比剂之前,所有儿童都应计算肾小球滤过率。

小婴儿肾功能处于幼稚期,故慎用含钆对比剂应。

推荐阅读

American College of Radiology Committee on Drugs and Contrast Media. *ACR manual on contrast media.* 7th ed. 2010. Available at http://www.acr.org/~/media/ACR/Documents/PDF/QualitySafety/Resources/Contrast%20Manual/FullManual.pdf. Accessed June 26, 2012.

Brockow K. Immediate and delayed reactions to radiocontrast media: is there an allergic mechanism? *Immunol Allergy Clin North Am.* 2009;29(3):453-468.

Mendichovszky IA, Marks SD, Simcock CM, et al. Gadolinium and nephrogenic systemic fibrosis: time to tighten practice. *Pediatr Radiol.* 2008;38:489-496.

Namasivayam S, Kalra MK, Torres WE, et al. Adverse reactions to intravenous iodinated contrast media: a primer for radiologists. *Emerg Radiol.* 2006;12:210-215.

Rudnick MR, Keselheim A, Goldfarb S. Contrast-induced nephropathy: how it develops, how to prevent it. *Cleve Clin J Med.* 2006;73:75-80.

Schaverein MV, Evison D, McCulley SJ. Management of large volume CT contrast medium extravasation injury: technical refinement and literature review. *J Plast Reconstr Aesthet Surg.* 2008;61(5):562-565.

参考文献

Full references for this chapter can be found on www.expertconsult.com.

第 3 章

磁共振安全

JEAN A. TKACH

磁共振成像（MRI）已被证明是一个应用于儿童和成人的强有力的影像诊断工具。磁共振成像技术利用的是低能无电离无线电波，因此特别适合儿童和随访研究。MRI 利用各种组织的固有特异性形成不同组织的对比图像，从而提供了详细的人体解剖学、生理学和功能学信息。在临床 MR 检查中，应选择适当的采集技术和特殊采集参数形成不同类型的图像对比以最大程度达到医疗需求。与 MRI 不同，超声波不能显示骨骼解剖，X 线检查则使用电离辐射。与其他诊断性影像检查方法相比，MRI 在软组织成像方面具有优势。此外，MRI 能获得多方向图像和（或）得到真正容积成像数据而无需移动患者。一旦采集到数据，MRI 即可任意重建平面图像，同时能提供三维解剖图像和/或生理学以及器官功能参数。

MR 环境是一个术语，包括 MR 设备在内的瞬时周围区域，其特征包括三种可生成图像的电磁场：①强大的静态磁场和相关空间梯度（边缘场）；②较小的随时间变动的梯度磁场（图像梯度，用千赫测量）；③射频磁场（射频脉冲，兆赫 FM 频带）。在适当条件下应用 MRI 没有安全方面的风险，每年数以百万计的 MR 检查都平安无事。但如果管理不当，像 MRI 检查时必然出现噪声一样，MR 环境中三个电磁场都可能出现安全问题（表 3-1）。尤其要注意的是，绝大多数与 MR 相关的损害和事故都是由于不遵守 MR 环境安全指南所致，也可能为生物体内所使用移植物和装置的 MR 安全信息过期或不准确所致。为防止类似 MR 不良事件的发生，当务之急是使该项功能强大的影像技术操作者理解和重视 MR 环境所固有的潜在安全风险（框 3-1 和框 3-2）。

框 3-1 磁共振安全组织
国际电工技术委员会（International Electrotechnical Commission, IEC）
美国食品药品管理局（Food and Drug Administration, FDA）
美国国家电器设备制造商协会（National Electrical Equipment Manufacturer's Association, NEMA）
美国检测和材料协会（American Society for Testing and Materials, ASTM）
美国放射学会（American College of Radiology, ACR）

From Center for Devices and Radiological Health, Food and Drug Administration. *FDA guidelines for magnetic resonance equipment safety.* Available at http://www. aapm. org/meetings/02AM/pdf/8356-48054. pdf. Accessed July 25, 2012.

框 3-2 磁共振安全标准
国际电工委员会 60601-2-33——MR 医疗诊断用设备的安全要求
美国食品药品管理局—— MR 诊断设备上市通告前指南
国家电气设备制造商协会 MS 1~12——安全和业绩标准
美国检测和材料协会——测试有植入医疗装置的患者 MR 检查的操作方法
美国放射学会——安全指导站点

From Center for Devices and Radiological Health, Food and Drug Administration. *FDA guidelines for magnetic resonance equipment safety.* Available at http://www. aapm. org/meetings/02AM/pdf/8356-48054. pdf. Accessed July 25, 2012.

表 3-1 三个主要 MRI 能量场与人体组织相互作用的主要机制及其他一些相关效应		
与磁共振相关的电磁场	相互作用机制	潜在效应
静态磁场	极化/磁化	心电图上的 T 波抬高或瞬时感觉效应（如眩晕、恶心、幻视和金属味道）
瞬时梯度磁场	感应电流，噪声	周围神经刺激、精神紧张。焦虑，暂时听力丧失
射频磁场	热熔性	局部烧伤

From Bushong SC. Biologic effects of magnetic resonance imaging. In: *MR safety, magnetic resonance imaging: physical and biological principles.* 3rd ed. St Louis: Mosby; 2003.

MR 环境的安全事项

主静磁场

静磁场的生物学效应

目前临床应用的大部分 MR 设备的静磁场强度都在 0.2~3.0T(特斯拉)范围内。相比较而言,1.5T MR 设备的静磁场是地球磁场(大约 0.0005T)约 30 000 倍。美国药品食品监督局最新指南认为,在大于 1 个月的婴儿、儿童和成人中使用这种诊断性 MRI 系统,如果磁场强度小于 8T,则无明显风险,而新生儿的限值为 4T。在临床实践工作中,使用最广泛,最高场强为 3T。起初,有人担心强磁场可能会对生物/人类造成不可逆的影响,包括:细胞生长和形态学改变,细胞繁殖和致畸性,DNA 结构和基因表达,产前及产后增殖和发育,血-脑屏障通透性、神经活动、认知能力和行为,心血管动力学、血液学指标、温度调节、昼夜节律、免疫反应,以及其他生物过程。然而,全面回顾文献显示,短期(与持续 MR 检查相对而言)处于高强度静磁场中不会产生明显的生物学不良效应。

尽管未见短期处于高强度磁场中出现持续性不良反应的报道,但可见某些较短暂的可逆性生物效应,包括心电图变化和良性感觉效应。大多数所报道的这类效应出现于磁场强度大于 2T 的 MR 系统中,静态磁场中快速移动检查者头部可发生感觉效应。心电图中 T 波抬高为磁流体动力现象所致。当导电液体(如血液)在磁场中流动,就会产生电流,类似一种反向运动的机械力。因此,MRI 磁场中血液流动将产生磁流体动力效应,造成血管两端出现电压差。通常,这种电压可忽略不计,但大血管[如主动脉(电压约为 5mV/T)]和血流速度较快者除外。心动周期复极化相可见血流速率达到峰值,血流导致的电压增高表现为 T 波抬高。磁流体动力效应产生的电压在已批准用于临床的磁场强度下并无危险。但是,在较高磁场强度下,可能诱发超过 40mV 电压,达到使心肌去极化的阈值。

针对较强磁场设备,目前已经报告的一些短暂且相对良性的反应包括:眩晕、恶心、头痛、闪光(也称为磁闪光),金属味道和/或牙齿填塞感。磁闪光被认为是磁场内头部和眼球快速移动时,磁机械抵抗力作用于视网膜上锥状细胞和杆状细胞所产生的结果。唾液及金属填充物中产生的电流被认为是造成报告中提到的金属味道和/或感觉的原因。

主磁场与铁磁体的相互作用

5 高斯线

尽管暴露于高场强磁场下并不会存在危险,但如在 MR 环境下不遵守安全法则,可导致很多与 MR 相关的事故和灾难发生。这些事故多因将金属物体或医疗种植物被错误或疏忽的情况下带入扫描室所致。边缘场通常是指与 MR 磁体相关磁场梯度的全部空间范围。5 高斯(相当 0.0005T)及以下水平的静态磁场对于一般人群而言是安全的。这个 5 高斯线是指 MR 设备周围静态场强度大于 5 高斯的区域界线,是公认的安全原则。出于安全原因,要求明确与磁体间的这个距离,同时,使用适当且显而易见的标识标明潜在的不安全区域。更为重要的是,5 高斯线范围是在三维空间的扩展,因此,当 MR 设备位置明确后,边缘场的范围包括该区域地面以上和 MR 设备高度以下。应该注意的是,术语"MR 环境"也常用来指 5 高斯线区域。由于可能出现的风险,进入此区域时需经严格控制和监督。

磁场间的相互作用:扭力和引力

与 MR 扫描设备相关的磁场可以被分为 2 个空间区域,其划分是由不同区域内占主导地位的铁磁体相互作用类型所决定。第一个区域围绕磁体等中心形成,包含核磁扫描机孔洞。该区域磁场强度基本保持相对不变且场强均匀。进入该静磁场的磁体受到一种扭力的作用,使其与主磁场方向排列一致,就像磁体在永磁棒作用下自动排列,或在地球磁场下罗盘针自动调节指向一样。因此,任何非球形金属物体进入均匀磁场内,都将受到一种旋转力或是扭力作用。这样,其长轴将与主磁场方向呈平行排列。如果金属植入物与周围组织固定不牢(如整形外科中植入的金属骨骼),则该金属植入物的旋转运动将造成周围组织损伤。该效应的严重程度依赖于金属物体的几何形状和大小,以及 MR 系统的磁场特性。

在第二个磁场(边缘场)中,强大的磁场场强会因距磁体的距离增加迅速减小,从而产生一个巨大的空间梯度场,其中最靠近磁体的区域场强最大。金属物体进入这个梯度磁场中将遭受平移力(引力作用)和旋转力的作用。平移力朝着场强较高的方向产生。该引力或平移力的大小取决于金属物体的大小及其在磁场中的位置,且随物体接近磁体,该引力迅速增大。换句话说,金属物体将在静磁场内沿空间梯度场方向加速运动,很快成为一种危险弹射。依据金属物体的大小和组成成分,这种平移力或引力效应可在物体进入扫描室内后马上出现。而一旦物体进入磁体孔内的匀场后,其加速度就会停止,物体也会最终停下来。

与空间梯度场相关的潜在危险为高场强 MR 和大边缘场中最大的危险因素。一般情况,该作用力是以场强平方的方式增大的,但这也取决于物体的成分。例如,3T 磁场与 1.5T 磁场相比较,对于顺磁性物体(如不锈钢手术刀)的作用力来讲,前者是后者的 5倍;而对于铁磁体(如钢板手)上的作用力而言,前者仅为后者的 2.5 倍。最后,也是最重要的,即使对于一个给定的磁场而言,其空间梯度场的量级和范围依然可随磁体构型而改变。例如,曾有报道,短孔径 MR 系统的空间梯度场强明显高于长孔径 MR 系统,特别在 3T 操作系统中,更为明显。该发现强调了,当建立和评估 MR 安全原则以及物体进入具体 MRI 环境前的操作程序时,必须考虑到多种细微差别和因素,一定不要低估与金属物体进入高场强或变化显著的梯度磁场中可能出现的潜在危险。存在一个常见的误解:只有在扫描时,磁共振设备才处于开启状态。实际上,磁体一直处于开启状态,因此,应该在 MR 扫描室的显著位置上张贴磁体处于开启状态的标识。

投射/弹射效应

在投射/弹射效应中,强磁物质向磁体等中心点加速运动是最广为人知的与 MRI 有关的安全风险。部分或全部由强磁材料构成的物体(如铁、镍、钴和稀有金属铬、钆、镝)将被磁孔强烈吸引。钢制品也有很强的磁性,如一些医疗用不锈钢材料。值得注意的是,一些金属经过机械加工、锻造和/或成型,可使原来的非磁性不锈钢成为磁性物体。因此,一种金属是否在 MR 环境下为安全的,必须依据对该金属最终结构的评估。尽管一些金属,如铝、锡、钛、金和铅都没有磁性,但很少利用这些金属制造单一产品(如铝制框架车中固定车轮的螺丝就有磁性)。因此,所有物体进入 MR 环境之前,进行仔细检查是非常必要的。如对于是否具有磁性存在疑问,则应利用永磁体和/或磁棒在该物品进入 MR 扫描室前进行最后的预防性检查。

如前所述,在 MR 环境下,磁性物体所受磁引力随其接近磁体孔而迅速增加。根据物体大小、磁场强度和物体与磁体的距离,该引力可变得非常大,以至于任何人不能持握该物品。任何个体——无论是患者还是工作人员——处于金属体与磁体之间(如躺在磁体孔内的患者)将受到严重伤害甚至死亡。根据记录,与 MR 相关的事故中所涉及的物品:手术刀、剪刀、氧气瓶、静脉内注射管、轮椅、运输推车、地板的减震垫、拖把、吸尘器及其他医疗装置,甚至武器。任何由磁体弹射所造成的伤害都必须记录在案,必须填写的表可从美国食品药品监督局网站上下载。该网站上更多,更全面的相关信息将出现于本章后面的章节。

为预防可能出现的灾难性 MR 相关事故,至关重要的是,进入 5 高斯线以内区域时,必须全程严格限制和认真监督。所有患者和陪伴者以及医疗人员在进入 MR 环境前均需接受相关告知,说明可能出现的危险,并须严格筛查 MR 禁忌证。

随时间变化的梯度磁场

在图像采集期间,沿主磁场方向瞬间加入梯度磁场以进行空间定位和自旋编码。梯度磁场强度较静磁场场强小很多,由磁体孔内的梯度线圈产生。每个正交轴(如 X、Y 和 Z)都有一对梯度线圈。在一个确定的方向上,线性梯度磁场是由主磁场内施加的与线圈对方向相反的短时电流而产生的。施加该梯度磁场后,磁场强度瞬间快速变化,产生了一个随时间变化的磁场。磁场的变化率(dB)随时间(dt)而改变,在测量和报告中常采用的单位为 dB/dt,以每毫秒内 1m 范围内场强的变化毫泰斯拉 $[mT/(m \cdot ms)]$ 或每秒内 1cm 范围内场强的变化高斯 $[G/(cm \cdot s)]$ 来表示。在场强增高期间,任何导电体内均可产生电流(如植入的医疗装置,金属线,人体组织)。值得注意的是,沿三个空间方向(如 X、Y 和 Z)上每个随时间变化的磁场场强,在磁体中心点均为零,随着距等中心点距离的增大,其场强也呈线性增加。

因为人体是一个导体,磁场强度的快速转换会导致受检者体内产生电场和电流(如法拉第感应定律所述),后者将刺激肌肉和神经组织。各种刺激的平均阈值[以"泰斯拉/秒(T/s)"为单位]为:心脏 3600T/s,呼吸系统 900T/s,疼痛 90T/s,周围神经 60T/s。但是,不同个体的准确数值存在明显差异。我们的经验是,达到阈值水平的 dB/dt 可引起短暂的肌肉抽搐和周围神经刺激(PNS),轻微可感知的"刺痛"和"拍打"感。当梯度磁场增加超过感觉阈值的 50%~100% 时,就会出现不适或疼痛感。因此,当被告知出现阈值感觉时,检查者不应该忽视,因为这些感觉极易升级为不适。尽管人们更关注梯度磁场对心脏的刺激,但对狗的研究提示,引起心脏刺激的阈值在最敏感的 1% 人群中为引起周围神经刺激所需能量的 20 倍,引起心脏除颤的平均水平则高达 500 倍。能够达到引起心脏刺激阈值水平的极其强烈和快速的梯度磁场转换水平远远大于商用 MR 系统。

除了个体间差异外,刺激阈值还依赖于梯度方向。假设三个梯度轴的磁场变化率相等,最大的正交人体横断面的梯度诱导电场最大。人体 X-Z 轴的横断面常大于其他断面,故 Y 轴断面的周围神经刺激梯度磁场变化率最低。此外,当受检者的双手紧握时,Y 轴方向梯度上的周围神经平均刺激阈值将进一步下降(接近 32%);X 和 Z 轴梯度的周围神经刺激阈值则没有类似影响。在实际工作中,快速成像序列中(如 EPI)出现周围神经刺激的可能性最大,尤其是获取斜面图像时(这种图像的获取不止涉及一个轴相,使得有效变换水平更高),或沿头尾方向读取数据(如频率编码)时。当超过周围神经刺激阈值时,受到刺激的部位取决于施加的梯度磁场方向。X 轴梯度磁场刺激的解剖部位包括鼻梁、左侧胸腔、髂骨嵴、左大腿、臀部和下背部。与 Y 轴梯度磁场有关的刺激部位包括肩胛骨、上臂、肩、右侧胸腔、髂嵴、臀部、手和上背部。与 Z 轴梯度磁场相关的刺激部位包括肩胛骨、胸腔、剑突、腹部、髂嵴和上下后背。此外,周围神经刺激部位往往发生于骨组织为主的部位。因为骨较周围组织的导电性弱,因此认为,电流强度在皮肤和骨骼之间的狭窄空间内将会增加,造成神经刺激阈值低于预期。

正常成像序列(如常规自旋回波和梯度回波序列)可产生每平方米几十毫安的电流,远远低于正常大脑和心脏组织内电流。然而,如前所述,在快速成像技术[如平面回波序列(EPI)]和高效能梯度磁场中可能产生周围神经刺激。这些效应可通过限制梯度磁场最大变化率进行控制。早期,为避免出现周围神经刺激,美国食品药品管理局规定,当脉冲时间大于 120 微秒时,在 20T/sec 下梯度磁场最大变化率应为 1dB/dt。然而,日益明显的诊断价值和 EPI、单次激发快速自旋回波及临床 MR 成像中其他快速成像技术的广泛使用促使食品药品监督局重新评估和修订了这些限值。现在认识到,尽管快速成像技术有可能造成周围神经刺激,但这种感觉异常本身是无害的。即使这样,仍然应该避免痛觉的出现。因此,现行的 FDA 标准是基于感觉的阈值,而非特殊的 dB/dt 值。具体地说,"当前的 FDA 关于磁场变化时间率限值指南,是以不引起有痛觉的周围神经刺激为阈值水平"。该政策在一定程度上反映了与脉冲梯度磁场有关的体内电流分布建模和计算的复杂性。相应地,磁场变化率(dB/dt)低于可引起痛感的水平为 FDA 所认为的非重要风险。重要的是,应该注意到,磁场变化率(dB/dt)是梯度场强、上升时间的函数,而不是静态场强的数值。因此,对于高场强扫描机和低场强扫描机都要关注磁场变化率(dB/dt)。

临床成像中,允许进行两种针对射频和梯度野的操作模式,即正常和第一水平控制(表 3-2)。在正常模式下,MR 系统输出水平低于可引起任何生理性紧张的限值,故适用于所有检查项目。或者,在第一级条件模式下,MR 系统输出值(如 dB/dt)之一可能达到可引起生理性紧张的限值,故不适于大多数医疗需求的患者。在这种模式下进行操作需要临床医疗权威的授权,以及检查期间严密的医疗监视。超过这种水平以上的(二级控制)操作需要医疗机构审查委员会批准。在实际工作中,商业 MR 系统在检查全过程监测 dB/dt,并对某些特定的、可能出现 PNS 的扫描程序进行警告。该周围神经刺激限值源于临床试验的经验。对于正常操作模式而言,磁场变化率阈值设为周围神经刺激平均阈值的 80%,而第一水平阈值则设为 100%。此外,MR 操作者在扫描期间应不断与患者进行口头交流,要求他们报告是否有任何酸麻、肌肉抽搐或疼痛的感觉。这种交流对于婴儿、镇静患者或其他方面受损的患者来说是不可能的。在操作上,可通过增加视野和/或扫描层厚、减少矩阵大小、降低接受器带宽来降低磁场变化率。另外,因为在 Y 轴梯度方向可出现最低的刺激阈值,因此,只要有可能,最快变化的梯度磁场波形(如读出,即在 EPI 序列的频率编码)应放置在其他方向上而不是 Y 轴方向。

表 3-2　国际电工技术协会/食品药品监督局针对磁共振诊断设备运行模式	
运行模式	**条件/资格**
正常模式	不会导致紧张,适合所有患者
第一级控制模式	可能导致紧张,要求医疗监督和操作者积极介入
第二级水平的运行模式	机构审查委员会批准许可

From Center for Devices and Radiological Health, Food and Drug Administration. *FDA guidelines for magnetic resonance equipment safety* (website): http://www. aapm. org/meetings/02AM/pdf/8356-48054. pdf. Accessed July 25, 2012.

射频场

生物学效应

在 MRI 检查中最受关注的安全风险是组织发热。人体组织的传导性使其吸收了射频脉冲能量,由于阻力消失,这种能量转化为热能。以身体外周部分发热最显著,故皮肤最易产生这种效应。当组织受热后,人体将以启动体温调节机制相应对,试图通过对流、传导、辐射、蒸发等方式驱散热量。如果这些调节不能完全驱散热量,则剩余热量就会聚集、储存,导致局部组织或身体核心温度升高,就可能进一步引起生理功能改变。通常情况下,人体皮肤温度为 33℃,核心温度为 37℃。经验表明,当人体受到高功率射频脉冲刺激时,皮肤温度会接近核心温度,同时人体会通过皮肤血管舒张来驱散受到的热负荷。这种响应机制使人体热量迅速减少,多数可通过冲洗皮肤得到验证,皮肤本身并不受到伤害,通常在几个小时后热量消退。

用以描述能量吸收或热量吸收的剂量测量为特定吸收率(specific absorption rate,SAR)。SAR 是由国际电工委员会确定的射频功率吸收标准(用瓦特计量),单位是瓦特/千克体重(W/kg)。MR 系统软件在每次数据采集中都会计算 SAR,同时执行美国食品药品监督局设立的限值规定。因为 SAR 值取决于患者体重,故患者登记时准确记录体重非常重要。射频脉冲能量的吸收取决于频率(由静磁场决定的)、射频线圈、患者体积大小、成分组成(导电性)和暴露组织的结构、应用射频脉冲的类型和脉冲发射周期以及其他因素。值得注意的是,SAR 值随频率(和磁场强度)和患者体积的平方增加而增加。因此,对于一个给定的脉冲序列而言,两倍磁场强度(1.5T vs 3T)导致 SAR 值增高 4 倍。通过减少射频脉冲的发射周期和能量可达到 SAR 值最小化。实际工作中,SAR 值最小化可通过增加重复时间、降低层厚,如果可能的话,减少射频翻转角度(因为特定吸收率与翻转角度的平方呈正比)来实现。此外,对于快速自旋回波和 EPI 序列而言,也可通过增加回波间距和/或减少回波链长度(对于固定的重复时间)来降低 SAR 值。

人体对于热量的调节和驱散能力取决于所接受热能的蓄积和暴露时间比。身体基本条件,如心血管疾病、高血压、糖尿病、发热、老年、肥胖或出汗能力,均可影响个体的热能耐受力。此外,某些药物,如利尿剂、β-受体阻断剂、钙通道阻滞剂、安非他命、肌肉松弛剂和镇静剂均可显著改变人体的体温调节能力,同时,某些药物甚至对因射频所致的组织发热有协同效应。最后,人体散热能力还受到环境温度、相对湿度以及 MR 扫描室气流影响。

为防止过度热应激和局部组织损伤,美国食品药品管理局(FDA)制定了指南,提出可接受的全身 SAR 值水平,该限值保证局部组织升温不超过 1℃,核心温度不超过正常的 37℃。与磁场变化率一样,临床具有两种 SAR 值操作模式。但是,值得注意的是,从正常模式升级至第一级控制操作时,只是全身水平 SAR 值限值增加,即从 2W/kg 到 4W/kg。头颅正常扫描模式和第一级控制模式操作的 SAR 值限值为 3.2W/kg(体温最大增加为 1℃),平均高于头颅重量,而 10W/kg 体温高于任意 10g 躯干或四肢组织。这些 SAR 限值与每 6 分钟间隔的时间平均值相对应。特定的 FDA 指南的两个例外分别为婴儿和孕妇。无论婴儿或孕妇,FDA 推荐的 SAR 值限值均应减少。同样地,患者的体温调节受损(如心血管损伤、脑血管损伤、糖尿病),以及当环境温度高于 24℃ 或湿度超过 60% 时,SAR 值限值也应降低。

与其他设备的相互作用

当磁体孔内出现细长形或盘绕为线圈状的导电体(如电极,监控器导线,导丝或某种类型的导管(如带有热敏电阻或其他导电成分的导管)时,可存在与射频辐射相关的其他安全问题。与射频相关的快速变化的磁场可在导体内诱导出现电动势而产生电流。由于存在电阻,该电流的产生可引起导体发热。如果导体与皮肤接触,则可能出现烧伤。一级、二级或三级烧伤均见于报道中。值得注意的是,当导电线圈平面垂直于变化磁场时,可出现最大电流。当与接收线圈相关的主动去耦合电路中断时,也可出现诱导性发热。由于人体本身是一个导体,故即使没有外导体存在,也可能由于疏忽大意而造成导体环路的形成,如当患者的手和小腿相接触,就可能形成一个闭合回路。在这种情况下,在高阻抗皮肤与皮肤接触点就会产热,从而导致局部出现红肿和水疱。为了将射频磁场造成的损伤减少到最小,应将所有与扫描无关的导体(如导线和线圈)移除出磁体孔。此外,在 MR 检查前应该检查必须进入磁体孔内所有导体的完整性,并保证这些电缆、导线和金属线尽可能地与磁体孔中心方向保持一致。同时,患者应与所有可发热和可生电的物品隔绝,如使用垫和床单或毯子将身体与所有导体和所有射频发射器(如表面线圈)相隔绝,皮肤与皮肤之间的接触也要避免。MR 操作人员必须格外注意和警惕婴儿、镇静儿童和其他不能交流患者可能受到的热损伤风险。患者体内及体外的所有金属物品均可能吸收射频能量,从而产热,导致周围组织的热伤害;在高磁场下这种效应的可能性最大。

噪声

在 MRI 成像期间最主要和最广泛被认识的与 MRI 相关噪声是随时间变化的梯度磁场产生的。静态磁场中梯度线圈内快速脉冲电流形成了强大的劳伦兹力,使线圈本身出现扭力,使其移动和震动。这种震动类似于扩音器上的隔膜,能在 MRI 成像过程中出现响亮的鸣叫、拍打、敲打和咚咚声。MRI 成像中的声音用 A 加权分贝(Dba)进行测量,这种测量需要将人的听力系统对于音频的反应考虑进去。作为参考,正常谈话交流约是 60 分贝(WWW. osha. gov),而相差 6 分贝代表声音强度相差两倍。在标准 1.5TMRI 扫描检查时,常见的声压水平(SPL)是 81~117 分贝,高速采集序列(如 EPI)和使用非传统(非笛卡尔)K-空间填充技术(如螺旋桨式、放射状)以及螺旋采集序列的声压水平可高达 130 分贝。尽管有许多因素可影响 MR 相关噪声(如梯度线圈设计、梯度振度和梯度转换率、患者体积大小、患者在磁孔内的位置),但磁场强度越高,声音就越大。

MRI 相关噪声可造成单纯困扰,口头交流困难,焦虑升级以及 MR 扫描间内患者或附近的其他人员暂时性听力丧失,甚至有可能出现永久性听力丧失。此外,噪音还可使脆弱、易受伤害的受检者(如儿童和老人以及有精神疾患的患者)出现思维混乱和极度焦虑。曾有报道,MRI 相关噪声可改变新生儿的生理状态,后者会使其幼稚的心脏生理和脑血管调节出现问题。这种噪声使已镇静患儿感觉不适,某些药物还可增加听力敏感度。因为检查时间为评估噪声对听力产生影响的最大因素,因此,短时间 MR 检查的噪声将不会对听力造成长期的不良影响。故我们主要关注的是 MR 噪声对听力的短期影响。

食品药品监督局规定,MR 噪声水平必须低于联邦监管或其他公认的可制订标准的相关组织所设定的参照水平。可接受的 MR 噪音强度水平指南是基于工业工人健康管理监督局的指导标准(Occupational Safety and Health Administration,OSHA),该标准表明,噪音所致风险与噪音强度和接受噪音持续时间有关。OSHA 标准规定,为了避免听力受损,未加权声压峰值水平应低于 140 分贝,A 加权声压水平的均方根不超过 99 分贝。由于许多 MR 扫描序列的噪声水平高于 99 分贝,故 MR 制造商须向患者提供听力保护装置。听力保护装置还应提供给在 MR 扫描期间仍需滞留在扫描间的其他人员。

环境保护协会为听力保护装置设立的标准就是降噪率(noise reduction rating,NRR)。对于一定的噪音衰减装置而言,降噪率就是该装置的平均衰减值(分贝)减去 2 个标准差,与 98% 人群所获得的降噪最小值相一致。对于 MR 检查来说,最简便、有效的听力保护装置就是耳塞(对于成人降噪 29~32 分贝)和耳机(成人降噪 29~49 分贝,婴儿的最小耳塞可降噪 7~12 分贝)。值得注意的是,对于耳塞没有完全塞住,或耳塞不适合情况下,耳塞的降噪率未见报道,而以上情况则常见于较小儿童。尽管同时使用耳塞和耳机并不能在听力保护中产生叠加效果,但对于频率小于 2000Hz 声波能够增加降噪率 5~6 分贝(约相当于声音强度一半的水平)。对于频率高于 2000Hz 的声波而言,由于骨传导的存在,听力保护作用有限,耳塞和耳机结合使用的优势也较小。尽管如此,由于多种 MR 成像序列的频率响应包含了大量水平为 2000Hz 或以下的能量,故还应该推荐联合使用耳塞和耳机(图 3-1)。MR 制造商正在积极寻求进一步降低噪声的方法,如消声 MR 序列,正性噪音滤过装置,隔音头套和真空填充包。

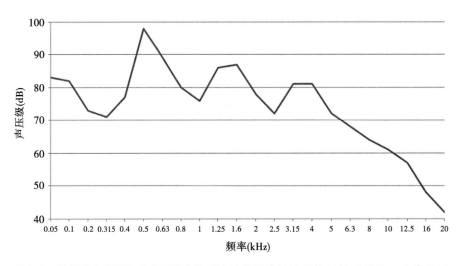

图 3-1　常规的 1.5TMR 机在标准自旋回波采集图像时显示能量低于 2kHz。人类的听觉范围是 20Hz~20kHz

幽闭恐惧症

许多患者发现,进入 MRI 设备的磁体孔内并受到限制,会产生一些不安,尤其在使用头颅线圈时。对于某些患者而言,这种不适感非常强烈,可能引起焦虑,甚至发展为恐慌。在这些情况下,需要在 MR 检查时进行镇静。在扫描机内的幽闭恐惧反应常因对窒息的恐惧以及担心在自身受限制时会发生某种情况所致。实际操作经验显示,在检查全程中与患者不断进行口头交流以及充分的气流(如在磁体孔内的风扇)散热可最大程度降低这种反应,缓解对窒息的恐惧。此外,还应向患者提供恐慌紧急警示装置(如气压式灯泡),在检查期间内任何时候都允许其呼叫帮助。实际上,应该向每一位未镇静且可以交流的患者提供这种安全装置,以使 MR 操作人员对于患者的任何不适,包括局部发热或铁磁物体被牵连(如皮带或鞋子),立即做出反应。

医疗植入物、医疗装置和其他金属物的潜在威胁

无源和电能医疗装置

对于体内存在由铁磁性物质制成的医疗植入物和医疗装置的患者而言,MR 环境可能是不安全的。对于铁磁性物质制成的无源植入物(如任何没有电能供应而只提供功能性服务的医疗植入物,如动脉夹、分流器和支架),我们主要关注的是该植入物是否移位和运动。但这些植入物也可能出现过热现象(表 3-3)。当这些金属植入物由于疏忽而被带进 MR 环境中,就会引起相应的事故,如植入物进入在体内移动或从体内溢出,可导致失明和死亡。对于电能驱动的植入物,如脑组织深部或迷走神经刺激器和药物泵,我们担心的主要安全风险为植入物导线端的过度发热。潜在风险还包括植入装置故障、产热、诱导电流和植入物的运动和移动(表 3-3)。

表 3-3　磁共振环境医疗设备关注点

磁共振环境组成	医疗设备关注点	潜在的副作用
静态磁场(一致运行)	作用于目标上的旋转力(扭力) 作用在目标上的平移力	为了与主磁场匹配,目标旋转引起的组织损伤 目标加速靠近磁体孔造成的组织损害
梯度磁场(在图像采集期间,脉冲式运行)	由于磁场变化产生的感应电流	设备发生故障或失灵
无线电频率磁场(在图像采集期间脉冲式运行)	无线电频率-感应磁场导致加热 电磁干扰-主动	患者烧伤(电烧伤或热灼伤) 设备故障、感应噪音(监视设备)

From Food and DrugAdministration. *Primer on medical device interactions with magnetic resonance imaging*, *US Food and Drug Administration*(*FDA*)*Systems*. Available at http://www.fda.gov/MedicalDevices/DeviceRegulationandGuidance/GuidanceDocuments/ucm107721.htm. Accessed July 25, 2012.

众所周知,当患者体内存在植入物(无论是无源的还是电能驱动的),该植入物对于 MRI 设备来说都是禁忌证,除非能够证明该植入物与 MR 环境兼容,以及其安全性得到验证。必须在患者的医疗档案中记录这些设备的准确类型和序列号。如果没有获得相关信息,影像学医生或 MR 技术人员应该咨询放置和监管这些设备的临床医生。一旦确定了设备,绝大多数与设备有关的文件通常可在线获得,设备制造商的网站上可找到这些资料。应该认真查阅这些设备的标签以获得该设备在 MR 环境下的反应,特别是在具体的 MR 扫描机以及在检查中使用的成像参数下的反应。与 MR 相关的信息应在标签的显著位置上,所包括系统参数应包含场强(s)、磁体类型和制造商名称、射频发射线圈、系统软件版本和成像条件[如射频能量水平和梯度转换率(dB/dt)]。此外,还应在标签中标注设备本身的配置信息,如导线长度和路线。请注意,任何医疗植入物(无论是无源的还是电动的)和仅用于医疗装置只适用于特定磁场强度,MR 系统配置,射频线圈和/或成像条件评估。在 1.5T MR 机上安全的植入物在 3.0T 上不一定安全,反之亦然。没有严格遵守 MR 设备的产品安全规定,对于患者来说可能引起灾难性后果(图 3-2)。

目前,已经发表了几篇以 MR 安全性和植入物为主题的综述文章,超过 1200 种物体的 MR 环境安全性得到检验,200 多个物体在 3.0T 或以上的核磁机上进行过评估。MR 扫描机的安全信息很易获得,如公开发表的报告以及在线的列表(WWW.MRIsafety.com),和磁共振安全性、植入物和医疗装置参考手册,该出版物每年都更新版本。

其他金属的潜在风险

除了植入物,患者体内其他一些金属也必须记录

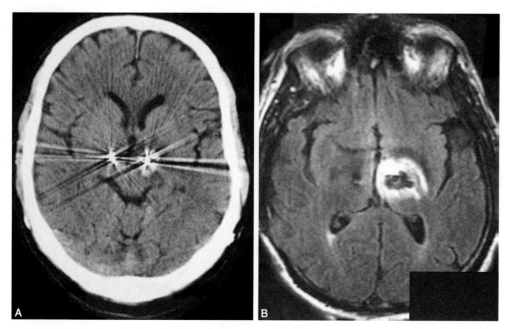

图 3-2　没有遵守医疗仪器防护指南所导致的不良事件 组织损伤(在 CT 显示出血)(A)以及 MR 上可见水肿,是由脑深部刺激物(deep brain stimulator,DBS)导线端射频加热导致的,事件发生在一次常规腰椎 MR 检查中。头颅的 CT 和 MR 图像是在腰椎 MR 扫描后马上采集的,腰椎 MR 扫描是在 1.0MR 机中进行的,同时使用体部线圈传送信号,表面线圈接受信号,相对特定吸收率(SAR),主动性成像序列。另一方面,DBS 制造商指定的 MR 条件是在 1.5TMR 机上使用是安全的,同时应用传送和接受线圈是头部线圈,头的 SAR 水平不超过 0.1W/kg。(From Henderson JM,Tkach JA,Phillips M,et al. Permanent neurological defi cit related to magnetic resonance imaging in a patient with implanted deep brain stimulation electrodes for Parkinson's disease:case report. *Neurosurgery* . 2005;57:1063.)

在案,包括金属碎屑,弹片和废弃的导线(如起搏器)。如果患者表示存在这些材料,就必须进行 X 光检查。如证实这些材料存在于体内,则不能进行 MR 检查。前文所述所有预防措施和注意事项不仅适用于进行 MR 检查的患者,还适用于任何进入扫描间的医护人员或在 MR 扫描间陪伴患者的家属。

　　某些人体穿孔的首饰类铁磁性物质,某些刺青和烫发用的化妆品可能含有不规则形态的氧化铁,或其他以金属为主的染料,都要引起注意。在这些情况下,在 MR 环境中的轻度和中度移动可使有刺身和使用永久性化妆品的受检者出现局部肿胀和刺激。此外,当首饰和染料进入射频发射线圈内时,可能存在局部发热的风险。因此,需要告知患者或受检人这些潜在的风险。进入 MR 环境之前应去除身体上的首饰。如果不能除去这些首饰,而且受检人选择继续进行检查,则应固定这些首饰(如用胶带或绷带固定);同时,如果进入射频发射线圈内,则应用纱布或胶带包裹这些首饰应,使之与其下方的皮肤相隔离。同样的,对刺身或永久性化妆品而言,作为预防措施,需在局部放置冰袋或冷敷布以防止任何引起发热的问题发生。与刺身和永久性化妆品相关的不良事件较罕见,且一旦发生其

程度也较轻或持续时间较短。FDA 认为,"当你的医生建议你进行 MR 检查,因不进行 MR 检查所承担的风险将会比因存在刺身和永久化妆品而可能产生的与 MR 相关并发症的风险要大得多"。存在刺身和永久化妆品的受检者不应避免 MR 检查,而应告知放射医师和 MR 技术员这些事实,以便采取适当措施,避免并发症的发生而保证最佳检查效果。

　　可在线获得不断更新且较全面的 MR 相关性不良反应的报告,以上报告源于 FDA 中心为设备或放射卫生所编写和维护的 2 个报告,名为"制造商和用户设备使用经验数据库(MAUDE;可在以下网站上获得 www.fda.gov/cdrh/maude.html)"和"医疗设备报告"(可以在以下网站获得 www.fds.gov/CDRH/mdrfiile.html)。

磁共振"安全"标记

　　为了应对 MR 环境中铁磁体所致的安全隐患,美国食品药品监督局(FDA)公布并实施了一项明确和严格检测及标记协议。医疗器械、设备或植入物目前被分为"MR 安全"、"MR 不安全"和"条件性 MR 安全"这些术语替代了以前的与 MR 相关的评估和"MR

安全"及"MR 兼容"的标记协议。既往标记协议中标记为"MR 安全"的设备和植入物只表明,该物体可进入 MR 环境并使用,不会对患者或其他人员造成其他风险,但并不保证其不会影响图像的诊断质量。"MR 兼容"则意味着除了"MR 安全"外,该设备对图像诊断质量亦不产生明显影响,且 MR 系统也不影响设备运转。

用"MR 安全","MR 不安全"和"条件性 MR 安全"来替换以前的名称和定义非常有必要,因为以前的名称比较混淆,常使用不当。为了明确定义和防止被滥用,有关组织制定了新的规定和图标(图 3-3)。"MR 安全"和"MR 不安全"是指物品(如医疗设备、装置或植入物)在任何或所有 MR 环境下(如任何场强,磁体类型和射频线圈),所有成像条件下[如任何射频功率水平和梯度转换/切换率(Db/dt)]使用,该物品的所有设备和材料肯定安全或不安全。"MR 安全"物品包括非导电性、非金属性和非磁性的物质,如塑料或纱布带。"MR 不安全"物品则包括任何磁性物体(如铁磁性/金属剪刀、外科手术刀、扳手或清洁桶)。另外,"条件性 MR 安全"则表明,物品对于特定的 MR 环境和成像条件没有已知的危险。在适当时候,一些物品的附件(如伴随神经刺激系统的常规导线)也是要详细说明。对于条件性 MR 安全物品来讲,测试必须包括磁体诱导的移动力和扭力、射频线圈发热和其他

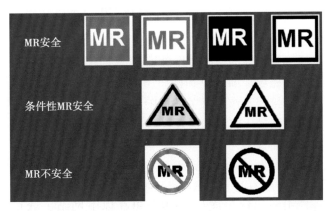

图 3-3 国际磁共振安全标签图标。美国食品药品管理局(FDA)便携式商品(如医疗仪器、植入物、医疗器材、氧气罐、家用设备和工具)的标准标签(由美国国际测试和材料协会开发)指示可以或不可以进入 MR 环境内。方形/绿色 MR 安全标签表示物体对于 MR 是完全安全的。三角/黄色标签表示物体在 MR 的具体条件下使用安全,圆形/红色标签表示确认物体对于 MR 是不安全的。新标签协议的使用得到 FDA 的批准,并适用于项目的前瞻性标示(没有回顾性的),这个协议大约是在 2005 年 8 月开始的。(From ASTM International. *Standard practice for marking medical devices and other items for safety in the magnetic resonance environment*(designation F203-5),West Conshohocken,PA:ASTM International;2005.)

一些潜在的风险(如热损伤诱导电流和电压、电磁兼容性及神经刺激)。此外,还应该对该物品在 MR 检查期间及之后的功能和运行情况进行评估,包括 MR 系统本身受到的影响(如图像伪影)。该测试结果应明确记录于产品标记上,还应该在标记中记录任何影响或改变该物品安全性参数和潜在的安全风险。美国国际测试和材料协会文件提供了新物品的原始和完整的定义以及测试结果。值得注意的是,大约从 2005 年 8 月开始,新标记的协议仅在物品前瞻性研究中使用。因为,FDA 未在回顾性研究中应用该协议,故许多现在使用的物品仍被标记为以前的"MR 安全"和"MR 不安全"。

磁共振安全、设施操作和患者护理指南

磁共振安全风险和注意事项

由于对 MR 环境的不适当管理所引发的潜在危害极其严重,因此,应对医院里所有可能进入 MR 检查室的人员、患者和患者家庭人员进行适当宣教且在其进入 MR 扫描间之前对他们进行金属物品和电动设施检查。宣教内容必须包括金属物品在静磁场下的运动状态以及相关风险。实施这些措施的重要性和必要性源于大量事实,即大多数 MR 安全事件是由于进入扫描间前未检查或检查不细致,或因 MR 扫描过程中,MR 检查禁忌的私人物品和其他可能出现问题的物品进入 MR 扫描间所致。

磁共振安全宣教和检查

由于铁磁性物品被不慎带入 MR 环境内具有很大危险,故对进入 MR 扫描间的设备、患者和非病患人员需进行以下宣教和检查程序。在任何时候,对于进入 5G 线以内的物品进行严格限制和监督;提醒所有进入 MR 扫描间的人员,即使在无患者正在检查的状态下,磁共振也处于运行状态中。筛查测试需要书面记录和口头询问。筛查书面问卷需要包括以下信息:个人体内或身上的医疗仪器、植入物或气体铁磁性物体或患者存在自身问题(如怀孕,残疾),所有这些均需予以特殊处理。书面记录一旦完成,需要口头回顾以验证所记录信息,且需询问受检者的关注点;在最终允许进入 MR 扫描室之前,应对患者所有关于检查中可能出现的问题进行交代。

MR 安全性宣教和检查必须经通过 MR 安全专业培训的卫生保健人员实施,这些人员需全面理解和认识 MR 环境下和 MR 操作过程中的潜在风险,熟悉对

于患者和其他个人进行筛查的表格中所包含的内容及其意义。由于患者筛查表中某些问题与非患者不相关，故应将患者和非患者的筛查表分开编写。患者的筛查表模板（英文和西班牙文版本）和非患者个体的筛查表模板可在网站 WWW. MRIsafety. com 中下载供使用。

实际上，患者既往曾进行 MR 检查且无意外发生，并不能保证现在或将来的 MR 检查的安全性。例如，如果患者在间隔期经过外科手术或经历可能与金属异物有关的意外，则他就不适合进入 MR 环境中。MR 的具体配置（如 MR 扫描系统的静态场强，使用的射频线圈，患者进入的方向，需检查的部位，以及金属植入物或物体）也可大幅改变安全性文件。因此，任何人进入 MR 环境前，都必须经过全面筛查。

关于怀孕，磁共振协会安全委员会在 1991 年出版了名为"MR 成像安全和患者管理的策略、指导方针和建议"的文件，提出"在其他非离子诊断性影像检查不适合，同时 MR 成像检查能够提供更重要信息，否则只能进行电离辐射检查（如透视、X 线计算机体层摄影）时，可在孕妇中使用 MR 成像"。应该告诉怀孕的患者，到目前为止，没有迹象表明临床使用的 MR 成像对孕妇将产生有害影响。该建议被美国放射学会（ACR）所采纳，并一直保持着现行的谨慎标准，它适用于静磁场强高达 3T 的 MR 系统操作环境。由于有文件证明，MR 成像对于任何时期胎儿的生长发育均无有害影响，故孕妇可在孕期中任何时间内进行 MR 检查。

磁共振设备操作程序指南

为了认识和了解与 MR 环境相关的大量潜在危险和未遵守 MR 环境安全预防措施所带来的严重后果，ACR 成立了 MR 安全的蓝色缎带专家委员会。该委员会于 2001 年召开首次会议，回顾并完善了现行的 MR 安全措施和指导原则，并将在适当的时候发布新的 MR 安全指南。首次会议成果在 2002 年正式发表，并在事实上成为临床和科研中 MR 环境安全责任实践的行业标准。2004 年对这些指南进行了再次回顾和首次更新，2006—2007 年间在结合 MR 团队的反馈意见和建议的基础上再次更新。2006—2007 年间的将结果正式发表，称为"2007：ACR 关于 MR 安全实践的指导性文件（ACR Guidance Document for Safe MR Practices：2007）"。

美国放射学会（ACR）公布了明确的方法和程序以确保和强制实施安全措施，严格限制接触及进入最适于现行 MR 技术状况下 MR 环境，并认识到这些方法和程序需要不断更新。具体地说，在他们的 2007 年发表版本中，ACR 发布 MR 安全实践指南性文件的目

的是提供一个安全范例，使不同 MR 设备在各自设备安全项目的开发中遵循该指南。此外，ACR 建议，一旦安全防范系统建立起来，每一个服务站点应定期检查、评估和更新安全措施。随着 MR 设备场强的变化，MR 安全系统要不断更新发展。ACR 同时推荐，在每一个站点任命一名 MR 医疗主任，其责任包括确保 MR 安全实践指南的建立和保证现行、适合此站点要求的安全措施的执行。

ACR 推荐意见之一就是将 MR 环境分为四个区域，不同区域中与 MR 有关的潜在危险不断增加。区域 1 包括所有向公众开放的地方，如独立 MR 设备间周围或影像科内部走廊。区域 2 是指由 MR 室人员监管的区域，如 MR 接待区或患者准备区。区域 3 为可能受到铁磁性物品或设备伤害的区域，进入此区域需非常小心谨慎，需要经 MR 人员的指示和限制。该区域包括操作人员控制室、计算机室和任何与 MR 扫描室直接相邻的区域。最后，区域 4 就是 MR 扫描室。该区域必须有明确的警告标记和通告，标明该区域为高磁场区域，区域内还要有磁场正处于运行状态的标志。进入区域 4 的人员需要严格限制，为必须进入的人员（如患者和医疗人员），在经过全面 MR 环境宣教并经过严格筛查检验后才能进入。

结论

与 MR 相关的潜在健康风险直接取决于三个主要组成部分，这三个组成部分构成了 MR 环境：①强大的静磁场及伴随的空间梯度磁场；②脉冲梯度磁场；③脉冲射频磁场。如果正确操作 MR 系统，则与磁场和人体间直接相互作用有关的风险可忽略不计。但是，磁场与被误带入其中的医疗仪器或铁磁性物品间的相互作用可能危害人体安全。为了防止 MR 安全相关性不良事件发生，同时，最大程度发挥该强大影像成像设备的优势，所有接触 MR 环境的人员必须了解和认识 MR 环境本身可能带来的潜在安全风险。因此，在患者和非患人员进入 MR 环境之前必须进行全面的 MR 安全宣教和严格筛查。

推荐阅读

MR safety *(Journal of Magnetic Resonance Imaging special edition)*, J Magn Reson Imaging 12(1), 2000.

Hornak JP. The basics of MRI. Available at http://www.cis.rit.edu/htbooks/mri/. Accessed July 25, 2012.

Shellock FG, ed. *Magnetic resonance procedures: health effects and safety.* Boca Raton, FL: CRC Press; 2001.

Stafford RJ. *Physics of MRI safety.* Available at http://www.aapm.org/meetings/amos2/pdf/59-17207-59975-979.pdf. Accessed July 25, 2012.

Bushong SC. *Magnetic resonance imaging: physical and biological principles.* 3rd ed. St Louis: Mosby; 2003.

MR 安全网站

Danger! Flying objects! is an illustrative gallery from the educative "Simply Physics" site, an MRI portal created by Dr Moriel NessAiver, PhD. The gallery, which is available at http://simplyphysics.com/flying_objects.html (accessed July 27, 2012), depicts the dangers resulting from common hospital-based ferromagnetic medical equipment.

ECRI Institute is an independent, nonprofit organization that researches the best approaches to improving the safety, quality, and cost-effectiveness of patient care. ECRI is designated an Evidence-Based Practice Center by the U.S. Agency for Healthcare Research and Quality and is listed as a federal Patient Safety Organization by the U.S. Department of Health and Human Services. The organization has a Website at https://www.ecri.org (accessed July 27, 2012).

MRIsafety.com is available at http://www.mrisafety.com/ (accessed July 27, 2012). This site, developed and maintained by Dr. F.G. Shellock, provides up-to-date information on MRI safety-related topics. Impressively, the latest information regarding screening patients with implants, materials, and medical devices is provided. A key feature of the site is The List, a searchable database that contains more than 1200 implants and devices, including more than 200 objects tested at 3 T for MRI safety. Moreover, the site includes a summary section that is a presentation of more than 100 peer-reviewed articles on MRI bioeffects and safety. Other features include a downloadable Pre-MRI Screening form and safety information.

ReviseMRI.com is designed principally as a revision aid but also may be used as an educational resource. Contents include a detailed question and answer section, Web-based animated tutorials, interactive learning tools, and links to resources for further reading in common textbooks and online for nearly every question and answer posed. The site can be accessed at http://www.revisemri.com/questions/safety (accessed July 27, 2012).

The Institute for Magnetic Resonance Safety, Education and Research is a multidisciplinary professional organization headed by Director Dr. Frank Shellock. It focuses on information and research on magnetic resonance (MR) safety, while "promoting awareness, understanding, and communication of MR safety issues through education and research." The Web site is available at http://www.imrser.org/ (accessed July 27, 2012) and has useful sections, including MRI Safety Guidelines and MR Safety Papers.

The U.S. Food and Drug Administration has a **Center for Devices and Radiological Health,** which is an integral part of the Department of Health & Human Services. Online documents available include "A Primer on Medical Device Interactions with Magnetic Resonance Imaging Systems" at http://www.fda.gov/MedicalDevices/DeviceRegulationand Guidance/GuidanceDocuments/ucm107721.htm (accessed July 27, 2012) and "MRI Safety" at http://www.fda.gov/MedicalDevices/Safety/AlertsandNotices/ucm135362.htm (accessed July 27, 2012).

Two important **MRI accident databases** derived from the Database of Medical Device Related Accidents and Events are available from Maude Accidents Database (http://www.accessdata.fda.gov/scripts/cdrh/cfdocs/cfMAUDE/search.cfm; accessed July 27, 2012) and the UK Medical Devices Agency (http://www.mhra.gov.uk/index.htm#page=Dynamic ListMedicines; accessed July 27, 2012).

medicalphysicsweb, which was launched in 2006, is a unique site for the medical physics community. It provides in-depth analysis and incisive commentary on the fundamental research, emerging technologies, and clinical applications that underpin the dynamic disciplines of medical physics and biomedical engineering. It can be accessed at http://medicalphysicsweb.org/ (accessed July 27, 2012).

参考文献

Full references for this chapter can be found on www.expertconsult.com.

第二篇

头颈部

第 4 章

胚胎学、解剖学、正常表现和影像技术

ERIC N. FAERBER

眼胚胎学

眼的发育起源于神经外胚层,皮肤外胚层和神经嵴细胞。神经外胚层生成视网膜、虹膜和视神经;皮肤外胚层生成晶状体;而神经嵴细胞则生成血管结构、巩膜、脉络膜和间叶组织(附属器、骨性眼眶、脂肪和神经鞘均源于间叶组织)。

人眼发育的主要调节基因是 PAX6,为 PAX 转录因子家族成员之一。该基因在神经胚形成之前,最初于包含了神经板的前部神经嵴的区带内表达。在此阶段,出现单眼区,随后在音猬因子(sonic hedgehog,SHH)引导下分为两个原始眼结构。SHH 属于脊椎动物基因家族,在胚胎形成期与编码诱导信号有关,也是一个巨大信号网络的组成部分,该网络可影响许多组织和器官的形成。

眼发育的最早征象出现于妊娠 22 天,前脑两侧可见一对浅槽翻出。浅槽构成视泡并与皮肤外胚层相通。视泡内陷形成了双壁视杯。该杯状结构有两层,将形成视网膜,两层之间为视网膜内间隙。外层壁包括色素粒(妊娠 15 周时出现)。内层壁则又分两部分,视网膜视部占据后 4/5 部分,包含了最终发展为视锥和视杆细胞的两种不同细胞,其功能为接收光线。占据内层前 1/5 的视网膜囊部分为视网膜虹膜部(将构成虹膜内层)和视网膜睫状肌部(将参与睫状体的形成)。视网膜中央动脉来源于胚胎期玻璃体动脉的残留,后者在怀孕 4 个月时应退化。在妊娠第 7 周时,脉络膜开裂唇融合,视神经杯嘴部变成未来的瞳孔。

与视泡相连的皮肤外胚层细胞延伸形成晶状体基板,后者将发展为晶状体泡。晶状体泡位于视神经杯嘴部(图 4-1)。位于晶状体泡后壁的细胞延长,形成充满晶状体泡的长纤维,在妊娠第 7 周时到达晶状体泡前壁。血管包膜为覆盖晶状体的缩合的间叶组织。玻璃体动脉供应晶状体,并在其后表面形成丛状结构。

原始玻璃体由视神经杯中的间叶组织发育而来,后者具有一条胚胎性裂,被称为"Kloquet 道"。玻璃体动脉通过该通道到达眼球。

玻璃体动脉及其分支是一个滋养眼结构的暂时性血管系统,妊娠第 35 周消失时消失。

脉络膜及巩膜由视神经杯周围的间叶组织构成。睫状体和睫状突源于脉络膜前部。

视杯和脑通过视柄相连。脉络膜裂为位于视柄腹侧面的沟槽,其中走行着玻璃体血管。该裂沟将在妊娠第 7 周关闭,在此期间,视柄内形成一条狭窄的通道。视柄内外壁融合,并发育为视神经。中央包括一部分玻璃体动脉、视网膜中央动脉。视神经外部被脉络膜及巩膜连续包裹,并沿软脑膜、蛛网膜及硬脑膜延伸。

眼的发育一直持续到出生后,视网膜中央凹在生后 4 个月时出现分化。视锥细胞直至生后 4 个月内还保持缓慢发育。婴儿眼球及眼眶大小在生后第一年内仅达到成人的 80%,约 13 岁时才完全达到成人标准。

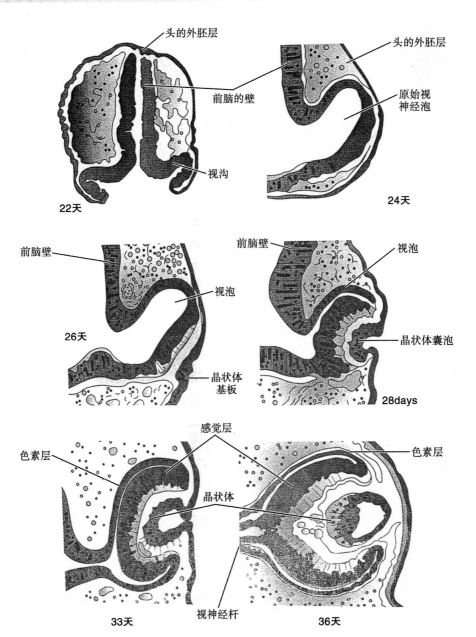

头的外胚层

前脑的壁

头的外胚层

原始视神经泡

视沟

22天

24天

前脑壁

视泡

26天

晶状体基板

前脑壁

视泡

晶状体囊泡

28days

感觉层

色素层

晶状体

色素层

33天

视神经杆

36天

图4-1 人眼的早期发育(From Carlson BM:*Human embryology and developmental biology*,ed 2,St Louis,1999,Mosby.)

眼眶和眼的正常解剖

眼眶为锥形腔,包括眼球、眼外肌、血管、神经、眼球后脂肪和泪腺。眼眶上部为前颅窝颅板底部、下壁为上颌窦、内为是筛窦、前外侧壁为颧骨,前、后外侧壁为中颅窝(图4-2和图4-3)。

眶隔是一个菲薄的结缔组织膜,来源于眼眶前部的外围骨膜并与眼睑的睑板相连。隔膜将眼眶划分为前隔腔和深部后隔腔。后隔腔被眼外肌圆锥(4组眼肌)划分为圆锥内、圆锥和圆锥外部分。泪腺位于眼眶的外上象限。

眼球占据了眼眶腔约 20% 的空间,它被晶状体划分为充满房水的前房以及晶状体和视网膜之间包含玻璃体液的后房。眼球包括了视网膜、葡萄膜和巩膜。巩膜前部被结膜覆盖,连接眼睑黏膜(图4-4)。Tenon间隙从眶内脂肪插入分离眼球和眼外肌。

眼球后空间从前部眶隔始一直向后延伸至眶尖,其中包含了 6 组眼外肌(上、下、外、内直肌和下、上斜肌)、血管结构和视神经以及周围包裹的脂肪。

视神经被划分为 4 段:①贯穿巩膜的眼内段;②圆锥内的眶内段;③视神经通道内的管内段;④视神经管至视交叉的颅内段。生后 7 个月时视神经完全髓鞘化,8 岁以内它的厚度一直在增加。

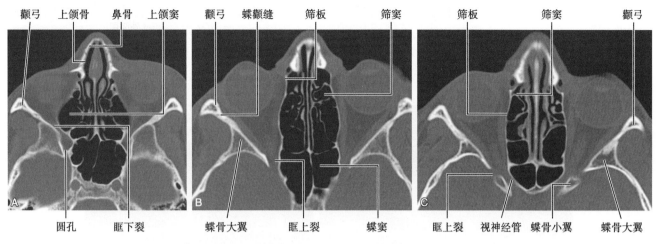

颧弓　上颌骨　鼻骨　上颌窦　　颧弓　蝶颧缝　筛板　筛窦　　筛板　筛窦　颧弓

圆孔　眶下裂　　蝶骨大翼　眶上裂　蝶窦　　眶上裂　视神经管　蝶骨小翼　蝶骨大翼

图 4-2　眼眶骨质结构（轴位 CT 平扫从下至上）

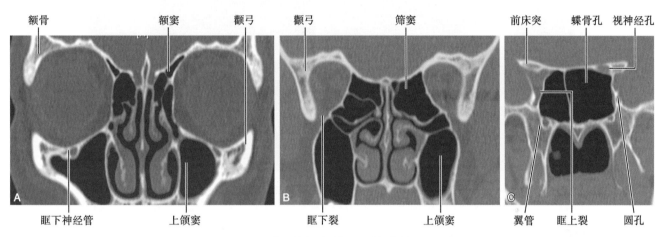

额骨　额窦　颧弓　　颧弓　筛窦　　前床突　蝶骨孔　视神经孔

眶下神经管　上颌窦　　眶下裂　上颌窦　　翼管　眶上裂　圆孔

图 4-3　眼眶骨窗（冠位 CT 平扫由前至后）

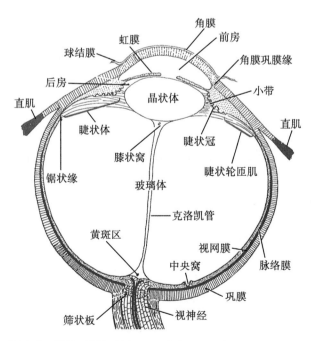

角膜
虹膜
前房
球结膜
角膜巩膜缘
后房
小带
直肌
晶状体
直肌
睫状体
膝状窝
睫状冠
睫状轮匝肌
锯状缘
玻璃体
克洛凯管
黄斑区
视网膜
中央窝
脉络膜
视网膜
巩膜
筛状板
视神经

图 4-4　眼的正常解剖（From Jakobiec FA，Ozanics V：General topographic anatomy of the eye. In Jakobiec FA，editor：*Ocular anatomy，embryology and teratology*，New York，1982，Harper & Row.）

在 MRI 上测量儿童视神经鞘直径的结果表明，0～3 岁为 3.1mm，3～6 岁为 3.41mm，6～12 岁为 3.55mm，以及 12～18 岁为 3.56mm。

影像技术

CT 和 MRI 是眼眶及视通路的主要成像方式。超声可用于特殊适应证。

超声

超声对于婴儿和儿童极具优势，因为它不含电离辐射，超声应用广泛，且极少需要镇静。主要适应证为不能进行眼底镜检查的前房病变，如眼前房出血和创伤、非肿瘤性白瞳症、对视网膜血管完整性或已存在病变的评估以及肿瘤所致白瞳症治疗后的随访。次要适应证包括对圆锥内、外病变的进一步了解及泪腺肿瘤的评估。超声无助于显示眼眶骨性病变。

患者采取仰卧位。在上眼睑上放置少许耦合剂。

应用高分辨率(7.0～10.0MHZ)彩色多普勒线矩阵探头获得图像。应该降低输出功率以避免机械或热损伤。通常进行轴位扫描；然而，也可采用其他平面扫描以完成对整个眼球的评估(图4-5A)。

彩色多普勒图像是超声检查的重要组成部分，因为它可显示眼动静脉、视网膜中央动脉、视网膜血管、睫状动脉、泪腺动脉及伴随静脉和眼上静脉(图4-5B)。

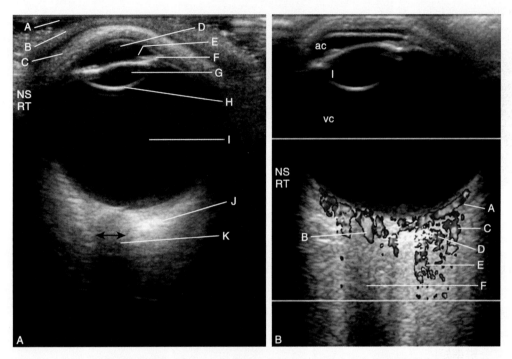

图4-5 青少年正常眼轴位超声。A,将宽频高分辨线矩阵探头(5～17Hz 扩充频率范围)(A)放置在眼睑(C)上方皮肤(B)上，眼睑(C)在检查过程中始终保持闭合状态。可见无回声前房(D)、虹膜(E)、睫毛器(F)、无回声晶体(G)及其后方反射的回声(H)、无回声玻璃体(I)和低回声视神经(J)。还可测量视神经宽度(双侧黑箭头)。B,同一患者的彩色多普勒，可见脉络膜血管(A)、中央视网膜动脉(B)、泪管静脉(C)、泪管动脉(D)和眼动脉(E)内血流通畅；还可见前方(ac)、晶体(I)和玻璃体(vc)。通过指导患儿转动眼球，可观察眼的不同部位

CT 扫描

CT 可清晰显示骨质异常、钙化和异物。可快速获得出色的解剖细节，同时眼部组织对比度高。极快的扫描时间减少了对镇静的需求。CT 的缺点在于具有电离辐射，且与 MRI 相比较，CT 成像平面受限，硬化线伪影和使用碘造影剂存在潜在风险。

2～3mm 薄层高分辨轴位扫描以及随后的冠状位、矢状位重建减少了患儿接触更多辐射(图4-6A～C)。轴位平面通常平行于耳眦线。当为了清晰显示眼眶底的爆裂骨折时，应该获得薄层图像，特别是冠状位图像。在仰卧位或俯卧位情况下也可直接获得冠状面图像。

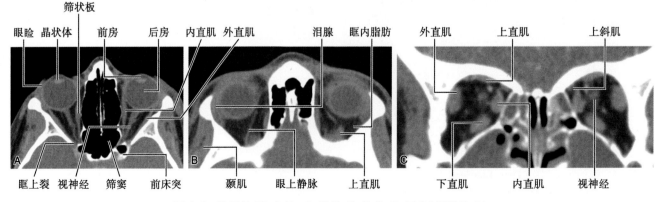

图4-6 眼眶的CT表现。A,轴位；B,轴位；C,冠位(增强检查)

MRI

MRI 对显示眼眶软组织异常具有巨大价值。尽管 MRI 无电离辐射对婴儿和儿童检查具有吸引力,但其扫描时间比其他方法长,且无助于显示钙化。眼眶 MRI 需要进行薄层高分辨扫描(图4-7)常同时进行脑 MRI 检查。

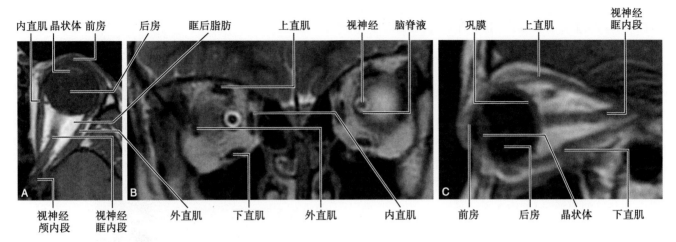

图 4-7　眼眶 MRI 图像。**A**,轴位 T1 加权图像;**B**,冠状位 T2 加权图像;**C**,斜矢状位 T1 加权图像

若仅为显示眼眶病变,则使用 T1 加权序列及抑制脂肪的脂肪预饱和或短翻转恢复快速回波(FSE)T2 加权序列。通常在与视神经平行的斜矢状位图像上定位轴位和冠状位 T1 加权图像,进行薄层、小视野(例如,20cm)和高分辨率矩阵(512×192)扫描。从眼眶至视交叉进行轴位及冠状位 FSE 翻转恢复序列扫描。

在眼睛及眼眶疾病的诊断中(如肿瘤、炎症和感染性疾病、静脉畸形),应经静脉注射对比剂。采集轴位及冠状位脂肪预饱和 T1 加权像。某些医院使用小表面线圈,试图提高空间分辨率,但该线圈无助于圆锥尖部病变及颅内病变的显示。

对疑为视网膜母细胞瘤、视网膜母细胞瘤的蛛网膜下腔种植以及双侧视网膜母细胞瘤的病例,建议采用头线圈进行眼眶和脑的增强 MRI 扫描。该扫描还可早期发现视神经受累、眼眶播散和无症状松果体瘤和鞍上肿瘤。

对于视交叉病变(如神经胶质瘤),可采用与其他幕上脑肿瘤相似的检查方法。快速三点 Dixon 技术结合 FSE 序列可用于发现眼眶内球后空间的异常。然而,由于需要至少 2 个数据采集序列,且像脂肪抑制序列一样受到不均质静电区的影响,故临床很少使用 Dixon 技术。

> ### 关键点
>
> 眼球在 13 岁时才达到最大。
>
> 眶隔将眼眶分为隔前间隙和深部的隔后间隙。
>
> CT 是显示骨性眼眶的最佳影像方法,而 MRI 则用于观察软组织和相邻的颅内结构。

推荐阅读

Bilaniuk LT, Farber M. Imaging of developmental anomalies of the eye and the orbit. *Am J Neuroradiol.* 1992;13:793-803.

Mafee MF, Karimi A, Shah J, et al. Anatomy and pathology of the eye: role of MR imaging and CT. *Neuroimaging Clin N Am.* 2005;15:23-47.

Ramji FG, Slovis TJ, Baker JD. Orbital sonography in children. *Pediatr Radiol.* 1996;26:245-258.

参考文献

Full references for this chapter can be found on www.expertconsult.com.

第 5 章

胎儿期、先天性和新生儿畸形

ASHLEY J. ROBINSON, ANGELA BYRNE, and SUSAN BLASER

眼眶评价为胎儿超声和 MRI 细节检查的一部分,特别是在怀疑中枢神经系统畸形的病例中。当进行胎儿 MRI 检查时,可能会漏诊非常明显的眼部病变,特别是病变为双侧对称性者。一旦发现共存的眼病,则可能导致诊断被修改,甚至完全改变。

眼部检查包括,眼球是否存在、晶状体和玻璃体形态及眼球生物学测量。

眼球存在或缺如

无眼畸形和小眼畸形

病理学是真正区分无眼畸形和小眼畸形的唯一方法,无眼畸形是指眼球完全缺如但眼附属器(如眼睑、结膜和泪腺)存在。

原发性无眼畸形

在原发性无眼畸形中,由于无眼球发育,故眼眶内眼组织完全缺如。无眼畸形常与染色体异常(如 13 体)或遗传综合征,如 CHARGE 综合征、色素失禁症、Norrie 病、SOX2 相关性眼病、Walker-Warburg 综合征和眼-心耳-脊椎贯序畸形有关。

继发性无眼畸形

源于发育过程中的损害导致眼组织丧失称为继发性无眼畸形。病因包括感染(风疹)、血管病变(Goldenhar 综合征)或中毒或代谢性病变(维生素 A 水平降低或增高)。眼球直径需低于第五百分位以下。

Matthew-Wood 综合征(又被称为 Spear 综合征,PMD 或 PDAC 综合征),包括肺发育不良/未发育、膈疝/膨升、无眼畸形/小眼畸形和心脏缺损。在一个先天性膈疝病例中,如出现眼形态和生物学测量异常以及心脏畸形,即可在产前做出本病的诊断(图 5-1)。

Walker-Warburg 综合征为先天性肌肉营养不良的一种类型,也可因在胎儿脑 MRI 正中矢状位图像中发

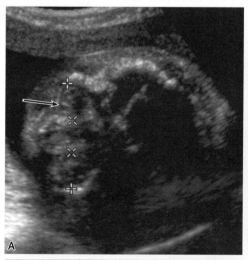
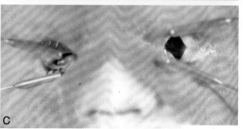
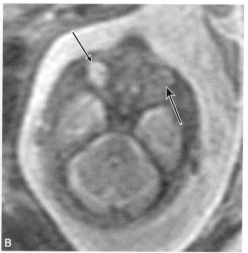

图 5-1 Matthew-Wood 综合征。A,胎儿超声检查测量显示发育延迟,晶状体和眼球异常,出现回声(箭号)。B,胎儿磁共振显示无眼畸形(大箭号)和小眼畸形(小箭号)。C,尸检显示眼球缺如(From Robinson AJ, Blaser S, Toi A, et al. Magnetic resonance imaging of the fetal eyes—morphologic and biometric assessment for abnormal development with ultrasonographic and clinicopathologic correlation. *Pediatr Radiol*. 2008;38:971-981.)

现 Z 形脑干,从而提示与 Dandy-Walker 综合征相关,并存在枕部脑膨出及眼睛不对称而得到产前诊断(图 5-2)。

致,故此病仅见于女孩以及患有 Klinefelter 综合征的男孩(图 5-4*)。

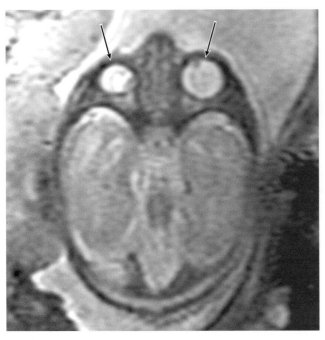

图 5-2 Walker-Warburg 综合征。胎儿磁共振显示眼球不对称(箭号)(From Robinson AJ, Blaser S, Toi A, et al. Magnetic resonance imaging of the fetal eyes—morphologic and biometric assessment for abnormal development with ultrasonographic and clinicopathologic correlation. *Pediatr Radiol*. 2008;38:971-981.)

Aicardi 综合征为一种少见的遗传性畸形综合征,可因发现胼胝体部分和全部缺如、眼畸形和后颅窝囊肿而得到产前诊断。本病被认为因 X 染色体缺如所

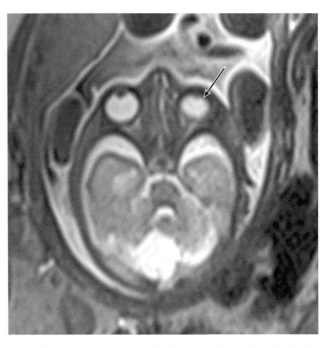

图 5-4* Aicardi 综合征。胎儿磁共振显示单侧小眼畸形(箭号)

晶状体和玻璃体形态学

在超声检查中,晶状体及玻璃体均为低回声。然而,晶状体显示为眼球前部的薄卵形高回声影。但多数情况下,晶状体反射声波仅来源于与入射声波垂直的表面,故难以被发现(图 5-6)。

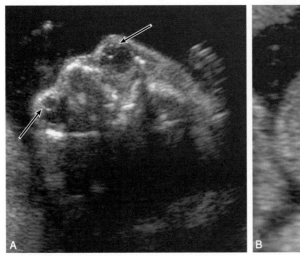
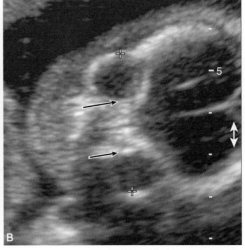

图 5-6 超声检查显示。A,晶体和玻璃体。晶体表面的微弱的曲线回声在眼球前部(箭号)。B,胎儿面部的横断面显示,双眼颧骨缘距离的卡尺测量。两眼间筛骨缘距离测量(箭号)

---

* 本书部分章节图序号不连续,缺少的部分为原著在线内容。

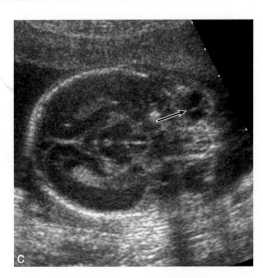

图5-6(续)　C,超声图像显示玻璃体动脉(箭号)(From Robinson AJ, Blaser S, Toi A, et al. Magnetic resonance imaging of the fetal eyes—morphologic and biometric assessment for abnormal development with ultrasonographic and clinicopathologic correlation. *Pediatr Radiol*. 2008;38:971-981.)

在MRI上,与玻璃体的高信号相比,晶状体完全为低信号(图5-7)。经阴道超声检查中,妊娠14周时晶状体表现为中央无回声伴周边薄回声环。玻璃体动脉显示为线样回声影穿行于玻璃体之中,该动脉随原始玻璃体向成熟玻璃体转化而逐渐消失并变为串珠状,该过程可持续至妊娠30周。玻璃体内残存的通道

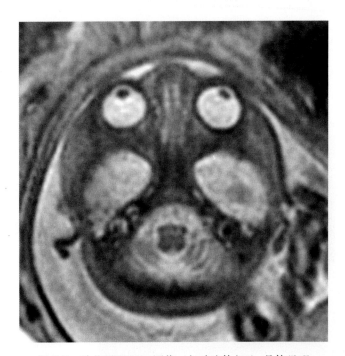

图5-7　胎儿眼眶MRI图像。与玻璃体相比,晶体呈现低信号。(摘自Robinson AJ, Blaser S, Toi A, et al. Magnetic resonance imaging of the fetal eyes—morphologic and biometric assessment for abnormal development with ultrasonographic and clinicopathologic correlation. Peciatr Radiol. 2008;38;971-981)

被称为Cloquet通道。

永存增殖性原始玻璃体

玻璃体动脉退化失败导致了一系列畸形发生,被称为"永存增殖性原始玻璃体",本病常伴发于三体综合征和其他类型脑发育异常,通常为单侧,临床表现多种多样,包括白瞳症、玻璃体积血、视网膜剥离、小眼畸形和晶状体混浊。

本病可产前得到诊断,也可在出生后经超声、CT或MRI得到诊断。超声可见玻璃体血管。CT和MRI的特征表现为晶状体后锥形高密度(信号)影。CT表现包括晶状体小且不规则,前房浅小,以及玻璃体内出现不同形状高密度影,提示Cloquet通道内存在胚胎组织。静脉注射对比剂后可见玻璃体内异常组织强化。在MRI上则表现为从晶状体后部至视神经头部的低信号线样影。钙化不常见(图5-8)。

白内障

白内障见于多种影响胎儿的代谢性、感染性、基因性和染色体疾病,包括:弓形体病,X线照射,人工授精;永存增殖性原始玻璃体;Nance-Horan综合征,Adams-Oliver综合征,Walker-Warburg综合征和Neu-Laxova综合征;肢根型斑点状软骨发育不良;17-镶嵌型三体综合征和21三体综合征(图5-10)。

视神经发育不良

视神经发育不良常为散发且难以在产前发现;然而,本病具有很多合并症,因其相关的结构异常而常可

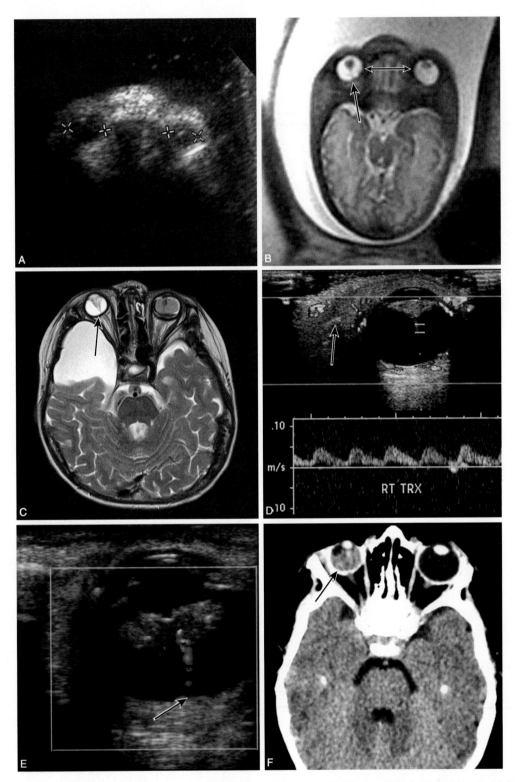

图5-8 永久性增殖性原始玻璃体。A,胎儿超声检查显示正常解剖缺乏和眼的高回声反射。B,胎儿 MRI 显示眼距过宽(双箭号)及永久性玻璃体动脉(大箭号)和三角形晶体。C,轴位 T2WI MRI 显示漏 斗状低信号从右后部晶体伸入视神经头(箭号)。相似的低信号在左侧与玻璃体积血相关。并合的右 侧颅中窝蛛网膜囊肿。D,多普勒超声显示在玻璃体动脉内动脉波形(箭号)。E,超声检查显示晶体和 玻璃体血管软组织增厚(箭号)。F,轴位平扫 CT 显示右眼后房密度增高,为永存增殖性原始玻璃体出 血伴中央性线状高密度影(箭号)所致

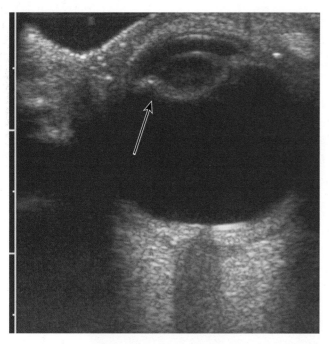

图 5-10　白内障。左眼的横断面超声显示晶体回声增强，符合白内障

在产前得以诊断本章将对其中某些病症进行讨论（方框 5-1，图 5-11）

框 5-1　视神经发育不良的相关病因
Aicardi 综合征
抗惊厥药
CHARGE 联合畸形
先天性肌肉萎缩症
远端 5q 删除综合征
显性遗传
眼球后退综合征
染色体 6P 部分缺失
染色体 7（q22-34）和（q32-34）节段重叠
染色体 17 中间缺失
乙醇中毒
额鼻发育不良
Gadenhar-Gorlin 综合征
先天性生长激素缺乏
异维 A 酸中毒
脂腺痣
母亲糖尿病
眼眶血管瘤
脑室旁脑白质软化
视隔发育不全
蝶鞍畸胎瘤
丙戊酸中毒

Modified from Dutton GN. Congenital disorders of the optic nerve: excavations and hypoplasia. *Eye* (*Lond*). 2004;18;1038-1048.

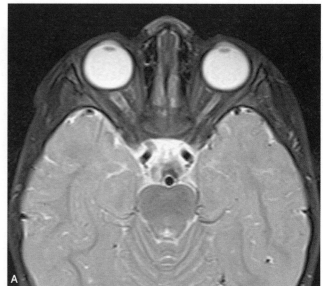

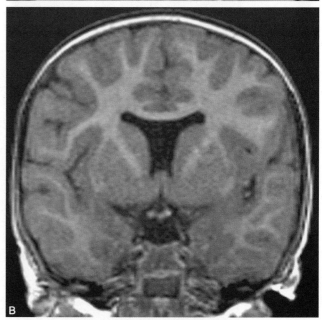

图 5-11　视神经发育不全/不良。A，眼的脂肪抑制轴位 T2WI 图像显示双侧视神经发育不全。B，冠状位 T1WI 显示相应的小视交叉和透明隔缺如

视隔发育不全极难得到产前诊断，有时因透明隔间腔阙如而疑及本病。有关的视神经发育不良可通过测量视交叉横径而被发现。超声可显示视交叉的正常生长过程，但有些困难。也可经 MRI 评估。

虹膜缺损、牵牛花视盘和视乳头周围葡萄肿

虹膜缺损、牵牛花综合征和视乳头周围葡萄肿都是视盘病变所致的先天畸形，可明显损害视觉功能。

虹膜缺损为单侧或双侧先天性病变，因胚胎裂闭合不完全所致。临床特点为视野缺损。检查中，虹膜缺损表现为视盘内呈现增大的、边缘锐利的圆形深陷

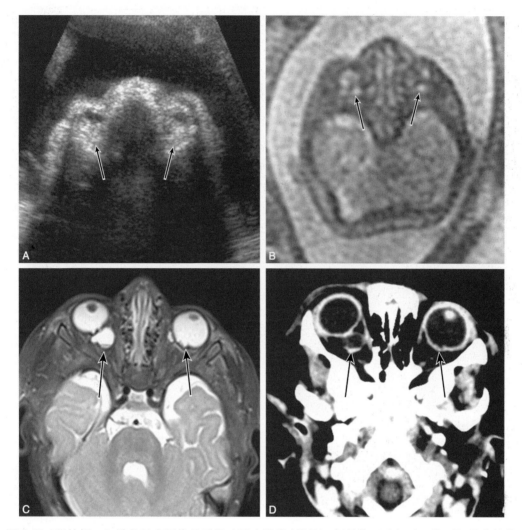

图 5-12 眼缺损。A, 胎儿超声图像显示眼球回声异常（箭号），但晶体显示相对正常。B, 胎儿轴位 MRI 显示双侧对称性异常眼球，伴玻璃体信号混杂（高和低）（箭号）和晶体结构不清。C, 产后眼轴位 T2WI 显示双侧囊性眼缺损（箭号）。D, 平扫 CT 图像显示右眼后部的囊性缺损（B, From Robinson AJ, Blaser S, Toi A, et al. Magnetic resonance imaging of the fetal eyes—morphologic and biometric assessment for abnormal development with ultrasonographic and clinicopathologic correlation. *Pediatr Radiol*. 2008；38：971-981. ）

区, 常见于下方且黄斑分离的风险增加。其他相关的眼表现包括小眼畸形伴眼眶囊肿, 永存玻璃体动脉和视网膜发育不良。虹膜缺损也是 CHARGE 综合征的一部分（包括虹膜缺损、心脏缺损、后鼻孔闭锁、生长迟缓和生殖器及耳畸形）, 也可能和许多其他综合征相关。胎儿 MRI 可检出虹膜缺损（图 5-12）。

牵牛花综合征为一种先天性视盘异常, 视盘的后基底部出现一个漏斗型凹陷, 并与视神经相连, 同时被抬高的视网膜色素环所包绕。因目镜检查中与牵牛花相似而被命名。牵牛花综合征更常见于女孩, 以视力低下, 弱视和伴有白瞳的斜视而就诊。生后第一个月内出现视网膜剥离的风险增加, 相关的大脑畸形包括烟雾病。

葡萄肿为炎症或退变引起的眼外膜（角膜或巩膜）弱化所致, 是一种因巩膜-色素膜扩张而导致的眼色素膜异常突出。本病最常为单侧且无遗传性。

Coats 病

Coats 病是一种少见的、先天性非遗传性疾病, 以视网膜毛细血管扩张导致视网膜内和视网膜下大量脂质堆积、渗出性视网膜剥脱和失明为特征性表现。本病通常单独发病, 以单侧常见, 大多数为年轻男性, 且于 10 岁内出现症状。超声表现为高回声包块, 后方无声影, 可见玻璃体和视网膜下出血。在 CT 上, 眼球呈高密度, 可见视网膜下分泌物强化。分泌物在 MRI T1 和 T2 加权图像中均呈高信号。本病与视网膜母细胞瘤鉴别非常重要, 因后者常显示为一个有钙化的肿块且可能需要进行眼球摘除术（图 5-14）。

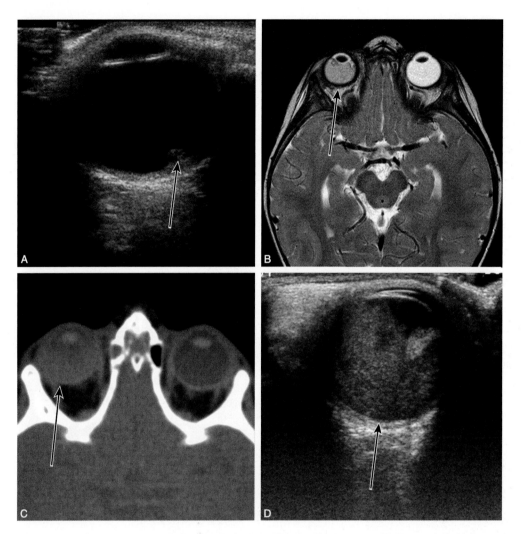

图 5-14 Coats 病。A,超声显示玻璃体后部高回声肿块影(箭号),无后部声影区。B,轴位 T2 加权图像显示右侧玻璃体内中等信号(箭号),与蛋白分泌物有关。C,眼平扫 CT 扫描显示右侧眼球内均质高密度(箭号)和正常左侧眼球。D,右眼超声显示后房内高回声(箭号)和前部有很多点状高回声影

Norrie 病

Norrie 病是一种 X-染色体连锁的隐性遗传性疾病,可导致男婴先天性失明,本病因 NDP 基因突变所致。眼睛的表现以视网膜发育不良和出现可引起眼球痨的晶状体后白色、富血管肿块为特征。也可见白内障和白瞳症。1/3 病例同时存在进行性听力丧失,且50%以上病人出现发育迟缓,运动失调及精神特征或行为问题。CT 表现为玻璃体腔致密(玻璃体或视网膜下出血所致)、小眼畸形、视神经萎缩、晶状体后肿块和视网膜剥脱。

器官测量及异常

超声波检查可测量胎儿晶状体和眼眶的生长曲线

以及双眼测量和眼间距离(BOD 和 IOD)。根据眶壁内、外侧骨骼标志可测量眼眶大小,最理想为轴位平面上进行的测量,既要测量两侧眼眶大小是否相等,也要测量眼眶的最大直径。BOD 是指两个颧骨边缘间距,IOD 则指眼眶壁筛窦骨性边缘间距。这些骨骼标志难以在胎儿 MRI 上显示,故超声学生长曲线标准不能应用于胎儿 MRI 检查中。

在 MRI 上,相对于玻璃体的高信号强度来说,整个晶状体显示为低信号。BOD 和 IOD 的测量可在真实轴位和冠位的任意平面上进行,保证两眼出现于同一图像且观察两眼大小是否相等和尽可能测量最大横径。分别利用两个颧骨或每个玻璃体的筛骨边缘测量BOD 和 IOD(图 5-15)。结合胎龄可绘制出这些测量值(表 5-1)。其他可供利用的列线图还包括眼球前后径和晶状体直径的测量。

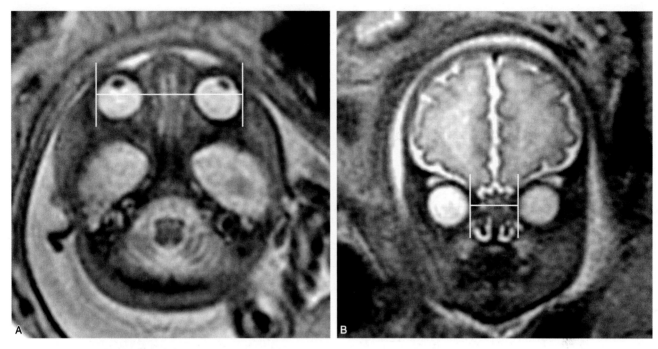

图 5-15　眼的 MRI 生物学测量值。**A,**测量双眼距,在每个高信号玻璃体的两个颧骨缘之间测量,可在任何垂直于矢状面的平面上测量。**B,**在冠状面测量两眼间距,在每个高信号玻璃体的眼眶缘之间测量(From Robinson AJ,Blaser S,Toi A,et al. Magnetic resonance imaging of the fetal eyes—morphologic and biometric assessment for abnormal development with ultrasonographic and clinicopathologic correlation. *Pediatr Radiol*. 2008;38:971-981.)

表 5-1　与孕期相对应的胎儿 MRI 测量双眼距离,两眼间距和眼睛直径数据

孕龄	双眼距离			眼间距			眼睛直径		
	5% CI	50% CI	95% CI	5% CI	50% CI	95% CI	5% CI	50% CI	95% CI
15	16.6	20.8	21.4	7.4	9.8	12.3	3.4	5.5	6.4
16	19.0	22.8	24.0	8.2	10.6	13.3	4.2	6.1	7.1
17	21.3	24.8	26.5	9.0	11.4	14.3	5.0	6.7	7.9
18	23.4	26.8	28.9	9.7	12.1	15.2	5.7	7.3	8.5
19	25.4	28.7	31.1	10.4	12.9	16.1	6.4	7.9	9.2
20	27.3	30.5	33.2	11.1	13.6	16.9	7.0	8.5	9.8
21	29.1	32.3	35.2	11.7	14.3	17.6	7.6	9.0	10.4
22	30.8	34.1	37.1	12.3	14.9	18.4	8.2	9.6	10.9
23	32.4	35.8	38.9	12.8	15.6	19.1	8.8	10.1	11.4
24	34.0	37.4	40.7	13.4	16.2	19.8	9.3	10.6	11.9
25	35.5	39.0	42.4	13.9	16.8	20.4	9.8	11.1	12.4
26	37.0	40.6	44.0	14.4	17.4	21.0	10.3	11.6	12.9
27	38.4	42.1	45.5	14.9	17.9	21.6	10.8	12.0	13.3
28	39.7	43.5	47.0	15.3	18.5	22.2	11.3	12.5	13.8
29	41.0	44.9	48.5	15.8	19.0	22.8	11.7	12.9	14.2
30	42.3	46.3	49.9	16.2	19.5	23.3	12.1	13.4	14.6
31	43.5	47.6	51.2	16.6	19.9	23.8	12.5	13.8	15.0
32	44.6	48.8	52.5	17.0	20.4	24.3	12.9	14.2	15.4

孕龄	双眼距离			眼间距			眼睛直径		
	5% CI	50% CI	95% CI	5% CI	50% CI	95% CI	5% CI	50% CI	95% CI
33	45.8	50.0	53.8	17.4	20.8	24.8	13.3	14.6	15.7
34	46.9	51.2	55.0	17.8	21.2	25.3	13.7	15.0	16.1
35	48.0	52.3	56.2	18.2	21.5	25.7	14.1	15.3	16.4
36	49.0	53.3	57.3	18.5	21.9	26.2	14.4	15.7	16.7
37	50.0	54.4	58.5	18.9	22.2	26.6	14.8	16.0	17.1
38	51.0	55.3	59.6	19.2	22.5	27.0	15.1	16.3	17.4
39	52.0	56.2	60.6	19.5	22.7	27.4	15.4	16.6	17.7
40	52.9	57.1	61.7	19.9	23.0	27.8	15.8	16.9	18.0

表 5-1　与孕期相对应的胎儿 MRI 测量双眼距离,两眼间距和眼睛直径数据(续)

眼距过短

当 IOD 低于第五百分位时,诊断为眼距过短。

原发性

在正常胚胎发育期,眼睛的形成发生于面部发育期。位于面部两侧的成对鼻突起向内下方移动并与中线的前额突融合形成鼻子。移动过度将导致原发性眼距过短;面部的两个半叶(通常伴有大脑的半叶)相贴太近(面部提示脑),造成 BOD 和 IOD 减小。这种情况最常导致出现前脑无裂畸形等一系列疾病。约55%病例与多种染色体异常有关,最常见者为 13-三体综合征(图 5-16)。

继发性

继发性眼距过短常见于颅骨畸形,如头小畸形,斜头畸形和额缝早闭(图 5-18)。

眼距过宽

当 IOD 超过第 95 百分位时,被诊断为眼距过宽。

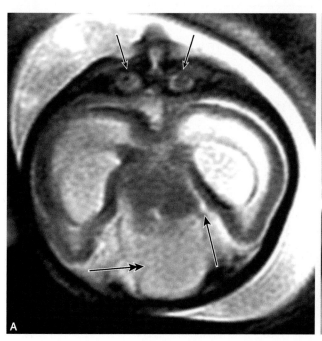
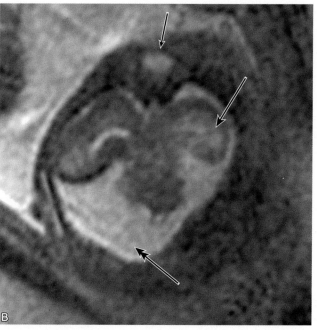

图 5-16　前脑无裂畸形。A,轴位 MRI 显示严重的眼距过窄和小眼(小箭号)。背侧大脑半球囊肿(双头箭号)和环池处海马接触到脑干(长箭号),符合前脑无裂畸形。B,轴位 MRI 显示中线小的单一脑(小箭号)。海马未接触脑干(长箭号)和周围脑池宽泛连接,发现大脑半球囊肿(双头箭号),符合前脑无裂畸形(From Robinson AJ, Blaser S, Toi A, et al. Magnetic resonance imaging of the fetal eyes—morphologic and biometric assessment for abnormal development with ultrasonographic and clinicopathologic correlation. *Pediatr Radiol*. 2008;38:971-981.)

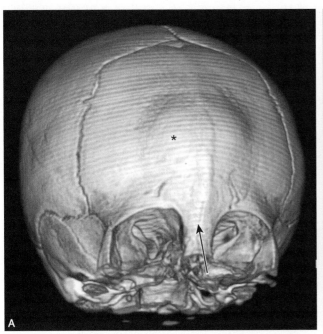
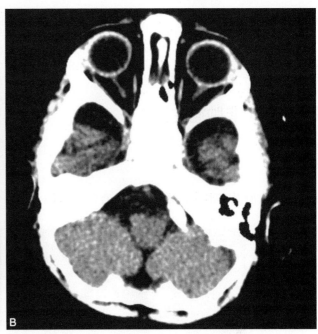

图 5-18 额骨骨性连接。A,三维骨重建显示额骨骨性连接(箭号)和相应的额骨膨隆(星号)。B,同一患儿的轴位 CT 显示眼距过窄

原发性

胎儿发育期间,如果鼻突不能充分移动到内下方与前额突融合,将导致原发性眼距过宽。面部的两个半叶(经常伴有脑部的两个半叶)相距较大。原发性眼距过宽见于多种染色体异常和综合征,包括面中央裂综合征,也叫额鼻综合征(图 5-19)。面中央裂综合征由眼距过宽、面裂和大脑半球距离过大、胼胝体发育不全组成。IOD 是诊断眼距过宽最可靠的方法,因为超声测量常可见大于平均值的两个标准差,而 BOD 则为正常上限值。

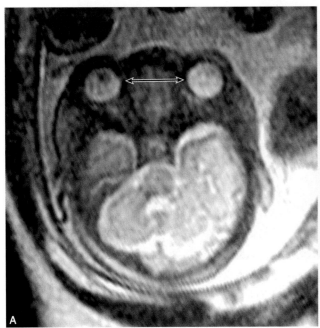
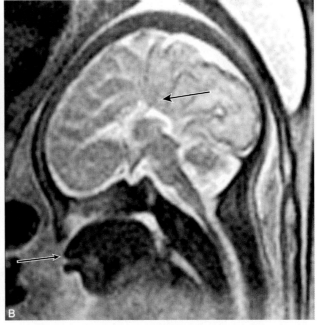

图 5-19 额鼻发育不良。A,轴位 MRI 显示眼距过宽(双箭头号)。双眼距离和两眼间距都大于孕龄的 95%。B,胼胝体缺如(大箭号)和面部缺损,伴有分隔鼻腔和口腔硬腭缺如,舌体突出通过缺损处(小箭号)(A,From Robinson AJ,Blaser S,Toi A,et al. Magnetic resonance imaging of the fetal eyes—morphologic and biometric assessment for abnormal development with ultrasonographic and clinicopathologic correlation. *Pediatr Radiol*. 2008;38:971-981.)

继发性

继发性眼距过宽常见于颅骨畸形,最常见者为前脑膨出和颅缝早闭。

眼眶畸形(非肿瘤性)

泪囊突出

先天性泪囊突出为鼻泪管扩张,通常因鼻泪管远端 Hasner 瓣膜阻塞所致。产前超声和 MRI 可做出诊断(图 5-23)。产前 MRI 研究表明,本病胎儿发生率为 0.7%~2.7%,其差别取决于对疾病的定义,仅 50% 受累的眼睛在生后出现症状。妊娠 24 周以前无法发现先天性泪囊突出,因为此时鼻泪管系统尚不完整,只有在妊娠 24 周时鼻泪管内正常充满液体后才能在 MRI 中显示。如 Hasner 瓣膜破裂,泪囊突出也可在产前自愈。

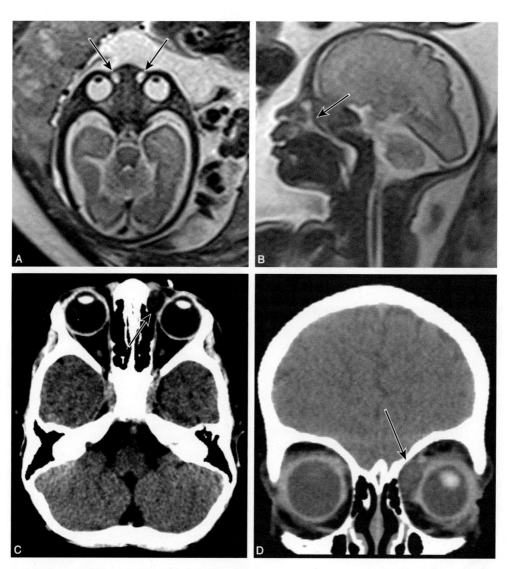

图 5-23　泪囊突出。A,胎儿 MRI 显示双侧内眦处囊肿(箭号)。B,胎儿 MRI 显示鼻泪管扩大(箭号)。C,轴位平扫 CT 显示边界清楚的低密度,在左侧鼻泪管区(箭号)。D,冠状 CT 显示左侧泪囊突出(箭号)

┌─────────────────────────────────┐
│ **关键点** │
├─────────────────────────────────┤
│ 　　眼部常规检查应包括是否存在眼球,晶状体和 │
│ 玻璃体形态以及眼部的各种测量。 │
│ 　　眼眶畸形的发现常为胎儿畸形诊断中的关键 │
│ 步骤。 │
│ 　　超声检查所得的眼测量值生长曲线不能直接 │
│ 用于 MRI;应使用专用的 MRI 列线图。 │
└─────────────────────────────────┘

推荐阅读

Babcook C. The fetal face and neck. In: Callen P, ed. *Ultrasonography in obstetrics and gynecology*. Philadelphia: W.B. Saunders; 2000.

Bardakjian T, Weiss A, Schneider A. Anophthalmia/microphthalmia over-view. Available at http://www.ncbi.nlm.nih.gov/books/NBK1378/; Accessed October 19, 2012.

Dutton GN. Congenital disorders of the optic nerve: excavations and hypo-plasia. *Eye (Lond)*. 2004;18:1038-1048.

Paquette LB, Jackson HA, Tavare CJ, et al. In utero eye development docu-mented by fetal MR imaging. *Am J Neuroradiol*. 2009;30:1787-1791.

Li XB, Kasprian G, Hodge JC, et al. Fetal ocular measurements by MRI. *Prenat Diagn*. 2010;30:1064-1071.

Ramji FG, Slovis TL, Baker JD. Orbital sonography in children. *Pediatr Radiol*. 1996;26:245-258.

Robinson AJ, Blaser S, Toi A, et al. Magnetic resonance imaging of the fetal eyes—morphologic and biometric assessment for abnormal develop-ment with ultrasonographic and clinicopathologic correlation. *Pediatr Radiol*. 2008;38:971-981.

参考文献

Full references for this chapter can be found on www.expertconsult.com.

第 6 章

眼眶感染与炎症

JOHN P. GRIMM

许多疾病可引起眼眶炎症,包括感染、特发性炎症、肉芽肿病、甲状腺相关疾病、视神经炎和镰状细胞贫血,甚至代谢性疾病也能引起视神经炎,导致视力丧失。尽管,许多疾病也见于成人,但在儿童中的表现大不相同。此外,这些疾病多具有相似的影像表现。因此,对其病理生理和临床表现的充分了解有助于鉴别诊断。

眶周和眶内蜂窝织炎

病因、病理生理和临床表现 眶隔,从眶壁骨膜向前走行至眼睑睑板之上,将眼眶分为眶隔前和眶隔后两部分。

眶周蜂窝织炎为眶隔前部分的感染,累及眼睑和附属器。眶内蜂窝织炎则为眶隔后部分感染。这种区别很重要,因为眶内蜂窝织炎可存在脓肿、失明、静脉血栓、颅内扩散和死亡的危险。眶隔缺如时,鼻窦感染可直接扩散,无瓣膜静脉也可将感染传入眶隔后部分。鼻窦炎为最常见原因(60%~85%),睑腺炎、泪腺炎/泪囊炎、牙龈脓肿、皮肤破损和血行播散较为少见。

75%为金黄色葡萄球菌,表皮葡萄球菌和链球菌导致的感染。免疫接种使嗜血流感杆菌和链球菌肺炎的发生率下降。患儿可见眼睑红疹、肿胀,发热和压痛。尽管眼肌麻痹和眼球突出提示眶隔后受累和脓肿形成,但约50%脓肿患儿缺乏这些症状。所以,进行影像检查的指征尚不清晰且不确定:因眶周水肿而妨碍全面检查者,出现中枢神经系统受累征象、视力减退、眼球前突、眼肌麻痹和(或)治疗24~48小时后出现恶化者均为影像检查的适应证。

影像学表现 眶周蜂窝织炎在CT上表现为眼睑肿胀和眶隔前间隙软组织增厚,而在MRI上则为T2高信号影(图6-1)。在眶内蜂窝织炎中,圆锥内和(或)圆锥外脂肪可见类似的炎性改变。眶内蜂窝织炎最常见的并发症为骨膜下脓肿,常累及筛骨纸板,可由筛窦病变直接扩散引起。骨膜下脓肿表现为一个沿眼眶内侧壁的宽基底液体聚集灶,可见周边强化,可推移内直肌向外侧移位(图6-2)。有时,脓肿可发生于远离骨质的圆锥内或圆锥外,同样表现为周边强化的液体聚集区。MRI中显示弥散受限有助于脓肿的诊断。

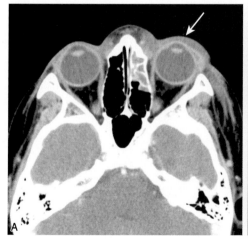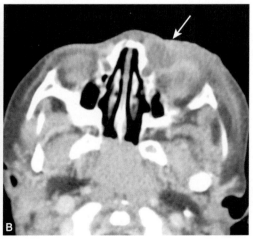

图 6-1 眶周蜂窝组织炎。A,来自于鼻窦炎的眶周蜂窝组织炎的CT图像显示眶前软组织肿胀(箭号)。B,泪腺炎导致眶周蜂窝组织炎的CT图像显示一个内眦囊性肿物(箭号)伴邻近炎症改变

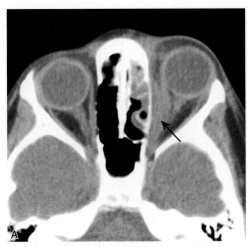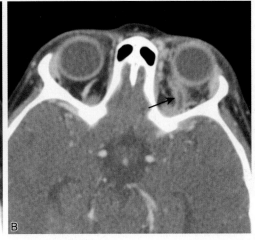

图 6-2　眼眶内蜂窝组织炎。A，眼眶蜂窝组织炎导致骨膜下脓肿的 CT 显示眶周脂肪的炎性改变，纸状筛板旁的宽基底的，周边增强的液性暗区（箭号）。B，眼上静脉的 CT 扫描（SOV）三维重建显示 SOV 增粗，伴有充盈缺损和外周强化（箭号）

治疗　治疗方案包括，对眶周脓肿采用口服包含抵抗葡萄球菌和链球菌功能的抗生素；而对于眶内蜂窝织炎则要入院治疗，静脉注射抗生素。仅 12% 的住院患儿需要外科手术进行切开引流。如病灶较小或发生于幼儿，则采用静脉输注抗生素即可治疗眶内脓肿。

泪囊炎

泪囊炎为鼻泪囊内所滞留的液体中细菌过度生长所致，表现为泪漏、红斑和内眦水肿。在新生儿中，33%~65% 因远端鼻泪管发育不完整所致的先天性泪囊突出患儿可见泪囊炎。在年长儿中，其他原因所致鼻泪管堵塞可引起泪囊炎，包括鼻炎/鼻窦炎、肿瘤或创伤和骨折。CT 和 MRI 可发现位于内眦的囊性包块，相邻组织呈现炎性改变（图 6-1B）。虽然感染最常见于眶周蜂窝织炎，但极少情况下也可蔓延至眶隔后间隙，引起脓肿形成。常见治疗方法为使用抗生素和泪囊鼻腔造瘘术。

眼上静脉血栓

眼上静脉（superior ophthalmic vein，SOV）血栓形成是眶内蜂窝织炎的一个并发症，由炎性血栓性静脉炎或炎症直接侵及静脉所致，33%~75% 的单发 SOV 血栓症导致海绵窦血栓形成，其死亡率高达 20%。CT 或 MRI 影像显示为上直肌下方的 SOV 呈 S 形扩大并伴有充盈缺损；增强图像上可见周边强化的血管滋养管（图 6-2B）。也有报道可见 SOV 弥散受限，该征象有利于鉴别。治疗包括积极使用抗生素伴或不伴皮质激素和抗凝治疗，但以上疗效均未得到证实。

眼弓蛔虫病

眼弓蛔虫病是指眼球线虫（犬弓蛔虫或弓蛔虫）感染，眼寄生虫感染性疾病之一，其他还包括盘尾丝虫病（旋盘尾丝虫病）、囊尾幼虫病（猪肉绦虫）和播散性单侧亚急性神经视网膜炎。眼弓蛔虫病最常见于美国东南部 6~12 岁儿童，因摄入被狗或猫的排泄物所污染的土壤或食物所致。本病表现为无痛性单侧视力减退、斜视和白瞳症。

CT 和 MRI 显示为玻璃体内强化肿块伴或不伴相邻葡萄膜巩膜增厚和视网膜剥脱。正常大小的眼球内含有无钙化肿块可将本病与其他原因（如视网膜母细胞瘤、永存增殖性原始玻璃体、Coats 病和早产儿视网膜病）导致的白瞳症相鉴别。

眼眶假瘤（特发性眼眶炎症）

病因、病理生理和临床表现　眼眶假瘤（orbital pseudotumor，OP）是非感染性炎症，病因不明。在成人中，它最常表现为疼痛性眼眶肿块，约占眼眶肿瘤的 10%，是排位第三的常见眼眶疾病。儿童 OP 罕见，2008 年医学文献中仅见 68 例报道，占所有 OP 病例的 7%~16%。儿童表现与成人相似，出现疼痛、眼球突出、肿块、红肿和活动受限，而儿童更多见上睑下垂和双侧或眼内受累。

影像学　CT 和 MRI 均有助于 OP 的诊断。泪腺最常受累，表现为泪腺增大和周围炎症改变；也常见肌

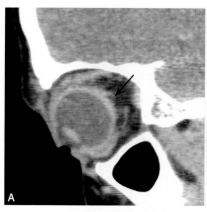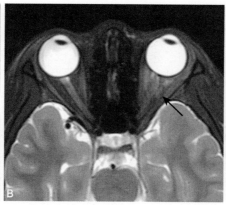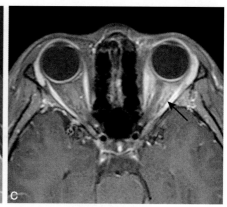

图6-3　眼眶假瘤。A,巩膜的矢状位 CT 图像,假瘤累及巩膜导致巩膜炎,后部巩膜轻微增厚(箭号)。B,不同假瘤患儿的脂肪抑制 T2WI 图像显示眶内脂肪模糊的 T2WI 高信号(箭号)。C,脂肪抑制 T1WI 增强图像显示视神经鞘相应的"双轨道"征和眶内脂肪模糊强化

炎,典型者为单侧眼外肌和肌腱管状增厚(与 Graves 眼病相比,后者双侧肌腱多不受累)。OP 可累及葡萄膜和巩膜,表现为增厚和强化(图6-3A)。视神经鞘神经周围炎表现为"双轨征"炎性表现和视神经周围增强(图6-3B 和 C)。炎症还可经眶裂和视神经管侵入海绵窦和中颅窝。鉴别诊断包括感染、淋巴瘤、Weganer 芽肿病,结节病和 Graves 眼病。DWI 图像对鉴别诊断有帮助,在 b 值=1000 的图像上,依信号强度排序,先后为淋巴瘤、OP 和蜂窝组织炎。

治疗　口服皮质激素起效很快(1~2 天内),放射治疗可用于难治性病例。在成人中,约50%病例在停用皮质激素后复发,但仅见一例儿科报道。穿刺活检用于非典型症状或疗效不良的病例中。最近,OP 被证实为一种可能与 IgG4 相关的疾病,后者为一种全身性炎性疾病,对皮质激素和利妥昔单抗反应强烈。

Gaves 眼病

病因、病理生理和临床表现　Gaves 眼病为发生于 Gaves 病人中的一种眼眶炎性疾病,Graves 病则为一种由促甲状腺刺激素受体自身抗体导致的自身免疫性甲状腺疾病。儿童 Gaves 病少见,儿童 Graves 病中出现眼病的比率与成人相似,均占病例的 1/3~1/2。儿童 Gaves 眼病较成人轻微,出现轻度眼球突出和眼睑退缩或发育滞后。无儿童压迫性视神经炎的报道,也少见斜视。

影像学　影像显示眼外肌呈纺锤形增大(累及肌腹但肌腱正常),90%病例双侧发病,常累及下、内直肌;也常见眼眶脂肪体积增加和泪腺增大。活动性病变可通过肌肉 T2 高信号和动态对比增强(活动性疾病中可见 T2 高信号、达峰时间短、强化程度高和造影剂清空率高)与纤维化疾病鉴别,鉴别至关重要,因为药物治疗对纤维化疾病无效。

治疗　仅使用抗甲状腺药物即可控制大多数儿童病例,而无需采用成人中常用的类固醇,放射治疗或外科治疗。

结节病

结节病为病因不明的多系统疾病,以非干酪性肉芽肿为特征。结节病在儿童中少见;然而,出现于 5 岁以下幼儿的结节病构成本病独特的类型,表现为皮疹、葡萄膜炎和关节炎。在年长儿童和成人中,约25%可见视觉受累,最常见葡萄膜炎。其他受累的眼结构还包括泪腺和泪囊、眼睑、眼眶软组织、视神经和鞘和眼外肌。受累可为局限性(85%)或弥漫性(15%)。主要治疗方法为口服激素,通常疗效很好。氨甲蝶呤或外科治疗被用于难治性病例。单独眼受累患儿(63%)中,18%可在 5 年内发展为全身性疾病。

Wegener 肉芽肿

Wegener 肉芽肿是一种发生于中、小血管的坏死性肉芽肿性血管炎,与抗中性粒细胞抗体有关。儿童 Wegener 肉芽肿罕见,主要发生于青春期女性。约50%成人病例可见眼眶受累(约15%出现特征),但少见于儿童。眼病变可为原发或由鼻窦骨质破坏扩展而来。眼球(结膜炎和巩膜炎)、泪腺、球后空间、视神经和眼外肌均可受累。影像学表现为,MRI 图像中出现特征性 T2 低信号和不同程度强化的肉芽肿包块,推

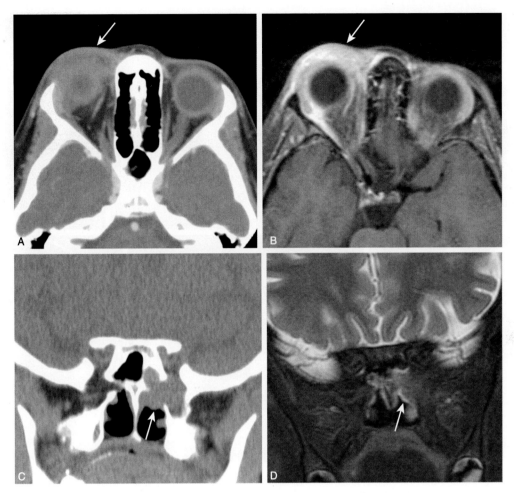

图 6-4　Wegener 肉芽肿病。A 和 B,眼眶的 CT 和脂肪抑制 T1WI 图像显示炎性改变和眶前泪腺增大,与眶周蜂窝组织炎相似(箭号)。C 和 D,冠状位 CT 和脂肪抑制 T2WI 图像显示肿块中心在蝶腭骨孔,伴骨质破坏并扩展至眶尖,以 T2 低信号为特征,故在 MR 图像上很难显示出来

测可能与纤维胶原组织有关(图 6-4)。20%~50%成人病例中可见视神经受压或血管炎引起的视觉受损。鼻窦炎所致鼻泪管阻塞可导致泪囊炎。儿童治疗方法多样,但主要为给予类固醇和环磷酰胺。

视神经炎

病因、病理生理和临床表现　视神经炎(optic neuritis,ON)为视神经炎性疾病,表现为急性发作的视力减退和眼周疼痛(超过90%病例)。ON 可为特发性或与多发性硬化、视神经髓鞘炎或急性播散性脑脊髓炎有关。儿童 ON 表现与成人不同,似乎为不同病原所致,类感染性 ON 更常见于儿童(占 1/3~2/3 病例),ON 在儿童多发生于双侧(37%~66%),疼痛较少(37%),视盘肿胀相对常见(46%~85%)且易出现严重视力减退。儿童视力恢复较好,且通常与 MS 无关。

影像学　MRI 显示对比增强(大于90%)、T2 高

信号和视神经短期内增粗,慢性期可见视神经轻度变细(图 6-5)。如果可见视神经明显增粗,则应考虑视通路胶质瘤。最常见眶内段受累。视管内部和长段受累以及随时间进展的持续信号变化提示视力预后较差。在光学相关断层成像上,可见视网膜神经纤维层变薄,这与视力丧失有关。临床上难以进行视神经弥散张量成像,但恢复期轴向扩散量急剧减低以及放射扩散量和表观弥散系数值增加均与视敏度改变和视网膜神经纤维层变薄有关。在视束和视放射中也可见 FA 值降低,可能为 Wallerian 变性和跨突触退化所致。磁化转移率(MTRs)可因脱髓鞘而减低,较 T2 自旋回波更敏感。视神经的 MTRs 逐渐减低,在 240 天时达到最低点,随后可见轻微增加(可能是髓鞘再生所致),也与视敏度有关。

治疗　儿童 ON 治疗采用静脉注入甲泼尼龙,然后口服氢化可的松维持治疗。尽管没有儿童大样本随机对照研究,但成人中的经验提示,该疗法可改善视力并降低 2 年内出现多发性硬化的风险。

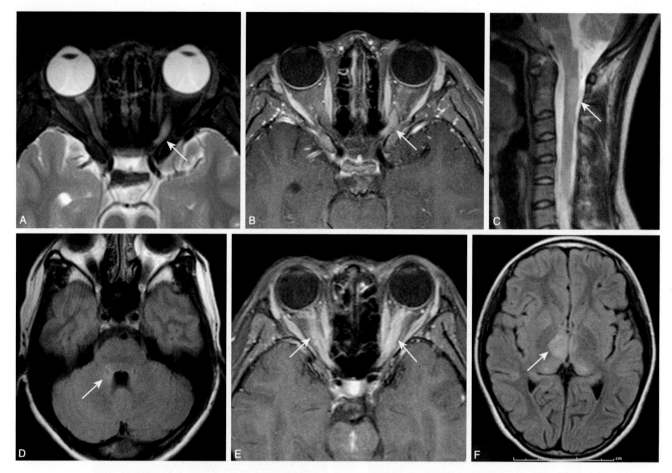

图6-5　视神经炎。眼眶 T2WI（A）和脂肪抑制 T1WI 增强（B）MR 图像显示,左侧视神经异常 T2 高信号影和强化（箭号）。C,颈椎矢状位 T2WI 图像显示,视神经脊髓炎（NMO）患儿脊髓中央性长段病变。D,NMO 同一患儿的轴位 T2WI 液体衰减翻转恢复序列（FLAIR）MR 图像显示,邻近第四脑室的高水蛋白 4 浓缩区域内稍高信号（箭号）。E,眼眶脂肪抑制增强 T1WI 图像显示,急性播散性脑脊髓炎（ADEM）患儿双侧视神经强化（箭号）。F,同一 ADEM 患儿的脑 T2FLAIR 图像可见丘脑病变（箭号）

视神经炎与多发性硬化

大多数有关 ON 的研究是针对成人进行的,已经发现,50%成年 MS 患者在 15 年内出现 ON。最大的预测因子为脑 MRI 异常,MS 患病危险度随病灶数量而增加:25%首次 MRI 检查正常,而 75%首次 MRI 检查中出现一个或多个病灶可发生 MS。儿童样本量最大随访时间最长的一项研究表明,19% ON 患儿可发展为 MS（13%出现于发病后 10 年内）。与成人一样,几乎所有 MS 患儿首次 MRI 检查均显示异常。脑 MRI 正常的儿童均无 MS 出现。此外,视盘肿胀与成人 MS 风险降低有关,却是儿童 ON 的常见特点,可能为类感染所致。

视神经炎与视神经脊髓炎（Devic 病）

病因、病理生理和临床表现　视神经脊髓炎（neuromyelitis optica,NMO）为视神经和脊髓炎性脱髓鞘病变,与 NMO-免疫球蛋白 G（IgG）有关,后者为以血-脑屏障星形胶质细胞水通道蛋白 4 为靶点的血清自身抗体。鉴别 NMO 与 MS 非常重要,因为 NMO 预后差且治疗方法不同。儿童的诊断标准与成人相似,ON 临床诊断和 MRI 上发现横贯性脊髓炎或血清 NMO-IgG 阳性。预后不良:50%以上患儿在 5 年内出现视力丧失或步行能力减退。也可见呼吸衰竭导致死亡。血清 NMO-IgG 阳性提示预后差且易复发。类感染性 NMO 最常见于儿童,多为 NMO-IgG 阴性或单相病程。因此,儿童 NMO 具有较好预后,经过很长时间才出现残障。

影像学　脊髓病变常位于脊髓中央,在脊髓全长上可累及 3 个或更多节段（图6-5）。60%以上患儿也可见脑部病灶,并成为新诊断标准的一部分,表现为非特异性信号改变,类似 MS 的病灶（10%）和第三、四脑室旁 T2 高信号,该区域为水通道蛋白 4 集中区（图6-5D）。NMO 信号变化分布于水通道蛋白 4 集中区为本病的特异性表现,在儿童更常见。

治疗　与 MS 的免疫调节剂治疗不同,NMO 治疗采用免疫抑制剂(静脉注入甲泼尼龙+/-血浆除去术,而后口服泼尼松和咪唑硫嘌呤维持治疗)。孤立性 ON 或横贯性脊髓炎患儿出现血清 NMO-IgG 阳性提示为 NMO 局限型,需要更积极治疗。同样的,NMO-IgG 阴性患儿则可能提示类感染性单相病变,无需免疫抑制剂治疗。

视神经炎与急性播散性脑脊髓炎

急性播散性脑脊髓炎(ADEM)为中枢神经系统单期相自身免疫性炎性脱髓鞘疾病,常于病毒感染或接种疫苗后数天至数周内发病。1/4 以上病例可见视力丧失,ADEM 患儿中 ON 多为双侧受累,且常见视神经盘肿胀(图 6-5)。尽管尚无明确指导方针,但采用静脉输注激素常可取得良好疗效。儿童类感染性 ON 高发(见于 1/3 至 2/3 病例中)导致儿童 ON 表象不同于成人,且具有较好预后。

视神经乳头水肿

视神经乳头水肿是儿童视神经盘肿胀的另一原因,是颅内肿瘤或颅内炎症、脑积水、静脉窦血栓形成或假性脑瘤所致颅内压升高的结果,可能导致视力丧失。MRI 显示视神经盘抬高、视神经周围蛛网膜下腔扩张和视神经迂曲。视神经盘强化和弥散受限可能为静脉充血和缺血所致。

镰状细胞疾病

病因、病理生理和临床表现 镰状细胞疾病(sickle cell disease, SCD)是镰状 β 球蛋白基因的一种常染色体隐性遗传性疾病,导致慢性溶血性贫血和反复血管闭塞病变及感染。血管闭塞病变可影响任何具有活骨髓的骨质。眼眶受累几乎仅见于儿童,因为儿童期该部位骨髓间隙最大。患者表现为急性眶周疼痛、肿胀、眼球突出和眼外活动受限。36%病例可并发骨膜下出血。最终导致的眼眶压力综合征引起视神经受压和视力丧失。

影像学 MRI 表现为骨髓水肿(T2 加权高信号)和出血,伴或不伴骨膜下出血(图 6-7A)。鉴别骨髓炎和骨髓梗塞非常重要,这两种病均可见于 SCD 病人。在 MRI 上,梗塞表现为外周薄层强化,而感染表现为外周厚层地图样或不规则强化,伴或不伴皮质缺损。平扫 T1 加权压脂像上,骨髓梗塞区内出现的高信号为红细胞减少的结果,该征象有助于与感染的鉴别(图 6-7B)。

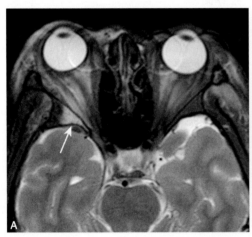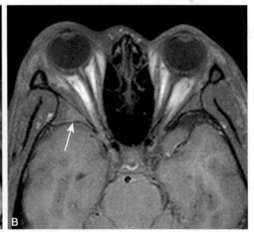

图 6-7 镰状细胞性贫血。A,眼眶脂肪抑制 T2WI 图像显示骨髓梗塞形成,在一个镰状细胞性贫血患儿中,可见右侧眼眶外壁骨髓内的 T2 高信号及邻近的眶外脂肪的炎性改变(箭号)。B,同一患儿眼眶脂肪抑制 T1WI 平扫 MR 图像显示骨髓内轻微 T1 高信号,红细胞缺少(箭号)所致

治疗 治疗包括 SCD 危险期保守治疗。出现视神经受压和视力变化者则需要静脉输注激素,出现血肿的病例则需手术引流。

Leber 遗传性视神经病

病因、病理生理和临床表现 Leber 遗传性视神经病(leber hereditary optic neuropathy, LHON)是最常见的基因线粒体病,发病率约为 1/25 000,三磷酸腺苷产物缺乏导致视网膜神经节细胞退化。三个线粒体脱氧核糖核酸突变(G3460A、G11778A 和 T14484C)见于 90%以上具有不完全外显率的病例:男性中 50%和女性中 10%。因此,LHON 最常见于年轻男性,中位年龄为 24 岁。临床表现为无痛性双侧视物模糊、中心盲

点,色觉损害发展为视力丧失及 6 个月内出现视神经萎缩。大多数病人无功能改善,持续失明。

影像学 虽然大多数患者无影像发现,但在急性期也可见 T2 高信号、视神经、视交叉和神经束增大和强化。慢性期可见以上结构 T2 高信号、体积缩小和 MTR 值减低。较少患者,特别是女性患者中,在视神经受累前后,可见脑内类 MS 病灶出现,平均时长为 4.3 年。甚至在脑内表现正常的 LHON 患者中,亦可发现 MTR 和平均扩散值异常,提示存在更广泛的亚临床神经病。

治疗 目前尚无有效的治疗方法可改善视力,但最近在进行有关艾地苯醌的试验。LHON 患者出现类 MS 病灶时需要免疫抑制剂治疗。

常染色体显性遗传性视神经萎缩

常染色体显性遗传性视神经萎缩(autosomal-dominant optic atrophy,ADOA)为最常见的遗传性视神经病,与视神经萎缩 1(*OPA1*)基因(与线粒体鸟苷三磷酸酶相对应)突变有关。选择性视网膜神经节细胞减少导致单发进行性视力永久丧失,多发生于 20 岁以内。1/6 以上患者可见眼外神经受累,感觉神经性耳聋为最常见并发症,很可能为 *OPA1* 在内耳表达的结果。目前尚无 ADOA 影像表现的相关研究,但有报道可见视神经全长萎缩。

Krabbe 病(球状细胞脑白质营养不良)

Krabbe 病为常染色体隐性遗传神经退行性病变,因半乳糖酰基鞘氨醇 β 半乳糖苷酶缺乏所致,该酶为一种负责髓鞘崩解和转化的溶酶体酶。该酶缺乏可导致具有神经毒性的鞘氨醇半乳糖苷和半乳糖酰基鞘氨醇堆积,形成球形细胞。本病被分为早发、晚发和成人型。临床表现最常见于生后 3~6 个月内,患儿通常于

2~3 岁死亡。尸检中偶见视神经增粗,可能为球形细胞在视神经中积聚的结果。儿童中既出现视神经增粗,又可见脑白质和深部核团信号变化的疾病的鉴别诊断主要为 Krabbe 病和伴有视通路胶质瘤的神经纤维瘤病 I 型。

关键点

累及眶隔后的眶内蜂窝织炎可存在脓肿、失明、静脉血栓、颅内扩散和死亡的危险,需要给予随访和静脉输注抗生素。

许多眶内疾病的影像表现相似,均显示为边缘不清的炎性包块:这些疾病包括感染、眼眶假瘤、Wegener 肉芽肿、结节病和淋巴瘤。

儿童 ON 的病因包括,特发性病因、MS、NMO 和 ADEM。

儿童 ON 表现差异可能与类感染性病变有关,表现为无痛,双侧发病,视盘水肿及严重视力丧失,但通常预后良好,很少发展为 MS。

尽管不常见,但当患儿出现视力丧失且影像检查中发现视神经变化时,也应考虑代谢性疾病的可能。

推荐阅读

Gorospe L, Royo A, Berrocal T, et al. Imaging of orbital disorders in pediatric patients. *Eur Radiol.* 2003;13:2012-2026.

Hopper KD, Sherman JL, Boal DK, et al. CT and MR imaging of the pediatric orbit. *Radiographics.* 1992;12:485-503.

Narla LD, Newman B, Spottswood SS, et al. Inflammatory pseudotumor. *Radiographics.* 2003;23:719-729.

Saito N, Nadgir RN, Flower EN, et al. Clinical and radiologic manifestations of sickle cell disease in the head and neck. *Radiographics.* 2010;30:1021-1035.

Smirniotopoulos JG, Bargallo N, Mafee MF. Differential diagnosis of leukokoria: radiologic-pathologic correlation. *Radiographics.* 1994;14:1059-1079.

参考文献

Full references for this chapter can be found on www.expertconsult.com.

第 7 章

眼肿瘤

TAMARA FEYGIN and AVRUM N. POLLOCK

多种原发及继发性肿瘤可累及眼睛。绝大多数眼肿瘤为良性且生长缓慢。但是,约20%为恶性。当这些肿瘤发生于儿童时,获得准确的病史资料和进行体检均较困难。不同肿瘤所表现的症状也会出现明显重叠,如白瞳症,既可为视网膜母细胞瘤的恶性征象,也可见于炎症/感染或发育性疾病中而类似视网膜母细胞瘤。视网膜母细胞瘤影像表现也可重叠,如仅依赖影像特征,眼横纹肌肉瘤的某些类型可表现为炎性蜂窝织炎或与血管瘤表现极为相似。某些非肿瘤性眼睛肿物可表现为明显的视力丧失及眼眶破坏性改变[如Wegener肉芽肿及Langerhans细胞组织细胞增生症(LCH)],必须与恶性肿瘤鉴别。当试图缩小鉴别诊断范围时,相关临床信息(如患儿年龄和症状持续时间)均具有特殊价值。病灶在眶内的位置可为明确其性质提供线索,不同病变起源于眼内不同特异性成分。对于肿瘤增长率的了解也有助于缩小鉴别诊断范围。进展迅速提示病变更具侵袭性,如RMS、急性白血病浸润、或LCH(儿童中最像恶性骨病变之一的疾病)。无疼痛表现且生长缓慢或未见明确生长可见于皮样囊肿、视神经胶质瘤或脑膜瘤等病变。

对眼肿瘤准确、及时的诊断对于许多疾病的成功治疗非常重要,还可提高生活质量,保护视力或预防失明。影像学在眼眶肿瘤的确诊中发挥重要作用,此时需要利用多种影像检查方法。评价眼眶肿瘤的主要影像方法为超声、CT和MRI。眼睛超声检查应采用线阵或三维高频探头以及一个可被放置在闭合眼睑上的小仪器。超声是评估眼球、视神经乳头水肿、视网膜剥脱和视神经近端的有效影像工具。彩色多普勒可评价眼内病变的血管情况。眼超声可成为检查幼儿白瞳症及确定视神经乳头水肿和视网膜剥脱的首选影像检查方法。然而,对于眼外病变的诊断则效果稍差。

CT可清晰显示眼内钙化和发现潜在的眼眶骨质受累,为一种易于操作的检查方法,并可用于急性眼球突出首次检查。现代CT设备可在轴位上获得高分辨图像,并可进行冠位或矢状位图像重建。由此避免了

在垂直面上直接获得图像,避免接触额外辐射。当前CT的扫描速度使许多患儿无需镇静。

MRI显示眼肿瘤最佳。必须采用高分辨率,层厚为2~3mm T1和T2加权序列以及薄层多平面增强扫描以得到眼结构的精细图像。脂肪抑制序列对眼成像非常必要,该序列可将眼组织与眼内脂肪区分,也用于评价眼眶骨质内骨髓和组织的病理性强化。弥散加权成像(DWI)在进一步显示肿瘤内和周围组织特征方面发挥重要作用。表观弥散系数(ADC值)图有助于鉴别良恶性病变,有时也可评估疗效。半傅立叶采集单次激发快速自旋回波或快速自旋回波成像有助于显示眼肿瘤的囊性成分和更好显示鼻窦道。

采用高分辨矩阵、小观察野和常规使用脂肪饱和技术以及静脉注射对比剂为获得眼部病变清晰图像所必须。分析图像时,要特别注意有无骨质侵蚀、病灶强化程度、病变血管情况及是否存在颅内浸润。MRI可清晰显示肿瘤经眼眶裂缝的扩散,而CT更易发现侵蚀性骨改变。CT和MRI为诊断眼部肿瘤的优秀成像技术,在某些病例中,两者均可用于眼部复杂肿瘤的术前全面评估,以及发现可能的残余肿瘤及复发性病变。大多数眼部肿瘤的成像程序均包括脑成像以确定有无颅内扩散。

某些眼部肿瘤可能为更复杂或全身性疾病或综合征的一个表现,因此需要进一步检查眶外区域,了解有无其他系统受累。目前所了解的眼部病变可能累及其他系统的例子有:①与PHACES综合征(颅后窝畸形、颈面部血管瘤、动脉畸形、心脏缺损、眼畸形和胸骨缺如)相关联的血管瘤;②Kaposi型血管内皮瘤及与之相关的Kasabach-Merritt综合征,为一种严重威胁生命的消耗性凝血障碍性疾病。

尽管结合临床体征和症状分析影像表现可缩小鉴别诊断范围,但最后的确诊几乎总是依赖于病理诊断。

以下对眼部病变的讨论分为4部分:眼部占位、视神经鞘占位、原发眼部占位和继发性病变累及眼部。

眼占位

视网膜母细胞瘤

视网膜母细胞瘤为最常见的儿科眼内肿瘤,绝大多数见于小于 4 岁的儿童。即使视网膜母细胞瘤被认为是一种先天性恶性肿瘤,但很少见于新生儿。目前报道了两种类型视网膜母细胞瘤——遗传性和散发性。这两种类型的临床表现和预后均不同。

遗传性视网膜母细胞瘤常为双侧多灶性病变,早期即可出现临床表现(平均 6 个月)。本病与肿瘤抑制基因 RB1 的胚系突变有关,该基因位于染色体 13q14。少数遗传性视网膜母细胞瘤患儿(3% ~ 7%)可见颅内松果体区或鞍上区神经外胚层肿瘤(又叫三边形视网膜母细胞瘤)。三边形视网膜母细胞瘤常于发现眼部病灶数月内出现,且提示预后不良。具有遗传性基因 RB1 突变的患儿出现其他恶性肿瘤的风险增高(终生增加);此类恶性肿瘤特别好发于经过放射性治疗的患儿。最常发生的继发性肿瘤为成骨性肉瘤和其他软组织肉瘤、白血病和恶性黑色素瘤。这些患儿的主要致死原因为继发性非眼部肿瘤,而非原发性视网膜母细胞瘤本身。

散发性视网膜母细胞瘤通常为孤立单侧病变,与 RB1 基因的自发性体细胞突变有关。发病平均年龄从 13 个月至 18 个月不等。患有散发性非侵袭性眼内肿瘤患儿预后良好,生存率约为 90%。

约 2/3 视网膜母细胞瘤病例为单侧,1/3 为双侧。目前存在多个有关眼内视网膜母细胞瘤的分类系统,所有分类均基于对疗效的预期和对保住眼球的预期。视网膜母细胞瘤新疗法的快速进展已经使既往为人们广泛接受的 Reese-Ellsworth 分类系统被其他分类方法所取代,前者是基于眼内肿瘤分期系统并用于外照射治疗后的肿瘤治疗。一个新的视网膜母细胞瘤国际分类主要基于视网膜母细胞瘤的自然病史[早期病变(A组)至晚期病变(E组)]以及肿瘤在玻璃体和视网膜下间隙内播散的范围(框 7-1)。该分类系统更适用于经过化疗的患儿。

为了判断疾病预后,通过观察肿瘤视网膜播散以了解其生长方式非常重要。内生性肿瘤向前生长进入玻璃体,然而外生性肿瘤则进入视网膜下间隙且常早期累及脉络膜,转移性播散的风险增高。视神经受累为侵袭性和肿瘤晚期的标志,且出现转移性病变的风险高,最终导致死亡率增高。本病最不常见的播散方

式为肿瘤在视网膜内呈弥散性浸润生长,此时无结节状肿块或病灶内钙化等特征。该类型视网膜母细胞瘤发生于年长儿,有时临床症状类似炎性过程。

框 7-1 视网膜母细胞瘤的国际分类

视网膜母细胞瘤的新国际分类系统以肿瘤的大小、部位和邻近播散为基础。新分类系统使组别简化和有助于疗效的预测。

A 组 = 视网膜母细胞瘤小于/等于 3mm

B 组 = 视网膜母细胞瘤大于 3mm,位于黄斑区或视网膜下少量积液

C 组 = 视网膜母细胞瘤伴局部转移

D 组 = 视网膜母细胞瘤伴广泛转移

E 组 = 必须手术切除的巨大视网膜母细胞瘤

白瞳症(或白色瞳孔反射)为视网膜母细胞瘤最常见表现。肿瘤位于眼球后部,故白瞳症可能提示晚期病变;因为位于视网膜后部的肿瘤只有在足够大时才能形成白瞳症。斜视是视网膜母细胞瘤第二个重要表现。与白瞳症相比,以斜视为首发表现的肿瘤患儿具有较高的存活率和较大机会保留眼球。外生性肿瘤患儿可见肿瘤周围视网膜剥脱,提示肿瘤延伸至视网膜下间隙。

检眼镜发现的小儿白瞳症需要进一步检查。影像检查可将视网膜母细胞瘤与其他表现为白瞳症的多种疾病相鉴别(如永存增殖性原始玻璃体、弓蛔虫感染、Coats 病和髓上皮瘤)。在许多视网膜母细胞瘤诊疗中心,常采用眼超声检查取代眼部 CT 而成为本病的初筛方法。三维高频超声足以诊断肿瘤及钙化,但在显示眼外扩散时具有局限性。视网膜母细胞瘤在超声上多显示为不规则形高回声视网膜肿物,伴有声影。CT 为显示眼部钙化的优秀手段(图 7-1A),但由于存在辐射而明显减少了其在视网膜母细胞瘤诊断中的应用。MRI 已成为诊断视网膜母细胞瘤的较快速且方便的方法。利用各种特定的 MR 序列可清晰显示这些肿瘤的不同特点。梯度回波序列显示眼内出血和钙化最佳,然而 T2-加权和 DWI 序列可明确恶性肿瘤富含细胞的性质(由未成熟视网膜母细胞构成)。增强序列可提供有关肿瘤播散至视神经、前房或其他眼眶周围结构的重要信息,影响肿瘤的预后和治疗(图 7-1D)。另外,在监测可能出现的柔脑膜播散或在更远部位是否出现视网膜母细胞瘤时,MRI 可成为脑部检查手段。

以前,视网膜母细胞瘤标准治疗方案为手术切除或外照射放疗,该疗法在过去几十年内取得进展。目

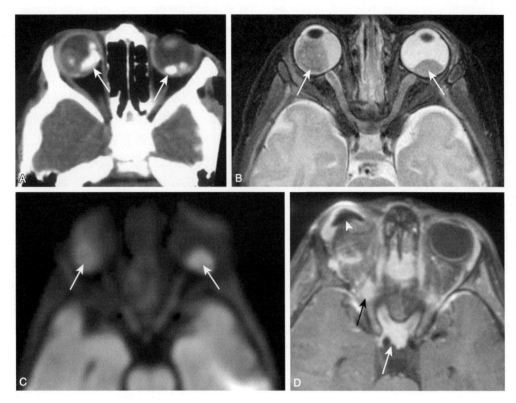

图 7-1　眼的视网膜母细胞瘤在 3 个不同患儿中。A,眼 CT 显示双侧眼眶内肿瘤明显钙化(箭号)。眼 MRI 包括轴位脂肪抑制 T2WI 像(B)和 DWI 图像(C)显示双侧分叶的 T2 低信号视网膜肿瘤伴弥散受限(箭号)。D,另一患儿有复发性视网膜母细胞瘤,右侧摘除术和假体嵌入(箭头),增强后脂肪抑制 T1WI 图像显示视神经束梭形膨大和增粗,贯穿眶内(黑箭号)和管内,伴有视神经交叉的向后延长(白箭号)

前,大多数视网膜母细胞瘤诊疗中心目前已经使用旨在保护眼球和避免放疗所致的遗传风险的新疗法。这些疗法包括将全身化疗(化学减容术)联合局部治疗[保眼放射疗法(局部定点放疗)、激光凝固术和冷冻疗法]作为初级治疗方法,特别适用于肿瘤体积较小时。因此,眼部影像检查为确定适宜疗法的必要步骤。

髓上皮瘤

　　髓上皮瘤为另一种表现为白瞳症的儿童眼内恶性肿瘤。该肿瘤为一种罕见的胚胎型肿瘤,起源于睫状体的无色素上皮层。患儿常于 10 岁内发病(平均年龄为 6 岁);成人髓上皮瘤罕见。髓上皮瘤的许多影像学特征与视网膜母细胞瘤很相似(如出现结节样强化的眼内肿瘤,偶伴钙化)(图 7-2)。髓上皮瘤主要依据其位于眼前部而与视网膜母细胞瘤相区别,但当其位于视神经附近时,则与视神经母细胞瘤表现相同。髓上皮瘤基于组织学表现被分为两类,即畸胎型和非畸胎型(视网膜胚瘤)。较复杂的畸胎型髓上皮瘤由异质成分构成,包括软骨(与钙化有关),而非畸胎型视网膜胚瘤表现为边界清晰的无钙化包块,可见弥漫性强化。

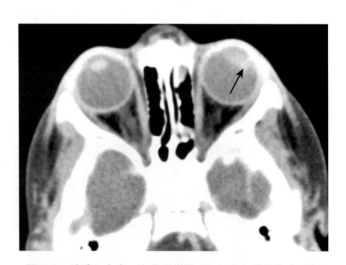

图 7-2　髓质上皮瘤。患儿眼增强 CT 显示左眼前房内不规则形状病灶及睫状体区域的点状钙化(箭号)

遗传性眼错构瘤

　　许多神经皮肤病变(痣病)可出现典型眼内肿块,可被或不被现代影像技术发现。这些病变代表遗传性错构瘤,由增殖能力有限的组织构成。这类病变中的典型者为结节性硬化、神经纤维瘤病和 von Hippel-Lindau 病。

结节性硬化的眼部表现包括视网膜和视盘星形细胞错构瘤,这些病变在眼科镜检查中具有典型表现;然而,随患儿年龄增长,本肿瘤可见钙化;当位于视盘时,则类似脉络膜玻璃膜疣。在薄层高分辨率T2加权像上,结节性硬化的错构瘤显示为眼球内后部的低信号小结节。

NF的眼部红斑可表现为虹膜的神经错构瘤,被称为"Lisch结节",仅见于NF I型。仅有极少的Lisch结节可在影像检查中被显示。

Sturge-Weber综合征和von Hippel-Lindau病患儿可见眼部血管损害。Sturge-Weber综合征的脉络膜血管病变可为弥漫性或局部性,在眼科镜检查中表现与恶性黑色素瘤相似,但可在MRI检查中将两者相区分。典型脉络膜血管病变表现为T1加权和T2加权序列中高信号,与恶性黑色素瘤的信号特征(T1高信号和T2低信号)相反。von Hippel-Lindau病的眼部表现由视网膜血管瘤病组成,可引起严重并发症(包括视网膜剥脱和眼破坏),且常见于儿童后期或成年早期(10~30岁)。

脉络膜玻璃膜疣

视盘脉络膜玻璃膜疣为非错构瘤性视网膜下病变,不伴有视乳头内的星形细胞增生,部分钙化的透明体形成性质不明的结石。脉络膜玻璃膜疣可能为先天性双侧视神经盘抬高的最常见病因。眼底镜检查可发现脉络膜玻璃膜疣,而影像检查可偶然发现病变。在这两种情况下,重要的确定是视盘抬高的良性特质,而不会将本病(可导致假性视乳头水肿)与真性视神经

乳头水肿相混淆。眼科镜检查结果不确定时可进行影像检查,后者可显示盘状脉络膜玻璃膜疣和颅内压增高的原因。超声检查可诊断本病,脉络膜玻璃膜疣表现为回声增强病灶;肿瘤在平扫CT中显示为视神经头部点状钙化。MRI可见视神经盘向玻璃体内轻度膨出,不伴视神经周围脑脊液间隙扩大或视神经乳头水肿的其他影像特征。临床上,脉络膜玻璃膜疣常无症状,仅极少数患儿出现发展缓慢的进行性视力丧失。

视神经鞘复合肿瘤

视神经鞘复合肿瘤包括视神经肿瘤(神经胶质瘤)、视神经鞘肿瘤(脑膜瘤)或少见的眼内外周性神经外胚层瘤(peripheral primitive neuroectodermal tumors, PNETs)。

视神经胶质瘤

视神经胶质瘤(optic nerve glioma,ONG)为最常见的儿童原发性视神经肿瘤。ONG可见于NF I型(图7-5A),也可单独出现(非综合征性)(图7-5B)。与NF相关ONGs常为双侧,可累及神经及其周围蛛网膜下间隙,以低恶性和预后良好为特征。非综合征性ONGs则常为单侧,且组织学上既可为毛细胞型,也可为纤维型星形细胞瘤。当肿瘤仅累及视神经时,其死亡率约为5%,但下丘脑受累提示预后不良;尽管肿瘤在组织学上为良性病变,但一些文献报道其死亡率约为50%。

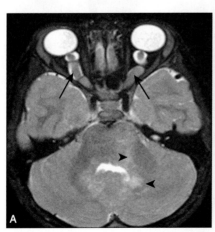
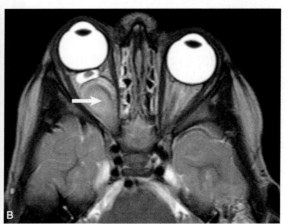

图7-5　视神经胶质瘤。A,视神经胶质瘤患儿伴神经纤维瘤病(NF)I型 。眼眶轴位脂肪抑制T2WI图像显示双侧视神经管内段对称增大,伴明显弯曲(箭号),一般在NF I型中可见。其他诊断征象包括脑白质内异常信号区(NF I型的海绵状改变)(箭头)。B,孤立的右侧视神经胶质瘤在不同患儿中,MRI显示神经胶质瘤有相似的扩张与视神经弯曲(箭号),但仅右侧视神经单侧受累,而无NFI型的其他表现

眼部脑膜瘤

眼部脑膜瘤并非为儿童常见肿瘤,但有发生于 10 岁以内的报道。眼部脑膜瘤可发生于视神经旁,起源于视神经鞘,或为颅内起源而经视神经管延伸所致,亦即起源于蝶骨前床突区或鞍结节并向前累及眼部。

神经周围型脑膜瘤最常见于儿童,可能是由于早期即出现视力症状所致。儿童脑膜瘤较成人型更具侵袭性。这些肿瘤既可为单独发生,也可见于 NF2 型之中。

通常,CT 有助于发现某些脑膜瘤的眶内病变,但不能鉴别肿瘤是起源于视神经本身,还是起源于视神经鞘。这些肿瘤在 CT 上常表现为高密度病灶,伴钙化(早期未见),显示的所谓"铁轨征"则为视神经鞘周围肿瘤强化所致,而视神经本身无强化。MRI 是脑膜瘤的理想影像检查方式。在 T1 和 T2 加权序列上常显示为低信号影,并可见明显强化;由于肿瘤的高细胞特性,在 DWI 上表现为弥散受限。

原发性视神经肿瘤不是视神经增粗的唯一原因,其他原因还有非肿瘤性病变(如炎性假瘤,视神经炎和结节性肉芽肿)。视神经-鞘复合体增粗可因真性视神经乳头水肿(与增高的颅内压有关),神经周围血肿或肉芽肿性疾病所致,或者也可能为正常变异。

原始性神经外胚层肿瘤

PNET 为一种神经外胚层起源的小圆形蓝细胞恶性肿瘤。发生于中枢神经系统以外的 PNET,被称为外周性 PNET。PENT 似乎是小细胞肿瘤中最不具侵袭性的肿瘤,在肿瘤完整切除后预后良好。该肿瘤与 Eving 肉瘤相似,表达细胞膜上 MIC-2 基因(CD99),并借此与其他肿瘤相鉴别。眼部的这种少见肿瘤显示为圆锥内可强化的、不均匀 T2 低信号影,在 DWI 上显示为弥散受限(图 7-7)。DWI 所见为本病重要的影像特征,高度提示高细胞成分病变,而 PNET 则属于符合该特征的少数鉴别诊断中。治疗通常包括眼球摘除、大剂量化疗和干细胞移植。

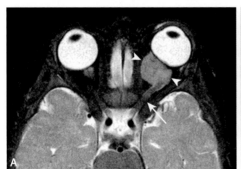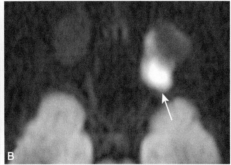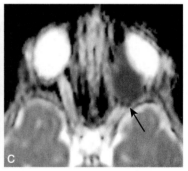

图 7-7 原始神经外胚层肿瘤。轴位脂肪抑制 T2WI 像(A),轴位弥散加权成像(B),和轴位表面弥散系数成像(C)。患儿左侧眼眶内原始神经外胚层肿瘤(PNET)。左侧眶内后部 T2 低信号病变(箭头),伴有明显弥散受限(箭号)。弥散受限提示细胞密集肿瘤,在 PNET 中几乎总出现这种表现

眼眶占位

血管性病变

眼部血管肿瘤样病变是由真性肿瘤和非肿瘤性血管畸形组成的多种疾病群。眼部血管性肿物为一系列病变,从良性病变,如良性婴儿型血管瘤(真性肿瘤)、先天性病变(如静脉淋巴管畸形)、眼静脉曲张和动静脉畸形到较少见的局部侵袭性病变,如 kaposi 型血管内皮瘤。Mulliken 和 Glowacki 以针对不同病变的不同疗法为基础,对该系列血管性肿块进行了分类。关于这些病变的命名法与分类法仍存在许多争议。最常见并可接受的意见是,它们同属于一组血管性病变。血

管畸形为先天性病变,但出生时常被忽略而于年长时就诊,偶见于上呼吸道感染或自发出血之后。相比之下,婴儿型血管瘤在生后不久即可被临床发现,某些少见眼部血管性肿块甚至在产前即可得到诊断。由于眼部血管性病变可能与颅内血管畸形相连,故其影像学检查也应包括脑部检查。

眼部血管瘤

眼部血管瘤并非少见,被分类为良性婴儿型血管瘤。眼部血管瘤常在出生后不久被发现,但 40% 左右患儿在出生时仅表现为轻微的皮肤印记。在肿瘤生长的增生期,病变将变为较大的柔软包块。少数病例的增生期为双期相,这些病变最不确定的特征为退化期,可历经多年,肿瘤退化并被脂肪所取代。无钙化。其

至在退化后,仍可见某些持续存在的纤维脂肪性包块或异常皮肤色素沉着,此时主要引起美容等方面的顾虑,而非功能问题。

仅少数血管瘤出现并发症(如溃疡和出血)。然而,病变部位早期出现表现以及快速生长的趋势使得眼部血管瘤可能造成光线传导通路被遮蔽,从而导致毁灭性视觉损害,特别是当眼睑受累时。出生后早期

视觉输入缺失妨碍视神经通路的形成,后者为以后建立正常视觉所必需,终将导致弱视和失明。

这些分叶状病变常表现为 T2 高信号,明显强化及多发流空信号,并在灌注成像上显示血管影增多(图 7-8A~C)。尽管常为非综合征性病变,某些血管瘤还是可与其他系统畸形共存,如 PHACES(后颅窝畸形、颈面部血管瘤、动脉畸形、心脏缺损眼畸形和胸骨缺如)。

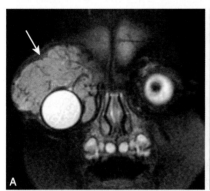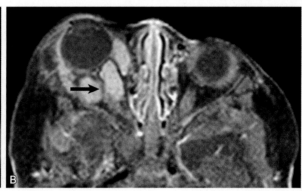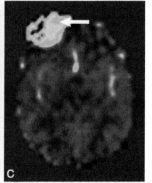

图 7-8　血管瘤。冠状位脂肪抑制 T2WI 像(A),轴位增强脂肪抑制 T1WI 图像(B),轴位动脉自旋标记图(C),患儿右侧眼眶血管瘤。右侧眼球周围肿瘤位于眼眶上区(A 中箭号),伴血管流空、明显强化(B 中箭号)和血流增多(C 中箭号)

血管瘤的影像鉴别包括 RMS、血管畸形、婴儿型纤维瘤病和婴儿型纤维肉瘤。血管瘤的血管特征,特别是 MR 图像上的血管流空征象,有助于鉴别诊断。RMS 可具有丰富血管和流空现象,但其常发生于年长儿且在 DWI 中显示为弥散受限。绝大多数血管瘤应为保守治疗,因为肿瘤有自行退缩倾向。然而,如果肿瘤可能或已经危害视觉,则应积极治疗,治疗方案包括口服心得安,全身或病灶局部应用激素,给予 α-2a 或 α-2b 干扰素及激光或外科治疗。

静脉淋巴管畸形

静脉淋巴管畸形包括一组脉管性病变,由不同大小和组织学类型的脉管组成。大多数病变由异常淋巴管及静脉混合而成。某些病变主要由淋巴管组成,被称为"淋巴管瘤"或"淋巴管畸形";而其他主要由静脉血管组成的病变则被称为"静脉畸形"(以前被称为"海绵状血管瘤")。但是,大多数病变都包括两种成分,其临床表现和影像特征依赖于每个病灶中淋巴管或静脉的多少。

Rootman 等人在解剖位置基础上将眼部复合性静脉淋巴管畸形分为 3 组:浅表型、深部型或混合型病变。病理检查可见浅表型病变(以及混合型病变中的浅表成分)中包含淋巴管成分。相反,深部病变以及混合型病变的深部成分则本质上主要或完全由静脉组

成,反映了正常眼内静脉分布情况。当这些病变位于浅表,可累及眼睑或/和结膜,其临床表现出现早。虽然眼球后的深部病变出生后即存在,但在青少年期甚至青年期才出现症状。与血管瘤不同,静脉淋巴管畸形随患儿年龄增长而增大,绝不会自行消失。在临床上,这些病变常表现为进行性或急性发作性无痛性眼球突出,但也可能表现为眼外肌活动受限。肿瘤中结缔组织分隔内脆弱血管的反复出血可引起病灶大小的间歇性改变。

本病影像特征反映了这些脉管畸形的双重特性,含有血液平面的多囊性淋巴管成分,以及强化的实性血管成分,其内可见静脉结石影。无并发症的淋巴管畸形常无强化表现,或者仅表现为某种程度间隔周围强化。超声检查中,淋巴管瘤表现为无多普勒血流并充满血液和液体的囊性病灶。CT 表现无特异性,不能充分反映病变内部的复杂成分(图 7-10),但可表现为伴有眼球突出的软组织肿块。MRI 可充分显示病变的真实性质,并可将本病与 RMS 相鉴别(图 7-10B)。

眼部血管性病变的治疗一直面临挑战。过去,如患儿视力未受损,则行保守治疗。外科切除困难且可引起多种并发症,复发率很高。病灶内硬化似乎为低血流畸形的有效治疗方法,且不引起危及视力的并发症,故可能成为手术切除的替代疗法。

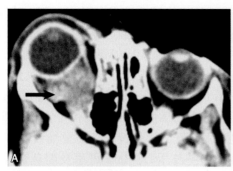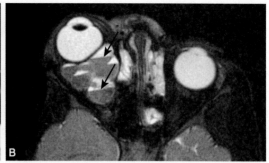

图 7-10　淋巴管畸形。轴位增强 CT 扫描(A)和眼眶轴位脂肪抑制 T2WI 像(B)显示眶内眼球后部软组织肿瘤(A 中箭号),眼球向前移位。尽管 CT 表现无特异性,但 MRI 上的多发液液平面(B 中箭号)高度提示本病的诊断

眼部静脉曲张

原发性先天性静脉曲张(儿童罕见)为眶内球后成分中可扩张静脉的畸形,随体位不同而变大。静脉曲张可由单支眼静脉明显扩张构成,也可表现为纠缠在一起的多血管肿块。临床上,本病可表现为患儿进行 Valsalva 动作时,眼球移位明显增加,但病灶收缩时则不易察觉。偶尔,这些病变可引起自发性眼部出血。继发性静脉曲张可见于颅内硬脑膜静脉血栓形成或动静脉瘘。

非血管性疾病

眼眶肿瘤

先天性眼眶肿瘤主要包括良性肿瘤(如畸胎瘤)和较具侵袭性的 Kaposi 型血管内皮瘤;然而,也可见更具侵袭性的恶性肿瘤(如血管肉瘤及横纹肌样肿瘤)。儿童最常见的眼眶恶性肿瘤为横纹肌肉瘤。

眼眶畸胎瘤

眼眶畸胎瘤为一种非常少见的先天性肿瘤,常可经产前超声及胎儿 MRI 得到诊断(图 7-12)。这些肿瘤常表现为含有多种成分的巨大非均质肿瘤,包括脂肪、钙化和骨组织。眼眶畸胎瘤常为良性且易于鉴别。然而,当位于眶尖部时,它们可导致眼球明显突出。畸胎瘤影像表现非常独特,显示为非常巨大的多囊性肿物,其中包含实性成分和钙化。静脉注入对比剂后,实性成分可见强化。强化方式有助于畸胎瘤与皮样囊肿的鉴别,皮样囊肿更多见外周强化。

由于 Kaposi 型血管内皮瘤巨大且可消耗血小板,故 Kasabac-Merritt 现象可引起消耗性凝血障碍,该现

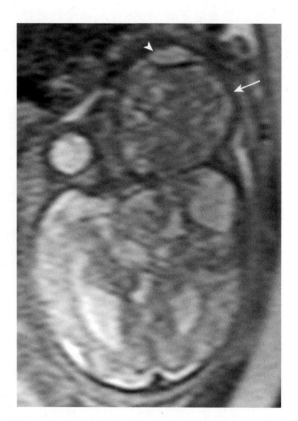

图 7-12　胎儿畸胎瘤。眼眶区域的轴位半傅立叶单发射自旋回波 MRI 显示非常大的轻微的 T2 低信号病灶在左侧眼眶区(箭头),伴有明显的眼球前/腹侧移位(箭头),表现为畸胎瘤

象不见于血管瘤。

眼部横纹肌样肿瘤见于幼童(平均发病年龄为 15 月),且富含血管成分,类似更良性病变(如血管瘤)。这些罕见的恶性肿瘤具有高侵袭性和致命性(发病 12 个月内死亡),其密集的细胞成分使 DWI 弥散受限。

横纹肌肉瘤

RMS 为最常见的儿童软组织恶性肿瘤。眼和副鼻窦为第二常见的发生部位。胚胎型为眼 RMS 最常

见变异型;罕见小泡型和多形性型。平均发病年龄为6岁。

以前,RMS被认为源于骨骼肌肉,但现在普遍认为本病源于多潜能间质细胞,后者可能发育为骨骼肌肉。RMS为一种侵袭性、生长迅速的肿瘤,最常表现为快速进行性眼球突出或眼球移位。若儿童中出现任何以上临床表现则应考虑本病。其他常见体征和症状包括结膜和眼睑肿胀,可能会被临床误诊为眼蜂窝织炎,而其临床表现和影像特征多有混淆。

大多数肿瘤位于圆锥外,但也可见圆锥内成分。常见的胚胎型肿瘤最典型部位为鼻上象限。少见的小泡型则更常累及眼下部。RMS生长循序且具有侵袭性,常侵入相邻骨质和软组织。然而,由于对本病警惕性增大,现在已经较少见晚期病变。

在眼RMS外科手术前检查、肿瘤分期和随访中,CT和MRI均发挥重要作用。在T2加权像上,病变表现为与眼外肌及眼脂肪相关的低、等,甚至高信号(图7-14A和B)。由于RMS具有高级别细胞结构,病变在MRI T2加权像中为低信号影,CT上为高密度影且显示DWI弥散受限。在T1加权增强图像上,RMS显示中等至明显强化,某些病例中富含血管的病变可见类似血管瘤的影像特征。需要细致观察RMS是否存在局部侵袭,因为RMS可累及副鼻窦;同样,RMS还可向更远侵袭,经眼眶裂向颅内播散,然后进入海绵窦,甚至中颅窝。预后良好的提示因素包括无远处转移、原发位置为眼部、病变局限于眼内、可行外科手术全切、患儿年龄小于10岁、组织类型为胚胎型、二倍体脱氧核糖核酸含量以及肿瘤小于或等于5cm。最重要的预后因素是对治疗的反应,可经影像检查随访进行评估。

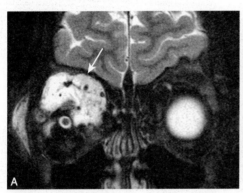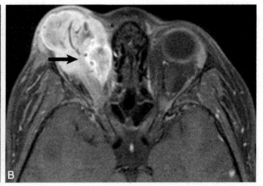

图7-14　横纹肌肉瘤。冠状位脂肪抑制T2WI像(A)和轴位脂肪抑制增强后T1WI像(B)在右侧眼眶横纹肌肉瘤患儿中显示眶内巨大病变,伴血管流空[在T2WI像上(白箭号)和眼眶上方增大(黑箭号)],说明肿瘤的多血管特性

化疗和放疗的进展已经提高了眼RMS患儿的生存率。生存率的提高使得我们可以发现放疗对面部发育(如眼眶骨发育不良和面部不对称)和视觉功能的远期效应(如白内障、角膜病和视网膜病)。

眼眶继发性受累的肿瘤

转移性病变累及眼部

儿童眼转移瘤较成人少见。可转移至眶骨的原发肿瘤包括神经母细胞瘤、淋巴瘤及白血病,非常少见者为Wilms瘤和Ewing肉瘤。成人中常见的眼脉络膜转移瘤罕见于儿童。

神经母细胞瘤

神经母细胞瘤为年幼儿最常见的转移性瘤(图7-15和图7-16)。8%神经母细胞瘤病例以急性眼部表现[如肿瘤出血、突发眼球突出及瘀斑(熊猫眼)]为首发症状。神经母细胞瘤转移至头、颈部,好发于颅底和颅缝,常规X线平片检查偶可见颅缝分离,并且周围软组织肿块仅见于横断面CT和MRI图像。

白血病和淋巴瘤

骨髓恶性淋巴瘤和白血病约占眼部肿瘤的10%～15%。这些骨髓病变中最常累及眼部的两类疾病分别为与幼儿急性髓性白血病(AML)有关的粒细胞肉瘤(也称为"绿色瘤"或"髓外髓样瘤"),以及发生于年长儿的非霍奇金瘤(NHL)。AML患儿的转移灶由于着绿色而被称为"绿色瘤"(来源于希腊字Chlors(绿色))。虽然极少情况下,绿色瘤可为AML的首发症状,但更常见于复发性病例中,且好发于骨膜下间隙,其影像特征与神经母细胞瘤骨骼转移相似。

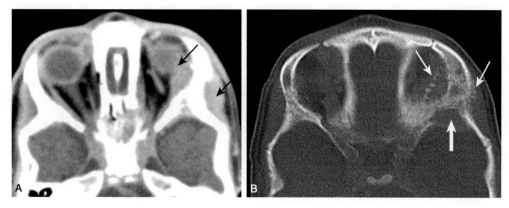

图 7-15　神经母细胞瘤转移。轴位增强后 CT 扫描显示眼眶内软组织（A）和骨窗（B），转移性神经母细胞瘤。显示为在眼眶外壁两侧增强的软组织（A 中箭号）。另外，眼眶的骨周围有虫蚀样外观，是典型的神经母细胞瘤的外观，转移至眼眶/颅底（B 中箭号）

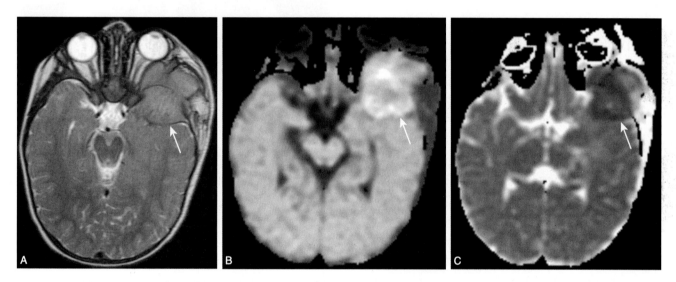

图 7-16　神经母细胞瘤转移。轴位 T2WIMRI 图像（A）、轴位弥散加权图像（B）和轴位表面弥散系数（ADC）图像（C），神经母细胞瘤转移患儿。在 T2WI 图像上可见大的几乎等强度肿瘤，位于中部眼眶水平髓外，导致同侧颞骨向后移位（A 中箭号）。在 DWI（B）对应的弥散受限（箭头）和同一层面 ADC（C）上被证实为低信号，表示肿瘤富含细胞

NHL（由 B 细胞构成的肿瘤）常表现为淋巴结外疾病。绝大多数眼部淋巴瘤患儿也存在全身性疾病。受累部位包括泪腺、眼前部、眼球后区域和眶上成分。CT 可见边缘锐利的高密度肿物。MRI 表现为 T2 低信号肿物，且 DWI 弥散受限。

皮样囊肿和表皮样囊肿

皮样囊肿和表皮样囊肿为先天性发育性外胚层囊肿，约占眼部肿瘤的 5% 以上，两者均起源于残留胚胎上皮细胞，常位于眼眶缝内，但也可见于眶内，甚至发生于角膜。表皮样囊肿包含上皮成分和胆固醇晶体，被菲薄包膜所包裹；而皮样囊肿则包含真皮附属器（包括毛发和皮脂腺），被纤维囊所包裹。皮样囊肿常

表现为无痛性皮下小结，早期主要影响美容，但后期则会生长、部分破裂而引起炎症而出现症状。当疑及病变侵入深部组织且临床上不能明确诊断时，影像检查有时可显示病变。

皮样囊肿和表皮样囊肿可发生于眼眶任何部位，但大多数位于眼眶上外侧，位于颧额缝或颅额缝鼻上部。可见骨质重塑而无骨膜反应。这些病变表现为眼圆锥外的界限清晰的囊性肿物，含有不同程度的脂肪成分。由于皮样囊肿无强化，故 CT 平扫可清晰显示单纯浅表性病变而无需增强检查（图 7-18A）。MRI 能更好的显示病变细节，包括囊肿是否与颅内相通，以及是否存在鼻窦瘘管。由于包含脂肪，病变在 T1 加权像上为高信号影。偶见中等环形

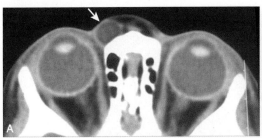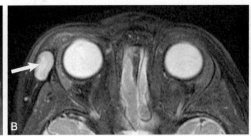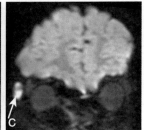

图7-18　表皮样囊肿。A,轴位平扫CT显示在右侧眼眶内侧的前方软组织内一个卵圆形低密度影(脂肪)(箭号)。另一患儿轴位脂肪抑制T2WI图像(B)和冠状位弥散加权成像(C)显示一个相似的病灶,冠状弥散加权图像上(C中箭号),是表皮样囊肿的典型表现

强化可为正常,而更不规则强化提示既往发生过破裂且合并继发炎症反应。表皮样囊肿在液体衰减翻转恢复序列上为高信号,并显示DWI弥散受限(图7-18B和C)。

朗格汉斯细胞组织细胞增生症

LCH为肉芽肿性疾病,源于不同组织内异常组织细胞增殖和浸润。眼部病变主要发生于1~4岁儿童。眼部病变可伴随全身广泛分布的疾病,但偶尔也可为LCH的首发症状。病变起源于眼眶骨质或骨髓并直接延伸至眶内。眼眶病变临床上可表现为眼球突出和快速增大的眶周肿物。CT显示为膨胀性软组织肿块,伴边缘光滑的(拳击状)眼眶后外侧壁骨质破坏,好发于蝶额缝。MRI显示眶周不均匀病灶,可见血-液平面及弥散受限。CT和MRI中均可见肿瘤弥漫性强化。增强检查中必须关注有无颅内受累。对眼部实性LCH肿瘤病例需进行其他检查以发现可能存在的其他部位受累。多发软组织肿块的某些影像特征可类似神经母细胞瘤转移灶的表现,即两种病变均可见弥散受限、弥漫性强化和存在骨内外成分。LCH累及骨质时所表现的边缘清晰有助于与神经母细胞瘤的"虫蚀样"表现和进行性骨膜反应相鉴别。眼部LCH的影像表现也可与侵犯骨质的RMS肿瘤相似,但LCH所致骨破坏多更显著。

眼部炎性假瘤(特发性眼部炎症)

眼部炎性假瘤病因不明,表现为淋巴细胞和浆细胞对眼部结构的非感染性浸润,常无骨质受累。本病可表现为单侧眼外肌单独受累,也可表现为累及眼眶多个部位的弥漫性浸润,还可以呈现神经炎或眼球外肿物的表现。CT和MRI均可显示疾病范围(图7-20)。

在儿童中,眼部炎性假瘤表现为急性痛性眼球突

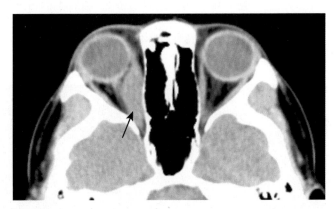

图7-20　眼眶炎性假瘤。右侧眼眶炎性假瘤患儿眼眶的增强扫描,梭形增强和右侧内直肌的扩大(箭号),伴肌腱结合处延长

出或以眼球移位疼痛起病,其临床表现可与Grave病鉴别(以前称为"Grave眼病",现在为"甲状腺相关性眼病")。眼部肌炎常表现为眼外肌内增粗及周围轻度炎性改变,且向前延伸至肌腱附着处。眼部肌炎的影像表现可与甲状腺相关性眼病的早期表现极为相似,但后者眼外肌肌腱部分和附着点通常正常。激素可有效缓解疼痛为眼部炎性假瘤的典型特点。在少数病例中,排除恶性病变需进行活检。

骨瘤

骨瘤是良性、生长缓慢的骨性结构肿瘤。虽然面部骨瘤不常见,但有时可发生于副鼻窦区。如果肿瘤足够大且发生于额窦或筛窦,则肿瘤可突破相邻骨质,突入眼眶内而形似眼眶肿瘤。

眼眶内骨瘤影像表现多为宽基底的膨胀性骨肿瘤,有时内部呈磨玻璃样透亮区,周边出现高密度骨质硬化。即使肿瘤很大,骨瘤也常不引起骨破坏。CT为显示病变特征和范围的最佳影像检查方法。因大部分骨瘤由成熟密质骨(缺乏质子)组成,故MRI表现模糊,而不能与副鼻窦内气体相鉴别。

推荐阅读

Bilaniuk LT. Vascular lesions of the orbit in children. *Neuroimaging Clin North Am*. 2005;15:107-120.

Brennan RC, Wilson MW, Kaste S, et al. US and MRI of pediatric ocular masses with histopathological correlation. *Pediatr Radiol*. 2012;42:738-749.

Chung EM, Smirniotopoulos JC, Specht CS, et al. Pediatric orbit tumors and tumor like lesions: nonosseous lesions of the extraocular orbit. *Radio-Graphics*. 2007;27:1777-1799.

Razek A, Elkhamary S, Mousa A. Differentiation between benign and malignant orbital tumors at 3T diffusion MR imaging. *Neuroradiology*. 2011;53:517-522.

Rootman J. Distribution and differential diagnosis of orbital disease. *In Diseases of the orbit: a multidisciplinary approach*. 2nd ed. Philadelphia: Lippincott Williams & Wilkins; 2003:52-84.

第 8 章

鼻腔及鼻窦腔

DIANA P. RODRIGUEZ

鼻和鼻窦腔的发育及解剖

鼻腔

鼻腔呈三角形,中间被鼻中隔分隔为左右两侧。鼻腔前部为软骨部,后部为骨性部分,骨性部分后上部由筛骨垂直板构成,而后下部则由犁骨构成。

每侧鼻腔的开口部被称为前庭,其内侧壁为鼻柱和鼻中隔,外侧壁为鼻翼。筛状板构成鼻腔顶部,底部为硬腭和软腭。在鼻腔后部,鼻腔经鼻后孔与鼻咽腔相通,由胎儿期口鼻膜破裂而成。三对鼻甲从鼻腔外侧壁伸入鼻腔,其下部有相应的窦口。中鼻甲经垂直板与筛板相接,并经筛骨纸板通向基板(图 8-1)。

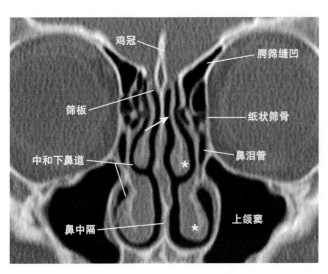

图 8-1　13 岁儿童的鼻腔解剖。冠状位 CT 扫描显示中、下鼻甲(星号)和中鼻甲附着筛状板(箭号)

鼻旁窦

鼻旁窦为起源于鼻腔壁的憩室样结构,深入相邻骨(上颌骨、筛骨、额骨和蝶骨)并充气。憩室在鼻腔内开口并与鼻腔相通(图 8-2A 和 B)。

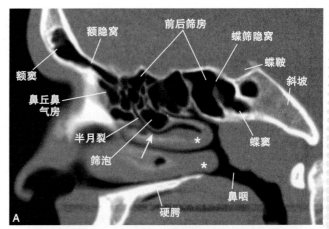

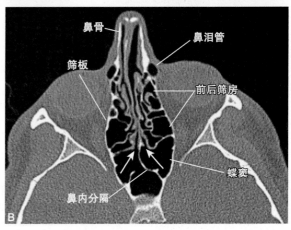

图 8-2　正常鼻窦开口。A,矢状位 CT 显示额窦的额隐窝、半月裂孔、中鼻道(箭号)、蝶隐窝和中和下鼻甲(星号)。B,轴位 CT 显示蝶筛隐窝(箭号)

鼻腔黏膜线与鼻旁窦黏膜相延续,由假复层上皮、柱状上皮和纤毛上皮组成,包含黏蛋白和浆液。然而,鼻中隔被覆鳞状上皮。在人类胚胎中,筛窦和上颌窦芽分别在妊娠 11~12 周和妊娠 14~15 周时出现。出生时通常仅见上颌窦和筛窦,且逐渐扩大,并持续至青春期及成年早期。鼻窦的生长与面部和齿系生长有关,人们已经采用不同的解剖和影像方法对其进行了细致研究(图 8-3A~C)。

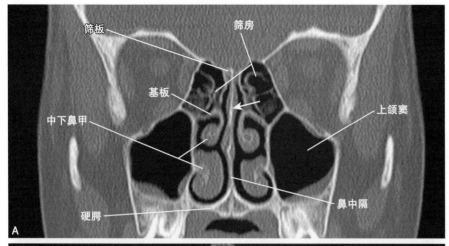

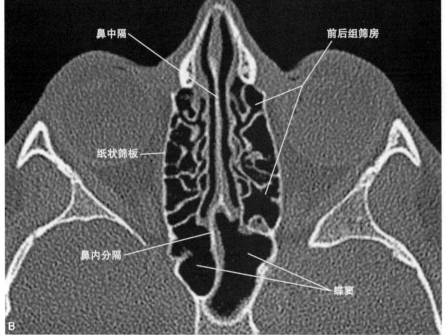

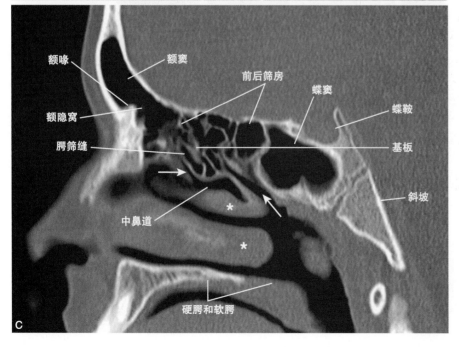

图 8-3 13 岁男孩鼻窦的正常解剖。A,冠状位 CT 显示筛骨的垂直板(箭号)。B,轴位 CT 图像。C,矢状位 CT 图像显示半月裂孔(左侧箭号),后组筛房的引流通路(右侧箭号)和中、下鼻甲(星号)

筛窦

出生时筛窦已经总体发育且充气,但它们将继续扩张,在12岁时达到成人大小。筛窦包括位于筛骨侧块内的一对数量不等(3~8)的小房组,也被称为"迷路"。除了侧块,筛骨还包括上部的筛状板和垂直板,垂直板为鼻中隔的一部分(见图8-3A)。筛窦内侧为鼻腔,外侧为纸板,顶部由筛状板和腭裂缝中央小凹构成(见图8-1)。前部和后部筛窦气房被基板所分隔(见图8-3),基板外侧连接中鼻甲和纸板。前部筛窦气房经筛骨大泡引流至半月裂和中鼻道;筛骨后部气房与上鼻道相通,而后进入蝶筛骨隐窝(见图8-2A)。

前筛窦动脉起源于眼眶内的眼动脉,穿过纸板,各

自经小孔穿出,越过眼眶内上部的筛骨顶部,到达筛泡前壁后2~3mm处。偶尔,前筛动脉经过筛窦骨性分隔,悬浮在隔膜上而无骨性遮挡。

解剖变异

前组筛窦顶由内侧筛状骨和外侧部腭筛缝中央小凹构成(见图8-1)。放射科医师必须观察和记录两侧筛骨顶部高度不对称,因为在顶部稍低一侧进行鼻内镜外科手术时,手术穿透的发生率高。如果腭筛缝中央小凹平面与眶中平面平齐或更低,则发生因疏忽大意所致颅内穿通伤的危险度增高。

泡状鼻甲指中鼻甲气腔形成,为后组筛窦气房向内延伸的结果(图8-5B)。巨大泡状鼻甲最终可导致

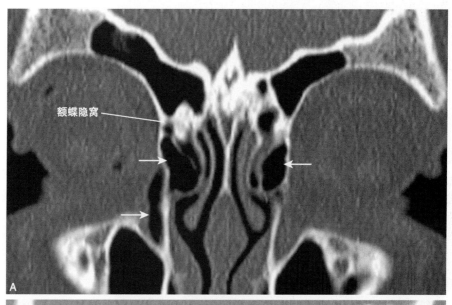

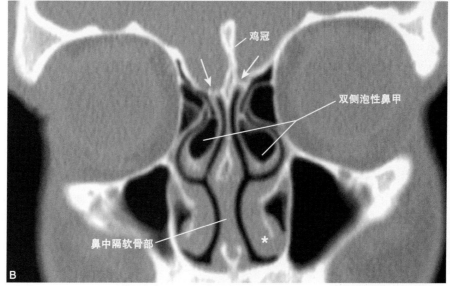

图8-5 解剖变异。A,冠状位CT显示双侧鼻丘鼻气房(顶部箭号)、鼻泪管(底部箭号)和右侧额筛隐窝。B,双侧泡状鼻甲,筛骨顶部不对称(箭号),下鼻甲显示(星号)

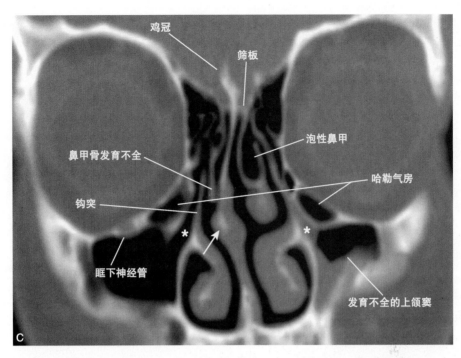

图 8-5(续) C,右侧中鼻甲发育不全,鼻中隔向右侧偏曲,哈勒气房及漏斗部显示

气道阻塞。

筛窦气房向外扩张可引起解剖变异,包括以下结构:鼻丘小房(图 8-5A),为累及泪骨或上颌骨的最靠前、下方小房;Haller 气房,为延伸入眼眶内下壁的筛窦气房(图 8-5C);Onodi 气房,为后部蝶筛骨气房,其上外侧可见气腔形成,与视神经管关系密切。

上颌窦

出生时上颌窦很小且仅少量气化,椭圆体体积测量(鼻窦体积指数)结果约为 0.24+/−0.36cm。生的后第一年内,上颌窦快速向下外侧扩张,在 15~18 岁时达到正常大小。婴儿期上颌窦底通常位于中鼻道水平,8~9 岁时达到鼻底水平,12 岁时则位于硬腭水平。然而,底部最终下降的位置存在变异,65%成人上颌窦底低于鼻底部水平。

上颌窦是最大的鼻旁窦,顶部由眼底构成,内有眶下神经穿行的骨性通道;内侧壁由鼻外侧壁构成。上颌窦后壁构成翼腭窝(图 8-7A)。上颌窦经内上侧的窦口引流入漏斗部、半月裂和中鼻道(图 8-2A)

上颌窦发育变异包括副开口、孤立性单侧发育不全和隔板看似明显分隔鼻旁窦腔。有时,上颌骨磨牙根可侵入上颌窦壁内。

蝶窦

蝶窦在生后 7 个月到 2 岁间开始沿前后方向气化,3~8 岁时蝶窦明显加速扩张,多于 10 岁时完全气化。蝶窦上部为蝶鞍,后部为斜坡,前部为筛窦,下部是鼻咽腔(见图 8-2A 和 B)。鼻窦经蝶筛隐窝向前引流。44%人群的蝶窦外侧隐窝由气化的翼突构成(见图 8-7A)。气化的蝶窦旁有时可见良性蝶骨骨髓变异,易被误认为病变。

与蝶窦相关的重要解剖包括:视神经管和位于外上侧的神经;上颌神经穿过的圆孔,该神经走行于蝶窦外下缘;沿蝶窦底部走行的翼管;颈内动脉的海绵窦段,该动脉从外侧突入鼻窦(见图 8-7B)。

蝶窦隔板前部与鼻中隔对齐,但后部可发生偏离,形成两侧不对称的窦腔(见图 8-7C)。9 岁以上儿童仍未见气化常为异常表现,需要进一步临床检查(见图 8-7D)。

额窦

出生时额窦并不存在,直到骨髓发生转换时,额窦才开始发育。额窦被认为是前组筛窦气房的延伸,2~8 岁时发生气化,1~5 岁间增长明显。直到 20 岁时,额窦才停止继续扩张。额窦包含了成对但常不对称的小房。前壁为额骨外皮质板,后壁分隔额窦与前颅窝。额窦经额隐窝引流,额隐窝为位于额窦与中鼻道前部之间的沙漏样狭窄部(见图 8-2A)。额窦发育不良和未发育分别见于 4%和 5%人群中。

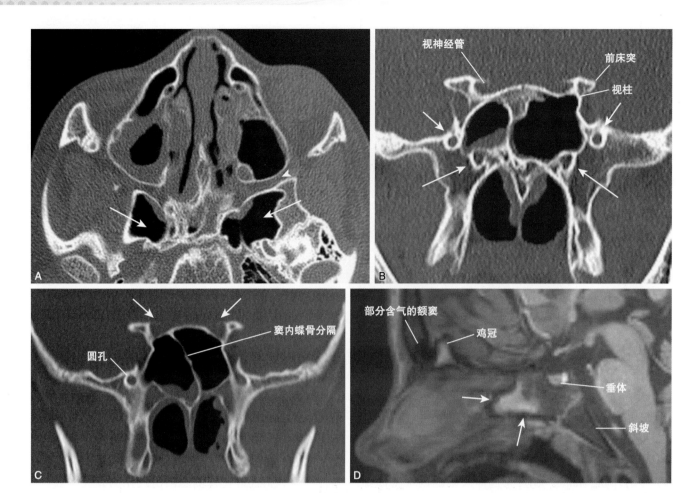

图 8-7　蝶窦解剖及变异。A,轴位 CT 显示蝶窦的过度气化累及翼突内侧板(箭号)和翼腭窝(箭头)。B,CT 图像显示圆孔(短箭号)和双侧翼管(长箭号)。C,冠状位 CT 显示窦内分隔插入到右侧视神经管(箭号)。D,11 岁肥胖男孩矢状位 T1WI 图像显示未气化的蝶窦,前下部有脂肪转化

鼻旁窦影像检查

X 线照相术

　　尽管 X 线平片较 CT 价格便宜且应用更广泛,但在鼻旁窦检查中具有显著局限性。特别是,平片常过高或过低评估影像征象,且不能明确病变位置,也不能提供重要的解剖细节。传统上,鼻旁窦 X 线平片包括 4 个体位(柯氏位、瓦氏位、后前位和侧位),但这些位置的拍摄在儿童中难以实施。拍摄瓦氏位 X 线平片需要随受检者年龄增长调整射线入射角度,年龄每增长 1 岁,射线入射角增加 5°(至少至 6 岁),以适应整个儿童期上颌窦的逐渐扩大(图 8~10A 和 B)。尽管通过将上颌窦投照在岩锥上改善了上颌窦的影像质量,但也造成双轮廓影而类似黏膜增厚。X 线平片密度也非常重要,X 线过度穿透将完全掩盖疾病所致的密度差;反之,穿透力不足则类似疾病。投照角度不当也可遮掩气液平面。虽然有人建议仅采用瓦氏位 X 线平片,但该方法与 CT 比较,具有 32% 假阴性和 49.2% 假阳性结果。且绝大多数筛窦和蝶窦病变无法被瓦氏位 X 线平片检出。技术和解剖因素造成柯氏位过高或过低评价筛窦疾病。用于观察蝶窦的侧位片对小于 4 岁的儿童几无意义。

　　美国放射学院不推荐在儿童鼻窦炎的诊断中使用 X 线平片。鼻窦炎为临床诊断,而不应依靠影像表现而诊断。同样的,美国儿科学会(American Academy of Pediatrics,AAP)指南指出,6 岁以下儿童鼻窦疾病的诊断无需 X 线平片检查。而且,平片无助于鼻窦肿瘤和鼻窦炎并发症的评估。

计算机断层扫描

　　CT 能显示鼻窦骨质解剖、软组织改变、病灶钙化和骨质变化。冠状位 CT 成像显示窦口鼻道复合体最佳,还可显示重要的解剖标志和鼻窦变异,有效地为功能性鼻内镜手术提供了路径图。由于这些原因,CT 被

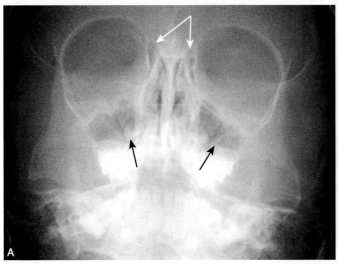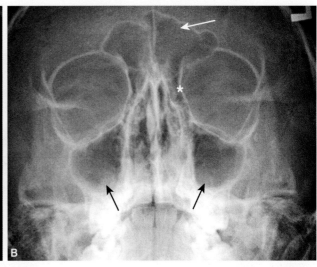

图 8-10 平片-瓦氏位。A,上颌窦(单箭号)和筛窦(连接箭头),3 岁儿童。B,上颌窦(底部箭号)、额窦(顶部箭号)和筛窦气房(星号),11 岁儿童

认为是评价鼻旁窦炎性疾病(慢性和复发性疾病)的影像方法。CT 还在显示急性和慢性鼻窦所致的眼和颅内并发症中发挥重要作用。CT 与 MRI 共同成为评估鼻窦肿瘤的优异手段。

当使用非螺旋 CT 时,患儿采用过伸俯卧位可直接获得冠状平面图像。多探测器 CT 所具有的各向同性容积成像功能,可在患儿采用正中仰卧位时,采集垂直于床面的轴位图像,随后进行冠状位和矢状位图像重建。扫描层厚常为 2.5mm,扫描范围覆盖从上牙到额窦上 2cm 平面。如果临床怀疑眼部和颅内出现鼻窦炎并发症,则应进行增强扫描,扫描范围也应包括脑。应同时采用软组织和骨算法重建图像。

近几年,特别在儿童人群中,对于潜在的辐射相关危害的关注和警惕均增强。因为这个原因,在放射界实施"尽可能降低辐射剂量"原则非常重要,应更多关注 CT 扫描程序和参数。在鼻旁窦检查时,应该尽可能降低颌面部 CT 扫描剂量,甚至达到标准 X 线平片的剂量,而不影响诊断质量。

磁共振成像

鼻窦 MRI 在炎性疾病成像中的作用有限,但在评估鼻窦炎并发症(如颅内蔓延)以及与鼻部和鼻旁窦肿瘤有关的炎症性疾病中具有一定价值。但 MRI 不能显示骨细节,对骨侵蚀亦不敏感,其他局限性还包括实用性较差、费用高以及年幼患儿需要镇静。

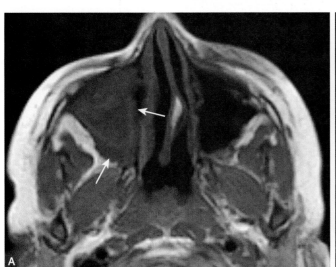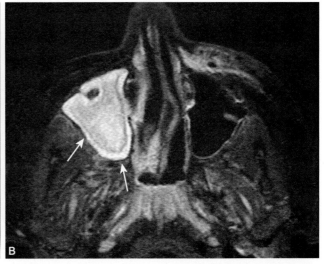

图 8-11 急性细菌性鼻窦炎,10 岁男孩。A,轴位 T1WI 显示右侧上颌窦内低信号影(箭号)。B,轴位 T2WI 图像显示相应的 T2 高信号影(箭号)

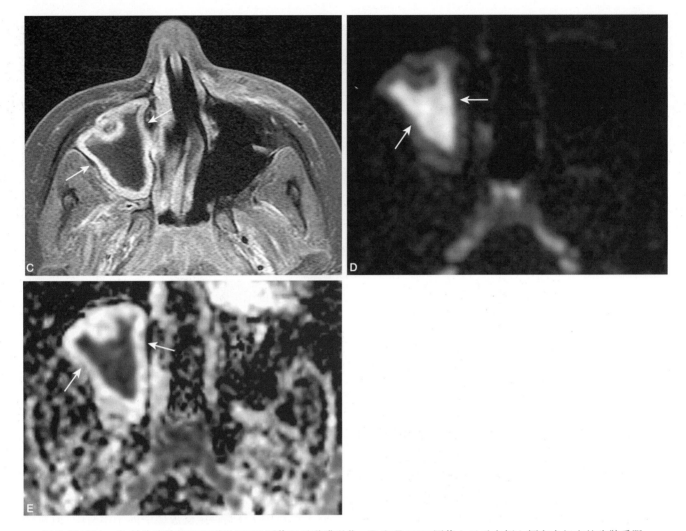

图 8-11（续） C，轴位脂肪饱和和增强 T1WI 图像显示黏膜强化。D 和 E，DWI 图像上显示右侧上颌窦内相应的弥散受限，弥散系数图符合脓性分泌物表现

血管收缩和黏膜收缩之后的正常鼻部血管循环和黏膜水肿可引起信号改变，从而导致影像表现发生显著差异而引发不同解读。该循环从 50 分钟到 6 个小时不等，水肿期信号强度与炎性改变无法区分。相对于 CT 和平片，虽然 MRI 在无症状人群中（13%～37%）多发现异常表现，但黏膜厚度小于 3mm 被认为无关紧要。MRI 可区分鼻窦分泌物和黏膜增厚（图 8-11A～E）。

MRI 与 CT 在评价肿瘤中共同发挥作用。约 90%～95% 的鼻窦或鼻腔肿瘤在 T2 加权像上显示为中度低信号（由于细胞成分过多），而大多数急性炎性疾病（包括息肉、黏液囊肿和潴留性囊肿）均为 T2 高信号。然而，较成熟的肉芽组织和纤维组织也呈现 T2 低信号影，使其难以与肿瘤区分。与其他类型急性炎性疾病不同，某些真菌感染也可为 T2 低信号影。

鼻窦腔的影像解剖

窦口鼻道复合体

对可能进行的外科治疗来讲，窦口鼻道复合体为是重要的解剖区域，它是一个复杂的解剖结构，位于额窦、前组筛窦及上颌窦的黏膜纤毛引流口的交汇处，包括了钩突、漏斗、筛骨泡、半月裂和中鼻道（图 8-12A 和 B）。

钩突源于上颌骨内上侧壁并构成漏斗侧壁。漏斗管为一个管道，外侧缘为眼眶或 Haller 气房，内侧为钩突。筛骨泡为位于筛骨中央的一个明显的气房，向内下突出进入漏斗和半月裂。半月裂为位于钩突顶和筛骨泡间的半月形区域（见图 8-12A 和 B）。

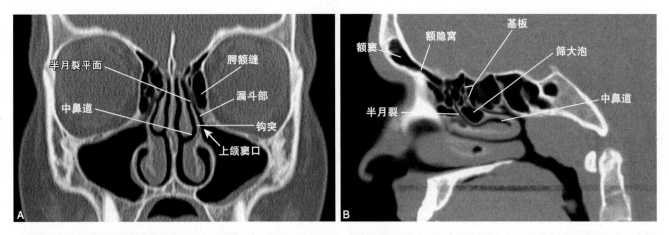

图 8-12　窦口鼻道复合体(OMU)。A,冠状 CT 显示 OMU 组成:中鼻道,钩突,漏斗部,筛大泡,上颌窦口,半月裂孔平面。B,矢状位显示半月裂孔

鼻的先天性病变

鼻后孔闭锁

　　鼻后孔闭锁为鼻腔最常见的先天性畸形,为妊娠第 6 周时口鼻膜未发生破裂所致。本病为鼻腔后口阻塞,其中约 70% 病例为骨-膜混合型,30% 为单纯骨型闭锁。是否存在单纯膜性闭锁尚有疑问,高分辨率 CT 常无法显示无骨性成分的单纯膜性闭锁。后鼻孔闭锁可发生于单侧(50%~60%)或双侧,更常见于女孩(女:男 = 2:1)。

　　临床表现　因婴儿必须行鼻腔通气,故双侧后鼻孔闭锁表现为新生儿期即出现的严重呼吸困难。喂养时症状加重,哭闹时缓解。当新生儿出现肺组织充气良好但不能放置鼻胃管,应考虑此诊断。单侧后鼻

孔闭锁常于儿童后期被诊断,表现为单侧流出化脓性鼻涕。

　　影像表现　CT 为可供选择的影像检查方法,此前应吸抽鼻腔内分泌物;局部应用血管收缩剂喷雾有助于减缓黏膜肿胀。骨算法高分辨率 CT 有助于显示骨质,CT 表现包括后鼻孔狭窄(对于小于 2 岁儿童而言,后鼻孔径小于 0.34cm)和梨状骨扩大和增厚(厚度大于 0.23cm),有时可见梨状骨与上颌骨融合。鼻腔外侧壁后部中间弯曲和增厚。鼻腔常被空气、软组织和液体所填充(图 8-13A 和 B)。CT 检查可明确引起双侧鼻腔阻塞的其他原因,如梨状孔狭窄和双侧鼻泪管囊肿。75% 双侧后鼻孔闭锁见于其他先天性畸形(如 CHARGE 综合征)。

　　治疗　针对双侧闭锁而言,应该在明确诊断后尽快实施手术确保气道通畅。也可采用经口或经鼻内窥镜外科手术。

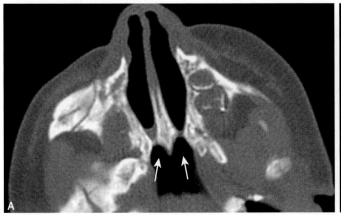
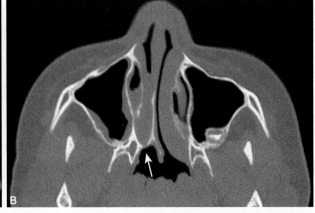

图 8-13　A,鼻后孔闭锁,1 天新生儿,伴有严重的呼吸困难。轴位 CT 显示双侧骨性鼻后孔闭锁,右侧鼻腔积液。鼻侧壁内弓,犁骨增厚。B,12 岁儿童慢性鼻塞和鼻液溢。轴位 CT 显示单侧的(右侧)骨性闭锁,鼻腔内充满积液

先天性鼻腔梨状孔狭窄

先天性鼻梨状孔狭窄为鼻腔阻塞的一种少见类型,为鼻梨状孔狭窄,因上颌骨鼻突骨质过度生长所致。任何出现上呼吸道阻塞的新生儿均应疑及本病,同时需与后鼻孔闭锁和其他先天性鼻腔肿瘤相鉴别。

临床表现　症状取决于狭窄的严重程度,与后鼻孔闭锁患儿症状相似,包括新生儿期发绀,并于喂养时加重,哭闹时缓解。先天性鼻腔梨状孔狭窄的表现与其他先天性畸形也有关(如前脑无裂畸形、垂体功能低下,单发巨门牙症、眼距过窄、腭裂,指弯曲畸形或嗅球缺失)。中心巨门牙常与颅内畸形共存,因此对这些病例应进一步进行脑 MRI 检查。

影像表现　CT 可确诊先天性鼻腔梨状孔狭窄,以上颌骨内侧鼻突过度生长为特征,导致骨性鼻腔前部狭窄,常为双侧。足月儿梨状孔径小于 11mm 即可诊断。后鼻孔径常显示正常,但也可见后鼻孔闭锁。常见硬腭发育不全并呈三角形,同时可见上颌骨中间出现孤立门齿(巨-门齿症)(图 8-14A～C)。

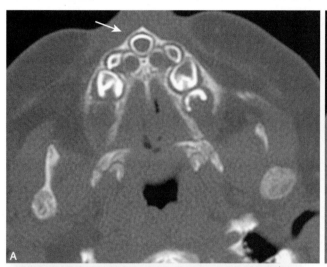

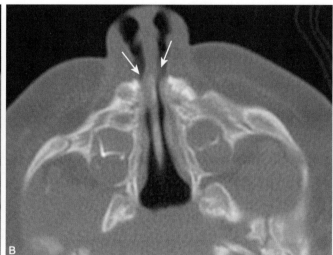

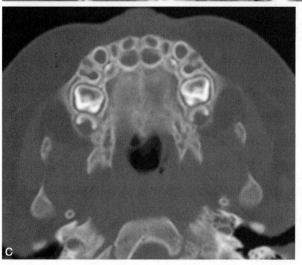

图 8-14　先天性鼻梨状孔狭窄,1.5 个月新生儿在母乳喂养时有呼吸困难。**A,**轴位 CT 显示三角形硬腭和孤立的中央巨门牙(箭号)。**B,**轴位 CT 显示前和后鼻道的狭窄。**C,**正常婴儿上颌窦比较

治疗　治疗包括确保气道通气,以及对重症患儿实施外科手术治疗。

先天性鼻泪管泪囊突出症

先天性鼻泪管泪囊突出症为鼻泪器囊性扩张,由鼻泪管近端和(或)远端阻塞所致,也有人认为本病为鼻泪管管腔化障碍所致。泪囊突出症可为单侧或双侧。导管扩张可发生于从泪囊(位于内眦的近端病变)到鼻泪管在下鼻道开口(位于下鼻甲下方下鼻道的远端病变)路径的任何平面中,可见骨性导管扩张。

临床表现　近端病变时,泪囊突出在临床表现为出生时即可被发现的位于内眦的蓝色圆形肿物;大小为 5～10mm。远端病变时,鼻泪管囊肿常见于新生儿期。双侧病变则表现为堵塞气道的鼻内肿物。在新生儿期还可出现喂养时呼吸困难。

影像表现　CT 表现为位于内眦和(或)鼻腔前下

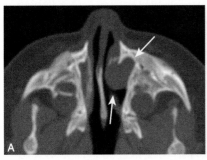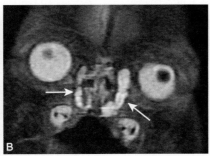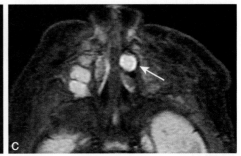

图 8-15 先天性鼻泪管泪腺炎,1 天新生儿。A,轴位 CT 显示左侧鼻道内圆形软组织肿块,伴同侧鼻泪管扩大(箭号)。B 和 C,冠状和轴位 MRI 显示双侧鼻泪管和囊出现囊性扩张(箭号)

部的边界清晰的圆形低密度囊性病灶,可为单侧或双侧。囊肿可与扩张的鼻泪管相通(图 8-15A)。巨大囊肿可导致鼻中隔偏曲。有与后鼻孔闭锁共存的报道。增强 CT 可见囊壁无强化或轻微强化。感染性泪囊突出症可见囊壁增厚并强化。

MRI 表现为内眦和(或)鼻腔内边界清楚的长 T1/T2 信号肿块,囊壁无或轻度强化(图 8-15B 和 C)。胎儿期可经超声和 MRI 诊断泪囊突出症。

治疗 泪囊突出症行保守治疗,但很多病例发生感染则需使用全身抗生素治疗;绝大多数病例需要外科治疗。早期转诊给眼科医师有助于及时治疗。

其他鼻部肿物

其他额鼻或鼻内肿物表现相似,鼻-眼脑膨出、血管瘤、皮样囊肿和鼻胶质瘤均应被包括在需要鉴别的诊断中。

鼻-眼脑膨出表现为额部、鼻部或眼眶内侧的无强化软组织肿物,经骨缺损连接颅内脑组织。相邻脑膜可见强化。

婴儿期血管瘤为边界清晰的分叶状肿物,可见广泛而显著强化。

鼻部胶质瘤(鼻部胶质细胞异位)为无强化的鼻外或鼻内实性软组织肿物,肿物与颅内容物之间无连接。

鼻部伴或不伴囊肿的皮窦表现为鸡冠前方从鼻尖至盲孔(颅内)带状强化影,沿带状结构可出现或无皮样囊肿或表皮样囊肿。在弥散加权成像上,囊肿表现为弥散受限高信号。

鼻窦特异性疾病的影像学表现

鼻窦炎

鼻窦炎以鼻窦黏膜炎症为特征,常发生于上呼吸道感染(upper respiratory infection,URI)之后。儿童每年平均出现 3~8 次病毒性上呼吸道感染,通常为自限性,无需抗生素治疗。然而,13% 以上病毒性鼻窦炎患儿可因发生急性细菌性鼻窦炎(acute bacterial sinusitis,ABS)而病情加重。鼻窦炎的其他易感因素还包括过敏性鼻炎、免疫球蛋白缺乏症、纤毛不动综合征、囊性纤维化和解剖畸形所致的引流通路堵塞。美国儿科学会将细菌性鼻窦炎分为 5 类:急性、亚急性、复发急性、慢性疾病并发急性细菌性鼻窦炎和慢性鼻窦炎。

由于细菌性鼻窦炎典型症状和体征多见于成人,而在儿童中常不被重视,故本病临床诊断仍为挑战。因儿童常缺乏特异性临床症状,故难以将细菌性鼻窦炎与病毒性鼻窦炎相鉴别。儿童症状和体征多变,可包括咳嗽、脓鼻涕、面疼、发热头痛和呼气有恶臭味。鼻咽后部引流常造成频咳和嗽嗓。常见鼻塞并导致夜间张口呼吸,晨起后出现喉咙疼痛。常见全身不适,主诉还包括精神萎靡、食欲缺乏、易疲劳和易激惹。

急性或慢性鼻窦炎诊断的金指标为鼻腔内吸引物中发现高密集度细菌(大于 10 菌落/ml)。然而,该方法不实用,有侵害性且费时费力,故很少应用于临床。因此,通常基于临床标准对鼻窦炎做出诊断;症状持续时间可提示 ABS 诊断,而非症状的严重程度。当上呼吸道感染伴化脓性鼻涕持续大于 10 天时,应考虑本病。

急性鼻窦炎

美国儿科学会将急性细菌性鼻窦炎定义为,症状在 30 天内完全消失的化脓性鼻窦炎。常见感染病原菌为肺炎链球菌、嗜血流感杆菌和卡他莫拉菌。

影像表现 由于不影响治疗方案,故儿童单纯急性细菌性鼻窦炎无需也不推荐进行鼻旁窦影像学检查。影像检查不能区分病毒和细菌性鼻窦炎。因其他疾病而进行影像学检查的无症状患儿中,X 线平片、CT 和 MRI 均可见黏膜异常的报道。婴幼儿异常表现发生率极高。例如,在一项因其他原因而非鼻窦炎而进行头颅 CT 检查的研究中(所有婴儿均于两周前曾有感冒病史),97%可见鼻窦黏膜异常。急性感染数月内仍可在 MRI 中发现软组织改变。由于这些原因,评价儿童影像征象时必须结合临床。

治疗　推荐使用抗生素治疗以促进症状缓解和防止可能的并发症。尽管可使用多种抗生素治疗,但通常应用阿莫西林治疗 10~14 天。

慢性鼻窦炎

美国儿科学会定义慢性鼻窦炎为鼻窦炎性发作时间超过 90 天,患儿持续残留的呼吸道症状[如咳嗽、流涕和(或)鼻塞]。慢性鼻窦炎患儿通常为年长儿(至少 4~7 岁)且常有急性细菌性鼻窦炎反复发作病史。其他相关因素为反复发作性病毒性上呼吸道感染、过敏性和非过敏性鼻炎、囊性纤维化、免疫缺陷、纤毛运动障碍、鼻窦和面部解剖异常和胃食管反流。

临床表现虽与急性感染相似,但最主要的特征为持续流涕、充血和持续夜间咳嗽。其他症状包括慢性头痛、慢性口臭,间断发热,睡眠不足和全身不适。在慢性鼻窦炎患儿中,金黄色葡萄球菌、革兰氏阴性葡萄球菌、厌氧菌、革兰氏阴性菌和真菌为最常见病原菌。

影像表现　X 线平片可显示黏膜增厚或鼻窦透亮度减低,偶见窦壁硬化和增厚。CT 表现包括密度减低的窦腔内周围黏膜增厚以及窦壁硬化增厚使窦腔缩小,但这些征象少见于儿童。偶尔可见钙化和鼻窦息肉。分泌物因其成分而为高密度物质。MRI 表现包括增强后可强化的增厚黏膜,腔内分泌物依成分而显示为不同信号(见图 8-11A~E)。干枯的分泌物在 T2WI 上为低信号。

治疗　首次治疗应包括环境控制,如提示为过敏性病变,则行过敏治疗,使用抗生素治疗 21 天直接用于耐药菌,盐溶液冲洗和鼻局部应用皮质类固醇激素。

二线治疗包括口服消肿剂和口服激素。鼻窦内窥镜外科治疗为最后的治疗方法。

鼻窦炎的并发症

诊断与治疗延迟,抗生素耐药或侵袭性病原或治疗不彻底可引发鼻窦炎的眼和颅内并发症。眼并发症的症状和体征包括眶周水肿、眼球突出、球结膜水肿、视力降低和(或)眼球活动受限。当急性鼻窦炎患儿出现难治性头痛、意识改变、局限性神经缺陷或脑膜炎表现时,应考虑存在颅内并发症的可能性。

眼并发症常源于筛窦感染,后者可经无静脉瓣的筛窦静脉穿透纸板传入眼内。按发生频率排序,疾病扩展也可源于蝶窦、额窦和上颌窦。并发症包括眼内蜂窝织炎伴炎性水肿、眶隔前蜂窝织炎、眶隔后蜂窝织炎、骨膜下脓肿(图 8-17)(见第 6 章)、眼部脓肿,视神经炎和海绵窦血栓形成。

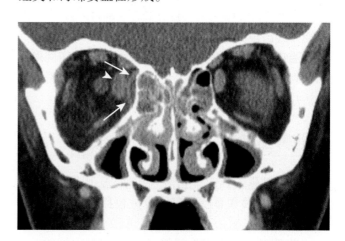

图 8-17　眼眶骨膜下脓肿,9 岁女孩。冠状位增强 CT 显示在眼眶内面一个小的,低密度的边缘强化的脓性液性暗区(箭号),肿瘤影响内直肌(箭头),内直肌增厚。双侧筛窦病变伴右侧眶后脂肪炎症

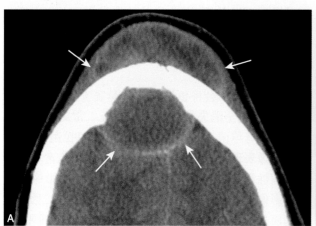

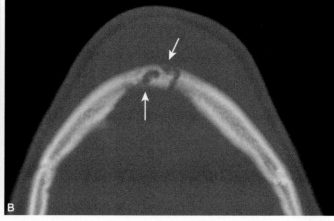

图 8-20　Pott puffy 瘤和硬脑膜外脓肿 16 岁男孩。A,增强 CT 软组织窗显示一个大的骨膜下脓肿(顶部箭号)和一个大的硬膜下脓肿(底部箭号)。B,轴位骨窗显示额骨侵蚀,符合骨髓炎(箭头)

颅内并发症包括硬脑膜外积脓、硬膜下积脓、脑膜炎、大脑炎和脑脓肿。也可见帽状腱膜下受累（如 Pott puffy 肿瘤和骨髓炎）（图 8-20A 和 B）。血管并发症少见，包括细菌性动脉瘤、颈内动脉海绵窦段狭窄（虽然罕见但可导致脑梗死）、静脉窦血栓形成。上矢状窦血栓形成常源于额窦炎，而乙状窦血栓形成和海绵窦血栓形成则更常见于蝶窦炎（图 8-21C）。

影像表现　当需要时，影像检查能明确诊断和提供准确的手术计划。初诊时，应采用增强 CT 扫描，扫描范围应包括鼻窦及脑。由于增加了辐射剂量但未提供更多诊断信息，故不应进行 CT 平扫检查。骨膜下脓肿（见图 8-17）和 Pott puffy 肿瘤中骨髓炎的骨侵蚀（额窦炎所致颅外骨膜下脓肿）（图 8-20A 和 B）在 CT 上显示为环形强化的液性病灶。

MRI 用于进一步评估已知或怀疑发生颅内扩散，故检查范围应包括脑、鼻窦及眼。脑 MRI 扫描程序应包括弥散和对比增强检查，并应观察有无静脉血栓形成。针对鼻窦及眼部的扫描，MRI 扫描程序

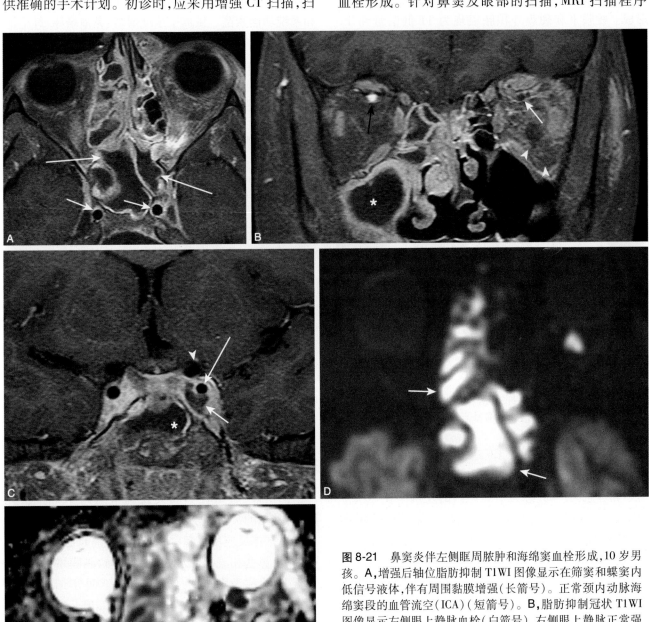

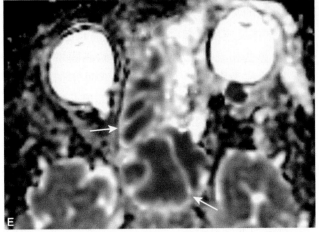

图 8-21　鼻窦炎伴左侧眶周脓肿和海绵窦血栓形成，10 岁男孩。**A**，增强后轴位脂肪抑制 T1WI 图像显示在筛窦和蝶窦内低信号液体，伴有周围黏膜增强（长箭号）。正常颈内动脉海绵窦段的血管流空（ICA）（短箭号）。**B**，脂肪抑制冠状 T1WI 图像显示左侧眼上静脉血栓（白箭号），右侧眼上静脉正常强化（黑箭号）眶后脂肪炎性表现（箭头）。**C**，脂肪抑制冠状位 T1WI 图像显示左侧海绵窦内血栓（底部箭号）和正常左侧颈内动脉海绵窦段的正常血管流空征象（长箭号）和左侧颈内动脉床突上段（箭头）。液体充满蝶窦被显示（星号）。相应的 DWI 图像呈弥散受限（**D**）和扩散系数图低信号（箭号）（**E**）符合化脓性物质

应包括平扫和增强的轴位和冠状位高分辨扫描。MRI 在显示软脑膜强化、少量脑外积液和脑实质病变（如大脑炎和脑脓肿）方面较 CT 更敏感。MRI 还可通过显示强化的骨髓水肿早期诊断骨髓炎。含有脓液的病灶在弥散加权成像中显示为弥散受限（见图 8-11A ~ E）。

骨膜下脓肿在 T1WI 中为低信号，在 T2WI 中为高信号，可见外周强化。海绵窦血栓形成的征象包括海绵窦扩大或不均匀强化，伴有上眼静脉的扩张或血栓形成。硬膜下和硬膜外积脓表现为 T1 低信号和 T2 高信号液性病灶，伴有邻近硬脑膜强化，以及化脓性物质所致的病灶中央弥散降低。大脑炎表现为无环状强化的、边界不清的长 T2 信号区，而脑脓肿则可见环形强化并中央弥散降低和病灶周围水肿。

治疗　治疗包括全身静脉内应用抗生素制品和外科手术联合应用，手术包括鼻窦引流、功能性鼻内窥镜手术和开颅手术。因为颅内脓肿患儿的癫痫发病率高，故推荐采用抗惊厥药物作为颅内并发症患儿的预防性治疗。

囊性纤维化患儿的鼻窦病变

CF 由 7 号染色体长臂的基因缺失所引起，该基因影响调节氯离子跨膜通路的蛋白质，从而引起多器官和系统功能紊乱。氯离子浓度增高、黏液增厚、纤毛清除能力减弱使患儿易发炎症及呼吸道慢性感染。几乎 100% CF 患儿临床均可见鼻塞和慢性鼻窦炎（图 8-22，A 和 B）。按发生频率排序，最常见病原菌为假单胞菌、金黄色葡萄球菌和草绿色链球菌。

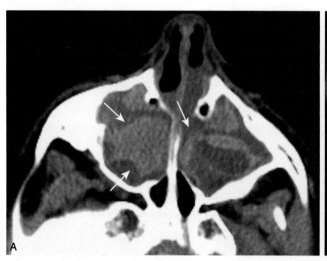
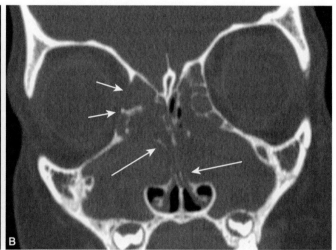

图 8-22　8 岁儿童囊性纤维化。A，轴位 CT 可见上颌窦内高密度分泌物（箭号）。B，冠状位 CT 上可见息肉导致鼻窦膨胀（短箭号）和鼻腔内分隔（长箭号）

影像学表现　CT 为 CF 患儿鼻窦病变的影像检查方式，几乎所有患儿均可见异常表现，征象包括黏膜增厚和鼻息肉。CF 患儿中鼻息肉的发病率在 10% ~ 86% 之间。鼻腔内常见高密度物质，为浓缩的分泌物（见图 8-22A）。但继发性真菌感染也可见相似表现，且不能依据影像检查而排除。年长患儿中可见鼻窦骨质硬化和增厚。额窦发育不全和未发育为慢性阻塞所致通气不良而引起的常见征象。影像表现严重程度与症状未必平行。

治疗　内科和外科治疗取决于症状和患儿的全身情况，包括肺状况和感染频率。并非所有患儿均需要手术治疗。CF 的影像表现无法将其与其他原因所致的慢性鼻窦炎相鉴别（如有鼻息肉的过敏性鼻窦炎或真菌性过敏性鼻窦炎）。

过敏性鼻窦炎

据估计，过敏性鼻窦炎发病率约为 10%。在美国，最常见的类型为季节性花粉过敏，由免疫球蛋白 E 反应性抗体反应所引起（Ⅰ型免疫紊乱），临床表现为打喷嚏、鼻塞和流涕，以上状况将导致黏膜增生、增厚和赘生，被称为肥厚性息肉样黏膜，多见于细菌感染。过敏性鼻窦炎多与慢性哮喘共存，30% 患儿出现息肉。反之，80% 以上鼻息肉患儿出现哮喘。过敏性哮喘的并发症，对阿司匹林过敏症和侵袭性息肉病被称为 Samter 三联症。本病中鼻息肉可为破坏性并侵犯前颅窝。

真菌性鼻窦炎病

真菌感染可引起急性和慢性鼻窦炎，并被分为四种临床病理类型,可表现为组织-侵袭性疾病(急性侵袭性爆发性疾病和慢性侵袭性感染)或非侵袭性疾病[非侵袭性霉菌感染("霉菌球"或分支菌病)和过敏性真菌(霉菌性)鼻窦炎]。以上所有疾病在儿童中罕见。

急性侵袭性爆发性疾病见于免疫抑制人群中,临床表现为黏膜苍白,可能发展为坏疽。经神经通路传播可引起血管受侵,最终导致颅内播散和脑实质梗死。毛霉菌病为多种真菌引起的疾病,可急性和爆发性起病。在糖尿病人中,毛霉菌病更多表现为慢性组织-侵袭性感染且常累及眶周(眶尖综合征)。

真菌球或"分支杆菌瘤"由真菌丝构成,在窦腔内受压形成浓厚的分泌物。本病为良性真菌感染,可见于既往曾行鼻窦手术、具有口-鼻瘘管和肿瘤化疗或放疗史的患儿,也可见于无任何已知诱发因素者。

过敏性真菌鼻窦炎可见于所有慢性鼻窦炎成年患者,但在儿童中罕见。临床表现包括过敏性鼻窦炎病史、慢性鼻窦炎、鼻息肉、过敏性哮喘和免疫抑制状态,炎性包块也可引起眼球突出。诊断主要依据组织病理学检查。在手术中可见特征性浓缩的鼻窦炎性分泌物,称为"过敏性黏蛋白",真菌培养或染色中,真菌丝必为阳性表现。无证据表明,真菌可侵袭黏膜。

影像表现 X 线平片难以但并非完全不能将本病与细菌感染相鉴别。平片征象包括鼻息肉伴不均匀软组织炎性包块,可见骨质破坏和重塑以及鼻窦密度增高,后者代表钙化。过敏性黏蛋白为 CT 密度增高的重要原因。MRI 表现可提示真菌感染,与急性细菌性鼻窦炎所见 T2 高信号相反,真菌感染中钙、气体或铁磁性成分显示为 T1/T2 信号减低。而 CF 患儿中所见的浓缩分泌物也可有类似表现。

鼻窦的良性肿瘤

囊肿、息肉和黏液囊肿

囊肿和鼻息肉为炎性鼻窦炎的常见并发症。黏膜潴留囊肿源于黏膜下黏液腺体阻塞,囊壁为导管上皮

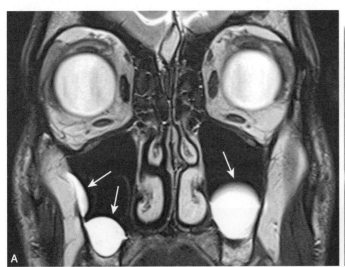

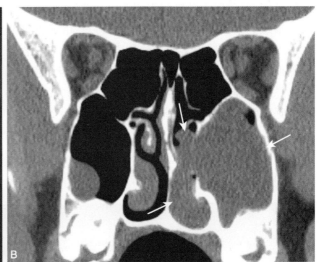

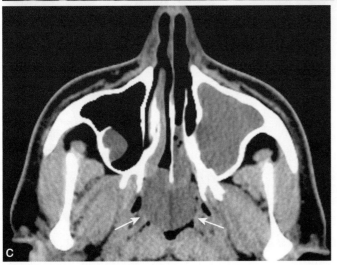

图 8-24 A,潴留性囊肿 17 岁男孩。上颌窦潴留性囊肿是 T2WI 高信号影(箭号)。B,上颌窦后鼻孔息肉 16 岁男孩。轴位 CT 显示在左侧上颌窦腔内大息肉,贯穿于口至鼻腔内(箭号)。C,冠状位 CT 显示息肉后部延伸至后鼻孔,超过中线至右侧(箭号)

组织。囊肿可见于任何鼻窦,但更常见于上颌窦下壁。浆液潴留囊肿则源于鼻窦黏膜下层浆液聚集。这些囊肿并非炎性病变,在 CT 上表现为边缘清晰、密度均匀的穹顶状包块,增强扫描无强化。MRI 图像上,囊肿表现为长 T1/T2 信号(图 8-24A)。10%~30% 人群中偶见囊肿。

与之相反,鼻息肉为过敏或炎性病变的表现之一,或两者均有。当其与过敏有关时,鼻息肉常为多发。病变可变大并因膨胀和侵蚀而引起骨质破坏。鼻息肉难以与某些病例中的黏膜潴留囊肿和其他恶性肿瘤相鉴别。与绝大多数肿瘤不同,鼻息肉在 MRI 中呈 T2 高信号,该特点有助于本病的诊断。

上颌窦后鼻孔息肉(鼻窦孤立性鼻息肉)为充满上颌窦窦腔的息肉,使窦口扩大,并通过窦口脱垂至后鼻孔,表现为鼻窦或鼻咽部息肉(图 8-24B 和 C)。蝶鼻孔息肉和筛鼻孔息肉虽然罕见但也可出现。在一般人群中,这类息肉占全部鼻息肉的 4%~6%;而儿童发病率则高达 28%~33%。上颌窦后鼻孔息肉不同于炎性鼻息肉,前者多为纤维组织仅有极少炎症,由上颌窦漏斗部或上颌窦副口突入并充满上颌窦,由囊性部分和进入鼻腔的哑铃形实性部分构成。这些鼻息肉常为单侧孤立性病变,20%~25% 病例中可见双侧上颌窦后鼻孔息肉。临床表现为鼻塞和流涕、张嘴呼吸、打鼾和睡眠呼吸暂停。

在 CT 上,绝大多数上颌窦后鼻孔息肉为黏液样密度。增强检查后,可见黏膜表面强化,但中心无强化。如分泌物凝固,则上颌窦后鼻孔息肉可显示为高密度。在 MRI 上,上颌窦后鼻孔息肉因含水量高而常表现为 T2 高信号。

黏液囊肿最常见于额窦(60%)和筛窦(30%),源于部分鼻窦的阻塞或隔离,为内衬呼吸上皮且充满黏液性分泌物的囊性病变。黏液囊肿罕见于蝶窦和上颌窦。本病常与 CF 并存。临床症状取决于病变的占位效应和发生部位,症状包括眼球突出、头痛、脑神经损伤或鼻塞。

在 CT 上,黏液囊肿为低密度、无强化肿块,伴鼻窦扩张。囊肿的薄壁可见强化;但如出现囊壁增厚或结节样强化,则应考虑感染。囊壁钙化提示陈旧性感染。MRI 信号多变,取决于水、蛋白和黏液含量。

如邻近脑鼻窦骨壁破坏和鼻窦呈环形强化,则黏液囊肿可能粘附于增厚的硬脑膜而引起并发症(如积脓、脑膜炎和脓肿)。增强扫描前蝶窦内黏液囊肿可类似垂体瘤或脊索瘤表现,但增强检查易于鉴别这些病变。

鼻腔肿瘤

儿童鼻腔良性肿瘤和肿瘤样病变包括纤维骨性病变和肿瘤(如纤维发育不良和骨化性纤维瘤)、贫血中髓外造血(如,镰状细胞贫血和地中海贫血)、骨肿瘤(如,巨细胞瘤和动脉瘤样骨囊肿)、青少年鼻咽部纤维血管瘤(图 8-27A~E)和牙源性囊肿或肿瘤。

儿童鼻腔恶性肿瘤包括横纹肌肉瘤、淋巴瘤/白血病、鼻腔神经母细胞瘤、鼻咽癌和转移瘤(神经母细胞瘤)。这些肿瘤将在第 16 章中详细叙述。

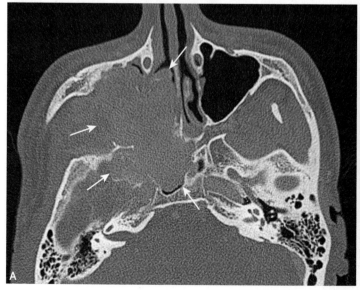
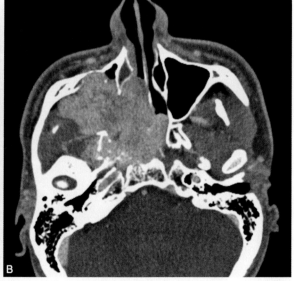

图 8-27　青少年鼻咽部纤维血管瘤 15 岁男孩。A,轴位增强 CT 骨窗显示鼻咽部巨大软组织肿块,扩展至翼额窝,有广泛的骨质破坏。B,轴位增强 CT 软组织窗显示巨大分叶状肿瘤强化

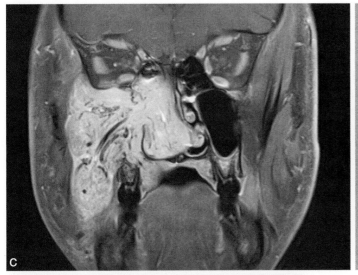

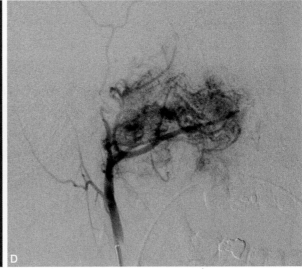

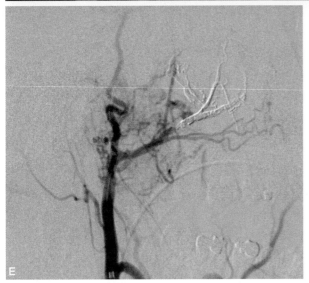

图 8-27(续) C,冠状位增强 T1WI 图像显示肿块明显强化伴血管流空。D,传统血管造影显示毛细血管晕征,通过粗大颈外动脉供应。E,外科手术前,栓塞后血管造影

面骨的骨折

鼻骨骨折多源于正面撞击,最常发生于鼻骨的下三分之一。侧面撞击导致更复杂的骨折且常合并其他面部骨折。也可发生相关的鼻中隔软骨脱位和鼻嵴骨折。

平片可诊断单纯性骨折,但 CT 为诊断复杂骨折和术前制定手术计划时的最佳手段。高分辨超声波检查也被证明是评价鼻骨骨折(特别是低等级鼻骨骨折)的一种可靠的诊断工具。

关键点

上颌窦和筛窦在出生时即出现。蝶窦则出现于蝶骨骨髓转换后。额窦见于 6~12 岁间。

平片在评估鼻旁窦中颇受限制,小于 2 岁儿童的平片不能显示鼻旁窦。

在无症状的人群中,所有影像检查均显示黏膜增厚发生率高。

CT 用于显示复杂急性鼻窦炎,是反复发生的鼻窦炎或慢性鼻窦炎诊断的金标准,且可为功能性鼻内窥镜手术提供路线图。

MRI 是评价鼻窦炎颅内并发症的影像方法。

CT 和 MRI 在评价和描述肿瘤时作用互补。

推荐阅读

Karmazyn B, Coley BD, Robertson ME, et al. Sinusitis—child. American College of Radiology (ACR) appropriatness criteria, 2012. Available at http://www.acr.org/~/media/485AEEC108E941C6B5551A8D21017 EED.pdf.

Mafee MF, Tran BH, Chapa AR. Imaging of rhinosinusitis and its complications: plain film, CT, and MRI. *Clin Rev Allergy Immunol*. 2006;30(3):165-186.

Steele RW. Chronic sinusitis in children. *Clin Pediatr (Phila)*. 2005; 44(6):465-471.

Steele RW. Rhinosinusitis in children. *Curr Allergy Asthma Rep*. 2006; 6(6):508-512.

Ummat S, Riding M, Kirkpatrick D. Development of the ostiomeatal unit in childhood: a radiological study. *J Otolaryngol*. 1992;21(5):307-314.

参考文献

Full references for this chapter can be found on www.expertconsult.com.

第9章

胚胎学、解剖学、正常表现和影像技术

KORGÜN KORAL

胚胎学

详细学习耳发育并非本章范畴,因此,这里仅讨论胚胎发育中的一些关键内容及其出现的时间。了解内耳源于神经外胚层,而中耳和外耳源于腮器非常重要,因为这可解释为什么内耳畸形通常不与中/外耳畸形并存。同样重要的是,咽裂产生外胚层,袋囊产生内胚层结构,其间的弓形结构产生了中胚层结构。

外耳

外耳道(管)源于第一咽裂。胚胎第三个月初期,外耳道底部上皮细胞增殖,形成外耳道栓。外耳道栓在胚胎第七个月时消退,外耳道底部的上皮细胞层参与了鼓膜形成。鼓膜外侧部源于外胚层,内侧部则源于内胚层,两者间为结缔组织中间层(即纤维组织)则起源于中胚层。

耳廓(auricle),源于位于第1、2咽弓背末端的6个间叶组织结构(称为小丘)增殖,它们围绕第1咽裂(未来的外耳道)分布,这些小丘逐渐融合,最终形成耳廓。

中耳

鼓室源于内胚层,由第一咽囊发育而成。咽囊向外侧生长,并抵达第一咽裂底部。咽囊外侧部形成原始鼓室腔,咽囊中间部较小并形成咽鼓管。锤骨和砧骨则源于第一咽弓的软骨,而镫骨则源于第二咽弓。胚胎第8个月时,听小骨周围的组织消退使它们进入间质中。胚胎晚期,鼓室向背侧扩张形成乳突窦。乳突在生后持续气化。

内耳

妊娠第22天,后脑两侧就可见耳基板产生,成为耳发育的第一个标志。耳基板快速陷入并形成耳泡(听觉)。耳基板腹侧成分形成耳蜗和内耳迷路球囊,背侧成分形成椭圆囊、半规管和内淋巴管。这些上皮结构被共同命名为"膜迷路"。

妊娠第6~8周期间,耳迷路球囊伸出耳蜗管进入周围间质并形成盘绕2.5圈的管道结构,连接耳蜗与球囊间的薄管结构为连合管。在第10周时,由耳蜗管周围间质分化而成的软骨出现空腔化并形成两个外淋巴间隙——鼓阶和前庭阶。耳蜗管(耳道)借前庭膜与前庭阶分隔,借底膜与鼓阶分隔。蜗管外侧壁借螺旋韧带与周围软骨相接触。耳蜗管内侧则与耳蜗轴相接,后者为骨性耳蜗轴心。在妊娠第6周,耳泡的椭圆囊成分外翻形成半规管。

解剖和正常表现

CT和MRI可准确显示颞骨的正常影像解剖,详细了解颞骨解剖并非本章范围。

颞骨包括鼓室部、鳞部、岩部、乳突部和茎突。当研究解剖或影像时,颞骨常可被分成几部分,以下将按照从外向内的顺序描述这几部分结构。

耳廓和外耳道

在影像上发现耳廓微小病变很困难,但CT通常可用以诊断明显畸形或耳廓缺如,同时发现98%与小耳症和外耳道畸形伴发的颞骨内听小骨畸形。

在横截面上,外耳道呈椭圆形,外耳道壁(前壁与后壁;上壁与下壁)始终相互平行。外耳道包括两部分:构成外耳道外1/3的膜部(纤维软骨)和构成其余部分的内侧骨部。

鼓膜分隔外耳道与中耳腔并附着于鼓室,后者为骨性外耳道内侧的圆周形骨性突出;骨膜上方则附着于颞骨鳞部,后者为诊断和评估胆脂瘤的重要骨性标志。如鼓膜无增厚,则可通过增大窗宽在 CT 图像中显示它。

中耳腔(裂)

鼓室腔为鼓膜内侧的充气空腔。空气从鼻咽部经咽鼓管进入中耳腔。中耳腔被人为分为三个腔:鼓室上隐窝、中鼓室、鼓室下隐窝。在冠状位上,将外耳道骨部的上壁和下壁勾勒出,中耳腔内外耳上壁沿线以上的部分为鼓室上隐窝,是中耳腔中最大的部分,且为听小骨链所在的部位。中鼓室位于外耳道上下壁沿线间。鼓室下隐窝则位于外耳道下壁沿线以下,儿童中常不存在或非常小(图 9-2)。

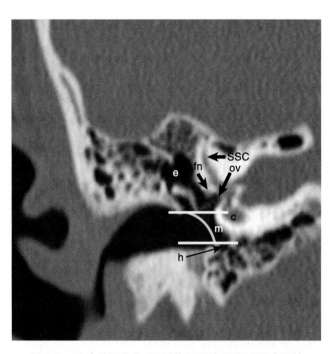

图 9-2　重建的冠状位 CT 图像显示路径接近明确的鼓室上隐窝(e)、中鼓室(m)和下鼓室(h)。鼓膜是黄色的曲线。c,耳蜗;fn,面神经;ov,卵圆窗;SSC,上半规管

听小骨

锤骨、砧骨、镫骨组成听小骨链,负责从鼓膜到前庭区卵圆窗间传递和放大(30%)声波。

锤骨柄和侧突嵌入鼓膜,而鼓膜则被侧突分为两部分:即上方较小的松弛部,下方较大的紧张部。锤骨头及柄构成锤骨颈部,并附着于鼓膜张肌肌腱。鼓膜张肌源于第一鳃弓,并受三叉神经唯一分支的支配,该分支内含有运动纤维:V3(下颌支)。锤骨头形成锤砧联合体("冰激凌圆筒"外形中的"冰激凌"部分)并连接砧骨体(图 9-3)。像砧镫关节一样,锤砧关节也为活动性关节(分泌滑液)(图 9-3,图 9-4)。

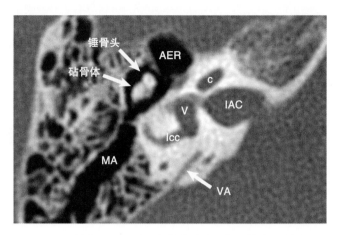

图 9-3　轴位 CT 显示"冰激凌蛋卷"的锤骨和砧骨头端。AER,前上鼓室凹;c,耳蜗;IAC,内听道;Icc,外半规管;MA,乳突窦;V,前庭;VA,前庭水管

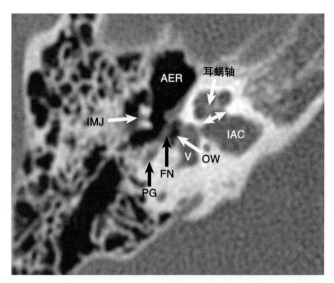

图 9-4　轴位 CT 显示耳蜗孔(双箭号)和耳蜗轴。AER,前上鼓室凹;FN,面神经;IAC,内听道;IMJ,砧锤关节;OW,卵圆窗;PG,面神经后膝;V,前庭

砧骨为中耳内 3 个听小骨中最大者,体部连接锤骨头,形成"冰激凌圆筒"中的"圆筒"。在 CT 上可见砧骨体向背侧伸出短脚(在轴位上显示最佳),后者位于砧骨窝内,并被韧带所固定。砧骨体部向下伸出长脚。砧骨豆状突连接长突并与后者形成近 90° 夹角。砧骨长脚与豆状突非常脆弱,较听骨链中其他部分更易受到感染或炎症的侵蚀。砧骨豆状突内侧呈杯状,并与镫骨头部(小头)形成关节。镫骨头与脚相连(前脚和后脚),而后者连接镫骨底。镫骨前后脚间开口为闭孔,胎儿镫骨动脉从中经过。镫骨底接合卵圆窗,形成镫前庭关节韧带联合(纤维)。

中耳腔隐窝及嵴

鼓室窦为中耳腔的内、后隐窝。鼓室窦深陷,虽然

其中的病灶可被显示,但却难以实施手术。鼓室窦外侧为锥隆起,是一个三角形骨性突出。源于锥隆起并伸至镫骨的镫骨肌(受面神经支配)偶可被 CT 显示,锥隆起外侧为面神经隐窝。

　　鼓室上隐窝位于颞鳞部内侧和锤骨头外侧,该隐窝因发生于其中的软组织病变(如胆脂瘤)难以被临床发现而显得非常重要。锤骨上韧带(CT 不能显示)形成鼓室上隐窝的颅侧边缘。

　　上鼓室前部隐窝(图 9-3,图 9-4)经不完全隔板(被称为"齿轮")与中耳腔相延续,感染或炎症可破坏其完整性。

乳突气房

　　相互连通的乳突气房共同开口于乳突窦,后者与中耳腔相通(图 9-3,图 9-4)。中耳腔与乳突窦间的连接部为乳突窦入口(开口于乳突)。乳突气房被无数薄隔膜所分割。Korner 隔为骨质增厚的分隔并斜行穿过乳突气房,为重要的外科标志。中耳腔顶为鼓室盖。

面神经和前庭窝神经和内听道

　　面神经包含运动,副交感神经和特殊感觉纤维(味觉),核团位于脑桥背侧。了解面神经具有较长脑内段(从核团发出,并在脑桥外侧表面发出)非常重要。颞骨高分辨 MRI 的 T2WI 可显示面神经脑池段和管内段。作为面神经最长段的脑池段通常可被高分辨 MRI 清晰显示。面神经经听神经孔进入内听道(LAC)后被称为"管内段"。面神经位于内听道前上象限。内听道的最外侧为基底部,并被横嵴分为上、下隔室。上隔室进一步被垂直的骨化蛛网膜组织(垂直嵴)分为前、后部。蜗神经占据内听道前下象限,前庭神经(上、下分支)见于后象限(图 9-6)。

　　面神经进入迷路并占据约 95% 的管腔空间。由于周围骨质限制了面神经炎症性肿胀,故其迷路段特别易出现缺血。副交感神经的岩浅大神经发自迷路段膝神经节处的突触。岩浅大神经与一些交感神经纤维聚合而成为翼管神经,对泪腺实施副交感神经支配。在膝神经节远端的面神经转向背侧而成为鼓室段。远端的迷路段、膝神经节和近端的鼓室段组成前膝。面神经的鼓室段位于鼓室内侧壁和外侧半规管下方,且被薄而不完整的骨鞘所覆盖,并紧靠在卵圆窗外侧。后膝为一个近 90° 的弯曲结构,鼓室段在此与乳突段相接(图 9-4)。乳突段经茎突乳突孔穿出颞骨。在茎突乳突孔近端,源于面神经乳突段的鼓索神经在其特有的管道中深入中耳腔,并在鼓膜下,经锤骨柄和砧骨

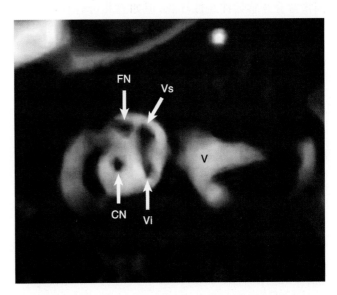

图 9-6　通过内听道底的斜矢状位平衡快速场回波图像显示面神经(FN)、耳蜗神经(CN)和前庭神经的上(Vs)和下(Vi)支。V,前庭

间间隙横穿中耳腔。鼓索神经包含了分布于舌体前 2/3 的味觉纤维,以及下颌下腺和舌下腺的副交感神经。穿出颞骨后,面神经横穿腮腺(但不支配)并支配面部肌肉。腮腺被面神经划分为深叶和浅叶。

　　耳蜗神经与面神经等粗或稍粗大些(在斜矢状位 T2WI 像上可被显示),经耳蜗孔(CT 和 MRI 均可显示)进入耳蜗。耳蜗孔狭窄或闭锁常合并耳蜗神经功能低下或缺如。

卵圆窗/圆窗

　　镫骨踏板附着于卵圆窗(图 9-4),并较易在轴位和冠位 CT 中被观察到。卵圆窗畸形包括闭锁和狭窄,常合并听小骨和外耳异常。由于前庭下方存在气液面,故在冠状 CT 上较易观察到圆窗。

颈静脉球/颈动脉管

　　右侧颈静脉球通常为优势颈静脉球。当在同一轴位图像中出现颈静脉球与耳蜗基底转时,称为"颈静脉球高位"。颈静脉球高位未合并鼓室壁骨质缺损或颈内静脉未突出入鼓室后部,则无关紧要。在所有颞骨检查中均应可见颈动脉管。迷走颈内动脉进入鼓室为一种罕见但重要的畸形。

前庭管/耳蜗管

　　前庭管(可被 CT 显示)为包裹内淋巴管和囊的骨性外壳。该管扩张时,可被 MRI 显示(图 9-3)。前庭管中点横径大于 1.0mm 时,考虑为扩张。尽管前庭管

扩张常合并感觉神经性耳聋,但如患儿可行耳蜗植入术,则该畸形并不改变治疗方案。

卵圆孔/棘孔

棘孔位于卵圆孔后外侧,发现棘孔非常重要,因为,约1/3棘孔缺失的病例合并永久镫骨动脉。当未见棘孔示时,应该全面检查镫骨闭孔,以寻找软组织密度影(永存镫骨动脉)。

颞下颌关节和下颌头/髁突

对颞颌关节的检查非常重要,因为该关节发育不良常合并外耳(特别是外耳道闭锁)和听小骨畸形。

内耳

内耳包括骨和膜迷路。骨迷路包括前庭、耳蜗和半规管。膜迷路则为上皮空间和充满内淋巴液的管道,主要组成结构为椭圆囊、球囊、内淋巴囊和管,三个半圆形管及其壶腹,以及耳蜗管。

MRI为评价内耳的方法;然而,很多内耳畸形也可在骨迷路CT检查中被发现。耳蜗位于内耳道前部,由基底转、中间转和顶端转组成。基底转和中间转为360°,而顶端转为180°,故整个耳蜗为2圈半。耳蜗轴为耳蜗的骨性轴心,从耳蜗孔顶端观察,呈"星形"或"花冠形"(图9-4)。前庭近于圆柱体,结构精巧(图9-3)。半规管(上、后及外)互成直角,并与前庭相接。尽管前庭内表面应该有6个开口(每个半规管2个),但由于上半规管后肢与后半规管上肢合并形成共同开口,故前庭实际只有5个开口与半规管相通。外半规管较其他两支稍大。

岩乳管(弓下管)

岩乳管几乎总可被CT显示。它位于上半规管弓下方,并靠近后肢。岩乳管大小随年龄减小。当液体进入岩乳管时(硬脑膜内脑脊液随弓下动脉进入乳突气房和中耳腔),在幼儿MRI检查中可偶见岩乳管,此时,岩乳管为正常结构,不应与病理改变相混淆。

成像技术

CT被用于传导性耳聋的检查,而MRI则用于感觉神经性耳聋的检查。在容积CT采集中应用了低剂量技术;成像参数包括90kV和80mA,单位长度剂量约为90mGy/cm。特别要求,应将晶体排除在扫描范围外。如果必要,应进行冠状和斜矢状位重建。

可在轴位上进行膜迷路高分辨MRI,三维采集(如平衡快速场回波、三维快速平衡稳态成像序列和稳态下压缩干涉技术)扫描。重建层厚为0.75mm的图像。进行桥小脑角和内耳道斜矢状位重建。脑MRI矢状位T1WI,轴位T2 FLAIR、DWI和T1WI序列是对颞骨MRI的重要补充,以排除听力丧失的中枢性病因。

关键点

因外耳与中耳均起源于咽部,而内耳起源于神经外胚层,故外耳与中耳的发育畸形常共存,而与内耳畸形分开。

通常,CT应用于传导性耳聋(如耳闭锁、胆脂瘤和听小骨破坏)检查,而MRI则应用于感觉神经性耳聋(主要是耳蜗植入候选人的评估)的检查。

在CT扫描时,应将晶体排除于扫描范围外。低剂量技术的应用使得剂量降低而图像质量无明显降低。

推荐阅读

Fatterpekar GM, Doshi AH, Dugar M, et al. Role of 3D CT in the evaluation of the temporal bone. *Radiographics*. 2006;26(suppl 1):S117-S132.

Lane JI, Lindell EP, Witte RJ, et al. Middle and inner ear: improved depiction with multiplanar reconstruction of volumetric CT data. *Radiographics*. 2006;26(1):115-124.

Niu Y, Wang Z, Liu Y, et al. Radiation dose to the lens using different temporal bone CT scanning protocols. *AJNR Am J Neuroradiol*. 2010;31(2):226-229.

Shah LM, Wiggins 3rd RH. Imaging of hearing loss. *Neuroimaging Clin N Am*. 2009;19:287-306.

参考文献

Full references for this chapter can be found on www.expertconsult.com.

第 10 章

先天性和新生儿畸形

TIMOTHY N. BOOTH

　　本章将按照从外至内的顺序讨论先天性和新生儿颞骨畸形。首先讨论外耳道闭锁合并中耳及内耳畸形，而后叙述有关伴鳃弓畸形的孤立性中耳畸形，以及相关的前庭窗异常。结合外科手术结果对内耳畸形及其分类进行介绍。最后，将简要介绍累及颞骨的血管畸形。

外耳道闭锁

　　临床表现和病因　与内耳不同，外耳和中耳都起源于鳃器，而内耳则源于神经外胚层。因此，外耳道发育不良常合并耳廓、中耳及下颌骨畸形。患儿常表现为耳廓畸形和传导性耳聋。20%外耳道闭锁患儿可见内耳畸形，此时更多累及前庭器。本病患儿常缺乏感觉神经性耳聋。通常情况下，外耳及中耳畸形较内耳畸形更常见。外耳道闭锁发生率约为 1/10 000 ～ 1/20 000 成活儿，双侧发病者占 1/3，好像本病在美国较其他地方更常见。

　　影像表现　本病可出现一系列异常表现，其中某些患儿仅见外耳道骨性狭窄。当管道闭锁时，则闭锁可能为膜性或骨性。中耳畸形的严重程度与外部畸形范围有关。外科手术前进行高分辨 CT 检查对筛选可进行听力恢复术的患儿意义巨大，且应在手术前进行认真检查。如果听力丧失的病因中存在感觉神经障碍成分，则 MRI 可提供更多信息，这些信息将影响治疗效果。

　　听小骨畸形常并发于外耳道闭锁。锤骨柄可与闭锁盘融合。较少情况下，还可见锤骨与砧骨融合，且出现严重发育不良。砧镫关节也可受累，并可在轴位和冠状位图像中得到清晰显示。存在前庭窗和圆窗时，外科手术效果最佳。前庭窗闭锁常见于合并外耳道闭锁的各种综合征中（图 10-2）。镫骨可出现发育不良，错位或缺如。手术中，必须移除明显畸形的镫骨并放置假体。中耳腔的大小对手术意义重大，发育不全的

小腔将导致手术效果较差。乳突气化程度也可影响手术方法。

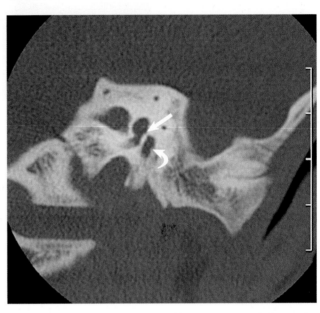

图 10-2　5 岁患儿双侧小耳合并传导性耳聋。前庭窗水平的冠状高分辨率 CT 显示中耳腔明显的发育不良和混浊（弯曲箭号）。前庭窗不通和面神经显示不清（垂直箭号）。患儿有明确的中耳置换手术指征

　　面神经走行对于评估儿童外耳道闭锁非常关键，最常见畸形包括面神经降段受累前移，同时，茎乳孔开孔于颞下颌关节后方。后膝位置通常更向前，并位于前庭窗水平的后方（图 10-3）。较少情况下，面神经鼓室段可异位进入前庭窗龛内，甚至更向下位于耳蜗岬上方。面神经鼓室段位置异常多伴前庭窗闭锁和狭窄。面神经发育不良时，难以辨认，但其他的迷路段畸形少见。

　　出现外耳道闭锁的综合征常合并更严重的中耳畸形，其内耳畸形的发生率也较高；这些患儿不适合外科治疗。出现外耳道闭锁的综合征包括 Goldenhar 综合征、Treacher-Collins 综合征及 Pierre Robin 贯序畸形（表 10-1～表 10-4）。

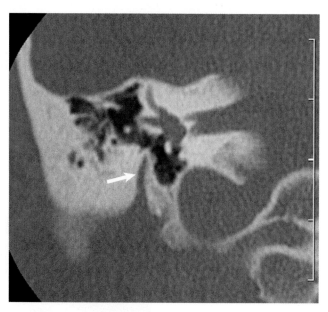

图 10-3 外耳道闭锁。冠状位高分辨 CT 显示下降的
面神经后膝前移（箭头）到前庭窗水平

表 10-1 与先天性耳异常相关的耳颅面综合征			
综合征	外耳	中耳	内耳
Treacher Collins 综合征（下颌骨颜面发育不全）	畸形,低位外耳 外耳道闭塞/狭窄	听小骨畸形/缺如 中耳腔的减小 异常面神经（向前移位）	偶发前庭异常 短内听道
颅面骨发育不全综合征（颅面发育障碍）	外耳道闭塞/狭窄	鼓室狭窄 听骨链固定	
Apert 综合征（尖头并指畸形）		镫骨踏板固定	
半侧面部肢体发育不良	小耳症 闭锁和狭窄 外耳道的垂直调整 听小骨缺如/畸形	鼓室盖缺如	

From Hasso AN, Casselman JW, Broadwell RA. Temporal bone congenital anomalies. In Som PM, Carter HD, editors: *Head and neck imaging*. 3rd ed. St Louis: Mosby; 1996: 1352-1355.

表 10-2 与先天性耳异常相关的耳颈综合征			
综合征	外耳	中耳	内耳
Goldenhar 综合征（眼耳脊椎发育不良）	耳前附属物 耳廓畸形 外耳道闭锁	重度发育不良 耳腔狭窄 听小骨缺如	耳蜗和颞骨发育不全 短内听道向上倾斜
Klippell-Fell 综合征	小耳症 外耳闭锁/狭窄 外耳道定位	镫骨增厚和固定 鼓室闭塞	耳蜗发育不良和半规管至听泡 内听道狭窄
Wildervanck 综合征（颈眼听力障碍综合征）			各种结构发育不全/未发育
颅骨锁骨发育不全	外耳道狭窄	明显的乳突硬化	明显的岩骨硬化

From Hasso AN, Casselman JW, Broadwell RA. Temporal bone congenital anomalies. In Som PM, Carter HD, editors: *Head and neck imaging*. 3rd ed. St Louis: Mosby; 1996: 1352-1355.

表 10-3 与先天性耳异常相关的耳骨综合征			
综合征	外耳	中耳	内耳
Pyle 病（颅骨干骺端发育不良症）	外耳道硬化	鼓室骨质增生 面神经管收缩 乳突闭塞	内听道硬化
Hart 综合征（额骨骺发育异常）		听小骨畸形	耳蜗周围骨质交叉
van der Hoeve 综合征		镫骨畸形	耳囊缺如
Albe-Schönberg 病（骨硬化病）	外耳道狭窄	骨质硬化，面神经管和鼓室狭窄，覆盖圆窗和前庭窗 双侧乳突鼻窦炎	内听道狭窄

From Hasso AN, Casselman JW, Broadwell RA. Temporal bone congenital anomalies. In Som PM, Carter HD, editors: *Head and neck imaging*. 3rd ed. St Louis: Mosby; 1996: 1352-1355.

表 10-4 与先天性耳畸形相关的其他综合征			
综合征	外耳	中耳	内耳
Pendred 综合征			耳蜗不完全发育不全，海角变扁
Waarden burg 综合征			后半规管缺如 内听道轻微扩张 前庭外形不规则
Möblus 综合征	耳畸形	面神经管缺如，无膝神经节增大	半规管和前庭扩大 耳蜗发育不良（可能是个囊腔）
18 染色体缺如综合征	耳低位 外耳道狭窄/闭锁	听小骨畸形	
DIGeorge 综合征		听小骨畸形 鼓室小	耳蜗不同程度的发育不良

From Hasso AN, Casselman JW, Broadwell RA. Temporal bone congenital anomalies. In Som PM, Carter HD, editors: *Head and neck imaging*. 3rd ed. St Louis: Mosby; 1996: 1352-1355.

治疗 目前，已经建立了评估外科手术是否可以成功的分级系统，该系统将中耳容积、是否有听小骨畸形及前庭窗的状况考虑在内。手术路径常采用经乳突和前方进入，包括建立新鼓膜结构，调整听小骨，以及可能会植入镫骨假体。在图像评估和对这些患儿进行外科治疗时，也应注意是否存在胆脂瘤。

单发中耳畸形

临床表现和病因 小耳畸形患儿的外耳道常正常，且远较外耳道闭锁少见。小耳畸形患儿常出现传导性听力丧失。听小骨畸性可为单侧或双侧。单侧听小骨畸形常散发并单独存在。双侧听小骨畸形与常染色体显性遗传、综合征性疾病（包括 Goldenhar 综合征和 Treacher Collins 综合征）有关。圆窗闭锁源于在耳软骨囊骨化期间软骨发育障碍，多合并传导性耳聋。前庭窗闭锁则更可能与第二鳃弓发育异常有关（受第Ⅶ对脑神经支配），常出现混合性感觉神经性耳聋。前庭窗闭锁也可见于 CHARGE 联合畸形（眼缺损、心脏缺损、鼻后孔闭锁、生长发育延迟、生殖系统畸形和耳缺损伴耳聋）。

影像表现 轴位高分辨 CT 及重建冠状位是评价单发中耳畸形的影像方法。镫骨畸形包括发育不全、部分缺损、柱状畸形、头至岬融合畸形、底板固定。砧骨可发育不良，与外侧半规管或颞骨鳞部融合，或出现长脚畸形——后者可缺如、或砧镫关节融合固定。类似畸形还可涉及锤骨（少见），骨性小结可将锤骨与前外侧上鼓室壁相固定（图 10-6）。基于外科手术成功率，将这些畸形分为 5 级，包括（从手术效果好到差）：

1 级：镫骨正常，砧骨或锤骨异常
2 级：镫骨底板活动
3 级：仅见镫骨底板固定
4 级：镫骨底板固定伴其他畸形
5 级：镫骨底板缺如

先天性镫骨畸形或固定可伴外周淋巴瘘形成。

圆窗闭锁一般不伴面神经错位或听小骨畸形，但有合并前庭窗闭锁的报道。前庭窗闭锁可见于外耳道闭锁或狭窄患儿。前庭窗缺如常伴面神经鼓室段异位，进入或低于闭锁的前庭窗。镫骨常出现畸形或发育不良，并转向面神经，而非前庭窗。砧骨的长脚和豆状突结构

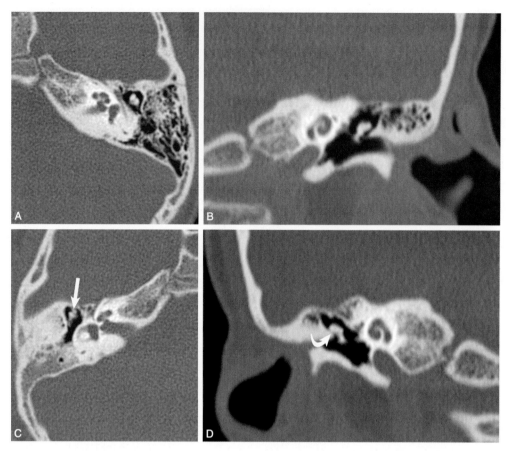

图 10-6　10 岁男孩右耳传导性耳聋。A 和 B，通过正常左侧中耳的轴位和冠位高分辨 CT。C 和 D，对应的右侧中耳的轴位和冠位高分辨 CT 显示锤骨头与鼓室盖不完全分离（垂直箭号），蒲氏间隙变窄（弯曲箭头）。外科证实听小骨固定

异常。第二鳃弓发育异常可能为以上畸形的病因，因为面神经、砧骨和部分镫骨均起源于该结构（图 10-7）。

CHARGE 联合畸形在颞骨 HRCT 中出现典型特征，几乎所有病例均可见前庭窗闭锁，还可见砧骨和镫骨畸形以及锤骨被固定于前鼓室壁。所有病例均出现内耳畸形，以及耳蜗和前庭系统受累。典型前庭表现为前庭变小和半规管缺如。此时，面神经因发育不良或错位而常难以辨认。

治疗　重建听骨链为治疗重点。外科手术前准确

评估对于制定适当的手术程序是非常必要的。前庭窗状况至关重要，因为前庭窗闭锁提示手术预后不良。在这些患儿中，必须确定面神经位置。

内耳异常

临床表现和病因　对于与先天性感觉神经性耳聋（SNHL）相关的遗传缺陷的研究日益增多，非综合征性先天性耳聋不合并其他疾病，占所有先天性耳聋病

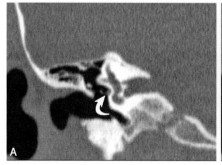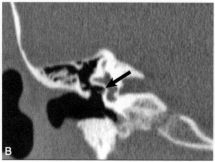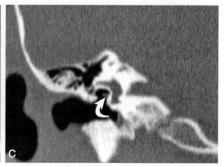

图 10-7　7 岁患儿混合型听力丧失和 60 分贝阈值。A、B 和 C，从前向后的冠状位高分辨 CT 图像。卵圆窗闭锁（箭号），面神经稍向内下移位（弯曲箭头）。未见镫骨，可见砧骨长脚、豆状突附着于移位的面神经

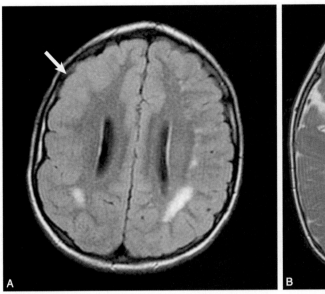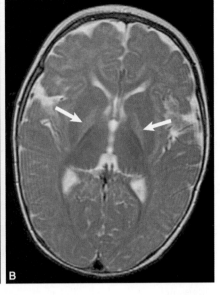

图 10-9 先天性感觉神经性聋。A，轴位液体衰减翻转恢复序列显示幕上脑白质 T2WI 信号的异常增高。右额叶皮质发育不良（箭号）。病变与先天性巨细胞病毒感染有关。B，感觉性神经性耳聋的早产儿童基底节区的轴位 T2WI 图像显示双侧苍白球的 T2WI 信号的增高（箭头），与核黄疸有关

例的 70%。非综合征性先天性耳聋中也可见基因突变，其中约 50% 非综合征性隐性耳聋由 *GJB2* 基因突变所致。82% 以上的遗传性病例以及 30% 的散发性病例可见 *SLC26A4* 基因突变所致的内淋巴管扩大；听觉神经病/失同步可能与 *OTOF* 基因突变有关，可因合并脑部异常而得到提示；这些患儿对助听器治疗反应不良，早期耳蜗植入则有助于症状改善。未来对先天性耳聋的分类可能会基于基因和形态学的联合评估。

综合征性先天性耳聋占 30%。许多综合征与耳先天性畸形有关，包括内耳畸形（表 10-1~表 10-4）。Toriello 等也提出综合征合并症和先天性耳聋的明确定义。

认识到在散发病例中难以诊断先天性 SNHL 非常重要，多由围产期损伤引起。其他病因还包括先天性巨细胞病毒感染、缺氧、耳毒性药物、核黄疸以及极少数肿瘤，以上均应包含在鉴别诊断中，且进行影像检查时可提示诊断（图 10-9）。

影像学表现 先天性 SNHL 是进行内耳影像检查的常见适应证，可应用高分辨 CT 和（或）MRI 完成检查。先天性 SNHL 患儿中常可见耳蜗和前庭异常、颅内畸形和耳蜗神经缺如。由于 MRI 可清晰显示膜迷路、内淋巴囊以及直接观察耳蜗神经，还可较其他影像检查方法更好地评估颅内结构，故成为首选。

以前，许多先天性内耳畸形均被归为"Mondini 畸形"。Jackler 及同事基于耳蜗发育受阻发生的阶段和表现重新将先天性内耳畸形分为 5 类。最近，Sennaroglu 重新修订了该分类，完善了对 SNHL 患儿中耳蜗畸形的描述。病变顺序与内耳发育过程中损伤的时间相对应，孕期越早发生的病变越严重。

1. 完全性迷路发育不全（Michel 畸形）：迷路结构完全缺失（图 10-10）。

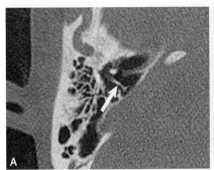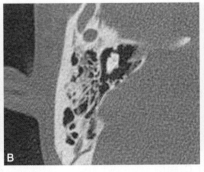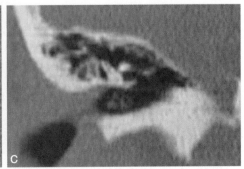

图 10-10 严重的耳聋患儿。轴位高分辨 CT（A 和 B）及冠状位重建图像（C）显示膜迷路缺如。影像学表现与早期胚胎学损伤和导致的发育不良（Michel 畸形）相符。听小骨位置异常（箭号）

2. 耳蜗未发育：耳蜗完全缺失，高分辨 CT 中未见耳蜗岬，可见前庭和半规管正常或畸形。

3. 共腔：单腔为未进一步分化的耳蜗和前庭，可见半规管形成。

4. 不完全部分 I 型：耳蜗轴和筛板区缺失，引起囊变。前庭异常扩大、囊变，其中可见分隔结构。

5. 耳蜗发育低下：耳蜗进一步分化，可见小耳蜗，高度<4mm，盘旋少于 2.5 圈。存在系列严重畸形，从小耳蜗芽到基底圈结构良好，而顶圈和中圈变小。

6. 不完全部分 II 型（典型的 Mondini 畸形）：耳蜗基底圈正常，中圈和顶圈变成单囊性结构，伴盘旋间隔不完整或缺失或数目不对称。常合并前庭和前庭水管/内淋巴道扩张（图 10-14）。很多综合征中可见 Mondini 缺陷，包括 DiGeorge、Waardenburg、Alagille、Klippel-Feil、Wildervanck 和 Pendred 综合征和染色体三体综合征。

耳蜗发育低下还可进一步分为耳蜗芽、基底圈耳蜗和发育低下性耳蜗。耳蜗的测量（包括第二圈高度和宽度）可提高发现 SNHL 患儿耳蜗发育低下的敏感性，并可预估耳蜗植入是否成功。MRI 可改善对轻型耳蜗畸形的显示和分类。在 SNHL 患儿中常可见 Modiolar 缺陷，包括耳蜗轴平直和伸入耳蜗的骨突数目减少。

在正常耳中，前庭阶（前部）与鼓阶（后部）大小相等。SNHL 患儿可见前房增大所致的阶梯不对称（见图 10-14）。

前庭畸形常与其他内耳畸形相伴发生，很少单独出现。半规管可部分或完全融入前庭。前庭直径应与前庭和外侧半规管间骨栓直径相等。小骨岛 ≥3mm。如果变小，则提示外侧半规管或前庭扩张。尽管前庭畸形常为扩张，但也可变小。如前庭变小，则前庭窗常狭窄或闭锁，面神经则常错位。这些畸形均可见于 CHARGE 联合畸形，伴半规管缺如。

据报道，前庭导水管扩张为可被影像检查所发现的最常见的内耳畸形，但在高分辨 CT 和三维 T2WI MRI 中则以耳蜗轻微发育不良更为常见。前庭导水管扩张为内淋巴管和囊发育停滞所致，且合并进行性耳聋以及创伤后听力完全丧失。当导水管前后径或内-外径 ≥1.5mm 时，则为扩张。轴位 CT 最适于发现该扩张。在 CT 上，导水管直径的上限为 ≤1.5mm，也可为 1.0mm。MR 快速回波 T2WI 可直接显示内淋巴管和囊扩张，既可在 SNHL 畸形中单独存在，也可合并内淋巴管扩张。MRI 检查显示，在这些患儿中，多数可见膜迷路畸形（84%），包括蜗轴缺陷，阶梯不对称，前庭和外侧半规管扩张。CT 非常适于显示上和后半规管裂隙。

在胚胎学上，内淋巴管和囊与耳蜗同时形成，这可解释内淋巴管和囊畸形常伴发于耳蜗发育不良。大多数前庭导水管扩张为散发病例，但也有报道见于 Pendred 综合征、远端肾小管酸中毒、CHARGE 综合征和支气管-鳃-肾综合征患儿。囊腔稳态 T2WI 呈现不均匀信号与内容物高蛋白含量有关，并提示 Pendred 综合征或可能发生甲状腺肿。

应利用 MRI 观察所有患儿的内听道（internal auditory canal，IAC）大小和内容物。双侧内听道常对称，但很多儿童的双侧内听道形状、大小和走行方向不一致。内听道可缺如或发育不良。内听道发育不良或严

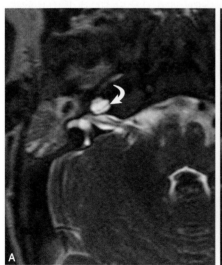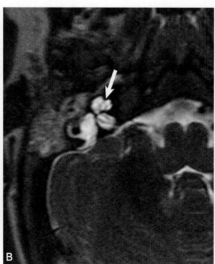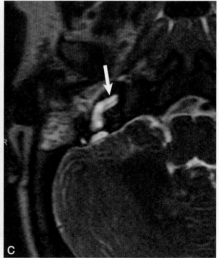

图 10-14　9 月患儿双侧感觉性耳聋。A、B 和 C，轴位三维 T2WI 图像显示轻微发育不良，底圈与中圈和顶圈合并（垂直箭号）。阶内的分隔及耳蜗阶不对称被显示（弯箭号）。扩张的内淋巴管和前庭被标记。这组征象是典型的不完全分区 II 型（Mondni 畸形）

重狭窄可见于 SNHL 患儿,常与耳蜗神经缺陷或缺如有关。单通道可被双通道取代,被称为"内听道重复畸形",其中一个通道为面神经管,另一个则为发育低下的内听道,并耳蜗神经缺损或缺如。有报道提出,"内听道重复畸形"与中脑被盖帽发育不全和其他病变有关。

　　重要的是要了解,内听道大小与耳蜗神经是否缺如有关;但大小正常的耳蜗神经也可合并内听道变小,或耳蜗神经缺陷或缺如伴内听道正常。CT 图像可清晰显示耳蜗神经骨管,该结构缺如为耳蜗神经缺陷或

缺失的直接征象。1.5mm 为耳蜗神经管大小的界值,等于或低于此值则为耳蜗神经缺陷。

　　MRI 是发现耳蜗神经并观察其大小的最佳手段,通常使用穿过内听道的斜矢状位。耳蜗神经截面积应等于或大于相邻的面神经(图 10-20)。如内听道狭窄,则耳蜗神经显示不清。在桥小脑角池还可见前庭耳蜗神经复合体。前庭耳蜗神经复合体的截面积通常为相邻面神经的 2 倍。神经纤维瘤患儿可见内听道扩张,为硬脑膜扩张所致,或与严重内耳畸形患儿的迷路瘘管有关。

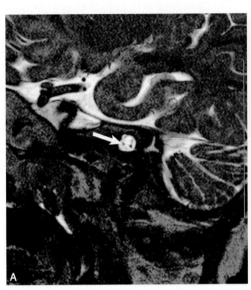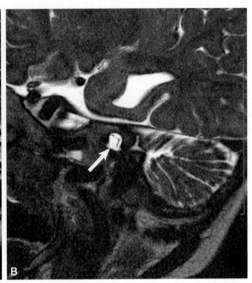

图 10-20　1 岁患儿严重的感觉性耳聋。A(左)和 B(右)斜矢状位三维重建 T2WI 图像显示右侧耳蜗神经缺如,左耳蜗神经正常(箭号)

　　治疗　助听器和耳蜗植入为 SNHL 患儿最常见治疗方法。CT 和 MRI 可依据严重程度而对内耳畸形分类。MRI 可较好显示颅内结构,并直接观察耳蜗神经,有助于耳鼻咽喉医生预测植入的成功率和选择植入侧。在植入后,CT 成为评价并发症和植入位置的理想方法。

脑脊液瘘管和复发性脑膜炎

　　临床表现和病因　复发性脑膜炎源于严重内耳畸形并发症和蛛网膜下腔与中耳间异常交通。先天性外淋巴管瘘管为不明原因非对称性 SNHL 的病因,同时可见复发性脑膜炎和眩晕。瘘管最常见位置为镫骨踏板区,因镫骨畸形所致。瘘管可通过扩张的耳蜗导水管而形成,更常源于缺损的筛状板。外淋巴漏常经前庭窗发生。

　　影像表现　CT 表现包括筛状板缺损和从前庭窗

突出的液体或软组织影。在 MRI 上也可清晰观察到该前庭窗突出。迷路面神经管扩张和内听道呈波浪状外形并不常见。

　　治疗　术前充分了解可能存在的外淋巴瘘管非常重要,可以避免二次手术。术前填充可预防前庭窗手术时发生明显渗漏。

血管畸形

　　临床表现和病因　血管畸形常见于颞骨。本病可无症状,但也可改变手术方案。传导性耳聋与血管畸形有关,且为血管畸形与听骨链相接所致。血管球瘤或血管瘤患儿耳腔内可见蓝色血管性肿物。

　　影像表现　动脉:颈内动脉(internal carotid artery,ICA)可为任意侧或双侧先天缺如,在 CT 上无颈动脉管。

　　迷走颈内动脉病例中,颈内动脉颈段可在胚胎期

内退化并为扩张的鼓室动脉和颈鼓动脉吻合支所取代。迷走的颈内动脉经扩张的鼓室管进入鼓室,位于正常颈内动脉后方。然后,该血管经颈板裂进入颈动脉管水平段。该畸形可为单侧或双侧。临床表现包括耳鸣、眩晕、耳聋和耳疼。CT 表现典型,但迷走的颈内动脉还可伴永存镫骨动脉。

镫骨动脉常在妊娠第 3 个月时退缩。永存镫骨动脉为一种罕见畸形,可见于单侧或双侧,伴/不伴迷走颈内动脉。该异常动脉起源于颈内动脉膝部。动脉在耳蜗岬上方走行,经镫骨脚进入面神经管鼓室段。CT 表现包括面神经管鼓室段扩张和蝶骨嵴孔缺如(图 10-23)。3% 的正常人中也可见蝶骨嵴孔缺如,了解这些非常重要。

静脉:颈静脉球变异包括未发育、闭锁、狭窄、憩

室、突出和高位。未发育非常罕见。可见相关的乙状球发育不良,静脉血流改道,经乳突管汇入局部头皮静脉。应该观察相关的静脉网是否扩张,因为可影响将来的手术方案。颈静脉闭锁和狭窄可单发或与其他疾病(如软骨发育不全或 Crouzon 综合征)并存。MR 或 CT 静脉成像可用以观察这些患儿中静脉阻塞状况。

高位颈静脉球为最常见的变异,以颈静脉球顶抬高,高于下鼓室环或颈内动脉底。本病常为单侧,但在高达 12% 病例中,也可为双侧。CT 或颈静脉造影可清晰显示本畸形。

颈静脉球突出指颈静脉球经中耳底部裂隙进入下鼓室,为发生于颞骨的常见血管畸形。临床上,鼓膜后方蓝色肿物可被误认为中耳内血管性肿物。症状包括耳聋(常为传导性)、搏动性耳鸣和头痛。在增强 CT

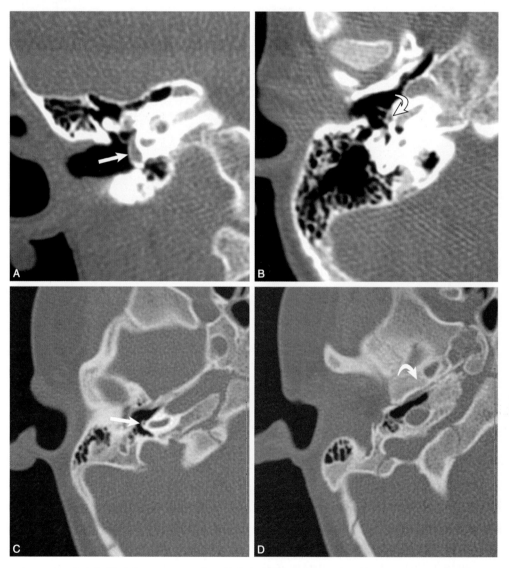

图 10-23　永存镫骨动脉。A 和 B 冠状和轴位高分辨 CT 显示一个血管结构垂直上升沿着耳蜗岬(直箭号)通过镫骨腕钩(弯箭号)。C 和 D,不同的患儿的轴位 CT 图像显示耳蜗岬骨质内隐藏着血管结构(直箭号),棘孔缺失(弯箭号)

上可见中耳内强化的软组织肿物,以及颈静脉球上方、下鼓室底部的骨缺损。

颈静脉憩室起源于颈静脉球,后者则位于岩锥上内侧。与突出的颈静脉球不同,颈静脉憩室更贴近于岩骨后内侧,且不侵及中耳。本病在临床上无法发现,故仅可经影像检查做出诊断。

治疗　需要认识这些畸形并定义为"不能触碰"的病变,通常无需外科手术。颈静脉憩室将影响针对 IAC 的手术,故在影像报告中应该描述。

关键点

　　外耳道闭锁的术前影像检查应包括如下内容:
- 听骨链(是否存在、位置、是否固定)
- 中耳大小
- 前庭窗和圆窗状况
- 面神经位置
- 共存的内耳畸形

　　前庭窗闭锁常与传导性耳聋并存。

　　单发前庭窗闭锁为第二鳃弓异常,与混合性耳聋相关。砧骨和镫骨异常常合并混合性耳聋及面神经错位。

　　CHARGE 联合畸形的影像表现包括听小骨固定、前庭变小、半规管缺如、前庭窗闭锁。

　　内淋巴管扩张与以下畸形并存:
- 蜗轴缺损
- 阶梯不对称

- 前庭和外半规管扩大
- 半规管裂
- *SLC26A4*(*PDS*)基因
- Mondini 畸形

　　　耳蜗神经管≥1.5mm。

　　　中耳血管畸形包括:

- 颈内动脉发育不良
- 迷走颈内动脉
- 永存镫骨动脉
- 裂-颈静脉球突出
- 颈静脉球憩室
- 静脉发育不全-阻塞

推荐阅读

Glastonbury CM, Davidson HC, Harnsberger HR, et al. Imaging findings of cochlear nerve deficiency. *AJNR Am J Neuroradiol.* 2002;23:635-643.

Jahrsdoerfer RA, Yeakley JW, Aguilar EA, et al. Grading system for the selection of patients with congenital aural atresia. *Am J Otol.* 1992;13: 6-12.

Koesling S, Kunkel P, Schul T. Vascular anomalies, sutures and small canals of the temporal bone on axial CT. *Eur J Radiol.* 2005;54:335-343.

McClay JE, Booth TN, Parry DA, et al. Evaluation of pediatric sensorineural hearing loss with magnetic resonance imaging. *Arch Otolaryngol Head Neck Surg.* 2008;134;945-952.

Park K, Choung YH. Isolated congenital ossicular anomalies. *Acta Oto Laryngol.* 2009;129:419-422.

参考文献

Full references for this chapter can be found on www.expertconsult.com.

第 11 章

感染和炎症

TIMOTHY N. BOOTH

本章将讨论感染和炎症性疾病常累及的颞骨,以及外、中、内耳和面神经。

耳廓、软骨管和骨性外耳道构成外耳,鼓膜分隔外耳与中耳。

中耳主要由鼓室与其内容物组成。咽鼓管连接中耳与鼻咽部,也成为感染蔓延的途径。所有含气腔隙均覆黏膜,使感染和炎症较易在其中播散。膜性迷路和骨性迷路组成内耳,与蛛网膜下腔间存在潜在交通。

外耳

外耳炎

临床表现和病因 患儿表现为不同程度疼痛和外耳道分泌物,后者早期为浆液性,以后可进展为脓液。外耳道炎与游泳相关,可由多种病原所引起,包括真菌。耳霉菌病更常见于耳科术后,与细菌感染表现相似。

影像学表现 外耳道炎诊断应依据临床,但也应同时评估乳突,诊断是否存在乳突炎。仅存在软组织肿胀和外耳道炎症而无腮腺和乳突的证据时,应进行 CT 检查明确有无病变。炎症急性期被分为轻微至严重不同类型,当炎症蔓延至周围组织,则被冠以"恶性或坏死性外耳道炎"的名称。朗格汉斯细胞组织细胞增生症虽可侵犯外耳道软组织,但更易累及骨(框 11-1)。

框 11-1　耳痛病因学的影像学研究
腮腺炎
乳突炎
外耳炎
鳃裂囊肿的感染型

治疗 常规治疗包括耳科术后采用适当的抗生素和抗真菌治疗。多数情况则无需手术治疗。

恶性或坏死性外耳道炎

临床表现和病因 通常,临床表现呈急进性,伴全身症状,如发热和白细胞增多。绿脓假单胞菌为外耳道重度感染的最常见病原。糖尿病为易感因素,但任何可导致免疫缺陷的疾病均可伴发恶性外耳道炎。据报道,儿童病例预后好于成人。

影像学表现 CT 显示,外耳道广泛炎症和骨质破坏。增强 MRI 可发现骨髓炎,在压脂 T2WI 上呈现高信号以及骨质内异常强化。MRI 有助于显示中心颅底受累(特别在出现多发脑神经麻痹时),还可观察颅内并发症。也可见面神经麻痹、颅内扩散和其他脑神经受累。

在临床高度怀疑转移时,单光子发射 CT(SPECT)锝-99m 骨扫描为显示患儿骨转移的有效方法,在 CT 上显示为骨质破坏的区域,其骨扫描结果为阳性。

治疗 治疗需要几周静脉输注抗生素。高分辨 CT 有助于评价炎症和周围骨质受累范围,对患儿病情轻重进行划分,以便早期对严重病例进行外科治疗和清创术。

外耳道内其他病变

获得性胆脂瘤表现为外耳道内残留物或肿块,也可引起阻塞性角化症。外耳道长期浸水所致的慢性炎症可引起外生性骨疣。这些病变多为双侧、宽基底,并呈骨质密度。

异物和骨瘤也可见于外耳道,骨瘤表现为有蒂的致密影。

乳突和中耳

急性感染

中耳炎

临床表现和病因 中耳炎为儿童最常见感染,需抗生素治疗。耳镜所见对诊断非常关键。急性中耳炎典型表现为发热、耳痛和鼓膜发红。感染最初由病毒引起,但也可为细菌性或细菌二次感染。应用抗生素治疗确实比不治疗稍有效果。10% 以上病例可见并发症,该比率还可增高,这可能与更保守的治疗方案有关。

影像学表现 CT 和 MRI 几乎不被用于单纯性急性中耳炎的诊断中,检查可见中耳内液体和并发的乳突渗液。重要的是要认识到,中耳和乳突渗液亦常见于无症状个体中。

乳突炎

临床表现和病因 急性乳突炎为急性中耳炎最常见的并发症,常出现高热和全身炎症指标升高。细菌感染最常见,主要为肺炎链球菌和 A 组-β 溶血性链球菌。非细菌性病因包括结核和真菌感染。发生于小婴儿或对抗生素治疗无反应的感染,应怀疑为非典型病原感染或可能为 LCH。面神经麻痹少见于细菌性乳突炎。急性乳突炎常见并发症,25% 以上的病例中可见并发症。

影像学表现 乳突气液平面可见于单纯性急性乳突炎,但诊断仍然依靠临床表现。影像学检查用于发现急性乳突炎可能存在的并发症,CT 为主要的急诊影像检查方法。CT 有助于乳突炎并发症的诊断,具有高敏感度和阳性预测值。MRI 和 MRV 则在判断颅内受累和静脉窦血栓形成中具有价值。

炎性充血将导致首次 CT 检查显示乳突小梁减少。当出现骨小梁吸收及骨膜炎时,则产生乳突内存在炎性液体的融合性乳突炎。随后出现的骨膜下脓肿

则成为此时最常见的并发症,且最多发生于耳后区,因为此处骨质菲薄,称为 "Macewen 三角区"。CT 可见紧邻骨质的环形强化积液区,其下方骨质通常完整,但也可见局限性破坏(图 11-4)。脓肿极少起源于颧骨根而出现在耳前。感染还可向下蔓延,通过乳突尖形成 Bezold 脓肿。感染也能通过咽鼓管进入到咽后间隙,故乳突炎患儿可见咽后脓肿。

经连续的黏膜间隙,乳突感染蔓延到岩尖和中央颅底,分别引起岩尖炎和骨髓炎,岩尖炎多表现为临床岩尖三联征,包括化脓性耳漏、第 V 对脑神经支配区疼痛和同侧第 Ⅵ 对脑神经麻痹。CT 可见骨破坏和硬脑膜下积脓症,但正常的非对称气化可造成诊断困难。MRI 可见岩尖内周边强化的积液病灶,弥散加权像显示积脓所致的弥散受限,以及较少见的脑脓肿(图 11-6)。

导致感染性颅内播散的主要途径包括骨侵蚀、血栓性静脉炎和已存在的路径——前庭窗和圆窗、耳蜗和前庭水管、内听道、裂隙和岩鳞缝均成为早期或晚期颅内扩散的路径。这些路径可引起化脓性内耳炎,显示为内听道和膜迷路异常强化。感染还可通过这些路径蔓延至蛛网膜下腔,从而发生脑膜炎。

脑膜炎、硬膜下积脓症、静脉窦血栓形成和小脑或大脑脓肿是最常见的脑内并发症。骨侵蚀常累及较薄的乙状板(Trautmann 三角区),导致硬膜下积脓或大脑前外侧脓肿。通常,邻近的乙状窦出现明显受压,以至于难以鉴别外源性肿物效应还是窦栓塞形成。经外壳侵蚀,乳突炎还可引起中颅窝硬膜下积脓或颞叶脓

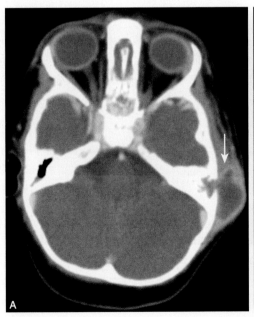
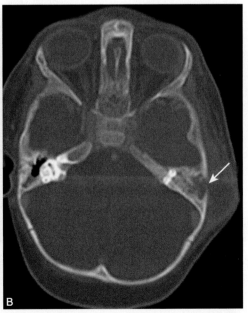

图 11-4 2 岁患儿乳突炎,有耳后肿胀。**A**,乳突轴位 CT 显示骨膜下巨大脓肿(箭头)。**B**,轴位 CT 骨窗显示乳突外壁骨质破坏(箭头)。无颅内扩散,乙状窦增强正常

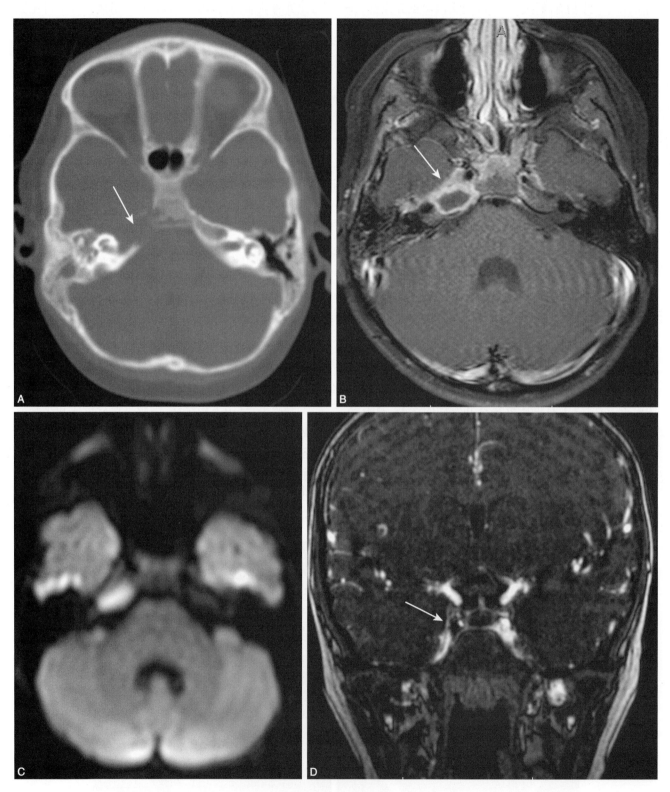

图11-6　岩骨尖炎。6岁患儿,头痛及右侧第Ⅵ对脑神经麻痹。A,轴位CT显示右侧岩骨尖消失(箭号)。B,轴位增强T1WI图像显示右侧岩骨尖边缘强化液体聚集,有硬脑膜强化(箭号)。左侧颈内动脉变窄,与海绵窦内炎症有关。C,轴位弥散加权成像(diffusion-weighted image,DWI)可见弥散受限表现。D,增强MRI静脉造影显示右海绵窦内充盈缺损,与血栓形成有关(箭号)

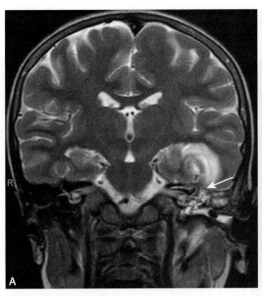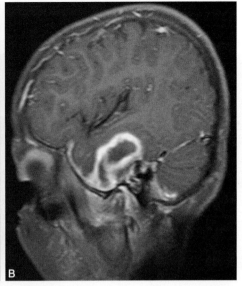

图 11-8 脑脓肿。8 岁患儿，严重乳突炎。A，冠状 T2 图像显示左侧乳突和中耳积液，鼓室盖有缺损（箭号），与颞叶内巨大病变有关。B，左侧旁矢状位增强后 T1WI 像显示颞叶占位的边缘强化，符合脓肿表现

肿（图 11-8）。病原菌通过静脉进入骨和硬脑膜，导致血栓性静脉炎和感染播散。乙状窦最易形成血栓，但外侧窦、岩窦和海绵窦也可受累，特别是合并岩尖感染。静脉窦血栓形成将导致静脉梗塞，而静脉回流障碍还可导致耳源性脑积水。MRI 平扫和增强后 MRV 有助于静脉血栓形成的诊断。弥散加权成像显示化脓成分为高信号影，特别有助于术后患儿的影像检查（图 11-10 和框 11-2）。

框 11-2　乳突炎的并发症
骨膜下囊肿
中央颅底骨髓炎
静脉血栓形成
脑膜炎
硬脑膜外/下积脓症
脑实质脓肿

治疗　对骨膜下脓肿和其他并发症采用传统引流治疗，经皮乳突切开术和放置引流管。然而，最近也有报道采用保守性外科治疗，在耳后穿刺和插入鼓室引流管后，应用抗生素治疗可有效替代对乳突炎并发症的外科治疗。颅内受累需神经外科治疗，对脑外积脓和脑实质脓肿应采用引流。

慢性感染

慢性耳乳突炎

临床表现和病因　鼓膜持久紧张和中耳腔内积液见于慢性中耳炎（chronic otitis media，COM）。慢性中耳炎鼓膜穿孔常累及紧张部。相反，咽鼓管功能障碍则可致鼓膜回缩和穿孔，累及松弛部。儿童常因出现传导性耳聋而进行影像检查。慢性化脓性耳乳突炎所致的听小骨受侵蚀或听骨固定、鼓膜骨化可分别或共同引起耳聋。

影像学表现　慢性中耳炎所致听小骨侵蚀常累及砧骨长脚远端，与鼓膜回缩有关，而非鼓膜凸出。鼓室硬化源于中耳腔内透明（常钙化）肉芽组织的沉积。在 CT 上，鼓室硬化表现为中耳多发肿物，伴鼓膜局部密度增高。可见单纯鼓膜受累或合并中耳受累（图 11-11）。影像检查中还可见听小骨增厚，则提示骨炎，CT 可见听小骨模糊。

治疗　外科手术前，影像检查有助于显示听小骨侵蚀和疾病范围。应有选择地使用高分辨 CT 扫描，或仅用于疑有并发症的病例。出现鼓室硬化后，外科治疗预后不佳，但也取决于病变范围。

继发性胆脂瘤

临床表现和病因　胆脂瘤由鳞状上皮和角蛋白碎片组成，常经鼓膜回缩和穿孔而进入中耳和乳突。耳镜检查在胆脂瘤初诊中作用重大，CT 则常用于观察病变范围和并发症。本病又被分为紧张部和松弛部胆脂瘤。松弛部病变源于咽鼓管功能障碍，始于鼓膜上隐窝，进而蔓延至鼓室隐窝。紧张部病变则源于慢性中耳炎及其下方的鼓膜穿孔，病变可累及听小骨内侧和前庭窗。

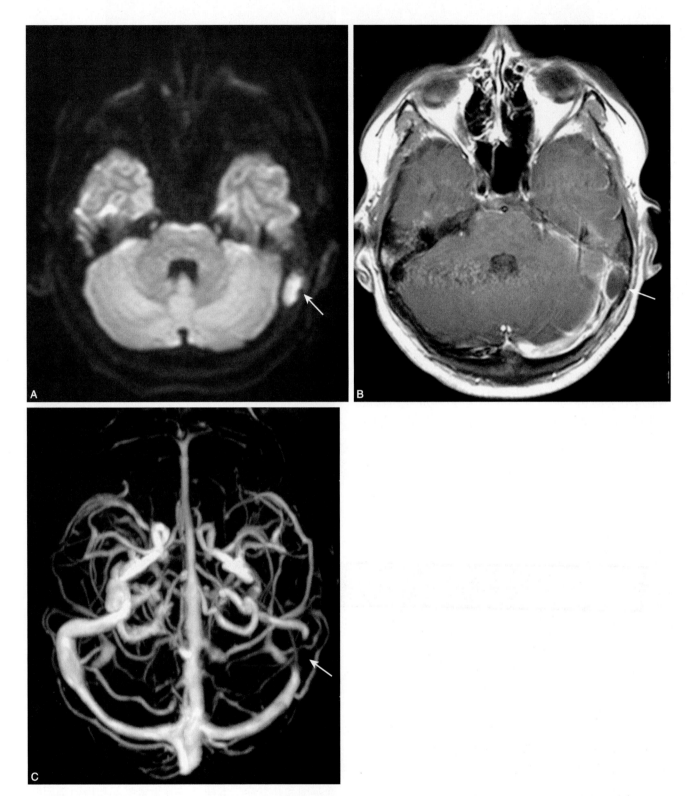

图 11-10   硬膜外脓肿。11 岁乳突炎患儿。A 和 B,轴位弥散加权和增强后 T1 加权图像显示弥散受限和边缘强化的液体聚积(箭号)。C,轴位最大密度投影增强 MRI 静脉造影显示乙状窦的外源性占位效应,无内在充盈缺损(箭号)。外科引流术未见血栓

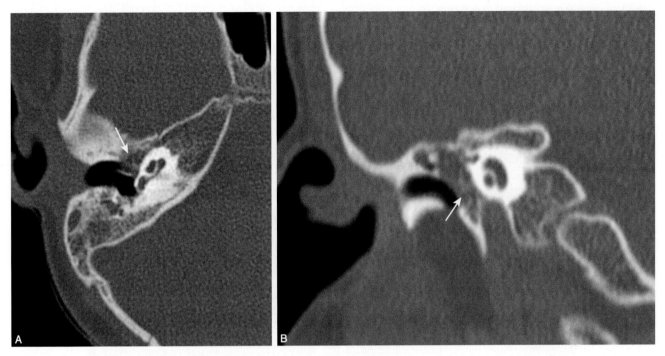

图 11-11　9 岁患儿,慢性中耳炎和鼓室硬化。A 和 B,中耳的轴位和冠状位 CT 图像显示。异常软组织贯穿前、中耳腔,可见花边样高密度影(箭号)

影像学表现　高分辨 CT 为儿童的主要影像检查方法,难以辨别慢性中耳炎是否合并胆脂瘤。胆脂瘤更常见广泛骨质侵蚀,累及砧骨短突或鼓室上隐窝侧壁、面神经管、鼓室盖和外耳道上缘。在 CT 上出现占位效应伴听小骨移位和鼓膜膨隆也是具有提示意义的显著征象。听骨链多位于中耳腔内,与内、外壁等距。应在所有图像上观察听小骨位置,发现鼓膜松弛部胆脂瘤导致的听小骨向内移位和鼓膜紧张部胆脂瘤所致的听小骨向外移位(图 11-13)。还可见乳突窦内 Korner 隔板侵蚀。骨侵蚀还可见于中耳腔和半规管间的骨性分隔,引起瘘管和感觉神经性耳聋。在组织学上,胆脂瘤为良性,但可出现局部浸润及向外扩散至颞骨(框 11-3)。

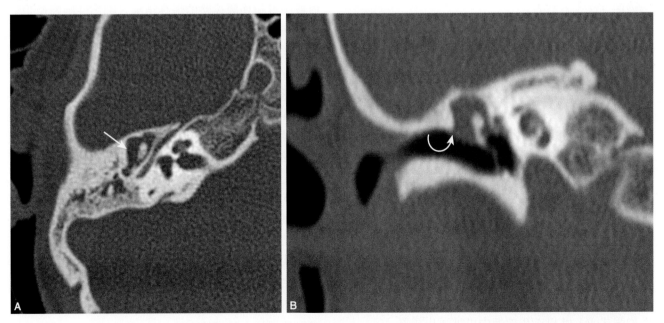

图 11-13　胆脂瘤,5 岁患儿,慢性耳部感染。A 和 B,中耳轴位和冠状位 CT 成像。听小骨中度移位,在浦氏间隙和鼓室上隐窝内见软组织影(箭号)。鳞甲受损(弯箭号)。外科手术局部胆脂瘤被切除

<table>
<tr><td colspan="1">框 11-3　需观察的胆脂瘤相关的重要结构</td></tr>
</table>

鼓室盖和鼓室乳突部
面神经管
半规管的骨质缘
听小骨
颞骨外的扩散
迷路是否受累

对可疑胆脂瘤病例初次检查时,通常无需 MRI,但

怀疑颅内受累或迷路瘘管形成的病例除外 。手术后耳 CT 检查困难,且不能区分肉芽组织渗液与复发性胆脂瘤。既往可进行平面回波弥散加权成像检查,但较小的复发性胆脂瘤常被漏诊。最近,新型自旋回波序列可显示直径<5mm 的胆脂瘤。弥散加权成像信号高于脑组织,则考虑为胆脂瘤。此外,肿瘤 T2 加权像信号增高和增强 T1 加权像可见强化(图 11-14)。延迟显像虽有帮助,但因为镇静问题而在儿童中无法发挥作用。

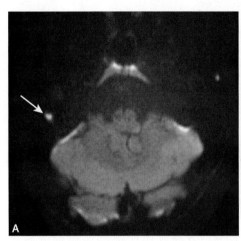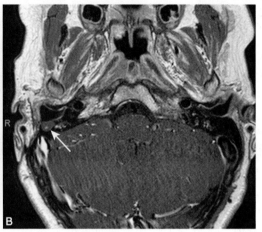

图 11-14　复发性胆脂瘤 。9 岁患儿在胆脂瘤乳突切开术后。A,轴位弥散成像显示右侧乳突内点状高信号(箭号)。B,轴位增强后 T1WI 图像显示病变为液性密度,无强化(箭号)。外科手术证实是 5mm 胆脂瘤

治疗　高分辨 CT 可改善慢性中耳炎和怀疑胆脂瘤患儿的手术治疗。MRI,特别是弥散加权成像,可明确评估手术后患儿,并最终替代目的在于排除残存胆脂瘤的二次手术探查。

内耳和颞骨岩部

内耳炎

临床表现和病因　细菌性内耳炎常因耳乳突炎或岩尖炎扩散所致。内耳炎病因还包括病毒、梅毒、外伤后内耳出血和自身免疫性疾病。合并迷路瘘管的胆脂瘤也可导致内耳炎。在儿童中,先天性感染(多为巨细胞病毒)也可导致内耳炎和耳聋,但非急性病变的内耳检查常表现正常。

镰状细胞病被认为与感觉神经性耳聋和迷路出血有关。

影像学　迷路出血在平扫 T1WI 中呈现高信号,在增强 T1WI 和 FLAIR 图像中可见强化征象。

骨化性迷路炎

临床表现与病因　骨化性迷路炎为迷路感染、出血或中毒损伤膜迷路的最终结果。细菌性脑膜炎是最常见病因。在感染后 2 周即可出现显著炎性过程并导致感觉神经性耳聋。纤维组织最初沉积于膜迷路,并最终骨化。

影像学表现　急性期,MRI 可发现内耳炎表现;但正常耳蜗和前庭系统也存在 T2 高信号。炎症亚急性期纤维化阶段,MRI 可见正常膜迷路 T2 高信号消失。骨化发生于内耳炎后期,可在 CT 上清晰显示。鼓阶单独受累时,应该明确患儿双侧耳蜗的前庭数目(图 11-17)。在疾病后期,CT 显示迷路内密度增高,但此时难以进行耳蜗植入。必须通过对耳蜗岬的检查鉴别耳蜗完全骨化和耳蜗发育不良。发育不良病例中,该结构缺如,而内耳骨化病例中,耳蜗岬正常存在。

治疗　骨化性内耳炎的唯一治疗为耳蜗植入。早期诊断内耳炎所致耳蜗堵塞非常重要,如病变进展,则难以耳蜗植入且可能失败。

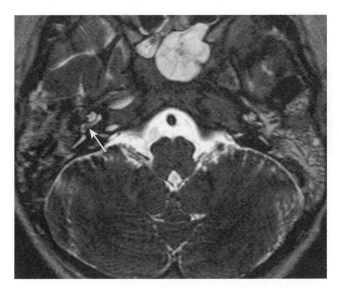

图 11-17　5 岁患儿, 感觉神经性聋和脑膜炎。轴位三维重建 T2WI 图像显示右侧耳蜗 T2WI 低信号出现于鼓阶和前庭处(箭号), 为植入的耳蜗。还可见蝶窦炎

胆脂瘤肉芽肿

临床表现和病因　胆脂瘤肉芽肿为炎症和堵塞所致, 后者引起反复出血, 然后形成肉芽组织, 累及部位包括中耳腔和岩尖部。岩尖部胆脂瘤肉芽肿可偶然被发现或因头痛和脑神经(Ⅵ、Ⅶ、Ⅸ、Ⅹ、Ⅺ和Ⅻ)受损而就诊。

影像学表现　CT 表现为膨胀性无强化的软组织肿物, 伴边缘锐利的骨破坏区。肿物在 T1 和 T2 加权像上均为高信号, 而在弥散加权成像上为低信号, 该征象可与先天性和后天性胆脂瘤相鉴别。

治疗　无症状病灶常仅需随访。如出现脑神经麻痹且症状进展, 则应采用开窗术或放置引流管进行外科引流。

面神经

Lyme 病

临床表现和病因　Lyme 病为多系统疾病, 由蜱携带的包柔螺旋菌感染所致。本病出现流行性感冒样症状并被分为三个阶段, 第一阶段可见皮疹; 第二阶段为心脏和神经系统症状发生期; 第三阶段则发生关节炎和慢性神经症状, 有时可在数年后出现。据报道, 约

15% 患儿临床可表现中枢神经系统受累。神经症状包括脊髓病、脑炎、疼痛综合征、小脑功能紊乱、运动障碍和脑神经麻痹。双侧面神经麻痹为常见神经系统表现, 应提示诊断。

影像学表现　脑部受累可表现为 T2 高信号病灶, 但 Lyme 病 MRI 很少异常。T2 高信号小病灶较常见, 但该征象不具特异性。增强检查所示病灶内强化, 增加了这些征象的特异性。可见脑膜强化, 但更常见者则是受累脑神经的异常强化。面神经和三叉神经最常受累, 但双侧面神经受累为典型表现。有患儿出现耳聋的病例报告, 可能因耳蜗神经受累所致。鉴别诊断应包括双侧 Lyme 病, 自身免疫性疾病, 脱髓鞘性神经病(Miller-Fisher 综合征)和肿瘤性疾病。

治疗　对于早期 Lyme 病的常规治疗为口服抗生素, 成人和大于 8 岁儿童常采用多西环素; 对伴有中枢神经受累的病例, 则应静脉给予抗生素。

面神经炎(Bell 面瘫)

临床表现和病因　面神经炎为急性下运动神经元单侧面神经麻痹的最常见原因。据推测, 可能为病毒感染所致, 但缺血和潜在的自身免疫性因素也可能为致病原因。面神经炎是排除性诊断, 儿童面神经麻痹的其他病因还包括创伤、炎症、肿瘤和先天性畸形。病毒学检测提示, 疱疹病毒Ⅰ型和带状疱疹病毒是可能的致病原。

影像学表现　典型面神经炎病例常在发病后 6~8 周内完全恢复。故在急性期无需进行影像学检查。如麻痹症状持续或出现其他神经症状, 则推荐使用 MRI 检查。面神经炎影像检查显示, 面神经出现不对称性异常增强且面神经轻度增粗。了解正常面神经可见节段强化非常重要(膝神经节、鼓膜及乳突段)。有时, 迷路段常显示轻微强化。内听道内面神经强化和迷路段面神经明显强化均应被认为是病理性改变(图 11-21)。在 3T MRI 上, 常可见正常毛细面神经轻微强化。

带状疱疹病毒感染还可导致更严重的 Ramsay Hunt 综合征, 临床表现为面神经麻痹、感觉神经性耳聋、耳鸣、眩晕、共济失调和疼痛性疱疹。MRI 不仅可见面神经异常强化, 还可见前庭蜗神经核和膜迷路强化。

治疗　应用定量分析所得强化程度与患儿预后相

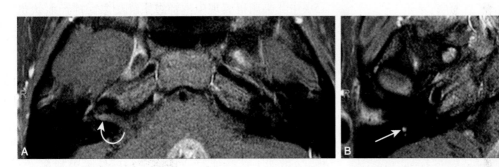

图 11-21 16 岁患儿反复性左侧面神经麻痹,很像贝尔面瘫。**A** 和 **B**,轴位增强 T1WI 脂肪抑制图像。右侧管内面神经的异常强化(弯曲箭号),鼓膜的不对称强化,可见右侧面神经下移(箭号)。未见肿瘤。右侧面神经麻痹最终恢复

关。急性期使用抗病毒药和皮质类固醇治疗。当面神经炎对药物治疗无效时,是否采用手术方法进行面神经减压仍存在争议。影像检查可更有效地指导对受累神经节段的外科治疗。

> **关键点**
>
> 　仔细阅读乳突炎患儿的影像,以寻找颅内和静脉并发症。
>
> 　胆脂瘤可见占位效应和骨质破坏。
>
> 　MRI 对显示骨化性迷路炎耳蜗破坏更敏感。
>
> 　除非临床高度怀疑,Lyme 病不应成为脑白质内 T2 高信号病变的鉴别诊断。

推荐阅读

Dobben GD, Raofi B, Mafee MF, et al. Otogenic intracranial inflammation: role of magnetic resonance imaging. *Topics Magnetic Res Imaging*. 2000;11:76-86.

Fernandez RE, Rothberg M, Ferencz G, et al. Lyme disease of the CNS: MR imaging findings in 14 cases. *AJNR Am J Neuroradiol*. 1990;11: 428-431.

Lemmerling MM, De Foer B, Verbist BM, et al. Imaging of inflammatory and infectious diseases of the temporal bone. *Neuroimag Clin North Am*. 2009;19:321-337.

Oestreicher-Kedem Y, Raveh E, Kornreich L. Complications of mastoiditis in children at the onset of the new millennium. *Ann Otol Rhinol Laryngol*. 2005;114:147-152.

Schwartz KM, Lane JI, Bolster BD, et al. The utility of diffusion weighted imaging for cholesteatoma evaluation, *AJNR Am J Neuroradiol*. 2011; 32:430-436.

参考文献

Full references for this chapter can be found on www.expertconsult.com.

第 12 章

肿瘤

KORGÜN KORAL

概述

儿童颞骨肿瘤较少见。影像专家必须熟悉常见恶性肿瘤及其影像表现。明确病变范围(包括颞骨内病变及是否向颅内蔓延)为放射医师的重要任务。颞骨肿瘤报告应包括对肿瘤部位(外耳、中耳和乳突气房、小脑脑桥角池或内听道)、面神经和血管受累情况以及是否出现颅内蔓延的描述。

横纹肌肉瘤

横纹肌肉瘤为儿童最常见的软组织肿瘤,约占全部软组织肿瘤的 60%和 5%~8%儿童期恶性肿瘤。约40%横纹肌肉瘤发生于头颈部。颞骨横纹肌肉瘤较少见。在一项 39 例儿童头颈部横纹肌肉瘤的研究中,6例(15%)可见颞骨受累。

绝大部分患儿小于 12 岁,40%患儿发病时小于 5岁。男女发病率相等。胚胎型最常累及中耳。本病起病隐匿,表现为血清血液性耳漏或类似于外耳道炎或中耳炎的非化脓性肉芽组织。颞骨横纹肌肉瘤最常表现是对治疗无反应的慢性中耳炎。许多患儿可出现肿胀或面神经麻痹。

CT 的作用在于显示骨质侵蚀和软组织肿块。MRI 可用于评估颅内病变和血管结构受累(颈内动脉、颈静脉和硬脑膜静脉窦)状况。MRI 常表现为无特异性的可强化的骨破坏性肿物(图 12-1A和 B)。耳软骨囊可不受累,或仅部分受累使骨性耳蜗、前庭和半规管凸显出来,这种表现称为"骨架化"。

化疗和放疗(使用或不使用外科手术)联合治疗

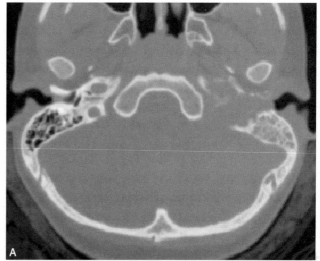

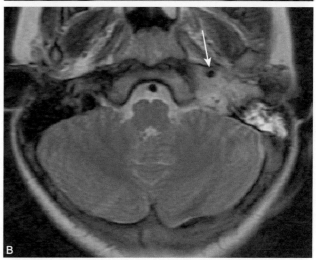

图 12-1 12 岁女孩横纹肌肉瘤,伴耳聋。A,轴位平扫显示破坏性软组织肿块,累及岩骨和左侧颞骨鼓室段。乳突气房混浊。B,轴位 T2WI 显示病变较气房内液体信号稍低。左侧内听道的岩骨段信号消失(箭号)

方案可改善颞骨横纹肌肉瘤患儿的预后。在一项 14个患儿的研究中,5 年生存率达 82%。

朗格汉斯细胞组织细胞增生症

朗格汉斯细胞组织细胞增生症（Langerhans cell histiocytosis，LCH）为一种病因未明的组织细胞增殖性疾病，主要见于婴儿和儿童。LCH 的组织学诊断依赖于受累组织 CD1a 阳性的特征性电镜特点。15 岁以下儿童中，LCH 的年发生率约为 0.5/100 000。平均发病年龄为 12 岁，无性别差异。LCH 最常见的类型为颅骨和脊柱孤立性溶骨破坏。颞骨可单独受累或作为多骨或系统性病变中的一部分。颞骨受累可为单侧或双侧（30%病例）。

尽管耳和颞骨受累较罕见，但耳科体征和症状可为 LCH 的唯一临床表现，包括耳感染、耳漏、耳廓后肿胀或耳息肉。听小骨可被侵蚀。颞骨 LCH 病例偶可见传导性听力丧失。骨迷路破坏可致感觉神经性耳聋和眩晕。CT 上，病变表现为非特异性、溶骨性软组织肿块。像颅骨 LCH 一样，残余骨无骨膜反应，可见后者边缘锐利、界限清晰（图 12-2）。MRI 的作用在于显示软组织肿块以及合并的颅内受累，还可用于评估系统性 LCH 中出现的垂体轴状况。治疗颞骨 LCH 常采用化疗。

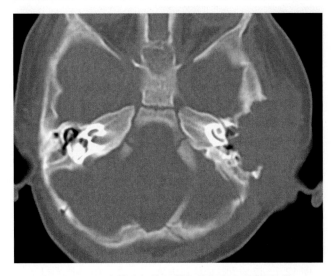

图 12-2　12 岁男孩朗格汉斯细胞组织细胞增生症，伴有头皮和颈部肿胀。轴位 CT 显示左侧颞骨破坏和巨大软组织肿块。骨-软组织交界面可见锐利边缘影

淋巴瘤

颞骨原发性淋巴瘤罕见。病变常为溶骨性，可累及硬脑膜（图 12-3）。

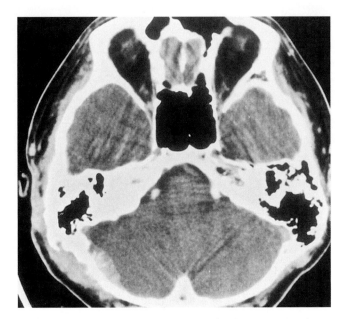

图 12-3　15 岁男孩淋巴瘤，伴耳后肿物。增强 CT 显示枕骨溶骨性可强化肿块影，起源于右侧颞骨乳突段，累及枕骨（From Koral K，Curran JG，Thompson A. Primary non-Hodgkin's lymphoma of the temporal bone. CT findings. Clin Imaging 27：386-388.）

内淋巴囊瘤

内淋巴囊瘤（endolymphatic sac tumor，ELST）为一种罕见的起源于内淋巴囊的上皮细胞肿瘤，该腺瘤样肿瘤多位于颞骨后部。ELST 罕见于成人，甚至罕见于

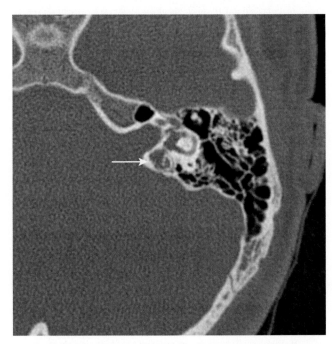

图 12-4　14 岁男孩的内淋巴囊瘤，伴有感觉神经性耳聋。轴位，CT 平扫显示前庭后方，前庭水管处溶骨性膨胀性病变（箭号）

儿童。von Hippel-Lindau 病患儿发生 ELST 风险增高,特别是双侧发病。特征性影像表现为,迷路后肿块引起的骨侵蚀(图 12-4),增强后可见病变显著强化。尽管肿瘤中富含血管,但很少在 MRI 上发现流空征象。治疗为外科广泛切除。

骨肉瘤

颞骨原发性骨肉瘤极度罕见,可为成骨性、溶骨性或混合性(图 12-5)。

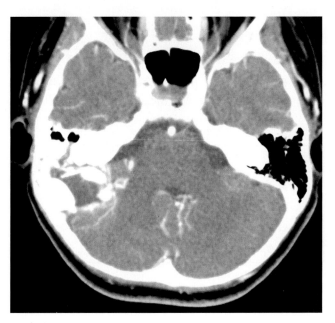

图 12-5　9 岁女孩的骨肉瘤,伴有右侧面神经麻痹,4 岁前接受心脏移植术。轴位 CT 增强显示起源于颞骨乳突段溶骨性血管性肿块,伴颅内扩散

外生骨疣和骨瘤

外生骨疣和骨瘤为外耳道良性骨肿瘤。这些肿瘤罕见于儿童。外生骨疣常源于长时间暴露在冷水中,被称为"冲浪者耳"或"游泳者耳"。骨瘤较外生骨疣还罕见,也可见于中耳、乳突或颞骨岩部。

听神经鞘瘤(前庭神经鞘瘤)

神经鞘瘤罕见于儿童,但可见于神经纤维瘤病

Ⅱ型(NF2)患儿。肿瘤起源于听神经(脑神经Ⅷ),较其他脑神经更常见,前庭部较耳蜗部更易受累。双侧桥小脑角强化或内听道肿物为 NF2 的病理特异性征象(图 12-6),但单侧受累也提示 NF2。桥小脑角或内听道受累时,还可累及前庭神经和面神经。绝大多数病变源于内听道,但复杂病变还可见于耳蜗轴、耳蜗和前庭或经卵圆窗向中耳蔓延。治疗方法为切除,治疗目的为保留听力。

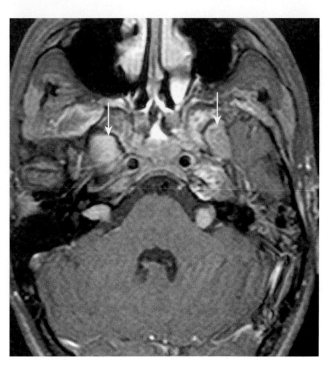

图 12-6　15 岁听神经鞘瘤,伴有神经纤维瘤病Ⅱ型。双侧内听道肿瘤。增强肿瘤位于扩张的双侧卵圆孔内(箭号)

神经鞘瘤也可发生于其他脑神经,包括三叉神经、面和鼓索神经,以及脑神经Ⅸ、Ⅹ和颈静脉孔内的脑神经Ⅺ。NF2 患儿还可见颅内及脊髓脑膜瘤和室管膜瘤。

血管外皮细胞瘤

血管外皮细胞瘤为富血管肿瘤,儿童罕见。在桥小脑角者,最主要的鉴别为脑膜瘤(图 12-7)。治疗方法为切除,术后常继续放疗。

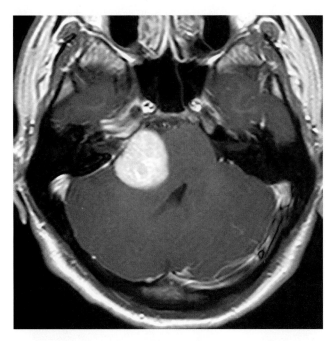

图 12-7 15 岁男孩血管外皮细胞瘤,显著强化的右侧桥小脑角肿瘤。肿瘤未进入内听道。主要的鉴别诊断是脑膜瘤

副神经节瘤

颞骨副神经节瘤源于颈静脉副神经节,而后者则由神经嵴分化而成。肿瘤起源于中耳神经时被称为"鼓室副神经节瘤或鼓室球瘤",肿瘤起源于颈静脉球时被称为"颈静脉球瘤"。这些肿瘤虽罕见于儿童,但可出现复发性中耳炎、单侧搏动性耳鸣和完全性传导性耳聋。出血、眩晕、感觉神经性耳聋和脑神经麻痹提示病情进展。

CT 和 MRI 扫描可见鼓室或颈静脉孔内肿物(图12-8)。这些肿瘤富含血管,可见明显强化。在较大病变中,MRI 可发现树枝样血管和典型的短 T1 长 T2 低信号"胡椒盐"征。治疗方法为手术切除。

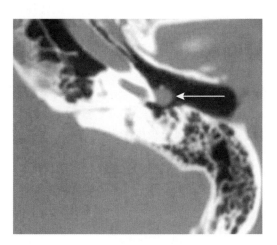

图 12-8 副神经节瘤。左耳轴位 CT 显示软组织肿物(箭号),靠近岬附近,符合副神经节瘤(鼓室球瘤)

关键点

颞骨肿瘤罕见于儿童。
LCH 和 RMS 为最常见肿瘤。
双侧溶骨性颞骨肿瘤几乎为 LCH 特异性表现。
双侧听神经鞘瘤为 NF2 特异性表现。

推荐阅读

De Foer B, Kenis C, Vercruysse JP, et al. Imaging of temporal bone tumors. *Neuroimaging Clin N Am.* 2009;19(3):339-366.

参考文献

Full references for this chapter can be found on www.expertconsult.com.

胚胎学、解剖学、正常表现和影像技术

VERA R. SPERLING

颈部胚胎学

颈部先天畸形和肿瘤的准确诊断和成功治疗取决于对该区域复杂胚胎发育以及异常发育所致畸形的了解。

本章将集中介绍颈部和口腔胚胎学知识。第 4、8、9 和 18 章介绍了眼眶、面部和鼻窦、颞骨和耳的胚胎学知识。

头颈部许多结构源于体节段、体节、间质和鳃器间的相互作用。

间质发育

间质源于 3 个主要来源

1. 侧板中胚层，形成喉软骨和局部结缔组织。

2. 神经嵴细胞，其迁移触发咽弓骨结构及局部骨质、软骨、肌腱和腺体基质形成。

3. 外胚层基板，从中形成脑神经（CNs）Ⅴ、Ⅶ、Ⅸ和Ⅹ。

中胚层、体节段及体节的发育

神经胚形成后，中胚层再分为外侧、中间及椎旁中胚层。外侧胚层形成咽喉的大部分。中间中胚层不参与头颈部任何部分的形成。轴旁中胚层形成 7 体节段和 42~44 对体节。最靠近头侧的 5 个体节参与了头颈部肌肉的形成（图 13-1）。在鳃器出现之前，体节段和体节就已经形成。

鳃器，指鳃弓、裂、袋及膜，开始形成于妊娠第 3 周后期。口咽膜破裂和中胚层鳃条开始形成 6 对鳃弓，其中第 5 对鳃弓可退化和消失。

第 4 体节段进入第 1 鳃弓并形成咀嚼肌，即咬肌、翼状肌和颞肌。这些肌肉受三叉神经支配（CN Ⅴ）。

第 7 体节段与第 3 鳃弓相互作用，形成茎突咽肌，

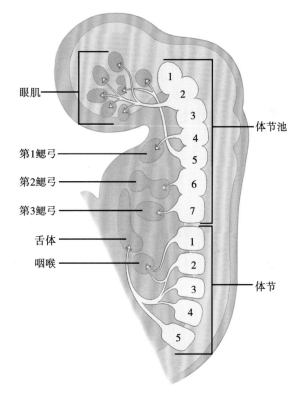

图 13-1　胚胎学。矢状面显示体节池与体节的关系，以及其相对应的衍生物。（From Som P，Curtin H. *Head and neck imaging*. 4th ed. Philadelphia：Mosby；2003.）

受舌咽神经支配（CN Ⅸ）。

最靠近枕部的 4 个体节进入第 4、6 鳃弓，并刺激咽内外肌肉的形成，肌肉受迷走神经支配（CN Ⅹ）和脊髓副神经的颅段（CN Ⅺ）支配。

第 3~7 体节形成胸锁乳突肌和斜方肌，并受脊髓副神经支配（CN Ⅺ）。

内、外舌肌很可能来源于第 2 至 4 枕侧体节，受舌下神经支配（CN Ⅻ）。

体节段及体节对肌肉形成的贡献及其独特的神经支配在发育和生长的全过程中始终不变。因此，尽管很多肌肉的位置可发生移动，但其神经支配仍保持不

图中标注：眼肌　第1鳃弓　第2鳃弓　第3鳃弓　舌体　咽喉　体节池　体节

变,故总是可以确定它们起源于哪个鳃弓(见图 13-1)。

鳃器的发育

鳃器形成始于妊娠第 4~7 周。在妊娠前几周,咽构成了大部分前肠。口咽膜破裂和中胚层分节形成了 5 个鳃弓(1、2、3、4 及 6)。神经嵴细胞迁移到该位置刺激其生长和发育。通过 5 次分裂,每个弓具有自己的外部外胚层上皮层,并借 5 个裂和一个内部内胚层上皮层与具有 5 个对应的囊和一个中心软骨核相隔离,该软骨核为间叶细胞来源,并参与了骨骼、肌肉、韧带、血管及每个弓神经成分的形成。

鳃弓形成后不久,第 1、2 弓发生了中胚层增殖,故形成心上嵴,其中包含了胸锁乳突肌、斜方肌和舌骨下肌及舌肌的中胚层前体。心上嵴的支配神经为舌下神经(CN XII)和脊髓副交感神经(CN XI)。间质增殖填充了第 2、3 及 4 鳃弓并使第 2、3 及 4 鳃裂狭窄。随后,外胚层凹陷形成——His 颈窦——以阻止进一步发育;若阻止失败,则导致鳃窦、鳃裂或 II 型、III 型或 IV 型囊肿形成。

鳃器和其促成的颈部结构

鳃弓

第 1 鳃弓(图 13-2)由背段(即上颌突)和腹段(即 Meckel 软骨或下颌突)组成;两者最终都消失。Meckel 软骨周边骨化成为下颌骨和颈部蝶下颌软骨的前体。第 1 弓衍生的肌肉为咀嚼肌(咬肌、翼状肌和颞肌),鼓膜张肌和腭帆提肌,二腹肌前腹和舌骨肌。三叉神经(CN V)支配第 1 鳃弓衍生结构的运动和感觉。

第 2 鳃弓也被称为"Rerchert 软骨",将分化为舌骨上半部分和下角,茎突和茎骨舌骨韧带。衍生的肌肉包括颈阔肌、二腹肌后部和茎突。第 2 鳃弓衍生结构的神经支配为面神经(CN VII),主要支配运动。支配感觉的神经主要为鼓索支,为三叉神经的一个分支(CN V3),支配舌体前 2/3 的味觉。第 2 鳃弓的供血动脉为镫骨动脉,正常情况下,该动脉部分退缩,部分参与形成颈内、外动脉。

第 3 鳃弓衍生的软骨包括舌骨大角和舌骨体下部;衍生的肌肉则包括茎突咽肌和上、中咽缩肌。神经支配为舌咽神经(CN IX)。第 3 鳃弓神经嵴细胞也形成颈动脉体,其动脉参与构成颈总动脉和颈内、外动脉。

第 4 和 6 鳃弓衍生软骨融合而形成喉和喉软骨(甲状软骨、环状软骨、杓状软骨和小角软骨和楔形软骨)。衍生肌肉包括环甲软骨肌、腭帆提肌及咽括约肌下部。第 6 鳃弓衍生的肌肉为喉部固有肌肉。第 4 鳃弓的支配神经为喉上神经,第 6 鳃弓的支配神经为喉返神经,两者均为迷走神经分支(CN X)。第 4 鳃弓动脉参与左侧主动脉弓和右侧锁骨下动脉的形成。第 6 鳃弓动脉则变为动脉导管和肺动脉。鳃弓之间为成对的鳃囊和鳃裂。

鳃囊

第 1 鳃囊并不参与颈部结构的形成。第 2 鳃囊形成腭扁桃体和扁桃体窝。第 3 鳃囊形成下甲状腺和胸腺。正常情况下,胚胎早期鳃囊与咽部的连接消褪。第 4 鳃囊形成上甲状旁腺以及包含甲状腺滤泡旁细胞(C 细胞)的后鳃体。第 5 鳃囊退化。鳃裂不参与颈部任何结构的形成,且在颈部发育时消褪(表 13-1 和

表 13-1　双侧鳃弓的衍生物					
弓	神经	肌肉	骨骼组织	韧带	动脉
第 1(下颌骨)	三叉神经(CN V)(仅上颌骨和下颌支)	咀嚼肌;下颌舌骨肌;二腹肌的前腹;鼓膜张肌;腭帆提肌	锤骨	锤骨前韧带;蝶下颌韧带	上颌动脉
第2(舌骨)	面神经(CN VII)	表情肌;镫骨肌;茎突;二腹肌背腹	镫骨;茎突;舌骨的下角和上支	茎突韧带	镫骨动脉(少见)
第3	舌咽神经	茎突咽肌上/下咽缩肌	舌骨的大角和舌骨体的下部		颈动脉供应
第4和第6	迷走神经的喉上支(CN X)-第 4 弓;喉返神经(CN X)-第 6 弓	环甲软骨肌,腭帆提肌;下咽括约肌;食管的横纹肌	甲状腺;环状软骨;杓状软骨;楔状骨;小角软骨		第 4 弓动脉供应右侧锁骨下动脉和左侧的主动脉弓;第 6 弓的动脉形成动脉导管和肺动脉

Adapted from Moore KL, Persaud MG, Torchia MG. *Before we are born*. Philadelphia: Saunders/Elsevier; 2008.

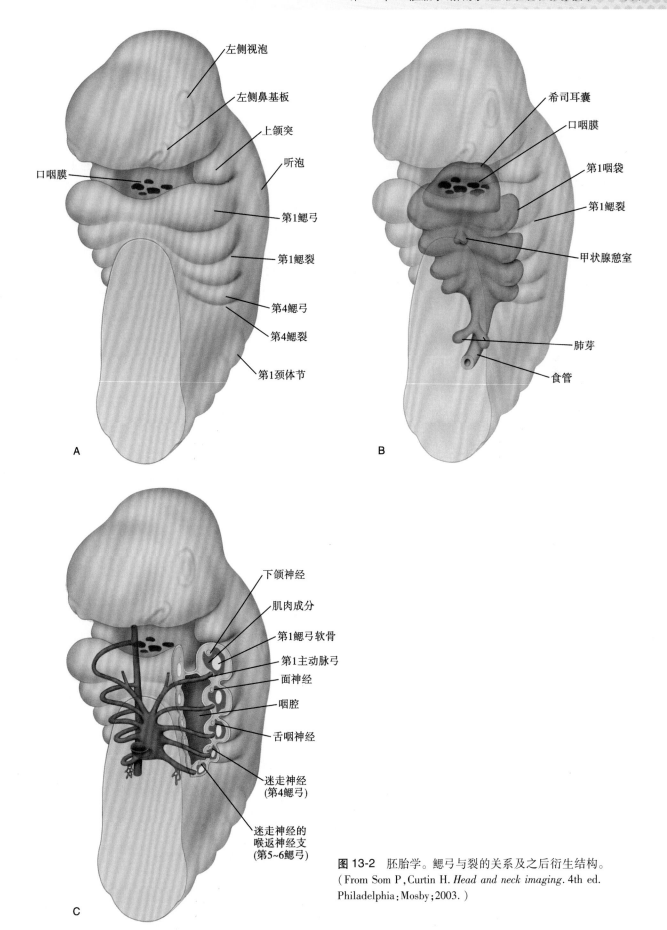

图 13-2 胚胎学。鳃弓与裂的关系及之后衍生结构。
（From Som P，Curtin H. *Head and neck imaging*. 4th ed. Philadelphia：Mosby；2003. ）

表 13-2）。

表 13-2	鳃囊的衍生物
囊	衍生物
第 1	咽鼓管；中耳；乳突部
第 2	腭扁桃体；扁桃体窝
第 3	下甲状旁腺，胸腺
第 4	上甲状旁腺，甲状腺的副滤泡细胞

Adapted from Moore KL, Persaud MG, Torchia MG. *Before we are born.* Philadelphia：Saunders/Elsevier；2008.

舌的胚胎学

舌形成于前四个鳃弓。两侧和中央膨大（奇数结节）源于第 1 鳃弓。第 2 个中央膨大（连接部/鳃下隆起）源于第 2、3 及第 4 鳃弓。第 3 个中央膨大源于第 4 鳃弓并形成会厌。因此，舌前 2/3 或舌体源于第 1 鳃弓，而舌根则源于第 2、3、4 鳃弓。舌前、后部融合处的沟，被称为"界沟"。

舌下神经（CN XII）支配所有的舌固有肌和舌肌，但舌腭肌除外。感觉支配神经为 CN V 3 的舌支、CN VII 的鼓索支，CN IX 的舌支和 CN X 的喉返神经支。

甲状腺的胚胎学

妊娠第 3~4 周，甲状腺起源于原始咽底部增厚的中间内胚层。甲状腺原基在奇数结节和第 1、2 鳃囊间出现。盲孔则为甲状腺原基在此的残留结构，位于舌前 2/3 和后 1/3 间。甲状腺经舌、喉软骨前方下降至甲状舌骨肌膜和带状肌前方。妊娠第 7 周时，甲状腺

到达其最终位置。正常情况下，在其向下移行期间，甲状腺原基经暂时出现的甲状舌管与舌相连。甲状腺的神经支配主要为交感神经的中部颈神经节。

唾液腺的胚胎学

唾液腺发育的常见途径为，表面的上皮向内生长伸入（主要为外胚层，但也有内胚层形成小唾液腺）其下方的间质。

腮腺前体出现于妊娠第 4~6 周间，颌下腺和舌下腺则出现于妊娠第 6-8 周间。小唾液腺出现于妊娠第 12 周以后。

增殖、分离及腺管形成依次出现。与自主神经系统相互作用并被后者刺激对于唾液腺正常发育和功能是必不可少的。最后的包裹过程则与发生和发育过程顺序相反。腮腺包裹发生于淋巴系统形成之后，故腮腺内存在淋巴结。

腮腺受 CN IX 支配，下颌下腺和舌下腺则受 CN VII 支配，而小唾液腺受 CN V 支配。

颈部解剖

临床评估与传统解剖学将颈部分为三角形。最大者为被胸锁乳突肌界定和分隔的颈前和颈后三角。颈前三角被进一步划分为成对的颈动脉和下颌下三角（被二腹肌的后腹分割）以及单一的中线颏下和舌骨下肌三角。颈后三角则包括成对的枕骨和锁骨下三角，它们被肩胛舌骨肌下腹分隔（图 13-3）。中央的管腔则被分为鼻咽腔、口咽腔、喉咽腔

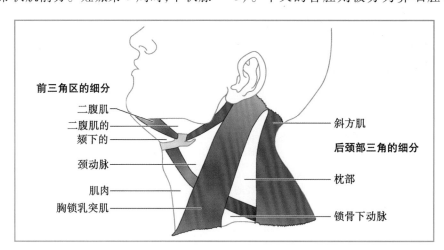

前三角区的细分
二腹肌
二腹肌的
颏下的
颈动脉
肌肉
胸锁乳突肌

斜方肌
后颈部三角的细分
枕部
锁骨下动脉

图 13-3　颈部间隙的传统三角区

和口腔。

这种颈部解剖方法不能反映被筋膜层(即头颈部浅、深筋膜)界定的解剖。深筋膜由三层构成:

1. 颈深筋膜浅层(SL-DCF),也称为"封套筋膜",分隔咀嚼肌、腮腺和下颌下间隙;也参与颈动脉间隙形成。

2. 颈深筋膜中层(ML-DCF),也被称为"脏筋膜",主要形成口咽和咽颅底筋膜以及腭帆提肌筋膜。也参与颈动脉间隙形成。

3. 颈深筋膜深层(DL-DCF),也被称为"椎前筋膜",形成椎前间隙,并被分为前部的椎前间隙和后部椎旁间隙。翼状筋膜为 DL-DCF 的一小部分,也参与颈动脉鞘的形成。

横断面成像的出现为将颈部划分为舌骨上和舌骨下区提供了一种新方法,每个区域再进一步被筋膜分隔为更多间隙(图 13-4 和图 13-5)。这种再次界定有利于鉴别诊断,与外科和病理相结合可明确术语和命名的定义,从而使放射医生和临床医师的沟通更加顺畅。

咽部黏膜间隙,位于颈部舌骨上区,为咽表面,在鼻咽部、口咽部和咽下黏膜周围。位于中心者,则在咽后间隙后部和咽旁间隙外侧。该间隙并非一个真正地被筋膜封闭的空间,因为只有其深部边缘以 ML-DCF 为界。

咽旁间隙,位于舌骨上区,从颅底延至下颌下间隙。内侧筋膜边界为脏筋膜/颊咽筋膜。翼突下颌缝和咀嚼肌间隙为其前缘。其外侧和后部则以颈动脉和咽后间隙为界。

颈动脉间隙,跨越舌骨上区和舌骨下区,从颅底延伸至主动脉弓。颈深筋膜三层构成颈动脉鞘。舌骨下区颈动脉鞘边界清晰,而舌骨上区颈动脉鞘则边缘疏松。

咽后间隙,也跨越舌骨上区和舌骨下区,从颅底延伸至 T3 水平。ML-DCF 构成该间隙前壁,DL-DCF 构成后壁。外侧壁则为翼状筋膜,后者为 DL-DCF 的小片段。咽后间隙位于舌骨上区中咽黏膜间隙和舌骨下区中内脏间隙后方,危险后间隙的前方以及颈动脉间隙内侧。

咀嚼肌间隙,位于舌骨上区,从顶骨水平的颧骨上咀嚼肌间隙/颞窝至颧骨下咀嚼肌间隙下界/下颌骨体后部下表面。其周围以 SL-DCF 悬带为界,后者从下

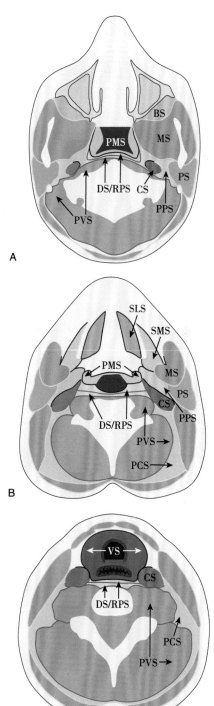

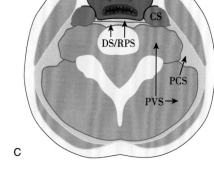

图 13-4　颈部筋膜腔隙。A,舌骨上颈部和鼻咽水平的间隙和封闭筋膜。B,在鼻咽水平的舌骨上颈部的间隙和封闭筋膜。C,舌骨下颈部的间隙和封闭筋膜。CS,颈动脉间隙;DS,危险间隙;MS,咀嚼肌间隙;PCS,颈后间隙;PMS,咽黏膜间隙;PPS,咽旁间隙;PS,腮腺间隙;PVS,椎旁间隙;RPS,咽后间隙;VS,内脏间隙(Redrawn from Harns-berger HR, Hudgins P, Wiggins R, et al. *Diagnostic imaging*: *head and neck*. Salt Lake City, Utah: Ami-rsys Inc, 2004.

颌骨下方至颅底和颧弓。该间隙位于腮腺间隙前方，咽旁间隙前外侧，咽部黏膜间隙外侧和颅底上方（包括卵圆孔和蝶骨棘孔）。

腮腺间隙，位于舌骨上区，从外耳道和岩骨尖至下颌角下方。该间隙被 SL-DCF 封闭。

椎周间隙，跨越舌骨上和舌骨下区，从颅底延伸至T4，由椎前间隙和椎旁间隙组成。该间隙被 DL-DCF 所包绕。椎周间隙位于颈动脉间隙后内侧和后颈部间隙内侧。

内脏间隙，位于舌骨下区，位于中线咽后间隙前方，被 ML-DCF 所封闭。

后颈部间隙，从乳突尖延伸至锁骨水平，上界为 SL-DCF，深部边界为颈深部 DL-DCF。该间隙位于颈动脉鞘后方，胸锁乳突肌后内侧，椎周间隙中椎旁间隙的前外侧（表 13-3 和表 13-4）。

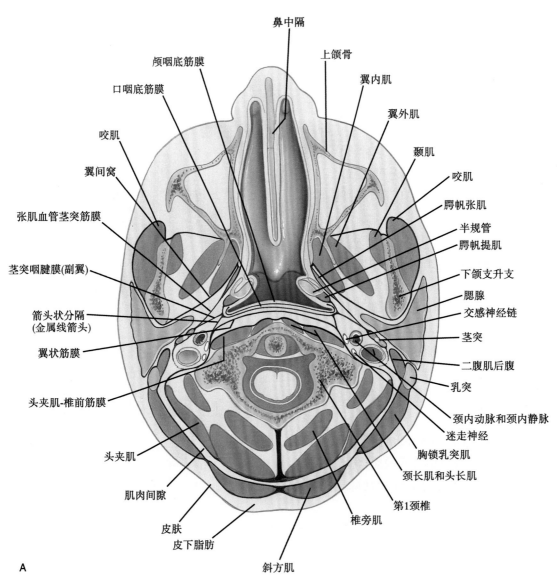

A

图 13-5 颈部的筋膜腔隙。轴位 C4 水平（**A**）C7（**B**）和 T1（**C**）显示筋膜层的解剖关系（From Som P，Curtin H. *Head and neck imaging*. 4th ed. St Louis：Mosby；2003.）

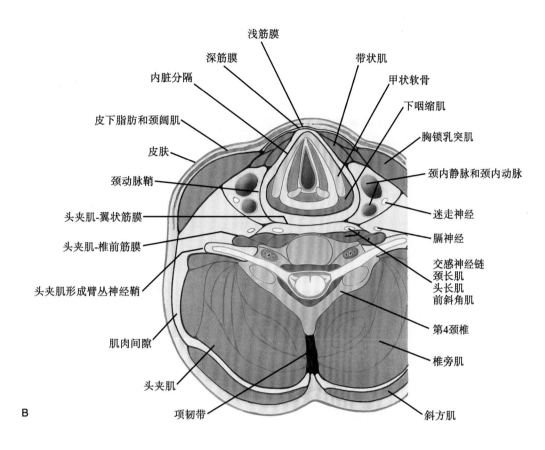

B

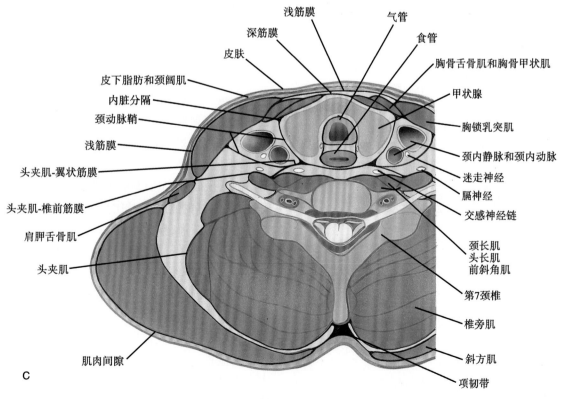

C

图 13-5(续)

表 13-3　颈部舌骨上解剖间隙

间隙	内容
咽黏膜间隙	黏膜,副涎腺和淋巴组织,咽颅底筋膜,颊咽筋膜,上/内咽缩肌,腭帆提肌,咽鼓管的软骨端
咽旁间隙(茎骨前咽旁间隙)	腮腺的深部,副涎腺,翼静脉丛,上颌动脉,上咽动脉,头盖神经 V3 的分支,颈交感神经链和脂肪
颈动脉间隙(茎骨前咽旁间隙)	颈内静脉,颈内静脉,脑神经 IX-XII,交感神经链,淋巴结-颈深链
咽后间隙	脂肪,淋巴组织-咽后(内和外)
咀嚼肌间隙	肌肉和下颌骨的后支,咀嚼肌-翼状肌,咬肌和颞肌;三叉神经下颌支(V3)-下齿槽和舌神经,下齿槽静脉和动脉,翼状肌静脉丛
腮腺间隙	腮腺和管,CN VII,颈外动脉,下颌静脉,淋巴结-腮腺内和腮腺
椎旁间隙	椎前肌肉,斜角肌,椎动脉和静脉,鼻丛,膈神经,椎体和椎间盘

Adapted from Som PM, Curtin HD. *Head and neck imaging*. 4th ed. St Louis: Mosby; 2003.

表 13-4　颈舌骨下解剖间隙

间隙	内容物
内脏间隙	喉,喉咽和食管颈段,气管,甲状腺,甲状旁腺,淋巴结,喉返神经(CN X),第 3、4 鳃器和甲状腺/甲状旁腺原基残存物
咽后间隙	脂肪,第 3 鳃器残存物
颈动脉间隙	颈内动脉和颈总动脉,颈内静脉,CN X,交感神经链,淋巴结颈动脉体,第 2 鳃器残留
椎前间隙	椎骨前,斜角肌和脊旁肌,臂丛,膈神经,椎动脉和静脉,椎体和椎间盘
颈前间隙	舌骨上区和下颌下间隙的延伸
颈后间隙	CN XI,脊椎副节点,腋前臂丛,脂肪

口腔解剖

　　口腔位于口咽前部,借软腭、前扁桃体柱、轮廓乳头与口咽分开。从下颌骨发出至舌骨的下颌舌骨肌将口腔下部分为下颌下间隙和舌下间隙,并形成嘴底部。

　　下颌下间隙,位于下颌舌骨肌下外侧,舌骨上方,并被 SL-DCF 包绕。下颌下间隙与其后方舌下间隙以及下方的咽旁间隙之间无筋膜分隔。

　　舌下间隙,位于下颌舌骨肌内上方,颏舌肌-颏舌骨肌复合体外侧,无筋膜包绕(表 13-5)。

表 13-5　下颌下间隙和舌下腺间隙的内容物

间隙	内容物
下颌下间隙	颌下腺,下颌下和颏下淋巴结,面动脉和静脉,脑神经 XII,二腹肌的前腹
舌下间隙	舌骨舌肌(前缘),舌神经(脑神经 V3 的感觉支和脑神经 VII 的鼓索支),舌动脉和静脉,舌下腺和管,颌下腺和管的深部

成像技术

　　横断面成像已经成为诊断颈部病变,显示其特征,以及对其进行分期的完整手段。每种方法均具有其优势和劣势。方法的选择将取决于临床需要解答的问题和患儿的临床表现和状况。在实践中,一种方法已经可满足需求或需联合多种方法才可对诊断和治疗计划提供帮助,并可对疾病进展或治疗效果进行评估。

　　由于超声检查简便易行、经济实惠且无电离辐射。高频线阵探头可提供最佳空间分辨率,扇形或曲面线阵探头有助于颈深部结构的成像。超声易于区别囊性和实性病变,多普勒可明确血管情况。此外,超声还可指导介入操作(如吸引术或活检)。

　　计算机断层扫描(CT)对颈部疾病的评价很有帮助。新型多探测器扫描设备扫描迅速,使运动伪影减少,几乎无需镇静。容积薄层扫描可获得多方向和三维重建,将有助于病变的发现和显示。其劣势包括电离辐射和需要碘对比剂。当进行 CT 检查时,成像方法和放射剂量需根据患儿身材和图像质量要求而改变。

　　磁共振成像(MRI)可以清晰显示解剖和病变,具有比 CT 更好的软组织对比分辨率。MRI 可直接获得任意方向的图像,且无电离辐射。但有时年幼患儿需镇静,且具有植入器的患儿也不能做 MRI 检查。T1 加权序列和 T2 加权序列、翻转恢复序列与其他序列联合应用有助于显示不同的组织类型。血管成像技术则更有助于显示血管。

　　应用氟-18 脱氧葡萄糖的正电子发射断层成像并非一线检查方法,但对于颈部肿瘤的评估极具价值。本方法对常见于恶性肿瘤的葡萄糖代谢增高现象敏感。使用标准摄取值区分生理学摄取、治疗后摄取和病理性摄取非常重要;本检查空间分辨率不佳,但同时结合 CT 或 MRI 图像,则可明确摄取异常灶的准确解剖位置。

关键点

1. 颈部胚胎学和解剖知识为解读影像检查和做出有效鉴别诊断的基础。

2. 应根据临床表现和临床需要解答的疑问选择一种合适的成像方法，也可采用多种方法。

3. 影像方法需要覆盖适当的解剖范围，并采用对比增强、高分辨率和薄层、多方向成像。

4. 横断层面成像已取代颈部临床分区，建立了基于筋膜解剖间隙的颈部分区，更接近于外科和病理标志。

推荐阅读

Dolinskas CA. *ACR-ASNR practice guidelines for the performance of magnetic resonance imaging (MRI) of the head and neck [online publication]*. Reston, VA: American College of Radiology; 2012.

Harnsberger HR, Wiggins III RH, Hudgins PA, et al. *Diagnostic imaging head and neck, part III*. Salt Lake City, Utah: Amirys Inc; 2004.

Jinkins JR. *Atlas of neuroradiologic embryology, anatomy, and variants*. Philadelphia: Lippincott Williams & Wilkins; 2000.

Ludwig BJ, Foster BR, Saito N, et al. Diagnostic imaging in nontraumatic pediatric head and neck emergencies. *Radiographics*. 2010;30(3):781-799.

Mafee MF, Valvassori GE, Becker M, eds. *Imaging of the head and neck*. 2nd ed. New York: Thieme Stuttgart; 2004.

Moore K, Persaud TVN. *Before we are born: essentials of embryology and birth defects*. 7th ed. Philadelphia: Saunders; 2008.

Mukherji SK, Wippold FJ II, Cornelius RS, et al. *ACR Appropriateness Criteria neck mass/adenopathy [online publication]*. Reston, VA: American College of Radiology; 2009.

Siegel MJ. *Pediatric sonography*. 4th ed. Philadelphia: Lippincott Williams & Wilkins; 2010.

Som PM, Curtin HD. Fascia and spaces of the neck. In: Som PM, Curtin HD, eds. *Head and neck imaging*. 4th ed. St Louis: Mosby; 2003.

Som PM, Smoker WRK, Balboni A, et al. Embryology and anatomy of the neck. In: Som PM, Curtin HD, eds. *Head and neck imaging*. 4th ed. St Louis: Mosby; 2003.

Weiss KL, Cornelius RS, Greeley AL, et al. Hybrid convolution kernel: optimized CT of the head, neck, and spine. *AJR Am J Roentgenol*. 2011;196(2):403-406.

Wippold FJ 2nd. Head and neck imaging: the role of CT and MRI. *J Magn Reson Imaging*. 2007;25(3):453-465.

第 14 章

胎儿、先天性和新生儿畸形

TAMARA FEYGIN

颈部的先天性疾病包括多种病变,其中部分生后或出生后即出现,其余则在后期才出现临床表现。本章将聚焦于胎儿或新生儿期即可被认识的先天性病变。目前,多种先天性颈部疾病可在产前被诊断,儿科放射学医师熟悉这些病变在胎儿期的基本表现非常必要。

那些只有当病变增大或感染时才出现症状的先天性疾病将在相关章节中讨论。

由于颈部解剖关系复杂且病变可邻近血管、上消化道,特别是气道结构,故胎儿颈部出现占位性病变可显著影响其他器官和脏器系统。

引起气管喉阻塞,甚至可危及生命的疾病包括,外在病因(如颈部畸胎瘤,淋巴静脉畸形和血管环)和内在病因(如先天性高位气道阻塞综合征和上气道血管瘤)。胎儿颈部巨大肿瘤可因长大而堵塞食管,从而导致羊水积聚和羊水过多,增加了早产的危险性。

影像学检查对这些基本的准确描述和鉴别有助于产前咨询和制定分娩计划。另外,某些先天性颈部病变可与其他系列畸形并存,可作为全身疾病或综合征的首发表现,需要进一步检查。

有时,胎儿颈部疾病诊断困难。多种巨大胎儿颈部肿瘤表现相似,具有共同影像特点,包括囊肿和实性包块,血管丰富和钙化灶。难以准确判定颈部中线囊肿的精确起源。为了确诊,我们有必要利用多种成像方法相互补充。

成像方法

胎儿颈部成像包括超声和 MRI 检查。新生儿颈部检查则包括超声、增强 CT 和 MRI 平扫或增强扫描。很少使用传统血管造影评估某些无法确定的富含血管病变。对上气道疾病进行初步评估时,常采用颈部侧位 X 线平片,但该方法很少用以评价先天性病变。

超声

超声检查为一种无创、实时、高分辨成像方法,可提供解剖图像,多普勒超声还可补充评价血流状况。它通常被用于产科检查和对不能平静患儿颈部肿瘤的床旁检查。

产前超声检查包括头、面部及颈部正常解剖结构的常规检查,也包括上气道开放和吞咽状况检查。超声检查较难评估气道开放状况,因此,应常规寻找某些气道和上胃肠道受压的辅助征象(如小胃或羊水过多)。超声可明确颈部病变的形态特征,特别是鉴别病变为囊性,还是实性成分,以及有无脂肪和钙化。

彩色多普勒可提供病灶血管和血供特征,发现可能存在的动静脉分流,显示颈部主要血管。三维重建则可清晰显示颈部病变与相邻的面部和颅底结构的关系。超声检查的潜在不足之处在于,胎盘前置、母体肥胖或羊水过多,以及伴有少见的颈部或过伸的胎位异常可引起声窗不佳。

采用高分辨探头(3 或 5MHz,最多 12MHz)进行小儿先天性颈部疾病的超声检查,具有检查迅速,无需镇静的优点。在某些病例中,明确区别病变的囊、实性即足以对病变做出诊断。然而,对病变周围组织受侵则显示不佳。

计算机断层扫描

增强 CT 为评价新生儿颈部肿瘤的有效工具,在很多情况下,可成为首选的影像检查。现代多排探测器 CT 扫描可快速采集轴位图像并在任意方向上重建图像,故可避免儿童接触额外放射辐射。此外,扫描时间短可使患儿无需镇静。颈部病变的 CT 成像特别有助于显示钙化、血液成分、骨质受累,但显示软组织细微病变性质不佳,需要进一步 MRI 检查。

磁共振成像

磁共振成像(MRI)为评估胎儿或新生儿疾病的最

佳成像方法,有助于明确病变与周围结构的关系。妊娠中晚期胎儿的 MRI 检查安全可行,常于常规产科超声发现胎儿颈部包块后对其进一步评估。美国 FDA 已经批准使用场强最高为 3.0T 的磁共振对胎儿进行检查。

妊娠 18 周之前的胎儿 MRI 成像价值不大,因为磁力野对于器官形成是否安全尚未知,且小胎儿的图像质量较差。为了更快速和高效地进行胎儿 MRI 扫描,熟悉和优化成像序列非常重要。

胎儿颈部 MRI 成像的序列包括以下:

1. 超快回波 T2 加权序列可清晰显示正常解剖结构和颈部病变。

2. 扰相梯度回波 T1 加权成像序列有助于显示甲状腺和颈部主要血管内血流,并对病灶内血液成分和钙化显示良好。

3. 梯度回波成像序列有助于显示血液成分、钙化和骨质细节。

4. 稳态或平衡梯度回波序列则用于产前评估胎儿吞咽功能是否受损。应仔细观察,是否出现颈部肿物所引起的胎儿气道受压表现。

新生儿颈部病变的 MRI 序列包括:

1. 正交平面上,层厚为 2~3mm 的高分辨 T1 和 T2 加权像和增强后压脂 T1 加权成像。

2. 超快自旋回波成像可清晰显示少量液体填充窦道或瘘管。

3. 弥散加权成像,对于确定富细胞肿瘤和感染性囊性病变特别有帮助,后者内含化脓和黏液成分。

4. 磁共振血管成像可提供有关血管解剖的重要信息。

有时,胎儿颈部成像更有助于判断病变范围,特别是呼吸道和上胃肠道开放状况,而非获得准确诊断。有关气道状况的了解可有助于产前咨询和治疗,包括确定是否采用分娩期子宫外治疗方法,使用该疗法可在新生儿脐带未断时,保护胎儿期诊断了颈部巨大肿瘤的患儿的气道。

产前诊断了颈部病变的患儿产后影像表现可具有更多的诊断价值,因为某些病变可出现提示性生长表现。例如,先天性血管瘤大小可不变或变小;而畸胎瘤则多增大,淋巴管畸形因病灶内出血出现血-液平面。因此,在肿物生长的整个期间中,对其进行评估非常重要。

颈部脉管性病变

脉管疾病的命名一直存在争议,直到 Mulliken 和 Glowacki 提出分类,将儿童脉管疾病分为 2 个主要类

型:①血管瘤和②脉管畸形。基于病理差别以及脉管疾病的临床和细胞学行为的这个分类被 1996 年国际脉管疾病研究学会广泛接受和采纳。

幼儿血管肿瘤几乎均为单发血管瘤,为真性内皮肿瘤,在增殖期出现有丝分裂活动增加并最终退化。脉管畸形则为先天性非肿瘤病变,并可根据病变所含脉管类型进一步分类。故脉管畸形可包含异常毛细血管、静脉、淋巴管或动脉,或由不同类型脉管组合而成(如动静脉畸形)。

此外,脉管疾病还可基于血流动力学而被分为高血流型和低血流型。低血流型病变包含毛细血管、静脉和淋巴管任意组合成分,而高血流型病变则包含动脉成分。脉管畸形随患儿成长而成比例地增长,但也可在感染、创伤或激素改变(如在青春期或怀孕)后出现生长或扩展加速。脉管畸形将不能自行消失。

目前的脉管疾病分类被用于区分肿瘤性和非肿瘤性病变,因为它们的治疗和预后不同。然而,这个分类不应被认为是最终结果。随着对脉管畸形分子生物学和遗传学的更深了解,对目前的分类系统还会进一步修正。

血管性肿瘤

血管瘤

血管瘤为婴儿期最常见的血管肿瘤,有两个主要类型:①先天性(少见)和②婴儿型(常见)。以前使用的血管瘤分类:毛细血管瘤、幼年型血管瘤或海绵状血管瘤已经不再使用。需要指出的是,所有类型血管瘤的临床、影像和组织病理学特征均相互重叠。

婴儿型血管瘤

婴儿型血管瘤为良性血管性肿瘤,低体重早产儿发病率增高。该病变具有早期增殖的提示性临床表现,随后则常自行退化。以后,呈现生长与退化交替出现。生后 2~4 周为病变初期阶段。生后即可见前驱病变(如皮肤斑点、多发毛细血管扩张或胡须及颌毛分布区皮肤白斑)。增殖期阶段以肿瘤在出生后一年内快速生长为特点,血管瘤表现为体积庞大的草莓红色可压迫性病灶,可见皮肤及其深部成分受累。

在横断层面成像上,血管瘤呈分叶状,伴明显均匀强化,MRI 常可见肿瘤内流空血管影(图 14-2A)。增殖可为双相性。仔细观察上气道非常重要,因为该阶段颈部血管瘤可向深部扩展,进而侵犯气道,导致阻塞。最后的退化阶段可持续至 12 岁以上,退化率则各

不相同。所有退化均不彻底,残余病变一般不明显,可在颈部遗留纤维脂肪组织。在婴儿型血管瘤生长的所有阶段,均可见葡萄糖转运体1(GLUT1)标记阳性。

绝大多数婴儿型血管瘤不会引起患病或死亡,但可造成容貌受损。尽管如此,如果胡须和颌毛分布区(下面部、颈前部和下颌下区及腮腺区)出现病变,则颈部血管瘤被认为是一种警示,其声门下血管瘤发生率增高,从而使气道受压的危险度提高,以及可能并发PHACES综合征(后颅窝畸形,血管瘤、动脉、心脏畸形、眼畸形、胸骨裂)。PHACES综合征中,动脉病变通常包含一系列发生于皮肤血管瘤同侧的大动脉先天性和进展性病变。一旦确立了"颈颜面部血管瘤"的诊断,就应通过影像检查仔细寻找(和检测)可能存在的血管畸形。

上气道血管瘤(见图14-2B和C)于增殖期出现症状,可引起双相喘鸣、呼吸困难,甚至可出现致命性气道阻塞而需急诊插管。这些血管瘤常为多发,分布于声门上下。由于喉镜无法准确显示侵犯程度,故推荐采用横断面成像严密监视。放置插管或气管切开术前最好进行MRI检查。

在极少数病例中,颈颜面婴儿型血管瘤可合并颅内中枢神经系统血管瘤(见图14-2D)或脊柱病变。所报道的中枢神经系统血管瘤病例显示出其分布的特殊性,好发于基底池、脑室系统和脊柱硬膜外。

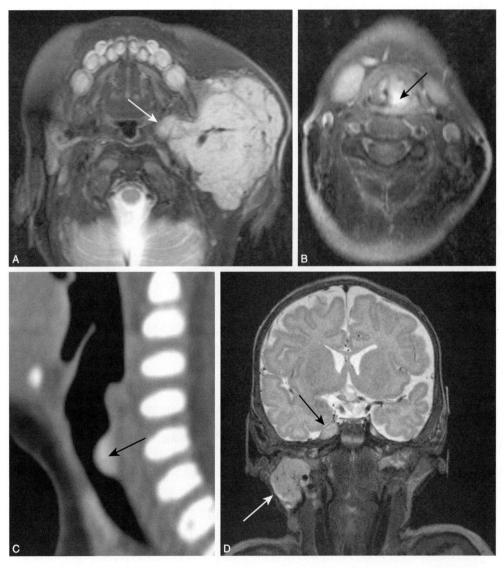

图14-2　婴儿型血管瘤。A,腮腺婴儿型血管瘤,脂肪抑制T2WI轴位图像显示,左侧腮腺区边界清晰的分叶性软组织肿块,可见血管流空征象;肿块向深部扩散至同侧咽旁间隙(箭号)。上气道保持通畅。B和C,上气道婴儿型血管瘤。脂肪抑制T2WI轴位图像显示,左侧声带可见低信号小血管瘤(黑箭号),导致严重的气道受压(B);矢状位重建图像显示,声门下血管瘤,小叶状强化(黑箭号)(C)。D,多灶性婴儿型血管瘤伴颅内病变。脂肪抑制T2WI冠状图像显示,颈部(白箭号)和Meckel凹陷(黑箭号)血管瘤

过去,婴儿型血管瘤被与其他血管性肿物混淆(特别是 kaposi 型血管内皮瘤(KHEs)和簇状血管瘤),特别是当出现消耗性凝血病时,常被当做 Kasabach-Merrit 现象。目前认识到,即使存在该现象,婴儿型血管瘤也很少是此现象的成因。

先天性血管瘤

先天性血管瘤少见,在出生时即已生长完全,无生后增殖阶段。本病可最早于妊娠 12 周在宫内被诊断。先天性血管瘤被分为两类:①快速消失型先天性血管瘤(RICH);②不消失型先天性血管瘤(NICH)。

RICH 好发于头皮和颈部。在胎儿成像中,可表现为从颈后发出的巨大非均质包块,(图 14-3A)产科多普勒检查显示,病变富含血管。RICH 的产后影像特征包括,巨大的不规则流空血管和动脉性动脉瘤,动静脉直接分流(见于血管造影)和钙化。本病影像表现有时类似先天性婴儿型纤维肉瘤。

RICH 在出生时即表现突出,伴高输出性充血性心力衰竭,见于巨大血管瘤病例(见图 14-3B)。以后,肿瘤急速退化,并常在生后 14 个月时完成。RICH 通常仅需保守治疗。出现并发症则提示应行外科手术。

相反,NICH 不会消退,甚至可在儿童期生长。NICH 影像表现常与婴儿型血管瘤类似,实质更均匀并伴实质均一强化。

绝大多数血管瘤可自行消退,但约 10% ~ 20% 的病例需要治疗,包括药物、手术、或激光治疗。当功能性或容貌并发症较治疗所致副作用更差时,则考虑治疗。病变大小和位置,患儿年龄以及病变所处阶段(增殖、退化和成熟)也影响治疗方法和时机的选择。

Kaposiform 血管内皮瘤

Kaposiform 血管内皮瘤(Kaposiform hemangioendothelioma,KHE)为一种罕见的侵蚀性婴儿血管肿瘤,中度恶性,其组织病理学和临床表现与血管瘤不同。头颈部并非其好发部位。KFE 表现为与皮下脂肪相连且分界不清的血管性肿瘤,肿瘤内可见钙化,供血及引流血管显著。本病易于引起骨质破坏并可引起 Kasabach-Merritt 现象。应该注意的是,血小板减少症罕见于 KHE,少见于婴儿型血管瘤。

丛状血管瘤

丛状血管瘤为儿童期另一种罕见血管性肿瘤,多位于上背部和颈部,伴血小板减少症。KHE 和丛状血管瘤均为肿瘤性病变。如果组织学诊断不明,则可检测 GLUT-1 标记物与婴儿型血管瘤相鉴别。GLUT-1 免疫阳性也被用来鉴别婴儿型血管瘤和先天性血管瘤以及其他血管肿瘤和血管畸形,在所有这些肿物中,该标记物均为阴性。

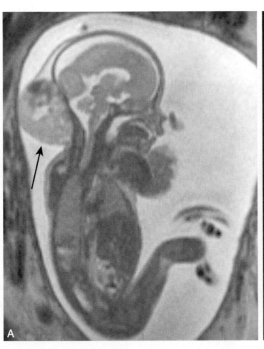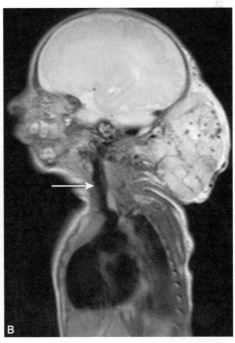

图 14-3　先天性血管瘤。A,胎儿 MRI 图像矢状位半傅立叶获得单发射快速自旋回波序列显示混杂颈后部软组织肿块(黑箭号),内部高信号,显示血液成分。B,1 天新生儿颈部的矢状位 T2WI 图像显示颈后部巨大不均匀肿物,内部血管流空。同侧颈动脉扩大(白箭号),心脏扩大表示高输出性充血性心力衰竭

静脉淋巴畸形系列

颈部静脉淋巴畸形与身体其他部位的静脉淋巴畸形相似,代表一系列由异常淋巴管和静脉管道共同组成的病变。人们将淋巴管成分为主的病变称为"淋巴管畸形",而将静脉成分占优势的病变称为"静脉畸形"。

颈部淋巴管畸形既可于产前被诊断,也可在出生时或生后短期内表现症状。最单纯的淋巴管畸性,看似由淋巴管道组成,实际上为胎儿颈后部囊性水瘤。在妊娠11~14周的超声检查中,显示为颈项部局限性半透明区,亦即颈后部皮下低回声区。如其大小低于临界值,则可被认为是正常表现,而最终于出生时消失。

病理性囊性水瘤与颈部淋巴囊和颈静脉间正常交通失败有关。该病变在妊娠18~20周时检查表现为颈背部增厚。约60%颈背部囊性水瘤源于染色体异常并见于非整倍体综合征(如Turner综合征、18-三体综合征、21-三体综合征)和多种其他综合征和疾病[包括先天性膈疝(Fryns综合征)]。淋巴液积聚将导致淋巴水肿和非免疫性积水,死亡率较高。

超声检查显示颈部增厚,透声度增强,多普勒未见明确动、静脉血流。MRI显示胎儿颈后部局部水肿,在严重病例中,可见并发的淋巴水肿、胸腔积液、腹水和全身性水肿。

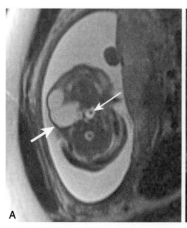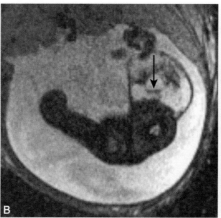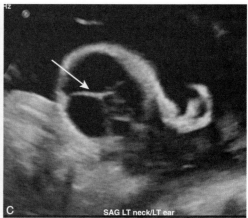

图 14-6　淋巴管畸形。胎儿MRI(A,B),胎儿超声检查(C)。轴位半傅立叶获得单发射快速自旋回波序列(A)和梯度回波平面成像(B)扫描显示,颈侧部多囊性肿瘤(粗白箭号),伴液-血平面(黑箭号)。气道通畅(细白箭号)。胎儿超声(C)显示低回声多囊性病变伴厚分隔(箭号)。高回声提示血液成分

胎儿或新生儿颈部淋巴管或静脉淋巴管畸形为先天性病变,在出生时即可发病,或隐匿性生长,直到生后数年或儿童期因自发性出血或感染而突然出现症状。本病常表现为巨大多房性多囊包块,伴有分隔和液-液平面(图14-6A和B)。超声检查显示为低回声有分隔的囊性病变(见图14-6C),内部无血管,但某些病变分隔中可见血流。

由于淋巴管畸形的多房组成特性和内部出血,其影像表现非常复杂。病灶内较厚分隔或慢性出血灶可显示强化并类似囊性畸胎瘤中实性部分的表现。缺乏钙化灶以及尽管病变巨大但对周围结构的占位效应轻微可提示正确诊断。超声检查较易判定有无钙化,而胎儿MRI可能偶尔会混淆出血和钙化。

全身性淋巴管畸形包括称为"淋巴管血瘤病"和"Gorham病(消散性骨病)"的罕见疾病。人们对这些疾病所知甚少,它们可能为一系列先天性淋巴管发育性疾病,表现多发血管和淋巴管增殖病灶,可累及多个器官(包括骨和肺)(图14-7),常导致严重后果。

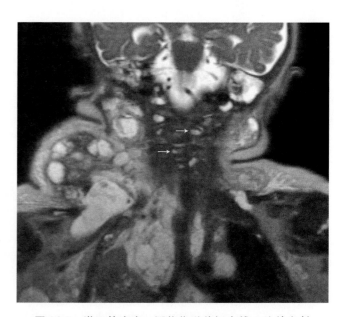

图 14-7　淋巴管瘤病。冠状位磁共振半傅立叶单发射快速自旋回波图像显示,颈侧部巨大混杂的囊性肿块影,扩展至胸腔内,很多小囊(箭号)累及脊椎

目前静脉淋巴管畸形的治疗方法为采用多西环素或其他硬化剂在导航辅助下介入硬化疗法,对于头颈部巨大囊性病变效果极佳。对小囊和混合性病变的治疗仍面临挑战。

静脉畸形

静脉畸形为生长缓慢的病变,由发育异常的静脉通道组成,可含有少量淋巴成分。出生时即存在,但常到后来才有临床表现。

在影像学上,病变表现为边界清晰的、卵圆形不均匀病灶,伴明显强化;偶尔可见病灶内静脉结石(图14-9)。钙化的静脉石在 MRI 中偶可与血管流空相似,而导致误诊为血管瘤。多数病变可经硬化疗法而被成功治愈,但对于巨大并出现浸润的病灶的治疗却面临着挑战。

畸胎瘤

尽管畸胎瘤为胎儿颈部最常见的肿瘤之一,但仍仅占有胎儿和新生儿畸胎瘤的 5%~10%。绝大多数颈部畸胎瘤为良性,但它们也是因气道阻塞而导致胎儿死亡的最常见肿物。在极少数情况下,巨大的脉管性畸胎瘤可导致非免疫性胎儿水肿,而引起胎死。畸胎瘤常发生于颈部前外侧并可以累及面部和颅底,有时可扩展至胸腔。妊娠后期,病变增大常导致颈部过伸并成为颈部畸胎瘤的特征。病变可紧邻甲状腺,并压迫气管和食管。

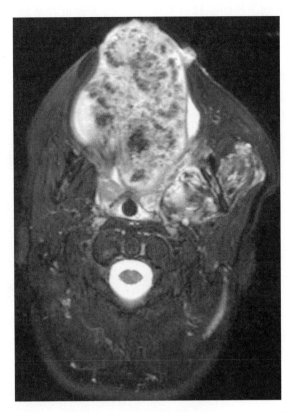

图 14-9　静脉畸形 T2WI 脂肪抑制图像显示,卵形不均匀病灶影几乎取代舌体,伴很多低信号静脉石影

畸胎瘤由三个出现组织分化的胚层组成,有时在病灶内出现可辨别的器官组织。例如,口咽部畸胎瘤(上颌寄生胎)常含有可确认的胎儿部分;这种病变常更具侵袭性,在妊娠期内则更快生长。

畸胎瘤被再分为成熟型、未成熟型和恶性型。每

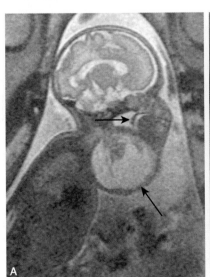
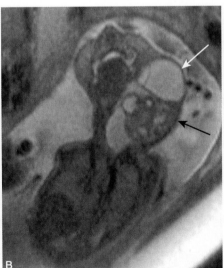
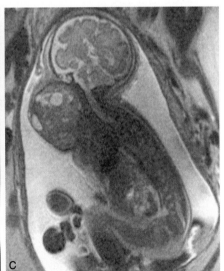

图 14-10　胎儿颈部畸胎瘤。A,胎儿 MRI,矢状位半傅立叶单发射快速自旋回波图像显示颈前外侧部明显的囊性畸胎瘤(大箭号),伴小的实性成分。上气道阻塞。但软腭的运动存在(小箭号)。B,胎儿 MR 冠状 HASTE 图像显示混杂信号颈部畸胎瘤,伴囊性成分(白箭号)和实性成分(黑箭号)。C,胎儿 MRI 显示肿瘤含有许多实性成分伴有少许囊性成分,从颅底扩展至上胸部,侵犯气道。病灶证明是恶性未成熟畸胎瘤

种类型的组织学特点不同,且影像表现也有差别。绝大多数良性病变为囊性,而未成熟型则更多倾向于实性。颈部少见恶性畸胎瘤,即使出现,也比其他部位恶性畸胎瘤的侵袭性小。大多数畸胎瘤为囊实混合性(图14-10A~C)。瘤内出血和坏死提示恶性。病灶内脂肪和钙化几乎为畸胎瘤的病理特异性成分,但并非总可被胎儿MRI所发现,超声则可清晰显示以上成分。颈部畸胎瘤和先天性血管瘤的很多MRI和超声

特征相近(包括宫内生长),较难做出正确诊断。为了最优化评估病变,应该采用两种影像方法检查。

畸胎瘤在生后的影像检查包括CT,有助于显示骨质受累;平扫和增强MRI,可清晰显示病变形态和范围(图14-11A)。MRA可为手术方案提供有关血管的重要信息(见图14-11B)。畸胎瘤外科治疗有效,但死亡率仍很高。容貌受损、发声异常和甲状腺功能低下为常见并发症。

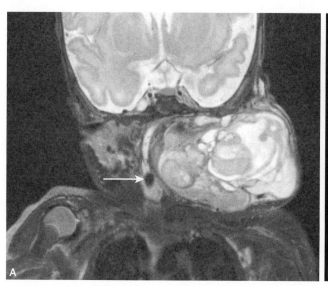 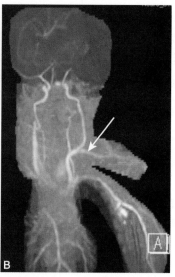

图14-11　新生儿颈部畸胎瘤。A,冠状位脂肪抑制T2加权图像显示,颈部外侧可见巨大成分复杂的囊实性畸胎瘤,其中可见血管流空征象,气道明显受压。气管内插管(箭号)明显。B,颈部磁共振血管成像显示,源于颈总动脉的巨大供养动脉(箭号)向肿瘤供血

颈部囊性病变

多种单囊性颈部病变可在产前被诊断或在新生儿期即出现。这些疾病并不常见,源于不同胚层结构,故较难准确诊断,特别是在胎儿期。围产期颈部囊性病变包括皮样囊肿和表皮样囊肿、喉囊肿、前肠囊肿以及胸腺囊肿。

皮样囊肿和表皮样囊肿

皮样囊肿为先天性良性病变,内含外胚层组织(包括毛囊、汗腺和皮脂腺)。皮样囊肿最常见于嘴底部,还可见于下颌下区和舌下间隙,或胸骨上切迹。影像上常可发现脂肪成分。

表皮样囊肿为罕见的先天性单囊性病变,非常类似于甲状舌管囊肿,但其典型的"弥散受限"特征性表现有助于两种疾病的鉴别。表皮样囊肿较皮样囊肿出现早,或可在产前被诊断(见图14-12C),或在婴儿期非常明显(图14-12A和B)。皮样囊肿和

表皮样囊肿组织学不同,但在影像学上难以鉴别。重要的是,明确病变与口腔底部肌肉的关系,可进一步指导手术入路。

喉囊肿

绝大多数喉囊肿为获得性病变,可见于因伸展运动导致声门压力增加的中年人。先天性喉囊肿罕见,多因喉囊先天扩大所致。喉囊肿被分为三型:内部型、外部型和混合型。内部型喉囊肿完全位于喉部内,而外部型和混合型则向外突出穿过甲状舌骨膜并进入颈侧部。

喉囊肿临床可表现为波动性软组织肿物,可引起婴儿气道阻塞,或可在产前被诊断。应用高分辨横断图像成像法评价喉囊肿可显示病变解剖边缘、囊肿成分,内部可见气体、液体或蛋白成分。

前肠重复畸形囊肿

颈部前肠重复畸形性囊肿可偶然被发现,也可见于出现气道梗阻引起呼吸困难的新生儿,还可在产前

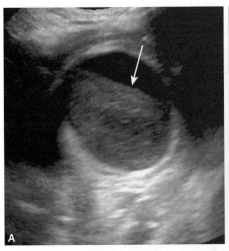
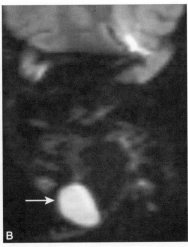
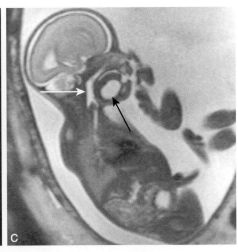

图 14-12 颈部表皮样囊肿。A,下颌下单房囊性结构在超声上伴有高回声和液平面(箭号)。B,MRI 上弥散受限。C,胎儿矢状位 MRI 显示单房下颌下表皮样囊肿(黑箭号)。气道显示清晰,下咽部扩张(白箭号)

被诊断,表现为颈前区和纵隔内的单房性囊性肿物。囊肿可与或不与食管相通,但应该彻底查找该通道。如确定囊肿与胃肠道间存在异常通道,则可确诊前肠重复畸形性囊肿。

推荐在手术前采用影像学检查将本病与头颈部其他先天性包块相鉴别。手术彻底切除黏膜层具有治愈效果。

胸腺囊肿

胸腺囊肿罕见于颈部,经甲状舌骨肌膜与咽部结构相通。胸腺囊肿可发生于中线,或胸锁乳突肌前,在此很像鳃弓畸形。

颈部软组织肿瘤

异位胸腺

异位胸腺常因不相关原因进行颈部影像学检查时而偶被发现。异位胸腺见于从下颌角至胸廓入口的原始胸腺咽管的任意位置,最常见于颈动脉鞘周围,但也可延伸至中线(图 14-16A)或呈双侧分布。因其影像学特征与正常胸腺完全相同而被认识(见图 14-16B)。异位胸腺常随胸廓内位置正常的胸腺退化而消褪。

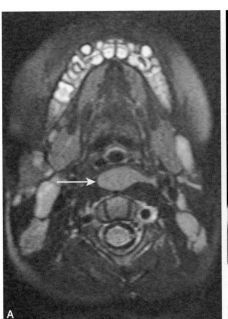
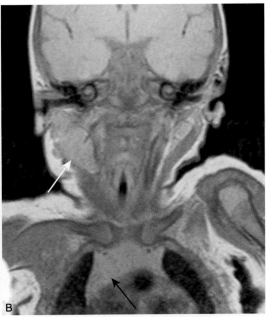

图 14-16 异位胸腺。A,轴位 T2WI 图像显示,咽后部的异位胸腺(箭号)。B,异位胸腺(白箭号)出现于 1 周大婴儿右侧颈部,与正常胸腺有相似的信号特征(黑箭号)。病变没有明显占位效应。气道通畅

胎儿或新生儿甲状腺肿

甲状腺肿为胎儿颈部肿瘤的罕见病因,可发生于患有甲状腺疾病(如 Graves 病或桥本氏甲状腺炎)的母体中,或为原发性胎儿甲状腺功能低下或甲状腺功能亢进的表现。胎儿甲状腺功能可通过超声引导脐带血取样进行检测(脐穿刺)。胎儿甲状腺可明显增大,引起颈部过伸、气道阻塞或食管受压。

超声可诊断胎儿甲状腺肿,显示为颈前部两叶高回声包块,富含血管。胎儿 MRI 显示,颈部中线对称肿物,呈现 T1 高信号(图 14-17)。本病治疗包括,羊膜内甲状腺素注射,主要目标是甲状腺肿体积减小和防止气管阻塞。在 Pendred 综合征中,本病可与先天性耳聋并存。

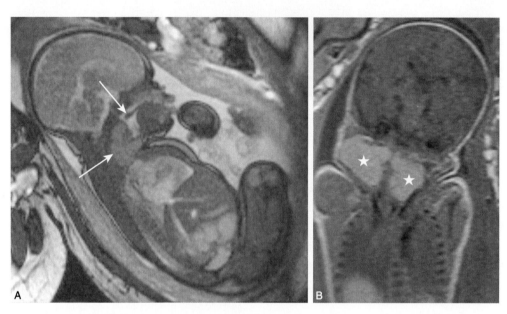

图 14-17 胎儿甲状腺肿。A,胎儿 MRI 矢状位快速稳定旋进成像显示信号均匀的颈部肿块(底部箭号),导致喉咽部的扩张。软腭的自由运动部分(顶部箭号)存在。B,冠状 T1WI 成像显示的二叶性单房性 T1 高信号病变(星号),表示甲状腺内碘内容物

婴儿纤维瘤病

婴儿纤维瘤病指婴幼儿罕见的累及骨骼和平滑肌的一组先天性疾病,表现为孤立或多发肿物,伴脏器受累。侵袭性婴儿纤维瘤病见于 2 岁以内,表现为头颈部结节状软组织肿块,影像表现与婴儿纤维肉瘤或血肿相似。纤维瘤病中硬纤维瘤型可表现为结节状肿块,常沿神经鞘或血管束生长,中心区多见出血或坏死(图 14-19)。孤立性颈部肿块预后良好,常生长停滞或自发萎缩。

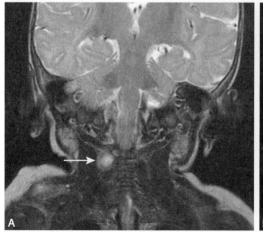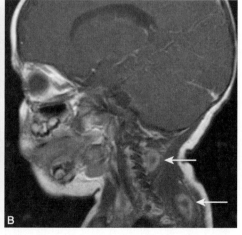

图 14-19 婴儿纤维瘤。冠状 T2WI(A)和矢状位增强(B)MRI 扫描显示多发散在分布的结节样病变(箭号),新生儿颈部出现典型的婴儿纤维瘤硬纤维型的"靶征"表现

颈纤维瘤病为仅累及胸锁乳突肌的良性病变,常见于新生儿,表现为单侧坚硬的软组织肿块以及肌肉收缩所致的同侧斜颈,下巴则转向对侧。如临床表现与众不同,可采用超声或 MRI 进行检查。两种方法均可见胸锁乳突肌弥漫性或局部肿大(图 14-20),无独立肿块或淋巴结肿大。先天性斜颈常于数月后自发消失。颈淋巴结炎和咽后部脓肿患儿中所见的炎症后斜颈(被称为 Grisel 综合征)则为韧带松弛度增加所致。

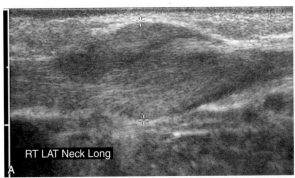
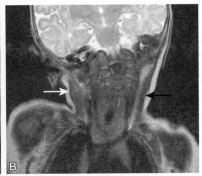

图 14-20　纤维瘤病。A,5 周男婴的超声显示,右侧胸锁乳突肌梭形增大(标记)。B,另一例患儿冠状位 T2 加权图像显示,右侧胸锁乳突肌弥漫性增厚及高信号(白箭号),伴有同侧斜颈。左侧胸锁乳突肌厚度和信号强度正常(黑箭号)。(A,Courtesy Brian D. Coley,MD.)

新生儿恶性肿瘤

神经母细胞瘤

神经母细胞瘤为儿童较常见的恶性肿瘤,其中不足 5%原发于颈部,起源于交感神经节。颈部神经母细胞瘤更常见于婴幼儿,并可合并 Horner 综合征。

采用 CT 或 MRI(图 14-21)对颈部神经母细胞瘤进行影像检查,可显示肿瘤范围、是否出现钙化以及骨或椎管受累情况。MRI 弥散加权序列中呈现弥散受限表明本肿瘤多细胞特征,提示恶性肿瘤。瘤内生长不良性钙化并非少见,可见于 50%颈部神经母细胞瘤病例中。

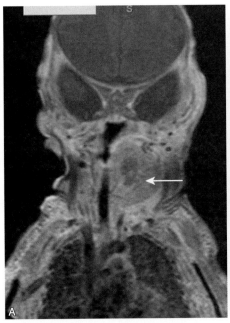
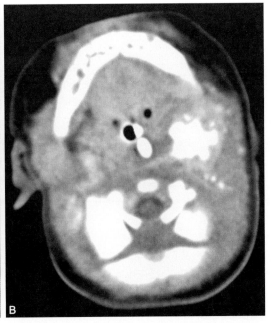

图 14-21　原发性颈部神经母细胞瘤。冠状位脂肪抑制增强 T1 图像(A)显示左颈部内不均匀肿块(箭号),沿着交感神经链分布,中央缺乏强化。CT 证明内部有粗大钙化影(B)

先天性婴儿纤维肉瘤

先天性婴儿纤维肉瘤为婴儿期罕见肿瘤,与成人纤维肉瘤的临床病程明显不同且预后极佳。可于出生时或生后不久即出现症状,或于产前得到诊断。婴儿纤维肉瘤具有独特的细胞基因表现,这有助于本病与其他婴儿型肿瘤(如胚胎性横纹肌肉瘤或婴儿纤维瘤病)相鉴别。肿瘤表现为颈部巨大实性软组织肿块,密度均匀或可见中央坏死和出血。

关键点

绝大多数先天性颈部病变为良性。

脉管病变被分为血管瘤和脉管畸形。

颈部淋巴管畸形产前或出生时或生后不久被诊断。

异位胸腺可见于颈部任何部位。

推荐阅读

Berenguer B, Mulliken JB, Enjolras O, et al. Rapidly involuting congenital hemangioma: clinical and histopathologic features. *Pediatr Development Pathol.* 2003;6:495-510.

Boye E, Jinin M, Olsen BR, et al. Infantile haemangioma: challenges, new insights and therapeutic promise. *Craniofac Surg.* 2009;20(suppl 1):678-684.

Cahill AM, Nijs E, Ballah D, et al. Percutaneous sclerotherapy in neonatal and infant head and neck lymphatic malformations: a single center experience. *J Pediatr Surg.* 2011;46(11):2083-2095.

Francisca SM, Kyriaki A, Karl OK, et al. Cystic hygromas, nuchal edema, and nuchal translucency at 11–14 weeks of gestation. *Obstet Gynecol.* 2006;107(3):678-683.

Grassi R, Farina R, Floriani I, et al. Assessment of fetal swallowing with gray-scale and color doppler sonography. *AJR.* 2005;185(5):1322-1327.

Hubbard AM, Crombleholme TM, Adzick NS. Prenatal MRI evaluation of giant neck masses in preparation for the fetal exit procedure. *Am J Perinatol.* 1998;15(4):253-257.

Konez O, Burrows PE, Mulliken JB, et al. Angiographic features of rapidly involuting congenital hemangioma (RICH). *Pediatr Radiol.* 2003;33:15-19.

Laje P, Johnson MP, Howell LJ, et al. Ex utero intrapartum treatment in the management of giant cervical teratomas. *J Pediatr Surg.* 2012;47(6):1208-1216.

Murphey MD, Ruble CM, Tyszko SM, et al. Musculoskeletal fibromatosis: radiologic-pathologic correlation. *RadioGraphics.* 2009;29:2143-2183.

Nath CA, Oyelese Y, Yeo L, et al. Three-dimensional sonography in the evaluation and management of fetal goiter. *Ultrasound Obstet Gynecol.* 2005;25(3):312-314.

Restrepo R, Palani R. Hemangiomas revisited: the useful, the unusual and the new. *Pediatr Radiol.* 2011;41:895-904.

Rossler L, Rothoeft T, Teig N, et al. Ultrasound and color Doppler in infantile subglottic haemangioma. *Pediatr Radiol.* 2011;41:1421-1428.

Viswanathan V, Smith ER, Mulliken JB, et al. Infantile hemangiomas involving the neuraxis: clinical and imaging findings. *AJNR.* 2009;30:1005-1013.

第 15 章

感染和炎症

LISA H. LOWE and CHRISTOPHER J. SMITH

　　儿童颈部原发炎性病变很常见。由于其急性病程,故对比增强 CT 成为基本影像检查方法。病变细节(包括累及范围和并发症)对于临床选择适当治疗方法至关重要。

咽扁桃体炎和扁桃体周围脓肿

　　概述　咽壁和扁桃体窝是感染最常见的部位,特别是在儿童中。每年诊断 7 百多万次的急性咽炎无需影像检查。但怀疑扁桃体周围脓肿时,则应采用影像检查明确诊断,其中部分病例需要外科治疗。

　　病因　绝大多数咽炎病例为自限性病毒感染。约

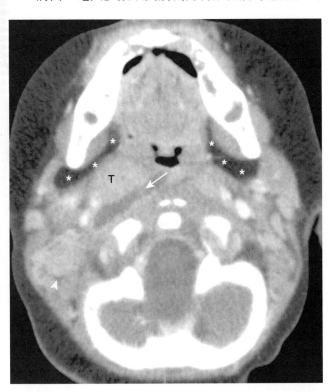

图 15-1　7 个月大男婴的咽旁脓肿,伴有发热和吞咽困难。低于颅底的舌骨上颈部轴位增强 CT 显示,边界清楚的右侧低密度的液性区域(箭号),接近扁桃体(T)。右侧咽旁脂肪(星号)和颈动脉间隙变形。也见右侧明显淋巴结影(箭头),左侧咽旁脂肪正常(星号)

30%以上病例为急性细菌性咽炎。最常见病原为 A 组 β-溶血性链球菌(GAS)。咽炎患儿可见咽痛、发烧和吞咽痛。如抗生素治疗效果不佳,则提示可能存在扁桃体周围脓肿。扁桃体旁空间是颈部最常见的脓肿形成部位。

　　影像学检查　影像检查并非咽炎和扁桃体的常规检查。但怀疑患儿出现并发症时,则需要做增强 CT 检查。单纯性扁桃体炎表现包括单侧或双侧增大、扁桃体强化及炎症侵犯咽旁脂肪组织。如出现中央低密度液性区伴周边强化或紧邻肿大的扁桃体,则提示脓肿形成(图 15-1)。仅对出现并发症和临床症状持续存在的患儿进行影像随访。

　　治疗　病毒性扁桃体炎为自限性,仅需支持治疗即可,但经快速抗原检测或咽部分泌物培养证实的 GAS 感染,则主要应用抗生素治疗。反复扁桃体炎患儿可行扁桃体切除术。经 CT 证实存在局部液化的病变,需外科穿刺和引流治疗。扁桃体炎和扁桃体周围感染预后良好。

Lemierre 综合征

　　概述　也被称为颈内静脉化脓性血栓性静脉炎。Lemierre 综合征为口咽部感染的少见并发症,最常见于既往体健的青少年。尽管少见,其并发症包括败血症以及播散到身体其他部位(最常见是肺)形成的脓肿、骨髓炎和动脉血管痉挛或闭塞所导致的梗死,病情可以很严重。

　　病因　Lemierre 综合征由梭杆菌属感染所致,厌氧性革兰氏阴性细菌也见于正常口咽菌群中。坏死性梭杆菌属为最常见的菌种,核梭杆菌、死亡梭杆菌或可变梭杆菌则较少见。认识本病非常重要,因为其发病率和死亡率很高。源于扁桃体周围间隙的感染扩散至颈内静脉,导致血栓形成。脓栓可从颈静脉播散到其他器官(如肺和脑)引发脓肿;扩散到邻近颈部间隙(包括咽后间隙和骨质结构)可引起骨髓炎。患儿表

现为近期出现咽痛病史,颈强直、颈侧部肿胀和发热。肺部受累时可见呼吸急促、心动过速和缺氧。血培养可见致病菌阳性。

影像学检查　与头颈部其他感染一样,梭杆菌属感染急性起病,需要快速评估病情。增强 CT 为主要的检查方法。CT 表现包括累及颈部多个间隙的炎性改变,如颈静脉内无强化则提示血栓形成。炎性表现从蜂窝组织炎的软组织强化至可提示脓肿诊断的局部液化(图 15-2 和图 15-3)。如果出现呼吸系统症状,则应同时行胸部 CT 检查,寻找骨质受累也应是胸部 CT 检查的重要内容。彩色多普勒超声检查可用于显示和随访血栓性静脉炎,但不一定能发现 Lemierre 综合征中出现的颈深部感染。急性神经症状可经 CT 或 MRI 评估,两者均可行血管成像发挥更大的作用。

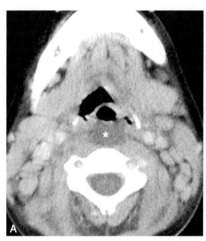
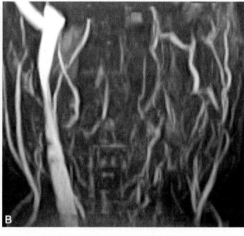
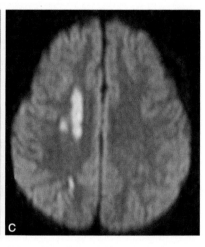

图 15-2　Lemierre 综合征(坏死性梭形杆菌)并发中风,6 岁女孩发热,吞咽困难和颈强直。A,轴位增强 CT 显示低密度的咽后液性区(星号)。B,2 天后 MRI,因急性左侧肢体无力而作检查,静脉造影证实左侧颈内静脉未显影。C,脑弥散 MRI 显示多发小梗死灶,源于血栓性静脉炎的二次栓塞或血管痉挛,或两者均有

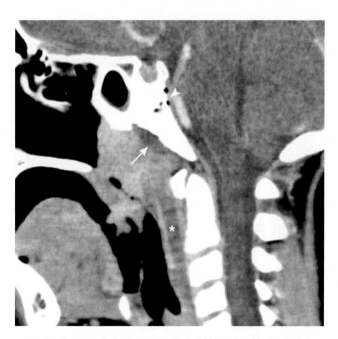

图 15-3　9 岁患儿,Lemierre 综合征(坏死性梭形杆菌感染),并发骨髓炎,伴发热,颈痛和咽喉痛。增强矢状位重建图像显示,扁桃体增大,低密度咽后液性区域(星号),沿着斜坡腹侧骨膜下液性暗区(箭号)。斜坡背侧空气源于骨髓炎(箭头)。也可见到静脉闭塞(未展示)

治疗　静脉给予大剂量抗生素,包括甲硝唑、青霉素和克林霉素,为治疗梭菌属感染的主要方法,治愈率较高。对超过 27% 的患儿使用抗凝治疗,但其作用尚不确定。对未退热和伴有并发症需要密切观察的患儿应进行影像随访。虽然由于诊断和治疗及时。梭菌属感染患儿的预后较好,但其发病率与死亡率仍较头颈部其他感染高。

咽后脓肿

概述　儿童咽后脓肿常源于化脓性淋巴结炎,后者则与扁桃体炎、鼻窦炎和牙源性感染有关。咽后脓肿很少继发于咽部或食管穿孔。咽后间隙是继扁桃体周围间隙之后,颈部第二常见颈深脓肿发生的部位,该间隙可向上伸至鼻咽部,向下延至上纵隔。当脓肿下延至 T4 椎体以下则应引起注意,此时被称为"危险间隙感染",病死率较高。可导致咽后壁增厚的其他原因还包括,出血(特别在血友病中)、神经母细胞瘤和罕见的脊柱前部脊髓脊膜膨出。

病因　咽后脓肿为 GAS 的后遗症,但也有金黄色葡萄球菌和厌氧菌(较少)为致病菌的报道。最常见临床症状为发热、颈痛、吞咽困难、可扪及的颈部肿物和咽痛,也常见颈部淋巴结增大和斜颈。

影像学检查　平片作为首选检查,可筛查巨大液性病灶,但在鉴别蜂窝织炎和脓肿方面作用有限,因为

两种疾病均可引起椎体前软组织向外异常增厚(在 C2 水平,厚度大于 8mm)。C1 至 C4 节段范围内可见咽腔、食管、喉部、气管或所有组织均向前移位(图 15-4)。Grisel 综合征为炎症介导的寰枢椎关节松弛,可导致寰枢椎旋转性半脱位或 C1/C2 的对位不齐。这些症状为自限性表现,随着炎性过程的消除而自行消失。增强 CT 用于进一步检查,发现具有环形强化的低密度脓肿以及确定是否需要外科引流。如出现脓肿,则 CT 可明确病变范围,发现纵隔有无受累,明确有无与头颈部感染并存的其他并发症,如血栓性静脉炎和骨髓炎。

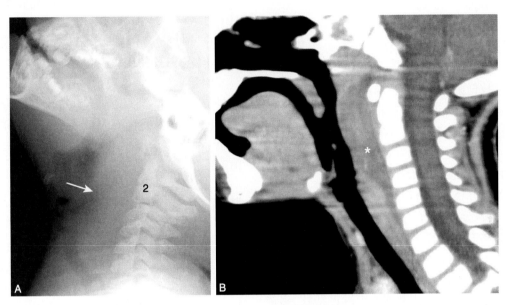

图 15-4　咽后脓肿,3 岁女孩,咽喉痛和发热。A,颈部侧位 X 线片显示广泛软组织肿胀,从颅底至 C6 段气道向前移位(箭号)。B,增强矢状位重建图显示,咽后软组织增厚且强化,表示为蜂窝组织炎。低密度液性区是咽后脓肿(星号)

治疗　咽后脓肿经保守治疗后的治愈率在 18%～57%之间,常需外科引流。复杂病例及治疗效果不能达到预期者需进行影像随访。

颈部淋巴腺炎

概述　颈部淋巴腺炎为儿童常见疾病。急性病例常因病毒或细菌所致,通常对支持疗法和抗生素治疗反应佳。影像学检查仅用于亚急性和慢性病例,当常规治疗后未见临床改善或需与脓肿和蜂窝组织炎相鉴别时,应使用影像检查。

病因　颈部淋巴腺炎常继发于头颈部(扁桃体、咽部或牙齿)感染。常见临床表现包括柔软的颈部局限性肿胀伴可扪及的肿物和发热。儿童颈部淋巴结肿大最常见的病因为病毒感染所致的自限性反应性增生。然而,也可发生细菌(包括金黄色葡萄球菌和链球菌属)感染并偶致淋巴结化脓。川崎病也可见于急性颈部淋巴结炎,但也可出现其他器官系统表现,例如皮疹和至少持续 5 天的发热。

影像学检查　炎性淋巴结常肿大,其短轴大于 1cm。坏死或化脓性淋巴结以出现低回声或低密度中心为特征(图 15-5)。感染性淋巴结增大较恶性更常

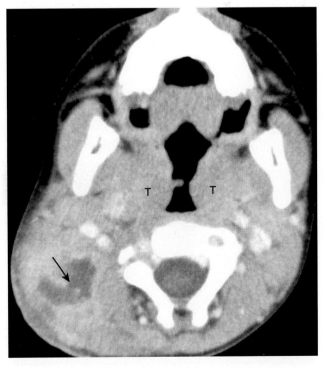

图 15-5　化脓性淋巴腺炎 5 岁女孩,颈部肿胀和泛红。增强 CT 显示右侧后三角区内增大的淋巴结,伴中央低密度坏死(箭号)。也见增大扁桃体(T),患儿有反复的扁桃体炎

见。但横断面成像(例如超声波、CT和MRI)均不能特异性区分两者。

治疗　病毒性淋巴结炎常为自限性,急性细菌性淋巴结炎通常经抗生素治疗有效。当淋巴结增大对药物治疗无反应时,则需进一步影像检查以确定是否需要外科治疗或活检。

分枝杆菌淋巴结炎

概述　分枝杆菌感染是慢性颈部淋巴结炎的重要原因。在美国,70%~95%的分枝杆菌淋巴结炎病例由非结核分枝杆菌引起(NTM)。NTM淋巴结炎常累及1~5岁儿童。鉴别结核性和非结核性病变具有临床重要性,因为这两种感染的治疗方法不同。

病因　颈部分枝杆菌淋巴结炎可由多种分枝杆菌所引起,包括结核分枝杆菌、牛结核分枝杆菌、鸟型分枝杆菌。在儿童中,病变常无疼痛且可自限。患儿常出现淋巴结肿大,但生长缓慢,病史超过数周。结核菌素试验强阳性提示结核分枝杆菌感染,而弱阳性则提示NTM。颈部结核性淋巴结炎被称为淋巴结核,多依赖针吸和组织培养做出诊断。

影像学检查　在CT上,结核分枝杆菌淋巴结炎表现为一个结节样肿块,具有厚强化环以及代表坏死的中央低密度。在后期,可出现钙化。鉴别诊断包括淋巴瘤和转移灶。MRI与CT表现相对应。CT图像中的厚强化环在MRI上表现为T1WI等信号及T2WI低信号环,中央坏死区则呈现T1WI低信号和T2WI明显高信号。胸部影像检查有助于发现肺内病变。NTM增强CT检查也表现为低密度、坏死和环形强化病灶(图15-6)。这些病变与淋巴结其他感染性病变的区别在于,前者无周围脂肪层受累;与结核分枝杆菌淋巴结炎不同,NTM较少见钙化。

治疗　多种抗痨药物联合应用12~18个月,如异烟肼、乙胺丁醇、吡嗪酰胺、利福平和链霉素对结核分枝杆菌淋巴结炎将有良好疗效,该疗法预后良好。NTM淋巴结炎的最佳疗法则为彻底切除受累淋巴结,治愈率很高。

猫抓病

概述　猫抓病为肉芽肿性疾病,常具自限性,87%病例见于18岁以下儿童。除局部颈部淋巴结炎外,这种播散性疾病还可引起肝脏和脾脏肉芽肿、骨髓炎、椎间盘炎、脑炎、脑膜炎、眼炎和神经炎。

病因　猫抓病由韩瑟勒巴通菌引起,后者为革兰氏阴性杆菌。本病特征为接种部位痛性淋巴结肿大,

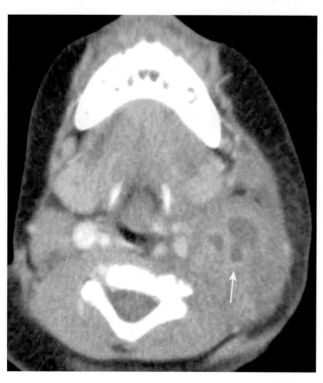

图15-6　非结核性分支杆菌感染,10岁男孩,伴有左颈部肿胀。轴位增强CT显示一组肿大淋巴结,在左颈部,中央伴有坏死区(箭号)。肺门和肋骨其他感染(未展示)

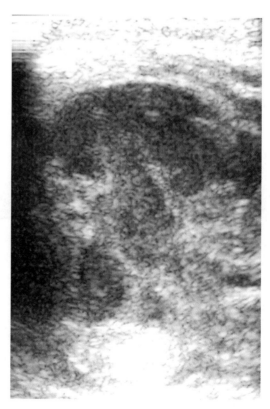

图15-7　4岁女孩猫抓病,右侧颈部肿胀和新的猫抓痕。超声检查显示混合性回声肿块影,提示为团状结节影

大部分患儿无发热及全身性症状。尽管绝大部分病例无症状,但 5%～10% 的感染中,将出现播散,常累及颈部淋巴结。临床诊断常依赖血清学检测。

影像学检查 在超声声像图中,病变区域显示为多发低回声淋巴结增大伴后方声影,周围炎性软组织可见回声增强。多普勒超声可见病灶充血,CT 图像显示淋巴结肿大,其中央区常为低密度(图 15-7)。

治疗 除非病情很严重,大多数病例无需抗生素治疗。利福平、环丙沙星和复方新诺明疗效好,常用于播散性疾病。对抗生素治疗效果不良的患儿,应进行影像随访。

传染性单核细胞增多症

概述 传染性单核细胞增多症为发生于青少年和青壮年的常见疾病。美国每年确诊病例约为 500/100 000 人。诊断依赖于临床表现,且可通过传染性单核细胞增多症快速检测发现异染性抗体进行筛查。

病因 传染性单核细胞增多症为一种急性自限性疾病,由 EB 病毒引起。多可通过感染的唾液传播。患儿常表现为急性咽扁桃体炎、发烧、萎靡和颈部或全

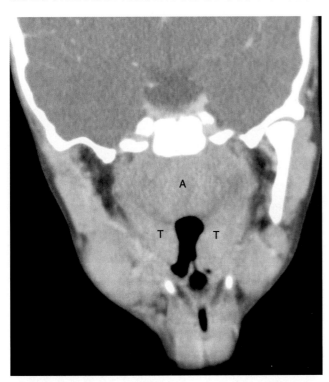

图 15-8 传染性单核细胞增多症 15 岁女孩,咽喉痛,吞咽困难和疲劳。增强冠状位重建图像显示,非特异性腺样体(A)和扁桃体(T)肿大,未见液性暗区,未见明确的颈深部扩散

身性淋巴结肿大。脾肿增大为常见表现。

影像学检查 传染性单核细胞增多症的患儿通常无需常规影像学检查。但本病与其他感染和恶性疾病相似,影像学检查可用以了解病变范围。CT 表现无特异性,但可包括腺样体和扁桃体肿大以及弥漫性淋巴结肿大,几乎无周围炎性改变(图 15-8)。

治疗 对传染性单核细胞增多症采用支持疗法。诊断后停止运动至少 3 周,以避免脾破裂。虽然推荐使用皮质类固醇和抗病毒药物(如阿昔洛韦或伐昔洛韦),但缺乏足够的数据支持。除脾破裂可导致死亡外,本病多数预后良好。

人体免疫缺陷病毒(艾滋病毒,HIV)感染

概述 良性颈部淋巴结肿大为 HIV 阳性患儿最常见的临床表现。HIV 可导致纵隔和全身淋巴结肿大。诊断无需影像学检查,但如颈部肿块持续存在或有恶变趋势,应进行影像检查和活检,以排除恶性肿瘤等因素。

病因 HIV 的淋巴结肿大常为对称、无痛性和广泛的病变。尽管 HIV 患儿淋巴结肿大一般被认为良性,鉴别诊断包括 Kaposi 肉瘤、非霍奇金淋巴瘤、转移瘤和多发感染。HIV 患儿可见腮腺肿大,由淋巴细胞浸润和淋巴上皮囊肿和实性病变引起。

影像学检查 35% HIV 阳性患儿的 CT 和 MRI 可见扁桃体肿大,多数双侧淋巴结肿大为常见征象。超声检查可见腮腺内多发大小不等的低回声囊肿和实性病灶。在 CT 图像上,常见双侧多发低密度淋巴上皮病变。

治疗 HIV 治疗的一线药物为多种抗反转录病毒药物,包括核苷和非核苷逆转录抑制剂、蛋白酶抑制剂、核聚变抑制剂。尽管 HIV 患儿的良性颈部淋巴肿大无需特别治疗,但必须活检才能排除其他病因。

涎腺炎

概述 涎腺炎为较常见疾病,最常累及腮腺和颌下腺。腮腺肿大最常见的原因为炎症,病毒性感染则为后者最常见病因。可依据临床情况诊断病毒性感染,故无需影像学检查。尽管很多病例因为病毒所致而呈自限性,但涎石症可致炎症反复发作。

病因 涎腺炎常表现为肿胀、腺体肿大和发热。涎腺结石和病毒为两个最常见的原因。急性细菌性（化脓性）涎腺炎少见于儿童，但复发性腮腺炎偶由链球菌引起。复发性涎腺炎可由涎腺结石所致，最常累及颌下腺。85%以上颌下腺结石出现于 Wharton 管内。流行性腮腺炎为涎腺炎最常见的病毒性病因，常明显累及双侧腮腺。其他病毒包括 HIV、流感病毒和柯萨奇病毒。慢性涎腺炎症常因反复细菌感染、自身免疫性疾病（包括干燥综合征或结节病）所致。颈部其他区域淋巴结炎也可引起腮腺内淋巴结肿大。这与腮腺是唯一在淋巴系统发育后被覆包膜的唾液腺而导致腺体内存在淋巴结有关。

影像学检查 超声检查在显示位置浅表且可引流的脓肿方面发挥作用。然而，它不能显示颈深部，以明确病变的全部范围。CT 平扫是发现唾液腺内结石的最好方法，但也需增强检查以评估可被引流的积液灶（图 15-9）。

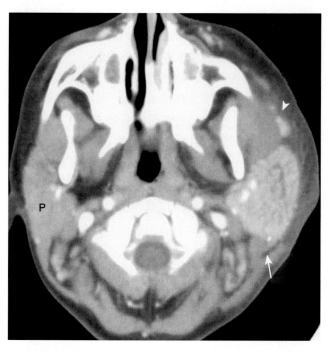

图 15-10 6 岁男孩腮腺炎，左侧面颊疼痛。轴位增强 CT 显示左侧腮腺增大并强化（箭号），与沿着腮腺管的路径发生的副腮腺组织有相似表现（箭头），左侧面颊皮下脂肪有炎性表现，右侧腮腺正常（P）

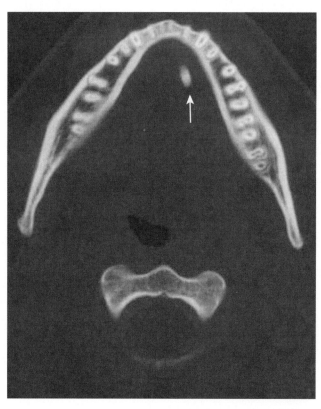

图 15-9 涎腺炎 17 岁男孩，左颌部疼痛和变软。轴位平扫 CT 显示大的钙化位于下颌下（Wharton）管的位置（箭号）

在超声检查中，腮腺炎表现为腺体肿大，伴不均匀回声减低和边缘不规则，有时可见实质内出现低回声灶，为腮腺内小唾液积聚灶、结节或小脓肿。彩色多普勒显示充血。CT 显示腺体肿大伴弥漫性强化（图 15-10）。低密度区伴外周强化则提示脓肿。复发性涎腺炎在超声中表现为腺体肿大，内含数个 2~4mm 的低回声区——唾液分泌融合灶。

治疗 涎腺结石患儿可用水化、腺体按摩治疗，催涎剂（如西维美林或毛果芸香碱）通过增加唾液产生而促排涎石。如保守治疗不能解决症状，则需手术切除。如存在多个结石，则需进行腺体全切。病毒性涎腺炎仅需支持治疗。

临床医生须知

- 感染的程度
- 是否需要手术治疗
- 需要额外治疗的并发症

关键点

尽管颈部感染的影像学特征可能缩小鉴别诊断范围，但仅依靠影像学检查常不可能明确诊断。

影像学在明确感染程度和并发症（如脓肿、骨髓炎、血栓性静脉炎和败血症栓子）方面非常重要，后者需更积极治疗。

脓肿引流可减轻症状，加速恢复，以及确定适当抗生素治疗。

推荐阅读

Boyd ZT, Goud AR, Lowe LH, et al. Pediatric salivary gland imaging. *Pediatr Radiol.* 2009;39:710-722.

McKellop JA, Bou-Assaly W, Mukherji SK. Emergency head & neck imaging: infections and inflammatory processes. *Neuroimag Clin North Am.* 2010;20(4):651-661.

Meuwly JY, Lepori D, Theumann N, et al. Multimodality imaging evaluation of the pediatric neck: techniques and spectrum of findings. *Radiographics.* 2005;25(4):931-948.

Rana RS, Moonis G. Head and neck infection and inflammation. *Radiol Clin North Am.* 2011;49(1):165-182.

参考文献

Full references for this chapter can be found on www.expertconsult.com.

第 16 章

肿瘤

CAROLINE D. ROBSON

影像学检查常被用来评估儿童颈部肿瘤,而影像学检查方法的选择则依赖肿瘤部位和治疗方法。多普勒超声可区分囊性与实质病变,显示静脉或动脉分布以及辨别结节性与非结节性肿瘤。CT 可显示骨质改变和病灶内钙化。CT 成像需采用螺旋轴位薄层扫描,静脉内分次剂量团注法(先静脉内团注一半,3 分钟后团注后一半对比剂时进行扫描)。应对所得资料进行骨和软组织算法多方向重建。在保证诊断图像质量的前提下,应采用最低辐射剂量扫描。MRI 可显示肿瘤的软组织特性。MRI 序列应包括多方向 T1、脂肪抑制 T2 或短 T1 反转恢复成像(STIR)、流动敏感性梯度回波序列、弥散加权成像和静脉内钆剂增强 T1 压脂序列。核医学检查包括氟脱氧葡萄糖正电子发射技术(^{18}F-FDG PET)和 PET CT,均可被用来对各种肿瘤进行分期和随访,特别是淋巴瘤。

以下特点对鉴别诊断至关重要:患儿年龄、临床病史、体格检查、肿瘤部位和影像学特征(如:钙化、血管分布和强化程度)。最常见的良性肿瘤为血管瘤。淋巴瘤(约 50%)和横纹肌肉瘤(约 20%)为最常见的儿童头颈部恶性肿瘤。甲状腺、鼻咽和唾液腺癌为儿童头颈部最常见癌症。

血管瘤

概述 血管瘤为发生于婴儿的最常见的血管源性肿瘤,女婴更多。婴儿型血管瘤在生后第一年内增殖,随后几年中将逐渐消失。增殖的血管瘤富含血供。退化则表现为肿瘤大小和血供均减少,纤维脂肪成分增多。真性先天性血管瘤并不常见,分为快速退化型和非退化型先天性血管。约 20% 患儿出现多发血管瘤。血管瘤累及皮肤表现为隆起、结节样猩红色肿瘤,有时表现为斑点样病灶,则与婴儿葡萄酒色斑痣易混淆。血管瘤并发症包括畸形、占位效应、重要功能的障碍、溃疡形成和出血。

首字母缩写"PHACES"代表一组症状:后颅窝畸形、血管瘤、动脉畸形、主动脉缩窄和心脏缺损、眼部畸形、胸骨畸形和脐上裂(posterior fossa malformations, hemangiomas, arterial anomalies, coarctation of the aorta and cardiac defects, eye abnormalities, sternal malformations, and supraumbilical raphe)。血管瘤典型表现为面部大斑块样或局部皮肤血管瘤,有时位于中线区或表现为胡须样。最常见的后颅窝畸形为单侧小脑轻度发育不良伴同侧小脑后脑脊液间隙增大。颈内动脉和椎动脉畸形包括缺如或发育不全、迂回曲折和扩张或动脉瘤样改变以及永存三叉神经动脉。进行性脑血管闭塞伴烟雾病也可见于颅面部血管瘤患儿中。

影像学检查 增殖性婴儿型血管瘤在出生后第一年内具有特征性影像表现,在超声、CT 和 MRI 中均显示为实性、边缘清晰的分叶状且血供丰富的肿瘤(图 16-1)。血管瘤在 CT 检查中与肌肉等密度,注射对比剂后快速、明显强化。多数病例在 MRI 自旋回波序列中可见清晰的血管流空信号,在 MRA 中可见流动增强。增殖性血管瘤在 T2 加权图像中表现为较肌肉信号稍高且强化。退化性血管瘤表现为血供和强化减弱。真性骨内血管瘤(与常被误认为"血管瘤"的骨内静脉畸形不同)和微小或退化性血管瘤更难确诊。血管瘤的鉴别诊断包括化脓性肉芽肿,常因位置表浅而很少进行影像检查。边缘不清晰或模糊为血管瘤的不典型表现,应及时进行鉴别诊断,如 Kaposi 样血管内皮瘤。其他少见的先天性肿瘤(如横纹肌瘤和横纹肌肉瘤)均缺乏血供。婴儿型纤维肉瘤有时可见少许血管和出血,但常引起更多骨侵蚀,而缺乏血管瘤那样明显的强化。骨内或骨旁血管瘤偶可致骨变形和类似朗格汉斯细胞组织细胞增生症的骨皮质侵蚀,但进行性溶骨性破坏可提示恶性肿瘤。

治疗 血管瘤常可不经治疗而退化,但如影响了主要功能,应通过使用药物(如类固醇\白细胞干扰素或普萘洛尔)而加快病变退化。激光治疗和栓塞也适用于某些病例。

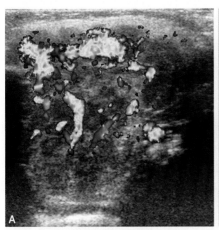
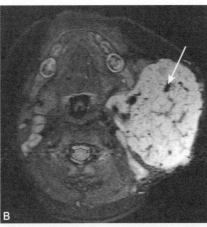
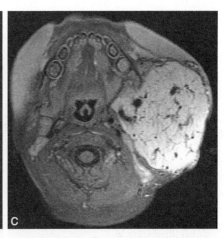

图 16-1　增殖性婴儿型血管瘤。A,4 个月大女婴腮腺肿瘤。彩色多普勒显示一个大的等回声血管瘤,伴明显血运。B,3 个月大婴儿腮腺肿物。轴位快速自旋回波翻转恢复图像显示边缘清晰的大血管瘤,伴明显血流流空(大箭号)。肿物较脊髓信号高。C,同一病人的轴位增强脂肪抑制 T1 加权图像显示明显强化

畸胎瘤

概述　畸胎瘤为小婴儿颈部最常见的先天性肿瘤,同时颈部亦为小婴儿畸胎瘤第二常见的发生部位。在先天性畸胎瘤中存在的组织学未成熟表现并不能提示预后不良,这种表现在青少年和成人病例中也可出现。

影像学检查　胎儿超声或 MRI 检查常可对畸胎瘤做出产前诊断。肿瘤边缘清晰,实质不均匀,具有实性和囊性成分。肿瘤压迫气道可影响分娩方式和时间,应采用剖宫产限制出生时间,且胎儿接受胎盘支持时要保护气道。发生于中线的畸胎瘤可累及口腔而影响正常发育和腭突位置,从而导致腭裂。舌骨下畸胎瘤常累及甲状腺,并因而被认为起源于甲状腺。

超声、CT 和 MRI 可见畸胎瘤为不均质肿瘤,有实性和囊性成分(图 16-2)。斑点状钙化和脂肪为特征性表现。肿瘤中软组织成分常出现强化。囊性畸胎瘤的主要鉴别诊断为淋巴管畸形(LM)。钙化和肿瘤源于甲状腺时同侧甲状腺叶缺如以及甲状腺包绕肿瘤为关键特征,可供区分畸胎瘤和淋巴管畸形。其他含有脂肪的颈部肿瘤还包括脂肪瘤和脂肪母细胞瘤。最常见含有钙化的肿瘤包括毛母质瘤——体积小、含有钙化且位于皮肤或皮下组织。易与畸胎瘤混淆的较少见先天性实性肿瘤还有婴儿型肌纤维瘤病和含有淋巴成分的 kaposi 形血管内皮瘤。

治疗　畸胎瘤的治疗为外科切除。

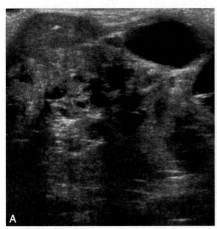
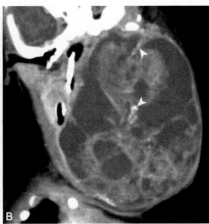
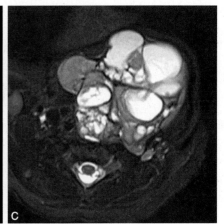

图 16-2　新生儿颈部的先天性畸胎瘤。A,颈部超声显示不均匀的囊性和实性畸胎瘤。B,增强后重建冠状位 CT 图像显示囊实性畸胎瘤包含斑点状钙化(箭头)。C,MR 轴位快速自旋回波翻转恢复序列显示囊实性畸胎瘤

神经鞘瘤

影像学检查　单发神经纤维瘤、丛状神经纤维瘤和恶性周围神经鞘瘤（MPNST）常见于神经纤维瘤病Ⅰ型患儿。神经鞘瘤可散发或见于神经纤维瘤病Ⅱ型患儿。单发神经纤维瘤和神经鞘瘤边缘清晰且在T1/T2加权图像中信号多变（图16-3A）。神经纤维瘤中纤维组织以及神经鞘瘤中Antoni A组织呈现短T2信号，很像高级别富含细胞的肿瘤。神经鞘瘤明显强化，其中可见囊变灶。丛状神经纤维瘤为多结节样肿瘤或蠕虫状肿块，并沿周围神经或神经根延伸，有时其内部见多个筋膜成分。丛状神经纤维瘤在CT上表现为低密度，在MRI T2加权像中较肌肉信号高；CT中可见特征性的"靶征"，而MRI T2加权图像中可见肿瘤中心出现点状高信号（见图16-3B），该特征有助于本病与微囊性LM相鉴别，后者也常跨越多个颈部解剖间隙生长。出现疼痛、周围神经鞘瘤迅速增大、强化特征改变或发生转移时提示MPNST（见图16-3C）。FDGU PET成像有助于对可疑MPNST病例的评价。

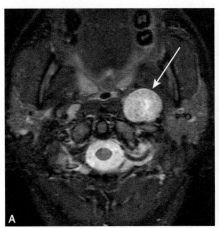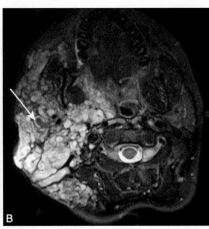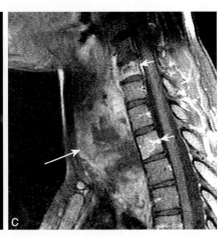

图16-3　神经鞘瘤。A，16岁男孩轴位快速自旋回波翻转恢复图像偶然发现的边缘清晰圆形肿瘤（箭号），邻近左侧颈内动脉。肿瘤较脊髓和淋巴结为高信号。B，19岁女孩丛状神经纤维瘤，神经纤维瘤病Ⅰ型。肿瘤类似"成团蠕虫"，有许多管状和圆形成分位于筋膜分隔内。可见"靶征"（箭号）。C，18岁男孩NF1型恶性外周性神经鞘瘤，表现为疼痛和快速增大的颈部肿物。矢状位脂肪抑制T1WI像显示脊椎前方不均匀强化的肿物（长箭号）。C5和T1信号异常，伴C5椎体变扁

治疗　良性神经鞘瘤治疗方案多种多样，依靠临床症状，大小、部位和组织学特点，从保守治疗到完全或局部外科切除。MPNST为一种侵袭性肿瘤，外科切除为最有效的治疗。放射治疗有助于局部控制，化疗作用不明。

横纹肌肉瘤

概述　横纹肌肉瘤为最常见的软组织肉瘤，继淋巴瘤之后，为头颈部第二常见的恶性肿瘤。约1/3横纹肌肉瘤发生于头颈部。发病率呈双峰，第一峰出现于10岁以下，第二峰则见于青春期。10岁以下患儿中，横纹肌肉瘤最常见部位为咀嚼肌间隙和眼眶，而青少年中则可见鼻旁窦受累增加。横纹肌肉瘤多呈进行性生长并侵蚀相邻骨质。脑膜周围病变源于颅底侵蚀或肿瘤经卵圆孔向颅内侵入。可见颈部转移性淋巴结增大。本病出现的症状和体征还包括，颈部肿物、眼球突出、气道阻塞、咽鼓管阻塞引起的耳痛以及脑神经病变。

尽管绝大多数横纹肌肉瘤病变为散发，但部分年幼患儿可见明确P53肿瘤抑制基因的原发性突变和可能的肿瘤遗传易感性。据报道，NF1基因删除、肿瘤抑制和Ras抑制也见于某些RMS类型中。RMS最常见两种组织学类型，为胚胎型和腺泡型。胚胎型RMS更常见于年幼儿，有时与部分11号染色体的杂合性缺失有关。通常，胚胎型RMS的生物学行为、治疗效果和预后均较腺泡型好，后者常见于青少年。最近，已经有报道基于肿瘤基因组分析的分子判断标准。约55%~75%腺泡型RMS可见FOX01到PAX3或PAX7融合基因。无基因易位改变的腺泡型RMS更类似胚胎型。

影像学检查　RMS在影像学上表现为软组织肿瘤，伴溶骨性骨质破坏和骨重塑形（图16-4A和B）。肿瘤为非均质性，有时可见坏死且边界清晰。CT或MRI增强检查中，肿瘤强化形式多样。肿瘤T2加权信号强度多变，但由于富含细胞而常较脑实质为等至

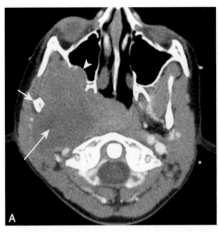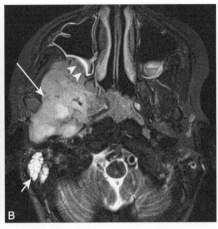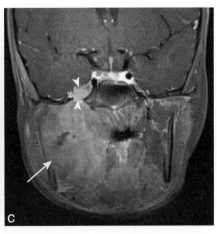

图 16-4　7 岁女孩颈部横纹肌肉瘤，伴耳痛。A，增强 CT 显示肿瘤（长箭号）位于右侧咀嚼肌间隙内，累及翼状肌。右侧颞下颌关节脱位（短箭号），并侵犯上颌窦的后外侧壁（箭头）。B，轴位快速自旋回波翻转恢复图像显示肿瘤（长箭号）与淋巴结信号相似。肿瘤侵蚀通过右侧上颌窦后壁（箭头）。右侧咽鼓管阻塞导致分泌物潴留在右侧乳突筛房（短箭号）。C，冠状位脂肪抑制 T1WI 图像显示肿瘤强化（长箭号），伴脑膜外传播，通过卵圆孔至右侧海绵窦（箭头）

低信号。RMS 在 DWI 序列中显示弥散受限。冠状位和矢状位对比增强脂肪抑制 T1 加权成像可用于发现脑膜周围播散（见图 16-4C）。对可疑淋巴转移的病例，应仔细评估颈部淋巴结。RMS 的少见和不典型表现包括 T2 信号明显增高和瘤内出血。依靠肿瘤发生部位，RMA 的鉴别诊断应包括淋巴瘤、癌（青少年），其他类型肉瘤，青少年鼻咽纤维血管瘤（如鼻出血的青少年）和硬纤维瘤。硬纤维瘤多见于下颌骨体部的舌面，在 T2 加权图像中呈低信号，在 CT 图像中可见局部骨质重塑和少许骨膜反应。当肿瘤主要累及骨结构且以骨膜反应和软组织肿块为特点时，应怀疑成骨肉瘤或尤因肉瘤。成骨肉瘤可为原发或继发于放射治疗。其他肉瘤还包括纤维肉瘤、软骨肉瘤和滑膜肉瘤。

治疗　RMS 的治疗包括外科、放射治疗和化疗。随访检查用于发现肿瘤残存和复发。预后依赖肿瘤的组织学和分子亚型，可被手术彻底切除的局限性病变预后较好。

淋巴瘤

概述　淋巴瘤为儿童最常见的头颈部恶性肿瘤。霍奇金淋巴瘤（HL）主要发生于青少年，且较非霍奇金淋巴瘤更常见（NHL），后者可见于儿童任何时期。HL 表现为淋巴结肿大，为无痛性单侧颈部肿物；少数情况下，也可双侧发生。HL 多累及邻近淋巴结。全身性症状为系统性疾病的征兆。约 40% HL 患儿可见纵隔受累，80% 颈部 HL 患儿可见头颈部以外的病变。在组织学上，HL 以出现 Reed-Sternberg 细胞为特征，后者为巨大多核淋巴细胞，可见嗜酸性核仁。HL 最常见的组织学亚型为结节硬化型。致病因素多种多样，包括既往 EB 病毒感染。

NHL 表现为无痛性单侧淋巴结肿大或咽部软组织受累所致的气道梗阻征象。约 30% 患儿可见头颈部淋巴结外病变，约 70% 患儿可见头颈部以外病变。结外 NHL 病变累及 Waldeyer 环淋巴组织（腺样体和扁桃体）或鼻窦、甲状腺或眼眶区域。儿童 NHL 的组织学亚型包括 Burkit 淋巴瘤、淋巴母细胞淋巴瘤、弥漫大 B 淋巴细胞淋巴瘤和间变性大细胞淋巴瘤。尽管 NHL 确切病因和发病机制不明，但易感因素包括严重免疫功能低下，特别是当与某些致病原（如 EB 病毒）有关时，以及在免疫功能低下状体下发生致瘤性感染或接触周围环境中的致癌物。在免疫抑制儿童中，发生淋巴增殖性疾病（包括淋巴瘤），被认为是多因素所致并与免疫抑制和抗原持续刺激有关。与 NHL 相关感染因子包括 HIV、EBV、人类 T 细胞嗜淋巴细胞病毒 1、人类疱疹病毒 8、幽门螺旋菌和鹦鹉热衣原体。EBV 也与 Burkett 淋巴瘤的发生有关。

影像学检查　多普勒超声检查有助于鉴别炎症反应性和恶性淋巴结肿大。恶性淋巴结肿大的特征包括，血管移位（与结节旁肿瘤扩散有关）、出现迷走和被膜下血管及无血管灶。在 CT 上，受累淋巴结组织常不出现感染性淋巴结炎所见的强化，常

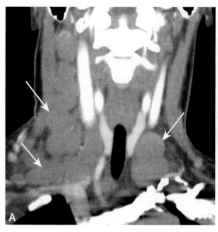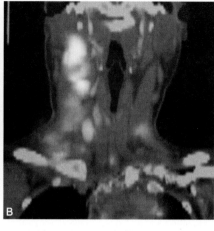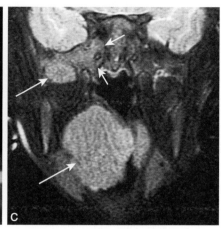

图 16-5　淋巴瘤。A,16 岁女孩出现颈部肿瘤和全身症状。CT 增强重建冠状位图像显示颈部广泛淋巴结增大伴轻度强化。B,融合氟脱氧葡萄糖(FGD)正电子 X 线体层扫描和 CT 图像显示为同一患儿的 FGD 腺病,最新诊断为结节样硬化性霍奇金病。C,8 岁男孩气道梗阻。冠状位脂肪抑制 T2 WIMRI 图像显示均匀的低信号肿物(长箭头):一个累及右侧腭扁桃体和另一个位于右蝶骨前方。右侧蝶骨的信号异常和膨胀(短箭头)。在这个病例中,这些病变是非霍奇金淋巴瘤的特征性表现

无周围脂肪组织受累(图 16-5A)。[18]F-FDG PET 全身成像被用于诊断,分期和随访(见图 16-5B)。在一项比较 FDG PET 与 CT、MRI 和镓扫描的研究中,FDG PET 对于儿童 NHL 和 HL 较其他影像方法显示出更高的敏感性和特异性。软组织肿物、下颌骨骨质受累和"浮齿征"是 Burkitt 淋巴瘤特征性而非特异性表现。在 MRI 上,淋巴瘤性病变易出现淋巴结增大,且相对于反应性淋巴结增生,本病表现为均匀低信号(见图 16-5C),增强形式多样,并较反应性淋巴结增生强化程度低。淋巴瘤的鉴别诊断包括,感染或炎症、其他淋巴增殖性病变和转移性淋巴结增大。

治疗　淋巴瘤现行的诊断分类,如弥漫性大 B 细胞淋巴瘤,是由多种分子水平上独立的疾病组成,这些疾病不仅起源和发病机制不同,其临床转归和预后也不同。应采用肿瘤基因表达方式预测肿瘤的临床和生物学行为,肿瘤的基因信号在确定靶向治疗和选择适当治疗方式上起到重要作用。治疗方法由多种化疗药物结合或不结合放疗组成。

恶性上皮肿瘤

概述　头颈部最常见的恶性上皮肿瘤为甲状腺癌和鼻咽癌(NPC)。甲状腺癌表现为甲状腺肿物,伴或不伴颈淋巴结肿大和转移性病变。最常见的组织学亚型为乳头状癌(图 16-6A)。乳头状癌偶见于甲状舌管囊肿,表现为壁钙化的结节影。

NPC 多见于青少年,出现的症状和体征包括鼻咽部肿物、颈部淋巴结肿大、单侧中耳炎、鼻液溢和鼻塞。NPC 与既往 EBV 感染有关。在影像学上,NPC 表现为鼻咽部肿物伴颈部淋巴结肿大,显示侵袭性特征,如鼻旁窦和颅底骨质破坏并向颅内扩散。鉴别诊断包括相同部位的淋巴瘤和各种肉瘤。

睾丸内核蛋白质(NUT)中线癌为一种少见的、独特的、几乎总是高致命性肿瘤,以仅涉及 15 号染色体上 NUT 基因的染色体重排为特点。尽管实施积极的治疗,但这种细胞遗传异常的肿瘤患儿常因转移性病变而在数月内死亡。在头颈部,这些肿瘤累及鼻窦区、会厌或喉部。

影像学检查　与淋巴组织相比,肿瘤呈较低 T2 加权信号,该特点与富含细胞肿瘤相一致。其他特征包括,侵袭性溶骨性骨质破坏和转移性淋巴结增大(见图 16-6B)。图像特征可资与其他高级别肿瘤相鉴别。

唾液腺癌最常见黏液上皮特性。影像学并不能总是鉴别低级别恶性肿瘤和良性腮腺肿瘤(多为多形性腺瘤)。不同组织级别的黏液上皮癌的信号和增强特点不同(见图 16-6C)。

治疗　儿童颈部癌的治疗和预后依赖肿瘤类型和细胞基因、发生部位、是否可以手术以及分期。例如,低级别黏液上皮癌可以经手术完全切除而被治愈,但更具侵袭性的癌则常需要外科手术、化疗及放疗。

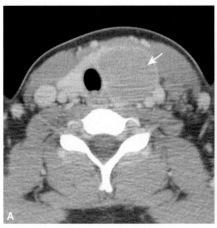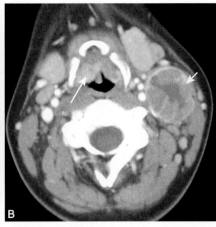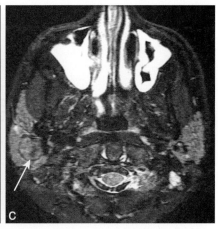

图 16-6　癌。A,15 岁女孩甲状腺的乳头状癌。轴位增强 CT 图像显示肿瘤累及甲状腺左叶。B,13 岁女孩会厌部的核蛋白睾丸中线瘤表现为声音嘶哑和颈部肿块。肿瘤表现为第 15、19 染色体易位。轴位增强 CT 图像显示为不规则强化肿块,累及会厌和杓状会厌襞(长箭号)。坏死性腺病由淋巴结性转移所致(短箭号)。C,19 岁男孩腮腺的黏液性表皮样癌。轴位快速自旋回波翻转序列图像,显示右侧腮腺内低信号锐利的恶性肿瘤(箭头)。征象提示但非特异性的表现

转移瘤

在儿科中,颈部转移瘤可累及骨质、颈淋巴结,或两者均受累。在 10 岁以内,特别是小于 2 岁的儿童中,最常见神经母细胞瘤转移。白血病也常见,但更常见于年长儿,有时不能经影像表现鉴别。多种其他类型肿瘤可见软组织病变,骨转移瘤或两者同时存在。骨转移瘤在 CT 上表现为溶骨性、穿凿样骨质破坏、针状骨膜反应和强化的软组织肿块(见图 16-7A)。骨髓受累为神经母细胞瘤的特点,表现为骨髓腔对称性增宽,该表现易被 CT 检查疏漏。在 MRI 上,肿瘤在 T2 加权像上信号较低并伴中-高度强化(见图 16-7B 和 C)。

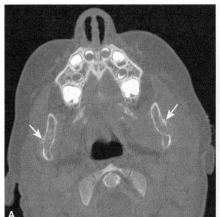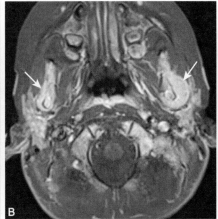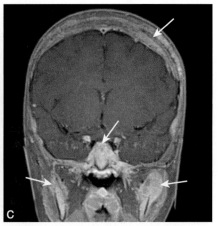

图 16-7　3 岁女孩 4 期神经母细胞瘤的转移。A,轴位增强 CT 图像(骨窗)显示下颌支的溶骨性破坏,伴不清晰骨膜反应(箭号)。B,轴位脂肪抑制 T1WI 图像显示相关的软组织肿块强化(箭号)。上颌骨、颈椎和颅底因神经母细胞瘤的转移而异常增大。C,冠状位脂肪抑制,T1WI MRI 显示上颌骨、中央颅底和颅盖强化的转移瘤(箭号)

参考文献

Full references for this chapter can be found on www.expertconsult.com.

第 17 章

甲状腺和甲状旁腺

HOLLIE A. JACKSON

甲状腺

病因

术语"甲状腺"源于希腊词"盾牌",因其形状及与喉部甲状软骨的关系而得名。甲状腺为双胚来源,具有两种甲状腺细胞,甲状腺滤泡细胞(甲状腺细胞)和滤泡旁细胞(C 细胞),均来源于三个生殖细胞层。

甲状腺最多的细胞(滤泡细胞)源于甲状腺原基。约妊娠第 24 天,甲状腺以上皮增殖形式在发育中的单结节和舌原基接合部之间的原始咽底形成胚芽。这个甲状腺原基不久则形成一个向腹侧突出生长的结构,被称为"甲状腺憩室"。滤泡细胞祖细胞开始在远端,随后在两侧增殖,形成特征性由峡部连接的二叶状腺体结构。

在胚胎发育时,甲状腺下降至舌骨和喉的前下方,并有甲状舌管形成。由于甲状腺和心脏胚胎发育关系密切,故有人认为,心脏下降牵拉甲状腺下移。甲状腺经甲状舌管与舌连接。约妊娠第 7 周,甲状腺到达气管前方的最终位置,甲状舌管则消失。舌基底部的甲状舌管原始开口可呈凹陷状而持续存在,被称为"盲孔"。约 15%~75% 患儿存在锥状叶,源于甲状舌管下部,并从峡部向上延伸。

大约这个时期,甲状腺达到其最终位置,两侧原基和鳃后体结合,使 C 细胞(滤泡旁细胞)融入甲状腺。鳃后体为一对暂存性胚胎结构,源于第四咽囊内胚层和第五咽囊外胚层,其中的 C 细胞前体细胞则是从神经嵴移行而来的。甲状腺滤泡细胞继续构成甲状腺滤泡。当鳃后体与甲状腺融合后,其 C 细胞则分散至滤泡间隙。出生后,常可于甲状腺侧叶的中部发现残存鳃后体或实性细胞巢。

生理学

甲状腺的主要功能是产生激素,在调节多种细胞的生理活动中起到关键作用,如生长、发育和新陈代谢。

甲状腺合成和分泌两种激素:①甲状腺素(T4);②三碘甲状腺原氨酸(T3)。这些激素的合成与分泌被复杂的"下丘脑-垂体-甲状腺轴"的反馈机制严密控制。

下丘脑合成和分泌促甲状腺激素释放激素(thyrotropinreleasing hormone,TRH),并通过下丘脑-垂体-门静脉系统运转至垂体。在垂体前叶,TRH 刺激合成和分泌促甲状腺激素(thyroid-stimulating hormone,TSH)。TSH 作用于甲状腺内受体,刺激滤泡细胞生产和分泌 T3 和 T4。甲状腺分泌 T3 和 T4,且其血清浓度则可构成抑制 TSH 的负反馈环;T3 和 T4 同样也可负反馈调节 TRH 的分泌。

碘化物通过位于基底外侧膜的钠-碘化物的同向转运被主动运输至滤泡细胞。甲状腺过氧化物酶(thyroid peroxidase,TPO)使碘化物氧化,以形成其化学活性结构。滤泡腔内甲状腺球蛋白则为 T3 和 T4 的合成载体。首先,TPO 催化甲状腺球蛋白内某些酪氨酸残基发生碘化,该过程被称为"碘化和有机化",形成单碘酪氨酸(monoiodotyrosine,MIT)和双碘酪氨酸(diiodotyrosine,DIT)。TPO 随后催化两个酪氨酸发生耦联,形成 T3 或 T4。碘化的甲状腺球蛋白呈胶质存储于滤泡腔内。当需要时,甲状腺球蛋白被释放入滤泡细胞,并在溶酶体内被消化。随后,T4(80%)和 T3(20%)被释放入血。MIT 和 DIT 脱碘,所释放的碘化物,在激素合成中被再循环利用。

C 细胞产生的降钙素在钙稳定中发挥重要作用。

解剖

甲状腺由左、右两叶组成,并通过前方的峡部相接。甲状腺上缘至甲状软骨水平,下缘至第 5、6 气管环水平。偶可见额外中叶,被称为"锥状叶",从峡部向上延伸。

甲状腺位于颈部舌骨下间隙内,气管前外侧、舌骨下带状肌后方。胸锁乳突肌位于其前侧部,颈动脉间隙则位于其后侧部。甲状腺的后中部为气管食管沟,内含喉返神经、气管旁淋巴结和甲状旁腺。

颈深筋膜中层包绕颈部间隙并形成甲状腺鞘,筋膜收拢形成 Berry 悬韧带,使甲状腺贴附于气管和喉部,吞咽时甲状腺随喉部而动。甲状腺也被覆一层薄纤维膜,从这个真性膜结构中发出分隔进入甲状腺,将甲状腺分成叶和小叶结构。每个小叶由多个滤泡组成。滤泡外层由滤泡细胞构成,围成腔结构,内含丰富的甲状腺球蛋白胶质。每个甲状腺滤泡均被含有 C-细胞的基底膜所包绕。

甲状腺富含血管,由成对的甲状腺上动脉(颈外动脉的第一前分支)和甲状腺下动脉(源于锁骨下动脉的甲状颈干分支)供血。甲状腺最下动脉为不确定的单支血管,起源多变,常见直接起源于主动脉弓或无名动脉,辅助甲状腺下动脉供血。静脉回流途径为,经甲状腺上、中静脉,汇入颈内静脉;经甲状腺下静脉形成的单一静脉干,汇入左头臂静脉。淋巴引流则方向广泛。甲状腺受迷走神经和颈交感神经丛支配。

正常表现

超声成像因其无创、简便且无辐射而成为儿童首要的影像检查方法。正常甲状腺表现为均匀的、较邻近颈部肌肉呈稍高回声的组织。胶质滤泡常显示为小的(直径小于 3mm)无回声囊性区。有时,滤泡内所含浓缩胶质表现为点状高回声灶(图 17-1)。

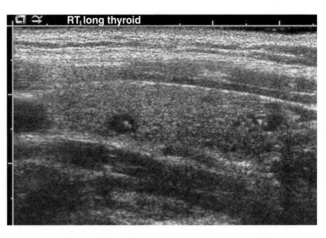

图 17-1 正常甲状腺超声。无回声小灶伴中央高信号灶代表胶质小囊,为正常表现

核素闪烁扫描术可提供甲状腺形态和功能信息。甲状腺核素闪烁扫描采用静脉注射锝-99m 高锝酸盐($^{99m}TcO_4$)或口服钠 I-123(表 17-1)完成。作用于甲状腺的辐射剂量较大(约为 $0.01 \sim 0.03Gy/\mu Ci$),I-131不用于常规诊断性影像检查中。正常甲状腺显示为,放射性药物摄取均匀分布于两叶。甲状腺峡部常较左右叶活性稍低。正常 I-123 在 24 小时内摄取量约为 $10\% \sim 30\%$。

表 17-1 甲状腺闪烁扫描术			
	碘化钠(胶囊或液体)I-231	Tc-99m-甲氧异腈	高氯酸盐排泄或冲刷
优势	胸骨后甲状腺清晰显示,射入量低时成像较好	便宜 更清晰成像 更快速检查 在患儿吸收时可成像	可以明确有机化的缺陷
缺点	花费高 成像时间长 患儿必须停用乙硫异烟肼	局限,但不有机化 在食管内或血管结构内活动,可被误诊 当摄取低时,图像质量差	超过有机化阈值时不能检测酶的缺乏
剂量	$1.5\mu Ci/kg$ 最小剂量 $=25\mu Ci$ 最大剂量 $=100\mu Ci$	$0.1mg/kg$ 最小剂量 $=0.5\mu Ci$ 最大剂量 $=1.0\mu Ci$	I-123 的剂量相同 高氯酸钾 婴儿 $=10mg/kg$ 儿童 $=400mg$ 成人 $=1000mg$
用药途径	口服	静脉内	口服
单位时间成像	4~6 小时 24 小时(摄取吸收)	20~30 分钟	3 小时内做 I-123 甲状腺摄取,如果甲状腺表现正常和摄取>10% 高氯酸钾 高氯酸钾吸收后 60~90 分钟,做二次甲状腺摄取

表 17-1　甲状腺闪烁扫描术(续)

	碘化钠(胶囊或液体)I-231	Tc-99m-甲氧异腈	高氯酸盐排泄或冲刷
辐射剂量测定法	假定 25% 摄取		同 I-123
执行活动	0.1~0.3MBq	1.8~9.2MBq/Kg	
	0.003~0.01mci/kg	0.05~0.25mCi/kg	
关键器官	甲状腺	结肠上部	
	16mGy/MBq	0.21mGy/MBq	
	59rad/mCi	0.78rad/mci	
有效剂量单位	0.54mSv/MBq	0.04mSv/MBq	
	2.0rem/mCi	0.15rem/mCi	
注释	大概正常摄取值(可以很多变化)		排泄%=100×最初摄取-最后摄取/最初摄取
	4 小时=10%~35%		无变化=正常
	24 小时=6%~18%		>10%~15% 增加(排泄)
			怀疑有机化缺陷
			>50%排泄怀疑不完全有机化缺陷
			20%~50%排泄怀疑部分有机化缺陷

CT 和 MRI 可提供超声和甲状腺核素闪烁扫描所见以外的,重要解剖信息。这些检查可更清晰显示甲状腺内病灶,在更好显示淋巴结转移和甲状腺疾病对邻近颈部结构的累及中扮演重要角色。CT 和 MRI 提供的解剖信息还可指导手术入路。

正常甲状腺(因为含碘化物)的 CT 密度值约为 80~100HU。腺体清晰可见常表明甲状腺功能正常,而腺体模糊不清则与甲状腺功能不良有关。注射碘对比剂可使腺体均匀、广泛强化。应用碘对比剂可改变放射性活性碘的摄取,但钆对比剂则无此效果。正常甲状腺在 T1 序列中显示为较肌肉稍高的均匀信号;在 T2 加权序列中,其信号也较肌肉信号高。增强后可见腺体广泛均匀强化。

甲状腺功能低下

甲状腺功能低下为最常见的儿童甲状腺功能紊乱,可为先天性(框 17-1)或儿童期或青少年期的继发性病变(框 17-2)。甲状腺产生的激素在调节细胞的生理活动方面起到关键作用。在婴幼儿早期,未经治疗的先天性甲状腺功能低下可导致严重的发育迟滞和神经认知障碍(呆小症)。未经治疗的年长儿甲状腺功能低下常导致发育停滞以及代谢缓慢和记忆力受损。

先天性甲状腺功能低下

新生儿甲状腺功能低下可为永久性或暂时性。T4 水平减低的先天性甲状腺功能低如未经治疗,则会引起生长和神经认知发育迟缓。在美国,先天性甲状腺功能

框 17-1　先天性甲状腺功能低下的原因

主要的(甲状腺)
甲状腺发育不良(80%)
- 异位(75%)
- 发育不全或甲状腺功能缺失(25%)
- 发育不良(少见)
内分泌功能障碍(15%~20%)
- 过氧物酶缺乏(最常见)
- 其他不足(少见)
- 碘化酪氨酸缺乏
次要的(脑垂体)和第三位(下丘脑)
脑垂体和下丘脑缺陷(不常见)
其他
促甲状腺激素抵抗
短暂性先天性甲状腺功能低下
- 功能不成熟-早产儿常见
- 母体药物经胎盘传递
- 母体甲状腺抑制性抗体经胎盘传递
- 母体抗甲状腺药物
- 碘缺乏
- 碘过量

低下的发病率在最近 20 年内明显增加,从 1991 年的 2.9/10 000 新生儿增至 2000 年的 4/10 000 新生儿。现在,所有州政府均要求新生儿筛查甲状腺功能低下。

病因学、病理生理学和临床表现　绝大部分先天性甲状腺功能低下病例源于甲状腺发育不全(见表 17-1)。甲状腺发育不全是指甲状腺形态发育缺陷,分为三型,包括:①异位;②未发育(甲状腺功能缺失);③发育不良。

内分泌功能障碍是原发性先天性甲状腺功能低下

的第二大原因，常为常染色体隐性遗传。内分泌功能障碍为涉及甲状腺激素合成及分泌过程中一种或多种酶异常，绝大多数甲状腺激素合成障碍是因碘化物有机化缺陷所致，其中最常见者为甲状腺过氧化物酶（TPO）缺乏，导致碘化物氧化有机化障碍。少数婴儿先天性甲状腺功能低下为下丘脑-垂体（中央）性甲状腺功能低下，或促甲状腺激素抵抗，余者则出现暂时性先天性甲状腺功能低下。

先天性甲状腺功能低下患儿出生时临床症状常不明显，但可经新生儿筛查而被诊断。不足 5% 患儿可在筛查前被临床诊断。

新生儿筛查应检测 TSH 和 T4 浓度。T4 浓度下降和 TSH 浓度增高见于先天性甲状腺功能低下，但中枢性甲状腺功能低下例外，其患儿 TSH 不增高。甲状腺未发育患儿实验室检查结果异常较甲状腺异位更明显。暂时性甲状腺功能低下患儿也可见 TSH 浓度增高，T4 浓度正常或降低，但随后复查正常。

影像学表现　影像学检查不是诊断先天性甲状腺功能低下的常规方法。根据美国儿科学会、美国甲状腺协会和劳森-威尔金斯儿童内分泌学会的最新推荐，当需要确定风险/收益比和对某些不确定性因素存在争论时，无论影像表现是否影响患儿治疗，可选择甲状腺影像检查。

对先天性甲状腺功能低下的诊断性检查包括超声和 I-123 或 $^{99m}TcO_4$ 甲状腺闪烁扫描。在新生儿先天性甲状腺功能低下患儿中联合应用两种方法较单一方法可提供更完整的描述。

超声波检查的作用是确定是否存在甲状腺组织，从解剖上区别正常甲状腺和残存腺体、确定腺体增大或甲状腺肿。

I-123 或 $^{99m}TcO_4$ 被用以帮助确定，甲状腺发育不全是否为甲状腺功能低下的病因（见表 17-1）。在甲状腺发育不全患儿中，如未发现功能性甲状腺组织，则对包括咽部或上颈部，以及胸上部进行影像检查十分重要，可能发现异位甲状腺。

在大多数甲状腺异位病例中，$^{99m}TcO_4$ 闪烁扫描可在上颈部中线发现圆形或椭圆形高摄取区域（图 17-2）。异位甲状腺常位于舌（最常见），舌下或喉前区域。位于纵隔和外侧者罕见。多部位功能性甲状腺组织较单一位置者常见，最常见于舌和舌下区域。在异位甲状腺病例中较少在正常部位发现功能甲状腺组织。异位腺体患儿常出现甲状腺功能低下。在一些少见病例中，异位腺体可分泌足量甲状腺激素，故在新生儿筛查中未出现甲状腺功能低下，这些患儿以后将因高刺激性腺体增大并引起局部症状才发现腺体异位。

在内分泌功能障碍病例中，$^{99m}TcO_4$ 闪烁扫描显示甲状腺位置正常，伴/不伴腺体增大。如怀疑内分泌功能障碍，应进行高氯酸盐清除试验。高氯酸盐被主动转运至甲状腺，比碘化物更具亲和力，故高氯酸盐为甲状腺碘化物的竞争性抑制剂。甲状腺激素生成未受损时，碘化物进入甲状腺被快速氧化和碘化酪氨酸，形成 MIT 和 DIT，随后两者发生耦联，产生 T4 和 T3。碘化酪氨酸和甲状腺原氨酸在甲状腺内脱碘，产生甲状腺源性无机碘化物微小池。任何与碘化物有机化障碍有关的先天性或后天性疾病均可导致甲状腺内无机碘化物浓度升高。高氯酸盐释放或冲刷试验是推测甲状腺内自由碘化物池大小的评估方法，故可显示和粗略定量碘化物有机化失调。高氯酸盐释放和清除试验先给患儿口服 I-123，随后检测高氯酸盐和清除量（见表 17-1）。无有机化缺陷或合成过程中出现有机化点外的酶缺陷时，高氯酸盐试验结果为阴性。

治疗　可采用 T4 治疗甲状腺功能低下。治疗目的是恢复患儿正常生长发育。

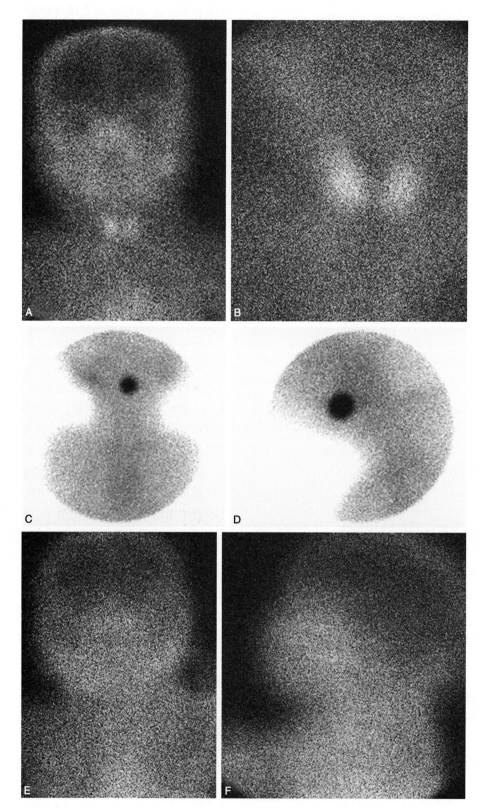

图 17-2 正常和异常甲状腺扫描。A 和 B,正常甲状解剖前面和特写(针孔)观察显示正常双侧形状和正常位置。甲状腺功能未从这些图像中被有效估计,在已知患儿甲状腺功能低下婴儿中。C 和 D,甲状腺异位,颈部的前面和侧面观显示一个孤立的放射性药剂的圆形点聚集在舌体底部。在舌和舌下腺之间没有临床差异,它们交换使用。E 和 F,没有明确的甲状腺。前面观和侧面观显示没有功能性组织。尽管这个表现提示甲状腺发育不全。它不是特异性的,因为甲状腺功能的严重降低。特别来自于母体的促甲状素受体抑制性抗体,也可有这种表现

儿童和青少年的甲状腺功能低下

慢性自身免疫性(桥本)甲状腺炎

儿童继发性甲状腺功能低下的病因较多(见表17-1)。慢性自身免疫性(桥本)甲状腺炎为碘充足地区内儿童和青少年继发性甲状腺功能低下的最常见原因。女孩多于男孩,且发病率随年龄增长而增高。

病因学、病理生理学和临床表现 慢性自身免疫性(桥本)甲状腺炎是一种复杂的,甲状腺特异性 T-细胞介导的疾病,具有很强的遗传倾向。本病常与其他自身免疫性疾病共存,也可成为自身免疫性多种内分泌腺综合征 2 型的一部分表现。本病的两种主要类型为,甲状腺肿性自身免疫性甲状腺炎和萎缩性自身性免疫性甲状腺炎,两者共同的病理特征为淋巴浸润,共同的血清学特点则为 TPO 抗体和甲状腺球蛋白血清浓度增高。约 2%被调查青少年的血清 TSH 水平提示甲状腺功能低下。

就诊时最常见的体征为甲状腺肿,伴随生长迟缓和身材矮小。生长迟缓常隐匿起病,在出现其他症状前,可能已经存在数年。其他常见症状包括,学习成绩差、发育迟滞、嗜睡、不耐寒冷、便秘、皮肤干燥、头发细脆、面部虚胖和肌肉疼痛。如果病因来自下丘脑或脑垂体病变,患儿可出现头痛、视觉症状或垂体疾病的临床表现。

影像学表现 大多数内科医生认为,血清中抗甲状腺抗体的存在已经足以诊断慢性自身免疫性甲状腺炎,甲状腺超声检查或放射性核素扫描很少有所发现。中枢性甲状腺功能低下儿童应进行头颅扫描,最好是MR(增强)检查,以及检测是否存在垂体其他激素缺乏。

超声所见无特异性,但包括腺体增大且回声较低,伴粗糙的不均匀回声。少数情况下,腺体回声较邻近肌肉高。在慢性型中,纤维分隔可产生实质内假结节表现。还可见多发散在的 1~6mm 低回声微结节(图17-4A~C)。

在桥本甲状腺炎早期(潜伏期),可见 I-123 摄取值增高伴弥漫性放射性核素活性增加。发生这种现象的原因在于,循环中的甲状腺激素在病变处轻微下降,使 TSH 代偿性增高,并刺激腺体。甲状腺滤泡对 TSH

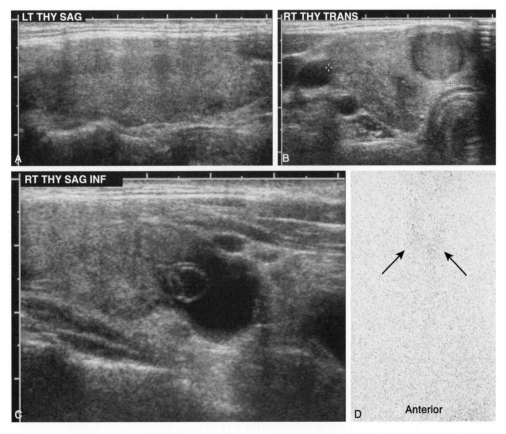

图 17-4 慢性自身免疫性甲状腺炎。A,超声检查显示腺体增大,相对低回声,密度不均的回声特点。B,和 C,同一患儿右叶有一个低回声结节和囊性改变。D,I-123 扫描显示广泛的摄取减少(箭号)。24 小时摄取仅为 0.5%

慢性刺激反应不一,导致滤泡片状增殖。在甲状腺扫描中,该现象表现为片状高活动区(对 TSH 产生反应的滤泡)与低活动区(无反应的滤泡)相间存在。当更多的甲状腺实质被纤维组织取代,放射性核素摄入呈现不均匀减少(见图 17-4D)。

治疗　T4 可用于治疗甲状腺功能低下。治疗目标是恢复正常生长和发育。

甲状腺功能亢进及甲状腺毒症

甲状腺功能亢进为甲状腺过多产生甲状腺激素;

甲状腺毒症则为过量的甲状腺激素所致的临床和生化表现。儿童甲状腺功能亢进和甲状腺毒症的病因多种多样(表 17-2)。绝大多数儿童甲状腺毒症病例与甲状腺功能亢进有关。Graves 病为儿科甲状腺功能亢进最常见原因。

2008 年的一项依据使用硫代酰胺新增处方数量以及美国 2008 年人口普查数据进行估算,结果表明不同年龄组中甲状腺功能亢进的发病率分别为:0~11 岁约 0.44/1000,12~17 岁约 0.26/1000,而在另一组中,12~17 岁约 0.59/1000。

表 17-2　儿童和青少年的甲状腺功能亢进原因

名称	综合征	甲状腺功能亢进/甲状腺毒症的机理	实验室检测	放射碘的闪烁扫描术的表现	甲状腺的成像表现
甲状腺功能亢进(甲状腺激素合成增加)					
Graves 病	甲状腺功能亢进 冯-巴西多病	TRS-抗体	低 TSH 游离 T4 升高 高甲状腺球蛋白 TSI 阳性 TRS 抗体阳性 TPO 抗体阳性或阴性 TBII 阳性	增高,经常大于 80% 广泛摄取增加	超声检查:腺体增大,低回声但可能正常,可能是结节,血管增加"甲状腺库" CT 和 MRI:非特异性表现,腺体增大,明显的广泛增强; 平扫 CT 显示低密度反映碘摄取减低
多结节甲状腺肿	毒性多结节性甲状腺肿 甲状腺腺瘤 结节增生 腺瘤增生	结节的甲状腺激素的自主性生成过多	低 TSH 游离 T4 升高 T3 升高 高甲状腺球蛋白 所有甲状腺抗体阴性	正常或增高 不均匀摄取 多点性摄取增高	超声:腺体增大,多发不均匀结节性囊性改变
自发性结节	普卢默氏病毒性结节	儿童不常见 孤立结节自发性甲状腺激素生成过度常生成 T3	低 TSH 游离 T4 正常或升高 T3 升高 高甲状腺球蛋白 所有甲状腺抗体阴性	增高 单一热结节 抑制甲状腺静止	
TSH 分泌脑垂体腺瘤		TSH 自发分泌增多		高	MRI 显示垂体腺瘤
脑垂体抗甲状腺激素		隐性遗传 甲状腺 β 受体基因突变 TSH 生成过多	TSH 正常或轻度增高 游离 T4 增高 T3 增高(低于 T4) 所有甲状腺抗体阴性	高 广泛摄取	
甲状腺功能亢进(甲状腺激素的额外分泌)					
慢性淋巴结的甲状腺毒性(桥本)阶段	桥本病 淋巴结样甲状腺肿	自身免疫 预成型激素的释放	低 TSH 游离 T4 正常或升高 T3 升高 高甲状腺球蛋白 TPO 抗体阳性 甲状腺球蛋白阳性 TRS-抗体阳性或阴性	增高 广泛摄取增高	超声检查:非特异性表现;腺体增大,低回声的回声特性

表 17-2　儿童和青少年的甲状腺功能亢进原因（续）

名称	综合征	甲状腺功能亢进/甲状腺毒症的机理	实验室检测	放射碘的闪烁扫描术的表现	甲状腺的成像表现
亚急性淋巴细胞性甲状腺炎	无痛性散发的甲状腺炎静止的甲状腺炎	自身免疫预成型激素的释放可能与药物相关（干扰素-α白细胞介素-2锂）	低 TSH 游离 T4 正常或升高 T3 升高 高甲状腺球蛋白 TPO 抗体阳性	非常低 广泛摄取增高	超声：非特性表现；腺体增高；低回声；不均匀回声特性
亚急性炎的甲状腺毒症	亚急性甲状腺炎痛性亚急性甲状腺炎地克温甲状腺炎肉芽肿性巨细胞性甲状腺炎	病毒性预成型激素的释放	低 TSH 游离 T4 和 T3 增高 高甲状腺球蛋白 TPO 抗体阴性 ESR 增高	低的 广泛的摄取减少	超声：非特异性表现腺体增大低回声不均匀回声特性
假性甲状腺炎	人为的甲状腺功能亢进	太多甲状腺激素的故意摄取	低 TSH 游离 T4 和 T3 增高 低的甲状腺球蛋白	低	
碘诱导甲状腺功能亢进		潜在的多结节性因碘过度导致的甲状腺激素释放过多（增强检查）胺碘酮	低 TSH 游离 T4 和 T3 增高	增高	

Graves 病（毒性弥漫性甲状腺肿）

病因学、病理生理学和临床表现　Graves 病是儿童和青少年甲状腺功能亢进最常见的病因。一般原因为，存在可激活 TSH 受体的促甲状腺激素受体刺激性抗体（thyrotropin receptor-stimulating antibodies, TRS-Ab）。

在儿童、青少年和成人中，很多甲状腺功能亢进的临床特征是相似的。大多数 Graves 病儿童出现弥漫性甲状腺肿。像甲状腺功能减退一样，甲状腺功能亢进也对患儿生长和青春期发育产生影响。在未经治疗的甲状腺功能亢进患儿可见骺成熟加速，但可能改变轻微，其程度取决于确诊前甲状腺功能亢进状态的持续时间。相反，未经治疗的患儿青春期发育倾向于延迟和缓慢。

Graves 病引起其他特殊问题则与血清甲状腺激素高浓度无关，包括 Graves 眼病和胫前黏液性水肿。Graves 眼病在儿童中常见，但通常较成人轻。其临床表现源于眶内脂肪增加和眼外肌肥厚。本病确切病因不明，但可能源于抗体抵抗眶后结缔组织中 TSH 受体样蛋白而导致的脂肪生成。尽管最初认为是其他病原体所致，但目前普遍认为，抗体对眼外肌的作用为眼外肌炎症和损伤所致。

影像学检查　在大多数患儿中，不需要影像学检查。可依据体检、实验室检测及急性和慢性症状做出诊断。如甲状腺毒症病史少于 8 周，则应考虑继发于亚急性甲状腺炎的短暂性甲状腺功能亢进或自身免疫性或静止期甲状腺炎的甲状腺毒性期。这些情况呈自限性，且对硫脲类药物反应不佳。病史超过 8 周的甲状腺功能亢进则应考虑为真性甲状腺功能亢进症。但是，如临床不能确诊，则应进行 I-123 摄入，可实施或不实施扫描（见表 17-2）。

治疗　Graves 病可被药物、外科或放射碘消融治疗。在美国，治疗 Graves 病最常用的药物一直为硫代酰胺抗甲状腺药物（丙基硫氧嘧啶和甲硫咪唑）。硫脲类药物通过干扰氧化阻止甲状腺激素合成，并阻止碘化物黏合物进入甲状腺球蛋白内发挥其抗甲状腺效应。PTU 通过 I 型脱碘酶抑制外周 T4 转化成 T3。针对顽固性病例和疗效不佳的患儿，应实施放射碘消融或甲状腺切除术。由于担心儿童接受辐射而存在潜在的长期并发症，内分泌医师在治疗中对使用放射碘非常保守。对 1000 多名使用了放射活性碘的儿童的研究表明，95% 以上得到缓解，同时很少出现并发症。儿童接受 I-131 治疗后产生的全身辐射剂量较青少年或成人大。因此，除了选择适当剂量以达到破坏甲状腺组织外，还应考虑到患儿的年龄和 I-131 的全身剂量。

感染

急性化脓性甲状腺炎为一种甲状腺感染，儿童期虽然罕见，但可能会危及生命。

病因学、病理生理学和临床表现　急性化脓性甲状腺炎常由细菌感染所引起。金黄色葡萄球菌、化脓性链球菌、表皮链球菌和肺炎链球菌为最常见的需氧菌。主要的厌氧菌则为革兰氏阴性杆菌和某些消化链球菌属。

化脓性甲状腺炎可与梨状窦瘘或残留甲状舌管有关，特别是在反复感染发生时。

本病的典型临床特征包括发热、颈痛和肿胀，以及甲状腺的柔软包块。

影像学检查　超声学检查作为一种可供选择的影像方法，可发现单叶或弥漫性肿胀，并确定脓肿形成。

通常无需 CT 或 MRI 检查。在 MRI 上，可见甲状腺局部或弥漫性肿胀，T1WI 呈现低信号，T2WI 呈现高信号。在显示包膜破裂进入邻近软组织方面，MRI 优于超声。

治疗　基本治疗是抗生素疗法，直接抵抗细菌病原体。需要手术对脓肿进行引流和修复任何病因性发育畸形。

良性占位或肿瘤

青春期前儿童中少见甲状腺结节和囊肿。大多数甲状腺结节为良性，但儿童甲状腺结节中，恶性肿瘤发生率有所增加，危险度超过 26.4%。

良性结节

良性孤立的甲状腺结节最常见的原因为滤泡腺瘤（增生结节）。

病因学、病理生理学和临床表现　滤泡腺瘤为甲状腺结节胶质退化和增生交替循环所致。这些被覆包膜的病变，常为单发和无功能结节。滤泡腺瘤常无症状或表现为可扪及的结节。病灶内自发性出血常引起结节突然增大和疼痛。增加横断面扫描层数，可偶尔发现甲状腺内结节。

影像学检查　超声、CT 和 MRI 表现均无特异性，良、恶性病变中均可出现。

在超声中，滤泡腺瘤常较正常甲状腺组织呈低回声，但某些也可为高回声，少数还可为等回声。病变周围可出现低回声窄晕环或边缘。晕环成因不明，但纤维包膜，甲状腺实质受压或包膜周围的炎性浸润可能为原因。腺瘤也可含有瘤内出血或坏死所致的低回声

或无回声区；还可见钙化。

甲状腺闪烁扫描可被用来评价甲状腺结节。结节摄取增加几乎总提示良性结节。

治疗　细针抽吸、活检或切除可用以排除恶性肿瘤。

囊肿

囊肿常被认为是良性退化性甲状腺疾病所致。然而，正如甲状腺结节一样，儿童中的这些疾病存在巨大差异，从良性单纯性囊肿至恶性肿瘤。

病因学、病理生理学和临床表现　内衬上皮细胞的真性单纯囊肿罕见。大多数良性甲状腺囊肿被认为是滤泡腺瘤囊性退化所致。出血性囊肿常为出血进入滤泡腺瘤所致。

甲状舌管囊肿（thyroglossal duct cysts，TDCs）为甲状舌管不完全退化所致。内衬上皮的残留甲状舌管可能出现阻塞，如保存分泌功能，则可形成囊肿。囊肿可发生于甲状腺迁移路径中任何部位，从舌底盲孔至下颈部前部，但最常见于舌骨水平。大多数 TDCs 直到被感染，才出现症状。临床上，大囊肿表现为在颈部中线或近中线可扪及的肿物，随吞咽或伸舌而移动。

影像学检查　单纯良性囊肿在超声检查中表现为无回声，在 CT 上呈低密度病灶。在 MRI 上则表现为水样信号特征，呈 T1 低信号和 T2 高信号。出血性囊肿将出现 T1 高信号，并在 CT 上呈现高密度。

在超声检查中，TDCs 常为无回声或低回声病灶。囊肿内蛋白成分较高时，可引起囊肿内部回声增高。出血和感染也可导致复杂征象产生，可见分隔和实性区域。

在 CT 上，未感染的 TDC 边界清晰，增强后可见薄环形强化。边缘厚环强化则提示感染。CT 上囊肿密度可从低密度（囊肿蛋白成分少）到高密度（囊肿蛋白成分多或出血）。

在 MRI 扫描中，TDC 信号强度多变，主要表现为低 T1 信号和高 T2 信号。在 TDC 评价中无需闪烁扫描术，除非不能明确甲状腺。在这种病例中，如囊肿包含患儿仅有的甲状腺组织时，应进行甲状腺核素闪烁扫描。

治疗　甲状腺囊肿和甲状舌管囊肿可因诊断或出现继发感染而被切除，所致占位效应则引起疼痛或吞咽困难，或因美容目的而切除。治疗 TDC 可选择 Sistrunk 手术，必须完整切除囊肿和系带。该手术也包括舌骨中央部切除。

恶性肿瘤

甲状腺恶性肿瘤在儿童中罕见。儿童甲状腺癌的发病率约为 4.9/100 万,高发年龄为 15～19 岁(1.8/100 万)。儿童中可见乳头状癌,滤泡癌和髓样癌,但间变大细胞型和低分化癌少见。其他少见的甲状腺肿瘤还包括,畸胎瘤和非霍奇金淋巴瘤。绝大多数儿童甲状腺恶性肿瘤为乳头状癌。

病因学、病理生理学和临床表现　头颈暴露于射线下会使甲状腺癌发生风险增加。某些甲状腺癌具有遗传易感性或与某些综合征有关。髓样癌及 3% 的乳头状癌(染色体 19P13.2)病例可见家族史阳性。家族性腺瘤病结肠息肉和 Cowden 病患儿中乳头状甲状腺癌发生率高。遗传性髓样癌见于多发性内分泌瘤病 2a 型和 2b 型或作为家族髓样癌的一部分而出现。

儿童甲状腺癌在生物学和临床上均与成人不同。最常见临床表现为甲状腺单发结节。其他临床表现,如甲状腺周围结构局部受侵所致的发音困难或吞咽困难,在儿童中罕见。儿童出现颈部淋巴结受累(60%)和肺内转移(13%)较成人多。儿童也可见更高级别病变和高复发率。肺内转移几乎总为功能性病变,多为粟粒样改变。淋巴结为最常见的播散部位,其次是肺。骨转移罕见。

影像学检查　乳头状癌的影像表现多样。在超声中,边缘模糊、低回声、实性成分为主、富含血管、无低回声环晕,出现钙化均提示恶性肿瘤。超声也可有助于引导针吸,推荐在所有甲状腺结节诊断中使用针吸。尽管儿童最常见孤立结节,但在 CT 上也可出现多发结节,呈不均匀低密度,或正常表现的甲状腺。转移性淋巴结常肿大,可有钙化,囊变或出血,或包含胶质(图 17-6)。

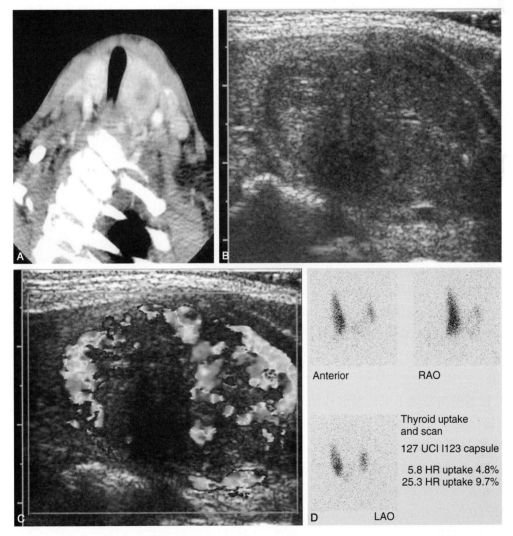

图 17-6　乳头状癌。患儿甲状腺结节在增强 CT 中被认为是感染。A,CT 增强扫描显示甲状腺左叶内可见低灌注病灶。B 和 C,超声显示结节回声较不均匀,其中可见点状高回声和反常的圆形低回声区。病灶周边富含血流。D,I-123 摄取和扫描显示左叶摄取减低和局灶性"冷"结节

闪烁扫描中的冷结节提示恶性,但也可为良性病变。一些罕见的甲状腺癌可表现为放射性同位素摄取增高。罕见的良性腺瘤或癌病例也有报道。这些肿瘤虽可摄取放射性同位素,但不能将碘化物有机化,导致结节表现不一致,在$^{99m}TcO_4$扫描中为热结节,但在I-123扫描中为冷结节。

MRI有助于评估和显示局部侵袭范围和淋巴结转移范围。胸部CT对于发现肺转移灶和显示转移微结节和间质征象较传统胸部X线平片更为敏感(图17-7)。

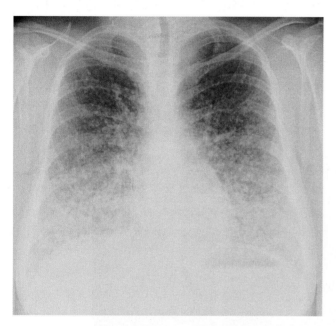

图17-7 甲状腺乳头状癌的肺转移瘤。胸部X线平片显示数不清的弥漫性肺内小结节影(粟粒状病变)

治疗 大多数专家推荐全切或次全切甲状腺,并认为这样可以减少复发率。使用甲状腺球蛋白水平以及整体放射碘扫描监视甲状腺切除术后残存的病变和复发情况。当临床检查、超声检查或术中活体组织切片中发现颈外侧淋巴结受累时,推荐使用改良的颈外侧淋巴结清除术。

在儿童中,推荐使用常规手术后放射性碘消融。在大多数甲状腺切除术后随访中,可见残余甲状腺组织(在放射性碘扫描中摄取量大于0.3%)。这些组织可干扰通过全身放射性碘扫描或甲状腺球蛋白检测中对残留或复发病变的显示。在放射性消融前,应进行I-123(0.5~2mCi)或I-131全身放射性碘扫描。消融前I-131扫描可显示甲状腺切除术后残存范围和病变总量。尽管一些专家相信,消融前影像检查可导致消融期I-131摄取量下降,但无明确证

据表明,在使用低剂量(<2mCi)诊断性检查时,也可出现这种情况。

放射性碘的摄取依赖于正常和恶性甲状腺组织中TSH的刺激作用。TSH水平大于$30\mu U/ml$时可使放射性碘的摄取最佳。手术切除6周后才应进行诊断性扫描,随后开始消融治疗。必须停用甲状腺激素药物,以保证充足时间使TSH水平升高。T3半衰期短,可在扫描前2周停药。此外,患儿要在扫描前2周低碘饮食,以增加残余组织中碘的活性。

正常甲状腺残余组织可较癌组织更有效地浓缩放射性碘。因此,甲状腺切除后首次诊断性全身扫描,也许不能显示残余肿瘤或转移瘤,但可在放射性消融后进行的扫描中得到显示,后者所使用I-131剂量与消融时一样高。

儿童放射碘最大安全量依据血液量和全身放射量测定而被计算出来,最小剂量则基于病变放射量测定而被计算出来。由于这样做非常复杂,故大多数治疗中心使用30mCi的固定剂量。极少情况下,为了完全消融,需要第二次治疗。消融肺内转移灶时,需要200mCi以上的高剂量。放射性碘治疗后5~7天,应常规进行扫描,可显示以前诊断性扫描中未发现的残留甲状腺摄取和转移灶的高摄取区。

由于确信甲状腺癌细胞依赖TSH刺激才能生长,故可采用甲状腺素抑制TSH来阻止肿瘤生长。需要维持的最佳TSH水平是多少,尚不明确。最初,推荐的TSH水平为$<0.1\mu U/ml$,但一旦病情缓解,也可维持在$<0.5\mu U/ml$的水平。

甲状旁腺

胚胎学

甲状旁腺起源于内胚层和由第3和第4咽囊发展而来。甲状旁腺常有4个腺体(2个上腺体,2个下腺体),但也可见腺体数量多于或少于4个。

第3咽囊形成胸腺和下甲状旁腺。当两侧原始下甲状旁腺与咽壁脱离后,将随胸腺下移。随胸腺迁移的下甲状旁腺将位于第4咽囊发育出的上甲状旁腺下方。甲状旁腺腺体常均匀分布于甲状腺下极和峡部之间,但也可出现于其下降路径的任何部位。

第4咽囊形成上甲状旁腺,附着于下降中的甲状腺后面,其迁移路径较下甲状旁腺短,更可预测其最终

位置。通常,上甲状旁腺位于甲状腺的上 2/3 水平,喉返神经和甲状腺下动脉交叉点上方约 1cm 处。

生理学

甲状旁腺的功能是产生甲状旁腺激素(parathyroid hormone,PTH),后者为维持钙和磷酸盐平衡的 2 种激素之一。甲状旁腺内的主细胞产生 PTH。嗜酸性细胞也分泌 PTH,但其真正的功能尚不明确。PTH 通过刺激肾小管钙吸收和骨吸收,严密维持着血清离子型钙浓度在小范围内波动。PTH 也刺激肾小管细胞内骨化二醇(25-羟维生素 D)转换成骨化三醇。反过来,甲状旁腺表面细胞的钙敏感受体也调节着 PTH 的分泌。钙增加激活钙敏感受体,抑制 PTH 分泌;相反,钙减少使受体活性减低,则可刺激 PTH 分泌。

解剖

成对的上甲状旁腺在甲状腺上表面附近的位置相对。下甲状旁腺则位于甲状腺下极附近。异位上甲状旁腺可见于甲状腺上极水平(2%),或上极上方(0.8%)。异位上甲状旁腺的其他位置包括颈后部、咽后部、食管后或甲状腺内区域,极为罕见(占全部的 1%)。异位下甲状旁腺可出现于其下降途径至心包上缘的任何位置。额外甲状旁腺则常位于纵隔内并与胸腺相关联。

甲状旁腺的血液供应以甲状腺下动脉为主,但上甲状旁腺也可由甲状腺上动脉供血。静脉回流主要以甲状腺下静脉为主。

甲状旁腺很少受来自上、中或下颈交感神经节的血管舒缩神经纤维的支配。

正常表现

因为体积小(长度小于 5mm),很难发现正常腺体。在超声检查中,正常甲状旁腺与甲状腺实质有相似的回声特点,故很难鉴别。

甲状旁腺功能亢进

儿童罕见原发性甲状旁腺功能亢进,估计发病率约为 2/100 000~5/100 000。原发性甲状旁腺亢进可因一个或多个甲状旁腺产生 PTH 过剩所致。

病因学、病理生理学和临床表现　儿童原发性甲状旁腺功能亢进最常见的病因为甲状旁腺腺瘤。多发内分泌瘤病(MEN)-Ⅰ 或 MEN-Ⅱ 综合征或家族性非 MEN 甲状旁腺功能亢进也可引起 30%~50% 的儿童甲状旁腺功能亢进性疾病。

甲状旁腺过度活跃并分泌大量 PTH,导致血清钙水平增高。通过破骨性骨吸收,PTH 刺激钙和磷酸盐代谢。在肾脏,PTH 刺激骨化三醇合成,降低尿钙排泄,增加磷酸盐排泄。通过骨化三醇,PTH 增加矿物质的内脏直接吸收。

甲状旁腺功能亢进的症状不具特异性,包括关节疼痛、疲劳、乏力食欲缺乏、抑郁和注意力不集中。原发性甲状旁腺功能亢进儿童最常见的临床征象为骨骼(骨吸收)和肾脏疾病(血尿,肾钙质沉着症或肾结石)。

影像学表现　影像学极少被用于甲状旁腺功能亢进的诊断。血清钙和 PTH 水平测定具有诊断意义。绝大多数甲状旁腺功能亢进患儿血清钙和 PTH 水平均较正常高。偶尔,患儿血钙水平增高,而 PTH 水平正常或稍高。正常情况下,钙增高时 PTH 应较低,PTH 增高应被认为是异常表现,提示甲状旁腺功能亢进。

影像学检查有助于外科手术计划。超声为可靠的、非侵袭性方法,在手术前明确甲状旁腺疾病的病理状况。甲状旁腺腺瘤表现为边缘清晰的低回声病灶。腺瘤在多普勒上常显示充血。有时,难以将腺瘤与甲状旁腺增生或淋巴结区分开。

据报道,其他可靠的方法,包括 $^{99m}TcO_4$ 或 ^{201}TI 成像和 ^{99m}Tc-甲氧基异丁基异腈扫描,对于成人腺瘤定位的敏感度为 67%~80%,对增生的敏感度为 45%~60%;然而,儿童数据并不完善(图 17-8)。闪烁扫描术,有时与 CT 和 MRI 相结合,有助于显示纵隔内腺瘤或高功能甲状旁腺组织。

甲状旁腺功能亢进最具特异性的放射学表现为骨膜下骨质吸收。褐色肿瘤(骨巨细胞瘤)是甲状旁腺功能亢进的少见的后遗症,不足 5% 的病例中可出现该后遗症。病变位于骨质显著吸收区,骨破坏区被成纤维细胞组织所填充。

治疗　甲状旁腺切除术是儿童甲状旁腺功能亢进的主要治疗方法。

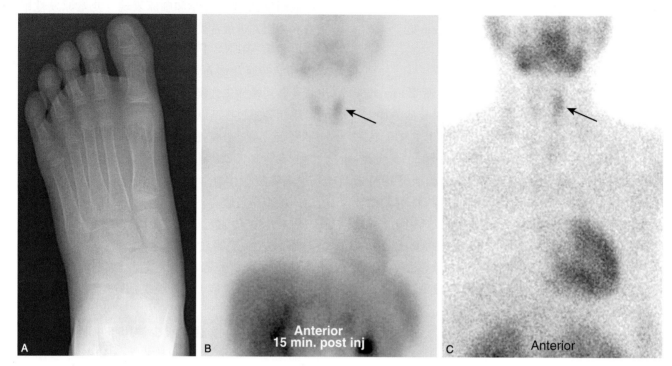

图 17-8 甲状旁腺腺瘤。患儿足痛。A,足的 X 线检查显示严重的骨质稀疏。实验室检查显示血钙和甲状旁腺素均增高。首次超声检查误诊。B,核素闪烁扫描术显示在甲状腺左叶内摄取增加(箭号)。C,放射性药剂的不完全冲刷后 2 小时图像(箭号),提示甲状旁腺腺瘤。病变外科手术摘除后患儿临床症状恢复

关键点

超声检查是评价甲状腺和甲状旁腺的主要影像方法,还可引导针吸和活检。

大多数先天性甲状腺功能低下是由甲状腺发育不良所致。

慢性自身免疫性甲状腺炎(桥本甲状腺炎)是儿童获得性甲状腺功能减退最常见原因。

Graves 病是儿童甲状腺功能亢进的最常见原因。

儿童甲状腺结节较成人少见,但恶性发病率高。

推荐阅读

Braverman LE, Utiger RD. *Werner and Ingbar's the thyroid: a fundamental and clinical text*. 9th ed. Philadelphia, PA: Lippincott Williams & Wilkins; 2005.

Parekh C, Jackson HA. Thyroid cancer in children. In: Carroll WL, Finlay JL, eds. *Cancer in children and adolescents*. Sudbury, MA: Jones and Bartlett; 2010:459-466.

Smith JR, Oates ME. Radionuclide imaging of the parathyroid glands: patterns, pearls, and pitfalls. *RadioGraphics*. 2004;24(4):1101-1115.

Sofferman RA, Ahuja AT. *Ultrasound of the thyroid and parathyroid glands*. New York, NY: Springer; 2012.

参考文献

Full references for this chapter can be found on www.expertconsult.com.

第三篇

神经放射学

胚胎学、解剖学、正常所见和影像技术

THOMAS L. SLOVIS and MOIRA L. COOPER

颅骨解剖学

颅骨分为相互连接的三部分：神经颅腔、面部和基底部。神经颅包括由枕骨、顶骨、额骨和颞骨膜部构成的颅盖部分，其下界与颅底相连，后者包括以上骨的软骨部分以及蝶骨和筛骨；面部则指前额与下颌间的颅骨。

颅骨的常规检查部位包括前后位、显示枕骨的汤氏位以及侧位。此外，还可进行瓦氏位、柯氏位（前后呈 15°）及下颌顶位摄片以满足特殊要求。

射线剂量（甲状腺和晶体对射线最敏感）依据投射部位和患儿年龄而有所不同。头颅侧位的最佳皮肤剂量应为 0.09mGy（1 岁以内）至 0.46mGy（10～15岁）。（见参考读物中的 Huda）。

颅骨平片检查适应证见方框 18-1。CT 和 MRI 通常用于对面部和颅骨结构的细微观察。

框 18-1　颅骨平片检查适应证

确定性
- 创伤，如虐婴（作为得到法律证据的骨骼筛查的一部分）
- 寻找综合征
- 颅缝早闭（初筛）
- 无神经症状患儿查体
- 头颅血肿
- 肿物
- 异物（初筛）
- 寻找小圆细胞肿瘤的颅骨转移证据

可能性
- 面部创伤的初诊

非适应证
- 轻微创伤
- 神经异常（采用 CT 或 MRI）
- 鼻窦炎检查

新生儿和婴儿颅骨

大小和形状

在正常发育期间，神经颅腔均较面部大，以婴儿期为最。出生时，头颅侧位显示神经颅腔与面部比约为 3:1～4:1，在 6 岁时则降至 2:1～2.5:1。颅骨位于未完全骨化的膜性包囊之中，中间隔以结缔组织条带（后者将成为颅缝），其间还分布着片状结缔组织结构——囟门。颅盖通常有 6 个囟门，顶骨的四角出现四个主要囟门——2 个位于颅盖中线，左右两侧各有 2 个（图 18-1）。在颅盖的其他部位还可出现副囟，常位于矢状缝。新生儿颅盖基底部的颅缝和软骨连接明显，但在生后 2～3 个月时消失。直到 10～30 岁时，颅缝才逐渐消失。图 18-1～图 18-4 显示了颅缝、囟门和软骨连接。

出生时，蝶骨由一个单独的中心骨块和两个对称性的外侧骨块构成，前者将发育为蝶骨体和小翼，后者则将构成蝶骨大翼和蝶骨突。蝶骨体内垂体窝则呈圆形，边缘平滑；蝶鞍短而圆钝，床突则逐渐退化。在颅骨侧位片上，新生儿下颌骨体与降支间夹角约为 160°，较大的下颌骨体在中线被显著软骨化的颏肌所分隔（见图 18-3）。牙齿早期钙化则见于妊娠第 5 个月。

我们只有正确认识婴儿期未融合的各颅骨组成部分，才能避免混淆。前额骨被额缝分为左右两部分（见图 18-1 和图 18-3）。蝶骨与上方额骨和后方枕骨不连续，提示该骨与以上两骨间为软骨联合（见图 18-2）。构成枕骨的 4 个主要部分（图 18-2）看似为相互独立的结构。

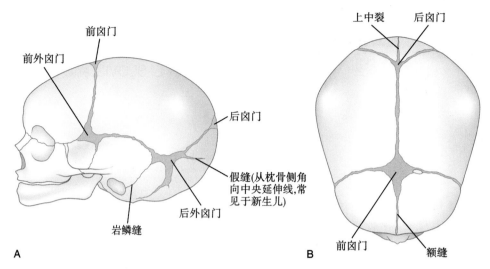

图 18-1 新生儿头颅平片显示较大和较小囟门。侧位（A）和上观位（B）

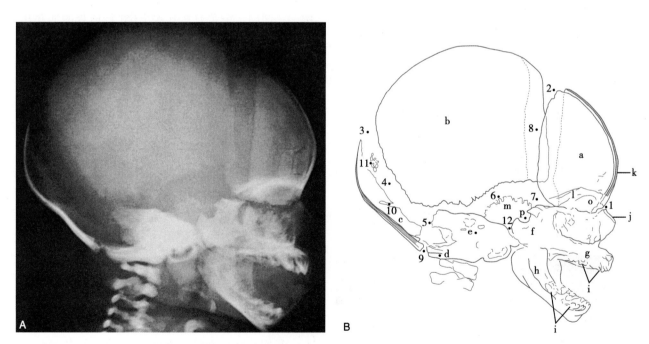

图 18-2 A 正常新生儿头颅平片（侧位）。B，A 的详解。a，颅骨；b，顶骨；c，枕骨鳞部；d，枕骨枕外部分；e，重叠的颞骨岩尖部；f，蝶骨体；g，上颌骨；h，下颌骨；i，部分骨化的乳牙和牙隐窝；j，鼻骨；k，额骨鳞部；l，额骨水平板；m，颞骨鳞部；o，眼眶；p，垂体窝；1，鼻额缝；2，前囟；3，后囟；4，人字缝；5，后外侧囟；6，鳞状缝；7，前外侧囟；8，冠状缝；9，外枕部和枕骨上部的软骨连接；10，从枕骨侧角向中央延伸线；11，人字缝多发骨化中心（缝间骨）；12，蝶枕软骨连接

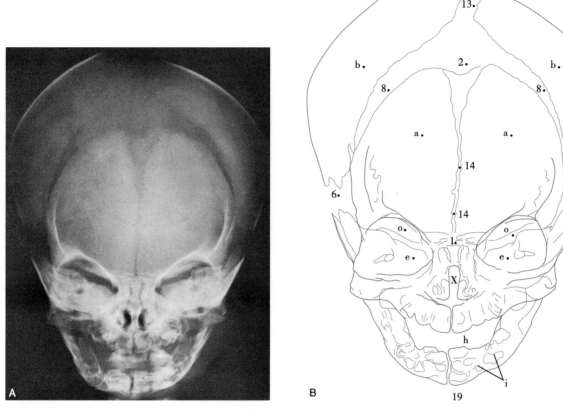

图 18-3 A,正常头颅平片(后前位)。B,A 的详解。a,额骨;b,顶骨;e,重叠的颞骨岩尖部;h,下颌骨;i,部分骨化的乳牙和牙窝;o,眼眶;X,鼻中隔;1,鼻额缝;2,前囟;6,鳞状缝;8,冠状缝;13,矢状缝;14,分隔额骨的额骨缝;19,下颌骨联合

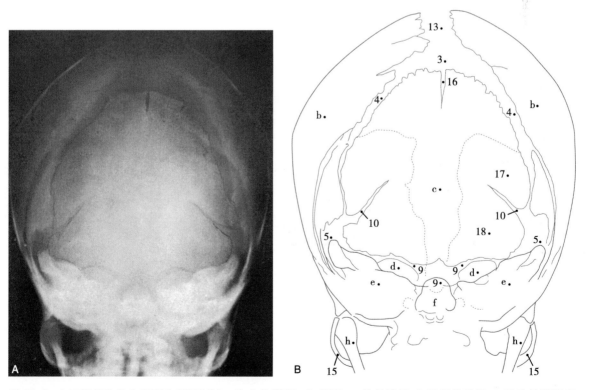

图 18-4 A 正常新生儿头颅平片(汤氏位)。B,A 的详解。b,顶骨;c,枕骨鳞部;d,枕骨枕外部;e,重叠的颞骨岩尖部;f,蝶骨体;g,枕骨的枕基部;h,下颌骨;3,后囟;4,人字缝;5,后外侧囟;9,枕外和枕骨上部的软骨连接;10,从枕骨侧角向中央的延伸线;13,矢状缝;15,腭弓;16,枕骨的上中间裂;17,枕骨的缝间骨;18,枕骨枕上部

生长和发育

生后颅骨生长和分化过程几乎均发生于 2 岁以内,也就是说,24 个月后的婴儿颅骨已经具有成人颅骨的大多数特点。儿童期颅骨生长速度明显减缓,但青春期后期可见轻微增速。颅板厚度增加。2 岁时,颅骨内外板、板障空间、血管压迹以及颅盖内表面的硬膜窦沟均已出现。

随着年龄增长,囟门和颅缝逐渐变小和变窄。前囟常在 1 岁半左右缩小至指尖大小;多数儿童后囟则在出生时就已闭合(闭合时间为,出生至生后数月)。囟门临床闭合早于 X 线平片。额缝变化较大,可于出生时闭合,也可在 3 岁时闭合,但约 10% 人群可终生存在。在枕骨中,从枕骨角向中央颅缝通常在生后 2 年内消失(见图 18-4),但也可持续存在;枕骨上与枕骨外(髁上)之间的软骨连接常于 2~3 岁时消失。蝶-枕软骨联合则在青春期才开始闭合,但

也可持续至 20 岁。这些变异和无规律使颅缝不能成为判断颅骨发育的标准。颅骨在 20 岁左右不再继续增大。

正常变异

颅缝内(缝间)骨多沿人字缝分布(图 18-6,框 18-2),而极少见于囟门内。顶骨间骨或 Inca 骨(图 18-8)源于枕骨角向中央延伸的颅缝将枕骨分为两部分中的枕上区,其中上部源于膜成骨,而下部源于与髁上部分和枕基底相连的软骨连接。一种罕见的软骨连接或骨缝垂直穿行于枕骨鳞部(图 18-9);该线状缝上、下部分持续存在则被称为上纵行裂或双顶间缝以及小脑软骨连接或小脑中缝。枕骨枕上部构成了枕骨大孔后缘,有时还可见副枕上骨。新生儿期,窦汇水平以上枕骨鳞部向外膨大所形成的头形(图 18-11)被称为"梯状头"。很少情况下,顶骨间缝呈水平状,将顶骨分割为上下两个部分。

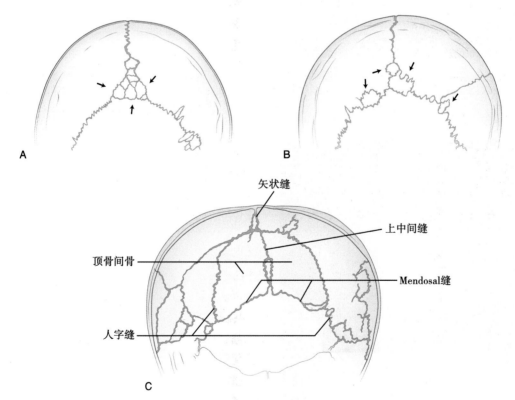

图 18-6　缝间骨的详解片。A,矢状缝内多发缝间骨(箭号)。B,矢状缝和人字缝内多发缝间骨。C,人字缝和永久人字缝间的缝间骨。同样可见上中间裂将缝间骨分为左右两部分

框 18-2　可见缝间骨的疾病

可治疗的
- 甲状腺功能低下（呆小症）

较常见
- 正常
- 颅锁发育不全
- 成骨不全

其他（非独特性）*
- 点状软骨发育不良
- 低磷酸酶血症
- 早老症
- 致密性成骨不全
- 脑肝肾综合征

*多种其他综合征可见缝间骨

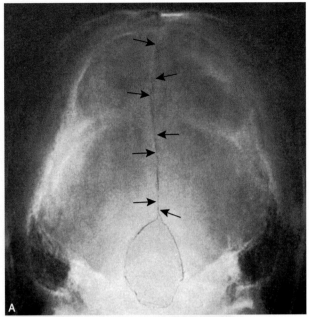

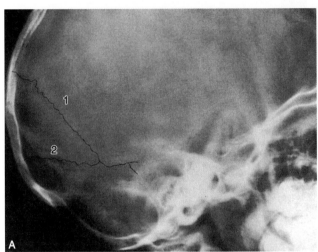

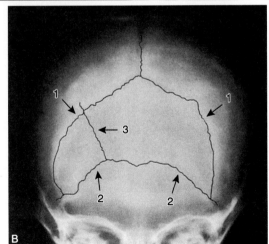

图 18-8　缝间骨。A,侧位。B,前后汤氏位。1,人字缝左右支;2,人字缝;3,缝间骨内的副缝(感谢 J. P. Dorst 医生和 Baltimore 博士)

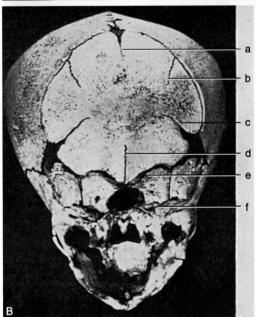

图 18-9　枕骨。A,汤氏位显示,11 岁女孩枕骨鳞部出现正中纵向或小脑软骨连接的透亮线,源于成对的外侧骨化中心融合失败。这种线状透亮影可能被误诊为骨折(骨缝被铅笔勾出)。B,新生儿枕骨鳞部内永存纵向和小脑软骨连接(d);本例中仅见软骨连接的尾侧部分。a,上中间纵向裂;b,上外侧纵向裂;c,从枕骨侧角向中央延伸线骨缝;e,外枕和上枕骨的软骨连接;f,枕骨基底与枕外骨的软骨连接。(引用自 Koehler A, Zimmer EA. *Borderlands of the normal and early pathologic in skeletal roentgenology*. 3rd ed. Philadelphia: Grune & Stratton [translated from German ed 11 by S. P. Wilk];1968.)

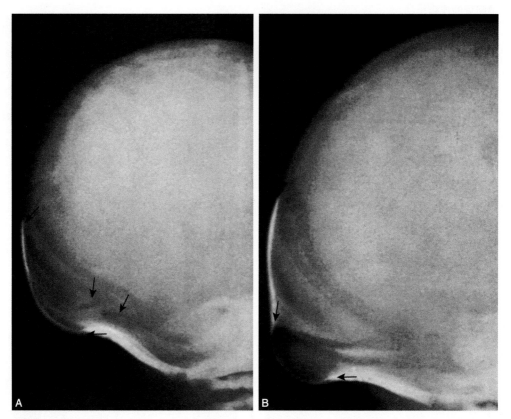

图18-11 新生儿梯头。**A,**正常13天婴儿人字缝水平人字缝尖向外膨出。**B,**正常15天婴儿人字缝以下开始向外膨出(箭号)

胎儿分娩时,母亲产道将压迫新生儿颅骨,并导致X线平片出现明显表现且持续至生后(图18-13)。生后一周或数月内,颅缝宽度变化非常明显,因此在

诊断颅内压增高时要非常谨慎,特别是拍摄位置困难以及双侧颅缝重叠还可产生颅缝增宽的假象(图18-14)。

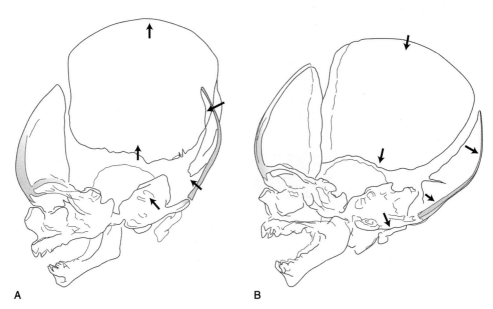

图18-13 **A,**生后第一天新生儿头颅平片详解,显示生产时头颅经过产道挤压后出现颅缝狭窄以及重叠边缘的颅骨的塑形。顶骨向上移位,颞骨和枕骨逆时针旋转(箭号)。**B,**生后3天婴儿平片的详解,显示颅盖扩展以及颅缝增宽,顶骨、枕骨和颞骨恢复至正常位置后与A比较(箭号)。(感谢 Dr. H. C. Moloy)

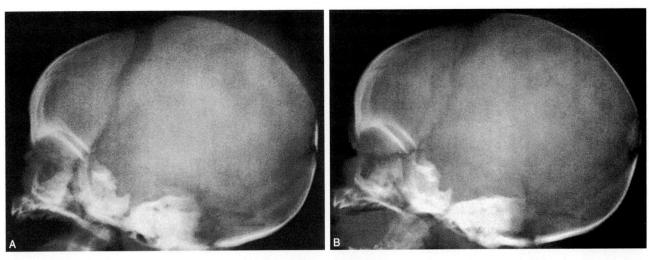

图 18-14 冠状缝人为增宽。A,轻度斜位显示人字缝左右支重叠。B,较 A 更倾斜的位置显示分离的、狭窄的左右支

在年龄大于 2 岁的儿童中,颅缝可贯穿颅板及板障间隙。当颅缝内板部分或下部融合时,外板可为深锯齿状。额骨鳞部内表面的额嵴在正中矢状平面非常显著,类似与其相连的大脑镰钙化。

幼儿颅骨

2 岁以后儿童的颅骨影像表现已与成年期极为相似(图 18-17)。随着年龄的增长,颅骨逐渐增长和分化,该过程将持续至儿童后期,此时,所有成人颅骨的基本特点均发育完成(图 18-18~图 18-20)。

正常变异

幼儿颅骨的最显著特点在于:颅骨外形、大小、厚度以及骨化情况,硬膜窦和血管沟深度、板障结构类型及脑回和血管压迹,颞骨和鼻旁窦骨气化程度,以及垂体窝的大小和形状变化多样。这些正常变异非常明显,以至于很难以区分正常变异和早期病理改变。

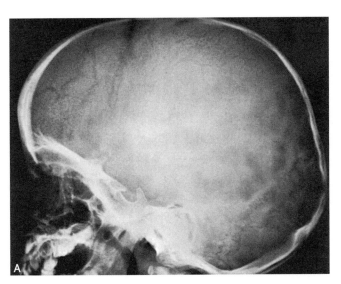

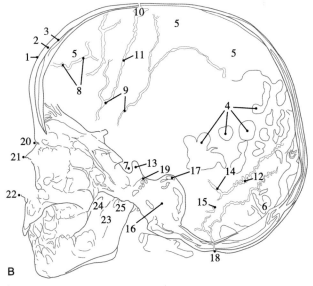

图 18-17 正常 2 岁儿童的平片。A,侧位。B,A 的详解。1,外板;2,板障间隙;3,内板;4,脑回压迹;5,板障结构的细蜂窝;6,内枕骨隆突;7,垂体窝;8,板障静脉;9,血管沟;10,前囟;11,冠状缝;12,人字缝;13,鞍背;14,顶乳突缝;15,枕乳突缝;16,岩尖部;17,颞骨小房;18,枕外和枕上软骨连接;19,蝶-枕软骨连接;20,鼻额缝;21,鼻骨;22,前鼻棘;23,下颌骨;24,下颌骨冠状突;25,下颌骨髁状突

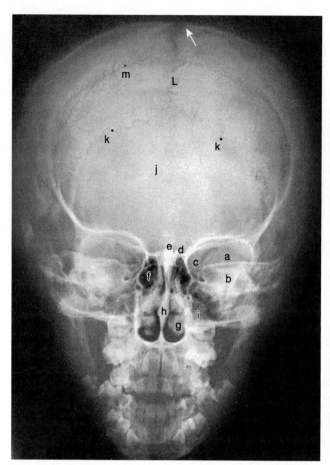

图 18-18 正常 6 岁儿童瓦氏位的特点。a,眼眶;b,岩尖部;c,眶上裂;d,额窦;e,鸡冠;f,筛骨小房;g,下鼻甲;h,鼻中隔;i,上颌窦;j,额骨;k,人字缝;m,冠状缝;L,箭号,矢状缝

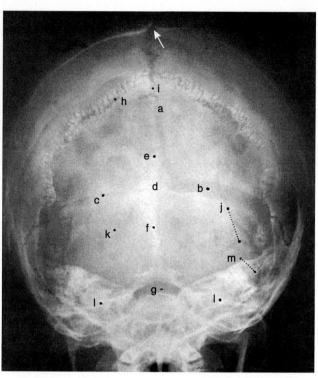

图 18-19 正常 3 岁儿童汤氏位片中重要的放射特点。a,上矢状窦沟;b,右侧横窦沟;c,左侧横窦沟;d,Herophili 窦汇及内外枕突的重叠;e,十字边缘的上部分;f,十字边缘的下部分;g,枕大孔;h,人字缝;i,空三角;j,额骨明显的血管压迹;k,后颅窝;l,岩尖部;m,乳突小房;箭号,矢状窦

脑回压迹(指状压迹)

脑回压迹指颅盖骨中与正常密度相间隔的低密度区(图 18-21),这些区域与大脑回的部位和形状密切相关,可能为搏动的大脑直接对神经颅内板所产生的局部压力所致。

板障和血管压迹

颅骨内外板间的板障间隙内充满了多孔状骨质结构,其类型和容积变化较大,构成了颅骨穹窿的细微蜂窝状结构。板障静脉走行于巨大而不规则的通道内,在 X 线平片上表现为不规则低密度带,在颅穹窿中向各个方向伸展(图 18-23)。板障静脉大小、走行和清晰度各不相同。

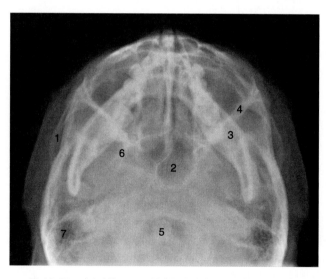

图 18-20 颏下位。以下标出的为解剖结构:1,腭弓;2,蝶窦;3,下颌骨体;4,蝶骨大翼(眶面);5,齿状突;6,翼内侧板;7,乳突气房

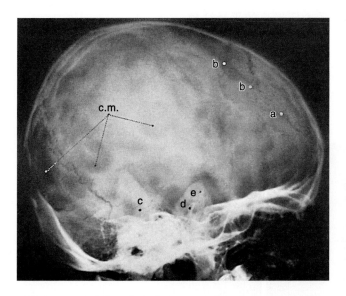

图 18-21 无症状 6 岁女孩脑回压迹明显（c.m.）。a，板障静脉；b，冠状缝；c，鳞部顶骨缝；d，鞍背；e，外耳影

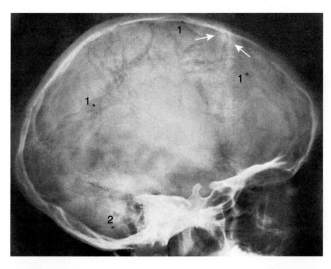

图 18-23 8 岁女孩额顶骨板障静脉宽大明显。静脉显示为一条较宽的、贯穿额顶骨的密度减低带。箭号所示为冠状缝两侧的生理性高骨化边缘。1，板障静脉湖；2，乳突导静脉沟

走行于颅盖内表面的动脉和静脉沟在 X 线平片中显示为条带状低密度影（图 18-24）。与静脉沟相比，动脉沟更具有逐渐变细的特征，其中形态最固定者为脑膜中动脉，该动脉始于翼区并被内板包绕，向后上走行；最大且最明显的血管沟是硬膜静脉窦所致的骨板变薄影。上矢状窦位于颅穹窿正中面的一条浅沟内，靠近大脑镰。在窦汇处，上矢状窦与横窦汇合，其中一条横窦可较对侧更深大（见图 18-18）。窦汇异常变深时，在侧位片中类似骨缺损。少数情况下，当横窦沟和乙状窦沟增深时，在乳突附近、横窦向尾侧延伸的转弯处，横窦沟外侧端与乙状窦沟重叠并在 X 线平片中呈现圆形透亮影。前囟静脉沟常显示为一侧或双侧颅骨侧壁内边缘模糊的低密度带，也被称为"蝶顶窦"，但这是一种误解，因为真正的静脉窦走行于蝶骨小翼下方，且通常不与前囟静脉交通。

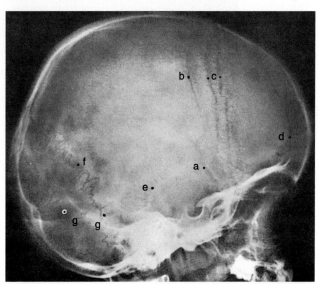

图 18-24 血管纹理。a，脑膜中动脉沟；b，顶骨板障静脉；c，冠状缝；d，额骨板障静脉；e，鳞部顶骨缝；f，人字缝；g，硬膜横窦

Pacchionian 体（蛛网膜粒体）

Pacchionian，或蛛网膜颗粒层紧贴硬膜内表面，以前被人们认为是吸收脑脊液的部位，但目前该理论存在争议。该结构外形不规则，边缘光滑而锐利，居于矢状旁颅骨内板下。该正常结构在出生后 18 个月左右出现。

对称性顶骨孔

约 60% 儿童可在顶骨后上角出现小缺损（顶骨孔），可见导静脉穿越。导静脉在颅内连接矢状窦，在颅外与枕静脉分支相通。有时，该区域可见较大的骨缺损，被称为顶骨孔扩张。颅骨中线两侧偶尔可触及巨大的顶骨孔。极少情况下，这些顶骨孔还可融合形成一个巨大的单一缺损（图 18-29）。这种骨缺损因膜状骨骨化不良所致，因此，"巨大顶骨孔"的名称似乎不妥。这些缺损通常不合并其他畸形，也无明显临床表现，只是在对其他可引起颅骨缺损的疾病（如源于脑膜疝、感染和组织细胞病的颅骨缺损）进行鉴别时

提及。

自从 Goldsmith 在 Catlin 家族 56 名成员中均发现这种巨大顶骨孔之后,该变异才被认为具有遗传倾向,从而被命名为"Catlin 标志"。该变异可持续终生,但多数变小或完全消失,仅遗留局限性硬化残迹。

颅内压增高的平片征象

颅内压增高征象包括颅缝开裂、鞍背截断征、蝶鞍扩大以及颅骨穿凿样改变(仅与其他征象合并发生)(图 18-30 和图 18-31;见图 18-13)。慢性颅压升高可表现为交错颅缝增宽。

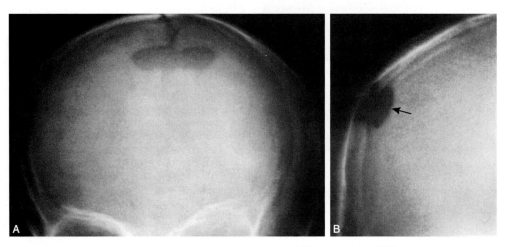

图 18-29 健康 5 岁男孩的永存顶骨间囟门(顶骨孔)(箭号)。**A**,前后位投照。**B**,柯氏位投照

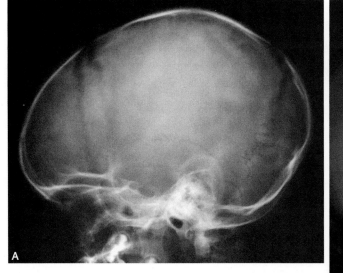

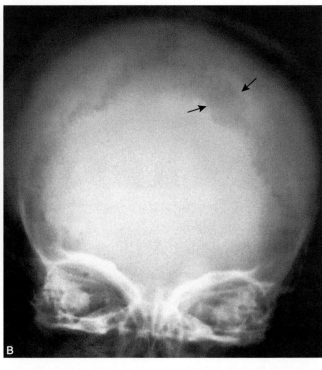

图 18-30 颅缝分离。**A**,侧位 X 线平片显示,急性颅内压增高所致冠状缝增宽。**B**,X 线平片显示,慢性颅内压增高的结果,交错接合的人字缝增宽,但未见颅缝明显分离(箭号)。该平片显示压力持续增加下颅缝再次闭合的趋势

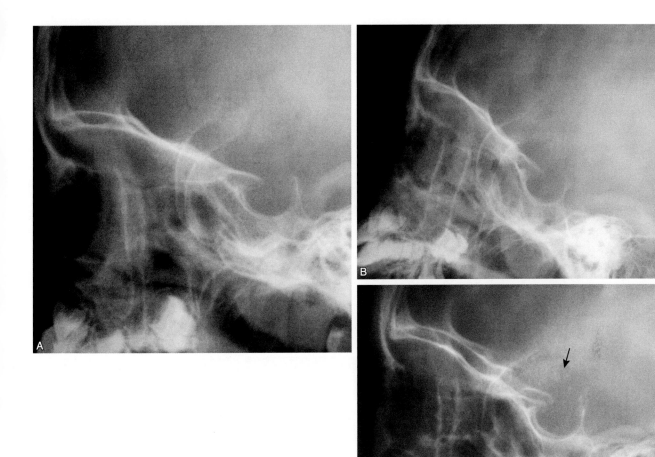

图 18-31　颅内压增高——蝶鞍变化。A,11 岁头痛患儿头颅侧位 X 线平片可见蝶鞍呈锥形改变。B,6 个月后可见蝶鞍增宽,鞍背变薄。C,1 年后可见蝶鞍进一步增宽,鞍背缩短,其上方可见点状钙化(箭号)。该患儿患有颅咽管瘤

鼻旁窦解剖

正常鼻旁窦

鼻旁窦是指副鼻骨——上颌骨、筛骨、额骨和蝶骨内出现的成对含气空腔,并与鼻隐窝相通。由于乳突含气小房的黏膜通过咽鼓管与鼻腔黏膜相延续,故其也被认为是鼻旁窦的成分之一。在不同年龄、不同人群以及同一个体的两侧,鼻旁窦腔的大小和形状均可不同。

鼻旁窦在鼻腔内开口的位置见图 18-32。断层扫描(CT)显示从相邻鼻窦扩展至眶底和颞骨岩尖部,传统 X 线平片则不易发现上述表现。

上颌窦

上颌窦大小及形状随年龄的变化见图 18-37。上颌窦始见于生后,且持续稳定扩展,通常认为青春期时达到成熟。上颌窦发育变异包括孤立性单侧发育不良以及窦内出现骨性分隔,将窦腔划分为若干区域(图 18-38)。上颌骨牙槽根部有时会侵犯上颌窦壁(图 18-39),有时会造成上颌窦黏膜隆起。在颅骨背侧斜位投照时,牙根可与窦腔重叠,形成牙根突入窦腔的假象。在上颌窦后上内侧角附近可见未正常移行的磨牙。应该注意到,上颌窦底部的相对高度以及鼻腔内结构将影响手术方式的选择。

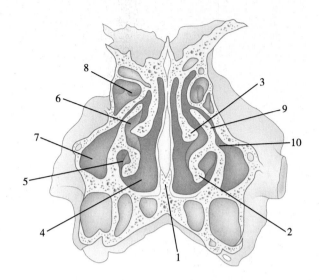

图 18-32 7 岁儿童上颌窦口水平的鼻凹和鼻旁窦冠状切面。1,鼻中隔;2,下鼻甲;3,中鼻甲;4,鼻凹;5,下鼻道;6,中鼻道;7,上颌窦;8,筛窦小房;9,漏斗部;10,孔。(修改自 Schaeffer JP. *The nose, paranasal sinuses, naso-lacrimal passageways and the olfactory organ in man*. Philadelphia: P. Blakiston's Sons;1920.)

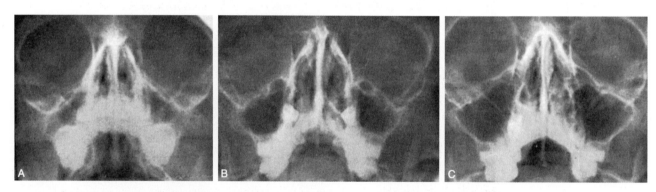

图 18-37 4 岁(A)、7 岁(B)和 11 岁(C)儿童正常上颌窦瓦氏位

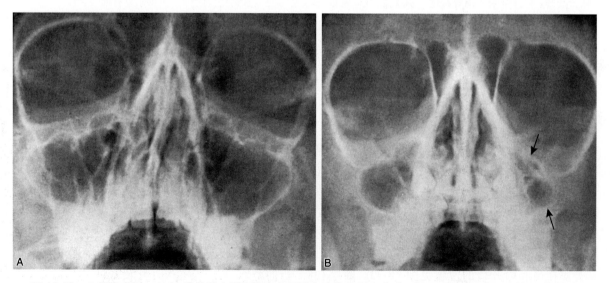

图 18-38 上颌窦变异。A,11 岁儿童上颌窦被多个间隔和边缘分割为小腔。B,7 岁男孩左侧上颌窦发育低下

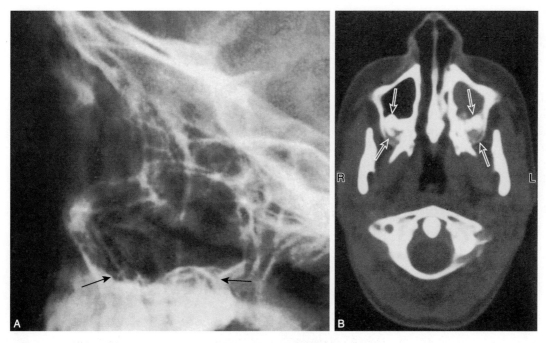

图 18-39　上颌窦。A，上颌窦侧位投照显示，11 岁儿童上颌窦底部相接的白齿和双尖牙。B，12 岁儿童因鼻窦疾病进行了 CT 扫描，可见白齿对上颌窦的压痕，未萌出的白齿对上颌窦后壁产生压迫（箭号）。鼻窦疾病导致左侧鼻窦模糊

额窦

多数额窦的大小和形状存在很大差异，两侧额窦发育也常不对称。直到 6 岁时，额窦扩展至额骨垂直板底部才在平片中得到很好显示。额窦扩展速度不一，可在 6~12 岁间任何时间扩展至眶底水平。绝大多数额窦在青春期时可达到成人大小。有时，额窦还可扩展至前组筛窦小房。在某些病例中（特别是出现脑额叶发育不良），额窦可异常扩大，进入额骨水平板，该现象在颅骨侧位片中更易显示。

筛窦

筛窦由一系列数目不同的小房构成，形成悬浮于垂直板两侧的筛骨水平板的成对的骨性迷路，其外侧壁构成眼眶内壁。筛窦被许多薄的骨间隔所分隔，并被覆黏膜。它们与鼻腔相通，或者经各自独立通道直接相通，或经同组内其他小房间接与鼻腔相通。筛窦生后即出现，在 5 岁内迅速扩张，以后 5~8 岁期间扩张速度减慢，12 岁左右完成扩张。筛窦常由三组构成：前组、中组和后组。筛窦小房常可扩展至鼻甲骨、鸡冠和相邻的额骨、上颌骨、蝶骨和颚骨内。筛窦小房存在三种解剖变异：Haller、Aggernasi 和 Onodi 小房。这些变异已在第 8 章中描述。感染极易经薄板从筛窦向眼眶传播（见第 8 章）。

蝶窦

在蝶骨体内由骨分隔开的一对空腔被称为蝶窦，其骨分隔可被取代而成为居于一侧的空腔，故两个空腔可巨大而边缘锐利。空腔在头颅侧位或头颅垂直下颏位片中显示得更加清楚。边缘和分隔有时可将每个单独空腔分为几个小腔。出生时未见含气空腔，4 岁时空腔直径可为 4~8mm，7~11 岁可达成人大小（图 18-43）。

窦口鼻道单位

窦口鼻道单位的成分（中央鼻窦引流解剖）出生时即出现，但较拥挤（见图 18-32、图 18-44 和图 18-45）。该解剖可在冠状位 CT 图像中被清晰显示，或通过轴位图像的重建图像被显示。

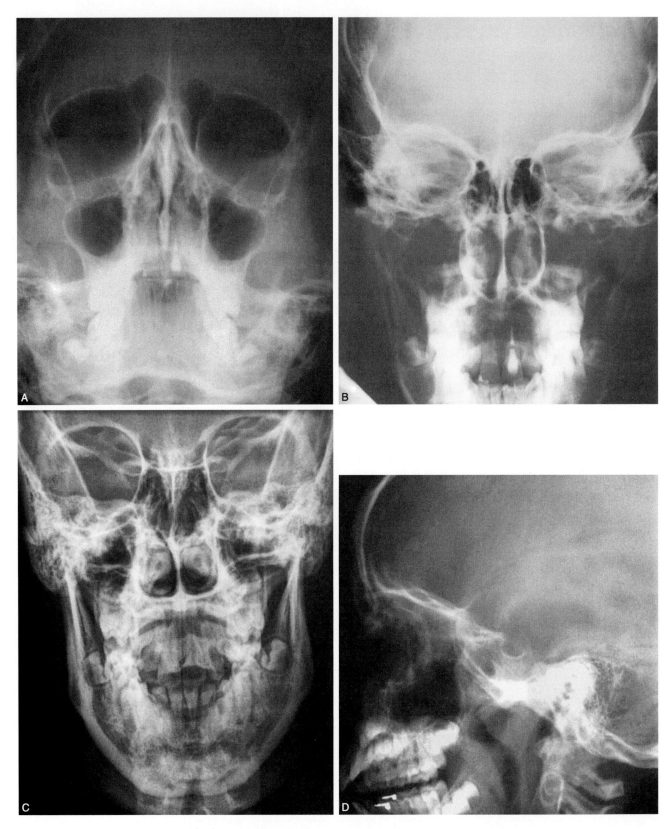

图 18-43 鼻旁窦照片。A 正常瓦氏位轴向投照。B,后前轴向投照。C,柯氏位;D,侧位

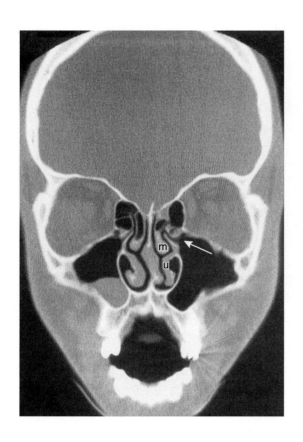

图 18-44 通过鼻部和中间鼻窦的冠状位切面显示骨性鼻道结构。注意右侧上颌骨腔内黏液潴留性囊肿以及右侧中鼻甲呈泡状鼻甲。患儿无鼻窦病变的病史和迹象。可见窦口（开放）（箭号）、漏斗部［窦口上方及下鼻甲钩突外侧的含气腔（u）］和中鼻甲（m）。钩突上方圆形气腔为半月裂孔

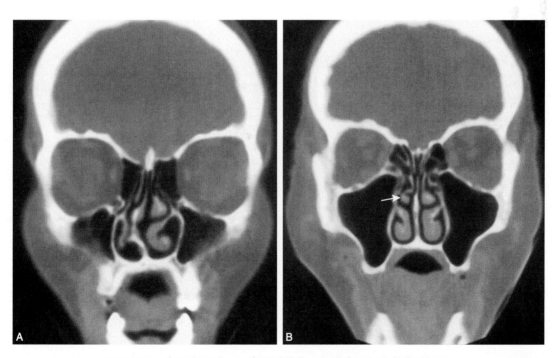

图 18-45 鼻正常变异。A，鼻中隔偏曲。B，中鼻甲相向弯曲（箭号）

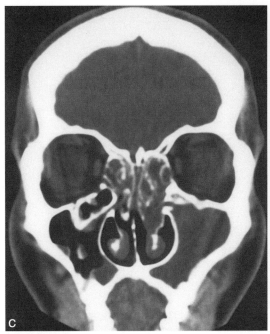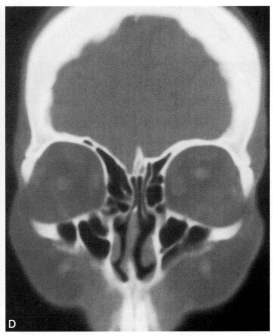

图 18-45（续）　C，Haller 气房（沿开口边缘分布的筛窦小房并突入上颌窦腔）。D，巨大鼻堤气房——最前端气房

鼻窦影像学

平片

以下所述的传统的标准四体位平片检查已经过时，且用处有限。美国儿科学会和美国放射学院认为，平片检查在儿童鼻窦炎诊断中作用有限；美国儿科学会指南指出，6 岁以下儿童诊断鼻窦炎症时，没有必要进行平片检查。在特殊情况下，对年长儿而言，虽然平片影像可有一定帮助，但通常仅单独使用瓦特位即可。

对儿童进行鼻窦影像检查，在技术上非常困难。鼻窦的发育率不同，且对于易动烦躁的患儿，必须采用严格的制动技术才能获得多方位观察。四体位鼻窦检查的放射剂量对晶体接近 1.8mGy，对躯体接近 0.12mGy。

用于检查鼻窦的标准位置包括四个：瓦特位、后前位、柯氏位和侧位（见图 18-43）。瓦特位最重要，且必须使患儿头部尽可能前伸以便颞骨岩尖部高密度阴影低于上颌窦底部才能获得，该位置最适于显示上颌窦。

柯氏位（后前轴位）为入射线角度在眶听线以下 15°时所得到的投影图像，该位置可清晰显示筛窦和上颌窦。头颅侧位可显示蝶窦，但 4 岁以下儿童蝶窦还很小，故无法清晰显示。此时，该位置除可显示扁桃体和腺样体外，无其他用途。4 岁以下儿童蝶窦在平片中表现为局部高密度影。侧位片对于观察蝶鞍意义重大，可显示貌似鼻窦疾病的颅内疾患。平片不能清晰显示前组筛窦含气小房、鼻腔上 2/3 部分、蝶隐窝或蝶窦。

一些技术因素［如患儿活动（甚至是正常呼吸）、角度偏斜、旋转及射线条件不足］几乎均可对疾病造成误判（框 18-3）。位置旋转或鼻腔分泌物可造成筛窦小房重叠，在柯氏位片中出现局限性"筛窦云"。上颌窦壁的正常倾斜也可貌似黏膜增厚。

框 18-3　儿科中影响患儿鼻窦炎影像敏感度和特异度的因素
鼻窦内病变缺乏明确的界定
黏膜丰富
可能哭闹
处于发育过程中的鼻窦
易发生上呼吸道感染
结构变异
技术因素：躁动、角度、旋转和重叠

虽然在无外伤史时，气液平面为严重疾病的证据，但平片对显示黏膜增厚和密度增高的敏感性依然受到挑战。尽管如此，正确摄取平片并充分考虑临床表现，平片表现正常则不能做出急性鼻窦感染的诊断。

平片在观察鼻窦内肿块以及评价手术适应证和鼻窦手术并发症方面毫无价值，平片同样不能清晰显示鼻窦炎并发症。CT 以及 MRI 在这些方面具有无比优势。对于 2 岁以下儿童，平片也很少发挥作用；在小于 1 岁的婴儿中,由于假阳性率较高,故平片也无法取得良好效果。

CT

采用薄层、低毫安秒(20~40mA)低电压(100~120Kv)的冠状位 CT 检查,可得到非常清晰的鼻窦图像,同时还能够发现薄骨、周围软组织及其内气腔的变化。这类 CT 检查的指数剂量应为 6.5mGy/次检查,这使 CT 成为检查鼻旁窦以及显示从骨进入鼻腔的引流通道的非常理想的影像手段。CT 是显示慢性炎症变化的金指标,同时还可评估术后改变。CT 还是显示鼻窦炎并发症的最佳方法。与磁共振相结合,CT 可显示鼻窦内肿块或相邻软组织内病变。这些情况将在本章以下内容中叙述。

目前,我们在 64 排 CT 中进行轴位扫描,层厚 5mm,重建层厚为 0.625mm。我们采用 100Kv、40mAs,扫描时间为 0.8s/层(32mA)。在轴扫之后进行冠状位和矢状位图像重建。

随着用于治疗慢性炎症的鼻窦功能内窥镜手术(FESS)的出现,CT 的用途得到进一步扩展。CT 图像类似内窥镜所见,提供信息不仅限于炎症的范围,还可显示与疾病病原密切相关的解剖特征。功能内窥镜鼻道手术的目标在于,保持上颌窦、额窦和前组筛窦的正常引流通路(OMU)。OMU 位于中鼻道内,由道口、漏斗部、半月裂和中鼻甲构成。该解剖结构在鼻及鼻窦冠状位图像中得以清晰显示(见图 18-44)。如炎性组织或分泌物堵塞该通路,则可导致黏液和碎屑积聚在鼻窦含气腔内,易引起炎症感染。OMU 解剖变异将极大地影响到鼻窦引流通路,并引发感染性疾病。这些解剖变异包括,鼻中隔偏曲、巨大鼻甲泡(中鼻甲充气)和中鼻甲反向弯曲(向内侧弯曲而不是正常的向外侧弯曲)均提示,患者易出现引流通路堵塞和相关疾病。与此相似,巨大 Haller 小房(位于眶环和突出到上颌窦内的筛窦小房)、筛窦气泡(在漏斗后上方的筛窦充气小房)以及巨大 Ajjerd 小房(指大多数前组筛窦充气小房)均可危及引流通路并引起疾病。这些变异常见于无症状者,且几乎无临床意义(见图 18-5A 和 C 及图 18-45)。

在进行内窥镜手术前实施 CT 检查,对发现可能导致并发症的解剖变异同样重要。鸡冠两侧筛板高度可相差 17mm。同时,观察筛板中的开裂区也同样重要。有报道认为,其出现率为 14%。

约 8%~10% 的人群中,颈动脉与蝶窦间无骨组织出现。还应关注视神经与后组筛窦和蝶窦的关系,约 48% 的人群中,后组筛窦小房与视神经管相通;78%~88%

的人群中,视神经与蝶窦间仅有菲薄,甚至无骨性间隔。

CT 在发现 FESS 并发症方面也具有一定意义。筛动脉截断后可出现眼眶血肿,并可进一步扩大危害视网膜动脉血流,导致视神经缺血。术后脑脊液瘘可通过核医学或新近出现的磁共振脑池显影技术得到评估。对这些病例,CT 同样也可提供有用的解剖信息。CT 脑池显影是一项新出现的技术。假性动脉瘤是 FESS 的罕见并发症,可被 CT 血管成像、磁共振血管成像或常规血管成像所显示。

在显示鼻窦炎方面,CT 较平片更加敏感。在因其他原因进行 CT 扫描的病例中,100% 无症状但最近出现上呼吸道感染的患儿可见鼻窦内软组织改变。70% 因其他原因进行 CT 检查的儿科病例中,可见鼻窦内软组织改变。由于特异度较低,故采用 CT 观察炎症是否得当,目前变成一个重大问题。事实上,CT 应该仅作为急性炎症且对药物治疗不敏感的病例的检查手段,或考虑外科手术治疗鼻窦炎症时,CT 应该被用于术前评估。

磁共振

虽然鼻旁窦磁共振目前并未在炎性疾病诊断中得到广泛应用,但已经成为评估该区域肿瘤性病变的主要影像方法。但 MRI 对鼻窦进行检查同样存在局限性。由于骨骼和空气无磁共振信号,故骨骼结构改变在 MRI 图像中往往不能被显示,而这类改变在鼻窦疾病中又非常重要。同时,MRI 检查较其他方法需要更长时间,故运动伪影可使图像质量下降。绝大多数婴幼儿在磁共振检查时需进行镇静。

正常情况下,血管扩张所致鼻循环及血管收缩所致黏膜水肿和收缩均可引起 MRI 信号改变,这些变化在解读 MRI 图像时易造成误诊。这种循环可持续 50 分钟到 6 小时不等,水肿期出现的磁共振信号改变与炎症无法区分。在对照 CT 和平片检查结果后可发现,这种改变在无症状儿童中的发生率较高(13%~37%),当黏膜厚度低于 3mm 时,无临床意义。磁共振通常不被用于鼻旁窦炎性疾病的诊断中,但在发现炎性疾病的颅内侵犯以及复杂并发症时,可发挥着重要作用。同时,MRI 还成为评估鼻和鼻旁窦肿瘤的重要方法。

绝大多数鼻旁窦急性炎性疾病(包括息肉、黏液囊肿和浆液囊肿)在 T2WI 上显示为高信号,90%~95% 的鼻窦或鼻腔肿瘤在 T2WI 上显示为中等低信号。该现象是因为肿瘤在组织学上富含细胞以及血液。因为在 T2WI 上均显示为低信号,故较成熟的肉芽肿组织和纤维组织与肿瘤不易区分。与其他急性炎性疾病相比,某些真菌感染同样显示 T2 低信号。

关键点

新生儿和婴儿期头颅比面部大。

直到 20~30 岁时,所有颅缝才完全闭合。

2 岁以上儿童的颅骨正常变异包括缝间骨、Inca 骨和梯状头。

儿童和青少年颅骨正常变异包括髁旁突、指压迹和 Pacchionian 体。

上颌窦气房生后即出现。

额窦气房见于 6~12 岁。

筛窦气房生后即出现。

蝶窦气房生后不出现。

鼻窦平片检查作用极其有限,特别是对于 2 岁以下幼儿。

在所有影像检查中,均可见无症状儿童高发鼻窦高密度或黏膜增厚。

推荐阅读

Barghouth G, Prior JO, Lepori D, et al. Paranasal sinuses in children: size evaluation of maxillary, sphenoid, and frontal sinuses by magnetic resonance imaging and proposal of volume index percentile curves. *Eur Radiol.* 2002;12:1451-1458.

Belden CJ. The skull base and calvaria: adult and pediatric. *Neuroimaging Clin N Am.* 1998;8:1-20.

Bhattacharyya N, Jones DT, Hill M, et al. The diagnostic accuracy of computed tomography in pediatric chronic rhinosinusitis. *Arch Otolaryngol Head Neck Surg.* 2004;130:1029-1032.

Huda W. Assessment of the problem: pediatric doses in screen-film and digital radiography. *Pediatr Radiol.* 2004;34(suppl 3):S173-S182.

Mann SS, Naidich TP, Towbin RB, et al. Imaging of postnatal maturation of the skull base. *Neuroimaging Clin N Am.* 2000;10:1-22.

参考文献

Full references for this chapter can be found on www.expertconsult.com.

第 19 章

产前影像学

ASHLEY JAMES ROBINSON,SUSAN BLASER,and A. MICHELLE FINK

本章所述的胎儿畸形是指那些在胎儿期经 MRI、CT、放射学和超声检查而且由儿科放射医师诊断的畸形。对需要更深入了解胎儿畸形的特点,特别是当父母拒绝胎儿尸检但需医生建议是否可再次怀孕时,这些特殊的检查方法非常有用。

在绝大多数参考文献中,产前超声加上 MRI 和(或)CT 构成产前影像检查的主要方法。所推荐的参考阅读文献列表包括了一些超声作为主要影像手段的检查标准。

头皮

头皮囊肿虽不常见,但需经胎儿磁共振进行深入评估。最重要是,需与外胚层囊肿、脑膜膨出或脑膨出鉴别。外胚层囊肿患儿应不存在颅骨缺损或供血血管或膜状结构,且下方脑组织正常。由于分辨率限制,MRI 检查可遗漏小缺损以及由此而产生的"脑脊膜膨出"诊断。

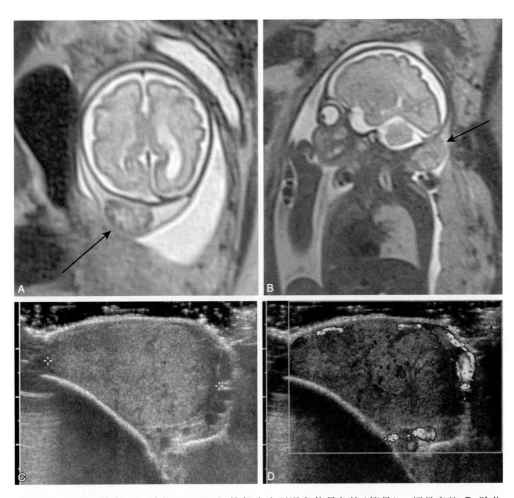

图 19-2 头皮血管瘤。A,胎儿 MRI 显示,枕部头皮下混杂信号包块(箭号)。颅骨完整;B,胎儿 MRI 矢状位显示,包块位于枕部头皮下(箭号);C,生后超声图像可见头皮下混杂回声包块。颅骨完整;D,生后 Doppler 超声检查可见血管贯穿包块

血管瘤为另外一种头皮病变,虽较少见但有时也见报道(图19-2)。其主要鉴别诊断为脑膨出。胎儿磁共振检查有助于显示颅骨缺损或下方脑组织畸形。

在诊断头皮畸形时还应考虑的其他疾病包括淋巴管畸形、水肿、肉瘤和畸胎瘤穿透颅骨。产前影像学检查还能发现罕见畸形,包括与 Noonan 综合征有关的以头皮松垂为特点的头皮脑回样增厚以及脑颅皮肤脂肪瘤病患儿出现的特征性胎儿头皮错构瘤。

颅骨

颅骨缺损为背侧诱导过程(神经管构成和闭合过程,"神经管形成")障碍所致,多种畸形均以颅骨中扁平骨缺如为特点。

巨大骨缺损

无颅盖畸形

"无颅盖畸形"是指骨性颅盖、脑膜和头皮肌肉均缺如,正常脑组织仅被皮肤所覆盖。"无颅畸形"则指骨性颅盖、头皮肌肉和皮肤缺如,发育不良的脑组织仅被脑膜所覆盖。

露脑畸形

"露脑畸形"指脑组织异常合并无颅畸形,且被认为是无脑畸形的前驱改变。露脑畸形可与羊膜带系列畸形以及四肢体壁联合畸形有关,但是通常可因其出现不对称的颅骨缺损而与后者相鉴别。

无脑畸形

无脑畸形为开放性神经管缺损最常见的单发畸形,以无颅畸形合并脑干以上正常脑组织完全缺如为特点。本病为宫内机械或化学因素所致脑组织发育异常合并露脑的最终结果,残余组织构成一个暴露的血管神经组织团块。颅软骨部分完整。本病为致命性疾病。当本病合并全脊柱闭合不全时,则被称为"颅脊柱裂畸形"。在脐突出和 Cantrell 五联征病例的胎儿磁共振中可见本病表现。

局限性骨缺损

脑膨出

颅骨局限性缺损可使颅内结构疝到颅外。根据疝出结构中是否含有脑膜和脑脊液(脑膜膨出),脑组织(脑膨出),或脑室结构(脑室膨出),其命名发生改变。绝大多数缺损发生于中线部位,通常在枕部(图19-4),常包含发育不良的脑组织和静脉窦。本病也可为 Meckel-gruber 综合征、Dandy-walker 综合征及 Chiari 畸形(Ⅲ型)的一部分。东南亚儿童最常见的脑膨出类型为额筛部膨出,特别是在印度东南部 Assam 邦茶园工作的工人子女。

胎儿磁共振有助于脑膜膨出与头皮囊肿的鉴别,并可确定是否含有脑组织。巨大脑膨出可类似于无脑畸形,但多可见残存颅盖骨。闭合性脑膜膨出多表现为中线皮下结节或囊肿,并常见其下方的静脉畸形,后者表现与顶骨孔扩大相似。

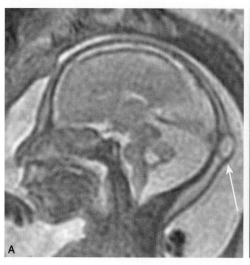
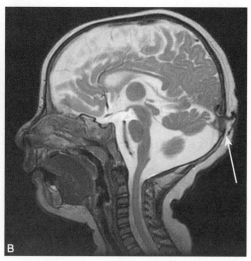

图 19-4　脑膨出。A,胎儿 MRI 显示,枕部小囊(箭号)伴小脑蚓部异常。B,生后 MRI 显示,头皮异常伴闭合型脑膨出(箭号)。(源自 Robinson AJ, Blaser S, Toi A, et al. The fetal cerebellar vermis: assessment for abnormal development by ultrasonography and magnetic resonance imaging. *Ultrasound Q*. 2007;23[3]: 211-223.)

顶骨孔扩张

顶骨孔扩张为膜性颅骨骨化不良所致。在胎儿期,表现为巨大的中心性缺损,随后发生因骨化(包括中线骨化)(图 19-5)而变为双侧对称性缺损。与其截然不同的是,脑膨出多发生在中线或单侧。顶骨孔扩张可为巨大缺损,多数在儿童期才能完全闭合,仅遗留双侧小孔。虽然常为良性,顶骨孔扩张仍可合并直窦发育不良或闭塞,同时存在永存镰状窦,后者在异常水平与直窦相通。以上畸形可在胎儿 MRI 中得到显示,而生后检查可见枕部皮层内折畸形。顶骨孔扩张可为遗传性(常染色体显性),其致病基因为 *MSXR* 和 *ALX4*。顶骨孔扩张也可为某些综合征(Potocki-Shasser 综合征)的表现之一。

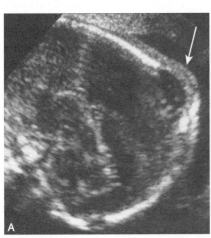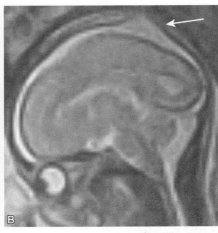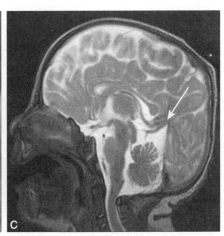

图 19-5　顶骨孔增大。A,胎儿超声图像显示,颅骨缺损但头皮完整(箭号)。B,胎儿 MRI 显示,颅骨缺损且不含脑组织(箭号)。C,生后 MRI 显示,颅骨缺损且含脑组织。直窦走行异常(箭号)。(源自 Fink AM,Maixner W. Enlarged parietal foramina:MR imaging features in the fetus and neonate. *AJNR Am J Neuroradiol*. 2006;27:1379-1381.)

骨化障碍

产前超声检查可发现颅骨骨化障碍,伴有多发骨骼发育不良。胎儿 X 线平片检查正在逐步增长,胎儿三维 CT 检查是对胎儿骨发育不良进行深入观察的新兴技术。骨发育不良主要包括骨发育不全 Ⅱa 型、先天性低磷酸酶血症和软骨发育不全。胎儿骨发育不全的鉴别特点见表 19-1。

表 19-1　常见致命性骨发育不良中的颅骨畸形

颅骨类型	骨化	大小	形状	躯体高度	骨折
成骨不全(Ⅱa 型)	脱钙	正常	可变形	短小	许多
低磷酸酶血症	脱钙	正常	可变形	正常	少
软骨发育不良	Ⅰ型脱钙 Ⅱ型正常	大	正常	短小	少
致死性发育不良	正常	大(巨脑)	Ⅰ型正常 Ⅱ型四叶草状	正常	无

头颅大小和形状异常

当患儿头围较正常均值超过或小于三个标准差以上,则定义为和巨头畸形或小头畸形。

小头畸形

在存活婴儿中,小头畸形的发生率约为 1∶1000,小头畸形常为其下方脑容积小(脑小畸形)所致,小头畸形的病因包括基因性综合征、染色体缺失(多数为13-三体综合征)、出血、使用致畸药物、感染、辐射损伤和脑膨出。

巨头畸形

巨头畸形多为脑积水所致,其他原因还包括积水性颅脑畸形、颅内畸胎瘤或星形细胞瘤或偶发的罕见肿瘤。某些骨发育不良性疾病包括软骨发育不良(Ⅰ

型)和致命性骨发育不良也可引起头颅增大,源于患儿脑组织增大(巨脑畸形),颞叶增大常见,同时多合并大脑畸形,特别是颞叶脑沟发育幼稚,以上表现均可为胎儿超声和 MRI 所显示。部分型胼胝体发育不良也可见于本病中。表 19-1 总结了这些疾病的鉴别特点。

先天性畸形

柠檬形头颅和脊柱裂

柠檬形头颅以冠状缝水平出现一条凹陷或线样痕迹(柠檬征)为特点,是神经管开放畸形中最敏感的、广为人知的形态学异常。但是,柠檬形头颅在低危险度胎儿中的阳性预测值较低,同时也可见于其他疾病,包括脑膨出以及各种非神经管结构性畸形。该征象可在胎儿 MRI 检查神经管缺陷性疾病时被发现。

四叶草形头颅

四叶草形头颅为双侧冠状缝和人字缝早闭所致,主要见于 II 型致命性成骨不全胎儿(见图 19-10)。四叶草形头颅可见于具有颅缝早闭的综合征患儿中,而后者通常合并基因组异常表现,如在第 20 章中所述。一些病例报道认为,胎儿 MRI 可用于对这些疾病做出产前诊断。

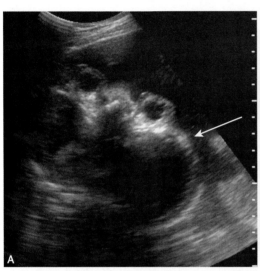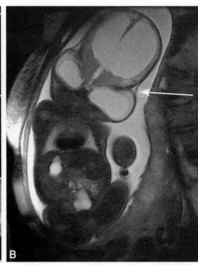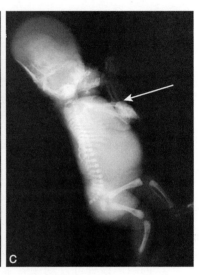

图 19-10 四叶头。A,胎儿超声显示,颞骨膨出(箭号)以及尖头并指畸形所致的双眼突出。**B,**胎儿 MRI 冠状位显示,颞骨膨出和额骨(箭号)。脑室重度扩张。**C,**分娩后平片显示,严重四叶头并中面部发育低下。注意,同时存在 Pfeiffer 综合征中的肘关节僵直。(源自 Robinson AJ,Blaser S,Toi A,et al. Magnetic resonance imaging of the fetal eyes—morphologic and biometric assessment for abnormal development with ultrasonographic and clinicopathologic correlation. *Pediatr Radiol*. 2008;38:971-981.)

草莓颅

草莓形头颅以枕部扁平而颅部突出为特点,在超声的前囟颌下切面中可被清晰显示,同时也是 18 三体患儿的典型表现。该表现同样可见于胎儿致命性侏儒。

关键点

产前 MRI 可用于鉴别单纯型外胚层囊肿和脑膜膨出或脑膨出。

产前 MRI 可用于鉴别颅外实性包块和脑膨出或穿颅肿瘤。

产前 MRI 可用于鉴别(良性)颅骨孔和一系列颅骨缺损。

产前三维 CT 对骨发育不良的应用正在增长。

推荐阅读

Glanc P, Chitayat D, Unger S. The fetal musculoskeletal system. In: Rumack CM, Wilson SR, Charboneau JW, eds. *Diagnostic ultrasound*. 3rd ed. St Louis, MO: Mosby Elsevier; 2005, pp 1433-1440.

McGahan JP. Fetal head and brain. In: McGahan JP, Goldberg BB, eds. *Diagnostic ultrasound*. 2nd ed. New York: Informa Healthcare; 2008.

Toi A. The fetal head and brain. In: Rumack CM, Wilson SR, Charboneau JW, eds. *Diagnostic ultrasound*. 3rd ed. St Louis: Mosby; 2005.

参考文献

Full references for this chapter can be found on www.expertconsult.com.

第 20 章

颅缝早闭、某些颅面综合征和颅骨其他畸形

THOMAS L. SLOVIS, ARLENE A. ROZZELLE, and WILLIAM H. McALISTER

颅缝早闭的临床和影像学基本特征为颅缝结构缺失或分隔各个颅骨间的膜性颅缝不完全过早融合所致。正常颅缝的存在可致颅骨在其长轴的垂直方向上正常生长。在颅内刺激下正常生长，当一侧颅缝生长停滞时，其他颅缝则过度生长以达到代偿效果，最终导致颅面畸形（图 20-1~图 20-4）。

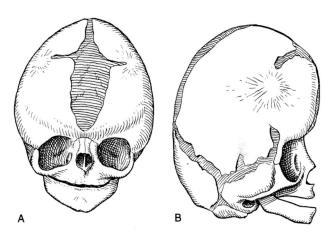

图 20-2 双侧冠状缝早闭。如同 Apert 综合征中示意图。除了短小终末段和矢状缝及前额部附近的一小段保持开放外，冠状缝已经消失。额缝、矢状缝、人字缝和颞顶缝均保持较宽的开放状态。颅盖在前后方向上缩短，而在上下方向上延长。A，正面观。B，侧面观

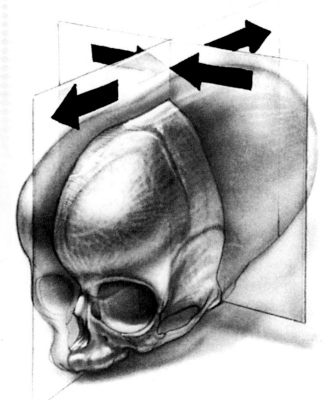

图 20-1 儿童颅骨矢状缝早闭示意图，颅骨在垂直于闭合的颅缝方向上受到限制，在平行于闭合的颅缝方向上得到延长。（源自 Sulica RL, Grunfast KM. Otologic manifestations of craniosynostosis syndromes. In: Cohen Jr MM, MacLean RE, eds. *Craniosynostosis*. New York: Oxford University Press; 2000: 211.）

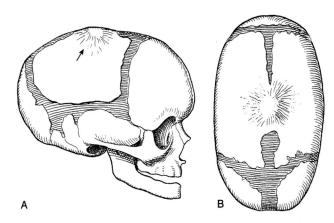

图 20-3 矢状缝早闭示意图。A，侧面观。B，正面观

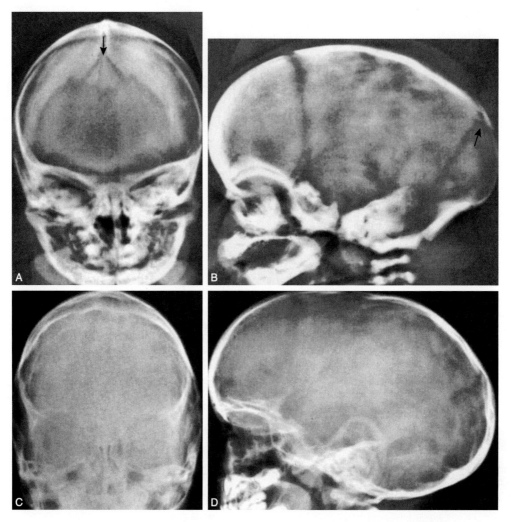

图 20-4　矢状缝早闭合并颅盖在前后方向上延长,横轴方向上缩短,上下方向上相对缩短。矢状缝出现外脊线。A 和 B,2 天新生儿头颅正面(A)和侧面(B)投照。后囟区域可见缝间骨(箭号)。冠状缝、人字缝和鳞状缝宽度正常,枕骨鳞部基底可见鳞髁缝闭合。C 和 D,在 11 个月女孩头颅正面(C)和侧面(D)投照上,可见更成熟颅盖的相似表现

头颅形状异常早于骨性颅缝变化而被发现。仅部分骨性颅缝闭合即可为颅缝早闭。颅缝相关的硬脑膜组织决定着颅缝生长,硬脑膜可产生骨刺激生长因子(如转换生长因子 β 或纤维母细胞生长因子Ⅱ)和细胞成分。妊娠 13 周即可在宫内诊断继发于颅缝发育异常的头颅畸形。颅缝早闭与基因异常有关,且为多种全身性疾病的继发表现。

头颅形状特殊与颅缝闭合有关。正常头颅外形为鸡蛋形,耳后的颞部最宽,前额部则狭窄且轻度膨隆(图 20-7)。

箭头为颅骨狭长(见图 20-3 和图 20-4),背侧常较额部狭窄,前后均可见隆出。三角头畸形为前额部呈三角形(前额部并非为正常圆形且正中膨隆状)(图 20-8)。

冠状缝单侧闭合,导致同侧前额部和枕骨区扁平以及"小丑眼"(蝶骨指向闭合的颅缝并变厚),同侧颞骨膨隆,面颊突出;对侧额骨膨隆,鼻骨偏向对侧(图 20-9)。

双侧冠状缝早闭,可引起短头畸形(头颅外形短宽)。眶上缘和前额下陷,双侧颞骨以及上额部膨隆(图 20-10)。

人字缝早闭,导致同侧枕骨扁平,同时伴中轴上、下有颅缝的部分代偿性膨隆。

约 14% 患儿可见多个颅缝早闭,其头颅外形取决于哪些颅缝过早闭合。"四叶草形颅"畸形可发生于除颞骨鳞部以外的所有颅缝早闭所致的颞骨和顶骨显著膨出,并伴眼球突出(图 20-12)。少数轻微的颅缝早闭也可导致颅骨外形异常。

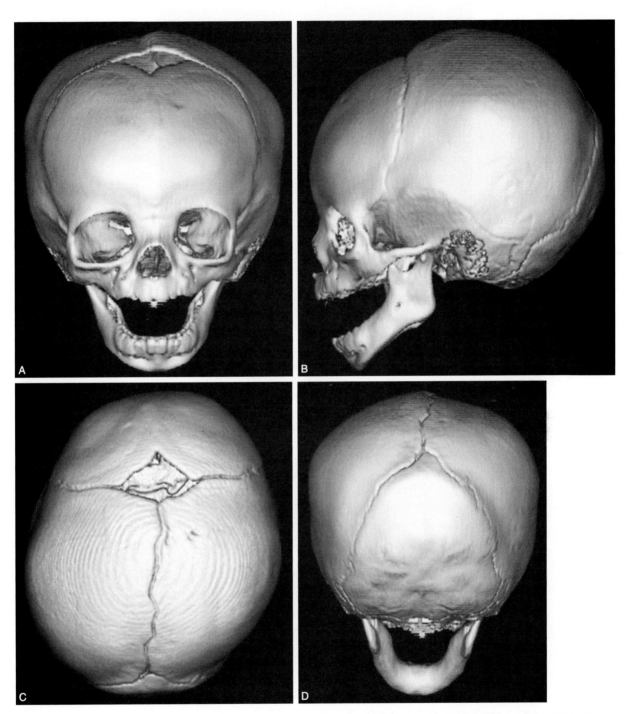

图 20-7　7 个月婴儿头颅正常 CT 扫描三维重建。**A**,正面像清晰显示前囟和冠状缝。额缝已闭合。**B**,侧面像显示人字缝和鳞状缝以及正常冠状缝。**C**,鸟瞰图显示前囟和冠状缝、矢状缝和人字缝。**D**,后面像可见后矢状缝和人字缝。正常头颅呈鸡蛋形,双顶部最宽(C)

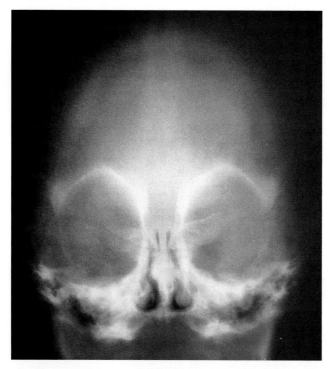

图 20-8　三角头。正面投照显示特征性眶间距过短以及前额狭窄。额缝不同程度闭合

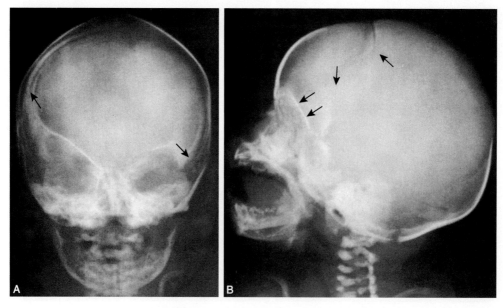

图 20-9　3 周婴儿冠状缝右支尾段早闭。**A**,正面投照,箭号所示为冠状缝左右支的尾段。右眶顶部抬高到更倾斜的位置,如蝶骨右翼。**B**,侧面投照,前囟下的冠状缝右支突然中断几厘米。同样清晰显示右眶顶部抬高(两个较低箭号)

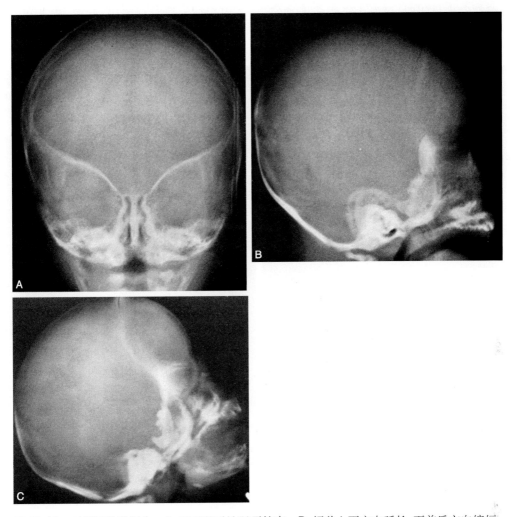

图 20-10　双侧冠状缝闭合。A,正面观可见眶顶抬高。B,颅盖上下方向延长,而前后方向缩短。未见冠状缝。C,其他侧面投照显示冠状缝完全消失。头颅呈现上下高(塔状)前后窄的形状

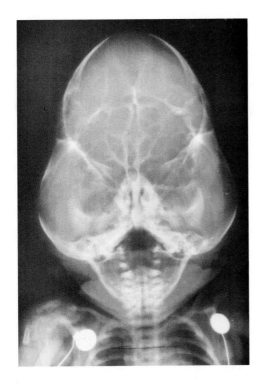

图 20-12　四叶形头。多条颅缝闭合,颅面部呈现奇异外形,且颞区膨出

当所有颅缝都发生早闭时,可发生小头或者神经脑小畸形,通常引起脑发育障碍。极少情况下,也可不引起脑生长发育障碍,此时,患儿可出现颅内高压(图20-13)。

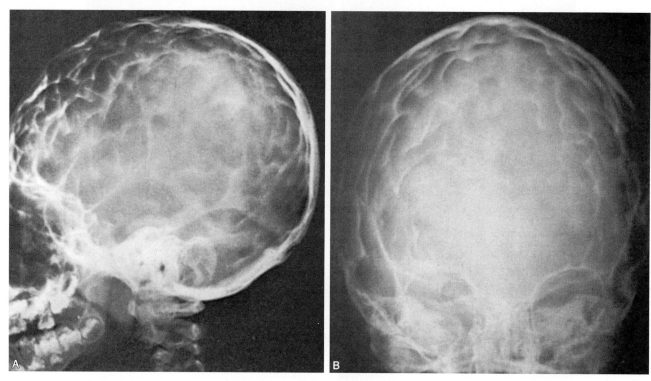

图20-13　7岁狭颅症小头畸形患儿的X线平片所见。A和B,侧面(A)和正面(B)投照。颅盖中所有颅缝消失,头颅在各个方向上均缩小。脑回压迹明显提示颅内压长期增高。未见蝶鞍解剖细节

形似颅缝早闭的畸形

形似颅缝早闭的颅骨畸形可因头颅受到静压力所致(如宫内拥挤或长时间斜卧)。斜头畸形是指,任何无明确病因的颅骨扁平畸形,该术语通常需要加入描述部位和方向的形容词(如右后斜头畸形)。产后斜头畸形主要累及额骨或枕骨区域。自从美国儿科学会1993年推荐,应使婴儿仰卧睡眠以后,枕部斜头畸形发生率明显增高。同侧枕骨区域扁平,对侧额骨扁平,同侧外耳位置异常及面颊突出,伴同侧前额部和对侧枕部区域代偿性膨出。综上所述,头颅呈平行四边形状(图20-15)。

平片可见人字缝骨缝旁硬化,但骨缝呈分离状态。"人字缝粘合"的概念已经不再使用。斜头畸形可见骨和肌肉偏斜或斜视。

在斜头畸形中,颅底(从枕大池至枕骨大孔的连线)仍然为平直状态,其夹角小于7°,而在单侧冠状缝或人字缝早闭患儿中,颅底则呈曲线状(图20-15~图20-17)。早产儿在ICU病房中头偏向

一侧长时间躺卧时,可见假性舟状头。此时,虽然头颅外形长而窄,但矢状缝开裂,且颅骨最宽部分位于双侧顶骨区域。

放射学表现

X线平片表现出临床发现的颅骨畸形。最初的颅骨平片检查包括前后位或柯氏位、汤氏位以及两侧侧位片。通过这些检查即可确定头颅外形。出生后至少7个月以内,应在颅骨平片中看到前囟门。矢状缝、冠状缝和颞骨鳞状缝通常都应显示。前额缝可自出生前至生后3个月内任何时候发生闭合。约10%的人群中可见,颅缝直至成年期仍未闭合。颅缝仅有小部分闭合在防止对侧颅骨分离方面的效果与颅缝全部闭合时相同。诊断颅缝早闭的颅骨平片关键征象包括:①颅外形异常;②颅缝部分闭合。

根据Jane和Persing的见解,颅骨重新成形术主要聚焦于:①松解早闭的颅缝;②颅骨重新成形;③有效减少颅骨的过度伸长;④有效扩张颅骨异常狭窄区域。

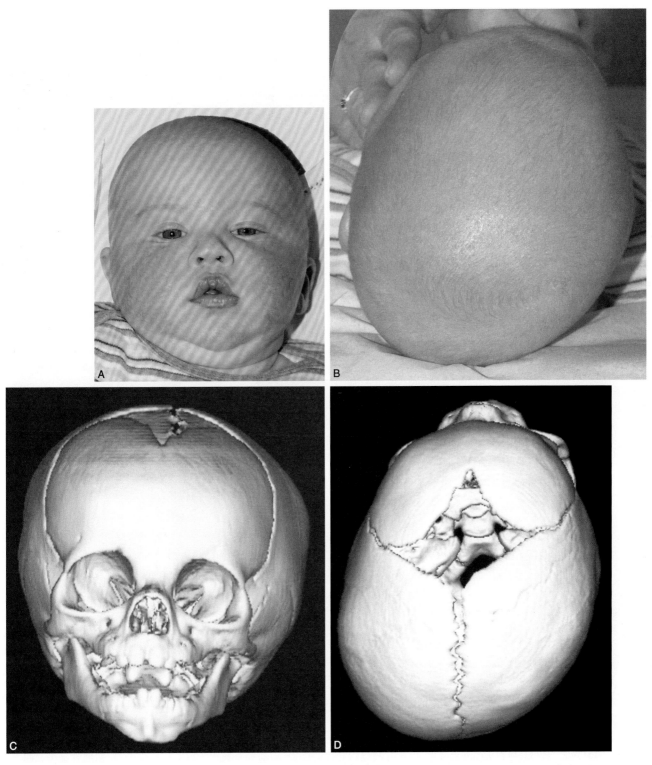

图 20-15　畸形性斜行头。A 和 B,颅面四边形婴儿头的正面观和鸟瞰图。C 和 D,相似临床表现的患儿异常头形的 CT 三维重建图像的正面观和鸟瞰图

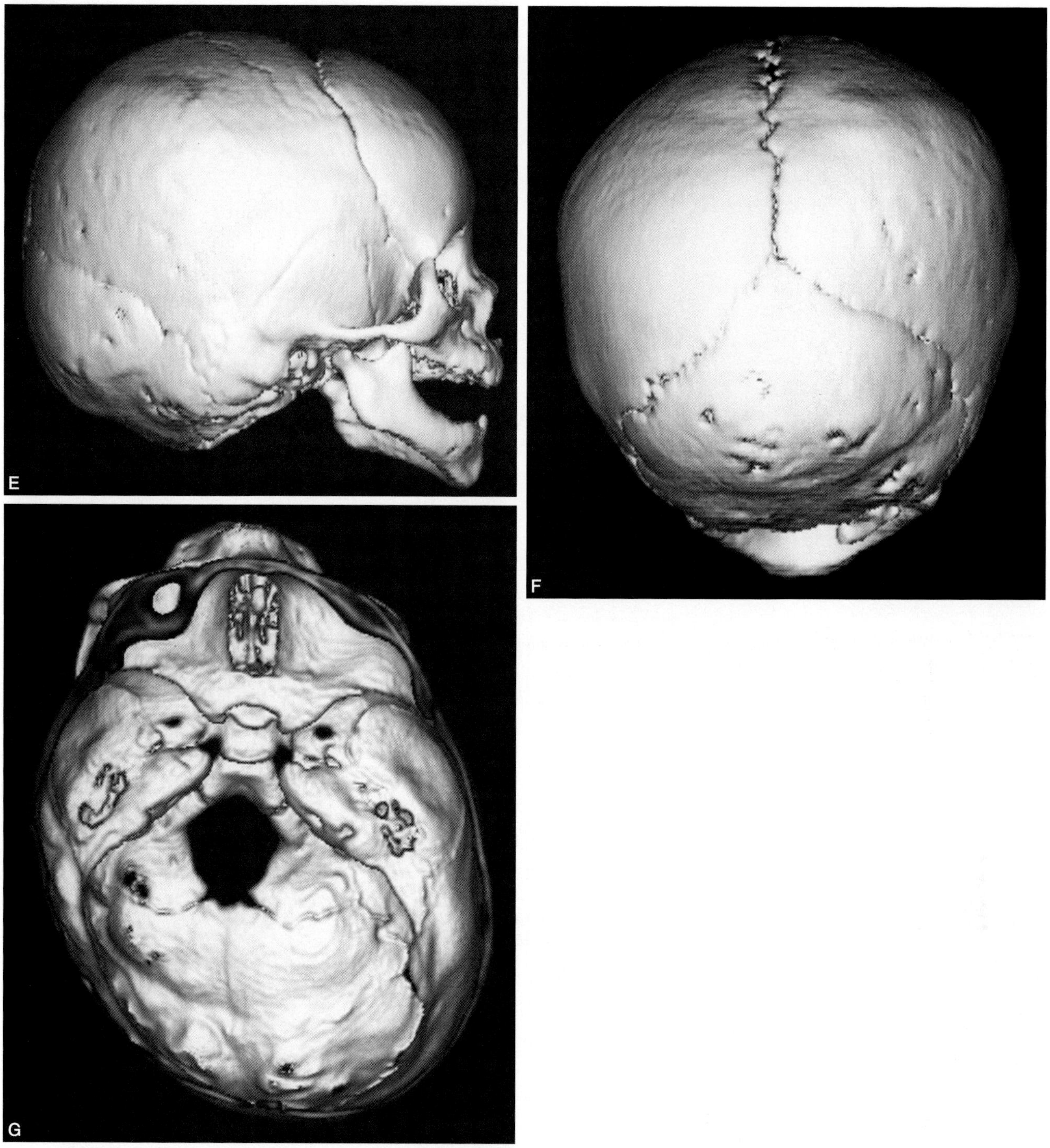

图 20-15(续)　E~G,尽管头颅外形异常,但所有颅缝均开放的侧面、后面和基底观。右侧枕骨扁平,左侧额骨扁平。同时,右侧额骨和左侧枕骨代偿性膨出。此即所谓四边形外形。未见颅底成角

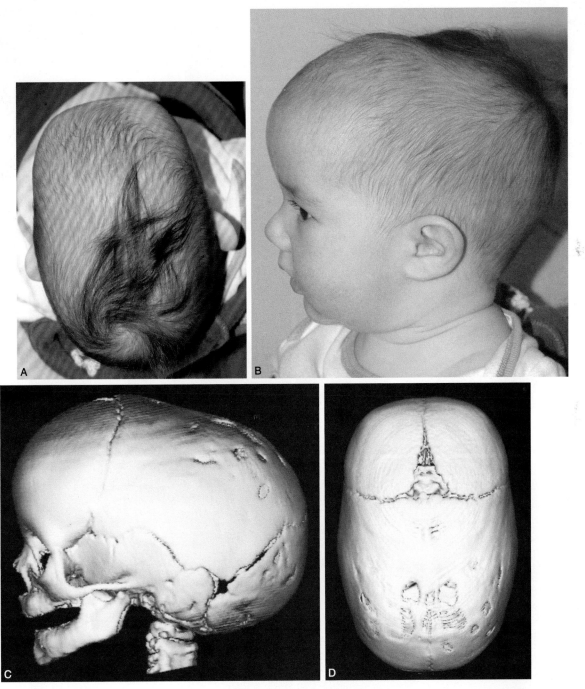

图 20-16 矢状缝闭合。A 和 B,婴儿头颅鸟瞰图和侧面观显示,左右狭窄,前后延长的颅盖。C 和 D,CT 三维重建的侧面观和鸟瞰图显示,前后延长,左右狭窄的头颅外形,矢状缝消失,前额和枕部膨隆

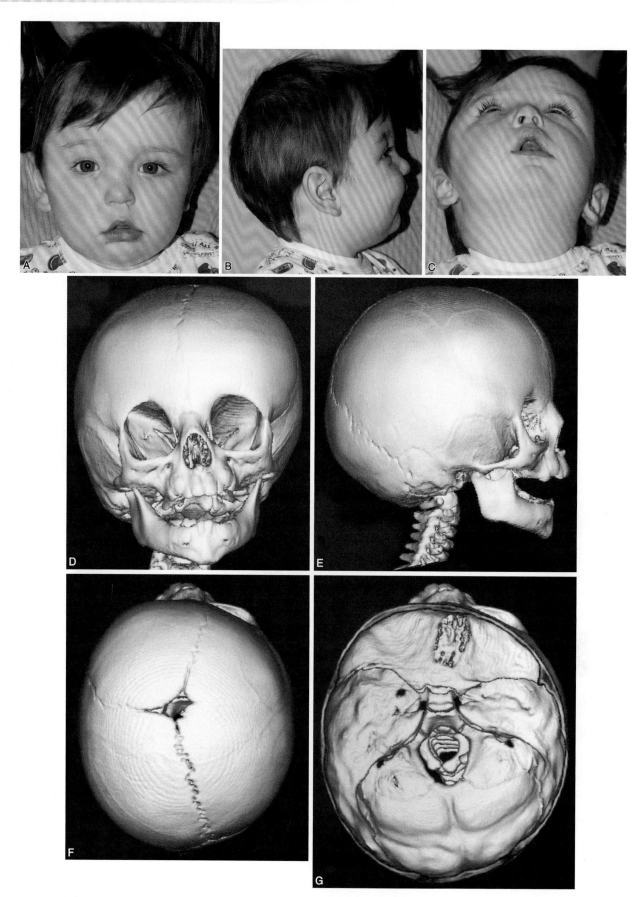

图 20-17   右侧冠状缝单侧闭合。A~C,婴儿三面观显示右侧前额部和枕部扁平,右眶稍微凹陷。头颅上下方向上未见延长,但前后方向上短缩。右侧冠状缝单侧闭合。D~G,CT 三维重建图像显示,右侧冠状缝消失,通过右眶的蝶骨抬高,右侧额枕部扁平伴同侧代偿,颞部和对侧额部膨隆,颅底向冠状缝闭合一侧成角,同时,受累侧颅腔容积减小

在绝大多数病例中,需要进行三维 CT 检查以帮助制定颅骨重新成形方案。重要的是,要坚持 ALARA 原则。通过使用低 KV 和毫安秒可较容易达到低剂量下观察骨变化。检查应使用 40mA 和 100~120KV,扫描层厚为 1.25mm,每层扫描时间为 1 秒,所产生的 CT 指数剂量应约为 5mGy (500mRad)。再分拆重建为 0.625mm 层厚图像进行三维重建(图 20-16~图 20-20)。在综合征患儿中,还应进行 MRI 检查以发现颅脑发育畸形。

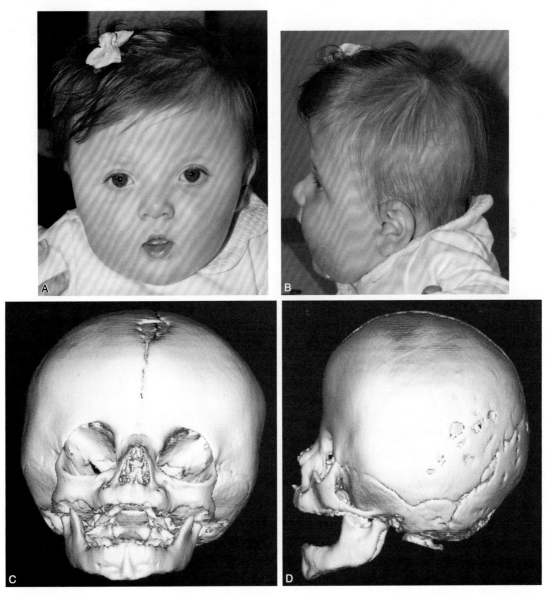

图 20-18　双侧冠状缝闭合。A 和 B,儿童正面和侧面观显示,塔形颅盖,颞部轻度膨隆且眶内陷。C~G,儿童 CT 图像和三维重建显示,冠状缝消失,头颅上下径增加(塔头)。颅骨前后径减小,颞部膨出且眼眶凹陷

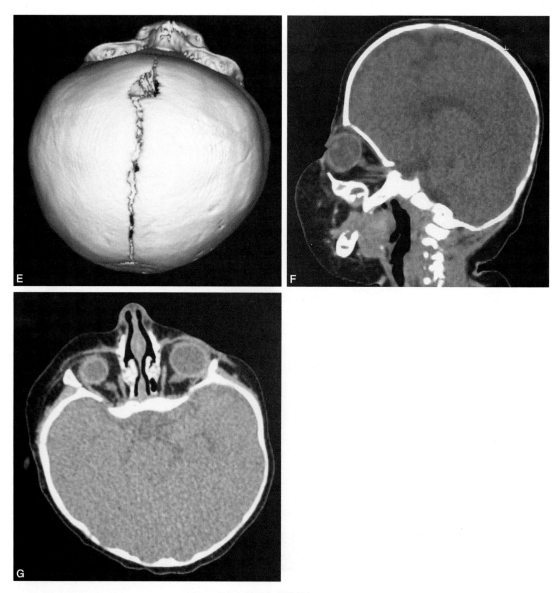

图 20-18（续）

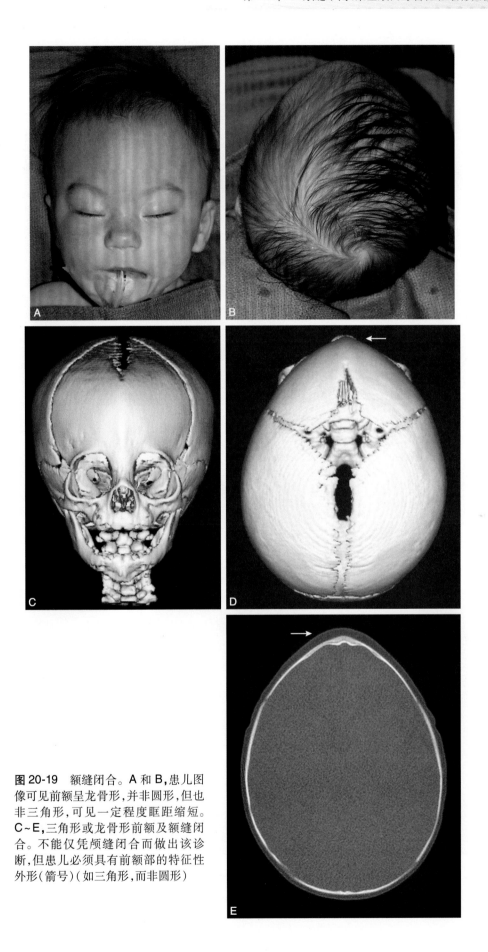

图 20-19　额缝闭合。A 和 B,患儿图像可见前额呈龙骨形,并非圆形,但也非三角形,可见一定程度眶距缩短。C~E,三角形或龙骨形前额及额缝闭合。不能仅凭颅缝闭合而做出该诊断,但患儿必须具有前额部的特征性外形(箭号)(如三角形,而非圆形)

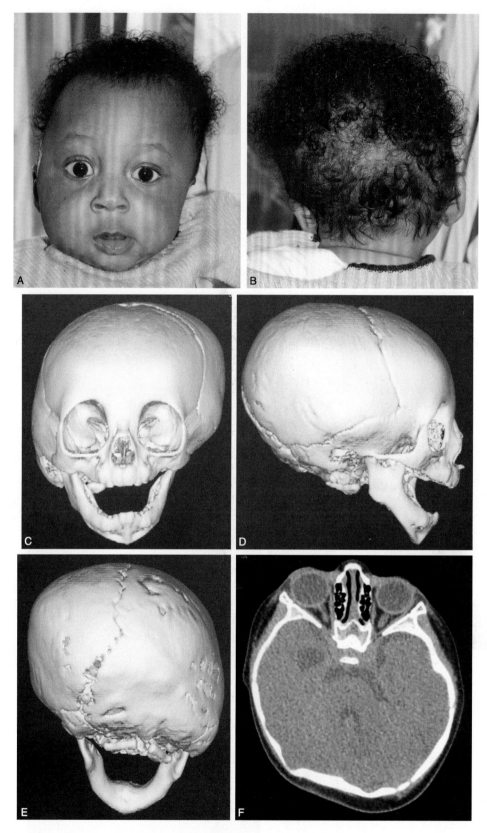

图 20-20   右侧人字缝单侧闭合。A 和 B,婴儿头颅不对称,右侧枕下部膨隆。左侧顶部向上代偿性膨隆。C~F,CT 图像和三维重建可见,右侧人字缝缺失伴骨性连合颅缝上下端代偿性膨隆(如左侧顶部和右侧枕部)。可见颅底成角

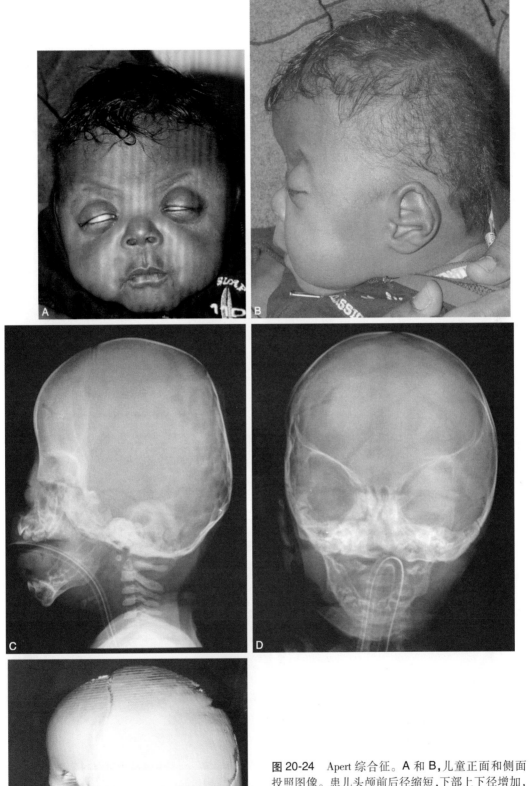

图 20-24 Apert 综合征。A 和 B,儿童正面和侧面投照图像。患儿头颅前后径缩短,下部上下径增加,为双侧冠状缝闭合所致。可见眼球突出、眼距过宽和下颌后移。C 和 D,同一患儿的 X 线平片可见双侧冠状缝闭合及其所致颅骨变形。E,CT 三维重建的侧面观显示冠状缝下部闭合以及下颌后移

伴发畸形

四肢畸形是合并颅缝早闭的综合征中最常见的特点,约见于84%的病例。并指(趾)畸形和多指(趾)畸形占四肢畸形的30%,肢体缺如约占22%。

尖头并指(趾)畸形和尖头多指(趾)畸形类型繁杂,有些可诊断清晰,其他则定义不清,似乎可在得到进一步信息后被重新分类。

尖头并指(趾)畸形中了解最多的是Apert综合征(尖头并指(趾)畸形Ⅰ型),本病通常出现双侧冠状缝早闭及对称性复杂并指畸形,至少为第二指、第三指和第四指(趾)并拢,导致出现"手套手"和"短袜足"表现。患儿还可出现不同程度智力迟滞。CT检查有助于评估颅面畸形(图20-24)。

尖头并指(趾)畸形Ⅱ型、Ⅲ型及Ⅳ型分别为Apert-Crouzon病,Saethre-Chotzen综合征和Waarden-Burg综合征,均出现不同程度面部畸形及并指(趾)畸形,其表现相互重叠。尖头并指(趾)畸形Ⅴ型(Pfeiffer综合征),仅出现不明显的软组织并指(趾)畸形,但患儿手拇指和脚踇趾异常增大。所有类型的尖头并指(趾)畸形均为显性遗传(图20-26)。

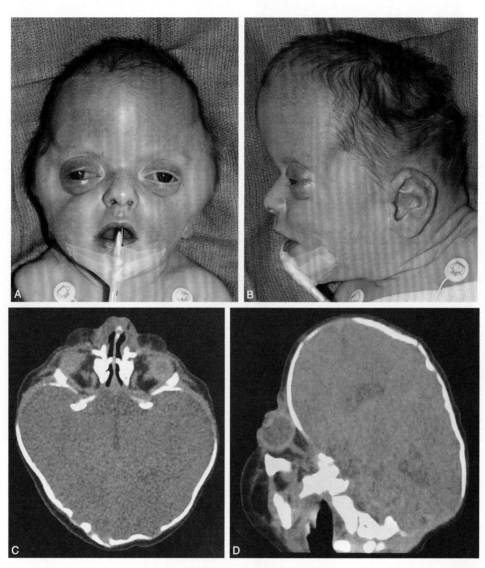

图20-26 Pfeiffer综合征。A和B,儿童正面和侧面观显示多发颅缝闭合(双侧冠状缝,双侧人字缝和矢状缝早闭)及其所致四叶外形。C和D,CT骨窗显示颞部膨隆,多骨开窗,下颌骨后移以及眼球突出。请注意颅盖特征性畸形

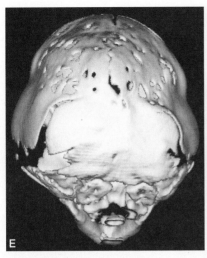
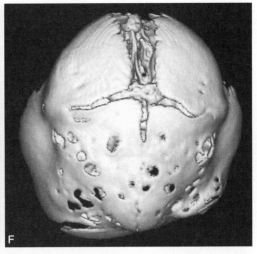

图 20-26（续）　E 和 F,后面观（E）和顶面观（F）,CT 三维重建显示多发颅缝闭合（冠状缝,双侧人字缝和矢状缝）

Carpenter 综合征（尖头多指（趾）畸形 Ⅱ 型）以高发智力发育迟缓和足内侧多趾畸形为特点。尖头多指（趾）畸形 Ⅰ 型和 Ⅲ 型分别为 Noack 综合征和 Sakati-Nyhan 综合征。

Crouzon 综合征的主要构成成分包括：①短头畸形；②面骨骨化不全伴鹰钩鼻和上颌骨变小,同时出现Ⅲ度咬合不全；③双侧眼球突出；④基因遗传和家族性发病。本病通常无智力发育迟缓（图 20-28）。

这些综合征的一系列合并症包括,进行性眼球突出、视力进行性下降、颅内压进行性增高以及智力发育迟缓。其中部分病例需要手术治疗。另外,上颌骨发育不良可引起上呼吸道堵塞,导致患儿出现睡眠窒息。外科手术可将面骨向前移位以改善呼吸道,咬合不全以及起到美容作用。

四叶头颅畸形源于除颞骨鳞状缝以外所有颅缝早闭同时发生,导致严重的颞骨和顶骨膨出同时伴有突眼（见图 20-12）。脑积水可出现于宫内,导致非常柔软的颅骨出现与双侧额叶扩张相关的上部分膨胀以及颞叶扩张相关的双下外侧部分膨胀。绝大多数患儿不能存活至婴儿期（见图 20-12）。四叶草形头颅畸形可在致死性发育不良 Ⅱ 型中出现。

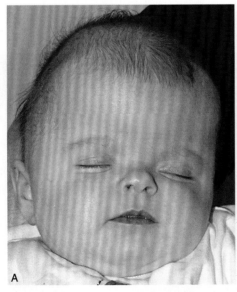
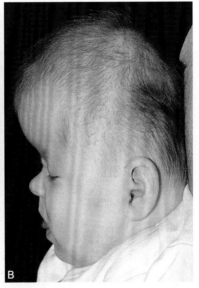

图 20-28　Crouzon 综合征。A 和 B,婴儿正面观和侧面观显示,头颅外形与双侧冠状缝早闭一致。头颅上下径增大,前后径减小

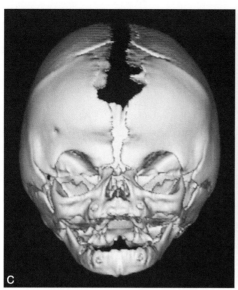
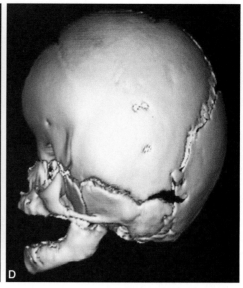

图 20-28(续)　C 和 D,CT 三维重建可见双侧冠状缝早闭及其典型征象

颅面综合征

颅面综合征包括许多种疾病,绝大多数少见,且不属于本书范畴。本章介绍的四种综合征为,Goldenhar 综合征、偏侧面部肢体发育不良、Treacher Collins 综合征和 Pierre Robin 贯序畸形。

Goldennher 综合征和偏侧面部肢体发育不良

Goldenher 综合征为眼耳脊柱系列畸形的一部分,它包括偏侧面部肢体发育不良。绝大多数已报道的病例为散发病例。Goldenhar 综合征发生率在母亲患有糖尿病时有所增加。据报道,本病表型与其他情况,包括

18-三体和母亲服用反应停、扑痫酮和视黄酸有关。

Goldenher 综合征的显著特点为眼眶上方皮样囊肿、耳前肉赘、下颌骨发育不良、小耳症和脊柱畸形。表现多种多样为本病特点。绝大多数情况下,眼眶病变、下颌骨发育不良(图 20-29)以及小耳症为单侧病变且发生于同侧。约 60% 患儿可见上眼睑缺损,而且病变较大,需要立即进行修复以防止发生角膜溃疡。也常出现与中耳和内耳畸形有关的听力下降。约 60% 患儿可见脊柱畸形,且最常发生于颈椎;这些畸形包括颅底凹陷、寰椎枕化、C1~2 不稳定、颈部椎体融合、半椎体、蝴蝶椎、脊柱侧凸、脊柱后凸以及高肩胛症。颈段以下脊椎畸形仅见于约 10% 患儿中。但是,脊柱畸形可非常严重且合并肋骨畸形,类似于 Garcho-Levin 综合征。

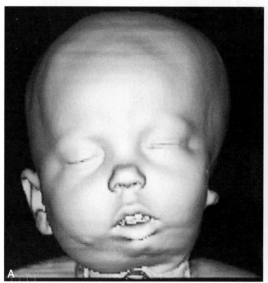
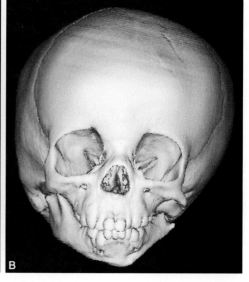

图 20-29　Goldenhar 综合征。A,三维表面重建图像显示左侧半侧面部肢体发育不良以及左侧小耳畸形。B,CT 三维重建可见左侧下颌骨和颧弓发育低下

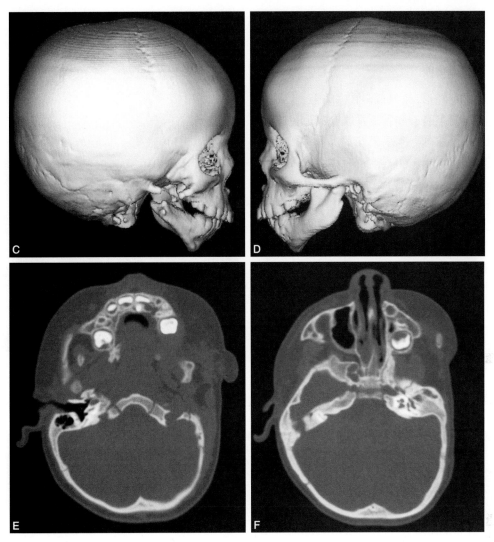

图 20-29（续） C 和 D,侧位三维图像明确了非对称性左侧半侧面部肢体发育不良。E 和 F,颅底部 CT 骨窗可见显示右侧外听道和颞骨正常。左面部发育低下。左侧外听道缺失

偏侧面部肢体发育不良是指一种非常复杂多变的畸形,表现为面部和耳的非对称性发育不良以及肢体发育不良,单侧小耳症和同侧下颌骨下颌支和髁突发育不良。偏侧面部肢体发育不良仅发生于单侧,但其对侧结构也可受累,仅是严重程度不同。对于灵长类和啮齿类动物的研究表明,偏侧面部肢体发育不良可由于颅面发育早期蹬骨动脉出血所致。虽然偏侧面部肢体发育不良患儿与 Goldenhar 综合征患儿相似,但出现眶上皮样囊肿、皮下脂肪瘤、耳前皮赘、耳屏前盲端裂隙以及脊柱畸形则更倾向于 Golderhar 综合征的诊断。

已经报道了 Goldenhar 综合征和偏侧面部肢体发育不良病例中的许多其他畸形,包括肾脏畸形、桡骨畸形、马蹄足及先天性髋脱位。本病也许还与 VATER 贯序畸形(椎体缺如、肛门闭锁、气管支气管瘘以及桡骨和肾脏发育不良)有关。脑异常包括 Chiaris 畸形 I 型、脂肪瘤、胼胝体未发育以及桥脑异常。心血管畸形包括室间隔缺损、房间隔缺损及肺动脉狭窄等。也可出现血管畸形,特别是门静脉畸形(如海绵样变)。绝大多数病例的遗传方式被认为是常染色体或 X-连锁的显性遗传。

Treacher Collins 综合征

本病可在宫内经产前超声诊断,为常染色体显性遗传性疾病,其外显率和表型多样。本病面部改变较具特点。典型表现为双侧对称性:小颌畸形、脸窄、颧骨扁平、眼裂倾斜、小耳畸形、下唇厚大且下翻、颚弓抬高或腭裂以及传导性耳聋。以上这些特征性畸形均源于第 1、2 鳃弓异常。TCOF1 基因突变与本病有关,也有其他多种相关突变出现。影像特点主要为面部畸形,包括下颌骨、颧骨、上颌骨和眶上发育不良。眼眶外形类似鸡蛋。下颌骨体部和支变小且随患儿年龄不同而不同。下颌骨髁突和冠状突可严重发育不良、扁平甚至缺如。下颌骨生长明显受累(图 20-31)。耳部畸形包括中耳发育不良或缺如。听小骨以及耳蜗和前庭管严重畸形。X 线平片发现颧骨发育低

下或未发育是诊断本病的重要支持征象。颅面三维
CT 重建对于制定外科治疗方案具有非凡价值。

Pierfe Robin 贯序畸形

　　Pierfe Robin 贯序畸形,或 Robin 贯序畸形,为一种
非随机性出现的小下颌、腭裂和舌下垂联合畸形。本病
病因繁杂,病原和表型多样。本病患儿常被分为孤立型
(最常见),综合征型(或合并其他畸形型)。多数综合
征(包括 Stickler 和心瓣面综合征)均与本病有关。常
见机械和中枢神经系统原因所致的呼吸功能受损。下
颌骨变小,但也可正常,颅底部增大导致下颌骨向后位
于颚后(图 20-32)。多数情况下,颅底缩小且上颌骨和
下颌骨伸长。下颌骨发育不良最常见于体部。

　　心血管畸形包括间隔缺损和动脉导管未闭。多
数骨骼畸形包括肋骨、胸骨和脊柱畸形以及肢体短
缩。非综合征性和综合征性 Pierre Robin 贯序畸形的
气道管理相似。患儿可采用体位、鼻咽气道、系带-舌
粘连或下颌骨牵引进行治疗。电影 MRI 或 CT 可以为
气道治疗或评估中提供动态或三维信息。

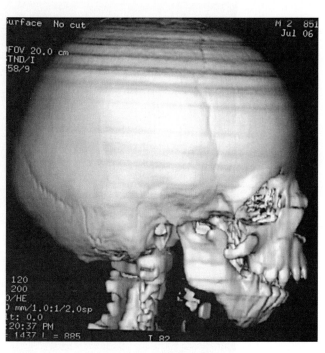

图 20-31　Treacher Collins 综合征,男孩,3 个月。三维
图像显示,下颌发育低下以及颧弓缺如

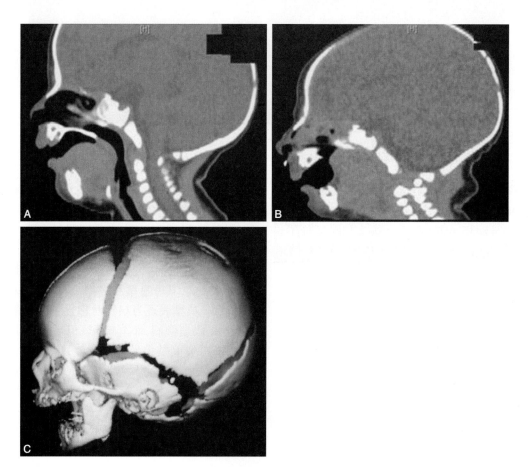

图 20-32　Pierre Robin 贯序畸形。**A** 和 **B**,CT 扫描矢状位重建显示,巨舌堵塞口咽和小下颌后移。
C,三维重建可见小下颌后移

颅骨其他畸形

颅裂畸形

颅裂畸形通常发生于前或后正中矢状面（图 20-32 和图 20-33），它们均以骨骼缺损为特点，可合并脑膜膨出或脑膜脑膨出。脑膜膨出以疝囊为特点，被覆皮肤且仅含有脑膜和脑脊液。脑膜脑膨出则含有脑组织。极少情况下，颅裂畸形可仅出现一个头皮结节，可与或不与颅内交通。偶然情况下，小颅裂（例如隐性颅裂）可无脑疝经此疝出。MRI 对于评估疝囊内容物最有效。

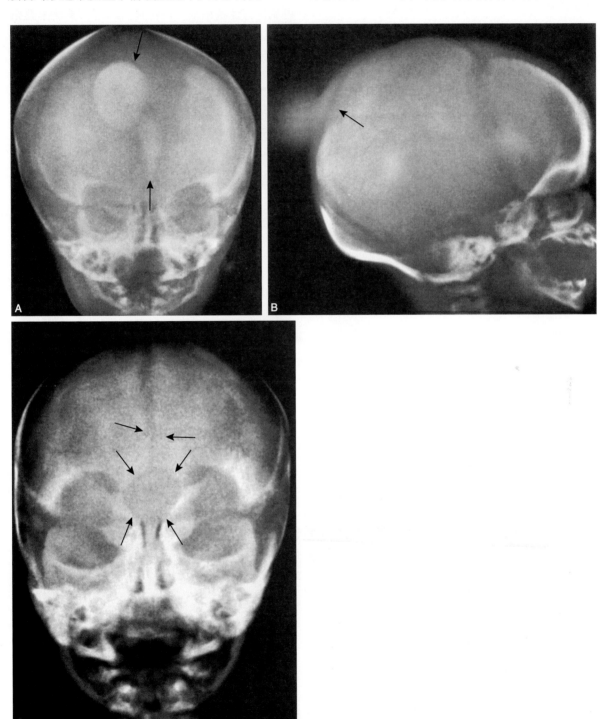

图 20-33　颅裂畸形。A 和 B，正面（A）和侧面（B）投照可见，2 岁女孩的额骨内和顶骨间的额骨缝和矢状缝发生颅裂，可见前方和后方软组织囊突出（脑膜脑膨出）。额骨缝增宽、开裂，额骨鳞部两侧可见软组织小包块膨出。在 A 中，位于上方的巨大密度增高影（上方箭号）为顶骨间膨出，下方较小阴影（下方箭号）为较小的额骨内膨出。C，巨大圆形骨缺损（颅裂畸形）位于眉间，为开裂增宽的额骨缝。在此可见软组织襻向外膨出

伴有脑膨出的颅裂常发生于蝶骨或筛骨筛板。在这些病例中,向外突出的脑组织呈包块状,外覆脑膜,可直接突入鼻腔、鼻咽部、蝶窦、以及单侧眶后部或一侧翼状隐窝。最重要的临床表现包括面部畸形合并眶间距增大以及鼻根部宽大。

新生儿花格颅

花格颅发生于胚胎期,生后即可表现。本病几乎总合并脑脊膜膨出、脊髓膨出或脑膨出以及 Chiaris 畸形Ⅱ型。本病病因未明,但可能为颅盖骨及颅骨内骨膜(如硬膜)发育不良所致。本病并非因胎儿期颅内压增高所致,因为有研究发现,婴儿期患儿可见颅盖骨大小正常或变小,且无明确脑积水表现。颅盖骨上部出现的特征性"肥皂泡征"易被认识(图 20-37),这些异常常在生后即开始消退,4~5 个月时完全消失。有时,某些病例中可见进行性脑积水。正常脑回压迹与本病中花格状压迹的区别在于,前者直到生后一年末才可被显示清晰,而且最早出现于颅骨外侧以及后下部。

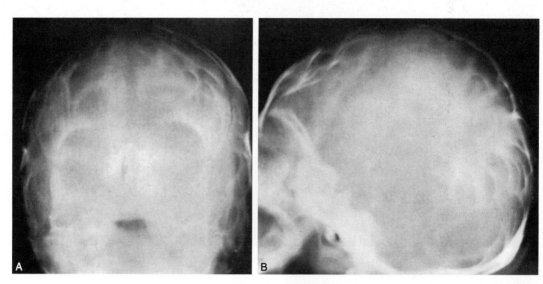

图 20-37　生后第二天花格状颅骨并枕部脑膜膨出。A 和 B,正面(A)和侧面(B)投照。颅盖中所有骨骼可见被密度增重带所分割的骨质稀疏区,该征象类似被凿錾的铜器或银器

颅骨骨膜窦

术语"骨膜窦"用于描述一种颅骨柔软而透明的包块,通常表面显示为红或蓝色,位于颅骨横窦与矢状窦区域头皮内,其大小变化不一,可随颅内压增高而增大,或与已存在的颅骨缺损有关。本病源于颅内、外静脉系统异常交通,主要影响容貌。本病需与多种其他疾病相鉴别,如动静脉畸形,血管瘤和血肿,皮脂腺或皮样囊肿、脑膜膨出、脑膨出和脓肿。MRI 是显示血管异常交通的最理想的影像方法(图 20-38)。

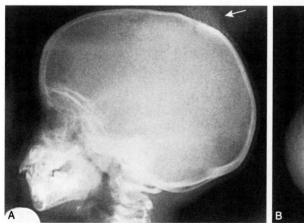
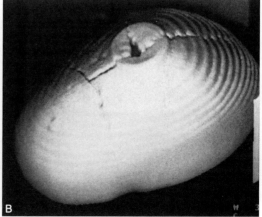

图 20-38　颅骨骨膜窦。A,颅骨侧面观可见,顶骨中线内边缘清晰的骨缺损和软组织包块。B,CT 三维重建显示侵蚀区颅板类似火山口样改变

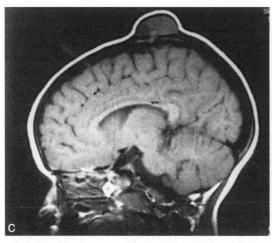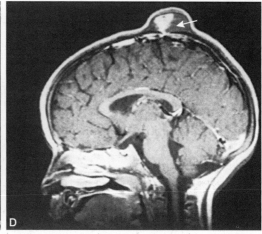

图 20-38（续）　C 和 D，MRI 平扫（C）和增强（D）（TR/TE 400/20）显示，C，肿物呈混杂信号，其中的流空区域为流动的血液。D，注射钆对比剂后，可见不均匀强化以及贯穿顶骨进入矢状窦的导静脉（箭号）。（From Bigot J-L，Iacona C，Lepreux A，et al. Sinus pericranii：advantages of MR imaging. *Pediatr Radiol*. 2000；30：710-712. ）

关键点

　　颅缝早闭畸形为一种非常复杂的畸形，可在结构变化的基础上出现继发性颅底畸形。

　　斜头畸形是指，无明确原因的头颅外形异常（通常为扁平）。

　　花格颅与颅内压增高无关。

推荐阅读

Cohen Jr MM. *Perspectives on the face*. New York: Oxford University Press; 2006.

Eteson DJ, Steward RE. Craniofacial defects in the human skeletal dysplasias. *Birth Defects*. 1984;20:14-45.

Glass RB, Fernbach SK, Norton KI, et al. The infant skull: a vault of information. *Radiographics*. 2004;24:507-522.

Kirmi O, Lo SJ, Johnson D, et al. Craniosynostosis: a radiological and surgical perspective. *Semin Ultrasound CT MRI*. 2009;30:492-512.

Lachman RS, ed. *Taybi and Lachman's radiology of syndromes, metabolic disorders and skeletal dysplasias*. 5th ed, Philadelphia, PA: Elsevier; 2006.

Sood S, Rozzelle A, Shaqiri B, et al. Effect of molding helmet on head shape in nonsurgically treated sagittal craniosynostosis. *J Neurosurg Pediatr*. 2011;7:1-6.

参考文献

Full references for this chapter can be found on www.expertconsult.com.

第 21 章

颅骨肿瘤、肿瘤样病变和感染

THOMAS L. SLOVIS and WILLIAM H. McALISTER

原发肿瘤

原发颅骨肿瘤罕见。最常见的头颅实性非创伤性包块包括头皮皮样囊肿（61%）、头颅血肿畸形（9%）、朗格汉斯细胞组织细胞增生症（Langerhans cell histiocytosis, LCH）（7%）以及闭合性脑膜膨出和脑膨出（4%）。

骨样骨瘤源于颅底部的软骨性骨骼，骨母细胞瘤可发生于婴儿，动脉瘤样骨囊肿也可见于婴儿的颅底和颅盖（图 21-1）。骨瘤较小，且常局限于外板，但是骨样骨瘤则可双向发生。骨样骨瘤表现为纽扣状死骨。恶性骨肿瘤虽不常见，但已有骨源性肉瘤和 Ewing 肉瘤的报道。

头皮血管瘤和神经纤维瘤可累及其下方的颅骨，引起骨破坏、骨缺损和局部骨增生。神经纤维瘤病平片表现包括人字缝溶骨性缺损、眶顶和底部缺如、蝶骨小翼上抬、中颅窝扩大、脑神经孔扩张、单侧眼眶扩大、以及"J 形"鞍背（图 21-3）。

颅骨海绵状血管瘤以圆形低密度区为特点，病变处还可见蜂窝状或放射状高密度影，后者是为针状骨所致。颅盖血管瘤常出现外板向外增厚以及放射状条纹。本病并不引起内板移位。

颅骨淋巴管畸形罕见，可产生类似头颅血肿的放射学改变。

表皮样囊肿为外胚层残留物或内容物，见于头皮、板障间隙或内板和硬膜内表面。表皮样囊肿通常为良性，生长缓慢。如果突入颅腔，可引起大脑症状。当表皮样囊肿位于骨内或侵及颅骨时，可造成颅骨局限性破坏，表现为边缘清晰的透亮区，周围环以光滑的硬化边缘（图 21-5），有时也造成颅骨塌陷。病灶边缘因骨边缘向边缘嵴内倾斜所致。绝大多数病例见于三岁以下儿童，且病灶常在发现后数年内消失。

儿童脑膜瘤罕见，其影像学表现包括骨质增生、局部血管沟数量及宽径增加和脑膜瘤内钙化。骨质增生由正常的反应性骨构成，是并发症而非肿瘤的组成部分。有时，覆盖在肿瘤上的骨出现破坏，引起透亮区表现。极少情况下，可见骨间脑膜瘤。有时也出现多发脑膜瘤，最常见于神经纤维瘤病。颅盖病变（与神经纤维瘤病的缺损相似）可发生于先天性全身纤维瘤病患儿。

脊索瘤常见于儿童，主要发生于颅盖，临床表现为复视、腭或舌无力及头痛。有时可见斜颈。MRI 可显示脊索瘤的位置和范围。肿瘤在 T1WI 和 T2WI 中呈不均匀信号，并可见分隔（图 21-7）。

婴儿黑色素神经外胚层肿瘤（黑色素痣、视网膜原基）为一种罕见的颅骨肿瘤。该肿瘤源于神经外胚层，90% 以上发生于头颅和颈部，7% 见于上颌骨，约 13% 见于颅盖（此时肿瘤好发于前囟），约 6% 发生于下颌骨。发生于颅盖的肿瘤通常于生后一年内出现，表现为可移动的头皮结节，随后侵及颅骨并逐渐变得固定（常与硬膜粘连），并迅速生长。局部骨质可见破坏，但其内外均可见反应性针状骨产生，在肿瘤切线位平片中显示为光芒样表现。有时肿块也呈软组织密度。手术切除后可有局部复发。虽然可见颅盖外肿瘤恶变，但还未见颅盖内恶性肿瘤的报道。

"炸面圈病变"为圆形或卵圆形透光性颅骨缺损，周边存在硬化缘，或中心呈骨密度，或两者同时存在。也有报道，在放射检查中发现多发"炸面圈征"。颅骨病变的显微镜特点为，硬化骨质环绕纤维组织及簇状泡沫细胞或组织细胞构成的中心。有作者报道了家族性"颅骨炸面圈样病变"，类似表现还可见于镰状细胞贫血（图 21-9）。还有报道，转移癌所引起的恶性颅骨"炸面圈样病变"可合并纽扣样死骨形成。

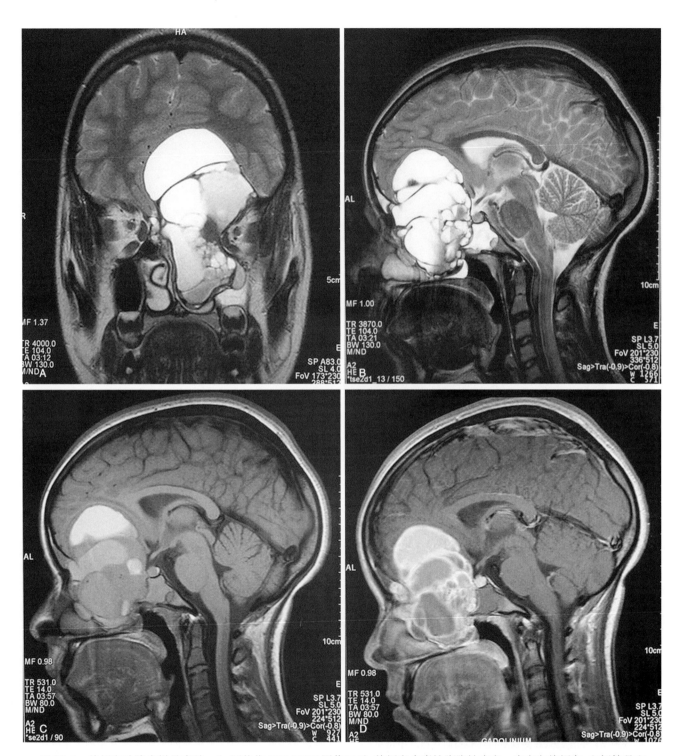

图 21-1 前颅底动脉瘤样骨囊肿。**A**,冠状位 MRI T2WI 图像显示,前颅底多囊性膨胀性病变。病变向前颅窝、左侧筛骨和斜坡延伸。矢状位 T2WI(**B**)、T1WI(**C**)和钆对比剂增强(**D**)图像可见多个液平面以及病变周围和中央分隔不均匀强化。仅 1%动脉瘤样骨囊肿发生于颅骨且通常累及颅顶。(**A** 和 **B** 源自 Theron S,Steyn F. An unusual cause of proptosis:aneurysmal bone cyst of the anterior skull base. *Pediatr Radiol*. 2006;36:997.)

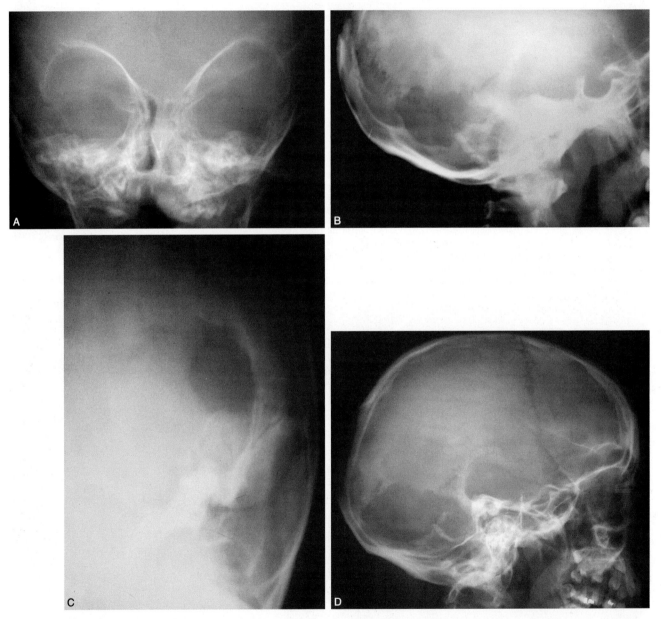

图 21-3 神经纤维瘤病(NF)1 型的颅骨改变。**A**,眼眶正面观显示,蝶骨翼(双侧)抬高以及左侧蝶骨发育不良。**B** 和 **C**,5 岁 NF 患儿,男,在侧面观(**B**)和斜面观(**C**)中可见左侧人字缝缺损。**D**,另一个 NF 患儿的侧面观可见左侧人字缝内的巨大颅骨缺损。(Courtesy Peter Strouse,MD,Ann Arbor,MI.)

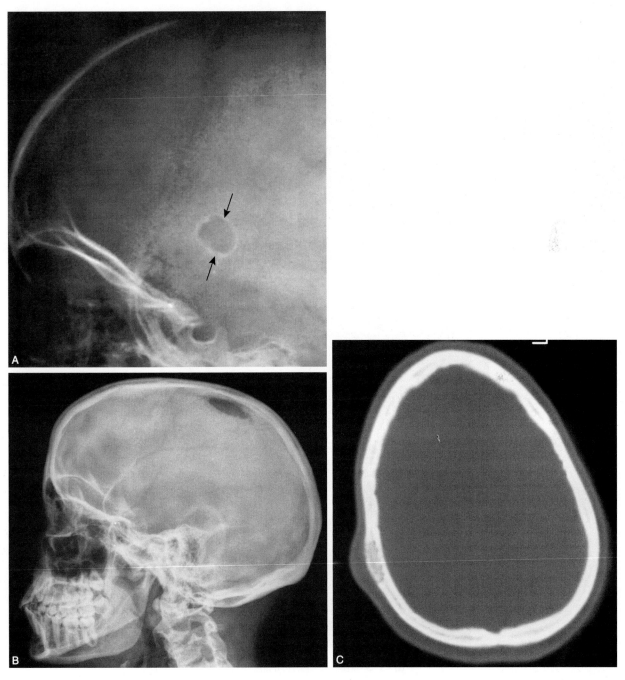

图 21-5 1 岁婴儿的表皮样囊肿。A,箭号指向一个顶骨小卵圆形缺损,边缘清晰锐利,可见硬化。B 和 C,另一个儿童的表皮样囊肿显示病变可能无清晰的硬化边缘(B)。CT 扫描显示病灶和软组织肿胀(C)

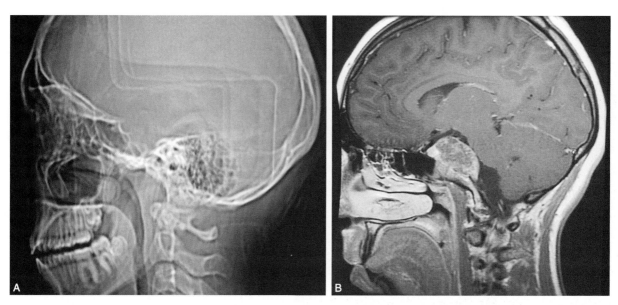

图 21-7 脊索瘤。A,CT 示意图显示,斜坡缺如。B,对比剂增强 MRI 显示巨大强化脊索瘤,累及斜坡和蝶骨,使脑干移位

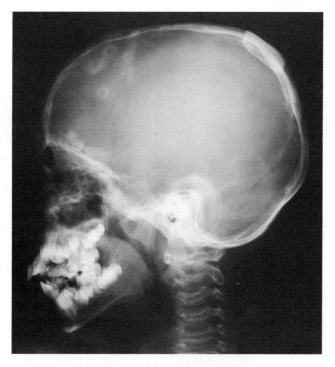

图 21-9 健康儿童颅骨炸面圈病灶

继发性肿瘤

　　颅盖骨继发性肿瘤较原发性肿瘤常见,包括白血病、神经母细胞瘤、小圆细胞肿瘤和组织细胞病(图 21-10~图 21-12)。穿凿样病变的鉴别诊断应包括骨髓炎。

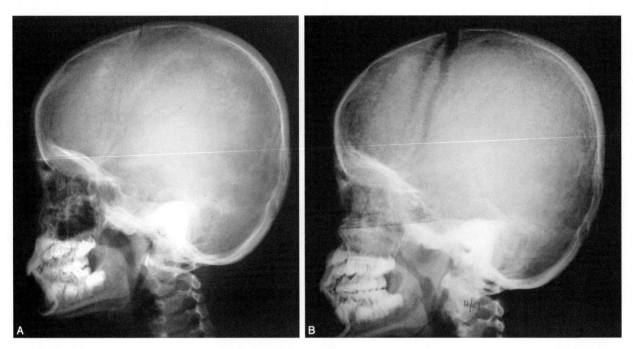

图 21-10　白血病。A,最初的 X 线平片显示,颅盖前额区散在"椒盐"征以及顶骨区针状新生骨。B,另一个白血病患儿 X 线平片可见颅骨密度极不均匀,冠状缝增宽提示颅内压增高

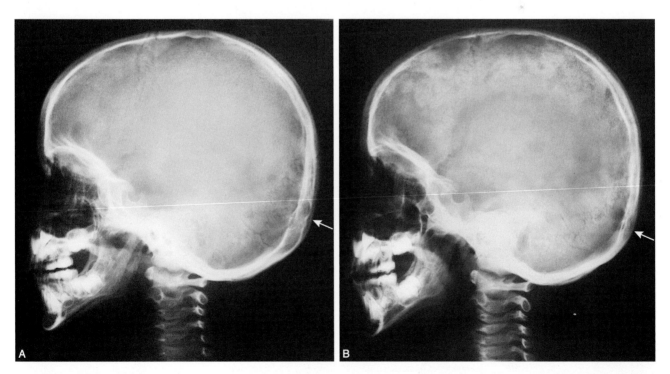

图 21-11　转移性神经母细胞瘤。A 和 B,头皮疼痛且枕叶出现破坏性病灶的儿童平片。颅盖骨中可见轻度"椒盐"改变 (A),以额部和枕部区域最清晰(箭号)。这些征象在 B 中更清晰

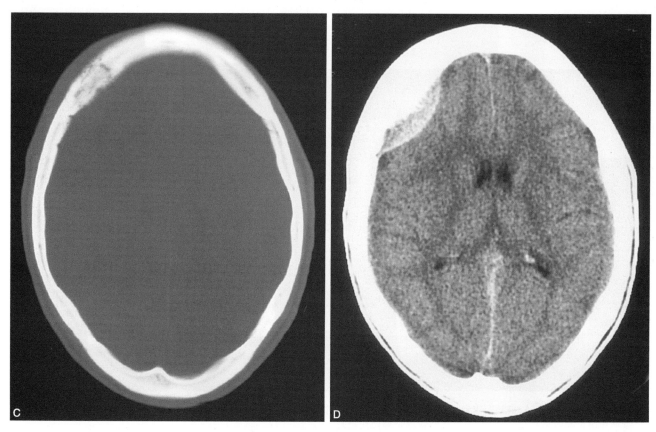

图 21-11(续) C 和 D,另一患儿的 CT。右侧额骨穿凿样病灶和脑 CT 图像显示硬膜外强化包块

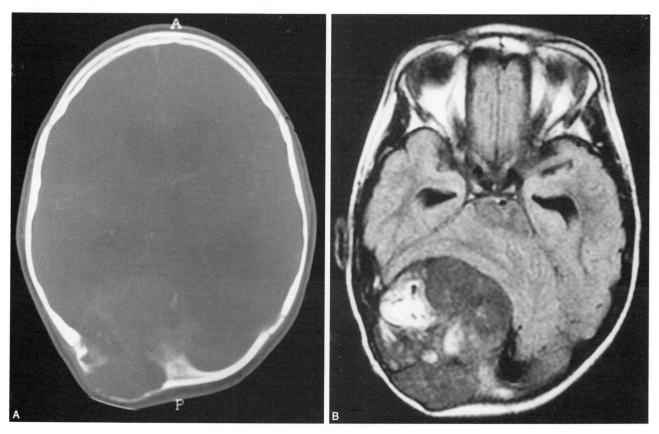

图 21-12 转移性神经母细胞瘤。A,轴位 CT 扫描显示枕部肿块伴骨破坏。轴位平扫(B)和矢状位增强

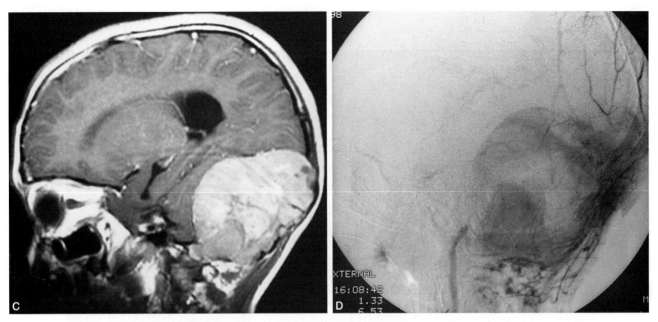

图 21-12（续）　MRI(C)可见硬膜外包块。D,血管成像显示包块富含血管

肿瘤样病变

朗格汉斯细胞组织细胞增生症

　　LCH 表现主要在第 139 章中详细叙述,这里仅描述其颅盖骨表现。本病颅骨表现常见,据一项大量病例研究报道,其发生率约为 28%。颅骨受累较颅底常见。多发病变更常见于小于 5 岁儿童。大于 5 岁儿童如出现颅骨实性病变则多为骨 LCH(图 21-14 和图 21-15)。病变也可发生于颞骨乳突部和相邻的岩尖部、蝶骨和眶骨。蝶骨受累可出现糖尿病。眶骨受累则可出现眼球突出。

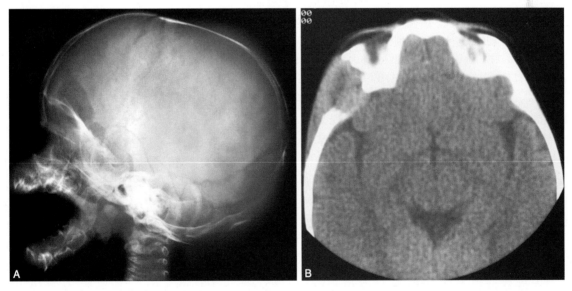

图 21-14　朗格汉斯细胞组织细胞增生症。A,颅骨侧位片可见额部眶上区一个溶骨性、边缘清晰的病灶。B,CT扫描可见该区域骨破坏和软组织。注意,外板巨大破坏灶边缘的斜面表现

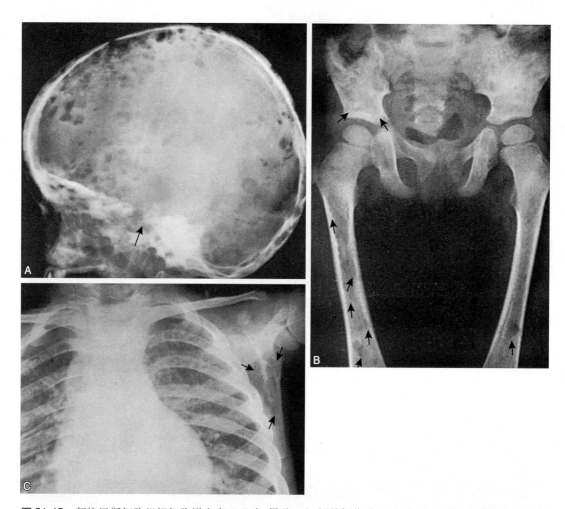

图 21-15   朗格汉斯细胞组织细胞增生症,3.5岁,男孩。A,颅骨侧位片显示,颅骨和颅底出现多数大小不一的圆形缺损(箭号),尸检发现蝶骨体大部分被取代。B,髂骨和股骨出现大小不等的缺损(箭号),侧位可见骨皮质侵蚀,提示病变源于骨髓腔而非骨膜下。C,肩胛骨(箭号)内缺损及肺和胸膜被浸润

LCH更常累及下颌骨而非上颌骨,典型表现为始于齿槽突的臼齿区域,局部骨破坏导致典型的浮牙征。牙齿松动并常可自行脱落。

本病放射学特点为颅骨的"穿凿样"透亮缺损区,伴或不伴周边硬化,外板受累程度较内板严重,使边缘呈楔形。病变可向颅内扩展并跨越颅缝。LCH为"纽扣样死骨"的最常见原因(该征象还可见于感染、肿瘤性病变、放射性坏死和各种其他情况)。在恢复过程中,病灶边缘逐渐模糊,病灶与周围骨间出现不同程度高密度影,直至病灶消失。

纤维结构异常

儿童骨纤维结构异常常累及额骨、蝶骨和筛骨(图21-16),表现为无痛性进行性骨突起或肿块。患儿罕见的视力异常和失明,为眶尖受压以及视神经缺血所致。

纤维结构异常的CT表现分为三种类型:磨玻璃型(56%)、均匀密度型(23%)及囊样病变(21%)。本病的MRI表现通常为,T1W低信号/T2WI等信号。纤维组织在MRI中明显强化,类似肿瘤。

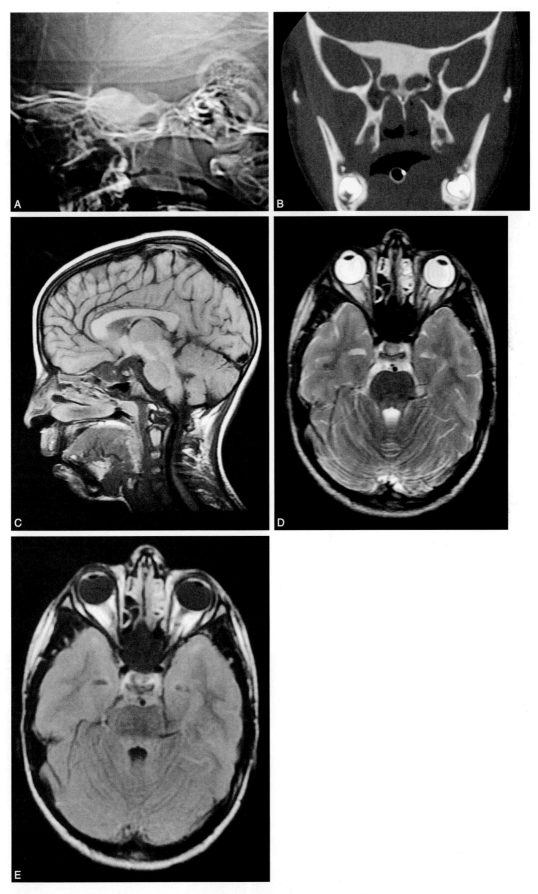

图 21-16   颅骨骨纤维结构发育不良。A,CT 定位扫描图显示高密度蝶骨。B,冠状位 CT 检查显示病变范围。C、D 和 E,MRI 显示病灶在 T1WI(C)、T2WI(D)和 T2 FLAIR(E)序列为低信号

颅骨感染

骨髓炎

颅骨骨髓炎罕见于儿童,为一种多种不同原因所致的复杂疾病。儿童中,当头皮针被拔出后,针刺部位可出现感染。创伤为常见的前驱疾病。全身疾病可改变机体抵抗力,并使患儿易于发生感染。鼻旁窦周围骨可因鼻窦炎的直接侵入而被感染。

血源性骨髓炎病灶可来源于菌血症,头皮蜂窝织炎、复合骨折或骨皮瓣可直接蔓延使其下颅骨发生感染。骨感染可向内蔓延形成硬膜外或硬膜下脓肿、脑膜炎或脑内炎性疾病,也可向外蔓延形成帽状腱膜下或皮下脓肿。当需确定颅内是否受累时,须采用 CT 或 MRI 检查。

骨髓炎早期,平片表现可为阴性。当炎性坏死区进一步扩大时,可在平片上表现为累及内、外板和板障间隙的密度减低区,这些病变可为单发或多发,常见于额骨和颞骨。局限性骨髓炎可通过板障静脉或直接向周围浸润扩散。远隔病变首先表现为细微的溶骨性病灶或骨质稀疏,以后这些病变可进一步扩大和融合,有时可出现累及颅骨或甚至整个颅盖的虫蚀样骨质稀疏。在婴儿中,无血管骨缝阻碍了感染播散。这些穿凿样骨破坏形式也可见于骨髓炎、白血病、转移性神经母细胞瘤和转移性小圆细胞肿瘤(Eving 肉瘤、髓母细胞瘤和视网膜母细胞瘤)。斜坡骨髓炎源于枕骨舟状窝感染的直接侵犯,后者常见于咽后壁脓肿。在慢性骨髓炎病例中,通常可见硬化改变。在鼻旁窦炎所致的病例中,病变鼻窦窦壁骨也常见硬化。头血肿感染常见于菌血症或针刺吸引术后,本病并不罕见且可合并严重并发症,如骨髓炎、败血症、脑膜炎和横静脉窦栓塞。

已发生感染的头血肿较难诊断,因为未合并感染的头血肿在恢复期也可出现透 X 光表现。CT 是最适于显示骨侵蚀和破坏的检查手段。磁共振在显示颅内静脉窦栓塞合并症以及小脑血肿或脓肿方面优于 CT。

Pott Puffy 肿瘤,由 Sir Percival Pott 首先于 1760 年报道,是由骨膜下脓肿和额骨骨髓炎构成。本病可源于急性额窦炎和创伤。因鼻窦经无瓣膜的板障静脉引流,故使脓栓最终导致脓肿形成。超声检查可发现帽状腱膜下脓肿。CT 和磁共振可显示额窦炎、额骨骨髓炎以及帽状腱膜下脓肿。

当中耳炎出现头疼、脑神经症状和血沉增快时,应该考虑岩尖炎(Gradenigo 综合征)。本病 CT 和 MRI 的特征性表现包括岩尖骨髓 T1 信号减低、软组织异常以及骨破坏。耳蜗植入物可使乳突炎性疾病和骨髓炎的发生率增高。颅骨溶骨性病变可见于猫抓热,慢性复发性多灶性骨髓炎可见额骨和蝶骨受累。

结核病

颅骨结核常表现为帽状腱膜下无痛性肿胀,伴窦道形成。病变通常表现为较小的圆形穿凿样溶骨灶(图 21-18),或可为播散性圆形硬化区,或两者同时出现。

结节病

板障间隙结节病通常表现为前额骨、顶枕骨内面积较大的透亮区。

梅毒

出现严重长骨梅毒性骨炎的婴儿型梅毒也可累及颅骨。病变累及颅骨时,常见顶骨和前额骨骨破坏和增生改变。

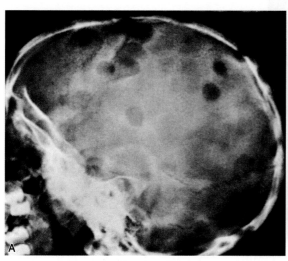
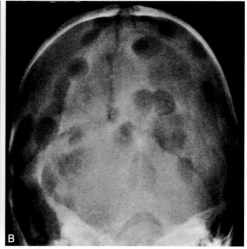

图 21-18 女孩,3 岁,颅骨可见多发破坏性硬化灶。侧位(A)和正位(B)投照位显示

霉菌性骨髓炎

　　慢性真菌感染（包括放射菌病、酵母菌病、球孢子菌病、隐球菌病和念珠菌病）有时也累及颅骨。本病放射学表现与结核、梅毒和慢性化脓性骨髓炎相似，诊断需要进行病原学检查。本病常见于免疫功能低下者。

关键点
儿童中原发肿瘤少见。绝大多数原发肿瘤为良性。 　　继发肿瘤较原发肿瘤常见。 　　LCH 可有多种表现。 　　创伤和鼻窦炎是骨髓炎最常见的病因。 　　Pott puffy 肿瘤由前额骨骨膜下脓肿和骨髓炎构成。

推荐阅读

Arico M, Egeler PM. Clinical aspects of Langerhans cell histiocytosis. *Hematol Oncol Clin North Am*. 1998;12:247-258.

Atkinson GO, Davis PC, Patrick LE, et al. Melanotic neuroectodermal tumour of infancy: MR findings and a review of the literature. *Pediatr Radiol*. 1989;20:20-22.

Calliauw L, Roels H, Caemaert J. Aneurysmal bone cysts in the cranial vault and base of the skull. *Surg Neurol*. 1985;23:93-98.

Koch BL. Imaging extracranial masses of the pediatric head and neck. *Neuroimaging Clin N Am*. 2000;10:193-214.

Lui YW, Dasari SB, Young RJ. Sphenoid masses in children: radiologic differential diagnosis with pathologic correlation. *AJNR Am J Neuroradiol*. 2011;32:617-626.

Miyazaki S, Tsubokawa T, Katayama Y, et al. Benign osteoblastoma of the temporal bone in an infant. *Surg Neurol*. 1987;27:277-285.

Posnick JC, Wells MD, Drake JM, et al. Childhood fibrous dysplasia presenting as blindness: a skull base approach for resection and immediate reconstruction. *Pediatr Neurosurg*. 1993;19:260-266.

参考文献

Full references for this chapter can be found on www.expertconsult.com.

下颌骨

THOMAS L. SLOVIS

胚胎学

出生时,下颌骨由两个外侧半叶组成,它们在中线相连,联合部为软骨块(图 22-1、图 22-3 和图 22-4),该软骨联合通常在两岁以内完成骨性融合,但部分下颌骨中缝可保持至青春期以后。出生时,下颌骨体部较大,而下颌骨支则相对较短小,下颌骨冠状突和髁突尚难以辨认。下颌骨支与体在出生时即构成约 160°的夹角。

齿床在妊娠 20 周开始形成。妊娠 33 和 34 周可见第一磨牙开始骨化,而第二磨牙骨化则发生于妊娠 36 和 37 周。与骨龄相比,齿龄发育较少受到内分泌紊乱的干扰。

无汗性外胚层发育不良患儿可出现部分或所有牙齿未发育(图 22-4)。由于拥有正常齿列的婴儿和儿童的 X 线平片可见牙齿"过多"(包括乳牙和恒牙),故如新生儿缺乏齿床,可判定为牙齿未发育。多种疾病可引起牙齿脱落,认识牙齿过早脱落可帮助做出重要诊断(框 22-1)。

框 22-1　乳牙或恒牙早失

最常见	其他全身性疾病
低磷酸酶血症	HIV 感染
早发牙周炎	组织细胞增生性综合征
● 继发于任何出现多形核白细胞功能受损的疾病	肢端疼痛症
● 糖尿病(通常控制不良)	**基因疾病**
药物性	唐氏综合征
细胞膜电离室阻断剂	慢性肉芽肿病
抗癫痫药	Papillon-Lefevre 综合征
抗高血压钙离子拮抗剂	Chediak-Higashi 综合征
环孢霉素	Ehlers-Danlos 综合征
激素	Wiskott-Aldrich 综合征

在颅锁发育不全患儿中,我们正好可看到相反的现象——牙齿过多而牙床骨过小,这些患儿的乳牙脱落明显延迟。牙齿过早萌出对以后的恒齿萌出并无影响,但可导致这些儿童缺牙时间延长。

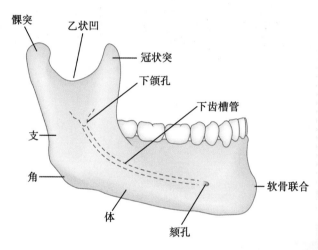

图 22-1　正常下颌骨的重要解剖特点

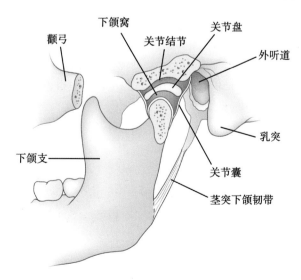

图 22-3　正常颞下颌关节解剖。下颌骨分支点和颧弓被剖开以显示关节盘

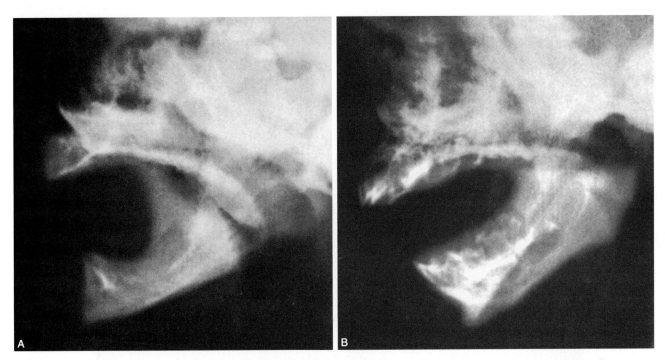

图 22-4　A,遗传性外胚层发育不良,8 周婴儿下颌骨显示牙冠钙化不良和牙囊变形。B,正常 8 天新生儿 X 线平片显示,新生儿期正常牙齿发育

解剖

下颌骨是面骨中唯一可以自由运动的骨骼,它与颞骨形成颞下颌关节,其关节处——颞下颌窝位于外听道前方(见图 22-3)。下颌骨可在各个方向上运动,根据下巴张开程度,冠状突在关节窝内向下和向前活动。

颞下颌关节(见图 22-3)为复杂关节,其中双面凹形纤维盘将关节分为上、下两部分。滑行运动发生于上半部分,而下半部分的功能则为一个真正的铰链关节。该关节骨关节面并不被透明软骨所覆盖(像其他关节一样),而是由无血管的纤维组织所覆盖,后者借生长软骨与其下方的冠状突骨面相隔离。

下颌骨病变

显著的先天性下颌骨畸形罕见,最重要者为下颌骨发育不良(小下颌病),可为先天性喘鸣的原因之一。下颌骨短小可引起舌向后方移位,并阻塞气道(图 22-5)。

小下颌症见于各种同质异形性综合征。如放射学检查发现腭裂和下颌骨发育不良同时存在,则考虑

Pierre Robin 贯序畸形,Pierre Robin 贯序畸形并无特异性,可见于多种基因性和药物导致的综合征,部分还与畸形有关,也可作为单发的症状性复合畸形而存在。在脑肋下颌综合征中,小下颌可合并后肋缺如、腭裂,有时还可见智力发育延迟。

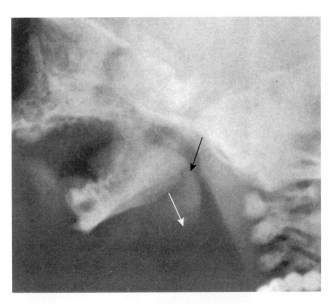

图 22-5　1 天新生儿下颌骨发育不良侧位。下颌骨背腹侧径线缩短显明;舌向后移位并充满咽部最大部分(黑箭号)。移位舌体贴近会厌并阻碍来自喉头的气流(白箭号)

下颌骨体延长且弧度变大见于有舌体增大的疾病,包括淋巴管畸形和 Beckwith-Wiedenmann 综合征。在多种颅面综合征中,可见下颌骨相对增大。致密性骨发育不良患儿下颌角明显增大。极少数情况下,还可见下颌骨冠状突增生,增大的部分可撞击颧弓并影响下颌骨的正常开放。颞下颌关节在 JIA 患儿中常见受累。极少情况下,下颌骨可出现部分性重复畸形。

颞下颌关节紊乱

颞下颌关节紊乱并不常见,但并非罕见,下颌骨活动时可听见声响,肌肉紧张或疼痛以及当下颌骨活动时出现错位均为颞下颌关节紊乱的最常见体征和症状。MRI 为评价颞下颌关节紊乱的最佳影像方法。

骨折

直接创伤为骨折的最常见原因,但病理骨折也可见于囊肿、破坏性炎症以及肿瘤病例中。约一半以上创伤性骨折发生于下颌骨体靠近齿窝的部位。标准放射平片常漏诊发生于下颌骨支的骨折,但可被 CT 检查和齿科全景断层检查清晰显示(图 22-6)。

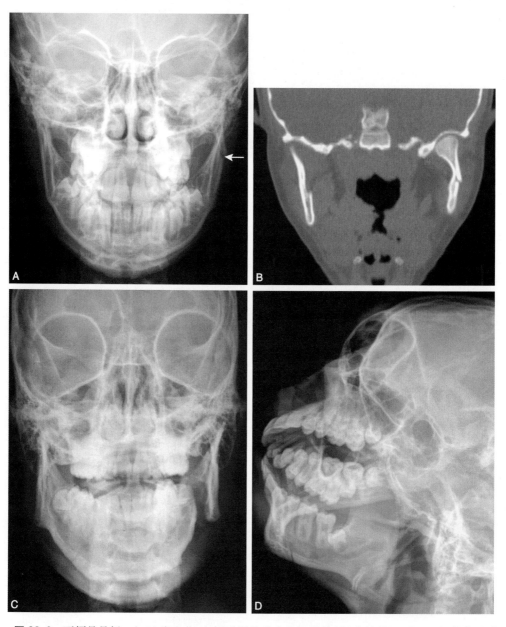

图 22-6　下颌骨骨折。A,14 岁患儿,左侧下颌骨垂直支轻微骨折(白箭号)。B,CT 冠状位重建图像显示骨折。C~F,14 岁患儿,下颌骨体和支交界部的明显骨折,轻微骨折线贯穿右侧牙齿

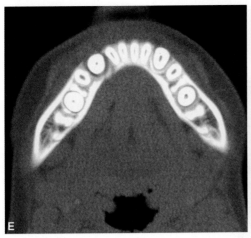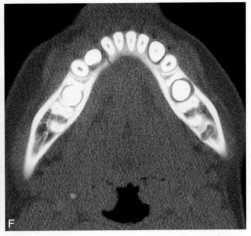

图 22-6(续)

约 35% 儿童下颌骨骨折由车祸引起,坠落伤则引起约 28% 的骨折。幼儿更常见髁突骨折(小于 9 岁)。儿童下颌骨所含牙齿处于不同的萌芽阶段,齿槽骨形状使骨折易于沿生牙隐窝线发生。皮质骨较少而松质骨较多的结构特点,使下颌骨骨折常为不完全性的青枝骨折,出现骨质和软骨的轻微破坏。因下颌骨髁富含血管且较厚,故髁颈损伤常早于髁骨折。在儿童期,下颌骨骨折可迅速愈合,原因包括血供丰富、骨膜化骨能力高以及局部代谢率高。由于下颌骨骨折愈合后很久,在放射检查中仍可见骨质稀疏的透亮带,故用于其他骨骨折愈合的标准并不适用于下颌骨骨折。

骨髓炎

下颌骨骨髓炎罕见,因为下颌骨无干骺端-骨骺连接结构。通常,骨髓炎由牙齿感染或局部创伤所致。发育幼稚的下颌骨结构可使炎症较易侵入并迅速扩散。常见骨坏死和后遗改变;感染发生数周后,常规 X 线片才可显示下颌骨破坏性改变。感染时还常见下颌骨骨质增生性改变,并易与婴幼儿骨皮质增生症(Caffey 病)相混淆。

囊肿、肿瘤和肿瘤样疾病

绝大多数下颌骨原发性囊肿和肿瘤为牙源性疾病(图 22-9~图 22-11,框 22-2)。下颌骨囊性病变可为基底细胞神经综合征的表现之一,后者还可见基底细胞癌、骨骼异常、卵巢和大脑镰钙化、卵巢纤维瘤以及手掌和足底凹陷(见图 22-9)。下颌囊肿可见于儿童,而基底细胞癌仅发生于成年。局部感染所致牙尖旁肉芽组织中上皮细胞增生可引起牙根囊肿。液体过度积聚于牙釉质和牙囊之间则形成牙源性囊肿,表现为牙冠结构清晰,但未见牙根,其基底紧邻巨大囊性结构,该囊包裹其上部分(见图 22-10)。

框 22-2　口腔全景摄影中出现下颌病变的疾病汇总

边缘清晰的病灶
牙源性起源
- 牙根周肉芽肿
- 牙瘤
- 含牙囊肿
- 根端囊肿

非牙源性起源
- 单纯骨囊肿
- 动脉瘤样骨囊肿
- 中央型骨巨细胞肉芽肿
- 骨巨细胞瘤

边缘模糊的病灶
中央性血肿
　感染

表现多样和混杂的病灶
水泥样骨化纤维瘤
　牙骨质瘤
　水泥骨样发育不良
　骨肉瘤
　非霍奇金淋巴瘤
　Ewing 肉瘤
　骨瘤

不透射线的病灶
软骨肉瘤
　纤维性发育不良
　纤维瘤病

源于 Gupta M. Kaste, Hopkins KP. Radiologic appearance of primary jaw lesions in children. Pediatr Radiol. 2002;32:153-168.

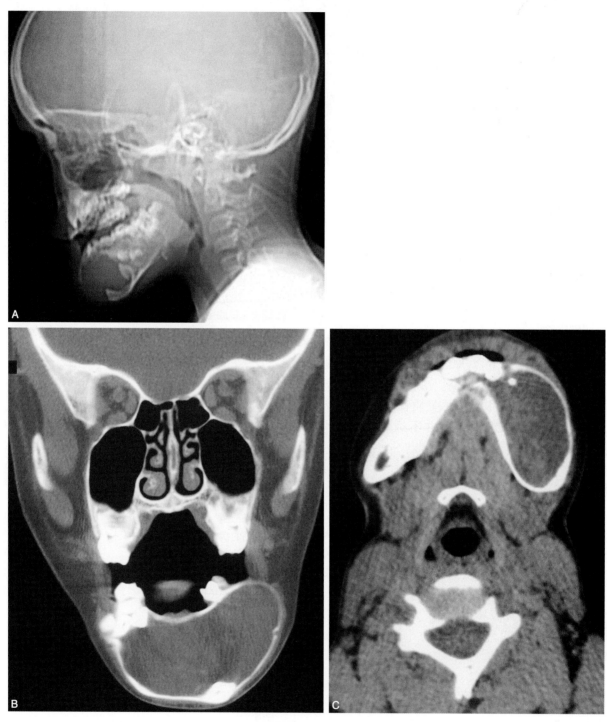

图 22-9 11 岁基底细胞痣综合征患儿。A,来自头颅 CT 定位扫描图显示,下颌骨中央部分,远离齿槽可见巨大圆形病灶。B,冠状位 CT 平扫可见病灶密度不均匀。C,轴位 CT 扫描软组织窗显示,病灶边缘清晰,偏离齿槽

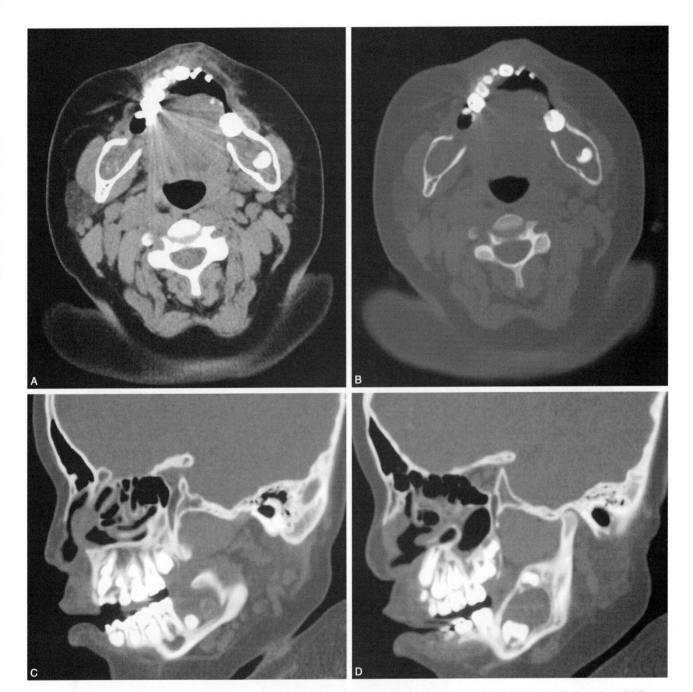

图 22-10 2 岁患儿,牙源性角化囊肿。A,轴位扫描可见双侧下颌骨体部后侧病变,病灶远离齿槽。B,骨窗显示,下颌骨再塑形的范围。C 和 D,矢状位重建可见等密度病灶及其对下颌骨和牙齿的影响

囊性釉质瘤或成釉细胞瘤源于异位的成釉细胞增殖,而后者则来源于釉质器官(见图 22-11)。复合牙瘤为高密度肿瘤。骨瘤和巨细胞肿瘤与其他位置的肿瘤病变表现相似,但所有病例均需组织学诊断。下颌骨及颅骨其他部位的骨瘤可为 Gardner Ardenr 综合征的表现之一,后者还可见其他结缔组织肿瘤及结肠多发息肉。有报道称,良性骨母细胞瘤也可见于下颌骨。巨细胞(通常是破骨细胞)可见于各种下颌骨病变中。仅凭放射学表现并不能提供适当的鉴别特点,X 线片、CT 和 MRI 表现与多种不同的显微结构有关(图 22-14)。

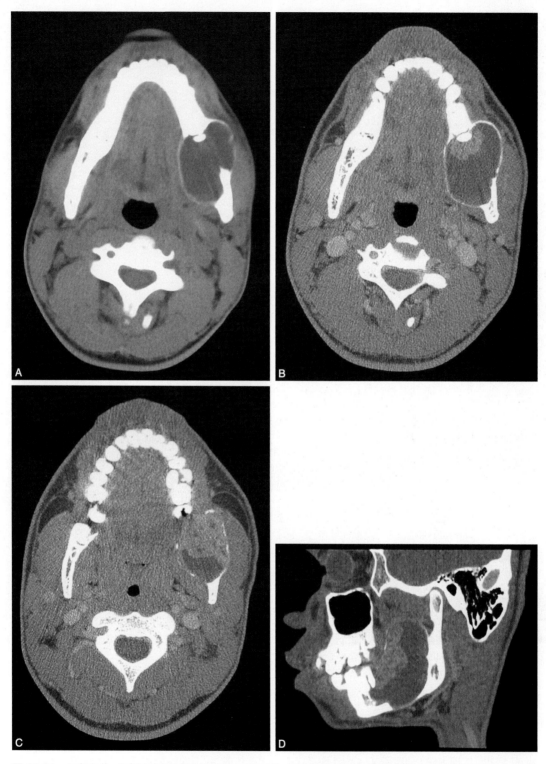

图 22-11　4 岁患儿,左侧下颌骨成釉细胞瘤。A,轴位 CT 扫描显示,左侧下颌骨巨大破坏性病变。B,轴位增强 CT。窗宽稍高可见病变的两种成分:前部更实性成分和后部更囊性成分。C,B 图向下的层面可见实性成分。D,矢状位重建显示对下颌骨的影响:可见病变的实性和囊性成分

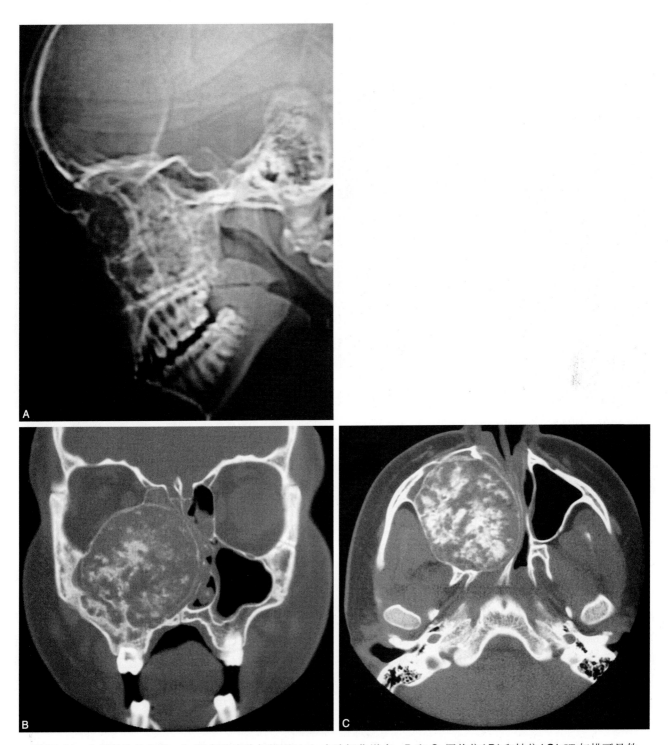

图 22-14 上颌骨软骨肉瘤。A,CT 侧位定位扫描图显示,中脸钙化增多。B 和 C,冠状位(B)和轴位(C)CT 扫描可见软骨基质。该巨大病变破坏右侧上颌骨,累及右侧上颌窦并堵塞右侧鼻道

朗格汉斯细胞组织细胞增生症患儿平片中所见的"浮牙征"并不具有病理特异性(图 22-16),同样可见于转移性神经母细胞瘤、淋巴肉瘤、网状细胞肉瘤和 Ewing 肉瘤。神经母细胞瘤为最常见转移至下颌骨的肿瘤。常见的病理改变为,对具有支撑作用的牙槽结构的破坏。婴儿型黑色素神经外胚层肿瘤最常见于上颌骨,但有时也可发生于下颌骨。在非洲赤道附近的当地儿童中,下颌 Burkitt 淋巴瘤发生占所有淋巴瘤的 30%～50%,但该发生率在非洲以外人群中则较罕见。

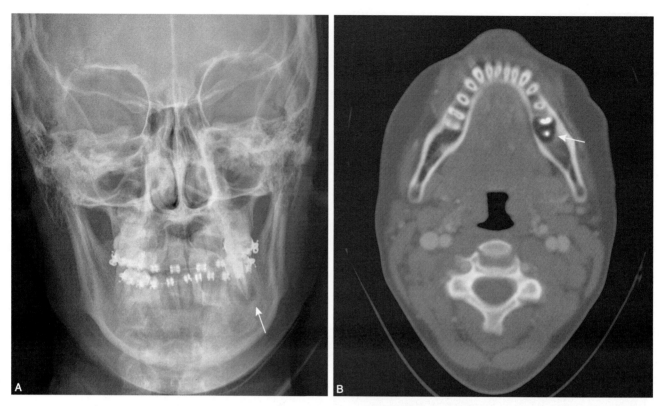

图 22-16　朗格汉斯细胞组织细胞增生症。A,头颅 X 线平片显示,左侧齿白圆形透亮区(箭号)。该区域代表脓肿,本例可见浮牙。B,轴位 CT 扫描可见,破坏性病灶环绕牙齿(箭号)

促结缔组织增生性纤维瘤、软骨肉瘤、假肿瘤和软骨性肿瘤也可发生于下颌骨(见图 22-14)。

家族性下颌骨纤维症(家族性巨颌症)

家族性巨下颌骨纤维症为一种常染色体显性遗传病,以非对称性面部肿胀为特点,一般于 3 岁左右发病。下颌骨和上颌骨常受累,表现为多房性变化,但其他面骨不受波及。有报道,极少数情况下,还可见肋骨前端出现囊性病变。上颌骨受累后可导致皮肤受拉过度使下眼睑下移,在虹膜和眼睑间出现白色袋状眼球(图 22-17),这种天使般的"仰望天堂眼"征象提示"下颌骨增大症"诊断。牙齿受累严重,乳牙和恒牙排列不规则且过早脱落,部分磨牙和磨牙前齿可先天缺如。

在起病后 2~3 年内,肿胀迅速增大,然后这种状态将保持至青春期,随后病变可自行逐渐退缩,该过程持续至 20~30 岁左右。不是所有患儿都出现典型特征及病程;由于我们不能做出令人满意的其他诊断,下颌骨明显肿胀及类似的牙齿畸形也类似本病变异型。

X 线检查显示,下颌骨弥漫性肿胀和多房性骨质疏松(见图 22-17)。上颌骨也增大,至少伴上颌窦部分堵塞。CT 可显示传统放射学检查不能看到的下颌骨上部病变,包括累及髁状突头部的病变。下颌骨增大和某些硬化可持续终生存在。

显微镜检查显示,受累骨出现弥漫性纤维化,含不同数量巨细胞和血管的纤维组织替代了骨结构。下颌骨下淋巴结常可增大,但活检仅表现为非特异性增生。多骨性纤维发育不良与本病关系尚未确定。

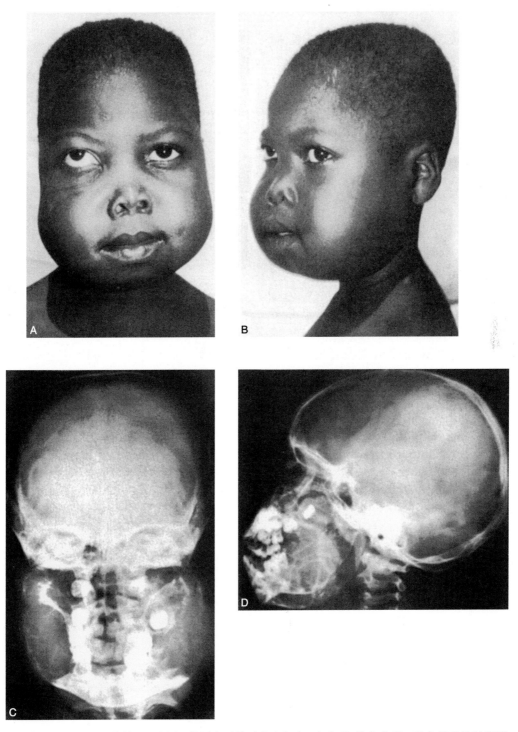

图 22-17　6 岁男孩,家族性巨颌症,其同胞兄弟后来也发病。A 和 B,临床表现。巨大无痛性肿胀延伸至耳前水平,在正位像堵塞正常外耳。下眼睑向下移位可以提示颌骨增大症("眼上抬")。C 和 D,头颅正位(C)和侧位(D)显示,下颌骨囊性肿胀,以及下颌骨发育不良。牙齿向中间移位,除了未萌出的左侧上颌骨臼齿。未萌出右侧白齿和肿胀的上颌骨累及右侧上颌窦,提示骨骼受累或唇堵塞。(源自 Shuler RK,Silverman FN. Familial fibrous dysplasia of the jaws of "cherubism" in a Haitian family. *Ann Radiol.* 1965;8:45-52.)

全身骨骼系统疾病的下颌骨受累

约15%类风湿性关节炎患儿可出现下颌骨受累,颞下颌关节炎导致下颌骨在上下方向的生长均出现延迟。可见髁突破坏和下颌角前切迹明显。由于下颌角变小,这些患儿可出现"鸟样脸"及下颌活动受限。

地中海贫血患儿下颌骨表现与颅盖骨和其他长骨的表现相似,包括骨膨胀、髓腔扩大、皮质萎缩和弥漫性骨软化。

下颌骨纤维囊性改变可为多骨性纤维发育不良的特征。

硬骨板消失可视为甲状旁腺功能亢进症独特的病原特异性放射学征象。更多的经验显示,硬骨板吸收(部分或全部)也可见于其他疾病,包括佝偻病、白血病、Cushing病、Baget病、特发性骨软化、特发性慢性家族性高磷酸酶血症以及原发性和转移性恶性肿瘤和拔牙后。当硬骨板消失时,牙槽骨突常受累;正常牙槽骨中并不能出现硬骨板消失。婴儿骨皮质增生症中非常重要的诊断性特征即为下颌骨受累。

关键点

妊娠20周时,牙床结构明显。

与骨龄相比,齿龄几乎不受内分泌代谢紊乱影响。

颞下颌关节可允许滑动和铰链活动。

车祸及跌伤是下颌骨骨折的最常见病因。

"浮牙征"并非朗格汉斯细胞组织细胞增生症的特异性征象。

没有一种影像学方法可以高度敏感地区分下颌骨多种少见肿瘤。

推荐阅读

Bodner L, Woldenberg V, Bar-Ziv J. Radiographic features of large cystic lesions of the jaws in children. *Pediatr Radiol*. 2003;33:3-6.

Dunfee BL, Sakai O, Pistey R, et al. Radiologic and pathologic characteristics of benign and malignant lesions of the mandible. *Radiographics*. 2006;26:1751-1768.

Leuno AK. Natal teeth. *Am J Dis Child*. 1986;140:249-251.

参考文献

Full references for this chapter can be found on www.expertconsult.com.

颅骨和面部创伤性病变

THOMAS L. SLOVIS

先天性压迫

对颅骨的先天性压迫为机械性因素所致,可发生于产前或产中。这些压迫常在体检中被直接发现,但也可采用 X 线片寻找合并骨折。在分娩过程中,对颅骨的压迫通常来自母亲骨盆中骨性部分(包括骶骨峡部、耻骨联合和尾椎)对胎头过度局限压迫。在分娩中使用胎头吸引器以及用力挤压则为先天性颅盖骨压迫的另一个少见原因。

部分颅骨畸形也可因胎位不正而发生于胎儿时期。颅盖骨和面部出现沟状畸形可能为位置不正的肩部或肢体强力压迫所致。上下肢位置有时会限制活跃的胎动。有时,这类畸形也可为羊膜带压迫所致。

出生时即出现颅骨凹陷而不伴其下方软组织出血或水肿,通常为长期胎位不正所致,而非分娩伤。有报道指出,产前颅骨凹陷可在 1 岁内自行恢复而无任何不良反应。使用助产器可造成急性颅骨凹陷,常被称为"乒乓球样凹陷",仅用手指在颅骨凹陷的对侧沿切线方向加压即可使这种凹陷复位,也可手工操作吸奶器使其恢复正常形状。

先峰头

先峰头为头皮局限性肿胀,内含水肿液和血液,常为分娩时头受压所致。生后即可出现,并于数日内消失。头皮局限性肿胀在颅骨 X 线平片中表现为水样密度阴影,消退后不残留任何骨破坏和骨增生。在极罕见病例中,出血量极大可引起休克,此时,常见颅内出血。

出血

新生儿头皮出血可为三个水平:皮下、帽状腱膜

下及骨膜下。皮下出血可跨过颅缝,并向前延伸至面部,向后延伸至颈背部,向外延伸至颧弓及乳突。帽状腱膜下出血也被称为"头血囊肿",可表现为肿胀并出现巨大先峰头中所见的临床表现。骨膜下出血被称为"头血肿"。与前述两种情况不同,头血肿边缘为其下方的颅骨边缘所限制,血肿吸收后,原来被血肿掀起的骨膜还可形成骨性壳(图 23-3)。头血肿最常为分娩中对胎头的创伤所致,也可见于婴儿和儿童颅脑创伤。有时,头血肿发生部位可见纤细骨折线,有些医生认为,骨折为颅外周出血的主要原因。在两项样本量非常大的新生儿研究中,头血肿的发生率约为 1.5%~2.5%。X 线平片发现,骨折伴发于 25% 的病例中。在两项研究中,采用助产装置进行分娩的比例约为 75% 和 33%,这也许可以解释骨折相关性病变发生率的差异。

骨膜下头血肿临床表现为局限性肿胀,常见于顶骨和枕骨(图 23-4)。新鲜病变多蔓延至整个受累骨范围,其边缘受到相应骨边缘的严格限制,因为骨膜与颅缝周围膜状组织紧密相连。顶骨最常受累,枕骨病变也较常见,且在生后前几天内易与枕部脑膜膨出相混淆。额骨头血肿非常罕见。

头血肿的 X 线平片表现因出血时间不同而有差异。在出血后两周内,病灶由液体构成,故在切线位中表现为水样密度阴影(图 23-5)。在第二周末,被抬高的骨膜下开始形成骨。首先见于边缘,但不久即遍及整个血肿,最终形成完整的骨壳(见图 23-5)。临床上,根据病灶大小,头血肿可在 2 周至 3 个月内逐渐吸收。而 X 线平片表现与之不同,在临床征象消失很长时间内依然存在。数月内,外板常表现为增厚,形成平而不规则的骨增生区,随后逐渐吸收。对新鲜头血肿穿刺导致菌血症可导致感染。超声波检查用于早期诊断,而无电离辐射(图 23-8)。合并骨折常无临床表现。

在某些病例中,新形成的骨壳与颅骨内板间间隙常保持数年,该间隙原来由血肿所填充,后来变为正常板障间隙(图23-9)。在其他一些病例中,还可见头血肿发生区域持续存在大小不等的囊样缺损。婴儿型头血肿有时可持续至成年,此时虽然无症状,但依然可见颅盖内大片骨增生或破坏区(头血肿孔)。在婴幼儿、儿童和成人中,如发现顶枕骨病变,均应考虑可能存在新生儿头血肿。因此,在对颅骨X线平片进行确诊前,应该了解患者新生儿期头颅状况的信息。

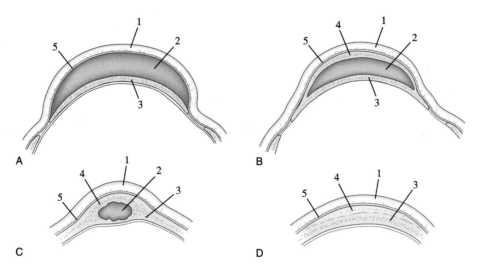

图23-3 发生于头颅血肿患儿的解剖变化示意图。**A,**新鲜骨膜下血肿。**B,**愈合期,显示血肿外出现新生骨膜下骨性包壳。**C,**板障间隙内持续存在的机化血肿。**D,**骨膜下出血完全吸收后残留的外板增厚。**C** 和 **D** 代表的晚期残余物可持续至成人。1,头皮;2,血肿;3,正常颅盖;4,新生骨膜下成骨;5,骨膜

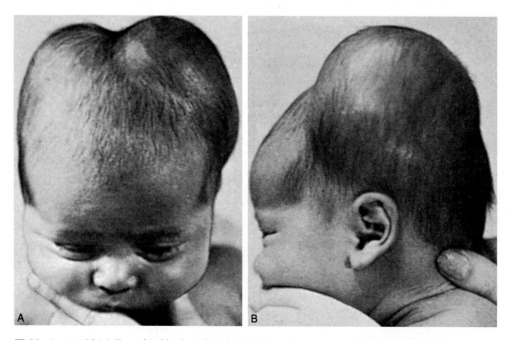

图23-4 13天新生儿,双侧顶部头血肿。在矢状位、冠状位中可清晰显示血肿边缘止于颅缝(人字缝)。两个顶部头血肿间的深凹陷为骨膜在矢状缝处固定所致。正位(A)和侧位(B)

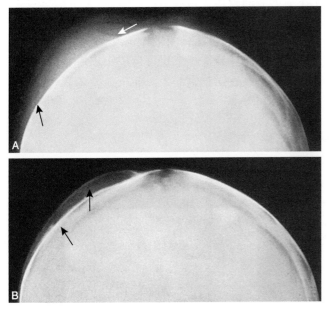

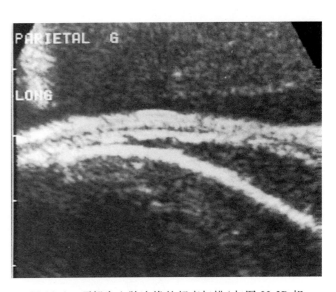

图 23-8 顶部头血肿边缘的超声扫描（与图 23-3B 相比）。骨膜被透声性出血所抬高；其骨膜下成骨结构太小而不能被 X 线平片所显示，超声则可见其宽度和高回声特点。（Courtesy Dr. Daniel Nussle, Geneva, Switzerland.）

图 23-5 头血肿。A,7 天新生儿,左侧顶骨上可见圆形水样密度软组织肿胀（箭号）。B,相同患儿在 32 天时的影像显示,部分吸收的血肿（下方箭号）边缘之上出现新生的薄壳状骨膜下成骨（上方箭号）。

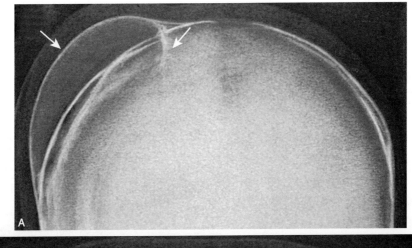

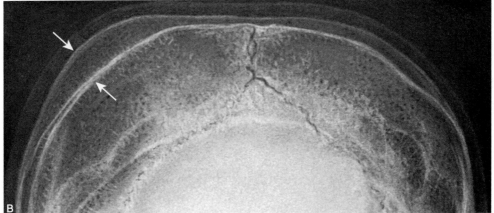

图 23-9 X 线平片显示新生儿头血肿后期遗留的颅板增厚。A,7 周时可见右侧顶骨巨大头血肿（箭号）上覆盖着薄骨壳。B,3 岁 11 个月时,右侧顶骨原头血肿的发生部位板障间隙扩张（箭号）

帽状腱膜下水瘤

在临床上，帽状腱膜下水瘤与头血肿或先峰头相似。在 X 线平片上，顶骨区水肿常合并其下方骨折（图 23-12）。分娩过程中使用助产器械常为帽状腱膜下水瘤的病因。在年长儿中，帽状腱膜下水瘤也可源于虐婴时拔头发或偶然对长发撕扯的机械损伤中。在既往创伤史时，帽状腱膜下血肿可见于凝血功能障碍患儿。脑脊液异常积聚也可造成头皮肿胀；某些出血也常位于颅盖帽状腱膜下。与头血肿表现相反，积液可跨越颅缝。

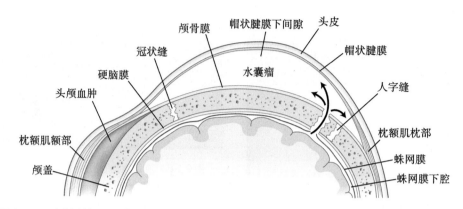

图 23-12 颅骨骨折后脑脊液流的过程。内部蛛网膜和硬膜撕裂以及外部骨膜撕裂至帽状腱膜下间隙，从而构成帽状腱膜下水瘤。（修改自 Epstein JA, Epstein BS, Small M. Subepicranial hygromas：a complication of head injuries in infants and children. *J Pediatr*. 1961；59：562-566.）

颅骨骨折

新生儿

有时，分娩可致颅骨拱顶骨折，颅底骨折罕见。单纯线样或颅缝骨折常见，在颅骨 X 线平片中表现为线样透亮影。

一项疑为出生头颅损伤的大样本研究提示，骨折发生率约为 12%，且全部为压迫性骨折，其中绝大多数病例在分娩时采用了助产器。骨折几乎均发生于顶枕骨。当临床表现提示颅内病变时，应进行急诊 CT 检查，MRI 则可提供有关颅脑损伤的更详细信息。

婴儿和儿童

X 线平片对于婴儿和儿童非虐性头颅创伤的治疗几乎无帮助。无论有无骨折均对相关的临床状况及治疗无影响。一项针对 256 名在家或医院坠床的 5 岁以下儿童的研究结果表明，仅 3 名儿童出现骨折，且这些骨折并未引起临床症状。对于在家中坠床导致头颅骨折者，应尽可能进行仔细检查以除外虐婴事件的发生（见第 47 章和 144 章）。

头颅平片检查的主要适应证为，可疑虐婴。一项针对 7000 多名患儿的回顾性研究提示，当某些临床标准单独出现或并存时，应进行头颅 CT 或 MRI 检查以发现颅内损伤。这些标准包括：①意识丧失或意识水平逐渐减弱；②具有开颅放置分流管的病史；③颅骨可能受压或在撕裂或穿透伤中已明确颅骨压迫；④耳出血或耳溢液；⑤脑脊液鼻漏；⑥耳后瘀斑（Battle 征）；⑦双侧眼眶瘀斑；⑧不能解释的局限性颅神经症状。头血肿、嗜睡及年龄小于 1 岁则应为附加标准，这样就不会遗漏骨折了。

在一项多中心研究中，对 42 000 多例头颅创伤且 Glasgow 昏迷等级评分为 14~15 的儿童病例进行了分析，当缺乏方框 23-1 中的标准时，其阴性预测值几乎为 100%，敏感度约为 96.8%。因此，缺乏以上表现的患儿应不存在危险，故无需进行 CT 扫描。

框 23-1	Glasgow 昏迷量表评估 14 分儿童，进行头颅 CT 检查的标准	
A. <2 岁		B. >2 岁
1. 精神状态改变		1. 精神状态改变
2. 可扪及的颅骨骨折		2. 颅底骨折表现
3. 顶、枕或颞部头皮血肿		3. 意识丧失
4. 意识丧失时间 > 5 秒		4. 呕吐
5. 严重损伤		5. 严重损伤
6. 无正常活动，每个家长		6. 严重头痛

修改自 Kuppermann N, Holmes JF, Dayan PS, et al. Identification of children at very low risk of clinically important brain injuries after head trauma：a prospective cohort study. Lancet. 2009；374：1160-1170.

在遭受车祸或直接局部创伤的患儿中，或在使用产钳分娩的新生儿中，可见巨大垂直向内的压力引起的颅骨受压性骨折。许多骨折伴撕裂伤或与耳腔或鼻腔相通，此时，骨折则常为粉碎性骨折。硬膜撕裂较常见于压迫性骨折，而硬膜外和硬膜下血肿非常少见。

对颅缝还较明显的幼儿进行骨折检查时，要注意那些较大颅缝的正常变异(见第 18 章)。在 X 线平片中,颅缝增宽可能为韧带原性骨化所致,而后者则为长期使用前列腺素 E 的结果。营养不良恢复期所见颅缝增宽也可能为类似机制。骨折所致线样透亮影必须与线样血管影相鉴别,特别是脑膜中动脉沟及其分支。无论骨折是否为压迫性,均可引起硬膜撕裂,特别是在骨折线经过的区域内。创伤后检查所显示

的骨折边缘位置并不能提示骨折发生时是否出现错位。斜行单面骨折在不同方向上使内外板中断,导致在某些位置上观察,可能类似两条骨折线。在某些病例中,特别是压迫性骨折中,骨片边缘重叠并呈现密度增高线状影。CT 是评估压迫性骨折及其与下方脑组织关系的最理想方法(图 23-13)。颅骨骨折的一些 X 线检查特点见于图 23-15 ~图 23-17。

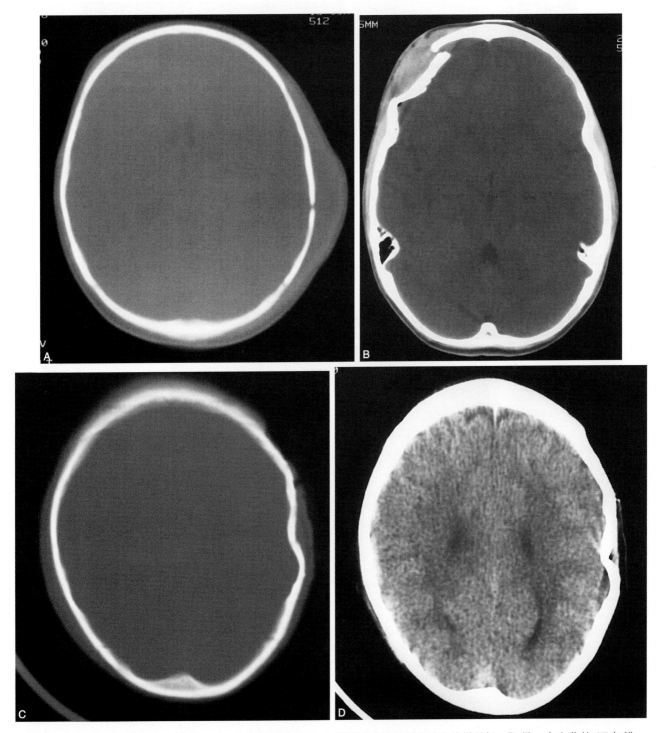

图 23-13　CT 评价颅骨和颅内创伤。A,CT 扫描骨窗可见,左顶区巨大软组织血肿和线样骨折。B,另一个患儿的 CT 扫描显示,右侧额骨压迫性骨折伴表面血肿,前方还可见小硬膜外病灶。骨窗(C)和脑组织窗(D)显示,颅内未见受累,但患儿持续存在左侧顶骨骨折和左侧头皮软组织撕裂

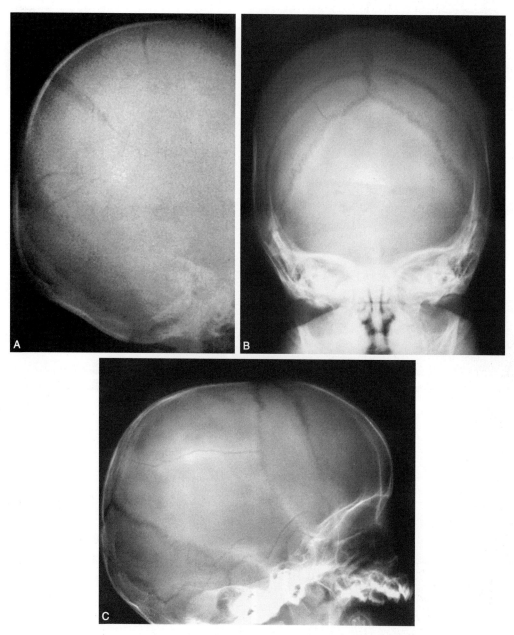

图 23-15 孤立线样骨折伴颅内压增高征象。A,9 个月婴儿右侧顶骨多发骨折。B 和 C,另一个患儿顶骨线样骨折,同时出现颅缝分离提示颅内压增高

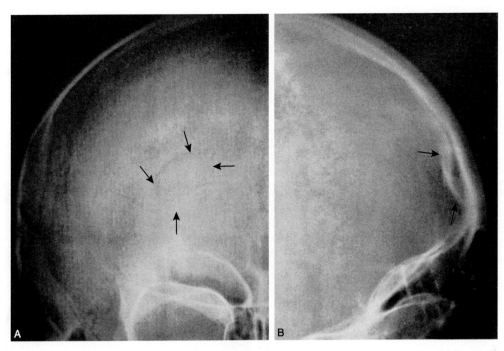

图 23-16 9 岁儿童额骨压迫性骨折。A,骨折线(箭号所指)前后位投照。在内下段,密度减低的弓形影被密度增高的弯曲线样影所替代,后者为该段骨折片重叠所致。B,侧位投影清晰显示颅板受压

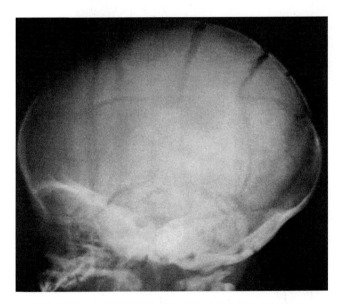

图 23-17 非意外伤害病例。2 个月婴儿双侧顶骨出现交通性分离骨折。双侧眼底可见视网膜出血以及双侧硬膜下血肿。患儿被其母亲严重击打

婴儿和儿童线样骨折通常无任何后遗症。较锐利的骨折边缘逐渐变得模糊,骨折线一般于骨折发生后 3~6 个月消失。在某些病例中,颅板内外存在明显交通,则可见局限性骨质吸收,从而遗留骨质缺损。如果骨折时出现硬膜撕裂,则骨折裂缝较大。脑脊液

从受损的软脑膜-蛛网膜腔漏入骨折区,可产生软脑膜囊肿(儿童生长性骨折)。软脑膜从撕裂的硬膜内表面消失,覆盖在脑组织表面。累及颅缝的骨折最常见囊肿,因为硬膜紧紧包裹着颅缝,当颅缝分离时,则提示硬膜撕裂。前额骨过度前移,从而可见一侧冠状缝增宽,由此引起的真空抽吸作用将导致囊肿形成。

由于颅骨失去硬膜保护,囊肿可经脑搏动的传递而引起颅骨压迫性萎缩,如此数月或数年的作用下,可见颅骨巨大缺损(图 23-19)。该病变演化进程见于图 23-20。囊肿形成前,脑脊液搏动已开始侵蚀颅骨内板。颅骨缺损进行性增大引发所谓"生长性骨折"。如果脑组织受到伤害,则颅骨缺损下方可见脑穿通腔。颅骨内、外板不同程度受侵蚀导致缺损的边缘塌陷。有时,可见板障内囊肿。这些病变常见于婴儿骨折后,有时也可见于 5 岁以上儿童的骨折。

鼻旁窦腔或颞骨气化小房破裂可引起骨折附近颅骨软组织内积气。如气体从窦腔溢出至头皮帽状腱膜下间隙,则可产生"颅外创伤性气脑"。气体也可漏入颅腔,导致"颅内性气脑"。鼻内手术、开颅术以及炎性破坏和肿瘤增大所致压迫性萎缩所引起的侵蚀,均可导致气脑出现。当出现鼻腔顶部先天性缺损时,可见"脑室内气脑"。颅骨骨膜可限制头血肿范围。

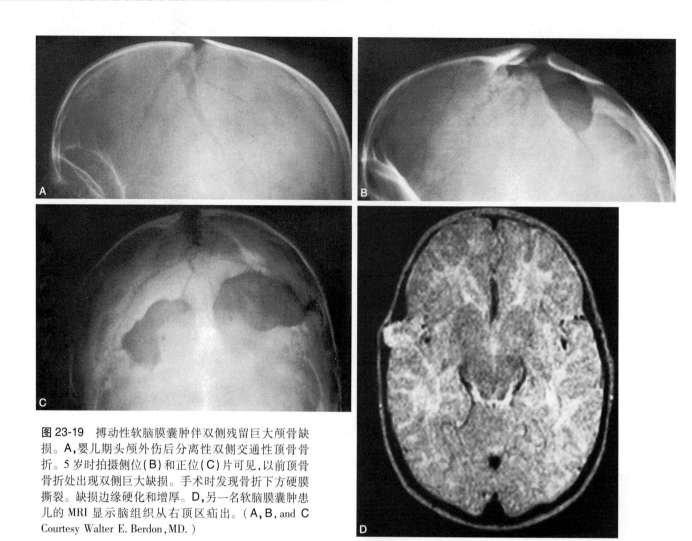

图 23-19　搏动性软脑膜囊肿伴双侧残留巨大颅骨缺损。A,婴儿期头颅外伤后分离性双侧交通性顶骨骨折。5 岁时拍摄侧位(B)和正位(C)片可见,以前顶骨骨折处出现双侧巨大缺损。手术时发现骨折下方硬膜撕裂。缺损边缘硬化和增厚。D,另一名软脑膜囊肿患儿的 MRI 显示脑组织从右顶区疝出。(A,B, and C Courtesy Walter E. Berdon, MD.)

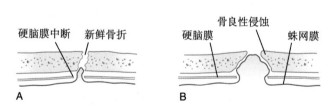

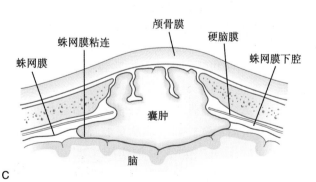

图 23-20　软脑膜囊肿形成的进行变化和机制示意图。A,伤害发生后立即检查,可见顶骨新鲜骨折,下方硬膜内新鲜血肿,可见蛛网膜经过骨折处早期突出。B,骨外侧缘侵蚀及硬膜缺损增宽。C,粘连、压迫下方脑组织和软脑膜萎缩导致蛛网膜外不完全囊肿形成,以及骨和硬膜缺损增大。(Courtesy Juan M. Taveras, MD.)

关键点

　　除虐伤外,颅骨骨折很少引起临床症状并需要治疗。

　　颅骨 X 线平片检查对婴儿和儿童非虐婴性头颅创伤的治疗几乎没有贡献。

　　软脑膜囊肿(如儿童生长性骨折)在 5 岁以上儿童中少见。

参考文献

Full references for this chapter can be found on www.expertconsult.com

胚胎学和脑发育

MARVIN D. NELSON JR and THOMAS L. SLOVIS

　　人脑的发育经历四个阶段：①背侧诱导期（初级和次级胚胎形成）；②腹侧诱导期（前脑模式）；③神经元增殖和移行期；④髓鞘形成期。胚胎形成的第三周，脊索的发育开启了中枢神经系统的发育进程。外胚层衍生物迅速增长，到妊娠第 20 天时从空心管变成固体棒-脊索（图 24-1）。脊索与轴中胚层诱导神经板。神经板的神经上皮开始形成脑和脊髓，该过程从胚胎颅侧开始并逐渐向尾侧分化。至第四周早期，神经板显示为头部宽大而尾部狭小—胎儿的大脑和脊髓。

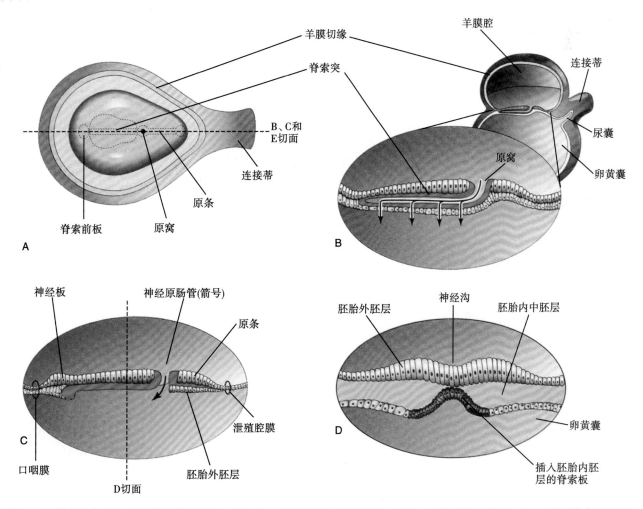

图 24-1　脊索发育过程中变形后脊索的进一步发育。A，胚盘的后面观（约 18 天），去除羊膜而暴露。B，三维胚胎中间层面。C 和 E，稍大胚胎的相似层面。D、F 和 G，C 和 E 所示胚胎三胚层的横截面。（From Moore KL，Persaud TVN. *Before we are born.* 5th ed. Philadelphia：WB Saunders；1998. ）

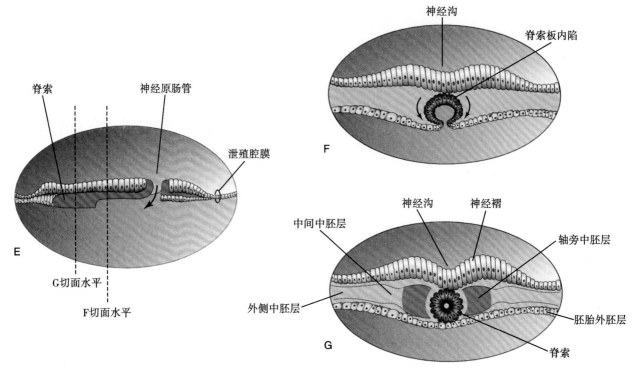

图 24-1(续)

背侧诱导

当神经板两侧缘延伸形成神经褶皱并连接在一起形成神经管时，就开始了神经管形成和神经化过程（图 24-2）。该进程起始于颅颈区域，然后向上下延伸。神经管内空间（神经通道）最初在颅（或喙）和尾端（颅和尾部神经孔）开口，并与羊膜腔相通。以后，神经孔逐渐缩小，在妊娠第 24～26 天时闭合，这种开口也可出现于多个部位，而不一定是头尾。不同组织将形成脊髓最低部位（指骶骨下方、尾骨水平），被称为二次神经化（见第 40 和 43 章）。尾部隆起的干细胞组织形成一段实性神经索；神经索内出现内腔与神经管相通。第二次过程直到妊娠第 8 周才完成。

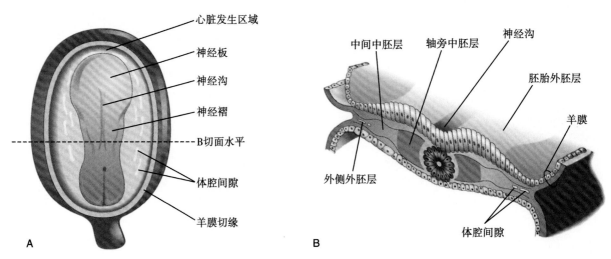

图 24-2   19～21 天的胚胎图，显示了体节和胚胎内体腔的发育。A、C 和 E，胚盘的后面观，去除羊膜而暴露。B，D 和 F，水平方向显示胎盘的横截面。A，大约 18 天的体节前胚胎。C，大约 20 天的胚胎，可见首对体节。移去右侧胚体壁的一部分，在侧板中胚层显示孤立的体腔。E，三体节胚胎（大约 21 天）显示马蹄形胚体腔，移去右侧胚体壁的一部分。（From Moore KL，Persaud TVN. *Before we are born* . 5th ed. Philadelphia：WB Saunders；1998. ）

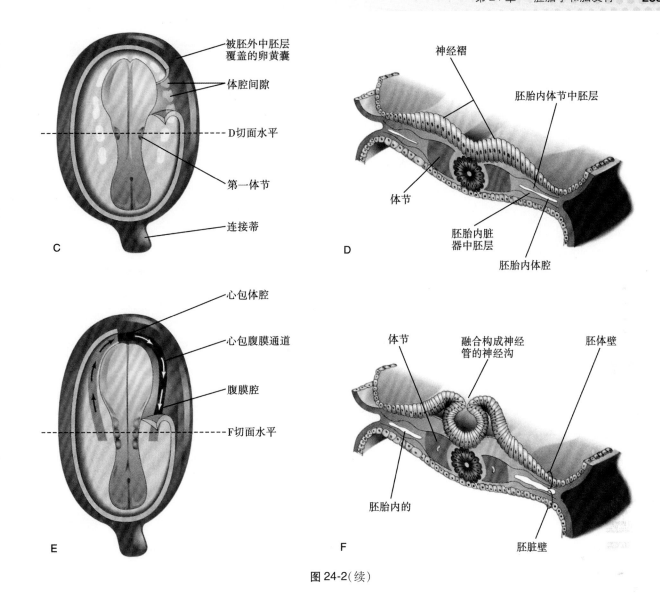

图 24-2(续)

一些神经嵴细胞（神经管形成过程中源于神经板边缘的神经细胞群）在神经胚胎形成过程中分离，形成许多不同组织（如黑色素细胞和肾上腺髓质的嗜铬细胞），包括外周和植物神经系统的主要部分。

腹侧诱导

神经管和脊髓的脊索前板诱导该发育阶段。神经管前端扩张期间，脑的 3 个主要部分分界更加明显：前脑、中脑和后脑（初级脑泡形成）。妊娠第 4、5 周期间，出现了一系列脑折叠（脑折叠-中脑、颈髓和随后为脑桥），在第 5 周末期，出现 5 个次级脑泡（表 24-3*）。随着进一步的发展，前脑细分为端脑和间脑，后脑细分为丘脑和延髓，中脑不再分化。在这 5 个囊泡内，神经管扩展为初级脑室。脊髓的中央管与脑室相连。这些结构的发育结果见表 24-3。第 5 周时，脑神经核在脑干中出现（第 25 章）。

---

* 本书部分章节表序号不连续，缺少的部分为原著在线内容。

表 24-3

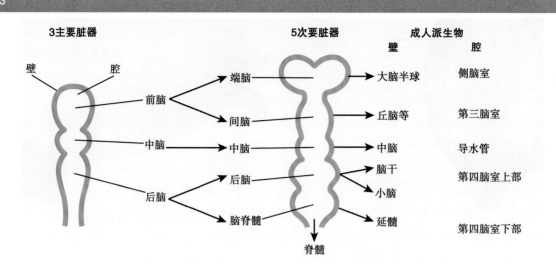

From Moore KL，Persaud TVN. *Before we are born* . 5th ed. Philadelphia；WB Saunders；1998.

神经元增殖和移行

在脑形态发育期间，开始出现细胞分化。大脑皮层的形成是一个复杂过程，不同时间从一个部位到另一个部位的增殖、迁移和分化。神经元迁移的模式包括：①沿着放射性胶质细胞从脑室到脑表面放射状迁移；②沿着脑表面横向切线方向迁移。

虽然每个脑区的迁移过程细节不同，但是基本原则包括：①不管什么轨迹，最终迁移都是从深部（脑室）到脑表面；②迁移建立皮层的层面（图 24-5 和图 24-6）；③每个后发的迁移波内神经元均越过前面的层面到达更表面位置。

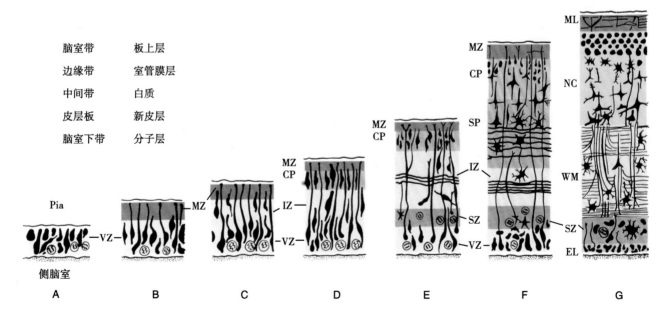

图 24-5   大脑新皮层细胞分化。虽然神经母细胞在大脑不同区域形成不同，但该图显示了所有区域的典型变化。（From Larsen WJ. *Human embryology* . 2nd ed. New York；Churchill Livingstone；1997. ）

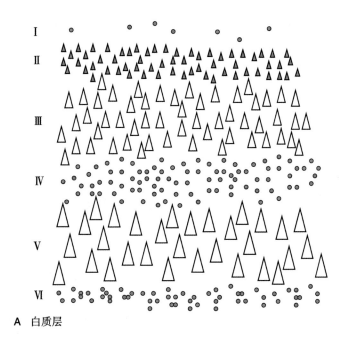

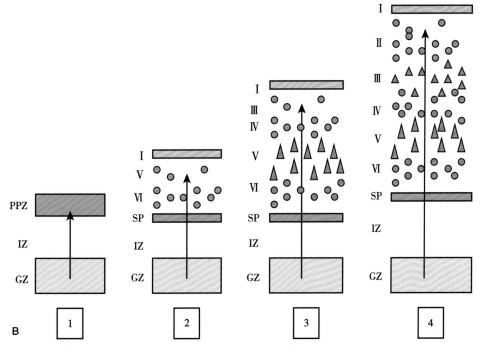

图 24-6 哺乳动物新皮层形成和神经细胞迁移示意图。箭头和灰色的圈代表神经元的迁移;黑色圈和三角形代表迁移后的神经元;IZ,中间去(白质前身);PPZ,原始丛状区;SP,基板;Ⅰ,皮层第Ⅰ层或分子层;Ⅱ或Ⅳ,皮层第Ⅱ到Ⅳ层。(From Martin RJ,Fanaroff AA,Walsh MC,eds. *Fanaroff and Martin's neonatal perinatal medicine*. 8th ed. hiladelphia: Mosby Elsevier; 2006.)

妊娠第 10~20 周形成神经元。起源于脑室水平生发基质内的增殖性细胞形成了大量可迁移的神经母细胞和所有前体细胞。妊娠 20 周后,生发基质仅能诱导胶质细胞生成。32 周时生发基质明显减少,至出生时完全消失。20 周后脑室下区产生成神经细胞,这些成神经细胞越过中间区迁移形成皮层下基板。

每一个新的迁移层均越过前面的层面成为更加浅表的层面。成熟的皮层有 6 层结构,神经元迁移发生于妊娠 20~24 周之间。基板和皮层板组成皮层,而中间区成为白质(见图 24-5)。生发基质也产生胶质细胞,即星形胶质细胞和少突胶质细胞。小胶质细胞来源于中胚层,是脑的静止组织细胞。与皮层迁移相反,胶质细胞的迁移和分化过程将持续至出生 1 年以后。辐射迁移过程为放射状胶质细胞在神经管脑室区和软脑膜表面间建立的连接,为成神经细胞的迁移提供了通路。成神经母细胞到达目的地后,就脱离了放射状神经胶质束。

胎儿神经系统比成熟神经元细胞数多诱导产生了 30%～70% 的神经元细胞,这些"过剩"的细胞将发生程序性死亡或凋亡。

神经胚形成、细胞增殖和迁移的过程是由多个神经递质诱导的,基因控制着这些递质。

脑干和脊髓的发育也是相似的。形成 2 个基底(腹侧)柱和 2 个翼(背侧)柱。脑干和脊髓中,这些柱体形成背侧感觉和腹侧运动结构。第 IX 到 XII 对脑神经来源于中脑(延髓),第 IV 到 VII 对脑神经来源于后脑(脑桥)(见表 24-3)。脑桥主要由小脑白质纤维束组成。小脑也来源于后脑(见表 24-3)。

早产儿的胎儿发育

胎儿脑的正常结构与足月儿脑的正常结构有很多不同。主要有以下几点:

1. 胎儿脑室相对较大,后枕部为主,妊娠 25 周后减小。

2. 脑外间隙较大;蛛网膜下腔相对较大,枕大池较大。

3. 如前所述原因,生发基质层较大,妊娠 26 周后减小。

4. 脑沟和脑回发育遵循一定规律(图 24-7 和图 24-8)。

正常的生化模式遵循脑发育不同阶段的细胞数量和类型,通过正常但不同光谱模式可观察到这种生化模式。正常的髓鞘化过程从妊娠晚期到生后第一年内(表 24-5)。髓鞘化通常是从下向上和从后向前发生的。

表 24-5　基于形态学和磁共振的髓鞘化进程

解剖区域	组织学髓鞘化的中位年龄	髓鞘化的年龄:磁共振	
		T1 加权像	T2 加权像
丘脑腹外侧	28～30 周	32～34 周	
内囊后肢	38/44 周*	38～40 周	后部 40～48 周,前部 56～70 周
内囊前肢	50/87 周	48～53 周	70～90 周
中央放射冠	37/52 周	28～56 周	52～65 周
胼胝体膝部	50/53 周	56～64 周	64～72 周
胼胝体压部	54/65 周	52～56 周	56～64 周
枕叶白质			
中央	47/87 周	52～60 周	76～96 周
外周	56/122 周	56～70 周	90～102 周
额叶白质			
中央	50/119 周	52～64 周	90～106 周
外周	72/119 周	70～90 周	96～114 周

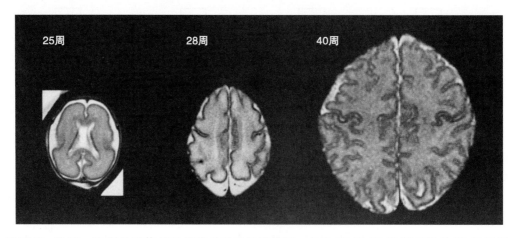

图 24-7　孕 25～40 周的活体 MRI 图像显示的皮层皱褶。在孕 25、28 和 40 周获得的 T2 加权图。(From Martin RJ, Fanaroff AA, Walsh MC, eds. *Fanaroff and Martin's neonatal perinatal medicine.* 8th ed. hiladelphia:Mosby Elsevier;2006.)

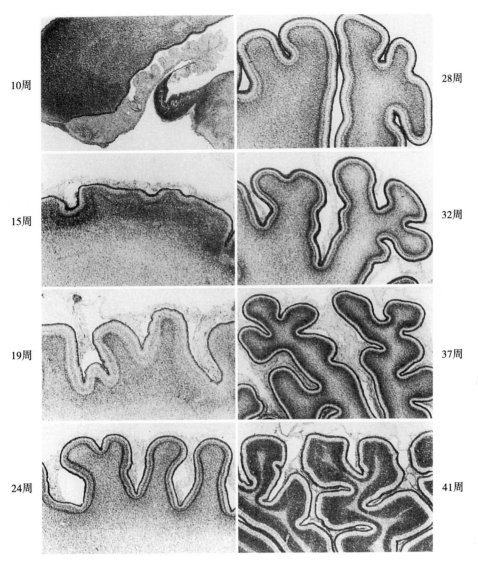

图24-8　10~40周新皮层发育的形态表现。（From Gilbert-Barness, ed. *Potter's pathology of the fetus and infant*. Vol 2. St Louis：Mosby；1997.）

正常解剖

这个复杂的过程产生成熟脑和脊髓。本书不详细讲述神经解剖，但提供了许多解剖和影像图片。与正常发育相比的发育畸形将在31章中讨论。

关键点

神经管分化为脑和脊髓，神经嵴分化为周围神经自主神经。

神经元沿放射状胶质细胞从脑室旁移行至大脑表面。

总的来说，髓鞘化过程是从下向上，从后向前进行的。

参考文献

Full references for this chapter can be found on www.expertconsult.com.

第 25 章

磁共振波谱成像和正电子发射断层成像

ASHOK PANIGRAHY, SUNHEE KIM, and STEFAN BLUML

目前大多数磁共振(magnetic resonance, MR)设备都能够进行磁共振波谱成像(magnetic resonance spectroscopy, MRS)检查,它可以无创的评估细胞代谢,是研究和检测神经代谢性疾病最简便的方法(表 25-1)。食品和药品管理局(FDA)批准的在美国最常用的 MRS 方法是质子或氢波谱,临床医生可以根据病人的需要申请。尤其是在脑部,MRS 能够为某些疾病提供额外的临床相关信息,如脑肿瘤、代谢性疾病和全身性疾病。

是不同化学物质的质子核,也就是波谱(图 25-1 和表 25-2)。MRS 能够测量各种代谢物。图 25-1 显示了正常枕叶灰质的典型 MR 波谱。x 轴或化学偏移轴,显示的是质子相对于常见参照物质(四甲基硅烷在 0 ppm)的频率偏移。活体波谱中,水质子(通常不显示)共振在 4.7ppm。选择 ppm 刻度而不用赫兹是因为它与磁场强度无关。y 轴显示的是反应化学物质相对浓度的信号强度。

表 25-1 儿童磁共振波谱常见指征	
肿瘤	新发肿瘤;评估进展;肿瘤与脑炎/其他病变鉴别
缺氧缺血性脑损伤	大脑有缺血风险(先天性心脏缺陷,术后)情况的患者,心脏骤停术后,呼吸暂停发作,创伤,非偶然创伤,生后窒息
其他	新发癫痫,癫痫发作恶化,不明原因神经系统异常,神志不清,发育迟缓,全身性肌张力低下,代谢性疾病,苯丙酮尿症,脑白质营养不良-检测,肝脏异常/衰竭-肝移植前

磁共振波谱成像的理论背景

磁共振成像(MRI)的信号是由水分子的氢核也叫做质子(^{1}H)产生解剖图。与之不同,^{1}H MRS 分析的是其他分子相关的质子。因此,MRI 仅仅是一个信号峰值(水)图,MRS 输出的是不同射频的峰值,反映的

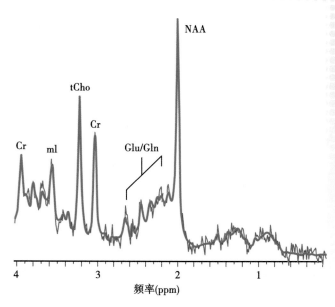

图 25-1 正常志愿者枕叶灰质^{1}H 波谱。磁共振成像是利用水质子提供的信号产生脑解剖图。而^{1}H 磁共振波谱是利用化学物质的信号产生"感兴趣区"的生化指纹。采用回波时间为 35 毫秒的点分辨波谱序列获得波谱。NAA, N-乙酰天冬氨酸盐;Cr, 肌酸;tCho, 含胆碱代谢产物;mI, 肌醇;Glu, 谷氨酸;Gln, 谷氨酰胺;ppm, 百万分之一

表 25-2　活体氢磁共振波谱探测的化学物质简介

	全名	功能,调节,位置	磁共振波谱改变时
NAA	N-乙酰天冬氨酸盐	神经元中合成,沿轴突扩散,在少突胶质细胞降解,神经元和轴突中含量高	没有特异性,但为神经元/轴突损伤的定量指标
Cr	肌酸(肌酸+磷酸肌酸)	肝脏内合成,作为"电池"补充三磷酸腺苷水平	肌酸合成异常的疾病,缺乏肌酸激酶的细胞缺失
tCho	含胆碱代谢产物	参与膜的合成和分解,渗透剂(GPC)	肿瘤增生、胶质细胞增生、脑白质营养不良时增高,低渗透压、放疗后降低
mI	肌醇	星形胶质细胞、渗透剂、类似糖分子中含量高,参与磷脂酰肌醇(膜脂)代谢	胶质细胞相关肿瘤(但胶质母细胞瘤中降低)、肾上腺脑白质营养不良中增高,肝性脑病中几乎没有,其他脑炎(感染)和肝脏疾病中降低
Glu	谷氨酸	兴奋性神经递质,神经元中含量高	癫痫中增高? 肝性脑病中减低
Gln	谷氨酰胺	谷氨酸降解,渗透剂,神经胶质细胞中含量高,氨解毒	肝性脑病、脑炎(感染)、缺氧缺血性损伤时增高
Lac	乳酸	糖酵解的最终产物,囊性坏死物质中聚集,无氧代谢的标志	肿瘤、(继发)缺氧缺血性损伤、线粒体疾病中常增高
Lip	脂类	膜变性标志,坏死标志	侵袭性肿瘤、感染、膜破坏相关疾病
Glc	葡萄糖	能量代谢的基本物质	糖尿病、能量代谢紊乱
Tau	牛磺酸	膜稳定?	髓母细胞瘤和其他原始性肿瘤中升高

活体质子波谱的主要代谢物

N-乙酰天冬氨酸

　　^{1}H 波谱最主要峰是 2.0ppm 处、来自 N-乙酰天冬氨酸(NAA)分子组中三个等效质子的共振。活体中 NAA 的作用和调节机制尚不清楚。正常大脑中,NAA 在神经元内合成,沿轴突扩散并被少突胶质细胞分解。仅在 NAA 正常神经元和轴突中为高浓度。从 MRS 角度来看,它是成人神经元和轴突"健康"的标志。伴有神经元或轴突丧失的任何疾病,其质子波谱都表现为 NAA 下降。随着脑的成熟,脑内 NAA 浓度快速增长,峰值出现于 10 到 15 岁期间,以后持续轻度降低,正如正常人脑中神经元和轴突的数量也会随着时间推移有所减少一样。

总胆碱

　　另一个主要峰位于 3.2ppm 处,通常代表着胆碱或三甲胺。胆碱峰是一个由几种含胆碱代谢物组成的复合峰,故本章中使用"总胆碱"这个词。含胆碱的复合物参与磷脂酰胆碱(卵磷脂)的合成和降解。磷脂酰胆碱是真核细胞的主要磷脂组成部分,大约占总细胞磷脂的 60%。

肌酸

　　枕叶灰质波谱的第二高峰是 3.0ppm 处的肌酸。正常脑组织中,肌酸峰是由游离肌酸和磷酸肌酸组成,两者比例大致相当。在需要的时候,磷酸肌酸通过快速化学转换为游离肌酸,用于补充三磷酸腺苷(ATP)水平。与 NAA 一样,新生儿中肌酸水平较低。

肌醇

　　在长回波(TE)MRS 中,总胆碱、肌酸和 NAA 可较易被发现和量化。肌醇(mI)为一种质子波谱中共振位置处于 3.6ppm 处的少见糖分子,短 TE MRS 可获得可靠的量化肌醇水平。肌醇为一种渗透剂,被认为是星形胶质细胞的标志。mI 也参与磷脂酰肌醇的代谢,磷脂酰肌醇是一种膜磷脂。与胆碱相似,mI 的改变反映了膜代谢或膜损伤的变化。总胆碱和肌醇在新生儿脑中水平较高,在生后 12~24 个月内下降到正常水平。

乳酸

　　乳酸为一种重要的代谢物,因为它代表着无氧代谢。目前采用 MRS 方法探测,可见健康组织中乳酸浓度很低,但在病理状态下乳酸浓度明显升高。乳酸为无氧酵解产物,三羧酸循环障碍而(例如缺乏氧气或线粒体疾病)出现氧化过程时,乳酸浓度升高。在坏死组织和囊肿中,乳酸浓度也会增高。貌似"正常"的组织中乳酸浓度增高,可能提示全身性疾病或缺氧导致的灌注障碍,往往预后不佳。

脂质和大分子

^{1}H 波谱中脂质的甲基基团(-CH$_3$)质子在 0.9ppm 共振,而亚甲基基团(-CH$_2$-)质子在 1.3ppm 共振。两者的共振波宽广,也可能包含其他大分子物质。正常组织中,游离脂质的浓度很低,在波谱中应表现为极低信号。当细胞膜破坏并释放脂肪酸时,脂质信号增高。故脂质是严重颅脑损伤的重要标志。

磁共振波谱方法

数据采集技术

局部单体素波谱

单体素 MRS 测定选定的单一感兴趣区的 MR 信

号,而该区之外的信号则被抑制。对于单体素 MRS 来讲,为了从较小的脑区内获得最佳波谱,需对磁场和其他参数进行优化。在活体波谱中,MRI 制造商通常提供点分辨波谱序列、激励回波采集模式和图像选择。这些序列与射频脉冲序列和所谓梯度脉冲序列的定位方法不同。但关于这些定位方法不是本章讨论的内容,有兴趣的读者可以参考相关出版物。

二维或三维化学位移成像

使用化学位移成像(CSI)方法,可从层或块中同时获得多个空间阵列光谱(通常每层超过 100 个光谱)。像在 MRI 中一样,可通过选择射频来选定层面(图 25-2)。活体波谱中,在感兴趣区被限制在极小体积时,为了避免颅骨骨骼和脂肪的影响,CSI 常需结合点分辨波谱序列、激励回波采集模式和图像选择而进行,但这就得选择比单体素 MRS 更大的体积。CSI 为获得各部分脑信息的有效方法,该方法的一个重要特点是,通过被称为"体素位移"的方法可在已经被检查的区域内,"回顾性"选择任何感兴趣区。

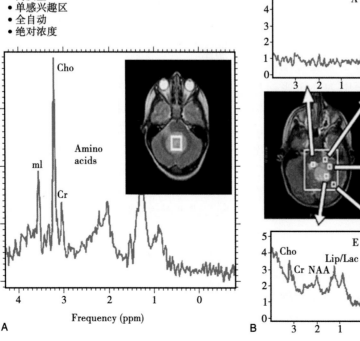

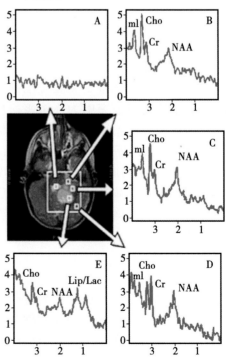

图 25-2　单体素(A)和多体素(B)采集的差异。Cho,胆碱;Cr,肌酸;CSI,化学位移成像;Lip/Lac,脂质/乳酸;MRS,磁共振波谱成像;NAA,N-乙酰天冬氨酸盐;ppm,百万分之一;ROI,感兴趣区

参数

最重要的参数是 TE。事实上，MRS 分为长 TE 和短 TE 两种方法。长 TE（通常 135>毫秒）在临床上易于使用，因为其基线平稳，三个峰（NAA、Cr 和 tCho）可明确分开。短 TE MRS（约 30 毫秒）可以探测更多代谢物，且信噪比优于长 TE。

临床应用

新生儿缺氧缺血性脑病

新生儿低血压脑损伤时，MRS 可发现弥散成像和传统影像不能发现的急性损伤。损伤 24 小时内，MRS 可见大脑皮层或基底节区乳酸水平显著升高。NAA 减低和谷氨酸和（或）谷氨酰胺升高常则见于 24 小时之后。使用短波（35 毫秒）或长波（144 或 288 毫秒）均可发现 NAA 和乳酸波变化。MI、谷氨酸/谷氨酰胺和脂类仅见于短波技术（图 25-3）。深部灰质的乳酸/NAA 峰比值为判断新生儿缺氧缺血性脑病预后的准确指标，而新生儿表观弥散系数的假阴性限制了弥散成像的应用。

代谢性疾病和白质疾病

对于 MRS 在代谢性疾病和白质疾病中的作用，读者可以参考 Cecil 和 Kos 的综述。先天性代谢障碍可见于新生儿期。脑白质病指一系列累及脑白质的遗传性和获得性疾病，与导致髓鞘功能障碍和破坏的遗传性酶缺陷有关。这些疾病通常于婴儿期或儿童期发病。

代谢性疾病分为获得性代谢性疾病和先天性代谢性疾病。例如高胆红素血症和低血糖都是获得性代谢性疾病，两者都能引起脑损伤。先天性代谢性疾病大致分为有机酸血症、氨基酸氧化障碍、脂肪酸氧化紊乱、原发性乳酸酸中毒、线粒体功能障碍、溶酶体贮积症和过氧化物酶紊乱。

甲基丙二酸血症和丙酸尿症均为有机酸血症。这些疾病中，在缬氨酸、异亮氨酸、苏氨酸、甲硫氨酸、丙酸、琥珀氨酸和甲基丙二酸的转化过程中发生了有关的酶缺陷。传统 MR 表现为髓鞘化和未髓鞘化白质水肿所致的信号异常。髓鞘化白质的水肿特征是空泡状（或海绵状）脑白质变性，在氨基酸和有机酸疾病中均可出现。空泡状脑白质变性时，水局限于髓鞘层的空泡内，导致水弥散受限。有机酸紊乱导致高血氨症、酮症酸中毒和线粒体功能障碍，其 MRS 表现为 mI 和 NAA 减低、谷氨酰胺和乳酸升高。

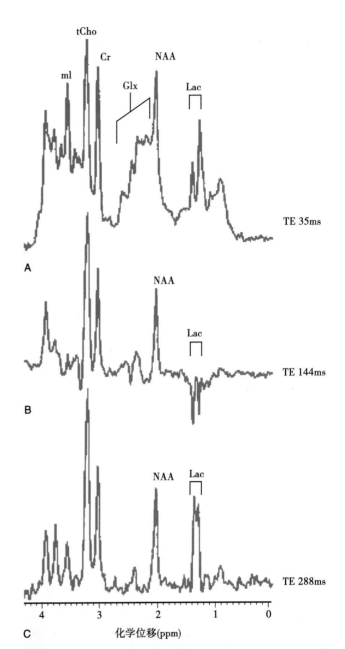

图 25-3 新生儿缺氧缺血性脑病［多回波（TEs）采集］与新生儿代谢性疾病的磁共振波谱（MRS）的差异。A~C 显示一个缺氧缺血性足月儿基底节区三个不同回波时间的单体素 MRS。注意乳酸（Lac）变化的特征。A，短 TE（35 毫秒）波谱可见一肌醇（mI）峰（波谱左侧），谷氨酰胺峰增高，N-乙酰天冬氨酸盐（NAA）峰（波谱中间）减低，脂质峰旁边一明显增高的乳酸双峰（波谱右侧）。B，长 TE（144 毫秒）波谱可见倒置的乳酸双峰和 NAA 减少，但未见肌醇、谷氨酰胺和脂质。C，长 TE（288 毫秒）波谱与 144 毫秒相似，但其乳酸双峰翻转至波谱的另一侧

枫糖尿症的典型表型为必需氨基酸中的亮氨酸、异亮氨酸和缬氨酸代谢紊乱。症状发生于生后第一周内，表现为抽搐、呕吐和肌张力低下、阵发性眼肌麻痹和昏迷。常规 MRI 表现为小脑深部白质、脑干被盖、内囊后肢、中央区白质和中央前回、中央

后回异常水肿。异常的支链氨基酸和支链α-酮酸蓄积导致0.9ppm处出现波峰。弥散成像和MRS所见改变可在治疗开始后恢复正常。

尿素循环障碍中五种疾病分别为尿素循环中不同酶的生物合成障碍所致,包括鸟氨酸氨基甲酰转移酶缺陷、氨甲酰磷酸合成酶缺陷、精氨酸尿症、瓜氨酸和高精氨酸血症。在这些疾病的患者中,MRS可检测到高血氨导致的谷氨酰胺水平升高,但治疗后可恢复。

线粒体病是由于细胞内能量代谢障碍,导致ATP产量下降引起的疾病。Leigh病为不同线粒体酶(包括丙酮酸脱氢酶复合物、细胞色素C氧化酶或ATP合成酶)缺陷引起的多系统疾病。常规MRI和弥散成像表现为脑干(脑桥、导水管周围灰质、黑质和髓质)、下丘脑核、苍白球信号强度和平均弥散率异常。MRS用于检测该疾病的乳酸水平。然而,应该指出,乳酸水平升高并非线粒体病的特异性改变。同样,没有检测到乳酸也不能除外线粒体病的可能。

脑白质病有多种分类方式,包括:①受累的主要细胞器;②生化;③主要受累的部位(脑室旁、皮层下、仅白质和灰白质)。Cecil和Kos对于白质疾病的MRS表现进行了详细的论述。其中一个最独特的特异性MRS诊断是Canavan病。Canavan病为常染色体隐性遗传病,因天门冬氨酸酶(一种少突胶质细胞中发现的胞质酶)缺乏而导致脑内NAA蓄积。MRS表现为NAA峰明显升高(图25-4)。

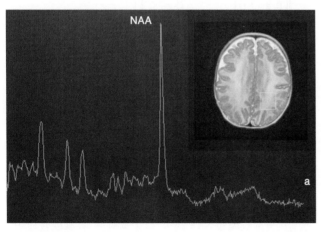

图25-4　Canavan病患者N-乙酰天冬氨酸盐(NAA)增高

儿童脑肿瘤

后颅窝病变

大约60%儿童肿瘤源于后颅窝。常见肿瘤有Ⅳ级髓母细胞瘤、Ⅰ级毛细胞星形细胞瘤和Ⅱ或Ⅲ级室

管膜瘤(发病率较低)。有时,囊性/坏死性髓母细胞瘤在影像上与后颅窝毛细胞星形细胞瘤相似(图25-5)。质子波谱和弥散成像对于诊断尤其重要。多个研究发现,髓母细胞瘤中牛磺酸(Tau)升高,这是髓母细胞瘤和后颅窝其他肿瘤的一种重要鉴别点。我们工作中也注意到,某些促纤维增生结节性髓母细胞瘤的变异型中牛磺酸水平较低。与其他后颅窝肿瘤比较,髓母细胞瘤的胆碱水平较高。毛细胞星形细

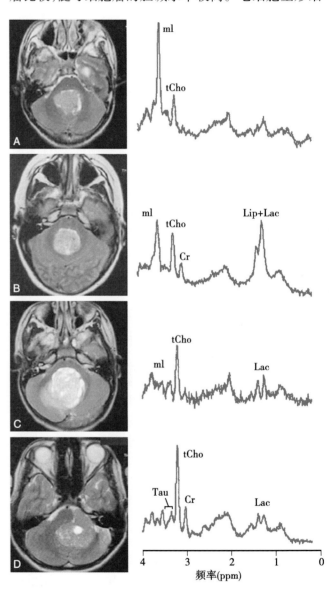

图25-5　后颅窝肿瘤的T2-加权磁共振成像和磁共振波谱。A,脉络丛乳头状瘤。B,室管膜瘤(Ⅱ级)。C,毛细胞星形细胞瘤。D,经典髓母细胞瘤。所有波谱采用35毫秒的短回波的单体素点分辨波谱序列采集病灶本身,均不包括病变周围的任何组织体素。原始未过滤波谱(细线)和数据进行LCModel调试(粗线)(Stephen Provencher Inc,6.1-G4版)。4个病例中,MRS为正确诊断提供了线索,与常规MR解剖图像所示不同。Cr,肌酸;Lac,乳酸;Lip,脂质;ml,肌醇;tCho,含胆碱代谢产物;Tau,牛磺酸

胞瘤的特点为低肌酸、低肌醇和低总胆碱浓度,这与其低细胞结构相一致。毛细胞星形细胞瘤中脂质也较低,但其乳酸平均水平则高于其他肿瘤。室管膜瘤肌醇水平高于髓母细胞瘤或毛细胞星形细胞瘤,其胆碱水平变化较大,通常介于髓母细胞瘤和毛细胞星形细胞瘤之间。

后颅窝外肿瘤

大约 40% 儿童肿瘤位于后颅窝外。髓母细胞瘤属于胚胎性肿瘤组。后颅窝外的胚胎性肿瘤是中枢神经系统原始神经外胚层肿瘤或非典型性畸胎样/横纹肌样肿瘤。我们的初步研究表明,中枢神经系统原始神经外胚层肿瘤与髓母细胞瘤代谢相似,表现为胆碱和牛磺酸为著。另一方面,非典型性畸胎样/横纹肌样肿瘤表现为不一样的代谢模式,某些病例中胆碱水平更趋中度。我们所遇到的 5 个病例中未观察到牛磺酸,后颅窝外的毛细胞星形细胞瘤可能表现为肌醇信号轻微增高,其他代谢产物与小脑毛细胞星形细胞瘤相一致。

治疗反应

传统影像不能够辨别复发/残留病灶与术后改变或放疗后坏死。有时放疗后改变发生于治疗开始数月,故患儿是否可得到最佳治疗的主要挑战源于能否正确诊断。众所周知,波谱为评估儿童和成人脑肿瘤治疗后反应的重要的工具。有效治疗将导致细胞死亡,从而降低了代谢物浓度(包括总胆碱),但细胞膜上脂肪酸分解则使脂质升高。换句话说,总胆碱(或 tCho/NAA)水平升高是治疗失败和疾病恶化的指征。

肿瘤和脑炎

鉴别肿瘤的类型固然重要,而准确区别肿瘤和非肿瘤疾病更加重要。传统解剖学 MRI 中,多种脑内局灶性病变可能与肿瘤相似,包括感染或炎性病变、梗死和脱髓鞘病变(肿块型脱髓鞘病变)。由于血-脑屏障破坏,这些病灶增强后的常规 MRI 表现与恶性脑肿瘤相似。最近研究表明,急性脑炎脑内病灶的代谢物与星形细胞瘤明显不同。我们发现,急性脑炎病例(主要是病毒)肌醇水平较肿瘤减低。脑炎的无创性确诊非常重要,可避免活检及其并发症。

肝性脑病

肝性脑病是指多种肝脏疾病伴随的神经系统紊乱。多数肝性脑病 MRS 表现为肌醇、胆碱水平减低和谷氨酸/谷氨酰胺(Glx)浓度升高(图 25-6)。最近,有研究证实,MRS 的代谢物与血氨水平和支链氨基酸与芳香族氨基酸的比值有关,故 MRS 可为儿童轻微肝性脑病的诊断提供帮助。

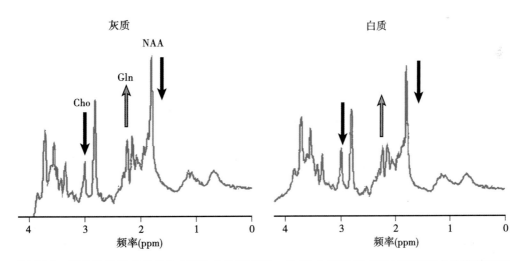

图 25-6　肝性脑病患者伴有铁中毒和急性肝衰竭。在 3T 上使用 35 毫秒回波时间点分辨谱的磁共振波谱成像。三个体素显示谷氨酰胺(Gln)水平升高,胆碱水平减低和肌醇水平减低,这提示肝功能差。N-乙酰天冬氨酸(NAA)也减低,可能提示神经元/轴突损失/损害。常规磁共振成像显示正常。ppm,百万分之一

定量正电子发射断层成像

正电子发射断层成像（PET）能够量化感兴趣区的放射浓度。通过分析示踪剂的活性及其分布能够获得供受体结合位点或生化过程的有用信息。数据分析方法有三种：①定性分析（视觉评估）；②半定量评估，比如标准化摄取值（SUV）和病变/背景比率；③使用非线性回归、Patlak 图形分析和简化定量方法进行绝对量化分析。定性分析方法简单但精度差，而绝对量化分析法则需要复杂的程序，如基于动态图像数据采集和一系列血液采样数据的区域动态模型来测量个体速率常数。因为这种方法复杂、耗时，故不能应用于绝大多数临床病例中。

在氟脱氧葡萄糖（FDG）-PET 临床研究中，SUV 是最常用的半量化参数。SUV 是根据单位重量的病灶示踪剂浓度乘以衰变因子所得：SUV = 组织活性浓度（MBq/ml）[注射剂量（MBq/ml）/体重（g）×^{18}F 的衰变因子]。

与动态模型相比，SUV 的计算简单（不需要任何动脉血采集）和快速（不需要动态图像采集）。组织的 SUV 与动态模型所测葡萄糖代谢率呈线性相关，其相关性高达 0.91。

正电子发射断层成像和脑发育

Chugani 等使用 FDG-PET 评估了儿童脑功能的发育。他们报告，脑发育的代谢变化遵循解剖、进化和行为发育顺序。视觉皮层、感觉运动皮层和小脑的糖代谢增加与早期的视觉空间、感觉运动功能以及原始反射相关。基底节区高代谢与运动和感觉运动功能发育有关。

脑 FDG-PET 定量分析提示，婴儿糖代谢程度显著低于成人。目前的假说认为，代谢的增加与神经可塑性发育中代谢需求的增加有关。新生儿脑代谢水平大约是成人的 30%，随着年龄的增长而增加。3 岁时，代谢活动程度超过成人，4~9 岁时达到峰值，约为健康成人的 1.3 倍。之后，代谢活动持续减低，约 20 岁时达到成人水平。一项针对年龄在 17~79 岁间的 120 个志愿者的研究发现，随着年龄的增长，整个皮层的代谢程度显著减低。

儿童脑葡萄糖代谢的分布在 1 岁后即与青壮年相似。与其他脑区相比，额叶的代谢改变与年龄更加相关。前 4 个月，额叶葡萄糖代谢水平相对较低，随着额叶相关的认知功能和复杂社会互动的发育，该区域的代谢逐渐增加。Chawluk 等通过年龄相关的线性分析发现，全脑代谢下降 38% 时，额叶代谢下降 42%。男性和女性之间葡萄糖代谢区域没有明显差别。

其余的皮层区域，如顶叶、枕叶和颞叶，各年龄组之间也有显著性差异。不同年龄基底节、丘脑、海马、小脑、视觉皮层和后扣带回的代谢活动基本不变，而脑干代谢活动则随年龄增长而增加。需要进一步研究来解释，脑萎缩是否为导致脑代谢随年龄增长而减低的原因。

正电子发射断层成像与儿童癫痫

临床中广泛用于评估致病灶脑葡萄糖代谢的 PET 示踪剂是氟-18-脱氧葡萄糖（^{18}F-FDG）。FDG-PET 由于其摄取周期较长（40~60 分），因此更适合于在癫痫发作间期而不是发作期捕捉致病灶。致病灶 PET 葡萄糖代谢的典型模式为，患侧颞叶代谢减退伴或不伴颞叶外结构（如额叶、顶叶和对侧颞叶）代谢的显著减退。在解剖学病变导致癫痫时，代谢减退的范围明显大于解剖病变的大小。

发作间期局部 FDG-PET 代谢减退的病理生理机制尚不清楚，有以下几个假说，包括神经元细胞丢失、神经元抑制和神经功能联系丧失伴海马神经元丢失（图 25-7）。然而，有些证据相互矛盾，如颞叶代谢减退不伴有神经元丢失或胶质增生，以及颞叶代谢改变与海马细胞数量相关性较差。

还有其他一些假说解释发作间期代谢减退，包括突触密度减少和活动抑制。一些研究认为，与脑电图或病理检查所示病变范围相比，致病灶周围继发的活动抑制和神经元丢失能引起更大和更广泛的 FDG-PET 代谢减退和单光子发射计算机断层成像（SPECT）的低灌注。需要进一步研究来证实该机制。不论是颞叶还是颞叶以外的癫痫，间歇期 FDG-PET 在定位致病灶方面比 MRI 更加敏感。

大约 29% 的部分性或局灶性癫痫患者 MRI 表现正常。由于不能将电极准确放置在疑似癫痫发作的区域，因此颅内脑电图应用价值有限。Lee 等报道了在解剖学表现未见异常时，FDG-PET 和 SPECT 潜在的诊断价值，他们提出，MRI 阴性的隐源性癫痫中，FDG-PET 和发作期 SPECT 的阳性预测值大于 70%。在 MRI 表现正常的患者中，Chugani 等和 Swartz 等报道的 FDG-PET 的定位病灶率分别为 57% 和 32%。

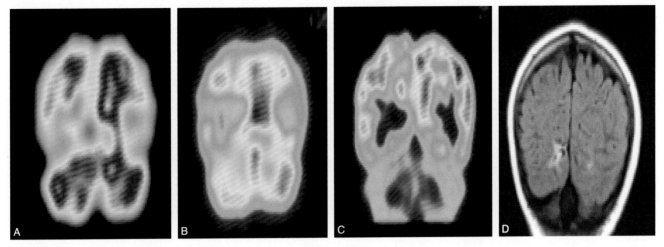

图 25-7　13 岁女孩伴有颞叶外(右枕叶)癫痫,发作间期使用单光子发射计算机断层显像(SPECT)、正电子发射断层成像(PET)、磁共振成像(MRI)和非定位发作期 SPECT 定位致痫灶。A,发作期 SPECT 扫描显示不对称灌注,右侧枕叶灌注相对减低。未见局灶性高灌注区。B,发作间期 SPECT 扫描显示右枕叶灌注减低,伴有致痫灶。C,氟脱氧葡萄糖-PET 扫描显示右侧枕叶代谢减退,伴有致痫灶。D,磁共振 FLAIR 扫描右枕叶见高信号灶,提示为致痫灶

PET/CT 成像和儿童脑肿瘤

最近,脑肿瘤的 PET 使用和用于 PET 的放射性药物有所增加。目前 FDA 批准的放射性示踪剂只有 ^{18}F-FDG。临床中,FDG-PET 成为 CT 和 MRI 不能解决的特殊临床问题的一种辅助工具。PET 成像最常见

的临床适应证包括:①确定有无肿瘤;②评估恶性程度;③明确肿瘤治疗级别或疗效;④鉴别放射性坏死和肿瘤复发(图 25-8 和图 25-9)。FDG-PET 探测高级别胶质瘤非常敏感。FDG 在皮层的高摄取背景使得低级别胶质瘤的检测不太准确。最近,PET 成像已被纳入儿童脑肿瘤协会的小儿多中心规程中,这将有益于儿童数据收集。

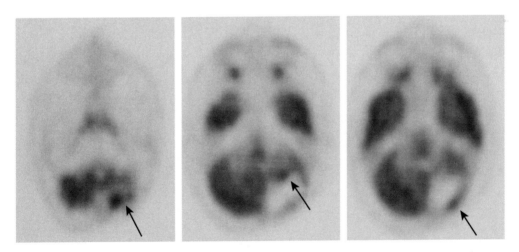

图 25-8　18 岁男孩,左侧小脑间变性室管膜瘤,多次手术。脑 FDG-PET 扫描显示切缘前后可见多个活动增加区域,这与恶性病变相符(箭号)

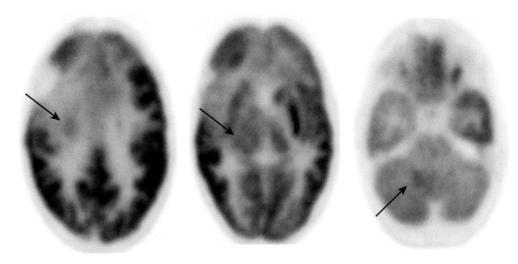

图 25-9　9 岁男孩,右侧额叶间变性星形细胞瘤切除术后。多个部位代谢活动增加(箭号)包括右后和内侧额叶、右侧基底节区、右侧丘脑和右侧小脑,这与 MRI 所示的肿瘤受累部位相对应

PET/MRI

PET/MRI 结合是一种在分子成像方面具有潜在应用价值的前途光明的新技术产品,其软组织分辨率高、MRI 部分无电离辐射、可同时进行解剖和功能数据采集。

有人提出几种 PET/MRI 的研究方法,目前 FDA 批准了两种设备。飞利浦巧妙设计的 TF (Philips Healthcare, Andover, MA) 使得两个独立的扫描仪共享一个扫描床,尽量减少了相互之间的干扰,但不是真正的同步采集。西门子比沃格拉夫 mMR (Siemens Medical Solutions USA, Inc., Malvern, PA) 将 PET 探测器集成在 MR 体线圈和梯度线圈中,达到了同步采集。

在人体中进行的首次 PET/MRI 检查证实,在不降低图像质量的前提下,同时获得了 PET 和 MRI 图像。一项在 2006 年的研究表明,PET 和 MR 图像融合的诊断价值优于 PET/CT。另外,PET/MRI 更加适用于儿童患者,因为其较 PET/CT 接触辐射更少。

推荐阅读

Cecil KM, Kos RS. Magnetic resonance spectroscopy and metabolic imaging in white matter diseases and pediatric disorders. *Top Magn Reson Imaging*. 2006;17:275-293.
Panigrahy A, Nelson Jr MD, Bluml S. Magnetic resonance spectroscopy in pediatric neuroradiology: clinical and research applications. *Pediatr Radiol*. 2010;40(1):3-30.

参考文献

Full references for this chapter can be found on www.expertconsult.com.

第 26 章

弥散加权磁共振成像：原理及临床、科研应用

JESSICA L. WISNOWSKI, RAFAEL C. CESCHIN, and VINCENT J. SCHMITHORST

作为一种先进的磁共振成像（MRI）方法，在过去的十年中，弥散加权（DW, diffusion-weighted）MRI 在临床和科研中开展了最令人兴奋的应用。目前，几乎在每个神经影像 MR 标准的规程中，对急性缺血、颅内病变鉴别诊断和白质评估等方面都广泛应用 DW-MRI。最近，DW-MRI，或更具体点说是，弥散张量成像（diffusion tensor imaging, DTI）和其他大角度分辨率弥散成像（high-angular resolution diffusion imaging, HARDI）模型，已被用于评估正常发育过程和病理改变，尤其是在白质方面。大量的后处理方法发展不仅可以比较组间"组织显微结构"，也能评估白质纤维"神经束"（和外观表现）。本章中，我们将：①复习 DW-MRI 的原理；②回顾弥散加权成像采集的基础（DWI 和其在临床上的应用）；③回顾 DTI 模型和后处理方法，重点是在临床和科研领域的优势和潜在风险；④回顾高级弥散成像模型［如弥散峰度成像（DKI）、HARDI、Q-ball 和弥散频谱成像（DSI）］。本书其他章节中还将讲解 DW-MRI 的应用实例。

DW-MRI 采集的基本原则

DW-MRI 的核心是在发出激励脉冲与读取信号间向 T2 加权序列内施加两个额外的梯度磁场脉冲（称为"弥散编码"或"弥散敏感"梯度）。第一个梯度脉冲期间，自旋进动加速与单个水分子的空间位置一致；

例如，在沿着 Z 轴方向加梯度脉冲后，高 Z 轴坐标水分子的旋转更加迅速，而低 Z 坐标水分子旋转则更加缓慢。故第一梯度脉冲对整体旋转的净效应为，水分子开始以不同频率旋转，随后出现"失相位"，导致信号衰减。在一个 180 度的再聚焦脉冲之后，实施的第二个梯度脉冲的方向、幅度和时间（δ）均与第一梯度脉冲相同，但或为反极相（在梯度回波采集时），或为同极相（在自旋回波采集时）。假如水分子没有脱离其原始位置，则第二个梯度回波的效应正好消除第一梯度回波效应，因此产生旋转"复相位"，而不再出现因"失相位"所致的信号衰减。然而，生理状况下，水分子具有能量，因此在两个梯度脉冲（Δ）间期，它们将移动到离原始位置不远的地方。因此，"复相位"是不完整的，与没有弥散敏感梯度的信号相比，其信号略呈衰减。

假如水分子运动没有任何障碍（所谓"自由扩散"），旋转的水分子在给定时间内移动的均方距离将通过 Einstein-Smoluchowsky 方程而得到，并与时间（Δ）和自由扩散系数 D 呈线性比例。衰减量是利用梯度强度 G、梯度时间 δ、梯度回波间的时间 Δ 和扩散系数 D 运算所得。G、δ、Δ 相结合导出"b-值"；在合成的 DW 图上，b 值越高，信号衰减越多（图 26-1）。事实上，信号衰减为指数函数，S 为测得的信号，S_0 为无弥散加权时的信号。结果是，D（单位 mm^2/s）可通过不同 b 值的 DW 图估算，或者通过有和无弥散加权图获得。

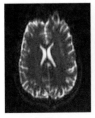 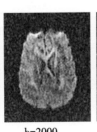 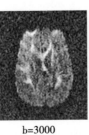 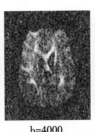 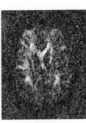 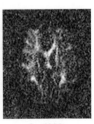

| b=0 | b=1000 | b=2000 | b=3000 | b=4000 | b=5000 | b=6000 |

图 26-1　b 值的变化。一个受试者多个 b 值时同一层面的表现。随着 b 值的增加灰白质间的对比增加，而信噪比减低。
（Data courtesy Justin Haldar, University of Southern California, Department of Electrical Engineering.）

然而,脑内水分子的扩散与自由扩散有两个重要差别。第一,水的弥散有各种障碍,包括轴突鞘、神经胶质细胞和星形胶质细胞细胞膜。因此,测得的弥散系数不是自我-扩散系数,而是表观弥散系数(ADC)。另外,脑内水的弥散不是各向同性的(如方向独立)。例如,沿着轴突方向的扩散大于垂直于轴突方向的扩散。因此,常使用不同梯度方向获得 DW 图,在不同方向上推断水分子扩散性;DW 图的衰减量仅取决于弥散编码梯度方向上水分子的弥散。

应当注意,DW 测量值反映了一个特定空间位置内信号的衰减,在最终图像中如何维持足够的信噪比为 DWI 所一直面临的挑战。此外,一些先进的后处理技术需要在很多不同梯度方向上采集数据和多种 b 值数据,采集时间常常超过了儿童和临床所能接受的程度。因此,在实践中,大部分儿童 DWI-MRI 检查被限制于 DW-MRI 的基本模型(如 DTI,本章后面的部分讲述),近期的发展为将来临床使用其他 DW-MRI 技术提供了希望。

弥散加权、表观弥散率及其临床应用

在临床上,即使是单次 DWI 采集的信息也是有用的。例如,卒中后的细胞毒性水肿区域弥散受限,因此该区域 DW 成像为高信号。然而,经典的 DWI 采集是重 T2 加权,需要在弥散敏化梯度中应用长回波时间。因此,鉴别 DWI 上的高信号非常重要,是代表真正的弥散受限,还是代表组织的 T2 延长(常称为"T2 透过效应")。常通过采集一个没有弥散加权的图像(如 b=0)并以像素为基础的量化 ADC 来鉴别,ADC 图以灰度表示量化的 ADC 值。除单次 DW 采集外,在三个相互垂直的梯度方向上采集三个典型的 DW 图,将其平均后,获得在方向上平均的 DW 图和 ADC 图,以尽量减少各向异性的影响。方向上平均的 ADC 图与弥散张量束成比例(后述),故这种 DWI 图和 ADC 图常分别称为"路径加权 DWI"和"路径弥散张量图"(图 26-2)。

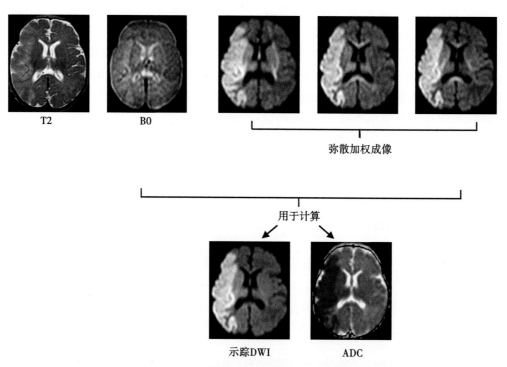

图 26-2　3 周新生儿急性卒中的弥散加权成像。顶行,同一层面的轴位 T2 加权和 DWI 磁共振扫描。大部分操作规程中使用 3 个弥散编码方向(而不是 1 个),平均的和没有弥散编码的图像比较产生(下行)追踪加权和表观弥散率图,弥散受限区域分别表现为高和低信号。各向异性的方向性区域在弥散编码方向上是可视化的,但是由于平均,这些区域在追踪加权和表观弥散系数图(ADC)上是不被显示的

如前所述,过去二十年里,DW 成像和 ADC 值已经被证实在检测急性脑梗死方面的重要临床应用价值——常可在损伤变得明显之前发现病变。在脑缺血患者中,脑血流灌注明显下降导致能量障碍,具体地说,是细胞膜上 Na^+/K^+ 三磷酸腺苷酶泵障碍。随后,这种现象导致钠(和其他离子)和水涌入细胞,从

而引起细胞水肿(如细胞毒性水肿)。虽然其他因素也影响 ADC 变化,但是一般认为,ADC 对于细胞内外环境间水的微小变化最敏感。因此,ADC 被认为是液体-电解质平衡的标志。

除了液体平衡和细胞内水外,DWI 和 ADC 也对细胞外间隙的水较敏感。因此,DWI 也用于鉴别颅内病灶。高细胞密度病灶(如高级别肿瘤),细胞限制了细胞外间隙水分子运动,导致病灶 ADC 值下降(或病灶内细胞密度较高部分)。因此,DWI 常用来鉴别高级别肿瘤(如原始神经外胚层肿瘤)和低级别儿童脑肿瘤(如室管膜瘤或星形细胞瘤)(图 26-3)。

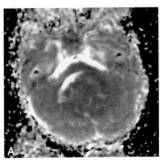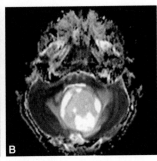

图 26-3　表观弥散系数(ADC)和颅内病灶。A,ADC 图表现为多细胞肿瘤(髓母细胞瘤)弥散受限。B,ADC 图表示为少细胞肿瘤(毛细胞星形细胞瘤)弥散增加

弥散张量成像

虽然三个方向上弥散敏感梯度足以计算方向上平均的 ADC 图,而要计算特征性的弥散各向异性至少需要在六个方向上获得数据。各向异性弥散具有方向依赖性(如白质纤维束内),而各向同性弥散与其不同,自由液体中可见各向同性弥散(如侧脑室)(图 26-4)。

为了计算各向异性,DTI 弥散模型是以体素为基础的张量总量(3×3 矩阵)。通常情况下,各向异性的矩阵是按照三个坐标轴("特征向量")旋转的,主轴线(对应最大的"特征向量" λ_1 也称为 $\lambda_{\parallel}$ 或轴向扩散系数)为主要扩散方向的轴线,其余两个特征向量(λ_2 和 λ_3)与垂直于主轴的向量一致。特征向量 λ_2 和 λ_3 常组合(平均值)产生另一个指标——径向弥散率($\lambda_{\perp}$)。重要的是,虽然在计算以纤维束沿单一方向排列为特点的三维(3D)结构内的弥散时,3×3 弥散张量是最理想的,但是如果该结构中含有不同方向排列的纤维束(如交叉纤维),则该模式就显露出不足。因此,DTI 的潜在缺陷在后面进一步详细讨论。

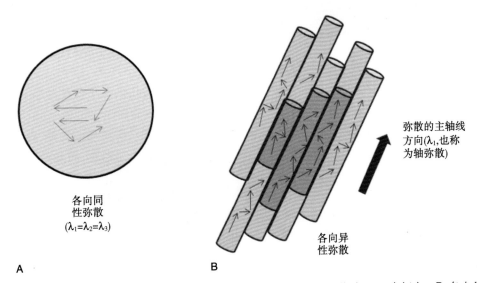

图 26-4　各向同性和各向异性扩散。A,各向同性扩散是自由扩散,好比一大杯水。B,各向异性扩散是在一个方向上扩散大于其他的方向,比如轴突。按照惯例,主特征值(λ_1)表示了弥散的首选轴

DTI 数据最常见的度量是各向异性分数(FA)。FA 是一个标量度量(而不是一个向量),反映了所选体素内的各向异性程度。它是通过比较沿着三个特征向量的估算扩散,按照下面的方程计算所得:

$$FA = \frac{\sqrt{(\lambda_1 - \lambda_2)^2 + (\lambda_2 - \lambda_3)^2 + (\lambda_3 - \lambda_1)^2}}{\sqrt{2(\lambda_1^2 + \lambda_2^2 + \lambda_3^2)}}$$

从这个方程可以确定,FA 的范围从 0($\lambda_1 = \lambda_2 = \lambda_3$ 时,如各向同性扩散)到 1($\lambda_2 = \lambda_3 = 0$ 时,如完全各向

异性)。成人白质值通常在 0.9 到 0.4 之间,主要取决于被测量区域的纤维束的髓鞘化程度,排列的紧密程度和方向的一致程度(如:胼胝体)或区域内组织偏离程度(如交叉纤维附近)。FA 值在新生儿中较低(0.45 到 0.1 之间),在生后 2 年快速增长到成人水平。然后,在青少年至成人期间缓慢增长。

因为新生儿脑内含水量较高,细胞外水分增加,造成弥散编码梯度状态下弥散扩散率增加和信号衰减增加,所以新生儿成像时 b 值要求低(如 b = 700s/mm²)。

为了进一步提高 FA 的临床应用,通常结合 FA 与主特征向量方向上的信息,产生 FA 彩图(图 26-5)。通常情况下,相对于 3D 坐标空间,主特征向量为左-右方向时像素为红色,主特征向量为前-后方向时为绿色,主特征向量为上-下方向时为蓝色。

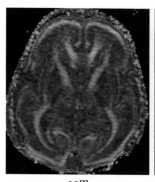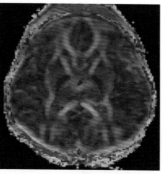

25周　　　　　　　　40周

图 26-5　25 周早产儿在 40 周时的弥散张量数据重建的彩色各向异性图。按照惯例,主特征值(λ_1)的体素在左右方向上(相对层面)是红色,前后方向上是绿色,上下方向上是蓝色。25 周时新生儿的皮层各向异性较高,一段时间后,皮层的各向异性较附近白质减低

微观结构的完整性

DTI 对于局灶性("微观")组织特性的敏感性,使其成为在灰质和白质组织微观结构水平上,评价各种情况下神经组织解剖的常用工具(如创伤性脑损伤、多发性硬化、早产儿白质损伤、自闭症和阅读障碍,以及正常脑发育、学习和音乐训练)。此外,在大部分商业 MRI 扫描仪上均可实现 DTI 序列扫描,通常 30~60 个方向的 DTI 序列采集为 5 分钟到 15 分钟之间。因此,在大多数患儿中 DTI 不仅是可行的,而且对于神经解剖的认识有潜在价值,特别是在传统 T1 和 T2 加权图所示改变与状况不相符的情况下。

然而,对 DTI 测量微观结构的准确解释还有很多异议。Sheng-Kwei Song 及其同事的在开创性实验工作中证实,小鼠模型单纯脱髓鞘(无轴突丢失或变性)导致径向扩散率(RD)升高,轴向扩散率(AD)不变。相反,直接轴突损伤导致 AD 减低。基于这些发现,许多研究者得到了相似的结论,白质区域 RD 升高反映了主要是髓鞘损伤,而 AD 减低反映了主要是轴突损伤。不幸的是,这一相反结论不一定是有效的。首先,大部分实验在视神经、脊髓或胼胝体中的发现支持 AD 和 RD 与轴突病变和髓磷脂相关的解释。这些结构在中枢神经系统中是独特的,他们包含的纤维束实质上沿着单一轴突分布的。相反,大脑和脑干中很少有纤维束沿着单一轴突防线分布的区域(脑内白质大约 90% 是交叉纤维)。目前尚不知,在多个交叉纤维的区域,沿着单一纤维束方向的髓鞘形成或轴突完整将如何改变,AD 或 RD 如何转变。因此,基于目前的知识,在大脑内更加合适的解释是"改变的微观结构"使得从间接信息中得到更具体的结论。然而,该技术仍然显示出很好前景。

纤维跟踪成像

日益增多且非常重要的问题为研究者和神经放射学家采用 DTI 关注脑解剖连接时所提出的问题(如"哪个皮层和皮层下区域连接? 通过哪条纤维通路?""X 和 Y 之间的连接有多强?"个人与人群比较如何?)。为了回答这些问题,许多研究人员和医生开始构建白质纤维(或束)的可视性结构,他们使用计算机程序法来完成这个任务,该方法将纤维视为从局部(体素或像素)发出的一个连续性轨迹,从而计算出纤维束方向(如特征向量,图 26-6)。该技术通常称为"纤维跟踪成像"。应该强调的是,纤维跟踪成像不能够重构轴突纤维或纤维束,而是通过数据来计算出轨迹或路径,期望所得轨迹平行于轴突纤维束走行轨迹。

纤维跟踪成像最常用的一种算法是连续追踪纤维分配法(也称为确定性跟踪术)。这种算法从最初确定的点(种子区)出发,在主要特征向量方向上逐个计算像素传播,直到低于预设 FA 阈值或遇到最大转向角,表明此点为纤维通路终结点(见图 26-6)。该图形为流线形、可视化各向异性扩散图;更重要的是,该图并非轴突或纤维束真实的可视化图像。另外,起源于特定区域的流线的数量与所选体素内种子点的数量成正比,因此并不与实际解剖连接直接相关。然而,假设在感兴趣区内(大部分软件包不是固定值,可以认为操作)每个体素的种子点数量相同,流线的数量能够代表潜在的组织微观结构,故可作为组间水平比较的标准。

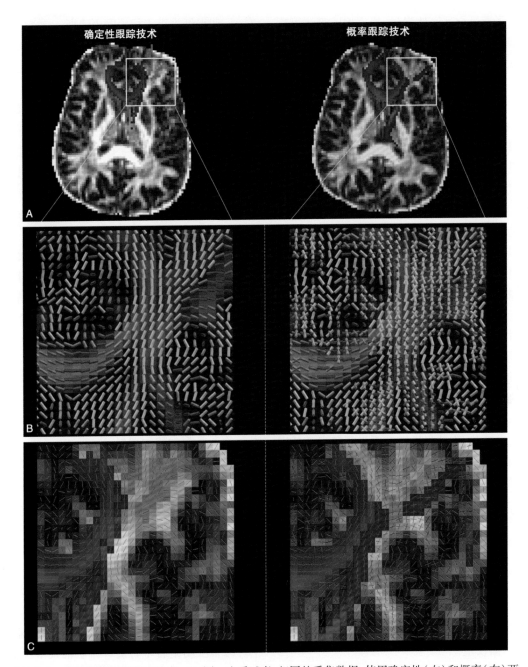

图 26-6　确定性和概率跟踪技术。**A**,同一个受试者,相同的采集数据,使用确定性(左)和概率(右)两种方法,用同样的种子和路径用来跟踪标记丘脑前辐射(蓝色)、胼胝体膝部(红色)和下额枕纤维束。**B**,在确定性纤维跟踪技术,各向异性的方向沿着主特征向量这个轴,反映了左侧体素的图像。(颜色标示同图 26-5)。相反,概率纤维追踪成像模型作为概率分布的各向异性,解决了 2 个纤维的问题,右图所示,主要轴度量上大于次要轴。**C**,在交叉纤维区两种方法的结果差异是明显的,左侧确定性纤维跟踪技术(主特征向量用粉色标记)未能显示许多右侧概率算法(主特征向量和次特征向量分别用粉红色和蓝色标记)所显示的纤维

纤维跟踪技术的最主要缺陷之一为用于重建 DTI 数据的数学模型是以假设每个体素内仅有单一纤维束为基础的。然而,在多数 DTI 采集的解析中(每个方向≥2mm)中,许多体素包含了平行以外的多种形式的纤维束(1/3～9/10),包括交叉、扇形、分枝状或瓶颈样纤维。交叉性纤维束的存在为利用 DTI 数据进行追踪纤维成像中遇到的最主要问题。首先,交叉或其他非平行方向纤维在主特征向量上的主要效应是减

少了主特征向量值。随后,该效应引起 FA 减低,如 FA 值低于预设值时,则跟踪纤维成像算法将过早终止。其次,由于算法仅遵照主特征向量,可能会产生杂散的线束(如线束传播到垂直于主特征向量的交叉区时可能产生弯曲,然后在新的方向上延伸)。

解决与采用确定性跟踪纤维成像和 DTI 参数相关缺陷的方法是,用来源于弥散张量的信息获得 3D 水分子分布概率图,而不是限制水分子仅沿主特征向量方向

运动。当水分子通过交叉区体素时,概率追踪算法可算出水分子在多个方向上的活动。目前,概率算法可在每个体素内建立出2个(及以上)不确定的纤维方向的模型。通过从一个种子区发射大量线束完成追踪,以每个体素水平为基础(而非沿主特征向量方向),在既往确定的3D概率分布中绘制纤维束的延伸。相关纤维的方向始终保持与以前位置的方向最平行的模板方向一致,而不遵循主观设定的角度阈值。在获得足够数量的样本后,所得到的是一个每个体素内纤维束不确定性的概率图,以及最有可能为主导地位的线束图(见图26-6)。值得注意的是,该方法并不能解决交叉纤维的100%确定性问题,但与确定性方法相比,概率图是对主导地位纤维路径的更稳健的评价。此外,它能显示两侧皮质脊髓束、皮质延髓束和上纵束的内侧部分,确定性纤维追踪成像常不能发现这些结构。图26-6比较了确定性和概率性算法对通过高密度、交叉程度较高的脑区的纤维建模情况。概率算法的结果对交叉纤维束(如下额枕束和丘脑放射前部)的显示明显较优越。在单向纤维束(如胼胝体膝部)显示中的结果相似。尽管在交叉纤维束区域的建模能力得到改善,但概率纤维追踪成像仍不能完全解决这种缺陷,弥散张量模型不是了解交叉纤维区生理情况的合适模型。该局限性要求进一步改进方法,将在下一节中描述。

高级弥散成像技术

推荐使用高级弥散成像技术解决DTI模型的两个主要缺陷:多个/交叉纤维束和随着b值增长信号强度的指数式衰减。但目前这些方法在临床中应用受限,源于其采集时间过长和数据分析需要更强大的计算资源。然而,随着技术的改进,这些技术可能将出现于临床MRI扫描仪上。

为了解决交叉纤维的问题,HARDI方法(有时称为"Q-球")提取许多弥散方向(如64~256个方向),然后进行常规DTI采集(如约30,虽然DTI分析是尽可能小于6)。因此,采用更复杂的模型而不是简单的张力模拟生理状况(进一步的细节,有兴趣的读者可参阅参考文献11~14)。使用这些技术,可模拟2个、3个甚至更多的交叉纤维束。结合概率纤维束成像,可提供用于模拟脑结构连接的强有力技术,甚至在一些具有众多交叉纤维的区域也可取得成功。多数情况下,HARDI采集使用高b值(约3000s/mm²),而非DTI采用的b值(约1000s/mm²)。原因为,由于轴突内水分子与轴突膜间隙很小,故其在垂直于轴突方向上的弥散受限,而轴突间水分子则不同。因此,使用高b值将抑制间质水分子

信号,使得纤维束走行轮廓更清晰。

由于绝大多数体素包含间质水和轴突内水,每种类型水分子的相对贡献发生了变化,故在高b值情况下,信号衰减与b值相关并呈指数衰减。量化这种偏差的方法是DKI,在多种b值水平上采集数据;"峰度"采集可描述指数衰减偏差(DKI采集和分析的详细内容见参考文献16)。与DTI相比,DKI对于微小组织微观结构改变更加敏感,也能发现神经组织病理改变的更多信息(比如胶质瘤的分级)。然而,在典型DKI采集中,在附加b值而非附加弥散梯度方向上采集数据,故角度分辨率小于HARDI。

最后,"最终"的DWI采集为多个梯度方向和多个b值上获得,尽可能完全准确地表现水弥散特点,同时模拟交叉纤维束及非指数衰减。该技术称为DSI或Q空间成像。数据采集需求很高;通常一个DSI程序需要分别采集512个独立DWI,以常见的DWI采集规程而言,该项程序总耗时间超过1小时。

关键点

多种障碍阻止了水弥散(包括轴突鞘以及胶质细胞和星形细胞细胞膜)。

DWI信号衰减仅依赖于水分子在给定弥散编码梯度方向上的弥散程度。

DWI和ADC除了对液体平衡和细胞内水敏感外,还对细胞外间隙内水分子的相对特性敏感。

由于新生儿脑内水分含量高且与在弥散编码梯度方向上信号衰减增加以及弥散度增加的细胞外水分增多,故新生儿进行DWI检查时,应采用低b值(如b=700s/mm²)。

纤维追踪成像通过资料计算出与存在的轴突纤维束主要走行平行的纤维轨迹或路径。

先进的弥散成像技术解决了常规纤维追踪成像的两个主要缺陷:①多个/交叉纤维束;②随b值增加,信号衰减发生呈指数衰退的偏差。

推荐阅读

Jones DK, Knösche TR, Turner R. White matter integrity, fiber count and other fallacies: the do's and don'ts of diffusion MRI. *Neuroimage*. 2012;pii:S1053-S8119 (12)01025-7, doi: 10.1016/j.neuroimage.2012.06.081 [E-pub ahead of print].

Roberts TPL, Schwartz ES. Principles and implementation of diffusion-weighted and diffusion tensor imaging. *Pediatr Radiol*. 2007;37:739-748.

参考文献

Full references for this chapter can be found on www.expertconsult.com.

第 27 章

功能磁共振成像

JAMES LEACH

功能磁共振成像的生理学基础

功能磁共振成像（functional magnetic resonance imaging，fMRI）基于血氧水平依赖（blood oxygen level-dependent，BOLD）对比效应和神经元活动性-脑血流量耦合。BOLD 效应的基础是 MRI 具有辨别血红蛋白氧合状态下磁特性的能力。含氧血（氧合血红蛋白）具有反磁性，不对 MR 信号产生磁敏感相关性去相位。脱氧血红蛋白为顺磁性，对局部磁场均匀和相位一致性产生更加突出的效应，导致信号丢失。故血管床内氧合血红蛋白和脱氧血红蛋白浓度的相对变化，导致局部 MR 信号改变。神经元活动性提高引起脑血流量增加，导致氧合血红蛋白浓度相对增加，从而使局部 MRI 信号增加。看似简单，但 BOLD 反应的实际生理学基础是很复杂的，成为不断研究的课题。与成人相比，脑发育过程中的许多解剖和生理变化改变了儿童的 BOLD 反应。尽管存在生理差异，但儿童基本 BOLD 反应还是与成人相似，只是存在某些任务相关性差异。新生儿和婴儿的 BOLD 反应与年长儿和成人明显不同，对其的解释也不同。

在儿童中进行 fMRI 检查的技术要点

进行 fMRI 检查要求配备了具有进行 fMRI 序列扫描能力的梯度硬件的 MRI 扫描仪，刺激/演示硬件和连接扫描仪并可同步进行刺激和 MR 成像的软件，记录病人反应的软、硬件和产生激活图的后处理软件。通常使用平面回波成像（EPI）T2*-敏感梯度回波技术将微小的 BOLD 效应变化显示为 MR 信号。由于对 BOLD 对比效应的信噪比和敏感性增高，故 3T 扫描仪适于进行 fMRI 检查。

有效的儿童临床 fMRI 检查要求特殊的准备和资源。在程序性检查前，应对患者存在的神经功能缺陷、发育水平和完成 fMRI 规范的能力进行评估。以平静的态度对患儿及其父母解释 MRI 过程和 fMRI 范例，以患儿为中心的环境布置非常重要。fMRI 范例练习很重要，有助最大限度完成 fMRI 范例并适应根据患者的临床和发育水平做出的任务。视频演示和装饰扫描仪对儿童适应 fMRI 环境至关重要。应该最大限度使患儿感到舒适。

在儿童中，患儿的运动会影响 fMRI 检查。尽管可采用一些方法回顾性的矫正头动，但大幅度的头动常导致 fMRI 数据无法被使用。可使用头线圈咬合条、充气头垫和额头、下巴托，但是较难操作。年幼儿和男孩头动更加明显。年长儿和女孩具有更高的检查成功率。经过详尽适当的准备，大部分申请进行临床 fMRI 检查的儿童能够完成多任务模式的 fMRI 检查。实时 fMRI 进程的常规应用可减少不适当检查的数量。

通常情况下，在受试者在活动性认知和控制任务之间转换时，进行脑重复采样（每个重复周期进行一次脑容积扫描）（fMRI "范式"）。常用的 fMRI 范式需要 3~7 分钟的成像时间，在 3~5 行为转换循环中采集 100 或更多的容积影像。虽然可以施行很多方法，但是临床 fMRI 最常用者为 "组块-间期性" 设计，任务和控制（基线）组块循序呈现。理想的 fMRI 范式引起执行感觉、运动或认知任务的脑区分别激活，而其他脑区不激活。正确的选择有差别的控制和任务状况非常重要，必须仔细匹配，以引出可检测到的 BOLD 信号和感兴趣区的独立功能。为了在儿童中成功地进行 fMRI 检测，必须选择适合年龄和发育状况的范式。

fMRI 需要图像处理和放射科医生的解释。在执行 fMRI 范式期间，当数据采集完成后，通常的图像处理过程包括减少 EPI 伪影、矫正磁敏感相关的扭曲、减少采集过程中患者的移动效应、将 T2* EPI 图像对齐并转化到一个高分辨率的解剖数据库中、对执行任务期间的 BOLD 信号变化进行以体素为基础统计学分析（统计图）（图 27-1）。绝大部分临床 MR 系统或日益增多的第三方供应商可提供越来越多的、新型的、以临床为导向的操作选件。临床 fMRI 中最常用的统计学方法一般线性模式和交互相关法。确定临床个体患者的最佳统计学阈值很复杂。为了最大地发挥检查的临床有效性，在多种不同阈值水平上评估 fMRI 检查非常重要。

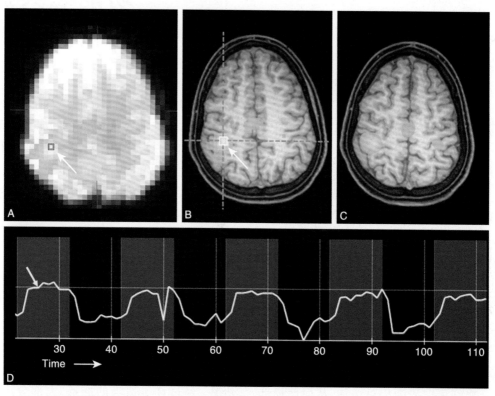

图 27-1 双手弹指功能磁共振（fMRI）和 fMRI 统计图外观平滑效果示例。A，平面回波成像叠加非平滑统计激活图。位于最大统计学意义区的单体素感兴趣区（箭头）。B，非平滑统计激活图叠加至 1mm 各向同向 T1 加权图显示激活区覆盖右侧中央沟手运动区（箭头）。叠加解剖 MRI 图使得 fMRI 激活区与解剖和病理相关。C，fMRI 激活图叠加至 1mm 各向同向 T1 加权图并平滑 fMRI 数据。D，fMRI 范式期间感兴趣区单个体素（A 箭头）的实际信号强度。蓝色时间是弹指时间。黑色时间是休息时间。任务开始后信号增减有延时（血流动力学效应，箭头）

fMRI 在儿童中的临床应用

虽然许多儿科 fMRI 适应证正处于研究评估中，但儿童 fMRI 最常见的临床应用是难治性癫痫患者术前评估语言和记忆功能的以及确定脑内病变（如肿瘤和海绵状血管畸形）患儿的潜在优势半球。

局限性

在临床上，对患者进行和解释 fMRI 检查时，应牢记某些基本概念。例如，fMRI 激活区无功能特异性，没有被激活的脑区并非没有重要的脑功能。fMRI 程序是对神经元功能的间接评价，其依赖于统计绘图技术，这在临床上并不规范。脑血管自动调节以及神经与血管耦合发生变化所致的病理状态（包括血管急性栓塞、富血管肿瘤和动静脉畸形）可直接改变 BOLD 效应。磁敏感效应区域（如颅底、鼻窦、血肿和既往手术）的伪影可能降低 fMRI 的灵敏性。镇静也明显改变 BOLD 反应。

感觉运动系统评估

最常见且可重复应用于临床患者的 fMRI 为感觉运动系统评估（图 27-2）。fMRI 激活区为沿着中央沟分布的躯体运动区。次级区域常包括辅助运动区和运动前区皮层。最近研究指出，fMRI 所得结果与作为手术金标准的直接电皮层刺激（ECoS）的一致性几乎达到 100%。当相邻肿块使中央沟的正常解剖关系发生变化时，感觉运动 fMRI 评估最有效；fMRI 能够在这类病例中指导手术方法（图 27-3）。据报道，癫痫儿童术前进行运动 fMRI 检查的成功率较高（93%）。

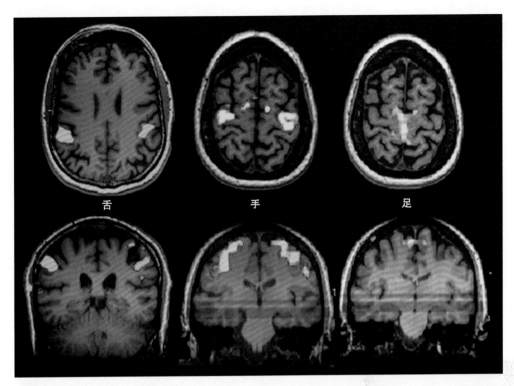

图 27-2 使用临床功能磁共振的不同运动范式示例。舌:闭嘴时舌头有序运动。手:有序的双手弹指。足:有序的双足伸展、弯曲。常用的临床范式包括有序的手指拇对掌、抓手、腕关节弯曲伸展、足弯曲伸展、嘴唇皱起和运动评估的舌头活动和评估感觉部分的吹起或刷子的触觉刺激

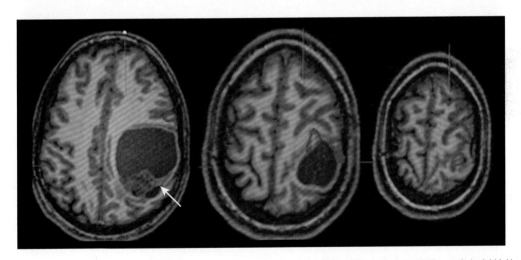

图 27-3 15 岁男孩渐进性右侧肢体无力。解剖磁共振显示左侧顶叶巨大囊实性肿块,正常解剖结构移位;功能磁共振(fMRI)来更加准确评估运动的部位。右手有序弹指运动 fMRI 显示激活区沿着肿块的上方和前方。后入路手术全切除肿块后没有出现新的功能障碍。病理提示肿块为间变性室管膜瘤

语言评价

许多临床和 fMRI 研究指出,大部分人左侧大脑半球是语音和语义的优势半球。大部分儿童语言偏侧化 fMRI 研究的激活表现与成人相似,从而支持了"语言网络建立于幼儿期"的理论。然而,多个横断面和纵向 fMRI 研究表明,发育过程中多个语言范式显示 BOLD 的位置发生改变。一般情况下,与成人相比,儿童的激活范围更大,这可能与脑成熟程度不同有关。语言优势半球与利手有关,大约 95% 的右利手受试者的语言优势半球为左侧,而大于 20% 的非右利手受试者(为双利手或左利手)表现为不典型(非偏侧化或右侧)的语言优势半球。在解释儿童语言 fMRI 检查时要牢记这些发现。

语言评估范式

人们创建了多种 fMRI 范式用于评估语言功

能的不同方面(图 27-4)。为了更加充分的确定语言进程,应在临床患者中使用多种语言任务。使用多种任务可减少非诊断性发现,提高可靠性

及有助于证实语言偏侧化。儿童中最常见的三种范式是生成动词、语义决定和故事进程(见图 27-2)。

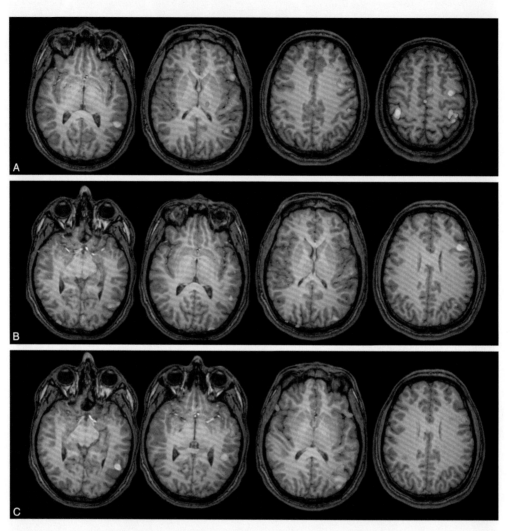

图 27-4 一个难治性癫痫的右利手 12 岁女孩的语言功能磁共振(fMRI)示例。A,动词生成(控制任务:弹指)。动词生成期间 fMRI 激活统计图(橙色区域)显示左侧偏侧化,尤其是左侧额下回和左颞叶,这是一种常见的模式。弹指激活沿着双侧中央沟的运动区,以及公认的中线辅助运动区。B,语义决定(控制任务:声调识别)。常见的左侧偏侧化模式显示明显的额下回和颞叶激活,这是一种常见的模式。语义决定任务为额颞叶语言区提供了更多的评价,增加了直接评估病人状况的能力。C,故事进程(控制任务:倒着读)。颞叶明显左侧激活。额下回也是左侧激活。这些模式指出该患者为典型的语言左侧偏侧化

生成动词任务(图 27-4A)涉及一系列具体名词的听觉呈现。患者秘密的(静静的)想出尽可能多的与名词相关的动词。控制任务包括休息或双侧手指按顺序敲击。适合儿童的语义决定任务涉及单个单词(动物名字)的听觉呈现(图 27-4B)。如果动物与所示的语义属性相符(如:"这个动物是四条腿行走吗?"),这个儿童按下按钮。在控制条件下,患儿以一个特定的音调顺序听一系列的音符。故事进程任务常涉及简单故事的听觉呈现,每一个故事均由特殊排

列的复杂语法结构的句子组成(图 27-4C)。控制任务是听各种系列的不同音调或短暂的语言反转相同间期。其他任务如语音韵律、阅读命名反应和听读理解句子也被成功运用于儿童中。

临床检查解读

解读儿童语言 fMRI 难度较大。在临床和研究中,描述语言偏侧化和优势半球常用基于感兴趣区(region of interest,ROI)"偏侧化"或"不对称"指数(laterality index,LI)来表示。LI 的计算以被用来计算被激活的体素,ROI 和 fMRI 任务的统计学技术和阈值为基础。当 ROI 选择在典型语言区时,结果更加具有说服力。推荐在个体患者中使用多个阈值或 fMRI 任务以便更加完整的评价语言偏侧化。有趣的是,目测评估个体患者的偏侧化所得结果堪比 ROI 为基础的 LI 计算的结果。通常,临床患者 fMRI 检查结果被解读为左侧优势半球(典型的激活模式)、右侧优势半球和双侧或非偏侧化语言特征。由于 fMRI 所示双侧激活模式往往无法得到确切解读,故其对临床患者的评价存在疑问。癫痫、围产期脑卒中和产前或围产期获得病变可能影响语言发育,导致语言功能偏侧化发生改变。

语言功能磁共振的验证

手术前确定语言优势区的传统方法是 Wada 或颈内动脉异戊巴比妥程序(intracarotid amobarbital proce-dure,IAP)。绘制语言图的另一种方法是手术中患者清醒时或使用硬膜下电极直接 ECoS。IAP 昂贵、有创,儿童中使用更加困难,且该方法具有虽小但明确的并发症风险,其有创特性也限制了重复评估。虽然 IAP 能够提供偏侧化信息,但是它不能对脑内语言功能区空间定位,而这正是 fMRI 的优势。

关于 fMRI 和 IAP 的语言偏侧化的研究显示,两者一致性达到 85%~90%,使用多种任务还可提高一致性。不典型语言偏侧化患者中,尤其是双侧、非偏侧化特征患者,最常见不一致。新皮层癫痫(儿童较成人常见的癫痫)和左颞叶癫痫患者 fMRI 和 IAP 间也较常见不同。仅有一些特意比较了儿童语言 fMRI 和 IAP 相关性的研究提示,在 80%~100% 的患者中达到一致。虽然 fMRI 无法在所有情况下取代 IAP,但是常规 fMRI 检查可显著减少 IAP 的使用。

fMRI 程序也被尝试着用以指导语言优势区附近的手术。因为 fMRI 可显示某个脑区与特定任务有关但并非存在必然联系,故 fMRI 绘制的语言地图缺乏特异性。极少有人对语言 fMRI 和 ECoS 的局部语言图进行直接比较,其结果各异。fMRI 针对 ECoS 已经明确的关键语言区的识别敏感性约为 22%~100%,特异性约为 61%~100%。最近一项针对成人脑肿瘤的重点研究发现,与 ECoS 比较,fMRI 识别关键语言区的总体敏感性为 80%,特异性为 78%。尽管报道的相关性各异,但是 fMRI 在指导术中 ECoS 程序和为父母及患儿优势区手术提供咨询方面是有用的。

其他适应证

fMRI 已被广泛用于儿科临床,包括对阅读和阅读

障碍、注意力缺陷-多动症、自闭症和听力丧失的评估等等。目前,fMRI 还主要作为研究工具而被应用于越来越多的临床研究。fMRI 可以评估记忆并已开始用于临床患者中。在 fMRI 激活模式与 IAP 的相关性以及成人颞叶切除术后记忆的评估方面,临床研究已取得令人鼓舞的结果;然而,儿童患者中的应用研究还较少。fMRI 程序常与其他功能方式(如弥散张量成像和脑磁图)结合,使用现代导航系统(功能神经导航)指导手术入路和切除。使用 fMRI 结合 ECoS 和无框架立体定向手术有助于儿童各种优势皮层区域病变的切除。

未来技术

fMRI 采集和处理新技术将极大扩展 fMRI 在儿童中的应用。这些技术包括 fMRI 数据的高级连接性分析和在称为"静息态"状况下获得 fMRI。静息态 fMRI 分析开始用于评估脑发育的功能网络和在一些特定的、任务性 fMRI 不可行的患者(如新生儿、婴儿和镇静患者)中确定重要的功能皮层和网络。虽然目前尚为研究工具,但是在成人和儿童中已有了初步的临床应用报道。

> **关键点**
>
> 临床 fMRI 用于儿童主要是用于与病变或癫痫相关手术前评估语言脑区。
>
> 儿童临床 fMRI 需要特殊准备及资源,以及创建适宜的 fMRI 范式。
>
> 评估躯体感觉和语言为临床 fMRI 最常见的应用。
>
> 需在儿科中进行 fMRI 范式和解读规范化以及确认和结果的研究。
>
> 新技术(如静息态 fMRI)将极大扩展 fMRI 在目前尚不能完成任务引导性 fMRI 的儿童中的应用。

推荐阅读

Holland SK, Vannest J, Mecoli M, et al. Functional MRI of language lateralization during development in children. *Int J Audiol.* 2007;46: 533-551.

Kotsoni E, Byrd D, Casey BJ. Special considerations for functional magnetic resonance imaging of pediatric populations. *J Magn Reson Imaging.* 2006; 23:877-886.

Leach JL, Holland SK. Functional MRI in children: clinical and research applications. *Pediatr Radiol.* 2010;40:31-49.

O'Shaughnessy E, Berl M, Moore E, et al. Pediatric functional MRI: issues and applications. *J Child Neurol.* 2008;23(7):791-801.

Wilke M, Holland SK, Myseros JS, et al. Functional magnetic resonance imaging in pediatrics. *Neuropediatrics.* 2005;34(5):225-233.

第 28 章

灌注成像和脑磁图

ARASTOO VOSSOUGH

灌注成像

在脑血管文献中,"灌注成像"为通过测量血流动力而得到脑功能参数的各种方法的统称。在放射学中,临床应用和评估中三个最常用的参数是脑血容量(cerebral blood volume,CBV)、脑血流量(cerebral blood flow,CBF)和平均通过时间(mean transit time,MTT)。CBV 指的是特定时间内特定重量脑组织内的血液含量(体积),用 ml/100g 为单位。CBF 是指通过某个脑区的血流量,通常用每分钟脑组织含血量为单位,即 ml/100g 分钟。MTT 是指血流在脑内动脉输入和静脉输出之间的时间,也就是血流在脑毛细血管循环的时间,常以秒为单位。中央容积定理可用来描述三个参数之间的一般关系:

$$CBV = CBF \times MTT$$

获得不同灌注参数可使我们了解不同疾病时脑和脑血管的生理状态,有助于病人治疗。脑灌注可以通过下述各种方法测量,包括磁共振成像(MRI)、计算机断层扫描(CT)和核医学技术。这些技术在图像采集时间、空间分辨率、内源性或外源性追踪剂的使用类型和获得不同灌注参数测量的能力或准确性方面有所不同。灌注成像的临床应用包括脑血管疾病、脑肿瘤的评估以及其他疾病脑灌注的效果。

灌注 MRI

灌注 MRI 通过动态注射钆造影剂或不注入造影剂而使用 MRI 标记技术标记血管内质子[如动脉自旋标记(arterial spin labeling,ASL)]实施。

动态磁化率对比灌注 MRI

动态磁化率对比(dynamic susceptibility contrast,DSC)灌注 MRI 是以磁化效应为基础使用 T2 加权,更多的时候使用 $T2^*$ 加权成像的灌注技术,最常用于对

脑肿瘤和卒中的诊断中。该方法建立于如下原则之上,即高浓度大分子的钆对比剂通过血管时,含有对比剂的血管与脑组织之间磁化率不同引起信号的改变,这种信号改变能够转化为与每个体素内血容量分数成比例的弛豫率的变化。通常在首次灌注期间(约1分钟)采集数据,在此期间静脉快速注入高浓度大分子钆螯合物。采集数据期间的时间-信号强度曲线显示,对比剂进入脑内使得信号快速减弱,首次通过结束后信号回到基线附近(图 28-1)。这些测量值用以得出相对 CBV 图,时间信号强度曲线通过各种数学方法可推导出其他灌注参数。

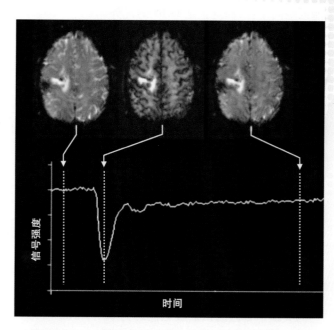

图 28-1 动态磁化率对比灌注磁共振成像的采集。通常情况下,通过头部连续扫描大约 1~1.5 分钟获得快速平面回波采集。快速注入钆类对比剂,使得在对比剂首次通过脑时信号强度瞬间下降。首次通过后,信号恢复正常,但往往不完全。绘制出每个体素包括脑组织和血管结构的首次通过前、中、后的时间-信号强度曲线,推导出各种灌注参数

为了在动态对比中获得足够的时间分辨率,许多中心目前使用梯度回波平面成像序列进行临床 DSC

灌注 MRI。这种技术对于导致磁场不均匀的物质如血液、钙、骨、金属或气体界面（如颅底）等是非常敏感的。使用 DSC 成像时必须考虑多种技术因素。CBV 图的准确性很大程度上依赖于采集和后处理方法。在研究病灶特征时需考虑检查中使用的数据采集类型非常重要，因为不同采集类型的结果和阈值是不同的。灌注参数的获得则依赖于各种处理软件所使用的数学模型，必须认真比较不同计算方法所得结果。有时，在进行完整 DSI 采集前，使用小剂量对比剂注射以校正漏出量，使计算灌注参数更加精确。

DSC 灌注主要用于评估脑血管疾病和脑肿瘤治疗。DSC 灌注能够评估急性卒中患者的缺血半暗带，有助于这些患者的影像分类和治疗。DSC 灌注也用于脑肿瘤与其他脑内肿瘤样病变的鉴别、脑肿瘤术前分级、原发肿瘤和转移瘤的鉴别、评估；疗效以及肿瘤复发与放射性坏死的鉴别。

动脉自旋标记灌注 MRI

ASL 灌注成像不需要注射外源性对比剂。它采用磁性标记动脉血作为内源性流动示踪剂。图 28-3 显示了常用的 ASL 技术方案。获得两组图像，一组作为脑的基线图像，另外一组在颈部使用反转或饱和射频

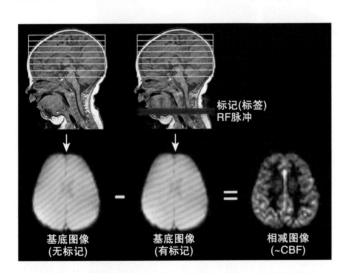

图 28-3 动脉自旋标记灌注磁共振成像一般原则的原理图。使用射频脉冲（RF）获得一次没有和一次有血液中水质子标签的头部图像。标记的（或标签的）血流入脑内，没有标签和有标签的图像相减，由于标记血液质子导致的差异图像与脑血流量（CBF）成正比

脉冲标签（或标记）动脉血水质子。短暂的一段时间后获得第二组图像，以使标记的血液流入成像层面。基线和标记后图像相减所得的剪影图与进入脑的血流成正比。剪影图可得到 CBF 的量化测量值。ASL

标记和成像有很多的方法，本章不讨论这些细节。通常情况下，图像采集常使用平面回波或螺旋非平面回波技术。ASL 成像耗时明显比 DSC 灌注 MRI 长，因为动脉自旋标记的信号改变非常微弱（在 0.5% 到 3% 之间），需要多次采集信号的平均值才能获得可接受的信噪比。3T 成像显著提高了 ASL 成像的信号和质量。由于图像剪影和采集时间长，故 ASL 灌注对于运动伪影非常敏感。

与外源性对比灌注方法相比，ASL 有许多潜在的优势。ASL 不需要快速注射大量的大分子对比剂，有时在年幼儿中会出现难以建立适宜的静脉通路和肾功能不良的问题。ASL 有可能提供量化的灌注数据，如果患儿出现活动，ASL 可以在同一次成像中反复扫描。ASL 灌注的缺点主要包括，成像时间长，对患者移动敏感，无法方便获得 CBV 和 MTT 参数，标注和成像平面间动脉血通过延迟导致的特殊伪影（如当血液穿过侧支循环通路时）。

ASL 灌注的应用包括脑血管疾病、难治性偏头痛的变化（图 28-4）、缺氧缺血性脑损伤、颞叶内侧硬化的血流灌注不足和在脑肿瘤中的最新应用。ASL 成像在儿科的作用需要进一步研究。

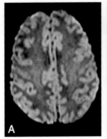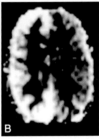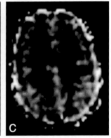

图 28-4 一个单侧偏头痛患儿的动脉自旋标记（ASL）。患者表现为急性的面部和上下肢左半身无力。急诊磁共振成像（MRI）排除了动脉缺血性卒中。弥散加权像未见异常（A），但 ASL 灌注 MRI 显示右侧大脑半球脑血流量增加（B）。两天后，患者症状完全消失，MRI 复查显示 ASL 灌注图像脑内正常（C）

计算机断层灌注成像

动态 CT 灌注成像与 DSC 灌注 MRI 有一些相似之处，在快速注射碘对比材料首次通过时连续进行脑扫描，获得时间-浓度曲线从而推导出灌注参数。可以获得 CBV，CBF 和 MTT 量化图。动态 CT 灌注成像在应用范围和速度方面具有优势，在急性卒中和 MRI 检查禁忌患者中发挥重要作用。CT 灌注常结合 CT 血管造影来评估脑血管疾病。CT 灌注时连续进行头颅

扫描导致接触高辐射剂量,但80kVp和低mA技术的运用即可取得令人满意的效果,且大大降低了辐射剂量。CT灌注成像广泛用于脑血管疾病的评估中,尤其是急性缺血性脑卒中。现已证明,CT灌注成像可显示缺血半暗带和危险组织,从而有助于患者的治疗(图28-5)。

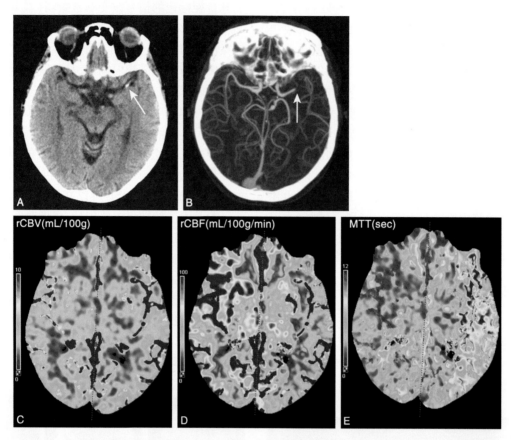

图28-5 一个急性右侧无力和失语患者计算机断层(CT)灌注成像。CT平扫(A)显示左侧大脑中动脉M1短局灶性高密度(箭头)。此时CT显示灰白质分界清楚,没有水肿。CT血管造影(B)显示左侧大脑中动脉截断(箭头)。CT血管造影后立即CT灌注成像显示,与对侧相比左侧大脑中动脉分布区相对脑血容量(C)没有明显变化,而相对脑血流量(D)减低,平均通过时间(E)增加

其他灌注成像方法

　　氙气CT灌注使用稳定的非放射性氙气,在吸入几分钟后通过血-脑屏障作为灌注的对比剂。氙气CT灌注能得到精确且量化的CBF测量值,甚至可以用来评估闭塞或狭窄性脑血管疾病患者血管舒张后脑血管的储备能力。多种核医学技术也可用以定量评估脑灌注,这些技术包括使用$H_2^{15}O$、$^{15}O_2$和$C^{15}O_2$的正电子发射断层扫描,使用^{99m}Tc-HMPAO和^{133}Xe的单光子发射CT。因为缺乏这些技术在儿科中广泛使用的有效性资料和临床经验,以及对其潜在的辐射剂量的担忧,故氙气CT和核医学灌注方法不常用于儿科。

脑磁图

　　脑磁图(magnetoencephalography,MEG)是一种记录脑内神经活动电流产生的磁场的无创性方法。MEG信号来源于从树突到细胞体的细胞内电流[39]。这些磁信号极其微弱,在10~1000毫微微T级别,要求有特殊的传感器来探测。这些磁场在一个与超导量子干涉装置耦合的特殊阵列线圈内产生电流。常用的现代MEG设备有数百个传感器通路环绕着头部。由于脑活动产生的磁场非常微弱和超导量子相关装置传感器灵敏度高,MEG很容易受到外界磁场的干扰,为了防止电磁污染,必须选址在高度屏蔽房间。在探测正常和异常脑波形时,MEG的时间分辨率很高(小于1毫秒),且与标准脑电图比较,还提供了非常出色的空间分辨率(降低至5~15mm)。MEG最重要的临床应用为参与癫痫定位诊断和获得术前脑功能图像。

　　标准MRI检查中,通过各种通路进行多个连续的记录。MEG波形分析结果通常要配准到头容积MRI中,进行异常波形或功能图像的空间定位。这种MEG和MRI的融合被称为磁源成像。在临床上,使用

"MEG"这一词语时,通常是指MRI配准的磁源成像。MEG和MRI通常是使用一些特定区域的基准标志进行配准,如鼻根和左右耳前的位置。同样的基准标志也用于判断患者运动和运动校正,这对临床解读很重要。MEG具备从脑的"虚拟深度电极"获得信息的能力,故在MEG波形数据采集后,使用各种复杂的数学模型和算法可进行来源定位。

MEG检测中常会出现各种伪影。肌肉抽搐、眨眼和心电活动可以引起MEG波形的变化。牙齿和牙齿矫正器、迷走神经刺激器(即使关闭)、金属穿刺物也会引起MEG伪影。

癫痫患者的脑磁图评估

癫痫患者术前评估的主要目的是确定致痫灶或发作区。希望通过手术切除致痫灶而消除癫痫(至少明显减少发作频率)且术后神经功能障碍最小。MEG出色的时间和空间分辨率使其成为评估癫痫患者的非常有用的工具,尤其是难治性患者。MEG检查多为被动性记录发作间期自发电磁活动和放电。常需剥夺患者夜间睡眠以增加发作间期活动。在年幼儿(尤其是5岁以下儿童)或者发育迟缓或精神疾病患者中,进行MEG检查时可能需要全身麻醉。麻醉药物的选择是非常重要的,以避免致痫样改变在MEG上的相互干扰。

MEG可用于以下临床情况的癫痫患者评估中:

1. 癫痫患者MRI中没有发现结构性病变时,MEG结果有时用于指导有针对性的MRI图像"二次阅读",以发现开始很难发现的细微异常。

2. 确定其他方法所获得的定位,使术者不用长时间进行有创性颅内脑电图(EEG)监控。

3. 对致痫灶更加精确的空间定位,减少了脑切除范围和有创性EEG监控所需电极的放置。

4. 在MRI上出现多发结构性病灶时,判断哪处病变为患者难治性癫痫的主要病因灶,提示手术的可行性。

5. 出现多个致痫灶,意味着预后不佳或不宜手术。

6. 术后癫痫复发(图28-7)。

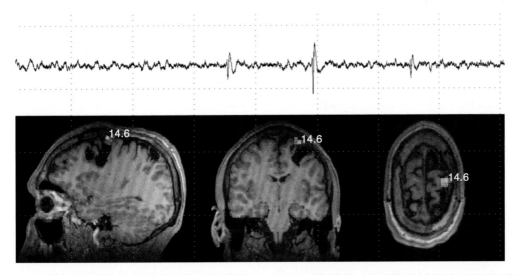

图28-7　一个癫痫手术后持续抽搐患者的脑磁图(MEG)和磁源成像。几年前,该患者由于广泛的癫痫发作进行了多次皮层切除和有创的皮层绘图。然而,虽然癫痫发作的频率有些减少,但仍是持续药物治疗的难治性癫痫。发作间的MEG显示沿着手术切除部位的中上方,在多个记录仪定位病灶时可见多个孤立的尖峰和异常慢波

7. EEG和神经影像表现不相符时。

8. EEG结果不确定时。

9. 划定优势皮层以帮助术前方案制定。

在判断出现或无明显致痫灶或伪影时,仔细查看原始MEG波是必要的。在确认MEG探测的波形显著性时,有各种自动化波形分析和统计测试软件可供使用,所测量数值之一为确定峰态,或波的"尖峰",有助于确定显著性活动的区域。MEG对癫痫患者的评估改善了癫痫的医疗质量和手术效果,为众多患者提供了重要的信息。

使用脑磁图的脑功能图

优势皮层功能图的金标准是术中直接皮层刺激和绘图。无创性检查(如功能MRI)常用于切除肿瘤、血管畸形和致痫灶术前的定位和绘图。fMRI定位使用的血氧水平依赖反应测量神经元活动时血流动力学反应,而

不是神经元活动的直接测定(见第 27 章)。许多病理生理(如动静脉畸形或某些肿瘤)过程会对 fMRI 测量的血流动力学产生不利影响和(或)使其反应迟钝。MEG 是另一种无创性确定优势皮层区域的方法。在临床中，MEG 常用于检测运动、躯体感觉和语言区域，有时也用于听觉和视觉中枢的检出。与 fMRI 类似，MEG 记录用来评估完成任务和(或)诱发刺激的反应。

运动图是通过使用左和右食指按自定速度按钮，同时记录 MEG 反应来完成的。常用的运动活动导致在 β 波段事件相关去同步化，发生于按压按钮后约 200~300 毫秒。根据运动绘图感兴趣区，偶尔其他区域(如大脚趾和手肘)也会被使用。使用各种刺激的同时记录 MEG 反应也能进行躯体感觉测试。另外，尤其是在镇静或麻醉患者中，通过无痛电流刺激正中或胫神经可进行躯体感觉测试。通常情况下，用刺激 20 毫秒后的 MEG 活动来定位躯体感觉功能。

语言绘图是 MEG 的另一个应用领域，包含语言偏侧化和定位。所使用的语言任务与 fMRI 相似，儿童中常用的语言任务包括图片命名、单词重复、词干补全和动词产生等。这些任务通常通过屏幕显示在患儿前面，在需要时操作者给予口头说明，在病人反应前约 400~500 毫秒，可利用与神经元活动相关的 ERD 评估脑内语言相关的中枢。

在实施功能绘图任务和刺激之后，目标活动区或统计学显著的 ERD 被叠加到容积 MRI 上，形成可视性 MEG 功能区图。在年幼儿和镇静患者中通常不可能进行运动和语言绘图，但可通过正中或胫神经刺激绘制躯体感觉功能图。MEG 绘制功能图可用于判断手术的可行性和风险，偶尔用于病变手术方案的制定。

关键点

灌注成像包含了大量的影像技术，用以动态测量血流动力学数据并推导出脑功能参数。

DSC 灌注 MRI 可测量 CBV、CBF 和 MTT，以上数据可在脑血管病变和脑肿瘤的影像评估中发挥作用。

ASL 灌注 MRI 为无创性检查方法，通过标记动脉血流磁性，使其成为内源性示踪剂，完成 CBF 的测量。

MEG 在确定脑内异常癫痫样活动方面为一种强大而敏感的工具，该方法还可与 MRI 融合对癫痫患儿的这些异常病灶定位。

MEG 也用于术前对脑内运动、躯体感觉和语言区域的功能评估。

推荐阅读

Chuang NA, Otsubo H, Pang EW, et al. Pediatric magnetoencephalography and magnetic source imaging. *Neuroimaging Clin N Am.* 2006;16: 193-210.

Schwartz ES, Dlugos DJ, Storm PB, et al. Magnetoencephalography for pediatric epilepsy: how we do it. *AJNR Am J Neuroradiol.* 2008;29: 832-837.

Wintermark M, Sesay M, Barbier E, et al. Comparative overview of brain perfusion imaging techniques. *Stroke.* 2005;36:e83-e99.

Wolf RL, Detre JA. Clinical neuroimaging using arterial spin-labeled perfusion magnetic resonance imaging. *Neurotherapeutics.* 2007;4:346-359.

Zaharchuk G. Theoretical basis of hemodynamic MR imaging techniques to measure cerebral blood volume, cerebral blood flow, and permeability. *AJNR Am J Neuroradiol.* 2007;28:1850-1858.

参考文献

Full references for this chapter can be found on www.expertconsult.com.

第 29 章

产前影像学

DOROTHY BULAS

每 1000 个活产婴儿中 1.4~1.6 个婴儿出现中枢神经系统(central nervous system,CNS)异常,而其在存活儿中的发生率为 3%~6%。但是,有些异常(如先天性无脑畸形)可在妊娠 3 个月以内发现,而其他畸形则需到妊娠后期才能被发现或变得明显。

超声是评估胎儿中枢神经系统异常的首选影像方法。按照既定指南仔细进行超声检查,则其对胎儿脑评估还是非常敏感的。在评价双顶径和头围、脑室大小以及小脑结构时,轴位成像非常重要。冠状位和矢状位成像能够确认透明隔和胼胝体的存在。然而,因受限于颅骨遮挡、胎位、产妇肥胖和羊水过少,超声评估胎儿脑可能是不完全的。在怀疑胎儿存在 CNS 畸形时,磁共振成像(MRI)作为辅助手段能够提供更多的信息。

MRI 的多平面成像可在任意平面观察脑,而不受胎位、羊水过少和骨骼、气体重叠的影响。单次激发

快速采集弛豫增强序列减少了运动伪影。2~3mm 的薄层扫描能够提供良好的解剖细节。T1 序列耗时较长,可通过加大层厚获得足够的信号强度,但其有助于发现血肿、钙化和胶质增生。

先进技术包括弥散加权成像、弥散张量成像和磁共振波谱成像。孕 30 周后表观弥散系数正常下降,但据报道,高危胎儿的表观弥散系数值则较高。弥散加权成像有助于发现出血和急性缺血(图 29-1)。弥散张量成像测量的是弥散的幅度和方向(各向异性分数)。虽然在胎儿脑中固有的各向异性是低的,但成像技术的改进有助于理解白质连接延迟的开始和时间。质子 MR 波谱成像提高了人们对胎儿脑代谢的评估水平。在妊娠 6~9 个月期间,肌酸和 N-乙酰天门冬氨酸峰值逐渐增高,而胆碱下降。这些峰值的变化有助于发现与胎儿期危害相关的各种情况。

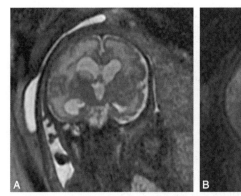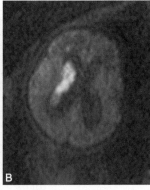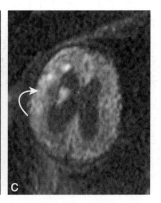

图 29-1 妊娠 32 周胎儿脑室周围出血性梗死。**A**,冠状面单次激发快速自旋回波 T2 加权磁共振成像显示脑室中度扩张、脑室内物质和右侧脑室周围白质异常高信号。轴位弥散加权序列显示侧脑室内(**B**)和额叶深部白质(**C**,箭号)弥散信号升高,符合脑室内血肿和脑室周围出血性梗死

超快 MR 序列和后处理方法的不断发展,使成像技术能够评估胎儿脑发育过程中的生长、组织化和重构进程。三维容积检查已可获得健康与高危胎儿脑生长的量化评估值。先天性心脏病胎儿与正常胎儿相比,其妊娠晚期脑生长障碍,从而提供了评价异常

胎儿脑生长时间和进程的方法。胎儿脑的三维重建可进行皮层测量(如表面积和脑回形成指数)。

虽然胎儿 MRI 目前在 1.5T 扫描仪上进行,但为了有助于技术创新,先进的成像序列可转移到 3T 扫描仪。但是,特殊的热比吸收率的增加和运动伪影限制了 3T 扫描

仪的应用。我们希望利用这些先进的神经影像技术提高我们评估胎儿脑异常的能力、提供高危妊娠的监控方法，从而有助于产科咨询、胎儿干预计划和围产期管理。

胎儿脑的正常发育

正常胎儿形态和发育知识对于评估异常是很重要的。妊娠 18～24 周，脑表面光滑，脑沟浅小。直到妊娠晚期，脑室、脑外蛛网膜下腔（包括枕大池）均较显著（图 29-2）。

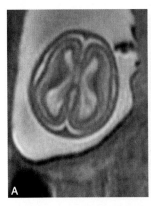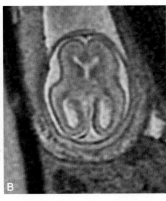

图 29-2　正常发育。 孕 19 周轴位单次激发快速自旋回波 T2 加权磁共振成像（A）显示皮层光滑、脑室较大和蛛网膜下腔。沿着侧脑室壁可见低信号的生发基质。B，孕 22 周，可见外侧裂的轻度折叠

MRI 可显示神经细胞迁移模式，可见生发基质、细胞疏松区和皮层三层结构。生发基质表现为沿侧脑室壁走行的 T2 低信号，妊娠 28 周后从后向前逐渐消失。细胞疏松区代表了胶质细胞迁移，最终变为白质。在妊娠中期（第 4～6 个月），皮层带呈等信号。

胎儿皮层覆盖遵循既定的成熟过程。脑回形成过程贯穿于整个妊娠中晚期（妊娠第 4～9 个月），并可用于评估胎龄（框 29-1）。妊娠第 32 周，可见大范围内脑回和脑沟形成（图 29-3）。

框 29-1　脑回成熟
• 孕 18 周　大脑纵裂
• 孕 20～23 周　顶枕沟
• 孕 22～23 周　胼胝体沟
• 孕 24～25 周　距状沟
• 孕 24～26 周　中央沟
• 孕 26～28 周　中央前沟和中央后沟
• 孕 28 周　颞上沟
• 孕 30～32 周　颞上沟前部

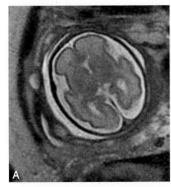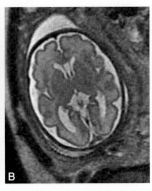

图 29-3　脑沟形成过程。 A，孕 28 周轴位单次激发快速自旋回波 T2 加权磁共振成像显示脑沟形成过程伴生发基质退化。B，到孕 32 周，所有主要脑沟形成

胎儿脑室扩大

直到妊娠晚期，胎儿脑室还较脑实质显著。妊娠第 25 周后，脑室管道样形态发生改变。胎儿脑室扩张的定义为，脑室测量大于 10mm 伴脉络丛从内侧壁分离（即脉络丛漂浮）。脑室扩大可能是由于阻塞、萎缩、发育不良，或者为罕见的脑脊液产出过剩所致。超声和 MRI 用于仔细寻找可以提示染色体异常（如 13-三体、18-三体或 21-三体）、畸形（如 Chiari Ⅱ型、Dandy-Walker、胼胝体发育不全、或前脑无裂畸形），或破坏性病灶（如梗死或感染）的表现。

脑室扩张的程度与活产率和新生儿期的生存率有关。对于轻度和中度脑室扩张（10～15mm）患儿，应寻找其他的异常，且染色体检查对于进一步的诊断非常重要。约 10%～25% 单纯脑室扩张者可见异常结果；如合并其他异常，则结果更加糟糕，仅 50%～80% 的胎儿神经发育正常。一项大样本评估胎儿脑室扩张的研究发现，运动所受影响远大于认知或适应性所受影响，但产前脑室直径并不与生后神经发育直接相关。

胼胝体发育不全

胼胝体在妊娠第 8～20 周间从膝部到压部形成。嘴部在孕 18～20 周最后形成。畸形可为完全型（胼胝体未发育，ACC）或部分型（发育不全）。超声很难显示胼胝体，尤其在妊娠几周内和（或）出现发育不全时。超声和 MR 表现包括枕角呈管道状，侧脑室平行，透明隔缺如和第三脑室上抬（图 29-4）。在显示透明隔和胼胝体存在与否时，冠状面成像尤为重要。在 ACC 病例中，

Probst 束使额角狭窄、内缘平直,前者的存在表示胼胝体纤维并未跨越中线。第三脑室可能向上延伸成为半球间囊肿。在矢状面上大脑沟呈放射状排列。合并的脂肪瘤在超声上表现为高回声,而在 T2 加权 MRI 上则与灰质信号强度相等。如果 ACC 为孤立性病变,则 15%~25% 将出现发育缺陷,10% 可能为非整数倍染色体畸形。如果伴有其他异常,如 Dandy-Walker 畸形、皮层发育不良或脑膨出,则预后不佳。

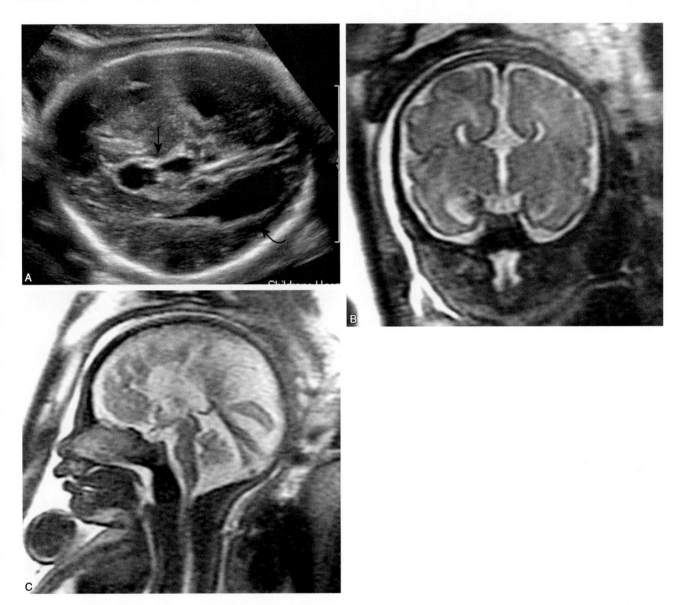

图 29-4 胼胝体缺如。A,胎儿轴位超声图显示枕角扩张(曲线箭号)和第三脑室高骑(箭号)。B,冠状位 T2 加权成像显示透明隔缺如,伴第三脑室高位。前角内侧壁被 Probst 束缩进。C,矢状位 T2 加权像显示放射状内侧沟垂直于胼胝体。胼周沟未显示

神经管畸形

超声可诊断颅脑神经管畸形,包括先天性无脑畸形、露脑畸形(颈椎闭合不全和胎儿头膨出)、Chiari Ⅲ 畸形(下枕部/上颈部脑膨出)和颅骨脑膨出(图 29-6)。MRI 对于进一步确定脑疝的数量和发现相关颅内异常发挥作用。

脑脊髓脊膜膨出伴 Chiari Ⅱ 畸形为最常见的神经管畸形。超声诊断 Chiari Ⅱ 畸形所见颅内征象包括小脑延髓池较小或缺如、小脑下疝(香蕉征)、额部凹陷(柠檬征)和脑室扩大。MRI 能进一步显示脑干和小脑疝的程度、鸟嘴样顶盖、灰质异位、蛛网膜下腔狭窄和胼胝体发育不全。胎儿手术后,后脑疝可能恢复,以减少出生后进行分流术的需求。

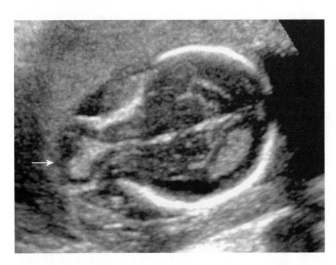

图 29-6　脑膨出。孕 16 周胎儿轴位声像图显示额骨缺如伴前方脑内容物疝出（箭头）

前脑无裂畸形

前脑分裂失败导致前脑无裂畸形；视隔发育不良为最轻类型，无脑叶前脑无裂畸形为最严重类型。这些畸形常见于某些遗传综合征，如 Meckel-Gruber 综合征、Smith-Lemli-Opitz 综合征、13-三体综合征和 18-三体综合征，以及接触致畸物。中线结构常可见异常，包括象鼻、三角头畸形、独眼畸形、眼距过窄和面部裂。超声能够诊断最严重的无脑叶型，但即便是 MRI 也很难诊断轻微的有脑叶型前脑无裂畸形。

无脑叶型前脑无裂畸形是由于前脑泡完全未分裂所致，表现为单个脑室，在超声中呈现为"接吻的脉络丛"。丘脑和基底节融合。大脑镰、胼胝体和大脑纵裂缺如（图 29-8）。有半叶或叶形成时，存在大脑后

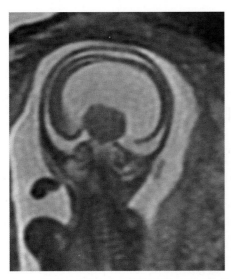

图 29-8　1 例孕 17 周未分叶前脑无裂畸形。胎儿脑冠状位单次激发快速自旋回波 T2 加权磁共振成像显示单侧脑室内单个神经组织地幔和丘脑融合

纵裂，而胼胝体膝部缺如。有脑叶型前脑无裂畸形可存在正常丘脑和胼胝体压部，前部额叶融合、额叶多发育不良。透明隔和大脑镰前半部分缺如。端脑融合畸形是一种变异型，表现为两侧顶叶前部或额叶后部跨过中线融合。

视隔发育不良是指脑室扩张、透明隔缺如和侧脑室额角平直，脑裂畸形、灰质异位和胼胝体发育不全也常见于这种散发疾病中，MRI 显示更加清晰。

后颅窝畸形

小脑和脑干畸形根据后颅窝大小分为：小、正常或大。枕大池的测量是从蚓部的中线后方到枕骨内侧，正常测量值在 3~10mm 之间。虽然超声能够识别多种后颅窝畸形，但在观察小脑蚓部、脑干和小脑幕的位置时，MRI 更有用途。

发现后颅窝变小时，应考虑 Chiari 畸形，努力寻找可能伴随的脑脊髓脊膜膨出。可见小脑幕低位和枕大池变小。鉴别诊断包括小脑发育不良。

后颅窝大小正常时，畸形包括小脑/桥小脑发育不全和小脑蚓部发育不全（蚓部部分或完全缺如）。极少情况下，产前能发现菱脑融合（蚓部发育不全伴小脑融合）。胎儿小脑蚓部直到妊娠第 18 周时才完全发育，而小脑发育则持续至妊娠晚期（妊娠第 7~9 个月），细胞迁移过程则贯穿于生后第一年，因此产前难以诊断轻度小脑发育不良。容积测量有助于诊断。虽然桥小脑发育不良预后较差，但蚓部发育不全的后果尚不清晰。在这些病例中，应认真询问病史并努力发现与之相关的畸形和非整倍体染色体畸形。

后颅窝增大时，鉴别诊断包括大枕大池、Blake 囊肿、Dandy-Walker 畸形或蛛网膜囊肿。大枕大池是指脑池增大（前后径大于 10mm）而蚓部和小脑正常。大枕大池虽然可见于非整倍体染色体畸形，但其亦可为正常表现。如未见其他异常且染色体检查正常，则其预后很好。

Blake 囊肿从下髓帆向后突出进入脑池内。该脑脊液囊位于小脑蚓部后下方，并与第四脑室相通。小脑蚓部通常完整，可见占位效应以及小脑幕上抬。囊肿通常不与蛛网膜下腔相通。

Dandy-Walker 畸形为与第四脑室相通的小脑后囊肿。后颅窝增大，小脑幕上抬。蚓部不完整，上抬且旋转（图 29-11）。常出现脑积水。预后与蚓部发育不

良、脑干发育不良程度及伴随的其他异常（如 ACC、灰质异位和脑膨出）有关。

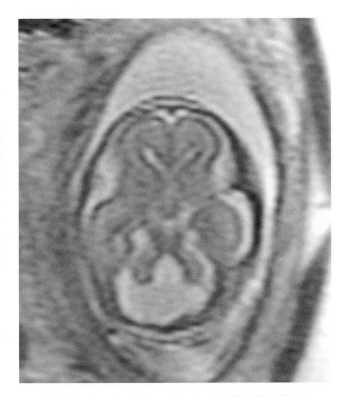

图 29-11　Dandy-Walker 畸形。矢状位单次激发快速自旋回波 T2 加权磁共振成像显示后颅窝扩大、蚓部发育不良抬高和小脑后脑脊液聚集与第四脑室相通并小脑幕抬高

蛛网膜囊肿可发生于后颅窝，引起蚓部的占位效应，但有时蚓部形态也可正常。该囊肿不与第四脑室相通。小脑幕可能抬高。如果出现脑积水或脑干受压时出现相应症状。

皮层发育

超声和 MRI 检查均难以发现胎儿脑内神经元细胞迁移障碍。超声难以显示皮层情况，而 MRI 显示皮层表面相对较好，妊娠中期皮层尚未发育完全。因此，妊娠 20 周时脑表面相对平滑为正常表现，与光滑巨脑回畸形不能区别。

细胞分化异常包括半侧巨脑症和结节性硬化症（tuberous sclerosis，TS）。大约 80% TS 患儿可见室管膜下错构瘤。在妊娠晚期，室管膜下和皮层下结节在 T2 加权像呈中等信号，在 T1 加权像中呈高信号。

当神经元未到达其位于皮层板的目的地时，则出现神经元异位。成簇的神经元滞留于室管膜下区域或皮层下，或在皮层下白质内形成带状区域。室管膜下异位可为单侧或双侧，以小结节状突入脑室。鉴别诊断包括 TS 错构瘤和室管膜下血肿。皮层下异位为白质内由神经元和胶质细胞构成的块状物，常伴有 ACC 或神经上皮囊肿。直到妊娠后期或产后才会出现相关的小头畸形。

无脑回/巨脑回畸形源于神经母细胞迁移受阻，皮层分层异常以及脑沟形成失败。经典型无脑回畸形缺乏脑沟，而巨脑回则稍轻。在鹅卵石巨脑回畸形胎儿中，可见细胞过度迁移并出现脑积水。产前常可见脑室扩大。妊娠晚期胎儿 MRI 可显示皮层脑沟异常（图 29-14）。

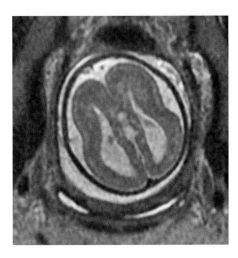

图 29-14　无脑回畸形。孕 36 周胎儿单次激发快速自旋回波 T2 加权磁共振成像显示脑表面异常光滑缺乏脑回和脑沟。皮层和皮层下层面杂乱无章。枕角扩大伴心房扩大。分娩后婴儿诊断为 Miller-Dleker 综合征

多小脑回畸形源于大脑皮层细胞层过度折叠以及脑回表面融合。通常发生于妊娠中期巨细胞病毒感染后，妊娠晚期（妊娠第 7～9 个月）前难以诊断，可见多个浅小、不规则性脑沟伴轻度脑室扩大。

胎儿 MR 图像解读具有挑战性，因为脑结构小且胎儿脑因成熟而变化。应小心谨慎地进行检查和解释结果。即使可清晰显示畸形，但由于问诊困难，故畸形的预后多变。长期随访为获得准确数据的必要措施。超声仍是评估胎儿脑的筛查手段。然而，有明确异常时，MRI 则为评估胎儿复杂 CNS 异常的重要辅助方法。

关键点

妊娠中晚期发生的神经元移行和脑回形成遵循既定规律。

胎儿脑室扩张的后果多变。合并畸形和见于非整倍体染色体异常时提示预后不良。

由于直到妊娠第 18 周胎儿小脑蚓部才发育，而小脑发育则持续至妊娠晚期，故在妊娠中期难以发现小脑蚓部和小脑发育不良。

妊娠中期无法发现皮层发育不良。

推荐阅读

Garel C. Fetal MRI: what is the future? *Ultrasound Obstet Gynecol.* 2008;31:123-128.

Garel C. *MRI of the fetal brain: normal development and cerebral pathologies.* Berlin: Springer-Verlag; 2005.

Limperopoulos C, Clouchoux C. Advancing fetal brain MRI. Targets for the future. *Semin Perinatol.* 2009;33:289-298.

Twickler DM, Reichel T, McIntire DD, et al. Fetal central nervous system ventricle and cisterna magna measurements by MRI. *Am J Obstet Gynecol.* 2002;187:927-931.

Vezina G. Congenital malformation of the brain: prenatal and postnatal imaging. *Semin Roentgenol.* 2004;39:165-181.

参考文献

Full references for this chapter can be found on www.expertconsult.com.

第 30 章

新生儿脑损伤

ANDRE D. FURTADO, JESSICA L. WISNOWSKI, MICHAEL J. PAINTER,
ASHOK PANIGRAHY, and P. ELLEN GRANT

新生儿期(生后第 1 个月)的不良事件为造成相当比例儿童死亡和永久性神经功能障碍的重要原因。早产儿在生后第 1 周内特别容易遭受脑损伤。影像检查不仅广泛用于对新生儿脑损伤的诊断和认识,而且也用于预测神经发育后果。因便于携带,颅脑超声检查常为首选影像方法,且可连续监测某些损伤的演变。超声常足以诊断生发基质出血(germinal matrix hemorrhage,GMH)、脑室内出血(intraventricular hemorrhage,IVH)和脑积水以及对脑室大小进行连续监测、发现早产儿囊性脑白质损伤和严重的脑畸形。超声在探测小钙化灶时较计算机断层扫描(CT)和磁共振成像(MRI)敏感度差,在显示缺氧缺血性脑损伤和微小脑畸形时较MRI 敏感度差。MRI 在评估早产儿白质中常见的点状白质病变时同样可以取得出色结果。由于存在电离辐射,CT 的使用主要限于可疑颅骨骨折或需确认颅内钙化、含脂肪病灶和急性颅内出血的病例中。MRI 是评价新生儿脑组织最佳的方法,使用先进技术[如弥散加权成像(DWI)、功能磁共振成像(fMRI)和磁共振波谱(MRS)]有利于向临床提供关于生理、功能和代谢方面的信息。随着动脉自旋标记技术的发展,现在可无需静脉注射对比剂而评估新生儿的脑灌注。

成像技术

具有良好组织对比度的高分辨率图像对于充分评估新生儿脑是必不可少的。超声可提供新生儿脑的高分辨率图像,但不能显示深部结构和小脑。在 CT 中为了增加组织对比度通常需要增加辐射剂量,而 CT 检查通常实施低辐射剂量扫描程序,故仅在有限情况下被应用。

MRI 是鉴别病变与脑正常的高灵敏度成像方法。传统 MRI 包括 T1-加权、T2-加权、DWI 和梯度回波序列或磁敏感加权成像,提供了最有用的诊断信息。为了在新生儿脑中获得理想的信噪比,应该调整序列。在结构上,早产儿和新生儿脑与年长儿相比含水量高而脂肪含量低。脑表现源于细胞外基质成分和髓鞘化的范围,后者始于妊娠晚期并沿特定顺序进行,一直持续到生后数年。重要的是,这些差异导致年龄越小,T2 弛豫时间越长,因此年幼儿需设定回波时间更长。同样,婴儿和年幼儿 T1 弛豫时间较长,并随磁场强度而变化。通常,该现象使婴儿 T1 加权序列扫描时需要设定更长的反转时间。最后,在 DWI 中,婴儿高含水量和各向异性低要求设定更低的 b 值以获得足够的信噪比。

新生儿专用 MR 头线圈在较小视野内提高了图像对比度和分辨率,获得最佳新生儿图像。这些专用线圈提高了灰-白质对比,可更好的观察脑干和后颅窝。

患者准备、安全性和危害

超声检查可在床边进行,且不使用造影剂和无电离辐射。超声检查唯一需要预防的是感染,可使用无菌凝胶和探头盖进行预防。虽然 CT 检查要求搬运新生儿到扫描仪,但扫描时间短。很少需要造影剂,因为肾脏在生理上尚不成熟,故新生儿应避免使用造影剂,从生后数天到数周内均应保持这种状态。

由于 MR 环境和大部分 MRI 检查时间较长,故新生儿 MR 的安全性应特别引起关注。所有患者(包括新生儿)在 MRI 检查前均应该进行心脏装置、植入物、非-MR-兼容导线或手术植入电线筛查。所有兼容性设备必须经过制造商证实。另外,Shellock 和 Kanal 提供了许多物品暴露于静态磁场时吸引力和扭力的信息。目前,已有 MR-兼容的、对呼吸系统和心血管系统提供持续监测与支持的设备。应该特别关注早产儿的体温调节,应使用 MR-兼容的暖箱进行检查,以及 MR-兼容的体温探针进行监测。

越来越多的新生儿可在自然睡眠期间进行 MRI 扫描(如"喂养和捆绑"程序)。虽然 MR 扫描仪所产生的噪音和床板振动可能使稍年长婴儿惊醒(如年龄 >3 个月,正常情况下,婴儿处于发育阶段,可因异常声音而惊醒),但年幼婴儿(<3 个月)在自然睡眠期间成像通常能够忍受 MR 扫描,即使是很长的 MR 程序。

在自然睡眠期间不能进行检查时,新生儿和年长婴儿则需要镇静状态下扫描。只有经过适当培训和有资质的临床医生才能对患儿实施镇静。

生发基质和脑室内出血

生发基质(germinal matrix, GM)是位于脑室壁内(脑室/脑室下区)的神经元与胶质前体细胞增殖和移行的暂时性区域。GM 富含血管,其薄壁血管无法补偿血流动力学和氧张力的变化,使得在低灌注后发生再灌注时易于出血。GMH 可延伸至侧脑室(IVH),严重的情况下,可导致脑积水。脉络丛也可出血,常与 GMH 相伴发生。妊娠中期末,GM 开始消失。最后消失的区域之一是位于尾状核丘脑切迹处(尾状核头部与丘脑之间的沟)室管膜深部的神经节隆起。妊娠第 34 周后,GM 已经成熟,不可能再发生出血。绝大部分少量 GMH 无临床症状或因表现轻微而易被忽略。不明原因的红细胞压积减低可见于大面积出血。

早产儿出血性脑损伤分为四级。第 Ⅰ 级:出血仅限于 GM;第 Ⅱ 级:GMH 延伸至脑室但无脑室扩大;第 Ⅲ 级:IVH 伴脑室扩大;第 Ⅳ 级:IVH 伴静脉流出道堵塞导致的脑实质梗死(表 30-1)。Ⅰ级和Ⅱ级 IVH 发病率和死亡率较低,而Ⅲ级和Ⅳ级死亡率较高,且幸存者出现神经发育不良的风险大(图 30-1)。出血后脑室扩张可进行姑息性神经外科治疗,包括脑室储液囊、帽状腱膜下分流或脑室腹腔分流。

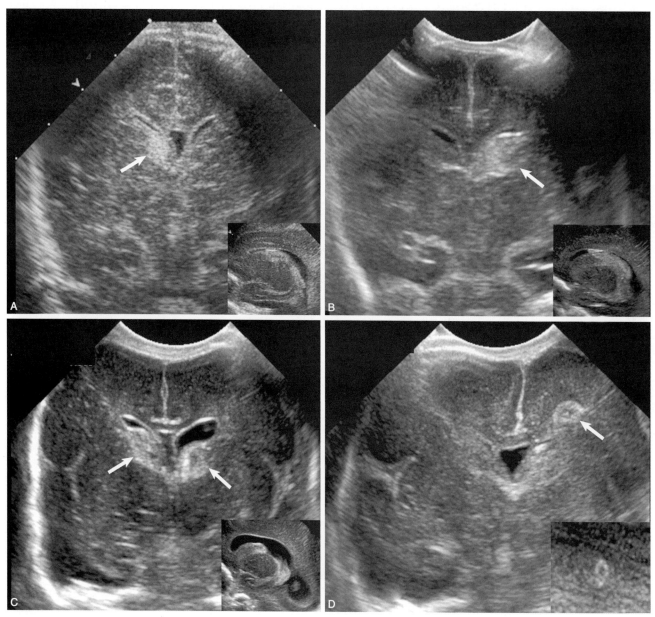

图 30-1 生发基质出血超声波图。A,1 级,出血局限于生发基质(箭号)。B,2 级,生发基质出血延伸入脑室(箭号)。C,3 级,生发基质和脑室出血伴脑室扩大(箭号)。D,脑实质出血(箭号)

表 30-1	生发基质出血/脑室内出血的分级
级别	定义
1	血肿局限在生发基质
2	脑室内出血不伴有脑室扩大
3	脑室内出血伴有脑室扩大
4	静脉梗死相关的脑实质出血（不能归类到 1~3 级）

小脑也有 GM，位于颗粒层。出血进入幼稚小脑是未被认识的早产并发症。小脑出血常伴幕上出血，与高死亡率和脑瘫相关。如小脑出血累及小脑内侧部分（蚓部），则与脑瘫尤为相关。多发脑室周围和小脑出血可为已存在凝血障碍的表现。

早产儿脑白质损伤

一个多世纪以来，人们认为，妊娠后半期（如该阶段出生的早产儿，大部分情况下均可存活至婴儿期）内发育中的白质最易受到损伤。然而，最近越来越多的医疗人员认识到，早产新生儿的损伤可累及中枢神经系统（CNS）的许多区域，从灰质（丘脑、皮层和基底节）到白质，再到脑干和小脑。故有争论认为，应使用更加全面的词如"早产儿脑病"来描述早产儿脑损伤（见推荐阅读）。同时，在过去几十年内随着重症监护的进步，早产儿损伤的形式也发生了变化。过去，以脑室周围和深部白质多发空洞坏死伴周围星形胶质细胞增生为特征的囊性脑室旁白质软化症为常见表现，尤

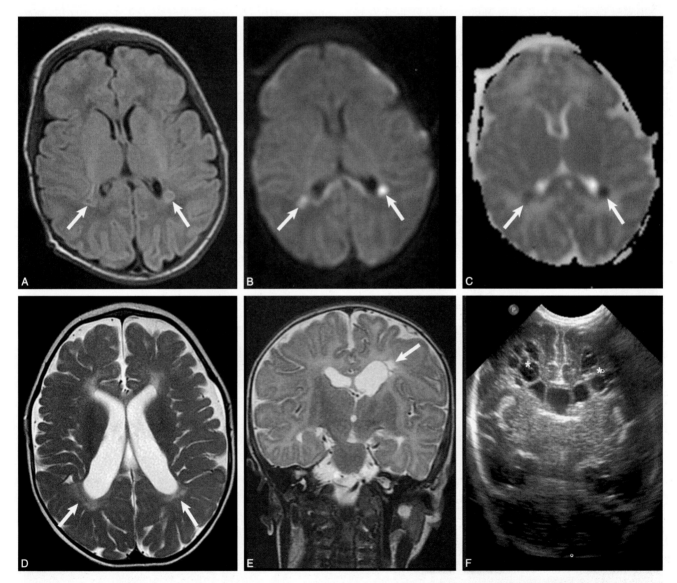

图 30-2 早产儿脑白质损伤。急性期，局灶性坏死 T1 加权像高信号（A），弥散受限（B）及表观弥散系数减低（箭号）（C）。D，不同患者 2 岁时双侧脑室旁白质 T2 高信号和容积丢失。E，T2 加权像见患者白质损伤伴小囊（箭号）。F，冠状位颅脑超声显示双侧囊性白质损伤（星号）

其是在新生儿尸检中。当今，白质内微小变化伴或不伴微小（1～2mm 或更小）坏死（MRI 表现为脑室旁和深部白质的点状 T1 高信号病灶）更多地被神经影像（如弥漫的过多的高信号）和尸检（如胶质增生）所发现。早产儿和胎龄较小的新生儿 MRS 检查可见低幅度乳酸峰，但这被认为是一种"正常"表现，除非其在校正足月后仍持续存在或伴有其他表现（图 30-2）。

某些病理和非病理过程可与早产儿脑损伤相混淆。病毒性脑炎也可出现脑室旁和（或）皮层下病灶，也表现为扩散性减低。代谢性疾病［如有机血症和神经肌肉疾病（如 Fukuyama 肌营养不良）］也可见白质内 T2 信号升高。灰质信号异常也可见于有机酸血症（尤其是丙酸血症），Fukuyama 肌营养不良同样常见皮层发育不良。先天性脑室周围囊肿和额角缩窄可被误诊为囊性白质改变。这些位置的解剖变异非常有特点，因此有助于区别变异和损伤。先天性脑室旁囊肿常位于脑室角水平以下，而额角缩窄则位于脑室外侧且与正常脑室壁相延续。

如前所述，超声是评估早产儿最常用的神经影像方法。早产儿的正常脑室旁白质呈稍高回声。白质内出现双侧均匀、对称的回声区可诊断为"正常"。非对称、不均匀且较脉络丛回声强均应考虑为异常表现。然而，也应注意到，正常婴儿中可见的脑室周围白质内出现暂时性回声增强（如小于 7 天）；因此，应在确诊脑白质损伤前进行多次超声检查。生后第一周内脑室旁回声异常增强常代表水肿或出血，约 3～4 周后发展为囊性改变。超声所见单侧或双侧尾状核丘脑切迹、脉络丛、脑室和脑室旁白质的线样高回声影为出血性病变。超声发现大范围脑室旁囊性病变和白质损伤提示预后不良，但超声表现正常不一定意味着神经发育正常。

新生儿缺氧缺血性脑病

足月儿脑损伤变化多端，取决于损伤的严重程度和时间。此外，影像表现与实施影像检查的时间有关。损伤后 72 小时内影像检查可能低估严重程度，因为细胞死亡延迟出现（如凋亡），其峰值在损伤后 72 小时左右。低温治疗可能使该过程进一步延迟，通常于生后 6 小时内开始应用，并持续 72 小时。

缺氧缺血性脑病的中央模式

新生儿缺氧缺血性脑病（hypoxic-ischemic encephalopathy，HIE）的中央模式常发生于重度窒息后，血液供应突然中断使新生儿脑丧失氧和葡萄糖供给。高代谢结构，如丘脑、基底节和脑干更易受缺氧、缺血损害，特别是丘脑腹外侧、豆状核后外侧、脑干背侧、海马、外侧膝状体和中央区周围大脑皮层（图 30-3）。四肢瘫痪、舞蹈手足徐动症、癫痫、智力低下和脑瘫与重度窒息有关。超声和 CT 对脑深部结构早期缺血性改变的敏感性较低。最常见的超声表现为短暂或持续性回声增强病灶，并可能发展为基底节和丘脑（尤其是苍白球和丘脑腹外侧核）内的囊腔样改变。更严重的损伤将累及皮层和皮层下白质，超声和 CT 可发现水肿的间接证据，如脑沟消失、灰白质分界不清和侧脑室受压。

MRI 是评价新生儿脑病首选的影像方法。损伤后 24 小时内，MRS 对缺氧缺血性脑损伤非常敏感。乳酸升高和 N-乙酰天冬氨酸（NAA）减低是出现神经系统

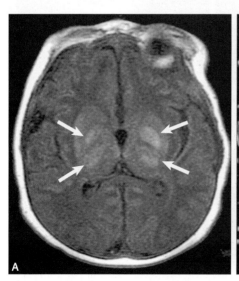
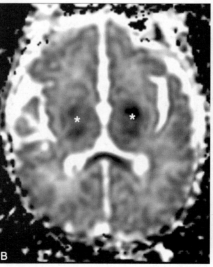
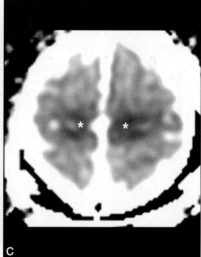

图 30-3　缺血缺氧性损伤中央模式。A，双侧苍白球和丘脑腹侧 T1 高信号（箭号）。B 和 C，双侧苍白球、丘脑和中央区周围皮层表观弥散系数减低（＊）

障碍和发育异常的新生儿最常见的 MRS 表现。缺氧缺血后乳酸升高,3~5 天达到峰值,而 NAA 峰则在 3 天左右开始下降。虽然在正常足月儿中可见乳酸水平轻度升高(乳酸/胆碱率<0.15),但基底节区乳酸水平较总肌酸峰升高则为脑损伤的早期指征,常早于常规 T1 和 T2 加权图像而出现。有人认为,修复可使乳酸水平迅速降低,但 12~24 小时后,乳酸可能还会出现二次增长。大约 5 天后,代谢物趋于正常,但某些病例中代谢物比率异常将持续存在。基底节区乳酸水平持续升高能为脑损伤严重程度和以后神经发育状况提供预后信息。MRS 表现也可能出现假阴性,即波谱表现正常而后果异常。

DWI 为评价急性脑损伤的敏感技术。DWI 能先于常规 MRI 显示深部灰质和中央区周围灰质病灶。如在损伤后几个小时内进行 DWI 检查,可能会低估损伤程度,甚至显示正常结果。这与 HIE 的临床表现平行,新生儿出现神经功能持续减弱前可能会出现暂时性改善,因为由凋亡机制所致的细胞死亡出现延迟所

致,某些患儿在损伤后几天内表现为轻度脑损伤,而在损伤后 5 天左右显示为大范围脑组织受累。表观弥散系数(ADC)值常随着时间变化而改变,损伤开始时下降,3~5 天达到最低点,随后在慢性期升高(通过易化扩散)。随着 ADC 值的升高,存在一个短暂的"假正常"点,此时损伤组织可能被误诊为"正常"。在损伤后的前几天内,常规 MRI 表现多不明显,随后亚急性期开始出现 T1 高信号和 T2 低信号病灶,进入慢性期后可见 T2 信号升高。有证据表明,低温治疗可延迟脑损伤相关 MR 改变的出现(在代谢、弥散和常规图像中),尤其是推迟 ADC 信号呈"伪正常"的发生。

缺氧缺血性脑病的外周模式

HIE 的外周模式通常因脑血供在一段时间内减少所致(而不是几乎全部突然中断)。此时,血液代偿性分流到重要的脑结构,如脑干、丘脑、基底节、海马和小脑,造成代谢活性较低的结构(即大脑皮层和白质)受损(图 30-5)。因此,轻度缺氧缺血性损伤常不危及脑

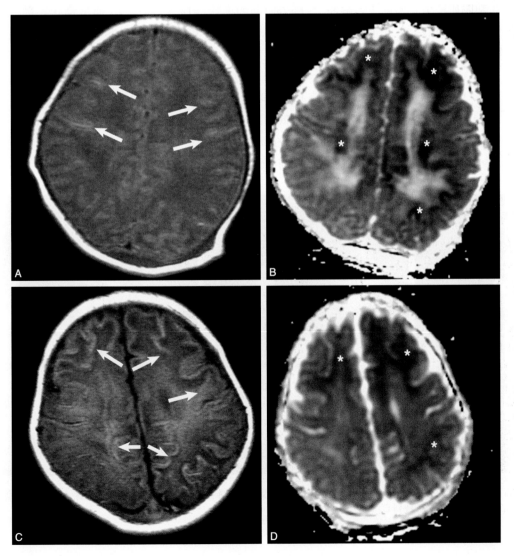

图 30-5 缺氧缺血损伤外周模式。A,缺血发生后 2 天,T1 加权像可见轻微表现(箭号),表观弥散系数(ADC)减低,主要累及皮层下白质,标记为(＊)(B)。C,损伤 7 天后,T1 加权像显示进行性的 T1 信号升高,主要累及皮层下白质(箭头),及 ADC 值降低不太显著(＊)(D)

干、小脑和深部灰质结构。更长时间的损伤可导致血管交界（分水岭）区损害，因为分流导致这些区域灌注较低。损伤程度不同导致神经系统检查结果各异，从轻度损伤患儿的无症状到严重损伤患儿可见近端下肢无力或强直和脑瘫。分水岭分布损伤严重程度增加可引起神经认知功能障碍，包括语言、视觉知觉和执行功能障碍。

因超声对三个分水岭区显示较差，故在评估局部长时间缺氧缺血症时敏感度较低。CT对早期改变也不敏感，但可显示灰白质分界不清、急性水肿的低密度占位效应或分水岭区低密度和脑容积减少。与中央性HIE类似，在急性期，MRI能显示受累脑区乳酸水平增高和弥散受限，相应的ADC值减低。主要受累部位为矢状旁的额顶叶皮层和皮层下白质。随着时间的推移，将出现T2/FLAIR信号增高以及水肿引起的占位效应。慢性期胶质细胞增生和脑组织丢失主要累及灰质深部，导致蘑菇形脑回（称为瘢痕脑）形成，有时与致痫灶有关。萎缩性变化和胶质增生主要见于大脑前中动脉交界区、矢状旁分水岭区、顶叶内三支主要大脑动脉交界区（即所谓三个分水岭区）的皮层下白质。

新生儿动脉梗死

足月儿中发生于单支主要动脉血管分布区的梗死较早产儿常见，最常见者为大脑中动脉（L>R）。由于症状轻微且无特异性，许多新生儿动脉梗死可能直到婴儿晚期或儿童期出现运动或认知症状才被发现。新生儿期最常见症状为对侧肢体局部性运动性癫痫发作，继而可发展为全身性发作。由于缺乏临床症状且难以被超声显示，故大脑前、后动脉梗死常被漏诊。有作者提出一些可引起动脉梗死的病因，包括败血症、细菌性脑膜炎、遗传性或获得性凝血障碍（杂合性凝血因子V缺乏症和弥散性血管内凝血）以及心脏畸形，但均非特异性原因。影像最初表现为灰白质分界不清，严重时可被超声显示，但MRI最易发现，表现为DWI信号增高和ADC值减低（图30-6）。随后（24~48小时后），水肿更加明显，表现为超声回声增强，CT密度减低，T2加权MRI信号升高和T1加权MRI信号减低。虽然未髓鞘化的新生儿脑水含量较高对CT或常规MRI序列显示水肿提出了很大的挑战，但本病常出现灰白质分界不清。梗死后5~10天，正常脑和梗死灶间对比变得不明显，此时ADC也可出现假正常。随着时间的推移，ADC值将增高（通过易化扩散）；几周后，脑容积丢失和脑软化变得明显。新生儿缺血性卒中发展为出血很罕见，但沿皮层出现的与层状坏死相关的T1加权像信号增加并不少见。有趣的是，在围产期缺血梗死发生后，弥散加权MRI出现ADC值减低的区域常在动脉自旋标记序列显示为高灌注。偶尔，在新生儿癫痫（癫痫样活动）发作后也可看到局限性高灌注灶。

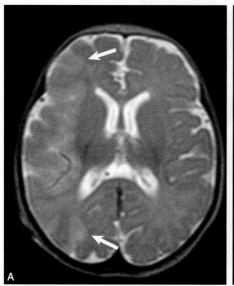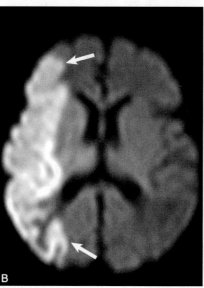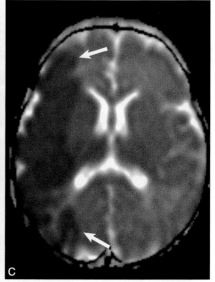

图30-6　缺血性梗死。A，T2加权像显示大面积的缺血性梗死（箭号）累及右侧大脑中动脉供血区，弥散加权像上相应的弥散受限（箭号）（B）和表观弥散系数值减低（箭号）（C）

新生儿脑室和脑实质血肿

足月儿可出现 IVH、脑实质出血，而 GMH 罕见。绝大部分病例的病因不清。最常见于报道的原因为脑静脉窦血栓，其次为凝血功能障碍、感染、低血糖、血管畸形、肿瘤和遗传性疾病。对于任何颅内出血新生儿，首先应该进行凝血功能性疾病和血栓筛查。另外，应该给予维生素 K 并检测母亲血液中的同种免疫性抗体。出血可见于足月新生儿脑的任何部位，但以丘脑和脉络丛最常见。极罕见情况下，出血也出现于残留的 GM 区。生后第一天出现无环形水肿的血液降解产物和脑积水伴含铁血黄色则提示宫内出血，最常见的原因是母体因素，如抗凝血剂、血管源性药物（包括毒品）、糖尿病和创伤所致。胎儿因素较少见，如动静脉畸形（AVM）（Galen 静脉畸形）、先天性脑肿瘤、遗传性疾病均可导致产前出血。

新生儿脑静脉窦栓塞

新生儿脑静脉窦栓塞（cerebrovenous sinus thrombosis，CVST）为一种罕见但灾难性的疾病，可能为创伤、红细胞压积增加、败血症、脱水、心力衰竭和血栓性疾病（如凝血因子 V 缺乏症）所致。静脉引流受损常导致细胞毒性水肿、血管源性水肿和脑实质出血，严重病例可出现急性或慢性脑积水。虽然静脉梗死可发生于大脑任何部位，但最具特征性的部位则为直窦和 Galen 静脉栓塞所致的丘脑和上矢状窦栓塞所致的双侧矢状旁皮层及皮层下白质。大范围 CVST 可导致弥漫性脑水肿伴脑室裂隙样狭窄。

静脉窦内发现血栓或缺乏正常静脉血流则可诊断为 CVST。Doppler 超声可显示新生儿上矢状窦血栓，但评价其他静脉系统则不敏感。连续 Doppler 超声为易行而廉价的监测静脉窦血栓的方法。大血栓在 CT 平扫中显示为窦内高密度，但小血栓难以被 CT 发现。新生儿红细胞压积高且相邻无髓鞘化的脑组织密度较低，使正常血的密度较高，故 CT 平扫中可能出现假阳性结果。另外，高达 1/3 的新生儿高密度硬膜下血肿也可能被误诊为血栓。CT 静脉造影发现充盈缺损可确诊为 CVST。硬膜窦附近密质骨的线束硬化伪影和正常蛛网膜颗粒可类似充盈缺损。在 MRI 平扫上可见正常硬膜窦和静脉流空效应。相位对比 MR 静脉成像和二维时间飞跃 MR 静脉成像针对血流，对显示梗阻具有价值。血栓或流动缓慢可造成 MRI 平扫出现

高信号或二维时间飞跃 MR 静脉成像缺乏流动相关信号。与出现异常信号的窦内血流方向垂直的薄层成像足以矫正这种"伪影"。MR 静脉成像和 MRI 增强扫描是 MRI 平扫的补充，可显示充盈缺损并鉴别静脉窦栓塞与附近的硬膜下血肿。发现静脉窦栓塞最好的常规 MR 平扫序列为自旋回波 T1 加权序列和质子密度成像。尽管新生儿期全身使用抗凝治疗尚存争议，但 CVST 仍为一种临床急症，应尽快确诊。在上述诊断方法仍未有定论时，数字减影血管造影是金标准。

血管畸形

大部分血管畸形在新生儿期无症状，但可在产前或偶然发现。对所有主要血管畸形的全面介绍超出了本章范围，但我们主要聚焦在新生儿期更常出现症状的疾病：脑（软脑膜）血管畸形、Galen 静脉的动脉瘤样畸形和硬膜窦畸形。

动静脉畸形

AVMs 为不经毛细血管而连接动脉和静脉的异常薄壁血管。绝大部分 AVM 在儿童晚期或成人早期发病。新生儿 AVM 往往出现全身性与心脏相关的临床表现或与脑实质低灌注有关的癫痫。而与异常静脉压增高相关的头畸形和脑积水以及自发性出血在新生儿期则较少见。

对于有症状的患儿，尽早诊断和紧急实施血管内栓塞非常重要，因为患儿很快将出现进行性萎缩和白质软化症。CT 有助于发现急性出血，但对显示存在的血管畸形缺乏必要的灵敏度。CT 血管成像（CTA）虽然接触辐射剂量较大，但可提供有关瘤巢（如果有的话）、供血动脉、引流静脉和可能存在的动脉瘤的精细解剖信息。MR 血管造影（MRA）能很好地显示血肿和 AVM 边界，但可能遗漏较小的血管畸形。瘤巢内杂乱血管所形成的流空效应，被称为"装满黑色蠕虫的口袋"。高分辨率 T1 加权序列对于瘤巢定位很重要。三维（3D）时间飞跃 MRA 的分辨率略低于 CTA，但可使新生儿免于接触辐射。时间分辨 MRA 分辨率低于 3D 时间飞跃（TOF）MRA 和 CTA，但可为鉴别供血动脉和引流静脉提供足够信息。

Galen 静脉畸形

Galen 静脉畸形是真正的先天性动静脉交通，胚胎内侧大脑前脑静脉与丘脑穿通动脉、脉络膜动脉和大脑前动脉相通。可合并心血管异常，如主动脉缩窄和继发孔型房间隔缺损。最常见的临床表现为高输出型心力

衰竭。预后主要与异常动静脉连接的数量以及动脉窃血与低灌注所致的脑实质损伤程度有关。最常见类型为具有无数连接的脉络膜型,常为致命性畸形。而附壁型可见 1~4 个连接,预后较好,但常不见于新生儿期。该类型常见于婴儿期,表现为发育延迟、脑积水和癫痫发作,或在年长儿中表现为出血。血管内介入治疗为首选治疗方法。有文献报道,可见产前和产后自发性血栓形成。

硬膜窦畸形

硬膜窦囊性畸形罕见;如果出现,则常合并血栓形成,可能均与慢速血流有关。新生儿静脉系统建立侧支循环的能力差,海绵窦引流尚未发育成熟。硬膜窦畸形内静脉血栓传播可引起静脉梗死。治疗选择可为预防性抗凝。

产伤

产伤更常见于阴道分娩,尤其是使用产钳或真空吸引时。最常见的产伤为颅外血肿、颅骨骨折、颅骨分离和脑外血肿。脑实质挫伤或撕裂伤非常罕见;然而,可出现梗死,尤其在出现大面积脑外血肿时。

颅外血肿

颅外血肿的主要类型有帽状腱膜下血肿、先锋头和头血肿(也见第 23 章)。帽状腱膜下血肿可迅速扩大并导致血容量减低,后者可能危及生命。据报道,贫血、凝血功能障碍、代谢性酸中毒、肾功能损害和颅骨骨折均提示预后不良。早期识别和治疗非常重要。颅外血肿因硬脑膜窦和头皮静脉间导静脉破裂所致;血肿蓄积在头皮帽状腱膜和骨膜之间。影像上,颅外血肿表现为颅盖表面并可穿越颅缝的出血性病灶。血肿可能延伸至枕额肌附着点下、向前蔓延至眼眶边缘、向外侧至颞筋膜以及向后至颈脊。

先锋头和头血肿很少伴有并发症。头血肿是骨膜下血肿,受颅缝限制。头血肿临床表现不显著,但可伴颅骨骨折和硬膜外血肿。血肿内血液降解可能引起轻度黄疸。通常,血肿出生后增大,少部分可见钙化。先锋头为皮下组织水肿,可能伴随出血。先锋头常见于阴道分娩,尤其是在实施胎头吸引术后。一般情况下,无并发症者几天内消失。

硬膜下血肿

硬膜下小血肿,尤其是发生于后颅窝或枕叶下部者,常见于阴道分娩后,据报道可高达 30%。硬膜下血肿常无症状,发生于阴道分娩者,多为硬脑膜撕裂所致,累及小脑幕为其特征。虽然绝大部分硬膜下血肿源于静脉,但巨大硬膜下血肿也可能为动脉出血所致。绝大部分致死性病例均与小脑幕下巨大血肿压迫脑干有关。纵裂硬膜下血肿与下矢状窦撕裂有关,沿大脑凸面分布的硬膜下血肿则与皮层静脉撕裂有关,但以上两者均较小脑幕受累者少见。皮层静脉撕裂引起的蛛网膜下腔出血并非少见。巨大硬膜下血肿可导致脑实质梗死,可能为动脉供血障碍所致但更可能为静脉引流堵塞导致的出血性静脉梗死。巨大硬膜下血肿可能妨碍脑脊液(CSF)的再吸收,引起脑积水。未被清除的硬膜下血肿或逐渐吸收或演进为硬膜下水瘤,并可持续数月。

总之,硬膜下血肿为最常见的非偶然创伤表现,除了新生儿晚发性出血性疾病外,应考虑本病。

先天性和新生儿感染

新生儿脑部感染是引起严重长期神经系统病变的一个重要原因。病毒、细菌和寄生虫可于宫内(先天性)、产时或产后感染胎儿或新生儿。通常情况下,细菌和真菌感染常于分娩时或产后发生,而弓形虫、梅毒、风疹和巨细胞病毒(CMV)常于宫内感染。单纯疱疹病毒和人免疫缺陷病毒(HIV)感染则可发生于宫内、产时或产后。

细菌感染

最常见的新生儿脑细菌感染的病原为 B 族链球菌、大肠杆菌、肺炎链球菌、流感嗜血杆菌 B 型和单核细胞增生性李斯特菌。如细菌性脑膜炎疗效不佳或出现局限性神经功能障碍,则应该进行影像学检查。脑膜炎并发症包括积脓、脑室炎、脑积水、梗死、静脉窦栓塞、脑炎或脓肿。无并发症脑膜炎患儿的影像表现多正常。软脑膜强化为血管充血扩张所致。

纤维素性炎症分泌物使 CSF 吸收障碍导致的脑室扩大成为脑膜炎患儿最常见的影像表现,但该征象并非是脑室炎的指征。脑室炎常表现为室管膜强化,有时可见脓液平面。脑室炎常伴脑积水,有时见脑室内脓肿。无菌性硬膜下积液在新生儿脑膜炎中并不少见,然而,只有很少病例(大约 2%)发展为积脓症。硬膜下积液的信号强度不同于 CSF,有时可见周边和隔膜强化,信号异常累及脑实质时提示积脓症。大脑炎在新生儿脑膜炎尸检时并不少见,但活体影像表现多正常。如大脑炎出现影像表现,则为局部血管源性水肿伴或不伴斑片状强化和(或)皮层强化(治疗后可消失)。如感染进一步发展,则强化区域融合,随后形成表现为水分子扩散受限和囊壁强化的脓肿。新生儿克氏柠檬酸杆菌（异型）脑膜炎罕见，但常并发脓肿形成，好发于额叶。也有报道，新生儿克氏柠檬酸杆菌脑膜炎并发颅内积气。枸橼酸杆菌脑膜炎患儿的神经预后通常较差。

真菌感染（念珠菌）

念珠菌是一种新生儿共生真菌，为已经存在于肠道和其他部位的病原体，可引起感染。最主要的危险因素为使用导管和广谱抗生素，早产儿尤其易感染。感染灶早期主要由中性粒细胞构成，随后由上皮样细胞和巨细胞组成。念珠菌会导致脑膜炎、多发强化的出血性微小脓肿、巨大脓肿和广泛脑坏死。新生儿中最常见的影像表现为皮层下、脑室旁和基底节区巨大脓肿。然而，影像表现也可正常。

单纯疱疹病毒Ⅱ型感染

单纯疱疹病毒Ⅱ型生殖器疱疹在怀孕期间首次发作的孕妇是发生流产或低出生体重儿最大的危险因素。感染可通过子宫传递给新生儿，更常见于出生时感染。对于婴儿来讲，最严重的危险为单纯疱疹病毒Ⅱ型脑炎。新生儿期症状和体征无特异性，表现为易激惹、尖叫、发热、喂养困难。脑脊液病毒培养或聚合酶链反应（PCR）可做出诊断。如果感染发生于妊娠早期，则可出现积水性无脑畸形、基底节钙化和小眼畸形（典型的TORCH表现）。妊娠晚期或分娩期发生感染，则双侧灰白质弥散性受累，并迅速发展为整个大脑坏死；可见多发性皮质出血灶，有时还可出现软脑膜强化。随着时间的推移，发展为脑白质囊性变（图30-8）。

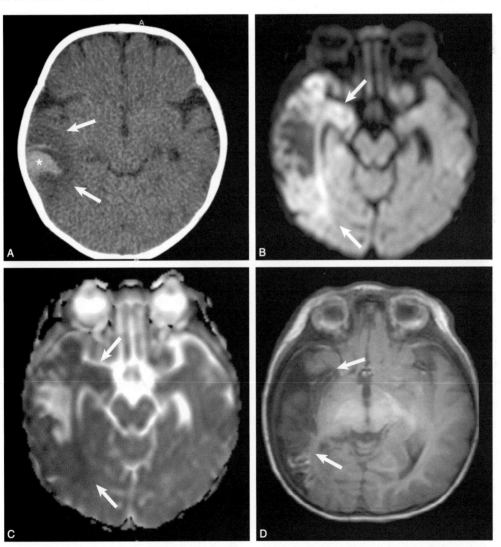

图30-8　疱疹性脑炎。A，CT平扫显示右侧颞叶大面积的脑实质水肿（箭号）。外周密度增高（＊）代表了点状出血融合。随后的磁共振成像显示弥散加权像上弥散受限（B）和表观弥散系数减低（箭号）（C）。值得注意的是，颞叶内侧（主要是海马）通常在大脑中动脉梗死时不受累，而在疱疹性脑炎患者中常受累。D，首次CT扫描30天后，受累部位见脑软化（箭号）

肠道病毒和副肠孤病毒属感染

肠道病毒和副肠孤病毒属于小核糖核酸病毒家族。众所周知,肠道病毒可导致新生儿肝炎、心肌炎和脑膜脑炎,可引起死亡或严重的长期并发症。最近报道,副肠孤病毒也可导致严重的新生儿感染,包括 CNS 受累。以上疾病可经 PCR 做出诊断,但 PCR 能检测肠道病毒,而不能检测副肠孤病毒。新生儿期脑膜脑炎导致广泛白质异常,超声出现回声增强、CT 表现为低密度、T2 加权 MRI 信号增高和 T1 加权 MRI 信号减低,伴或不伴水分子弥散受限。这种损伤表现极易被误诊为早产儿脑白质损伤或缺氧缺血性损伤,尤其是局部持续型。

先天性巨细胞病毒感染

CMV 为美国最常见的先天性病毒感染。在美国,30%~50% 育龄期妇女从未感染 CMV,约 1%~4% 妇女在怀孕期间初次感染 CMV。传播给胎儿的概率大约为 33%。在美国,每年 5000 多个儿童因 CMV 感染而出现永久性问题。母源抗体能够使胎儿免除风疹和弓形体感染,但不能阻止 CMV 的垂直传播,却可减轻疾病的严重程度。15%~20% 病例可见脉络膜视网膜炎。尿培养常可诊断新生儿 CMV 感染。目前尚无治愈 CMV 感染的方法,主要是支持治疗。

脑为本病最常受累的器官。CMV 阻碍新生儿脑正常发育,与远期精神发育迟缓、失明、耳聋或癫痫有关。根据胎儿发育过程中出现感染的时间,新生儿先天性 CMV 感染可出现小头畸形、脑室周围钙化、脑室扩大、无脑回畸形、多小脑回畸形、小脑发育不良、白质发育不良和脑穿通畸形。其他表现还包括胎儿宫内生长受限、肝脾肿大、心肌病、肠回声增强和积水。CT 可显示脑室旁和室管膜下特征性的细小钙化。CMV 感染也导致感觉神经性听力丧失;CT 还可显示 Mondini 畸形包括耳蜗第二圈与顶圈间隔缺损、前庭扩大和前庭导水管扩张。

先天性弓形体感染

据估计,美国每年发生 400~4000 个先天性弓形虫病病例。在妊娠前 3 个月内,产妇的感染很少导致胎儿先天性感染(2%~10%),一旦发生感染,则病情更严重或造成流产。严重的先天性弓形体脑膜脑炎可见宫内发育迟缓、脑积水、小头畸形、钙化、脑穿通或积水型无脑畸形。孕 20 周后产妇的感染较易传播给胎儿(20%~30%)。后遗症虽常不严重,但仍可见失明、

癫痫和发育迟缓。

无脑畸形时神经系统预后较好,部分先天性弓形体病可能直到婴儿期后期出现癫痫或其他神经功能症状时才被认识。无声影的脑和肝脏钙化为最常见的典型超声表现。颅内钙化可位于脑室旁或随机分布。其他非特异性表现包括室管膜下囊肿、豆纹动脉和丘纹动脉回声增强(烛台征),以及脑白质囊性改变。CT 对于显示脑内钙化特征较敏感,还可显示脑积水和小头畸形。CT 中所见眼睛钙化与视网膜母细胞瘤相似。MRI 敏感性高且无电离辐射,可用于整个妊娠期脑异常发育的随访。胎儿脑明显的异常主要为白质信号异常(如早期胎儿中间带层丧失)。随胎龄增加,可见特征性壁结节囊性病灶;但 MRI 对微小钙化不敏感。出生后的 MRI 检查可显示钙化、不同程度白质发育不良和胶质增生以及皮层畸形。

先天性 HIV 感染

HIV 在子宫内、产时或产后通过母乳传播给胎儿或新生儿。如未经治疗,则 30% 左右感染了 HIV 的孕妇将传播给她们的胎儿。产时使用蛋白酶抑制剂、选择剖宫产和避免母乳喂养可降低对胎儿的传播至 2% 以下。在疾病很早期,HIV 可通过巨噬细胞(所谓的"特洛伊木马")穿过血-脑屏障,导致亚急性脑炎伴血管周围单核炎性细胞浸润。HIV 新生儿神经影像表现多为正常。通常在 2 个月到 5 年期间发生神经发育倒退。先天性 HIV 感染晚期表现包括萎缩、髓鞘化延迟、皮质脊髓束变性、颈部淋巴结肿大、腮腺的良性淋巴上皮囊肿、动脉瘤、机遇性感染、进行性多灶性脑白质病和 CNS 淋巴瘤。

先天性风疹感染(德国麻疹)

疫苗接种和孕妇筛查导致的先天性风疹感染非常罕见。最常见的表现包括皮疹、发热和上呼吸道感染症状。大多数人在儿童期接触风疹病毒而产生了病毒抗体,从而具有了免疫力。母亲妊娠早期风疹感染可通过胎盘传播到胎儿,从而引起严重的出生缺陷,包括心脏畸形、智力低下、失明和耳聋。影像学表现常缺乏特异性,如小头畸形、脑室扩大、髓鞘化异常和钙化(尤其是基底节区)。

先天性梅毒感染

梅毒是一种性传播的细菌感染,可通过胎盘由母亲传递给胎儿。据估计,高达 50% 的先天性梅毒感染胎儿可为早产儿、死胎或出生后短期内死亡。然而,新

生儿期先天性梅毒很少出现神经系统表现。仅少数患儿表现为脑膜炎、脉络膜炎、脑积水和癫痫。有报道，在 HVI 感染的新生儿中可见动脉内膜炎所致的单侧脑室周围白质内严重缺血-出血性病灶。先天性梅毒的其他表现还包括全身性淋巴结肿大、肝脾肿大、黄疸和皮疹，CNS 梅毒表现常见于婴儿后期或儿童期，如脑膜强化（尤其是累及基底部脑膜）和脑实质内肿块（树胶肿），以及额前肿块、鞍鼻畸形、桑椹牙、猪牙样上切牙和马刀胫。

先天性水痘感染

妊娠前六个月母亲水痘感染引起先天性水痘综合征的发病率小于 1%。与 CMV 和弓形虫病类似，肝内和颅内钙化很常见。孕 20 周前先天性水痘感染的病例可见宫内脑炎、皮质萎缩和脑穿通畸形的报道。其他可能出现的胎儿畸形包括羊水过多、肢体发育不全和挛缩以及单侧麻痹导致的膈肌矛盾运动。新生儿可能出现自主神经系统功能紊乱（神经源性膀胱）、输尿管积水、食管扩张、吸入性肺炎和单个皮节内分布的皮肤病灶。

先天性淋巴细胞性脉络丛脑膜炎病毒

淋巴细胞性脉络丛脑膜炎病毒（lymphocytic choriomeningitis virus，LCMV）主要感染啮齿类动物，但也可通过吸入啮齿类动物尿液、粪便或唾液的雾化颗粒感染人类；或通过开放性伤口直接接触感染了病毒的血液而受到感染。人与人之间可通过胎盘或实体器官移植传播。该疾病在健康个体中常很轻微，但在免疫抑制者和孕妇中则可能引起严重后果。先天性 LCMV 可导致流产、出生缺陷和远期神经障碍。LCMV 引起脉络膜视网膜炎、伴室管膜钙化的室管膜炎、多小脑回

和小头畸形或脑积水。这些表现与先天性弓形虫病和 CMV 相似；然而，LCMV 患儿常无肝脾肿大。

获得性代谢性疾病

急性胆红素脑病

急性胆红素脑病因明显升高或持续性非结合胆红素血症所致。急性胆红素脑病常发生于生后第一周内，然而，也可能晚至第三周。严重溶血（尤其是伴有胎儿水肿的 Rh 溶血病）为最常见原因。其他危险因素包括早产、红细胞增多症、血肿溶解、服用磺胺类药物（复方新诺明）、G6-PD 缺乏症和 Crigler-Najjar 及 Gilbert 综合征。虽然常具备危险因素，但也有各方面均健康的婴儿出现急性胆红素脑病的报道。急性期，胆红素脑病常表现为嗜睡、喂养困难、肌张力低下或亢进、尖叫、痉挛性斜颈、角弓反张、落日眼、发热、抽搐、甚至死亡。严重病例中，胆红素脑病导致的四联症包括运动障碍、听力障碍、眼球运动障碍和乳牙牙釉质发育不全。轻微患者可能出现单纯听力丢失或一定程度的神经、认知、学习和运动障碍。

病理上，胆红素脑病引起苍白球、丘脑下核和海马（CA2 和 CA3 区）损伤。超声和 CT 对急性胆红素脑病早期损伤不敏感。MRI 上，最初表现为 T1 加权像信号增高；但该信号可发生变化。后期可见受累区域 T2 加权像信号增高（图 30-10），此时，超声出现高回声，且 CT 上表现为低密度。除非合并其他疾病（如缺氧缺血）外，核黄疸患者常无弥散受限。传统 T1 自旋回波成像较 3DT1 扰相梯度回波成像更加可靠，因为正常丘脑下核在后者中表现为高信号，可能导致假阳性结果。急性胆红素脑病的急性代谢标记物在回波时

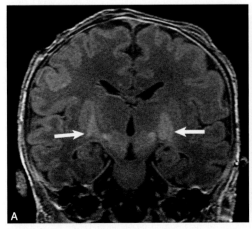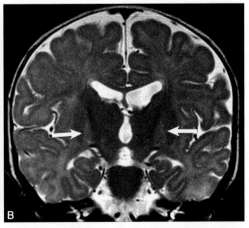

图 30-10　急性胆红素脑病。A，生后 1 周苍白球（箭头）T1 高信号。B，1 个月后见 T2 高信号（箭头）

间 35 毫秒的 MRS 表现为牛磺酸、谷氨酸、谷氨酰胺和肌醇比率升高,胆碱相对肌酸的比率下降,乳酸升高不明显。

低血糖症

足月儿血糖浓度低于 30mg/dl 或早产儿血糖浓度低于 20mg/dl 常导致新生儿低血糖性脑病。新生儿低血糖症的临床表现可能不易察觉,包括昏睡、颤抖、抽搐、呼吸异常和肌张力低下。MRI 为首选影像方法,表现为后部顶叶和枕叶皮层及周围白质信号异常。急性期,DWI 显示弥散受限以及 T1 和 T2 加权像显示水肿。回波时间 30ms 的 MRS 显示受累区域乳酸脂质峰增高和 NAA 峰下降。慢性期,受累区域演变为脑软化和萎缩。如长期严重低血糖,则海马、纹状体和小脑会出现进行性弥漫性脑损伤。

先天性代谢异常

先天性代谢异常表现为一个或多个相关器官系统(包括 CNS)受累的症状和体征。先天性代谢异常被分为有机酸血症、氨基酸氧化功能紊乱、脂肪酸氧化功能紊乱、原发性乳酸血症、线粒体功能障碍、溶酶体贮积症和过氧化物酶体疾病等类型(见第 33 章)。有些先天性代谢异常于生后立即发病(如:原发性乳酸血症、戊二酸尿症 II 型、长链酰基辅酶 A 脱氢酶、氢甲基戊二酸辅酶 A 裂解酶、鸟氨酸转氨甲酰酶和氨甲酰磷酸酶合成障碍),有些则于生后数天出现体征和症状(如异戊酸血症、甲基丙二酸血症、丙酸血症、非酮症高甘氨酸血症、瓜氨酸、精氨酸尿症和枫糖尿病)。

仅影响神经系统的先天性代谢异常(即 L-2 羟基戊二酸尿症、戊二酸尿症 I 型、4-羟基丁酸尿症、酮戊二酸尿症、甲瓦龙酸尿症和 N-乙酰胆碱尿症[海绵状脑白质营养不良])常发病较晚而不在新生儿期就诊。MRS 能够提供某些新生儿期特殊的代谢疾病中具体代谢物有价值的信息:枫糖尿病患者支链脂肪酸增加(如:L-亮氨酸、L-异亮氨酸和缬氨酸),非酮症高甘氨酸血症患者甘氨酸增加,以及胍基乙酸甲基转移酶缺陷患者肌酸缺如(也见第 25 章)。

有机酸失调症

甲基丙二酸血症和丙酸尿症均为典型有机酸失调性疾病,这些疾病会引起酮症酸中毒,常导致严重酸中毒、呕吐、心动过速、嗜睡、抽搐、昏迷、甚至死亡。在这些疾病中,无论是否髓鞘化的结构,均可见水肿,水肿

累及髓鞘化白质与空泡或海绵状脑白质变性相关,且由于水分在急性期被限制于小泡内,故 DWI 表现为水弥散受限。传统影像表现为受累白质 T2 信号增高和 T1 信号减低。在更加严重的病例中,深部灰质结构也可受累,甲基丙二酸血症患儿好发于苍白球,而丙酸尿症患儿则好发于壳核和尾状核。MRS 可检测到肌醇和 NAA 减少而谷氨酰胺升高。高血氨症、酮症酸中毒和(或)线粒体功能障碍所致的乳酸升高可见于急性代谢危险期。

氨基酸失调症

枫糖尿病是由于必需氨基酸(亮氨酸、异亮氨酸和缬氨酸)代谢障碍所致。最严重的类型表现为生后第一周出现抽搐、呕吐、肌张力障碍、波动性眼肌麻痹和昏迷。影像表现大部分为病原特异性。常规 MR 显示小脑深部白质、脑干被盖、内囊后肢、中央颞区周围白质和中央前后回水肿。急性期髓鞘化白质内空泡水肿区水分子弥散受限。MRS 在 0.9ppm 处可见与支链氨基酸和支链色酮酸蓄积相关的异常峰。弥散成像和 MRS 影像中的异常表现可在治疗后恢复正常。

鸟氨酸循环失调症

鸟氨酸循环酶缺陷包括鸟氨酸甲酰转移酶缺陷、氨甲酰磷酸合成酶缺陷、精氨酸尿症、瓜氨酸血症和高精氨酸血症,导致高氨血症和谷氨酸升高。新生儿期氨废弃产物清除严重障碍的患儿表现为烦躁不安、嗜睡、拒食、体温过低和抽搐。

急性期影像表现为显著的弥漫性血管源性水肿,主要累及未髓鞘化白质,早期累及皮层下 U 形纤维,而髓鞘化白质相对完好。鸟氨酸循环障碍的病理生理学与血管源性水肿有关,与枫糖尿病患儿的空泡脑白质变性形成对照。结果,鸟氨酸循环障碍的平均弥散图显示,未髓鞘化白质信号强度增加。某些病例中,豆状核(尤其是苍白球)、后岛叶皮层和中央颞区周围皮层也可能受累,表现为 T1 信号升高。鸟氨酸循环障碍和缺氧缺血性损伤在常规影像表现中有一些重叠。然而,鸟氨酸循环障碍以苍白球和壳核受累为主,而缺氧缺血性损伤则以丘脑受累为主。鸟氨酸循环障碍患者 MRS 常表现为谷氨酸和谷氨酰胺水平升高,肌醇、NAA、胆碱和肌酸水平降低。

非酮性高甘氨酸血症

非酮症高甘氨酸血症因存在于肝脏、肾脏和脑内甘氨酸分解系统缺陷导致甘氨酸在血液、尿液和脑脊

液中蓄积所致。通过计算脑脊液/血浆甘氨酸浓度比率诊断,该值大于 0.08 具有诊断意义。确诊需要测量肝组织中甘氨酸分解活性。新生儿型(经典)非酮症高甘氨酸血症较婴儿型、晚发型或短暂型更常见。新生儿型表现为生后第一天即出现脑病、肌张力低下、嗜睡、抽搐和特征性打嗝,可迅速发展为难治性癫痫、昏迷和呼吸衰竭。预后往往较差。

MRI 上可见髓鞘化异常及胼胝体发育不全或发育不良,进而发展为弥漫性脑萎缩。有报道发现,内囊后肢、锥体束、小脑中脚和齿状核髓鞘化区域内水弥散受限和 T2 信号升高。在新生儿中诊断胼胝体发育不良较难,因此时胼胝体体积太小且缺乏髓鞘化,以后就会变得明显了。脑萎缩和髓鞘化延迟也是其他代谢障碍的常见表现,尤其常见于有机酸尿症。MRS 表现为 3.55ppm 处较大的甘氨酸峰。

过氧化物酶体病

新生儿过氧化物酶体病主要为形成有效的过氧化物酶体失败导致的多种代谢异常。Zellweger 综合征和新生儿肾上腺脑白质营养不良为新生儿最常见的过氧化物酶体病,常规 MRI 上出现特征性表现。Zellweger 综合征的特征包括髓鞘化延迟、颞叶和顶叶多小脑回、侧脑室额角附近室管膜下囊肿。与 Zellweger 综合征不同,新生儿肾上腺脑白质营养不良引起髓鞘化形成障碍,主要累及枕叶、胼胝体压部和(或)小脑。这些病灶多表现为水弥散受限和周边强化。Zellweger 综合征患者 MRS 没有特异性,表现为灰白质、丘脑和(或)小脑 NAA 水平明显下降,如果肝脏功能障碍时灰质的肌醇水平下降,有时可见谷氨酰胺水平升高。

钼辅酶缺乏症

钼辅酶缺乏症为一种罕见的、常被忽视的常染色体隐性遗传疾病,因形成钼辅因子的必须酶基因发生突变所致。钼辅因子缺乏导致亚硫酸盐达到毒性水平,可引起低尿酸血症、尿硫酸盐升高和 S-硫代半胱氨酸升高。临床上,钼辅因子缺乏表现为出生后几天内即出现抽搐和脑病,常在 1 个月内死亡。影像学表现为以基底节区为主的水肿和囊性变,以及灰白质容积显著丢失。受累部位可出现水弥散减低。

线粒体疾病

线粒体疾病为酶缺陷导致原发性乳酸酸中毒和 ATP 产生减少的一组疾病。丙酮酸羧基转移酶、丙酮酸脱氢酶和细胞色素 C 氧化酶缺陷为新生儿期原发性乳酸酸中毒最常见的酶缺陷。MRI 为首选影像方法,可见水弥散减低区域和该类疾病常见的乳酸峰。典型表现为脑干、丘脑底核和苍白球 T2 信号升高和水弥散减低。MRS 在异常信号区以及看似正常的脑区发现乳酸水平升高。应当引起注意的是,乳酸水平升高并不总提示线粒体疾病,未出现乳酸峰亦不能排除线粒体疾病。有时可见特异性的峰,如琥珀酸脱氢酶缺陷的患儿在 2.4ppm 处琥珀酸峰升高,丙酮酸脱氢酶复合物缺陷的患者在 2.36ppm 处丙酮酸峰升高。

关键点

MRI 为鉴别异常和正常脑组织的最敏感的影像方法。

HIE 的中央模式常见于宫内窒息患儿,此时血流突然中断,造成新生儿脑缺氧和葡萄糖。HIE 的外周模式则常因脑血供不足所致。

动脉梗死更常见于足月新生儿,最常发生于大脑中动脉及其分支。

出生损伤更常见于引导分娩者,特别是使用产钳和吸引器者。

30% 以上阴道分娩者可见小硬膜下血肿。

新生儿细菌性脑感染最常见的病原为 B 族链球菌、大肠杆菌、肺炎链球菌、流感嗜血杆菌 B 型和单核细胞增生性李斯特菌。

推荐阅读

Barkovich AJ. MR imaging of the neonatal brain. *Neuroimaging Clin N Am*. 2006;16(1):117-135, viii-ix.

Barkovich AJ. *Pediatric neuroradiology*. 5th ed. Philadelphia: Lippincott Williams & Wilkins; 2012.

Huang BY, Castillo M. Hypoxic-ischemic brain injury: imaging findings from birth to adulthood. *Radiographics*. 2008;28(2):417-439, quiz 617.

Rutherford MA. MRI of the neonatal brain (website): www.mrineonatalbrain.com. Accessed October 19, 2012.

Volpe JJ. The encephalopathy of prematurity—brain injury and impaired brain development inextricably intertwined. *Semin Pediatr Neurol*. 2009;16(4):167-178.

参考文献

Full references for this chapter can be found on www.expertconsult.com.

第 31 章

先天性脑畸形

NANCY ROLLINS

随着磁共振成像（MRI）和分子生物学的发展以及模拟人脑皮层畸形的突变小鼠模型建立的成功，许多脑发育畸形被重新分类。先天性人脑畸形数量众多、分子遗传学复杂性和解剖变异程度差别巨大，本章将不深入讨论所有畸形。本章着重于探讨临床常见畸形和虽不常见但较独特且对儿童早期发育影响深远的畸形。这些畸形是根据胚胎或胎儿期发育中主要缺陷进行分组的。对于以广泛白质束异常为特点的疾病来说，弥散张量成像（DTI）也被包含于诊断方法中。

初步了解有关的胚胎发育知识非常必要。受孕后第 26~28 天，神经胚形成，神经板的外侧边缘褶起形成神经褶，后者随后向内侧融合形成神经管。在神经管头侧末端，原始脑泡形成，包括前脑、中脑和菱脑。前脑分为端脑和间脑，分别产生大脑半球和纹状体，以及丘脑和下丘脑。大脑脚和中脑来源于中脑。菱脑发育为后脑和末脑，分别形成脑桥和小脑以及延髓。脑发育畸形可因染色体畸变、单基因突变、致畸性感染和病变，或缺血所致。然而，70% 畸形可明确病因。

神经胚形成缺陷

脑膨出

头侧神经孔完全未闭合将导致先天性无脑畸形，指前脑、颅骨和头皮均缺如。患儿出生不久后即死亡，通常缺乏生后影像资料。较轻型神经管闭合不全则可导致脑膜膨出和脑膨出，表现为脑膜或脑分别通过颅骨和硬脑膜的先天性缺损处突出；后者的发病率约为每 1/5000 出生胎儿。脑膨出多见于中线。在西部半球国家中以颅后部脑膨出为主，而亚洲儿童，脑膨出则多见于颅前部。额部脑膨出包括眶间额、鼻额、鼻筛和鼻眶膨出。眶间额脑膨出经额骨缺损处突出（图 31-1）。鼻额脑膨出累及

鼻梁、前颅窝底区域，或两者均受累（图 31-2）。鼻额脑膨出也被称为鼻胶质瘤，但并非真正的肿瘤。这些神经胶质组织肿块分为鼻外型（60%）、鼻内型（30%）或混合型（10%）。覆盖在鼻外型胶质瘤上的皮肤毛细血管扩张时，可被误认为"血管瘤"。通常可见眼距过宽和鼻梁宽大。鼻内胶质瘤表现为鼻内肿块；影像检查前应避免活检，否则有脑膜炎的风险。鼻筛脑膨出患儿的额骨完整，神经组织经前颅窝底和鼻中隔后缘的缺损处膨出至筛窦。眼眶内侧壁的缺损可导致鼻眶脑膨出发生，脑组织突入到眼眶内产生单侧眼球突出。其他颅前部脑膨出中所见的面部异常还包括鼻尖分裂或鼻完全中裂，被称为鼻额发育不良，为一种罕见的畸形。牵牛花综合征包括面部中线结构缺陷、胼胝体发育不全、额部脑膨出和特征性眼畸形。

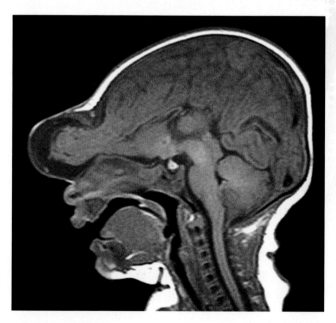

图 31-1 额部脑膨出。矢状位 T1 像显示胼胝体发育不全伴眉间脑膨出

基底部脑膨出因蝶骨缺陷所致（图 31-4）；脑膨出在鞍背前疝入鼻咽后部，可包含垂体组织、视神

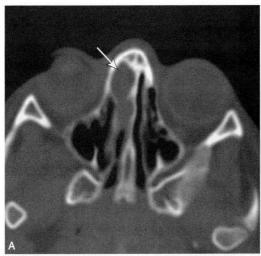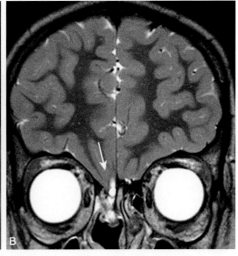

图 31-2 外伤后头部计算机断层扫描意外发现鼻额脑膨出。A，轴位计算机断层扫描显示右侧筛窦内（箭号）局灶性膨胀性病变。B，高分辨 T2 冠状位像显示额叶皮层通过右侧筛板临床隐匿性缺陷突出（箭号）

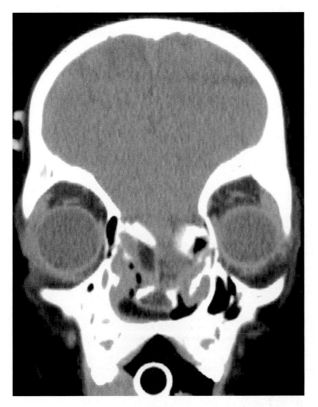

图 31-4 基底脑膨出。重建的冠状位计算机断层成像图显示前颅窝底部缺陷，鼻甲骨杂乱无章、眼距过宽

经、Willis 环分支或全部（图 31-5）。顶骨脑膨出表现为从巨大的"塔样"结构到小的脑膜膨出（图 31-6）。闭锁性脑膨出或脑膜膨出则表现为皮下纤维脂肪性小肿块，常见触痛（图 31-7）。枕部脑膨出多包含发育不良的小脑组织伴或不伴大脑皮层发育不良（图31-8）。罕见情况下，脑干可见于脑膨出组织中，此

时畸形可致命。

　　与脑膨出相关的病症和综合征包括，13-三体综合征、18-三体综合征、羊膜带综合征、Meckel-Gruber 综合征、节段分化不良性侏儒症、Knobloch 综合征、Walker-Warburg（Ⅱ型光滑脑）综合征、隐眼畸形和 Voss 综合征。预后取决于伴随的大脑畸形严重程度和脑膨出内所含发育不良脑组织的数量。

　　影像学　生后不久即行高分辨 MRI 检查可明确脑膨出内容物、畸形严重程度和常见的伴发异常，包括胼胝体发育不全、大脑皮层形成不良和各种小脑、间脑、脑干异常。在关闭脑膨出时虽然常需切除发育不良的非功能性神经组织，但要保留主要的硬膜静脉窦。因此，在诊断巨大枕部和顶部中线脑膨出时，必须进行磁共振静脉成像，以显示可能包含的硬膜静脉窦。对于包含视交叉或视神经或垂体的基底部脑膨出病例，不牺牲这些结构就不能关闭脑膨出。这些患者存在发生脑膜炎和鼻咽脑脊液（CSF）漏的风险。闭锁性顶骨脑膨出的典型颅内表现包括，顶盖板后部隆起、永存镰状窦伴或不伴直窦闭锁以及大脑后纵裂脑脊液间隙扩张。巨大顶部和枕部脑膨出关闭术后常出现脑积水。

Chiari Ⅱ畸形

　　临床表现　Chiari Ⅱ畸形是后部闭合不全性疾病（如脊髓脊膜膨出）的颅内表现。据报道，神经管畸形伴有多种染色体异常，包括：18、13 和 9-三体；三倍体；非对称性易位和缺失；Turner、DiGeorge 和腭心面综合征。虽然神经管畸形及所伴发的 Chiari Ⅱ畸形可能为多种遗传和环境因素联合作用所致（包括饮食叶酸摄

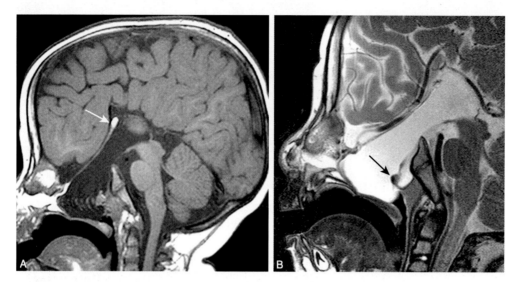

图 31-5　基底脑膨出。A,矢状位 T1 加权像显示胼胝体发育不全伴小脂肪瘤(箭号)。基底部见大缺陷。垂体、第三脑室底和视通路明显缺如。B,高分辨矢状位 T2 加权像显示垂体-下丘脑结构(箭号)和视通路包含在脑膨出内

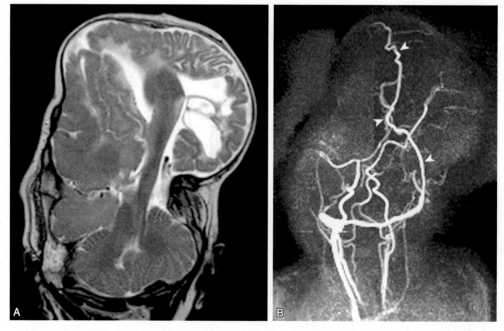

图 31-6　顶部脑膨出。A,冠状位 T2 加权像显示大脑半球和间脑结构严重变形,大量顶叶膨出。B,二维磁共振静脉成像的冠状位最大强度投影显示发育不良的硬脑膜窦(箭头)包含在脑膨出内

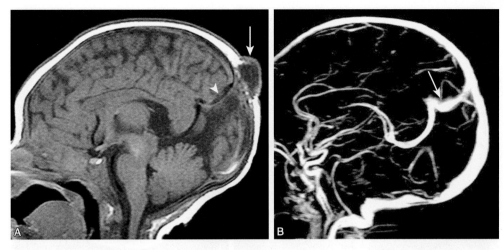

图 31-7 顶部脑膜膨出闭锁。A,矢状位 T1 加权像显示顶骨定点小的脑膜膨出(箭号)。后部半球间蛛网膜腔隙局部扩张(箭头)。B,钆-增强磁共振静脉成像矢状位像显示永存镰状窦(箭号)引流深部髓静脉系统。直窦没有显示

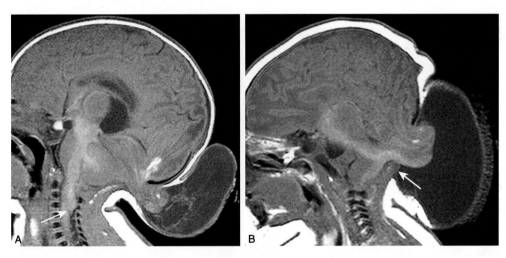

图 31-8 枕部脑膨出。A,矢状位 T1 加权像显示枕部脑膨出包含脑脊液和发育不良的小脑。可见喙状顶盖和颈髓脑干扭曲(箭号),与 Chiari Ⅱ 畸形相似。B,另一患者的矢状位 T1 加权像显示包含小脑组织和脑干的脑膨出(箭号);关闭缺损后患者死亡

取和母亲叶酸代谢),但神经管发育畸形的发生还是与 22q11 区域基因受累有关。

目前,有关 Chiari Ⅱ 畸形最为人们一致认可理论认为,神经管关闭失败阻碍了中央管短暂关闭,后者则是原始脑室系统扩张的基础,这些异常最终导致形成颅盖的间充质成分过早融合;而后脑的表现则源于脑脊液经神经管缺陷处泄漏所致。Chiari Ⅱ 畸形可伴发多种脑畸形;DTI 显示的轴突迁移异常表明该畸形不能仅用脑脊液动力学的动力变化来解释。Chiari Ⅱ 畸形以中胚层发育不良、下组脑神经节小且发育不良、小脑幕缺失、小脑发育不良或畸形和基底部脑膜增厚为特点。与前脑无裂畸形(HPE)相似,该病因间充质缺损或缺失所致,引起颅底、后脑和菱脑正常诱导效应丧失。与后脑畸形特异性相关的临床表现包括窒息、吸

入、喂养困难和反复呼吸道感染。

影像学 Chiari Ⅱ 畸形的颅盖表现包括额骨矢状裂形成和网格颅。后者为膜性颅骨中胚层发育不良的表现,因颅骨内外板中出现非骨化性纤维骨所致,从而导致明显的颅骨扇贝样改变(图 31-9);受累颅骨在生后 6 个月时骨化并表现正常。网格颅并非颅内压升高所致,这与"多凹颅"不同。

Chiari Ⅱ 畸形的颅内表现复杂多样;特征性畸形位于幕下。最严重的可见枕骨大孔扩大、后颅窝狭窄,脑脊液间隙消失;小脑包绕脑干至腹侧(见图 31-9),斜坡和岩嵴内陷。MRI 显示发育不良的脑干尾部移位以及发育不良的小脑进入颈部椎管上部与颈髓脑干相"扭结"(图 31-10)。第四脑室消失并下移。窦汇和直窦低位,成为枕下颅骨切除减压术时潜在的手术风险,

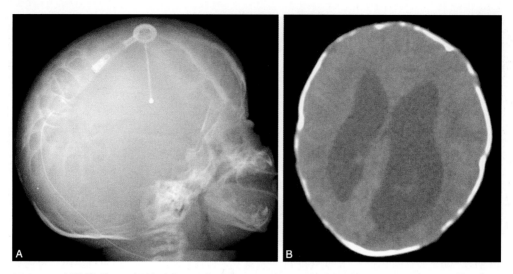

图31-9 颅盖缺裂。A,颅骨平片显示头盖骨呈花边状。B,轴位计算机断层扫描显示颅盖内外板呈扇贝样

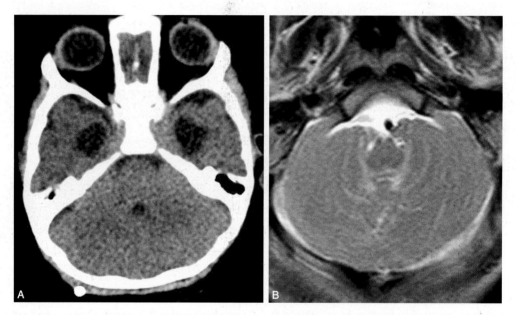

图31-10 Chiari Ⅱ畸形。A,轴位计算机断层扫描显示后颅窝收缩、第四脑室变小、低位,脑脊液流动减少。B,通过后颅窝的轴位T2加权像小脑组织包裹脑干

该手术可缓解后脑受压的症状。中脑被盖呈"鸟嘴样"和中间块增厚使得丘脑看起来似乎与闭锁的第三脑室部分融合。常见的幕上畸形包括胼胝体发育不全、神经元移行异常和脑积水。脑室分流后,大脑半球向下脱离颅骨内板,使得交错的皮层组织在发育不良的大脑镰下越过中线,且小脑上蚓部越过增宽的小脑幕切迹向上突出。该表现无特异性,见于严重先天性梗阻性脑积水脑脊液分流术后。伴有较严重小脑发育不良的Chiari Ⅱ畸形的DTI显示,脑桥水平背部横向纤维缺如,而皮质脊髓束和中间外侧的丘系纤维存在(图31-11)。扣带回可能异常,在胼胝体上方跨过中线(图31-12)。DTI显示这些轴突迁移改变在常规MRI中很难发现。

Chiari Ⅲ畸形则为上颈部或下枕部脑膨出。Chiari Ⅳ畸形被用以描述严重小脑发育不良伴神经管缺陷,该类型更好的称谓应为"Chiari Ⅱ畸形伴小脑发育不全或发育不良"。有报道认为,神经胚形成缺陷也可并存于前脑无裂畸形患者中;后者被认为是背侧神经板分化障碍性畸形。传统观念认为的这些无论与胚胎形成时间,还是产生的损害均不相关的并发畸形,在一定程度上可以用基因突变同时累及两个发育途径来解释。

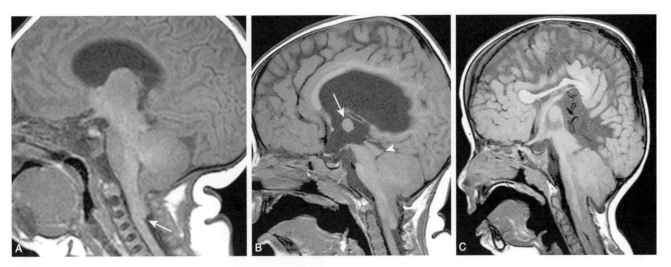

图 31-11　Chiari Ⅱ畸形。A,矢状位 T1 加权像显示小脑变小,第四脑室尾部移位和颈髓交接处扭曲(箭号)。脑干外形良好。B,另一患者矢状位 T1 加权像显示小脑和脑干发育不全和顶盖变形(箭头)。中间块增大(箭号)和脑积水。C,另一患者的矢状位 T1 加权像显示脑干发育不良伴喙状顶盖。小脑发育不良和尾部突出。第四脑室不明显

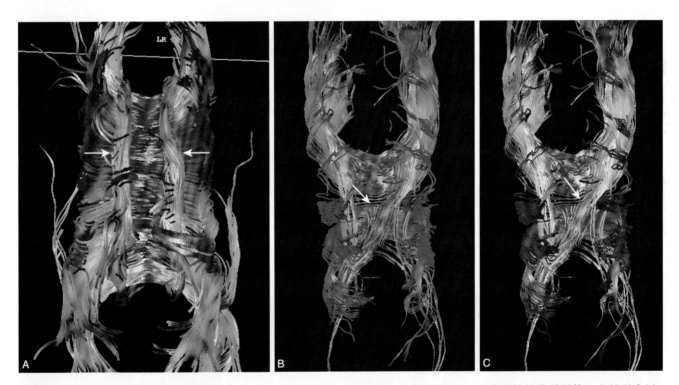

图 31-12　Chiari Ⅱ畸形弥散张量成像。A,正常人弥散示踪图显示成对的扣带回(箭号),边缘系统外缘胼胝体上方的联合纤维。绿色方向指的是方向从后向前的纤维。根据定义,联合纤维不跨越中线。B,Chiari Ⅱ畸形患者,弥散示踪图显示左侧扣带回(箭号)向内侧移位。C,另一个 Chiari Ⅱ畸形患者,右侧扣带回缺如,左侧扣带回(箭号)跨过中线

背侧神经板分化障碍

前脑无裂畸形

临床表现　HPE 是腹侧前脑受累最常见的异常,因妊娠第 5~6 周基底前脑表达模式和诱导原发性缺陷所致,250 个胚胎中有 1 个发生,活产婴儿中占到 8300~16 000 分之一。HPE 认为是由于前脊索中胚层缺如或缺损,导致正常情况下应成对且独立存在的新皮层、尾状核、屏状核诱导发生失败或融合异常。中线和中线旁结构诱导发生失败所致后遗表现在前脑腹侧最明显,且从前至后、从中间至两侧严重程度逐渐减轻。HPE 因遗传多态性因素和环境因素共同作用所致;母亲患糖尿病的胎儿 HPE 发病率较一般人群增加 200 倍。HPE 具有遗传异质性。单基因突变导致

HPE 的综合征型,染色体的三倍体畸形(如13和18)、染色体一个区域的缺失或重复以及拷贝数变异。已确定,至少有12个 HPE 位点在神经系统中线发育中发挥一定作用,包括 *Shh*、*Otx2*、*Emx*、*Pax*、*Nkx-2. 2* 和某些 POU 结构域基因。尽管24%~45%的患病活婴可见染色体异常,但尚不知前脑无裂畸形的类型或严重程度和特定变异间存在何种联系。除了控制前脑的分离和分化,脊索前中胚层的诱导效应也影响纹状体、丘脑、眼睛、面部和脑血管生成。相关的面部畸形包括鼻梁扁平、间距过窄不伴额部骨性愈合、单个中央上颌切牙、唇裂或面腭裂和伴有中央长鼻的独眼畸形。虽然面部异常越严重其 HPE 畸形越严重,但轻微面部异常也可见于无脑畸形的患儿中。HPE 临床表现包括发育延迟、癫痫、丘脑和脑干功能低下导致的吞咽和呼吸障碍、体温不稳定、垂体功能减退和睡眠不稳。

影像学 HPE 的特征是前脑分离不全、前纵裂缺如和中央灰质核团融合。透明隔缺如。HPE 可见脑形态显著异常,最常见者为无叶型、半叶型或全叶型。该畸形代表了一组连续异常,从"间距明显过窄伴严重面部畸形"到"间距轻度过窄伴基底前脑和中央灰质核团轻微融合"。可见脑积水。

无叶型前脑无裂畸形

在 HPE 这种最严重的类型中可见大脑半球完全融合、大脑镰缺如。胼胝体和透明隔缺如,中央灰质核团融合,未发育的单脑室呈"U"形,可与背侧囊腔相通(图31-14)。

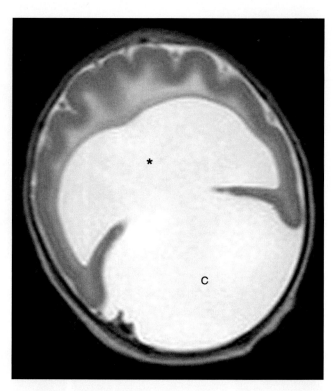

图 31-14　无叶型前脑无裂畸形。轴位 T2 加权像显示前部脑组织形成斗篷,中线无任何分离,伴单脑室(星号)和一个巨大背侧囊肿(C)

半叶型前脑无裂畸形

半叶型 HPE 大脑两侧和后部相对正常,胼胝体压部存在。大脑后纵裂和大脑镰存在,而发育不全的额叶未分离(图31-15)。缺乏正常的额叶结构导致外侧裂前移,Barkovich 等称其为"宽大外侧角"。苍白球缺如或发育不良和尾状核融合导致大脑中个结构缺失。

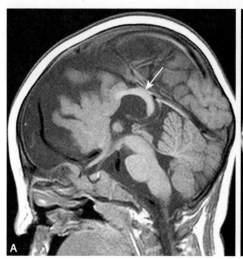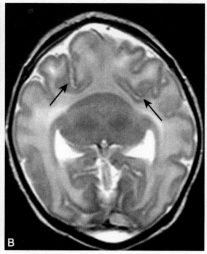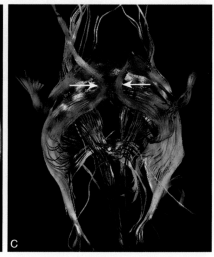

图 31-15　半叶型前脑无裂畸形。A,矢状位 T1 加权像显示额叶不发达伴面中部发育不全。胼胝体压部(箭号)形成。B,轴位 T2 像显示额叶未分离;尾状核和丘脑融合。箭号表示外侧裂异常前移。C,弥散示踪图。脑下面观察,箭号表示视通路。红色纤维是联合纤维在中线的异常延伸

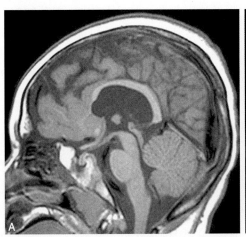
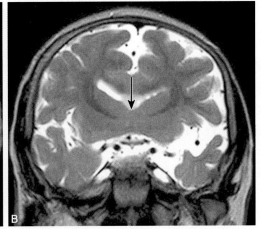

图31-17 全叶型前脑无裂畸形。A,矢状位T1像显示胼胝体嘴部和膝部缺陷,体部和压部形成,但较薄。B,冠状位T2加权像上,额下区是未分离的(箭号)

内囊后肢位于部分或完全融合的丘脑腹侧。虽然海马常发育不全或异常,但几乎总是存在的。常可见背侧囊肿。

全叶型前脑无裂畸形

在这种最轻微的HPE类型中,可见额极发育不良、透明隔发育不良和基底部前脑分离不全(高分辨冠状扫描最适于显示该病变)。额叶后部、顶叶和枕叶形态较正常。胼胝体体部和压部正常(图31-17)。

大脑半球中线融合(额中部变形)

额中部变形是一种不常见的全叶型HPE变异型,其特征为额极和枕极分离,大脑半球中部融合(图31-18),部分胼胝体联络纤维正常,神经细胞移行异常,

丘脑不同程度融合。

视隔发育不良

临床表现 视隔发育不良(septo-optic dysplasia,SOD)被认为见于前脑腹侧分化障碍性疾病中。患者通常在儿童早期出现眼球震颤、视神经萎缩、因生长激素缺乏导致的身材矮小以及不伴有尿崩症的全垂体机能减退。患者可因亚临床性肾上腺皮质功能不全而出现阿迪森危象,后者只有在患病期间或严重压力下才出现显著临床表现。绝大部分单纯SOD为散发病例。

影像学 SOD的特征包括透明隔缺如和不同程度视神经萎缩。神经垂体常异位或缺如,垂体柄可能中断。然而,单纯透明隔缺如也可见于视神经通路和神经内分泌功能正常的患儿中。隔膜缺如导致穹窿下移进入第三脑室。SOD可伴发多种畸形,如脑裂畸

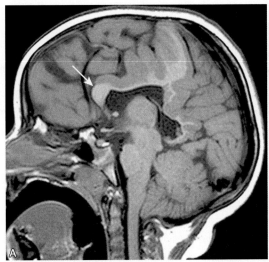
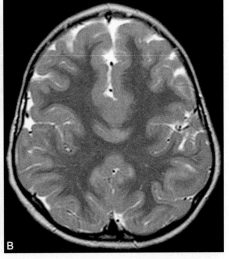

图31-18 额中变体型前脑无裂畸形。A,矢状位T1加权像显示胼胝体(箭号)形成,胼胝体体部形成,但发育不良。额叶部分融合。B,轴位T2加权像显示额中区皮层和白质跨越中线融合

形、神经元移行异常和神经管缺陷。

胼胝体发育不良或发育不全

完全或部分胼胝体畸形发生率为 1/4000。胼胝体正常发育需要一系列精准的生理过程包括,细胞增殖和移行、轴突生长和引导以及中线胶质发育和构形。基因突变、遗传多态性、宫内感染、缺血和中毒均可能中断该过程。

端脑神经连合的正常发育是按照一个固定的程序进行的。受精后第 55 天左右,前连合(anterior commissure,AC)形成,该过程始于原始海马构成,终于颞叶前部连合。此后约 3 周后,胼胝体先行轴突在"神经胶质桥"的辅助下开始在半球间移行,"神经胶质桥"由原始室管膜下胶质细胞组成。"胶质楔"则由放射状胶质细胞构成,它引导胼胝体轴突跨越中线,然后推动轴突远离中线而进入对侧大脑半球。跨过中线后,胼胝体轴突向对侧大脑半球内生长,最终到达与其发出部位呈镜像对称的对侧大脑内,并进入与其生成时相同的皮层层面。跨行的轴突从头侧到尾侧的逐渐形成,胼胝体嘴部出现先于压部;妊娠 85 天左右胼胝体压部最终形成。许多跨行轴突在到达目的地后发生凋亡;凋亡始于孕中期,轴突修剪过程则持续到生后。

影像学 胼胝体为三个端脑神经连合中最大的,其他还包括前连合(AC)和海马连合。AC 是一个大小不等的、嵌入终板颅侧面的神经束,构成第三脑室的前壁并连接颞叶前部。海马连合为一个薄层白质,连接两侧穹窿脚,正常脑 MRI 常不能显示。胼胝体、AC 和海马连合缺如称为"完全性连合未发育",但此时部分胼胝体仍可能存在(图 31-20)。AC 存在而胼胝体和海马连合缺如则称为"胼胝体海马未发育",而前连合和海马连合存在时被称为"单纯胼胝体未发育"。胼胝体海马未发育为最常见的畸形,但这种分类尚存在学术争议。AC 可能增大。MRI 图像中,额叶内侧面的脑沟呈放射状排列,侧脑室呈特征性的平行走行。扣带回颞部缺如导致侧脑室颞角扩大。连接颞叶和枕叶的联合纤维发育不良导致侧脑室三角区扩大,称为侧脑室枕角扩张。当轴突不能跨越中线时,则停留在其起源的半球内,沿着侧脑室内侧壁形成纵向胼胝体 Probst 束,其发挥联合纤维的功能,连接同侧大脑半球的皮质区。胼胝体未发育可能与半球间的间脑假性囊肿(如:第三脑室高骑)、或半球间囊肿(这些囊肿与侧脑室不相通)有关。DTI 发现,未发育的扣带回和穹窿融合成 Probst 束(图 31-24)。在胼胝体部分正常的患者中,弥散纤维束成像显示,某些患者的皮层区和皮层

下结构间存在一些异常连接,以某种放射存在的半球间异向性连接导致额叶可能与对侧的顶叶或枕叶发生联系。这些迷走的胼胝体纤维被称为"非对称 S 弯曲束"。有报道在胼胝体形态异常的患者也可见这种迷走的胼胝体纤维。

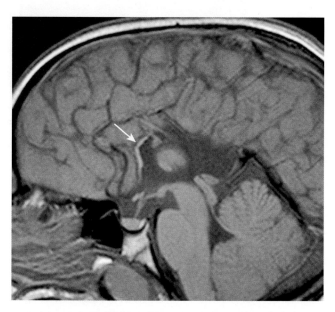

图 31-20 近全胼胝体发育不全。终板上方胼胝体残余(箭号),标记了第三脑室的前壁,可能表示腹侧海马融合,一般可以消退

胼胝体未发育可为单发异常,也可伴有许多其他异常,包括导水管狭窄、Chiari Ⅱ畸形以及皮层、脑干和小脑发育异常。多种综合征伴有完全或部分性胼胝体未发育。Aicardi 综合征是一种发生于女性的、罕见的散发型 X 连锁显性畸形,存活儿中发生率低于 1/200 000。男性受累则为 Klinefelter 综合征(XXY)。临床表现包括,发育明显迟缓、婴儿痉挛症、小眼畸形、眼组织残缺、人中过短、扁鼻子和大耳朵。影像可见胼胝体海马未发育、纵裂囊肿、灰质异位、多小脑回(polymicrogyria,PMG)和小脑畸形。眼部异常包括脉络膜视网膜裂陷和缺损。CRASH 综合征(胼胝体发育不良、发育延迟、拇指内收、进行性痉挛性截瘫和脑积水)为 L1 细胞黏附分子基因突变所致,该基因编码与轴突移行相关的跨膜转运细胞黏附分子一致。

胼胝体发育不全

胼胝体形成可不完全、或弥漫性发育不全或节段性缺陷。部分性胼胝体发育不全的特征是压部和背侧体部缺如,膝部和嘴体部相对正常。弥漫性胼胝体发育不全的特征是弥漫性变薄,而节段性胼胝体发育不全则累及胼胝体中间部分。节段性缺如可能为继发性

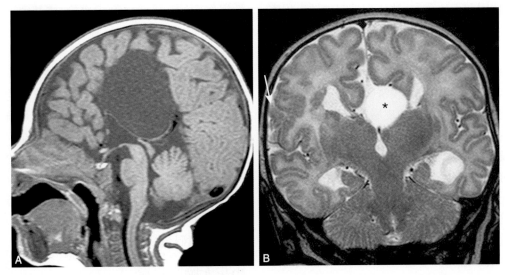

图 31-24　胼胝体发育不全伴纵裂囊肿。A,矢状位 T1 加权像显示一个巨大纵裂囊肿,与脑室系统不相通。B,另一个患者冠状位 T2 加权像,纵裂囊肿(星号)表示"高骑"第三脑室。右侧大脑半球皮层发育不良(箭号)

胼胝体破坏或局部白质损伤所致。

　　胼胝体脂肪瘤罕见,被认为是多能间叶组织分化异常所致。大部分病例伴有胼胝体未发育或结构不全。前部脂肪瘤较后部更常见。脂肪瘤本身可能被偶然发现,也可见于胼胝体完整形成的病例中(图 31-28)。

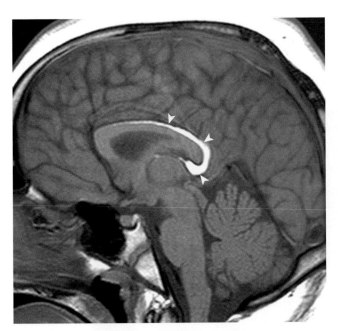

图 31-28　胼胝体脂肪瘤。矢状位 T1 加权像显示高信号脂肪瘤(箭号)伴正常形态胼胝体

维拉小头畸形

　　小头畸形为一个非特异性诊断,是指头围小于相同年龄性别正常均值 3 个标准差以上,因此,它更像是一种描述,而非一种特异性诊断。小头畸形可因产前感染、宫内或围产期损害所致,或可为综合征的组成部分。维拉小头畸形("真性"小头畸形)具有常染色体隐性遗传特性,常不伴有癫痫。大约 15% 的维拉小头畸形患儿神经发育正常。MRI 显示弥漫性脑沟低下(可能非常轻微),以及脑结构正常。

脑损害或破坏性疾病

　　无脑症这个词描述的是大脑半球几乎完全缺如,

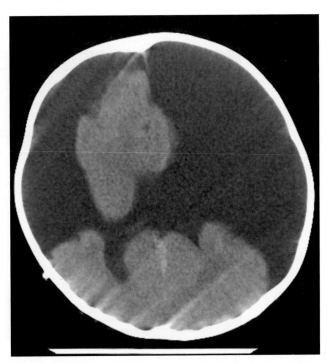

图 31-29　无脑儿伴少部分大脑皮层残留

但脑干、中央核团和小脑存在,被认为是宫内缺血损害所致,也可能残存额下回、颞叶前部或枕叶(图31-29)。由于脑干完整,患儿出生时可貌似神经系统正常。无脑症中脑积水因中脑导水管狭窄所致。

无脑症需要与中脑导水管狭窄引起的重度脑积水相鉴别,后者脑脊液分流后大脑皮层不同程度恢复,而无脑症患儿的分流则仅有助于控制颅腔的最终大小而不能影响未发育大脑皮层的外观。无脑症和脑积水患儿脉络丛正常产生脑脊液,中脑导水管狭窄行脑脊液分流术可防止头颅过大。

其他的脑损害病变包括脑穿通畸形,脑脊液间隙常与脑室系统相通。脑穿通畸形可能源于宫内胎儿脑血管性损伤、创伤、感染和非创伤性出血。与脑裂畸形不同,脑穿通畸形无内衬的发育不良灰质层。

神经元迁移异常或皮层发育异常

这些畸形包括神经细胞增殖、迁移和重组中断所致的一系列皮层发育异常。神经元增殖于妊娠7周始发于沿着侧脑室壁室管膜下层分布的生发基质中。妊娠8周左右,神经元开始沿着双极性放射胶质细胞纤维(为神经元的迁移提供了"脚手架")从生发区迁移到脑表面。少部分神经元也可垂直于放射状胶质细胞纤维迁移。皮层第1层神经元首先到达脑表面,随后以"从内到外"顺序依次到达5、4、3、2层。迁移完成后,皮层开始组织突触连接,该过程在整个6层皮层中发生。感染(如巨细胞病毒、弓形虫感染)、宫内缺血

性损伤、毒素、接触辐射或遗传、或其他不明的原因均可导致神经元增殖、迁移和重组中断。患儿出现癫痫、发育迟缓和不同程度局限性神经功能缺陷。由此产生的畸形取决于发生中断时所处的阶段:

- 增殖障碍包括神经元增殖广泛减少的小头无脑回畸形、增殖增加的半侧巨脑症和增殖异常的局灶性皮层发育不良(focal cortical dysplasia,FCD)。
- 迁移障碍包括神经元迁移广泛减少的Ⅰ型或经典型光滑脑(type Ⅰ or classic lissencephaly,LIS1)、神经元广泛过度迁移的Ⅱ型鹅卵石光滑脑和迁移局灶性异常的灰质异位。
- 重组障碍包括PMG和脑裂畸形。

小头无脑回畸形

临床表现 小头无脑回畸形患儿出生时即出现严重小头畸形,伴特殊面容、外生殖器异常和关节挛缩。几乎所有患儿均出现严重的癫痫和发育迟缓。本病遗传模式为常染色体隐性遗传,某些患儿存在 *RELN* 基因突变。先天性感染亦被确认为小头无脑回畸形的病因,特别是CMV感染。

影像学 诊断基于大脑皮层普遍变薄及无脑回-巨脑回组成的脑沟异常(图31-30)、不同程度的胼胝体、脑干和小脑发育不良。A型(Norman-Robert综合征)为小头无脑回畸形不伴幕下结构异常,B型(Barth综合征)为小头无脑回畸形伴严重小脑和脑干发育不良。较轻程度的小头无脑回畸形被称为"小头伴脑回简化",皮层厚度通常正常。

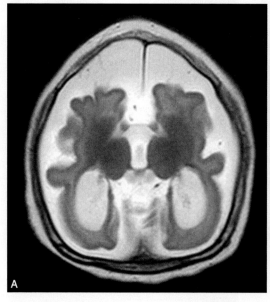 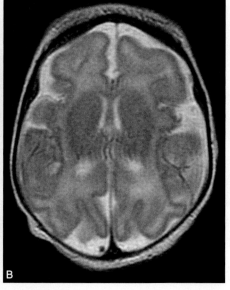

图31-30 微小无脑回畸形。A,大脑弥漫性的小脑沟伴胼胝体发育不全和脑室扩张。B,明显的小头畸形伴严重小脑脑干发育不全

半侧巨脑症

临床表现 半侧巨脑症为一侧大脑半球或脑叶发生错构瘤样过度生长可单独存在,也可并发于神经皮肤综合征,如表皮质神经综合征、Proteus 综合征、Ito 单侧黑色素过少症、神经纤维瘤病 I 型、Klippel-Trenaunay 综合征和结节性硬化症。该畸形因神经元在沿放射状神经母细胞迁移前即出现增殖异常所致。大脑半球切除术有助于缓解严重的顽固性癫痫。

影像学 MRI 显示半球或脑叶弥漫性增大(图31-31),伴脑沟形态异常,包括 PMG、无脑回和灰质异位。局部可见白质增厚和胶质增生。本病的一个明显的标志为同侧脑室扩大,并随年龄增长而更加明显,半侧颅脑膨胀。

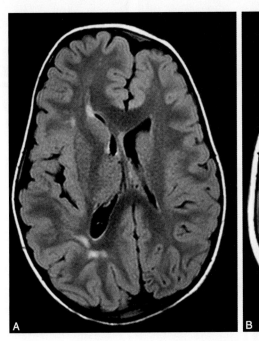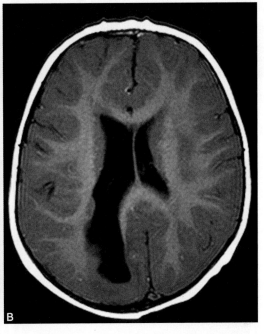

图 31-31 半侧巨脑症。A,半侧巨脑症是除右侧额叶外全叶型。右侧枕角扩大、右半颅扩张和巨脑回,以及脑室周围灰质异位。B,该患者右侧大脑半球完全受累。白质增厚和局部胶质增生

局灶性皮层发育不良

FCD 最常见的临床表现是耐药性局灶性癫痫。虽然 FCD 可能是多个基因突变作用的结果,但与无脑回和脑室周围结节状灰质异位不同,FCD 未与已知的单个基因突变相关。FCD 的组织学标志为,病灶缺乏正常皮质分层。基于皮质分层结构、细胞结构破坏程度、细胞组成和是否出现相关的破坏性脑病变,FCD 被分为 I、II 型以及最近分出的 III 型。FCD I 型皮质分层发生变化,正常的放射状皮质分层扭曲变形且缺乏正常的 6 层新大脑皮层结构;根据定义,FCD I 型无气球细胞。FCD II 型则以皮层异常分层和神经元异形伴或不伴气球细胞为特点。FCD III 型与脑损伤性病变(如脑外伤、围产期缺血、Rasmussen 脑炎或低级别肿瘤)有关。

影像学 识别 FCD 需要高分辨率 MRI,使用 T1 加权、T2 加权和 FLAIR(液体衰减反转恢复)序列(图31-32);MRI 诊断的准确性随医生对所怀疑的隐匿性致痫灶区域进行薄层并仔细观察程度增加而增加。FCD I 型表现包括脑沟内侧面局灶性皮层增厚,以及灰白质分界模糊。临床上,FCD 可为隐匿性疾病,因癫痫之外的其他原因行 MRI 检查而被发现,或者患儿可伴有癫痫和不同程度认知障碍。原因不明的癫痫(即在影像检查中无法确定癫痫病灶)患者手术切除标本中最常见的病理组织学表现是 FCD I 型。

FCD II 型在 MRI 上更易被发现,尤其是存在气球细胞的病例。MRI 表现为异常脑回下方的皮层下白质 T2 信号升高,该征象在 T2 加权和 FLAIR 图像中显示最佳。气球细胞放射状延伸和异位神经元在深部白质组成 FCD 的"漏斗征",该征象有时为 FCD 唯一可见的证据。FCD II 型的鉴别诊断为低级别胶质瘤。虽然 MRI 表现可提示 FCD II 型,但 FCD I 型和 II 型间存在影像表现重叠,最终诊断要依靠组织病理学。

灰质异位

灰质异位是编码参与神经元迁移的蛋白基因

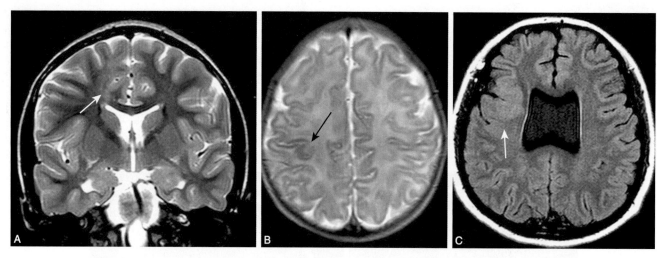

图 31-32 局灶性皮层发育不良的各种表现。A,冠状位 T2 加权像和周围液体衰减反转恢复成像上,左侧矢状窦旁皮层(箭号)局灶性增厚。B,癫痫新生儿仅在 T2 像上可见小的皮层发育不良(箭号)。C,右侧额叶皮层发育不良(箭号)伴透明隔缺如。蛛网膜下腔局部扩张和表面皮层静脉异常可误认为血管畸形

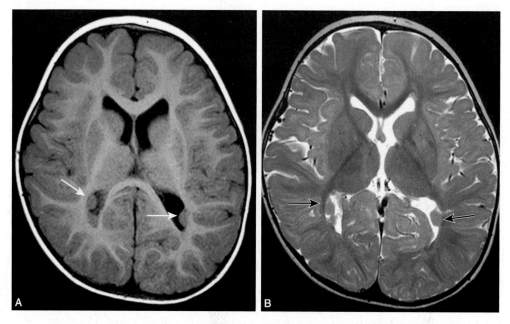

图 31-33 脑室周围灰质。A 和 B,脑室周围灰质异位(箭号)与皮层信号强度一致

突变导致的神经元异位(图 31-33)。脑室周围结节状异位是沿着侧脑室壁的灰质异位,为正常神经元结节状肿块和未经过分层充足的胶质细胞,本质上为致痫灶。异位神经元和皮层间的过度兴奋回路导致癫痫发生。临床影像取决于异位的数量和部位,以及在皮层内的延伸程度。与单侧灰质异位相比,双侧灰质异位出现更严重和广泛的癫痫活动及认知迟缓。

影像学 MRI 显示沿着侧脑室壁室管膜表面的大小不等的不强化结节(见图 31-33),在所有序列上与皮层信号强度一致。结节可能为单一、也可为多发,可单独存在,亦可伴发其他畸形。

神经元移行障碍

Ⅰ型(经典)无脑回畸形

LIS1 为神经母细胞从脑室表面向软脑膜表面迁移过程发生中断所致,通常发生于妊娠 10~14 周。LIS1 包括无脑回伴特定基因异常、单纯无脑回不伴任何已知基因缺陷和无脑回伴发多种畸形综合征。导致单纯 LIS 和 Miller-Dieker 综合征(MDS)的突变点定位在染色体 17p13.3,其与双肾上腺皮质(DCX)基因突变共同存在,成为 70% LIS1 病例的病因。DCX 和 Aristaless 相关同源框（*ARX*）基因为 X 连锁基因。少见的 Reelin（*RELN*）基因定位于 7 号染色体，α-微管蛋白 1a（*TUBA1A*）基因定位于 12 号染色体。LIS1 发生率为 1/500 000 活婴，性别优势仅见于不常见的 X-连锁型中。LIS1 的组织病理学表现为皮质层状结构反转；正常的 6 层皮质被 4 层增厚的皮质所代替。在无脑回脑组织中，第 1 层为表面分子层。第 1 层下为第 2 层，该层为类似正常大脑皮质第 5 和 6 层的锥体细胞层，随后为稀疏细胞层（第 3 层）和由大小不等的杂乱神经元构成的厚层（第 4 层），并延伸至白质区内。

临床表现　LIS1 的显著特点包括智力发育显著低下、头小但形状正常、难治性癫痫、肌张力增高和反射亢进。单纯无脑回畸形患儿面部结构正常，而具有 LIS1 的 MDS 患儿则面容异常，包括眉间和额缝皮肤皱纹、枕部突出、前额狭窄、眼裂下斜、小鼻子和小下颌。*DCX* 突变男性患儿在 MRI 上可见典型 LIS1 表现，而 *DCX* 突变女性患儿则出现不同程度认知落后而不伴癫痫，以及 MRI 检查中出现皮层下带状灰质异位（SBH）。无脑回畸形男性患儿的母亲出现无法解释的癫痫或认知问题时，应对母亲进行 MRI 筛查以除外 SBH。*ARX* 突变女性患儿可见外阴性别不明但不存在无脑回畸形，而男性患儿则可见无脑回畸形伴发外阴性别不明（XLAG）综合征。*RELN* 突变所致的无脑回畸形与先天性淋巴水肿有关。

影像学　LIS1 导致的 LIS1 畸形表型表现在男女患儿中相似，包括大脑皮层显著增厚［可为弥漫（图 31-34）或后部明显（图 31-35）］和大脑外侧裂未发生。DTI 显示增厚的皮层显示高度组织化，因为迁移中止处的神经元仍然保持放射状形式。*DCX* 突变男性患儿的无脑回畸形表现与 LIS1 相似，且前部更严重。*DCX* 突变女性患儿则出现 SBH 或"双皮层"表现。MRI 显示，在貌似正常的皮层和脑室间的白质区内出现层状异位神经元（图 31-36）。MDS 和 *ARX* 突变与较严重的后脑无脑回畸形有关。在伴有 LIS1 的 MDS 和 *DCX* 突变的病例中，脑干可正常或轻度发育不良；小脑和脑桥重度发育不良则提示 *RELN* 突变。罕见的 *TUBA1A* 基因突变的 MRI 异常包括经典型无脑回畸形伴脑干发育不良和小脑发育不全。

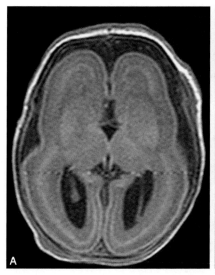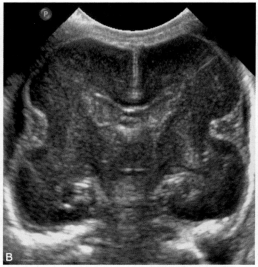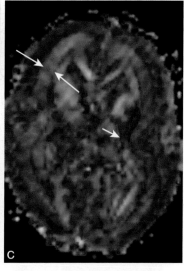

图 31-34　神经元移行不足所致的经典无脑回畸形。A，足月新生儿 T2 液体衰减反转恢复成像显示无脑沟异常增厚的大脑皮层。B，头颅超声显示外侧裂未显示，这在足月新生儿中是异常的。脑沟下的表现提示这是极其早产儿的脑。C，弥散张量成像的轴位彩色图显示放射状迁移过程中阻止的神经元所致的刷状纤维带（长箭号）。蓝色纤维（短箭号）是垂直方向的投射纤维

Ⅱ型鹅卵石无脑回畸形（先天性肌营养不良）

与神经元迁移缺陷的 LIS1 相反，鹅卵石Ⅱ型无脑回畸形（抗肌萎缩相关糖蛋白疾病）为神经元过度迁移所致。营养不良聚糖是一种存在于肌肉和中枢神经系统（CNS）细胞外基质受体内的糖蛋白，其作用是稳定肌肉肌膜，抵抗收缩-伸展压力，并在细胞迁移过程中发挥信号转导作用。营养不良聚糖需要添加糖基才能发挥作用；糖基化障碍在中枢神经系统表现为神经元过度迁移，神经元通过神经胶质-软脑膜限制界膜的缺损处进入蛛网膜下腔，在大脑表面形成鹅卵石样外观。畸形包括各种各样的巨脑回和 PMG，增厚的皮层缺乏正常的 6 层结构、软脑膜纤维胶质增生以及大脑半球部分融合。

临床表现　鹅卵石无脑回畸形的临床表现为先天性肌营养不良（congenital muscular dystrophy，CMD），

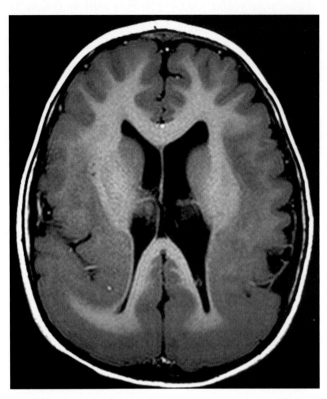

图31-35 不完全无脑回畸形。后部受累更加严重,这是典型的 Miller-Dleker 综合征和罕见的 *ARX* 基因变异

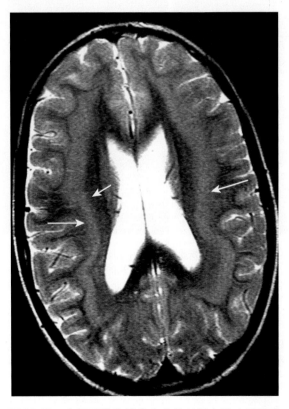

图31-36 皮层下带状异位女孩伴双肾上腺皮质激素(*DCX*)基因变异。箭号示表面皮层和深部白质间对称性的灰质带

由出生后或婴儿期表现为全身性对称性肌张力减退的非均质遗传性疾病所组成。CMD 分为:①CMD 不伴 CNS 异常和②CMD 伴 CNS 异常两类,后者包括 Fukuyama(FCMD)、肌-眼-脑疾病(muscle-eye-brain disease,MEBD)和 Walker-Warburg 综合征(Walker-Warburg syndrome,WWS)。不同的综合征患儿还可出现发育迟缓、癫痫、小眼畸形、视神经发育不良和眼缺损。儿童早期可发生脊柱侧弯和挛缩。死亡常源于胸壁僵硬和横膈或呼气无力所致的呼吸衰极或心肌病。根据临床表现、血清肌酸激酶、神经影像学、肌肉和皮肤活检和分子遗传学检测可做出特异性诊断。

FCMD 为最常见于日本的常染色体隐性遗传疾病,发生率可达 3/100 000 个体。该综合征源于 9 号染色体上的 *FKTN* 基因突变,其功能为编码 fukutin 蛋白,后者与细胞外基质的 α-营养不良聚糖相互作用。MEB 为一种常染色体隐性遗传疾病,在芬兰以外的国家罕见,*POMT1*、*POMT2*、*POMGnT1*、*fukutin* 和 *KURP* 基因突变为本病病因;基因表型可能与 FCMD 重叠。WWS 则为伴有 CNS 表现的 CMD 中最严重的类型,也与 *POMT1*、*POMT2*、*fukutin* 和 *fukutin* 相关蛋白基因突变有关。

影像学 FCMD 的 MRI 异常较 WWS 和 MEBD 轻。轻度 FCMD 患儿大脑可相对正常或仅有一个简化脑回,更严重的畸形为各种巨脑回和 PMG;白质胶质细胞增生伴囊肿。侧脑室室管膜表面排列着神经元,在 T2 加权像上,其信号较脑脊液高且白质信号异常高。侧脑室增大。小脑必然出现小囊肿伴不同程度 PMG。最严重的小脑发育不良见于 WWS,后者也并发枕叶脑膨出(图 31-38)。FCMD 患儿脑干通常正常,而 MEBD 患儿常见脑干发育不良,WWS 患儿脑干小且后部扭曲。脑积水罕见于 FCMD,而常见于 MEBD,大部分 WWS 病例可见不同程度脑积水;脑积水可被畸形掩盖。

神经元重组错乱(多小脑回,脑裂畸形)

临床表现 PMG 为正常末端神经元迁移和重组过程中断导致的大脑皮层过度卷曲。PMG 可能为单侧局灶性,或双侧弥漫性;双侧病变者则常见于额顶交界处和外侧裂周围。癫痫和发育障碍的严重程度与畸形部位和严重程度相关。局灶性 PMG 临床可无症状或出现药物不可控制的癫痫。双侧外侧裂周围 PMG 患儿则可见癫痫、发育迟缓、斜视、吞咽困难和语言障碍以及轻度偏瘫。PMG 可单独存在,也伴发于已知的

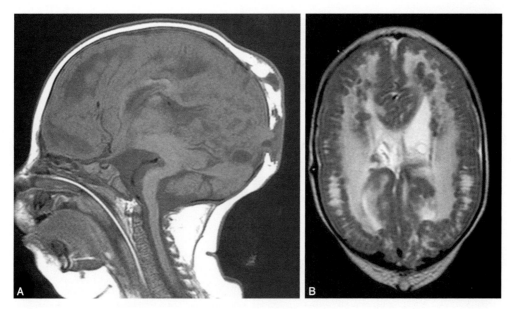

图 31-38 Walker-Warburg 无脑回畸形是先天性肌营养不良伴中枢神经系统受累最严重的类型。A,矢状位图像显示典型的小脑发育不良和背侧喙状脑干。可见小的顶枕部脑膜膨出。B,轴位 T2 加权像显示灰白质交界处鹅卵石外观。由于伴有脑积水,患者出生后需要进行分流处置

疾病,包括胼胝体发育不良、Aicardi 综合征、Joubert 综合征、FCMD 和 Zellweger 系列疾病。双侧外侧裂周围 PMG 为 X 连锁性遗传,而额顶叶 PMG 则定位于 16 号染色体。双侧 PMG 至少在与 G 蛋白-偶联的受体 56(*GPR*56)中确定了 11 个突变。PMG 也可发生于 CMV 感染和宫内缺血性损伤。

影像学 MRI 显示皮层增厚和灰白质交界处不规则(图 31-39)。发生于不同位置的 PMG 的表现不同。随着脑发育,PMG 表现也可发生改变,多小脑回畸形在未髓鞘化的脑内表现明显,并随着髓鞘化程度不断提高而逐渐"减轻"。

脑裂畸形

大脑半球的先天性裂缝导致脑裂畸形,可从软脑膜表面延伸至脑室。患儿可出现癫痫、运动障碍,或两者同时存在,部分患儿也可无症状。较大的或双侧病变通常提示神经发育预后差。

影像学 脑裂缝的前后唇可闭合(闭唇型),也可分开(开唇型)。裂缝内衬发育不良的灰质,后者沿裂缝全长排列(图 31-40)。室管膜中断和软脑膜下开唇型脑裂畸形导致侧脑室与蛛网膜下腔相通。脑脊液的搏动可引起覆盖于开放裂缝表面的颅盖骨变形并向外膨出。发生

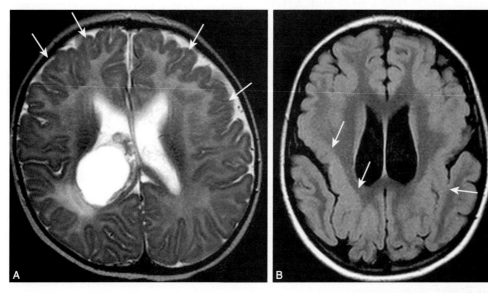

图 31-39 多小脑回变体型。A,双额多小脑回(箭号)伴右侧脑室脉络膜囊肿。B,T2 加权液体衰减反转恢复成像显示外侧裂周围多小脑回(箭号)

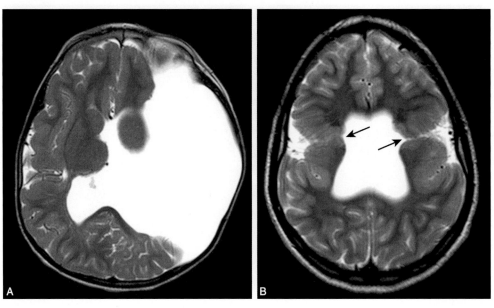

图 31-40　脑裂畸形。A，双侧闭唇型脑裂畸形伴透明隔发育不全。B，巨大开唇型畸形伴透明隔发育不全，脑脊液脉动导致左侧半颅扩张

于额顶叶区域的脑裂畸形患儿常见透明隔缺如。单侧脑裂畸形常伴有对侧外侧裂周围皮层发育不良。

后脑和小脑畸形

脑干畸形

根据胚胎和基因学，脑干畸形分为四组：

1. 第一组包括神经管早期分化缺陷导致的畸形（如 Chiari Ⅱ 畸形）。

2. 第二组包括脑干、小脑、大脑或全部脑组织广泛受累的畸形。包括无脑回畸形Ⅰ型伴小脑发育不良、CMDs 伴 CNS 受累（鹅卵石脑回畸形）、CMV 等。

3. 第三组包括脑干和小脑局部受累的畸形。这些疾病的标志是脑神经核形成缺陷或缺失，导致眼球运动和眼睑控制异常、面神经麻痹、感觉神经性听力丧失，或前述所有表现。

4. 第四组包括产前发生的退行性疾病中脑干发育不良和萎缩。

以脑干病变为主或仅有结构受累的畸形（第三组）较少见。常规 MRI 有助于诊断脑干表面的形态和大小异常，但 DTI 能够提供更多关于轴突引导和神经元迁移缺陷或缺失所引起的白质束内部结构紊乱的信息。为了方便起见，Chiari Ⅰ 畸形也归于此类，但并不认为它是真正的脑干畸形。

Joubert 综合征和相关疾病

临床表现　Joubert 综合征为一种罕见的常染色体隐性遗传疾病，因参与保持神经元和轴突迁移过程中发送化学信号的纤毛的功能完整性的多个基因之一发生变化所导致。综合征临床表现包括肌张力低下、阵发性通气不足和过度通气（该表现可随年龄增长而有所改善）；儿童早期出现躯干共济失调、眼球运动障碍、眼球震颤、色素性视网膜病、内分泌疾病和特殊面容（包括上睑下垂、眼距过宽和低位耳）。Joubert 综合征及相关疾病（Joubert syndrome and related disorders，JSRD）的一系列临床症状与 Joubert 综合征有关，表现多种多样。临床表现的显著差异可能导致误诊。

影像学　Joubert 综合征的诊断基于 MRI 的特征性表现，包括小脑上蚓部发育不良伴第四脑室上壁和小脑上脚扩大。磨牙症（图 31-41），见于脑桥中脑连接层面的轴位图像，也可见于许多小脑-眼-肾脏疾病中。Joubert 综合征 DTI 显示脑桥横向纤维不同程度缺如；小脑上脚的交叉纤维缺如，JSRD 除了临床表现多样外，脑干外形也多种多样。

水平性凝视麻痹伴进行性脊柱侧凸

临床表现　水平性凝视麻痹伴进行性脊柱侧凸（horizontal gaze palsy with progressive scoliosis，HGPPS）是参与轴突引导和神经元迁移的蛋白编码基因 *ROBO3* 突变的临床表现。缺陷基因的表达似乎仅限于脑干的交叉纤维。HGPPS 患儿认知往往正常，但脑干交叉纤维缺失可导致先天性眼球震颤和眼球外展受限。儿童早期出现进行性脊柱侧凸。

影像学　MRI 显示脑桥发育不良，正中矢状裂将

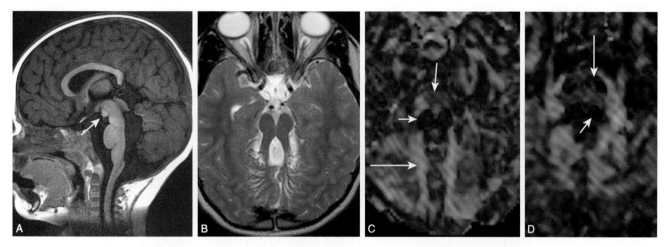

图31-41　Joubert 综合征。A,矢状位像显示细长中脑伴腹侧突起(箭号)。第四脑室顶扩张,小脑上蚓部不发达和增生。B,轴位 T2 加权像显示典型的"磨牙症"。C 和 D,弥散加权成像轴位彩色图显示腹侧横向连接纤维束。垂直方向(蓝色)纤维束有皮质脊髓束(长箭号)和中侧丘系束(短箭号)组成,正常的脑干(D)被第二个横向脑桥纤维束分离

部分分裂。面丘缺如、下橄榄核突出和延髓缺乏正常的背侧突起。HGPPS 的 DTI 显示,脑桥腹侧横向纤维发育不良和脑桥背侧横向纤维缺如、小脑中脚和上脚较小,以及中脑内小脑上脚交叉纤维发育不良。HG-PPS 弥散成像的脑干表现与其他无特征性脑干畸形的表现相似。

脑桥被盖帽发育不良

　　脑桥被盖帽发育不良是一种罕见的脑干畸形,可见各种发育迟缓、共济失调、水平凝视受限、快速动眼障碍、面瘫、耳聋和吞咽障碍,这些症状提示下部脑神经病变。

　　影像学　MRI 显示脑桥发育不良,腹侧面扁平以及异位组织从背侧突向第四脑室,被称作被盖"帽"。小脑上蚓部发育不良,伴有小脑上脚细长向两侧错位,形成磨牙样畸形。DTI 显示被盖帽是由横向走行的异位脑桥纤维组成。DTI 也显示小脑上脚和中脚正常交叉纤维缺如。DTI 显示的白质纤维束异常表现与某些 JSRD 病例所见相似。

Chiari Ⅰ畸形

　　Chiari Ⅰ畸形与神经管闭合障碍有关。Chiari Ⅰ "畸形"可经治疗后好转,也可自愈。Chiari Ⅰ 被定义为"小脑扁桃体下移至枕骨大孔以下水平"。虽然许多 Chiari Ⅰ畸形患者无症状,但也有一些患者出现因脑干和小脑压缩所致的枕下部头痛、颈痛、共济失调、辨距不良、眼球震颤、平衡失调,以及因颈椎病引起的上肢无力和疼痛,或两者都有。有症状且伴/不伴脊髓空洞的 Chiari Ⅰ畸形的治疗方法为枕下颅骨开窗减压

术。在许多医院,也进行小脑扁桃体切除。

　　影像学　Chiari Ⅰ畸形的诊断标准为"小脑扁桃体低于枕骨大孔后缘超过 6mm"。有症状者,低位的小脑扁桃体阻止了脑脊液流过枕骨大孔,容易诱发颈髓和胸段脊髓空洞症(图31-43)。齿状突过长和脊髓背侧成角或任何显著的颅底凹陷症都将进一步阻碍脑脊液流过枕骨大孔。使用单层、多相、外周或心脏门控二维相位对比法在矢状位和轴位以每秒 5cm(cm/s)编码速率动态成像显示低位扁桃体最好。脑脊液流动受阻导致后脑跨过枕骨大孔的双向运动异常,在相位对比序列上可见信号强度变化。应当对 Chiari Ⅰ畸形患儿进行全脑影像扫描,以除外肿瘤或脑积水导致的颅内压升高和继发性扁桃体下疝(表31-1)。

表 31-1　Chiari Ⅰ和 Chiari Ⅱ畸形对比	
Chiari Ⅰ	**Chiari Ⅱ**
咳嗽或用力呼气时头痛和颈部疼痛加重,构音障碍、吞咽困难、轻度眼球震颤、上肢无力或麻痹	脑干功能障碍,吞咽或喂养困难、喘鸣、呼吸暂停、哭声无力、眼球震颤
小脑扁桃体下疝导致颈髓脑干受压;脑脊液流动受阻	发育不良的脑干下部和小脑蚓部下疝
脑通常正常,30%~70% 出现空洞症	胼胝体发育不良、神经元迁移异常、脑积水

小脑畸形

　　按照 Patel 和 Barkovich 提出的分类,本节介绍的小脑畸形为小脑发育不全和发育不良,未包括小脑萎缩。小脑发育不全是指小脑体积缩小;相对脑叶而言,

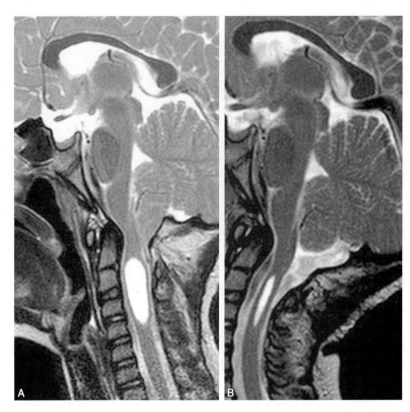

图 31-43　Chiari Ⅰ 畸形。A，局部扩张的颈髓空洞。B，枕骨下颅骨切除减压术后空洞收缩

脑裂大小正常。小脑发育不良则为小脑发育紊乱，包括脑叶异常、小脑灰质异位，小脑半球和蚓部常广泛受累，或仅局限于小脑半球或蚓部，后者包括胎儿 MRI 提示的"单纯下蚓部发育不良"。小脑发育不全包括 Dandy-Walker 系列畸形和单发局限性小脑发育不全。

Dandy-Walker 系列畸形

Dandy-Walker 系列畸形包括 Dandy-Walker 畸形和 Dandy-Walker 变异型。Dandy-Walker 畸形是指小脑蚓部全部或部分缺如、第四脑室囊样扩张和后颅窝增大伴窦汇颅骨移位（图 31-44），常伴幕上

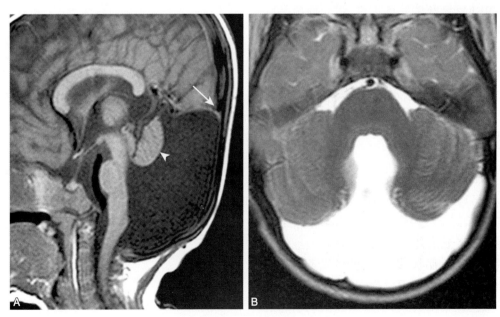

图 31-44　Dandy-Walker 畸形。A，矢状位 T1 加权像显示小脑（箭头）发育不良和窦汇（箭号）被抬高。脑桥发育不良。B，轴位 T2 加权像显示下蚓部缺如，巨大古小脑脑脊液腔隙与第四脑室相通

脑积水。70%患儿还可见其他异常,包括胼胝体异常或缺如、胼胝体脂肪瘤和神经元迁移异常。Dandy-Walker 变异型则是指小脑下蚓部发育不全伴非梗阻性第四脑室囊性扩张;后颅窝正常或轻度扩大(图 31-45)。与 Dandy-Walker 系列畸形不同,后颅窝蛛网膜囊肿(图 31-46)和大枕大池(图 31-47)患儿小脑结构完整。古小脑蛛网膜囊肿导致第四脑室和小脑前移。大枕大池由古小脑脑脊液间腔扩张所致,不伴占位效应。

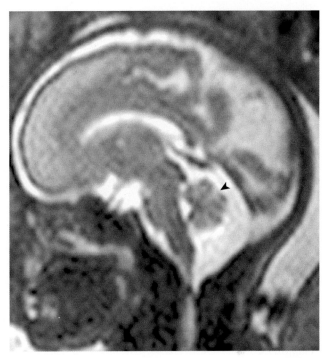

图 31-47 大枕大池。矢状位 T2 加权胎儿磁共振显示后颅窝巨大脑脊液腔隙,小脑下蚓部正常

小脑发育不良

小脑发育不良可为单发,也可伴发其他异常。受累小脑组织可发育不全(图 31-48)或增生(图 31-49)。

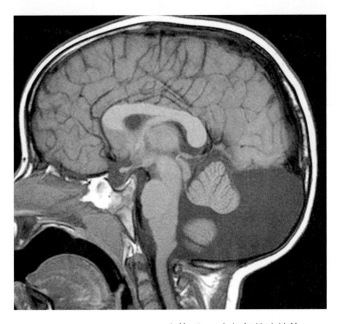

图 31-45 Dandy-Walker 变体型:一个相似的连续体

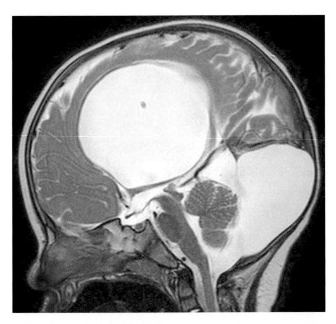

图 31-46 古小脑蛛网膜囊肿。矢状位 T2 加权磁共振成像显示小脑完全形成。伴有透明隔发育不良和脑积水

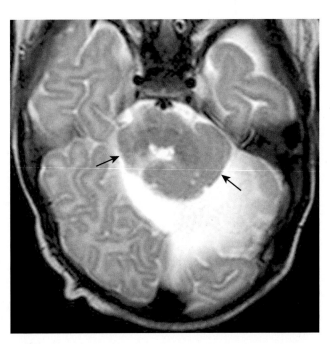

图 31-48 小脑发育不良。轴位 T2 加权像显示小脑半球发育不全和畸形(箭头)

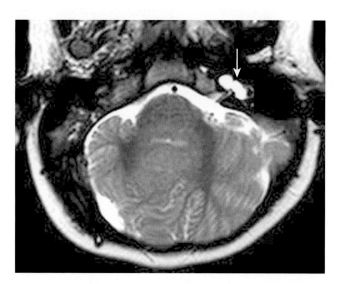

图 31-49　小脑发育不良。轴位 T2 像显示右侧小脑半球增生伴不典型脑叶和左耳膜迷路畸形(箭头)

菱脑融合

本病为一种较罕见的严重畸形,其中小脑未完全分为两个半球。临床表现变化多样,取决于相关畸形的严重程度。单发菱脑融合患儿可认知正常,也可出现行为障碍、肌张力低下和共济失调。

影像学　小脑半球融合(图 31-50)。相关的脑干异常包括下丘脑融合、第四脑室闭锁或扩张、下组脑神经和延髓异常;可能出现胼胝体发育不良或缺如、间脑结构形成障碍伴丘脑融合、脑积水和皮层发育畸形。

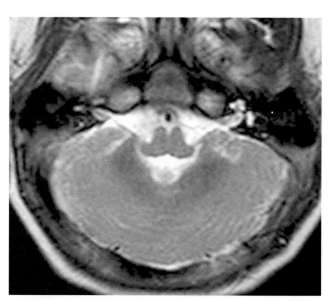

图 31-50　菱脑融合。轴位 T2 像显示小脑半球融合

参考文献

Full references for this chapter can be found on www.expertconsult.com.

第 32 章

脑积水

GIULIO ZUCCOLI and GAYATHRI SREEDHER

脑积水是指"水在脑内",是多种可导致脑室扩张伴脑实质和蛛网膜下腔受压的疾病的最终阶段,它反过来又可导致颅内压(intracranial pressure,ICP)升高。如果脑脊液(cerebrospinal fluid,CSF)得不到分流,则脑室腔则进行性扩大,最终导致脑组织丧失。通常,脑室扩张伴 ICP 升高被称为"脑积水"。将本病与容积丢失所致的被动性脑室扩张或先天性畸形并发的脑室扩张相鉴别至关重要。

脑积水是儿童中枢神经系统(CNS)损伤常见后遗症之一,其发生率为 1/2000 活产婴儿,1/3CNS 畸形患儿可见本病。自 20 世纪 70 年代以来,与脑积水相关的脊髓闭合不全的发病率下降了,原因包括导致新生儿脊柱裂减少的孕妇叶酸治疗,以及使脑膜炎及其并发症患者数量下降的疫苗接种。

脑脊液的生理学

脑组织周围的原始间叶细胞退化后 CSF 开始出现。虽然脑脊液形成的准确时间尚不清楚,但是直到孕第 9~10 周第四脑室的出口形成,CSF 才开始了从脑室到蛛网膜下腔的循环。

大约 60%的脑脊液由脉络丛产生,其余的则来源于脉络丛以外的组织,可能是穿过脑实质的毛细血管或室管膜本身。成人脉络丛 24 小时可产生 CSF 大约为 500ml。据估计,成人 CSF 正常容量约为 150ml。新生儿 CSF 容量大约为 50ml。然而,使用容积磁共振成像(MRI)可在新生儿蛛网膜下腔内发现 150ml 脑脊液,另外 100~120ml CSF 来源于脊髓蛛网膜下腔。

有关 CSF 被吸收的部位尚存在争议。人们普遍接受的是,成人和年长儿的蛛网膜绒毛是最主要的吸收部位。蛛网膜绒毛(蛛网膜颗粒)直到囟门闭合后才形成。许多研究也认为,部分脑脊液可通过血管周围和神经周围间腔引流至淋巴系统。新生儿中,大部分 CSF 可能通过淋巴和静脉系统吸收。

脑积水的机制

一些理论解释了脑积水的病理生理过程。普遍被接受的两个理论是,整体流动理论和 Greitz 模型(流体力学理论)。

经典整体流动理论

根据经典整体流动理论,脑积水的发生是 CSF 产生和吸收失衡的结果。从脑室系统近端至第四脑室正中孔和外侧孔间阻塞引起梗阻性脑积水,而脑室系统外阻塞则导致交通性脑积水。

CSF 产生增多较为罕见,可发生于脉络丛乳头状瘤。CSF 通路中任何部位的整体流动受阻均可导致 CSF 吸收减少,其中最常见的梗阻点包括孟氏孔、中脑导水管、第四脑室出口、基底池和蛛网膜绒毛颗粒。

脑积液循环流体动力模型

流体动力模型是基于"CSF 通过 CNS 的毛细血管而非蛛网膜颗粒和绒毛吸收"的概念提出的。颅骨是包含脑组织的无弹性外壳;血液、CSF 和脑组织是几乎不可压缩的组织。如 Monro-Kelly 学说所述,受限于颅腔和硬脑膜的动脉、静脉、CSF 和脑总容量是恒定的,其中任何一个或多个组成部分容量的增加均可导致其他部分容积减少。颅骨和硬脑膜富有弹性,这些结构的弹性在脑积水流体力学理论中起着关键作用。在心脏收缩期,颅内动脉扩张引起颅内压增加,将 CSF 推入椎管,并导致静脉流出增加。在心脏舒张期,CSF 从椎管内流入颅内,导致蛛网膜下腔压力升高。因此,整个心动周期 CSF 间腔压力升高,反过来压迫静脉出口,导致出口阻力和静脉"逆行"压力增加。这个压力对于脑内静脉保持充分扩张以适应正常脑血流是很必要的。

影像学

计算机断层扫描和磁共振成像

计算机断层扫描（CT）和 MRI 是评估脑室大小的首选方法。头颅超声则为针对大头婴儿的首选方法。一些参数有助于鉴别婴儿脑积水和脑萎缩导致的填空性脑室扩张（框 32-1）。

框 32-1 脑积水的影像特征*
第三脑室扩张，尤其是前后隐窝
侧脑室颞角对称性扩张
乳头体脑桥距离变小
脑室角变小
额角半径增大
侧脑室周围间质性水肿
脑沟变平

* 按照诊断价值排列
From Barkovich AJ. Hydrocephalus. In: Barkovich AJ, ed. *Pediatric neuroimaging*. 4th ed. Philadelphia: Lippincott Williams & Wilkins; 2005:663

脑积水最可靠的标志是第三脑室前、后隐窝扩张（图 32-1）；这种现象不会出现在填空性脑室扩张的病例中。隐窝不成比例扩张的原因为其周围的薄层下丘脑及脑池对脑室扩张的阻力相对较小。相反，第三脑室体部由于受限于坚硬的丘脑，故阻力较大。前隐窝（如视交叉和漏斗部的凹陷）扩张早于后隐窝（如：松果体和松果体上隐窝），这些征象在 MRI 正中层面中显示最佳。轴位 CT 上，视交叉水平第三脑室大小较脑室中间层面的第三脑室大时，可提示第三脑室前隐窝扩张。

前隐窝扩张前移可导致垂体变扁、鞍背受侵，年长儿和成人头颅平片检查中出现 ICP 升高的典型表现。隐窝可压迫垂体柄漏斗部，引起下丘脑-垂体功能障碍。松果体上和松果体隐窝扩张可使松果体向下移位，偶尔也可抬高 Galen 静脉。该隐窝的巨大憩室可压迫顶盖下移，使其在上下方向上缩短而类似肿瘤。

侧脑室颞角相应扩张也是脑积水的重要指征。颞角的扩张在冠状位 T2 加权像观察最佳。脉络膜裂增大，海马受压并向内下方移位（图 32-2）。有研究表明，大脑整体萎缩时，侧脑室颞角扩张程度小于侧脑室体部扩张程度，该表现可能与颞叶体积较小，其白质容积相对较少有关。

在脑萎缩所致的侧脑室填空性扩张病例中，颞角

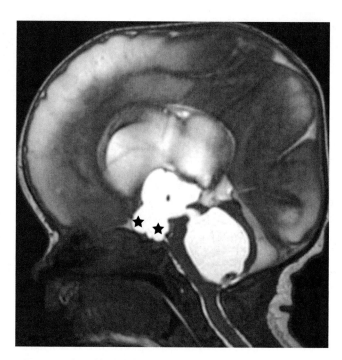

图 32-1 梗阻性脑积水。正中矢状位平衡稳态自由进动图显示第三脑室视交叉和漏斗隐窝扩张（星号）。该患者也可见第四脑室扩张和第四脑室流出口新生儿血肿堵塞（第四脑室截留）

上、下壁保持平行，且体积较侧脑室体部小。海马位置通常正常，脉络膜裂不增大。颞叶萎缩患儿外侧裂池扩张，对于这些患儿，颞角扩大则不能用于脑积水和填空性脑室扩张的鉴别。

乳头体脑桥间距的 MRI 测量是从乳头体前根到脑桥顶部间的距离，平行于中脑前表面。正常平均值为 3.8mm。第三脑室的底部在矢状位 MRI 图像中通常为向上凹陷。第三脑室扩大时，第三脑室底部变得平直或向下凸出，导致乳头体脑桥间距离减小。

脑室角为测量侧脑室额角分叉。轴位或冠状位图像可见脑积水患儿额角同心性扩张，导致该角减小。这种同心性扩张导致额角半径增大，额角外形变圆（或称为"米老鼠耳朵"）。

脑室扩大与皮层脑沟扩张不成比例亦支持脑积水的诊断。然而，所有这些参数在儿童中均不可靠，尤其在出生一年内的婴儿中。因为交通性脑积水和萎缩均引起脑脊液腔隙扩张。另外，脑室和蛛网膜下腔间隙个体差别巨大，如良性巨颅婴儿所见。因此，判断脑室大小与患儿神经系统评估状况和连续测量头围结果相结合非常重要。头颅明显增大或快速增大支持脑积水的诊断，而小头或头围减小则提示脑萎缩。

脑室周围间质性水肿提示脑积水（图 32-5）。随着脑室内压力的升高，正常的脑室内向心性流动发生反转，CSF 被迫越过室管膜进入脑室周围细胞外间腔，然

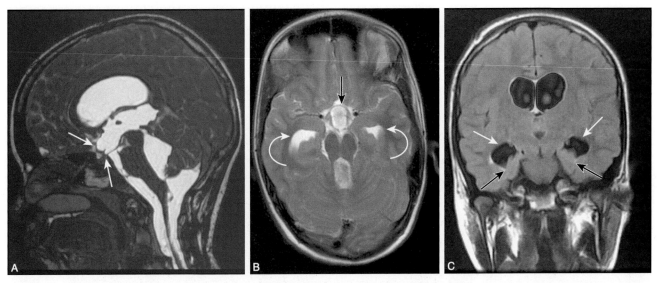

图 32-2 脑积水患者的磁共振影像表现。A,10 岁梗阻性脑积水女孩的正中矢状面 T2 加权像显示视交叉和漏斗隐窝扩张(箭号)。B,轴位液体衰减反转恢复显示第三脑室前隐窝扩张(直箭号)。颞角也扩张(弯曲箭号),伴周围信号增高提示脑室周脑脊液再吸收。C,冠状位 T2 加权像显示特征性的颞角扩张(白箭号)伴脉络膜裂增大和海马内下移位(黑箭号)

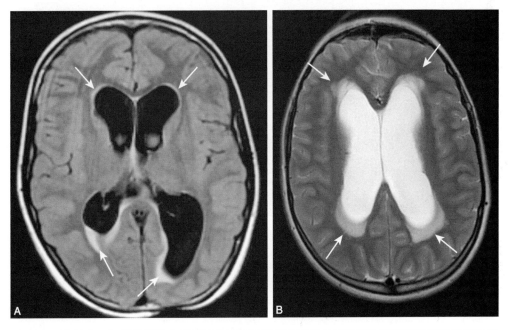

图 32-5 脑积水。A,轴位侧脑室层面液体衰减反转恢复序列显示特征性脑室周脑脊液和脑室周围白质高信号。B,另一患者轴位 T2 加权像显示脑积水特征性脑室周围脑脊液增加

后经其他途径吸收。脑室周围液体的增加导致了间质性水肿。该征象在 MRI 液体衰减反转恢复(FLAIR)和质子密度序列上显示最佳;同时,由于脑室内信号明亮,故在 T2 加权像中难以观察。受高含水量的不成熟髓鞘的明亮信号的遮挡,脑室周围间质性水肿在新生儿和婴儿中很难观察到。在 CT 上,脑室周围间质性水肿表现为脑室周围区域低密度,脑室边缘不清。

在因液体流动过快而出现脑积水的患儿中,第三脑室、中脑导水管和第四脑室的 CSF"流空效应"更加

明显,但该现象是否具有特异性,尚不明确。

脑积水产生占位效应并使相邻脑结构变形。侧脑室扩张可导致胼胝体拉长、上抬和外形平滑而均匀变薄。胼胝体也可因萎缩而变薄,但通常不上移,且不像脑积水病例中所见的均匀变薄。

重度脑积水可致脑室憩室形成,为脑室壁从侧脑室三角区脉络膜裂突入小脑上池和四叠体池而形成的疝囊。憩室可能导致顶盖受压变形,可被误诊为四叠体池蛛网膜囊肿。

　　脑积水患儿 MRI 检查常采用三维平衡稳态自由进动(SSFP)序列,该序列特别有助于显示蛛网膜、脑室内囊肿和导水管狭窄。

　　使用相位对比电影 MRI 可对 CSF 进行定性和定量分析,该技术被用于显示流经颅颈交界处(图 32-7)、中脑导水管和第三脑室切开术切口的脉冲式流动。

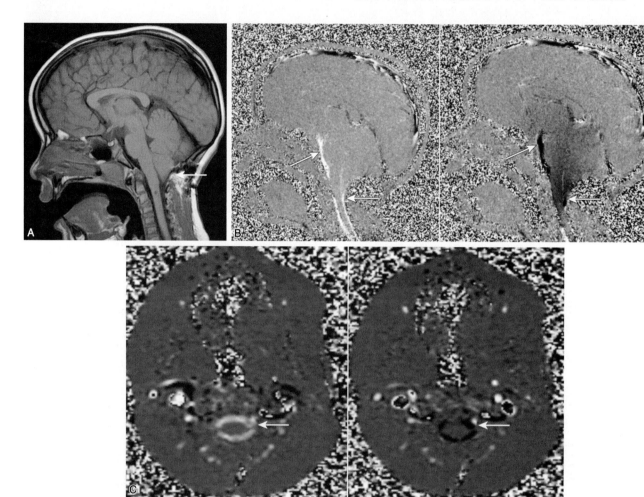

图 32-7　相位对比电影磁共振成像。整个心动周期的图像显示脑脊液的脉冲运动。A,矢状位 T1 加权像显示 ChiariI 畸形(箭头)。B,矢状位电影相位对比 MR 图显示脑桥前池和颅颈交界处(箭号)脑脊液搏动。C,轴位相位对比 MR 图显示枕骨大孔的脑脊液搏动(箭号)。使用专用测量软件可以测量脑脊液流速

超声

　　前囟未闭合时,头部超声是临床上评估婴儿头围增大的首选检查。经颅多普勒技术有助于确定婴儿 ICP 升高,以及决定是否需要引流。随着 ICP 的升高,心脏舒张期动脉血流趋于减少,导致动脉血流波动性升高。许多研究者证实,随着 ICP 的升高,阻力指数亦升高,脑室引流后则下降。然而,对该结果并未达成共识。

平片

　　ICP 升高的头颅平片改变与患儿年龄相关。8~10 岁以上儿童,压力升高几天内即可出现颅缝分离。

12~13 岁以上的患儿,早期并不出现颅缝分离,但长期脑积水的首发表现为第三脑室前隐窝扩大所致的蝶鞍皮质侵袭。鞍背底部前缘最早受侵,随后可延伸至鞍底。

核医学脑池图

　　当其他影像学和神经系统检查结果模糊时,核医学脑池图有时有助于交通性脑积水的诊断。经腰穿鞘内注入铟-111-标记的二亚乙基三酸,同时测定脑脊液开放压。注药后 4 小时和 24 小时进行平面单光子发散 CT 成像,如果需要,还可在 48 小时再行扫描。操作规程还包括,注药后 4 小时候收集尿液,计算分泌至尿液中的同位素百分比。脑池图的解读包括三个部

分-脑脊液开放压、排泄至尿中同位素的百分比以及所获得的影像：

1. 正常的脑脊液开放压与儿童年龄相匹配（婴儿，0～5mmHg；儿童，5～10mmHg；年长儿和成人，10～15mmHg）。压力升高提示脑积水。

2. 同位素排泄的正常比例应为 40%～50%。如果排泄率低于该水平，则视为异常。

3. 在正常脑池图中，示踪剂进入基底池，而后，在 24 小时内出现于大脑凸面，并被蛛网膜颗粒吸收。如示踪剂进入脑室系统且持续存在 24 小时以上，则提示交通性脑积水。

前两条最有用，对影像结果的解释应当慎重。

脑积水的病因

新生儿和婴儿

脑室扩大的常见病因见框 32-2。

框 32-2　新生儿和婴儿脑室扩大的原因
脑室扩大不伴有颅内压升高
轻度脑室扩大伴婴儿良性脑外间隙扩张
萎缩导致脑室填充性扩张
先天性异常：胼胝体异常、无脑回畸形、前脑无裂畸形
脑室扩大伴颅内压升高
脑室内出血
感染
先天性异常：脊髓脊膜膨出、Dandy-Walker 畸形、导水管狭窄、X 连锁性脑积水、Galen 静脉畸形
静脉窦血栓或其他原因引起的静脉引流梗阻
肿瘤

脑室扩张婴儿多表现为头围增大。区分交通性脑积水导致的脑室扩张和婴儿良性脑外积液引起的脑室扩张非常重要，但常较困难。前者需要引流，而后者则无需干预。因此，应该从临床角度发现婴儿 ICP 增高的其他表现，如头皮静脉怒张、囟门膨出和颅缝分离，以及可能出现的眼部症状和下肢痉挛（源于运动皮层腿区的皮质脊髓束被扩张的侧脑室不成比例拉伸）。应该对头围增大的婴儿进行影像检查以评估脑室扩张程度。超声为针对巨颅婴儿的首选影像检查方法。

交通性脑积水患儿侧脑室扩张常与蛛网膜下腔不成比例。有时，影像不能区分这两种情况。影像表现的解读通常需结合临床病史和头围监测。交通性脑积水患儿通常出现 ICP 升高的其他表现和神经系统检查异常。当影像学表现和临床表现均不明确时，CSF 脑池图可有助于鉴别该两种情况。很少情况下，需要有创性 ICP 监测来解决问题，该方法为金指标。

婴儿良性脑外积液

婴儿头围增大的最常见原因为婴儿良性脑外积液。也称为婴儿良性蛛网膜下腔增宽、良性外部性脑积水、良性巨头和婴儿良性硬膜下积液。患儿通常在 2～6 个月时出现头围增大；但神经系统发育正常，并未随 ICP 升高而出现临床症状。头围在同龄儿童头围 95 百分位以上，并持续至 18 个月，一直稳定于 95 百分位水平。18～24 个月时，轻度扩张的蛛网膜下腔恢复正常。脑脊液间腔不成比例扩张，脑室仅轻度扩张。本症可能源于蛛网膜绒毛发育延迟所致的短暂性交通性脑积水。

影像表现为额顶凸面、脑沟、外侧裂和大脑前纵裂蛛网膜下腔轻度扩张（图 32-9）。脑室通常正常或轻度扩张。脑外积液通常对称（也可能不对称），与脑脊液信号一致，无占位效应。如积液间隙密度高于脑脊液，且不对称，或对邻近结构产生占位效应，则应行 MRI 检查以发现硬膜下血肿中的血液成分。在我们医院，通常采用质子密度 MRI 以鉴别良性脑外积液和脑外血肿。脑外血肿在质子密度序列中较脑脊液信号高。MRI 和超声均有助于鉴别蛛网膜下腔和硬膜下血肿。如为蛛网膜下腔扩张，则皮层静脉穿过液体到达颅骨内板表面。如为硬膜下间隙扩张，则皮层静脉紧贴于大脑皮层。慢性硬膜下血肿的 MRI 信号强度也与脑脊液不同。目前尚不能确定，脑脊液间腔扩张患儿是否像蛛网膜囊肿患儿一样，在轻微创伤时更易出现硬膜下血肿。

婴儿良性脑外积液是一个排除性诊断。引起蛛网膜下腔扩张的其他原因还包括，先天畸形、交通性脑积水、感染、皮质醇增多症、脱水、脑萎缩和药物（肠外营养和化疗）。

年长儿童

年长儿童脑室扩张的常见原因见框 32-3。由于年长儿颅骨不能像婴儿和年幼儿那样快速扩张，故当出现脑积水时，表现为急性症状。患儿可出现经典的头痛、呕吐和嗜睡三联症。缓慢生长的病变所导致的慢性脑积水患儿常出现持续性晨起头痛和间歇性呕吐。也常见视乳头水肿，可见原发性病变所引起的局限性神经功能缺陷和锥体束症状（后者在下肢更明显）。第三脑室前隐窝扩张压迫周围结构可引发下丘脑-垂体功能障碍。

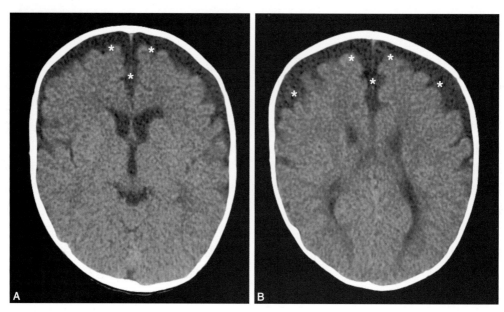

图 32-9 婴儿良性脑外间隙。A 和 B,轴位计算机断层扫描显示脑外液体间隙和大脑纵裂(星号)突出。脑室轻度突出

框 32-3 年长儿童脑室扩大的原因
脑室扩大不伴有颅内压升高
萎缩导致的填充性扩张
先天性异常
脑室扩大伴颅内压升高
感染
创伤
肿瘤:直接压迫或软脑膜转移
先天性异常鉴定延迟

正常压力脑积水

间歇性脑脊液压力增高所致脑血流量减少可导致脑损伤。同时,如颅腔顺应性减低,还可引起脑积水(Greitz 模型),该假设为正常压力脑积水的发病机制。顺应性丧失被认为是蛛网膜受损或硬脑膜失去弹性所致。正常压力脑积水主要见于成人,儿童病例常为脑膜炎或脑室内出血后遗改变。心脏收缩期脑脊液容量被推向颅颈交界处,静脉充盈期则容量减少。脑膜顺应性下降将引起颅内脑脊液脉冲压力增加(虽然平均脑脊液压力正常)。

腰穿显示脑脊液压力正常。但在影像上,相位对比电影 MRI 则可见导水管流速加快。

儿童脑室分流术的评估

分流方法

脑脊液分流术方法多样,通过建立脑脊液吸收的替代途径以达到降低 ICP 的目的。分流导管的近端颅内段与阀门和远端导管相连。近端导管可经枕叶、额叶或颞叶后部插入,放置脑室引流导管的最佳位置为导管末端和侧孔不直接与脉络丛接触,这样就降低了组织向内生长和近端导管发生堵塞的可能性。远端导管可放置在许多位置,包括腹膜腔、胸膜腔、中心静脉或右心房和胆囊。腹膜腔是最有利的位置,该位置的唯一相对禁忌证为活动性腹腔感染,进一步发生腹腔感染、严重粘连,以及既往腹腔分流失败。

分流故障

约 1% 的患儿可见导管近端插入处出血(框 32-4),更常见于移除旧导管时。如导管穿过内囊,则神经元损伤可导致局灶性神经功能缺陷。导管穿过额叶则更多引起癫痫。据报道,腰椎导管发生神经根病变的风险为 5%,发生脊髓病变的风险为 1%。

框 32-4 导管置入的并发症
颅内血肿
神经组织损伤
颅内积气:分流器气阀
脑脊液流动动力学改变:第四脑室分隔
裂缝性脑室
硬膜下血肿
脑膜纤维化
颅缝早闭

在儿科中已经达成共识,当脑室分流患儿出现医学问题时,除非证实存在其他原因,否则均认为分流就

是病因。分流障碍的原因大致可分为两类:①分流装置的机械性分流障碍;②分流感染。分流障碍最常见的发生时间为插管后 6 个月内。许多研究指出,年龄小于 6 个月的患儿出现分流障碍的风险较高。在校正中位年龄为 55 天的一组患儿中,1 年内出现分流障碍的总发生率为 40%,而年长儿组的障碍发生率则为 30%。

机械性分流障碍

分流障碍的首要原因是机械障碍,近端阻塞最常见,可能被脑组织、脉络丛、蛋白质栓子或肿瘤细胞所堵塞。分流装置的任何部位均可能发生断裂,但最常见部位为瓣膜与腹腔导管连接处以及活动度增加的部位(如颈部外侧)。分流管也可移动到任何部位。

在导管远端可出现特定的并发症(框 32-5),并被腹部影像学检查清晰显示。导管末端的假性囊肿可伴有或不伴感染,将引起脑脊液吸收障碍。

框 32-5 导管置入远端腹部并发症
急腹症
腹水
脑脊液:肠瘘
腹股沟疝
肝内脓肿
大网膜囊肿
肠穿孔
假性囊肿
小肠梗阻
脐瘘
输尿管梗阻
肠扭转

From Martin AE, Gaskill SJ. Cerebrospinal fluid shunts:complication and results. In:McLone DG, ed. *Pediatric neurosurgery:surgery of the developing nervous system.* 4th ed. Philadelphia:WB Saunders;2001.

长期放置分流装置可引起脑脊液流动动力学改变,产生脑室分离。非交通性脑积水引流可能引起第四脑室分离。分流后,扩张的侧脑室回缩,导致中脑导水管阻塞,后者随时间延长成为不可复改变。第四脑室产生的脑脊液不能够向上(因导水管堵塞)或向下(因原始出口堵塞)引流,导致第四脑室进行性扩张。

其他长期并发症包括硬膜下血肿,为脑实质充满颅腔前,脑室系统快速减低所致。脑膜纤维化,虽然罕见,但也可发生,可能为对慢性硬膜下血肿的反应性病变。增强检查后可见脑膜明显强化。颅缝早闭为罕见

并发症,仅发生于对 6 个月以下婴儿进行引流术的病例中。

分流感染

分流感染是引流失败的重要原因,总感染率为 5%~10%。婴儿期感染率很高(10%~20%)。大多数感染发生于术后 2 个月内,提示感染是在手术过程中产生的。分流感染也可发生于腹部其他手术过程中,如膀胱扩张术和胃造口置管术。

分流障碍的评估

分流障碍的诊断主要基于临床表现和体征。分流管平片和头颅 CT 是评估分流障碍的首选放射学方法。

应采用包括头颅正侧位和胸腹部正位片在内的检查方法观察整个分流途径,这些平片有助于发现分流管中断或移位。沿导管出现的钙化常见于长期分流者,可使导管易发生断裂。平片还可发现腹部并发症,如假性囊肿形成的占位效应、肠穿孔和粘连导致的肠梗阻。如怀疑导管向腹膜前移位,应行侧位片检查。

头颅影像检查,尤其是 CT,可用于评估脑室及其他间隙或间腔的大小和形态变化。目前存在的问题是,患者通常是在患病状态下行 CT 检查,故缺乏患者无病状态下的有效基准可资比较。CT 可评估导管的位置和走向。较前出现脑室扩张是分流障碍最明显的标志。然而,部分分流障碍患儿脑室几乎未见增大,甚至有些还可能表现为小脑室。因此,仅凭脑室大小,尤其是在缺乏既往资料比较的患儿中,可能会导致误诊。约 70% 机械性阻塞和 30% 分流感染患儿可见脑室增大。

CT 的优点是应用广泛和价格相对低廉,并可快速完成检查,还可重复评估脑室大小和导管位置。然而,即使是单次 CT 也使儿童暴露于具有潜在伤害水平的辐射中。脑积水患儿通常需多次 CT 检查,这可能增加了未来患癌的风险。

MRI 采用有限的稳态梯度重聚序列和平衡 SSFP 序列可替代 CT 评估分流状况(图 32-13)。快速 MRI 序列,如单次或半傅里叶 T2 加权序列和 T1 加权扰相梯度序列,可显著缩短扫描时间,减少或消除对镇静的需求。这些序列可清晰显示导管和解剖细节。

患儿有症状但脑室大小无变化或变化微弱、或出现小脑室,可能因分流器开孔,极少时因分流造影而被发现原因。分流器开孔同样有助于对怀疑分流感染患

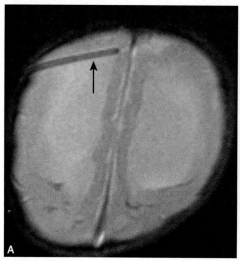 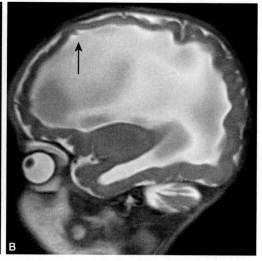

图 32-13   A,轴位稳态梯度序列显示右侧脑室导管全长。B,矢状位平衡稳态自由进动序列显示增大的侧脑室内导管末端(箭头)

儿的脑脊液取样。脑脊液自由流动表明导管近端充分开放,也可进行测压检查。在分流器开孔时向瓣膜室内注入对比剂,然后于 1 分钟和 15 分钟分别拍片进行分流造影检查。对比剂在腹膜腔内溢出证实导管远端开放。但分流造影结果不能对部分性分流阻塞患儿做出结论性判断。分流注射检查更有助于发现导管远端分流障碍,25%~40% 近端分流故障患儿可见假阳性(如:尽管导管处于通畅状态,但近端脑脊液仍不能到达远端管腔)。同样,放射性同位素检查也用于评估分流通畅性,并通过分流还可获得脑脊液的生理学信息。

通常,分流患儿脑室小是好的,脑室大则不好。约 1%~5% 分流患儿脑室极小或呈狭缝状,则出现急性或慢性头痛、恶心、呕吐和嗜睡。这些患儿被归于"狭缝脑室综合征",该术语因用于多种临床情况而概念混乱,其中一种是指小脑室患儿因颅内高压而感到非常不适;而另一种则指在无症状儿童中的一个无害且无关紧要的 CT 征象。

内镜三脑室造瘘术

过去十年,内镜手术治疗脑积水蓬勃开展,该方法对脑积水患儿的主要优点在于,使其摆脱了终身依赖外引流的方式,避免了外引流法所固有的并发症。内镜三脑室造瘘术常用于治疗梗阻性脑积水,成功率为 60%~70%。该技术是使用内镜在第三脑室底部乳头体前方打孔,在脑室和脑池间建立交通。内镜第四脑室导水管成形术,伴或不伴支架置入,已作为 ETV 不

可行时的替代方法,该方法尤其适用于第四脑室不增大的患儿。

术后影像(图 32-15)可见数月到数年内脑室体积逐渐减小,该表现不同于采用外分流的患儿,后者脑室体积可快速减小。术后 3 个月后才可见第三脑室缩小,而侧脑室缩小则超过 2 年。因此,通过脑室大小评价第三脑室造瘘术较难。

快速自旋回波 T2 加权序列是评价第三脑室造瘘术开放的敏感方法,如造瘘口开放,则在正中矢状层面瘘口部位可见脑脊液流空效应形成的低信号。平衡 SSFP 图如未见缺损则提示造瘘口闭合,但不能显示脑脊液流空效应。

相位对比电影 MRI 有助于评估造瘘口的开放性。使用心电门控技术,相位对比图可显示脑脊液通过造瘘口的波动并可确定流速。需要注意的是,第三脑室底部运动,可使相位对比电影 MRI 图像中出现湍流和脉动流。

关键点

脑积水是儿童中枢神经系统受损最常见的后遗症之一。

婴儿期脑积水最常见的病因为婴儿良性脑外间隙增宽。

如果前囟未闭,则透颅超声为首选检查方法,前囟闭合后,则使用 CT 或 MRI 观察脑室系统和评估分流状况。

脑积水最可靠的征象为第三脑室前、后隐窝扩张。

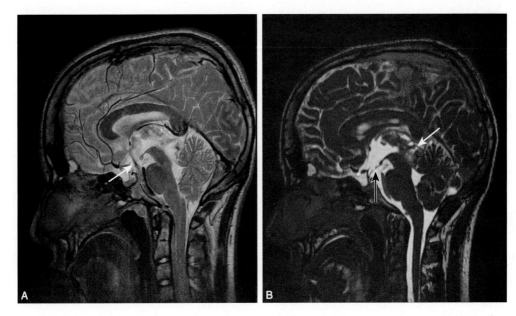

图 32-15　第三脑室造瘘术。**A,**512×512 矩阵,通过第三脑室的正中矢状位 2mm 层厚的 T2 加权像显示顶盖肿瘤患者脑室造瘘术后的流空效应。**B,**正中矢状位平衡稳态自由进动图显示脑室造瘘术缺口(黑箭号)和顶盖肿瘤(白箭号)

推荐阅读

Barkovich AJ, Raybaud C, eds. *Pediatric neuroimaging*. 5th ed. Philadelphia: Lippincott Williams & Wilkins; 2012.

Blount JP, Campbell JA, Haines SJ. Complications in ventricular cerebrospinal fluid shunting. *Neurosurg Clin N Am*. 1993;4:633-656.

Li V. Methods and complications in surgical cerebrospinal fluid shunting. *Neurosurg Clin N Am*. 2001;12:685-693.

Martin AE, Gaskill SJ. Cerebrospinal fluid shunts: complications and results. In: Cheek WR, ed. *Pediatric neurosurgery: surgery of the developing nervous system*. 3rd ed. Philadelphia: WB Saunders; 1994.

Maytal J, Alvarez LA, Elkin CM, et al. External hydrocephalus: radiologic spectrum and differentiation from cerebral atrophy. *AJR Am J Roentgenol*. 1987;148:1223-1230.

Schmidek HH, ed. *Schmidek & Sweet operative neurosurgical techniques: indications, methods and results*. 4th ed. Philadelphia: WB Saunders; 2000.

参考文献

Full references for this chapter can be found on www.expertconsult.com.

第 33 章

遗传代谢性和神经退行性疾病

GIULIO ZUCCOLI, HANNAH CROWLEY, and KIM M. CECIL

遗传性代谢脑病

遗传性代谢脑病是由于基因突变影响酶功能、蛋白和线粒体的表达导致脑代谢和结构发生改变。临床上，代谢性脑病儿童常无特异性症状，如肌张力低下、癫痫和发育迟缓，导致诊断困难。神经系统症状伴有/无内脏表现，结合发病年龄是遗传性代谢脑病诊断的重要考虑因素。传统的诊断方法是生物标本的实验室分析（如尿或血）和组织（肌肉或成纤维细胞）活检。然而，随着影像学研究及先进技术的应用日益增多，特别是磁共振成像（MRI）结合弥散加权成像（DWI）和 MR 波谱（MRS），能够提供更多的诊断信息，从而提高对疾病的认识，根据影像和临床特征，筛选出需要进行代谢和基因评估的患者。虽然代谢性脑病的病种较多，但神经放射学者应当认识本章中所述重点疾病的特征。

由于这些疾病都通常是渐进性的，因此神经退行性变也应该根据异常影像表现来分类，如皮层容积丢失、胶质增生和髓鞘形成减少。通常用"髓鞘形成减少"来描述髓鞘形成异常，不管是形成不良还是形成后出现异常，因为鉴别脱髓鞘和髓鞘形成不良是病理分析，仅凭影像没人能够区别两者。由于这些疾病多发生于或首先累及白质，常归类到脑白质营养不良。脑白质营养不良是一种累及少突胶质细胞功能和髓鞘形成缺陷的遗传疾病。术语"脑白质营养不良"是指以髓鞘形成和维持代谢障碍为特征的，脑白质慢性、进行性、破坏性的中枢神经系统疾病。属于中枢神经系统退化这一大组疾病。这些疾病常表现为缓慢的、进行性的中枢神经系统结构丧失。临床进程也是渐进性的，典型表现是长束功能障碍有关的精神发育迟滞，如锥体和小脑障碍伴诱发电位测定的视觉听觉和躯体感觉输入传导异常。

年幼儿童中，应进行重复时间为 2500～3000 毫秒和回波时间（TE）为 100～200 毫秒的重 T2 加权序列扫描，尤其是小于 5 岁的儿童。小于 2 岁儿童的髓鞘化程度评估是很困难的，因为正常的髓鞘化进程从孕第五个月才开始，生后 2 年内快速髓鞘化。在 18 个月之前，液体衰减反转恢复（fluid-attenuated inversion recovery，FLAIR）成像使得髓鞘化和生理性未髓鞘化的脑白质间的差异加大，这可能会误导诊断。2 岁时，90% 的脑白质纤维束髓鞘化，但髓鞘化尚不完全，正常髓鞘化进程会有些差异。小于 2 岁的儿童，T2 加权像不能充分显示脑白质的破坏进程。超过 2 岁时，脑白质营养不良在长 T2 加权像上白质纤维表现为高信号而不是正常的低信号。最近的报道提示，对比增强是有用的，因为许多新认识的脑白质营养不良有血-脑屏障的破坏。所有脑白质营养不良的末期，CT 或 MRI 都表现为明显的脑实质体素丢失。大部分脑白质营养不良表现为对称性中央白质受累，海绵状脑白质营养不良除外。髓鞘化延迟或对称性髓鞘化形成异常早期影像表现与早期脑白质营养不良相似，放射诊断准确性较低。这些儿童的症状可能与脑白质营养不良相似。

DWI 能够反映水分子的流动性。细胞毒性和髓鞘水肿的弥散加权成像表现为高信号。表观弥散系数图（apparent diffusion coefficient，ADC）能够很容易的区别出 T2 加权像的高信号。ADC 图中，细胞毒性和髓鞘水肿为低信号，提示水分子弥散受限。弥散张量成像通过显示沿着轴突的水分子运动幅度和方向获取脑白质的微观结构信息。如果检测到髓鞘，水分子表现为弥散减低和各向异性分数增加。使用这些测量值如平均扩散和各向异性分数能够量化髓鞘的异常改变。

MRS 在评估儿童代谢性脑疾病方面是有用的，因为许多全身性代谢性疾病的实验室检查不能发现异常，尤其是代谢异常仅限于脑内时。MR 结构像显示 CNS 受累时，MRS 波谱通常能发现异常。在一些代谢性疾病中，MR 结构像未见异常的地方 MRS 波谱也可见异常，如：肌酸缺乏综合征。

在可疑代谢性疾病评估时，长波和短波波谱都是有助于诊断的工具。短回波时间用于探测快速 T2 衰减的代谢物，尤其是谷氨酰胺/谷氨酸和肌醇（myo-inosito,mI)。长回波波谱基线平坦,这对于探测 1.3ppm 处双共振的乳酸是非常重要的。脑组织中探测到乳酸通常反映了线粒体障碍,应当高度怀疑线粒体疾病,可通过肌肉活检和血清或脑脊液实验室分析确诊。线粒体酶系统参与许多重要的细胞代谢途径—氧化磷酸化、脂肪酸和氨基酸氧化作用、柠檬酸循环过程和尿素循环的一部分。线粒体疾病患者异常的乳酸堆积反映了以下机制:①氧化能量代谢异常导致非氧化酵解程度增高;②巨噬细胞浸润进行无氧代谢;③神经轴突损伤或丧失。

本章所涉及的代谢性脑疾病可参考该列表集(见表 33-1~表 33-10)。该表总结了公认的代谢性或遗传性缺陷和遗传模式。由于篇幅有限,以下的讨论将仅涉及最常见的该类罕见病。

表 33-1 小儿神经影像代谢性疾病总结:肾上腺脑白质营养不良-精氨酸琥珀酸酶缺陷

疾病	基因名字;简写(位置)	OMIM	遗传模式	主要分类	主要缺陷
新生儿肾上腺脑白质营养不良	PTS1 和过氧化物基因	202370	常染色体隐性遗传	过氧化物酶病	氧化作用 VLCFA 缺陷
X-连锁肾上腺脑白质营养不良	肾上腺脑白质营养不良;ALD/ABCD1(Xq28)	300100	X-连锁	过氧化物酶病	不能氧化 VLCFA 为短链脂肪酸
亚历山大病	胶质纤维酸性蛋白;GFAP(17q21.31)	203450	常染色体显性遗传	脑白质营养不良	星形胶质细胞内出现 Rosenthal 纤维、胶质纤维酸性蛋白
幼儿海绵状脑病	核编码的线粒体 DNA 聚合酶;POLG(15q26.1)	203700	常染色体隐性遗传	线粒体损伤	呼吸链异常
精氨酸血症(精氨酸酶缺陷)	精氨酸酶;ARG1(6q23.2)	207800	常染色体隐性遗传	尿素循环	不能编码 ARG1 酶
琥珀酸裂解酶缺陷	琥珀酸裂解酶;ASL(7q11.21)	207900	常染色体隐性遗传	尿素循环	不能编码 ASL 酶

OMIM,人类孟德尔遗传学在线;VLCFA,极长链脂肪酸
改编自 Cecil KM. MR spectroscopy of metabolic disorders. Neuroimaging Clin North Am 2006;16:87-116;used with permission. 数据来源 The Johns Hopkins University,Online Mendelian Inheritance in Man (OMIM),McKusick-Nathans Institute for Genetic Medicine,Johns Hopkins University (Baltimore, MD) and the National Center for Biotechnology Information,National Library of Medicine (Bethesda,MD),2000. 可在 http://www.ncbi.nlm.nih.gov/omim/ 可获取

表 33-2 小儿神经影像代谢性疾病总结:生物素酶缺乏-瓜氨酸血症

疾病	基因名字;简写(位置)	OMIM	遗传模式	主要分类	主要缺陷
生物素酶缺乏症	生物素酶基因;BTD(3p25.1)	253260	常染色体隐性遗传	有机酸或氨基酸	生物素酶缺乏伴乳酸、b-羟基异戊酸升高
海绵状脑白质营养不良	天冬酰转移酶;ASPA(17p13.2)	271900	常染色体隐性遗传	脑白质营养不良	酶缺陷;天冬酰转移酶缺陷;不能将 NAA 代谢为天冬氨酸盐和醋酸盐
氨基甲酰膦酸盐合成酶 1 缺陷	氨基甲酰膦酸盐合成酶1;CPS1(2q34)	237300	常染色体隐性遗传	尿素循环	酶编码缺陷;CPS1 合成酶缺陷;促进尿素循环的第一步
脑腱黄瘤病	27-固醇羟化酶;CYP27(2q35)	213700	常染色体隐性遗传	溶酶体	酶缺陷-固醇 27-羟化酶
小儿共济失调伴弥漫伴 CNS 髓鞘形成不良(白质溶解)	EIF281-5(12q24.31,14q24.3,1p34.1,2p23.3,3q27)	603896	常染色体隐性遗传	脑白质营养不良	真核翻译起始因子基因缺陷(mRNA 翻译为蛋白)
瓜氨酸血症,经典(琥珀酸合成酶缺陷)	琥珀酸合成酶;ASS(9q34.11)	215700	常染色体隐性遗传	尿素循环	琥珀酸合成酶编码酶基因缺陷

NAA,N-乙酰天冬氨酸;OMIM,人类孟德尔遗传学在线
改编自 Cecil KM. MR spectroscopy of metabolic disorders. Neuroimaging Clin North Am 2006;16:87-116;used with permission. 数据来源 The Johns Hopkins University,Online Mendelian Inheritance in Man (OMIM),McKusick-Nathans Institute for Genetic Medicine,Johns Hopkins University (Baltimore,MD) and the National Center for Biotechnology Information,National Library of Medicine (Bethesda,MD),2000. 可在 http://www.ncbi.nlm.nih.gov/omim/可获取

表 33-3　小儿神经影像代谢性疾病总结：Cockayne 病-肌酸缺乏症

疾病	基因名字；简写（位置）	OMIM	遗传模式	主要分类	主要缺陷
Cockayne 病	切补修复交叉补充 8 组基因；ERCC8(5q12.1)	216400	常染色体隐性遗传	混杂	DNA 修复缺陷
先天性肌营养不良	Fukuyama：fukutin；FCMD (9q31.2)	253800	常染色体隐性遗传	先天性肌营养不良	肌营养不良相关蛋白缺陷
	分区蛋白缺陷：层粘连蛋白-2-基因；LAMA2(6q22.33)	607855	常染色体隐性遗传	先天性肌营养不良	肌肉分区蛋白缺失
	肥大型：肌营养不良蛋白 DMD (Xp21.2-p21.1)	310200	X-连锁隐性遗传	先天性肌营养不良	肌肉肌营养不良蛋白缺失
肌酸缺乏症-肌酸转运缺陷	SLC6A8(Xq28)	300036	X-连锁	混杂	肌酸转运到脑障碍
肌酸缺乏症-精氨酸：甘氨脒基转移酶缺陷	AGAT(15q21.1)	602360	常染色体隐性遗传	混杂	肌酸合成障碍
肌酸缺乏症-胍基乙酸甲基转移酶缺陷	GAMT(19p13.3)	601240	常染色体隐性遗传	混杂	肌酸合成障碍

DNA，脱氧核糖核酸；OMIM，人类孟德尔遗传学在线

改编自 Cecil KM. MR spectroscopy of metabolic disorders. Neuroimaging Clin North Am 2006；16：87-116；used with permission. 数据来源 The Johns Hopkins University，Online Mendelian Inheritance in Man（OMIM），McKusick-Nathans Institute for Genetic Medicine，Johns Hopkins University（Baltimore，MD）and the National Center for Biotechnology Information，National Library of Medicine（Bethesda，MD），2000. 可在 http：//www.ncbi.nlm.nih.gov/omim/ 可获取

表 33-4　小儿神经影像代谢性疾病总结：乙基丙二酸尿-羟谷氨酸尿

疾病	基因名字；简写（位置）	OMIM	遗传模式	主要分类	主要缺陷
乙基丙二酸尿	ETHE1(19q13.31)	602473	常染色体隐性遗传	有机或氨基酸	乙基丙二酸尿伴骨骼肌中细胞色素 C 氧化酶缺陷；乳酸血症
半乳糖血症	GALT(9p13.3)	230400	常染色体隐性遗传	混合	半乳糖-1-磷酸盐尿苷先转移酶编码缺陷
球形细胞脑白质营养不良（Krabbe 病）	半乳糖脑苷脂酶；GALC (14q31.3)	245200	常染色体隐性遗传	溶酶体	酶缺陷-半乳糖脑苷脂β-牛乳糖缺乏
戊二酸血症 1 型	戊二酰辅酶 A 脱氢酶 1 型；GCDH(19p13.2)	231670	常染色体隐性遗传	有机或氨基酸	酶缺陷赖氨酸代谢改变
戊二酸血症 1 型	多酰基辅酶 A 脱氢酶 2 型基因；（19q13.41, 15q24.2-q24.3,4q32.1)	231680	常染色体隐性遗传	有机或氨基酸	脂肪酸、氨基酸和胆碱代谢障碍
高胱氨酸尿	胱硫醚 b-合成酶；CBS (21q22.3)	236200	常染色体隐性遗传	有机或氨基酸	尿液中同型半胱氨酸和蛋氨酸增加
L-羟谷氨酸尿	L2HGDH 14q21.3	236792	常染色体隐性遗传	有机或氨基酸	不确定

OMIM，人类孟德尔遗传学在线

改编自 Cecil KM. MR spectroscopy of metabolic disorders. Neuroimaging Clin North Am 2006；16：87-116；used with permission. 数据来源 The Johns Hopkins University，Online Mendelian Inheritance in Man（OMIM），McKusick-Nathans Institute for Genetic Medicine，Johns Hopkins University（Baltimore，MD）and the National Center for Biotechnology Information，National Library of Medicine（Bethesda，MD），2000. 可在 http：//www.ncbi.nlm.nih.gov/omim/ 可获取

表 33-5 小儿神经影像代谢性疾病总结：异戊酸血症-酮硫酶缺陷

疾病	基因名字；简写（位置）	OMIM	遗传模式	主要分类	主要缺陷
异戊酸血症	异戊酸辅酶 A 脱氢酶；*IVD*（15q15.1）	243500	常染色体隐性遗传	有机或氨基酸	异戊酸蓄积
青少年 Huntington 病	Huntington；*HTT*（4p16.3）	143100	常染色体显性遗传	混合	生产喹啉酸的神经细胞死亡
Kearns-Sayre 综合征	多种线粒体缺失	530000	线粒体	线粒体	乳酸中毒，辅酶 Q 减少
核黄疸	尿苷磷酸氢盐-葡糖醛酸基；UGT1A1（2q37.1）	237900	常染色体隐性遗传	混合	高胆红素血症
β-酮硫酶缺陷	乙酰辅酶 A 乙酰转移酶 1；*ACAT1*（11q22.3）	203750	常染色体隐性遗传	有机或氨基酸	尿液中 2-甲基-3-羟丁酸增加
Leigh 综合征	涉及能量代谢的核和线粒体编码基因	256000	常染色体隐性遗传，线粒体	线粒体	乳酸中毒
脑白质营养不良伴脑干和脊髓乳酸升高	*DARS2*（1q25.1）	611105	常染色体隐性遗传	脑白质病	
Lowe 病	磷脂酰肌醇多磷酸盐 5-磷酸酶；*OCRL*（Xq25-q26）	309000	X-连锁隐性遗传	有机或氨基酸	

OMIM，人类孟德尔遗传学在线

改编自 Cecil KM. MR spectroscopy of metabolic disorders. Neuroimaging Clin North Am 2006；16：87-116；used with permission. 数据来源 The Johns Hopkins University，Online Mendelian Inheritance in Man（OMIM），McKusick-Nathans Institute for Genetic Medicine，Johns Hopkins University（Baltimore，MD）and the National Center for Biotechnology Information，National Library of Medicine（Bethesda，MD），2000. 可在 http://www.ncbi.nlm.nih.gov/omim/ 可获取

表 33-6 小儿神经影像代谢性疾病总结：枫糖尿病-钼辅因子缺陷

疾病	基因名字；简写（位置）	OMIM	遗传模式	主要分类	主要缺陷
枫糖尿病	酮酸脱氢酶复合体支链催化亚单元基因突变；*BCKD*，*DBT*，*DLD*（19q13.2，7q31.1，6q14.1，1p21.2）	248600	常染色体隐性遗传	有机或氨基酸	酮酸脱氢酶复合体支链基因缺陷阻止了氧化脱羧反应
MELAS	多种线粒体基因	540000	线粒体	线粒体	乳酸酸中毒
Menkes 病	Cu（2+）转运 ATP 酶，多肽；*ATP7A*（Xq21.1）	309400	X-连锁隐性	线粒体	低铜
异染性脑白质营养不良	芳基硫酸酯酶 A；*ASA/ATSA*（22q13.33）	250100	常染色体隐性遗传	溶酶体	芳香基硫酸酯酶 A 减少，ARSA 活跃
甲基丙二酸尿症	甲基丙二酸辅酶 A 变位酶；*MUT*（6p12.3）	251000	常染色体隐性遗传	有机或氨基酸	甲基丙二酸辅酶 A 变位酶缺陷，甲基丙二酸和钴胺素代谢障碍
钼辅因子缺陷	钼辅因子；*MOCS1*（6p21.3）；*MOCS2*（5q11.2）；桥为蛋白 *GPHN*（14q23.3）	252150	常染色体隐性遗传	混合	尿液中亚硫酸盐、牛磺酸和黄嘌呤增多

MELSA，线粒体脑肌病，乳酸酸中毒和卒中样症状；OMIM，人类孟德尔遗传学在线

改编自 Cecil KM. MR spectroscopy of metabolic disorders. Neuroimaging Clin North Am 2006；16：87-116；used with permission. 数据来源 The Johns Hopkins University，Online Mendelian Inheritance in Man（OMIM），McKusick-Nathans Institute for Genetic Medicine，Johns Hopkins University（Baltimore，MD）and the National Center for Biotechnology Information，National Library of Medicine（Bethesda，MD），2000. 可在 http://www.ncbi.nlm.nih.gov/omim/ 可获取。

表 33-7 小儿神经影像代谢性疾病总结:黏多糖储积症

疾病	基因名字;简写(位置)	OMIM	遗传模式	主要分类	主要缺陷
MPS IH-Hurler	MPS1(4p16.3)	607014	常染色体隐性遗传	溶酶体	α-L-艾杜糖醛酸酶缺陷
MPS II-Hurler	MPS2(Xq28)	309900	X-连锁隐性遗传	溶酶体	艾杜糖硫酸酯酶缺陷
MPS III-SanFillipo	MPS3A(17q25.3)	252900	常染色体隐性遗传	溶酶体	乙酰肝素硫酸盐缺陷 N-乙酰-α-D-氨基葡糖苷酶,α-葡萄糖胺-N-转乙酰酶,N-乙酰氨基葡萄糖-6-磷酸盐硫酸酯酶
	MPS3B(17q21.2)	252920			
MPS IV-Morquio	MPS4A(16q24.3)	253000	常染色体隐性遗传	溶酶体	N-乙酰氨基葡萄糖-6-磷酸盐硫酸酯酶,β-牛乳糖
MPS IS-Schele	IDUA 4p16.3	607016	常染色体隐性遗传	溶酶体	α-L-艾杜糖醛酸酶
MPS VI-Maroteaux-Lamy	MPS6 5q14.1	253200	常染色体隐性遗传	溶酶体	芳基硫酸酯酶 β
MPS VII-Sly	MPSVII 7q11.21	253220	常染色体隐性遗传	溶酶体	β-葡萄糖醛酸酶

OMIM,人类孟德尔遗传学在线

改编自 Cecil KM. MR spectroscopy of metabolic disorders. Neuroimaging Clin North Am 2006;16:87-116;used with permission. 数据来源 The Johns Hopkins University,Online Mendelian Inheritance in Man (OMIM),McKusick-Nathans Institute for Genetic Medicine,Johns Hopkins University (Baltimore, MD) and the National Center for Biotechnology Information,National Library of Medicine (Bethesda,MD),2000. 可在 http://www.ncbi.nlm.nih.gov/omim/ 可获取

表 33-8 小儿神经影像代谢性疾病总结:神经元蜡样脂褐质沉积症-苯丙酮酸尿症

疾病	基因名字;简写(位置)	OMIM	遗传模式	主要分类	主要缺陷
神经元蜡样脂褐质沉积症	CLN3(16p11.2)	204200	常染色体隐性遗传	溶酶体	溶酶体功能缺陷
尼曼匹克症 C 型	NPC1(18q11.2)	257220	常染色体隐性遗传	溶酶体	鞘磷脂酶缺乏导致胆固醇酯化率缺陷
非酮性高甘氨酸血症	多基因(GLDC [9q24.1],GCSH [16q23.2],AMT [3p21.31])	605899	常染色体隐性遗传	氨基酸尿	累及甘氨酸分解的线粒体酶缺陷
鸟氨酸转移酶缺陷	鸟氨酸转移酶;OTC(Xp11.4)	311250	X-连锁隐性遗传	尿素循环	鸟氨酸转移酶编码基因缺陷
泛酸激酶(Hallervorden-Spatz)	泛酸激酶;PANK(20p13)	234200	常染色体隐性遗传	线粒体	苍白球、尾状核、黑质铁沉积
佩梅病	蛋白脂蛋白;PLP (Xq22.2)	312080	X-连锁	脑白质营养不良	PLP 基因复制或缺陷导致髓鞘化改变
苯丙酮尿症	苯丙氨酸羟化酶 (12q23.2)	261600	常染色体隐性遗传	氨基酸尿	苯丙氨酸羟化酶缺陷

OMIM,人类孟德尔遗传学在线

改编自 Cecil KM. MR spectroscopy of metabolic disorders. Neuroimaging Clin North Am 2006;16:87-116;used with permission. 数据来源 The Johns Hopkins University,Online Mendelian Inheritance in Man (OMIM),McKusick-Nathans Institute for Genetic Medicine,Johns Hopkins University (Baltimore, MD) and the National Center for Biotechnology Information,National Library of Medicine (Bethesda,MD),2000. 可在 http://www.ncbi.nlm.nih.gov/omim/ 可获取

表 33-9 小儿神经影像代谢性疾病总结:丙酸尿症-山霍夫病

疾病	基因名字;简写(位置)	OMIM	遗传模式	主要分类	主要缺陷
丙酸尿症	丙酸辅酶 A 羧化酶;*PCC*(3q22.3)	232050	常染色体隐性遗传	有机或氨基酸	丙酸辅酶 A 羧化酶缺陷
丙酮酸脱羧酶缺陷	丙酮酸脱羧酶 E1-α 多肽;*PDHA1*(Xp22.12)	312170	X-连锁	线粒体	PDH 糖酵解和 TCA 循环前 3 酶缺陷
丙酮酸脱氢酶缺陷	丙酮酸脱氢酶复合体的多个基因	多个	多种	线粒体	糖酵解和 TCA 循环丙酮酸转化为乙酰辅酶 A 的酶缺陷
Refsum 病	婴儿:*PEX1* 7q21.2,*PXMP3* 8q 21.11,*PEX26* 22q11.21 成人:*PHYH* 10p13,*PEX7* 6q23	266510 266500	常染色体隐性遗传	过氧化物酶	植烷酸氧化酶缺陷
核糖-5-磷酸异构酶缺陷	核糖-5-磷酸异构酶缺陷;*RPIA* 2p11.2	608611	常染色体隐性遗传	脑白质营养不良	核糖-5-磷酸异构酶缺陷
Salla 病	*SLC17A5*(6q13)	604369	常染色体隐性遗传	溶酶体	溶酶体膜的唾液酸转化缺陷
山霍夫病	己糖胺酶;*HEXB* 5q13.3	268800	常染色体隐性遗传	溶酶体	己糖胺酶 A 和 B 同工酶亚组缺陷

OMIM,人类孟德尔遗传学在线;PDH,丙酮酸脱氢酶;TCA,三羧酸

改编自 Cecil KM. MR spectroscopy of metabolic disorders. Neuroimaging Clin North Am 2006;16:87-116;used with permission. 数据来源 The Johns Hopkins University,Online Mendelian Inheritance in Man (OMIM),McKusick-Nathans Institute for Genetic Medicine,Johns Hopkins University (Baltimore,MD) and the National Center for Biotechnology Information,National Library of Medicine (Bethesda,MD),2000. 可在 http://www.ncbi.nlm.nih.gov/omim/ 可获取

表 33-10 小儿神经影像代谢性疾病总结:Sjögren-Larsson 综合征和 Zellweger 综合征

疾病	基因名字;简写(位置)	OMIM	遗传模式	主要分类	主要缺陷
Sjögren-Larsson 综合征	脂肪乙醛脱氢酶(17p11.2)	270200	常染色体隐性遗传	溶酶体	脂肪醇氧化障碍
琥珀酸半醛脱氢酶	琥珀酸半醛脱氢酶;*SSADH*(6p22.3)	271980	常染色体隐性遗传	有机或氨基酸	琥珀酸半醛脱氢酶缺乏伴 4-羟基丁酸尿
Tay-Sach 病	己糖胺酶 A;*HEXA* 15q23	272800	常染色体隐性遗传	溶酶体	己糖胺酶 Aα-亚组缺陷
巨头型脑白质营养不良(伴皮层下囊肿,MLC)	*MLC1*(22q13.33)	604004	常染色体隐性遗传	脑白质病	不一定
Walker-Warburg 综合征	*POMT1* 9q24.13	236670	常染色体隐性遗传	先天性肌营养不良	肌酸激酶升高;α-蛋白聚糖糖基化缺陷
肝豆状核变性	*ATP7B*(13q14.3)	277900	常染色体隐性遗传	混杂	铜转运缺陷
Zellweger 综合征	过氧化物生物合成涉及的几个基因	214100	常染色体隐性遗传	过氧化物酶	二羟基丙酮磷酸盐酰基转移酶(DHAP-AT)活性减低

OMIM,人类孟德尔遗传学在线

改编自 Cecil KM. MR spectroscopy of metabolic disorders. Neuroimaging Clin North Am 2006;16:87-116;used with permission. 数据来源 The Johns Hopkins University,Online Mendelian Inheritance in Man (OMIM),McKusick-Nathans Institute for Genetic Medicine,Johns Hopkins University (Baltimore,MD) and the National Center for Biotechnology Information,National Library of Medicine (Bethesda,MD),2000. 可在 http://www.ncbi.nlm.nih.gov/omim/ 可获取

溶酶体贮积症

许多神经变性类疾病的特征是不可降解的分子在脑细胞内或细胞外蓄积。溶酶体贮积症就是由于溶酶体功能的不同方面缺陷所引起的这样一组疾病。溶酶体是胞内细胞器，主要负责脂类、蛋白质和复合碳水化合物的降解。大多数溶酶体疾病是基因突变导致酶或蛋白质缺失或部分缺陷。大部分溶酶体疾病是基质内缺陷的酶积累，在溶酶体内贮积。虽然该病成因复杂，但主要是不可降解的物质贮积使得细胞发生机械性破坏导致细胞功能障碍。一般情况下，病理上主要是神经元功能障碍而不是丢失，除了浦肯野细胞丢失，有一些贮积症如：尼克-匹克病 C 型和表现为大量细胞丢失的神经元蜡样脂褐质沉积症（neuronal ceroid lipofuscinoses，NCLs）。这些物质在溶酶体内蓄积从而影响细胞功能，还是细胞功能异常引起物质局限在溶酶体内尚不得而知。

溶酶体疾病通常是常染色体隐性遗传，常在婴儿和年幼儿童发病，使脑实质产生病理性改变，并且是无法治愈的。有时也存在成人发病型。溶酶体贮积症的发生率据估计大约为 1/8000，在一些特定人群中发生率更高。这些疾病常见的生化标志是溶酶体内大分子贮积。

溶酶体疾病主要累及灰质包括神经节苷脂贮积症、黏多糖症和 NCLs。最常见的两种溶酶体疾病是异染性脑白质营养不良（metachromatic leukodystrophy，MLD）和 Krabbe 病，表现为脑白质异常。溶酶体疾病的后期常发生广泛的灰白质受累。

神经节苷脂贮积症

神经节苷脂贮积症分为 2 组，即 GM1 和 GM2。GM1 组主要是 β-半乳糖苷酶缺陷。GM2 组是氨基己糖苷酶缺陷导致神经节苷脂异常蓄积。

GM1 神经节苷脂贮积症

GM1 神经节苷脂贮积症存在三种类型：Ⅰ型（婴儿）、Ⅱ型（婴儿后期/青少年）和Ⅲ型（成人）。有报道婴儿和青少年间存在中间型。发生在婴儿的 GM1 神经节苷脂贮积症典型临床表现包括癫痫、去大脑强直、面部点状水肿、肌张力低下、发育迟缓、肝脾肿大、大头畸形和视网膜黄斑的樱桃红斑。其他特征包括巨趾、脊柱后侧凸、干骺端宽大的骨骼发育不良和皮肤色素病变。该病呈进行性病程，常生后 2 年内死亡。青少

年型在生后第 2 年出现，表现为进行性共济失调，但没有婴儿型的典型特征。

β-半乳糖苷酶的缺陷导致 GM1 神经节苷脂在大脑、脑干、小脑和脊髓的灰质、白质内蓄积。脑 MRI 开始表现为正常，随后皮层的灰质开始丢失。白质的改变表现为半卵圆中心内异常的、非特异性的、斑片状 T2 高信号。也有报告丘脑 T2 加权像出现低信号。

GM2 神经节苷脂贮积症

GM2 神经节苷脂贮积症最常见的形式包括 Tay-Sachs 病和 Sandhoff 病。Tay-Sachs 病发生在 β-N-乙酰基糖胺酶-A 同工酶缺陷的东欧血统犹太儿童。通常在 1 岁前发病，表现为烦燥不安、肌张力低下、癫痫、失明和 90% 的患者有黄斑内樱桃红斑，通常在 2~3 岁死亡。Sandhoff 病与氨基己糖苷酶同工酶 A 和 B 缺陷有关。临床进程与 Tay-Sachs 病相似。内脏受累包括肝脏、心脏和肾小管异常。早期脑 MRI 表现为基底节尤其是增大的尾状核 T2 加权像高信号。晚期表现为皮层和深部灰质容积丢失伴白质内斑片状 T2 加权像高信号。Sandhoff 病丘脑受累更多见。有报道成人型 Sandhoff 病有下运动神经元受累。而小脑萎缩差异较大，似乎其与临床严重程度不相关。Tay-Sachs 病由于丘脑钙沉积可能在 T2 加权像呈低信号，T1 加权像呈高信号。有报道，脑内 T2 加权高信号提示髓鞘形成异常和活动性脱髓鞘。也有报道右侧大脑半球白质和基底神经核不对称的水肿和 T2 加权高信号。还有报道细胞因子水平升高，可能提示神经节苷脂贮积症进程中存在感染。GM2 神经节苷脂贮积症 B1 变异型表现为双侧丘脑 CT/T1 加权 MRI 上出现低密度/高信号，腹侧丘脑 T2 加权像呈低信号和丘脑后内侧呈高信号。该变异型的其他表现包括脊髓受累、双侧基底节 T2 加权像高信号/肿胀、T2 加权像白质弥漫性高信号和晚期脑萎缩。

黏多糖贮积症

黏多糖贮积症是最常见以灰质受累为主的溶酶体异常。该组疾病最主要的代谢缺陷是硫酸盐（皮肤素、乙酰肝素和角质素）分解障碍；然后黏多糖填充和覆盖脑、骨、皮肤和其他器官组织细胞内的溶酶体。黏多糖蓄积在靶器官如骨、肝和脑。分为 8 个亚型；但是，根据代谢物的不同，现在公认的分类为 6 种不同的形式。这 6 种是指 Hurler（IH）、Hunter（Ⅱ）、Sanfilippo（Ⅲ）、Morquio（Ⅳ）、Maroteaux-Lamy（Ⅵ）和 Sly

（Ⅶ），经典的疾病类型是 Hurler。众所周知的临床特征是粗陋的面部和骨骼，以及复杂的骨骼表现。如不治疗，通常在生后 10 年内死亡。

除了 Hunter Ⅱ 型为 X-连锁隐性遗传外，其余的都是常染色体隐性遗传。常见由于蛛网膜绒毛颗粒堵塞所致的脑积水。

脑 MRI 表现有两大主要异常：

1. 神经元和星形胶质细胞内黏多糖蓄积和髓鞘变性导致 T2 加权像呈弥漫斑片状高信号。

2. 细胞内代谢物蓄积导致囊状扩张或血管周围间隙扩张，这是最特征性的影像表现；据报道骨髓移植后这些变化会逆转。

椎管狭窄最常见于 Morquio 和 Maroteaux-Lamy 变异型，也见于其他类型。典型的子弹样椎体是特征性表现（图 33-1）。

黏多糖贮积症的质子 MRS 在 3.7ppm 处见宽大

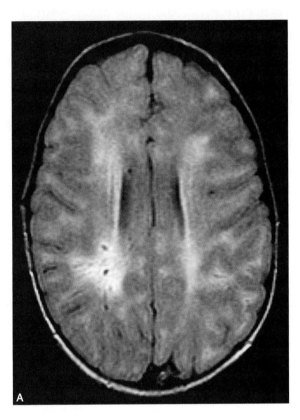

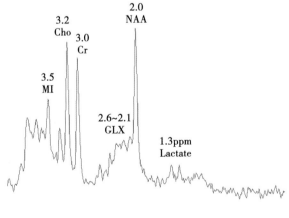

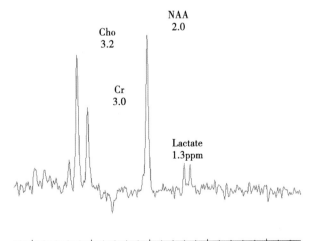

图 33-1　2 岁 Hunter 综合征男孩，黏多糖，Ⅱ型。轴位液体衰减反转恢复（A），短波［回波时间（TE）35 毫秒］磁共振波谱（MRS）（B）和长波（TE 288 毫秒）MRS（C）成像。患者在干细胞移植 1 个月内扫描。血管周围间隙扩张，脑室周围及皮层下白质内见弥漫、异常高信号。波谱显示 N-乙酰天冬氨酸水平减低伴乳酸升高，这反映了血管周围间隙和脑实质组织细胞浸润。（From Cecil KM. MR spectroscopy of metabolic disorders. Neuroimaging Clin N Am. 2006；16；87-116. ）

波峰,这是由于黏多糖分子复合物所致。骨髓移植后,一些患者脑内 3.7ppm 处的波峰降低,可用于判断治疗效果。治疗后 N-乙酰天冬氨酸(N-acetylaspartate,NAA)水平可能升高。

神经元蜡样脂褐质沉积症

神经元蜡样脂褐质沉积症(neuronal ceroid lipofuscinoses,NCL)是以脑实质体素明显丢失为特征的一种或一组疾病。NCL 是最常见的神经变性类疾病之一,发病率为 1/25 000,根据发病年龄分为 6 个亚型。各种亚型与 CLN 基因的不同突变有关,发生在不同年龄的患者临床表现相似。包括癫痫、眼球运动异常,进展后出现视力减退、痴呆、肌张力低下和语言、运动缺陷。也有报道 NCL 患者脑脊液神经递质异常。该病的病理特征是神经元溶酶体内特殊的颗粒状包含物,称为粒状嗜铱性沉着物。除了婴儿型,NCL 的影像表现随着临床症状加重,主要表现为进行性的大脑和小脑体素丢失。该病后期表现为 T2 加权像脑室周围白质带状高信号灶。有报道在棕榈酰蛋白硫酯酶-1 相关的 NCL,T2 加权像早期齿状核见散在的、对称性的高信号。质子 MRS 显示 NCL 患者 NAA 进行性下降和 mI 相对升高。

异染性脑白质营养不良

异染性脑白质营养不良(metachromatic leukodystrophy,MLD)患者主要的代谢障碍是芳基硫酸酯酶 A 缺乏导致溶酶体内硫酸脑苷脂蓄积。MLD 有 4 个亚型:先天性、婴儿晚期型、青少年型和成人型。婴儿晚期亚型是最常见的,发生在 14 个月到 4 岁之间。早期表现是步态不稳,进展为进行性的共济失调、弛缓性麻痹、构音障碍、智力低下和去大脑强直。有胆囊受累的报道,可能出现在发生神经症状之前。肠道受累也有报道,特别是有一个患者出现息肉状肿块。

受累神经的组织学分析表现为轴突变性伴髓鞘完全丧失(脱髓鞘)。外周神经活检可见白质和神经元的肿胀溶酶体内可见异染颗粒、少突胶质细胞数量减少、贯穿深部白质区的脱髓鞘。皮层下弓形白质纤维("U"形纤维)直到病程后期才受累。通常没有炎性反应,因此该病增强后不强化,最终是髓鞘化的白质被星形胶质细胞和瘢痕取代。病变恶化前胼胝体受累,而直到病程恶化后皮层下白质才受累;脑萎缩是病程晚期的标志。内囊后肢、下行锥体束和小脑白质也可见脱髓鞘。原发性 MLD 中常有丘脑改变,在一些非典型晚发型患者中也可见单纯小脑萎缩。在 T2 加权像上,大脑半球白质纤维束呈明显的高信号,可延伸至小脑、脑干和脊髓。随着病情进展表现为弥漫的深部白质受累,而皮层下白质相对正常。开始时表现为半卵圆中心局灶性、斑片状 T2 加权像高信号,到后期表现为弥漫性 T2 加权像高信号。白质表现与前述的特征性佩梅病(Pelizaeus-Merzbacher disease,PMD)病理相似。点状低信号区(豹纹征)和放射形状线条样管状结构 T2 加权像低信号(虎斑征)是脱髓鞘区域内相对正常的白质。T1 加权像上,白质纤维可能与灰质信号相等或低于灰质信号(图 33-2)。

质子 MRS 研究表现为 NAA 减低,提示神经轴索丧失,也可见神经胶质细胞代谢紊乱相关的 MI 和胆碱升高。MLD 儿童中,白质的 NAA 水平与运动功能相关。

球形细胞脑白质营养不良(Krabbe 病)

球形细胞脑白质营养不良(Krabbe 病)是由于 β-半乳糖脑苷脂酶缺乏,导致脑苷脂和半乳糖脑苷鞘氨醇蓄积,从而诱导少突胶质细胞系细胞凋亡。球状细胞样脑白质营养不良是一种常染色体隐性遗传疾病,在瑞典的发生率约为 2/100 000。年幼儿童为主,婴儿型最常见。症状通常出现在生后 3~5 个月,表现为易怒。本病呈进展性,症状的进展与脑炎相似,表现为运动倒退和不典型癫痫。在该病末期,患儿处于植物人状态伴去大脑强直。有报道脑脊液蛋白增高,更多的见于成人亚型。有报道婴儿型 Krabbe 病患者出现眼球震颤。神经传导的研究发现,传导异常的严重程度与临床症状相关。

该病主要累及大脑半球、小脑和脊髓的白质。病理改变包括少突胶质细胞数量明显减少。白质区域散落的球形多核细胞和反应性巨噬细胞。广泛的髓鞘形成减少,最终白质区胶质增生和瘢痕形成。基底节区灰质也可受累,见点状钙化。

髓鞘化延迟是婴儿型在 MRI 上的首发表现。在婴儿型 Krabbe 病中,MRI 表现可能是正常的,但随着该病的进展,出现典型的 Krabbe 病特征;这一现象可能与髓鞘不成熟有关。Krabbe 病的 MRI 表现特征具有两种模式。第一种模式是 T2 加权像脑室旁斑片状高信号灶,这与髓鞘化不成熟有关,最

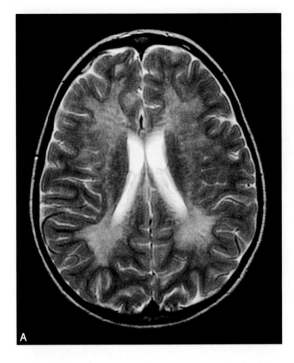
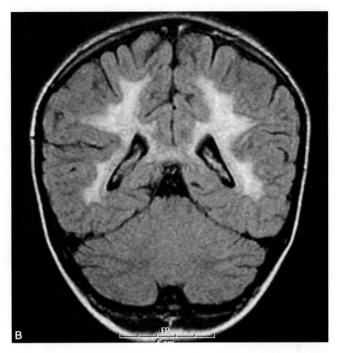
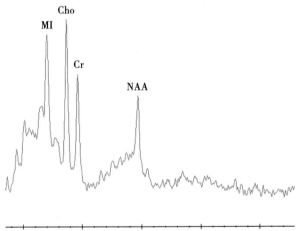
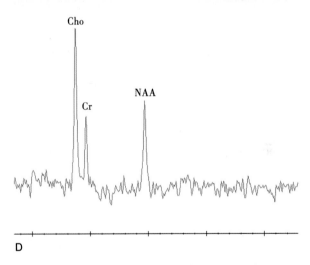

图 33-2 7 岁异染性脑白质营养不良男孩。轴位 T2 加权(A),冠状位液体衰减反转恢复(B)伴左顶叶白质短波磁共振波谱(MRS)(C)和长波 MRS(D)像显示脑室周围白质贯穿整个大脑的异常高信号,皮层下 U 纤维未受累。T2 加权像信号表现为"虎斑"征。波谱显示胆碱和肌醇明显升高伴 N-乙酰天冬氨酸减低,反映了神经轴突丧失、脱髓鞘和神经胶质活化。(From Cecil KM. MR spectroscopy of metabolic disorders. Neuroimaging Clin N Am. 2006;16:87-116.)

终可能演变为白质内更加弥漫的病变。在这一模式中,丘脑常出现 T2 加权像高信号。第二种模式是 T2 加权像上斑片状的低信号,这与 CT 上的高密度区分布一致,表示该区域钙沉积的顺磁效应。其他的早期改变包括丘脑、小脑、尾状核头和脑干密度增高,先于半卵圆中心白质异常低密度出现。Krabbe 病中也可见视神经对称性的增粗,这可能反映了球状细胞内蛋白脂质的蓄积。主要是远端视神经受累,也有近端视交叉增大的报道。偶尔也有小脑白质改变的报道,表现为 T2 加权像高信号。

脊髓可呈萎缩样改变。该病后期主要表现为弥漫性体素丢失和脑室旁白质异常(图 33-3)。

质子 MRS 可见 NAA 减低,不但反映了神经轴索丧失,也反映了髓鞘化不成熟相关性神经胶质细胞代谢紊乱。另外,NAA 水平减低、胆碱和 mL 水平升高也有报道,这与常见的神经变性疾病质子波谱表现相似。

少数 Krabbe 病患者的 DWI 研究报道发现,T2 加权像高信号的区域可见弥散受限,相对各向异性减少,并先于 T2 加权像信号改变发生。

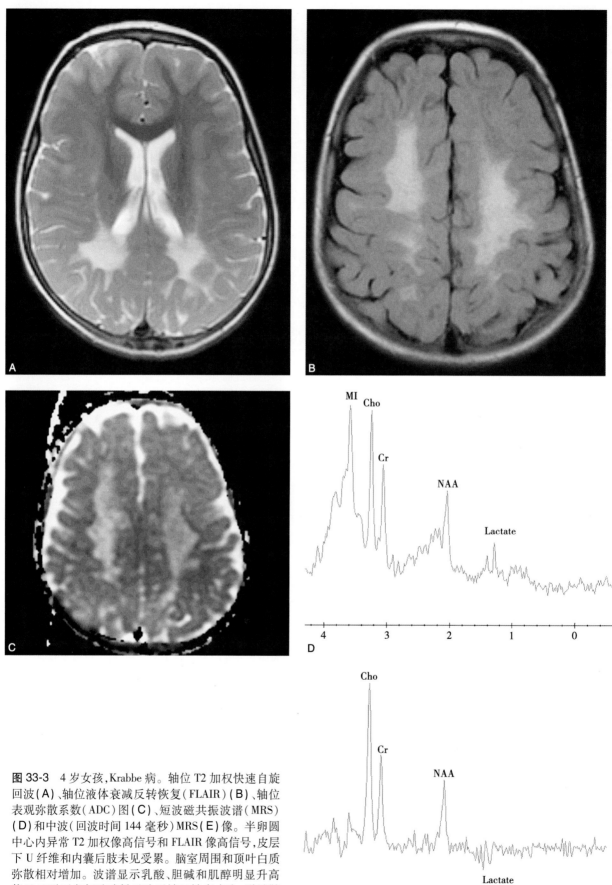

图 33-3 4 岁女孩,Krabbe 病。轴位 T2 加权快速自旋回波(A)、轴位液体衰减反转恢复(FLAIR)(B)、轴位表观弥散系数(ADC)图(C)、短波磁共振波谱(MRS)(D)和中波(回波时间 144 毫秒)MRS(E)像。半卵圆中心内异常 T2 加权像高信号和 FLAIR 像高信号,皮层下 U 纤维和内囊后肢未见受累。脑室周围和顶叶白质弥散相对增加。波谱显示乳酸、胆碱和肌醇明显升高伴 N-乙酰天冬氨酸减低反映了神经轴索丧失、脱髓鞘和神经胶质活化

过氧化物酶体病

过氧化物酶体是细胞内的细胞器,其内含有负责细胞关键步骤的酶,这些步骤包括:膜磷脂(缩醛磷脂)、胆固醇和胆汁酸的生物合成;氨基酸转化为葡萄糖;脂肪酸氧化;通过过氧化氢酶分解过氧化氢;预防草酸合成过量。过氧化物酶体病分为两大类:①多种过氧化物酶体产生障碍导致代谢异常的过氧化物酶体生物起源疾病(peroxisomal biogenesis disorders,PBDs);②单个过氧化物酶缺乏导致的疾病。

PBD组根据遗传异质性分为四个不同的疾病:Zellweger综合征(Zellweger syndrome,ZS)、婴儿Refsum病、新生儿肾上腺脑白质营养不良(adrenoleukodystrophy,ALD)和肢根斑点状软骨发育异常。X-连锁ALD是典型的过氧化物酶体疾病,电子显微镜观察细胞器形态是正常的,但是一种酶缺陷导致极长链脂肪酸蓄积和进行性中枢神经系统退化,形成一种慢性进行性脑病。

Zellweger综合征(脑肝肾综合征)

ZS是一种以过氧化物酶体功能缺陷为特征的常染色体隐性遗传疾病。出生后很容易识别婴幼儿的早期症状,包括有肌张力低下、癫痫、肝脏体积增大和四肢、面部异常。整个大脑白质弥漫性缺乏髓鞘化伴皮层发育不良。主要是前额颞叶以及中央沟周围表面的脑回增宽、脑沟变浅。ZS患者常见丘脑尾侧沟假性囊肿,有报道一例假性囊肿病例伴出血。也有一个病例,几乎仅有双侧皮质脊髓束脱髓鞘的信号异常,尤其是脑干伴有运动丧失。ZS变异型也有报道,并无典型表现,但有许多ZS的常见特征。临床表现可能与其他疾病有重叠,包括新生儿ALD、婴儿Refsum病、高哌克酸血症。大部分患儿在生后两年死亡。

年长的ZS患者和Refsum患者的MRS表现相似,表现为白质内脂质和胆碱峰明显升高、肌醇轻度升高和NAA水平减低。肢根斑点状软骨发育异常中,有两个研究报道游离脂质、肌醇-甘氨酸和醋酸升高,胆碱水平减低,这与缩醛磷脂生物合成缺乏一致。相比ZS而言,婴儿Refsum病、新生儿ALD和肢根斑点状软骨发育异常没有特征性肝脏疾病,肌醇水平有明显差异。为了探测肌醇波峰,必须使用短波技术(如,TE≤35毫秒)在3.5ppm

处寻找波峰。在1.5T上行MRS时,正常情况下肌醇波峰是清楚的,其分子中的6个甲基的4个共振难以区分,从而在相同位置(3.5ppm)产生波峰。但是,现在高场强增加固有的波谱离散,四质子产生了两个明显的波峰(3.5ppm和3.6ppm),使得有效信号减半,因此高场强看到的正常肌醇水平低于1.5T。虽然有些报道通过提高信噪比来增加肌醇的探测,但是其不稳定,依赖采集情况。相控阵线圈平行成像的使用提供了巨大的有利条件。不幸的是,临床中采用的相控阵线圈单体素波谱存在很多不足。单个线圈的平均信噪比较低,限制了探测肌醇的能力。

新生儿肾上腺脑白质营养不良

新生儿ALD的特征是过氧化物酶体数量少,而已知的其他多种缺陷酶非常正常。具体包括哌啶和植烷酸血症,以及缩醛磷脂合成不足。表现为生后一个月肌张力低下但没有ZS的许多面部特征。表现为皮层发育不良和脑白质髓鞘化低下(图33-5)。

肾上腺脑白质营养不良

X-连锁ALD是一种典型的过氧化物酶体病,电子显微镜发现细胞器形态学正常,但酰基辅酶A合成酶缺乏,随后胆固醇脂类鞘磷脂合成障碍,导致长链脂肪酸蓄积和进行性中枢神经系统退化,形成慢性进行性脑病。ALD"经典"型是一种X-连锁疾病,临床发病在5~7岁之间,开始表现为行为障碍,随后出现快速进行性神经功能减退,一般在5~8年内死亡。该病的首发指征可能是精神状态改变或学习成绩下滑,随后发展为神经认知功能轻微改变,最终引起严重痉挛和视觉障碍,最后出现植物人状态,甚至死亡。儿童大脑ALD可出现颅内压升高和脑脊液蛋白水平升高,但较罕见。

X-连锁ALD的CT和MRI典型表现是脑后部受累为主,逐步从后向前到额叶、从深部白质到外周皮层下白质进展。CT上,病变表现为对称性的低密度,跨过胼胝体压部呈蝶翼状,周边存在一个强化区(中间炎症区)。MR上分为三个区:①星形胶质细胞增生和瘢痕形成的内区对应CT上表现为低密度,表现为T1加权像低信号和T2加权序列高信号;②活动性炎症的中间区表现为T1加权像呈等信号和T2加权像呈等或低信号;③活动性脱髓鞘的外区表现为T1加权像稍低信号和T2加权像高信号。钆增强后表现为活动性炎症的中间区强化,骨髓移植后的首要改变是强

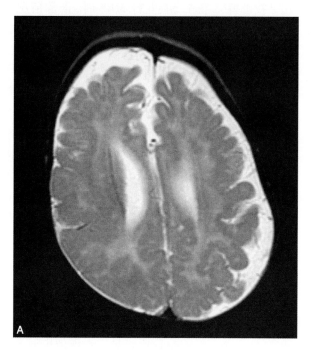

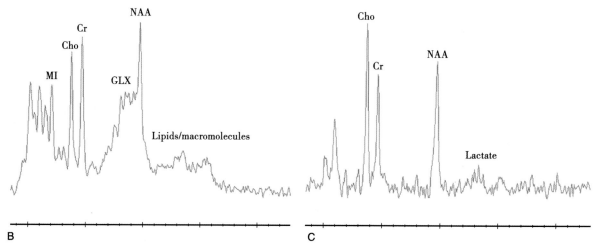

图 33-5　12 个月新生儿肾上腺脑白质营养不良。轴位 T2 加权(A)、短波磁共振波谱(MRS)(B)和长波 MRS(C)像。影像显示中央白质内异常高信号和大脑脑回异常,符合多小脑回畸形。侧脑室和脑外间隙扩张,胼胝体变薄。左顶叶皮层和白质波谱显示谷氨酸和谷酸酰胺升高,乳酸信号轻度升高和 N-乙酰天冬氨酸水平减低。(From Cecil KM. MR spectroscopy of metabolic disorders. Neuroimaging Clin N Am. 2006;16:87-116.)

化可能消失(图 33-6)。

X-连锁 ALD 患者质子 MRS 显示信号异常区和信号正常的白质区波谱均表现异常。无神经系统症状患者的正常白质区波谱表现为混合胆碱复合物轻度升高,胆碱和肌醇升高,提示发生了脱髓鞘。病变区白质的胆碱、肌醇和谷氨酰胺浓度明显升高提示活动性脱髓鞘和胶质增生。同时 NAA 和谷氨酸浓度减低提示神经元丧失和损伤。乳酸水平的升高提示炎症和

(或)巨噬细胞浸润。ALD 患者随着代谢紊乱的加重,对应渐进性脱髓鞘、神经轴突丧失和胶质增生导致临床逐步倒退,最终死亡。神经系统症状出现前探测到 MRS 异常有助于筛查,选择骨髓移植和干细胞移植。一些患者治疗后会出现异常代谢稳定和部分恢复。磁共振波谱能够用于监测疾病演变和治疗效果。

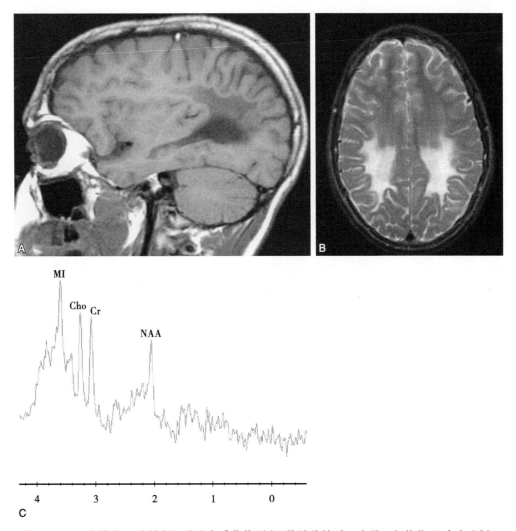

图33-6 16岁男孩X-连锁肾上腺脑白质营养不良,骨髓移植后8个月。矢状位T1加权(A)、轴位T2加权(B)和短波磁共振波谱(C)成像。影像显示大脑后半部分异常信号。右侧顶叶后部白质波谱显示N-乙酰天冬氨酸水平下降和肌醇水平升高。影像和波谱表现反映该患者病情稳定

线粒体病

线粒体病是指线粒体呼吸链疾病,这是多种线粒体基因(mtDNA)和核基因组(nDNA)控制的唯一细胞代谢通路。线粒体疾病表现为呼吸链功能障碍和三磷酸腺苷生产减少。mtDNA突变分为两类:一类是全部线粒体蛋白合成障碍,另一类是呼吸链亚基受累。mtDNA突变疾病遵循线粒体遗传学规则。而nDNA突变疾病遵循孟德尔遗传学。nDNA突变的疾病更多,因为大部分呼吸链亚基是核编码的,整个呼吸链的正常组成并发挥作用需要很多步。nDNA相关的线粒体疾病临床表型往往是相同的,而mtDNA相关疾病的临床表现范围和严重程度差异很大。mtDNA相关疾病有显著的基因型-表现型变异。细胞内异质性、突变共存和野生型mtDNA可部分解释mtDNA疾病患者的临床表现差异。只有当突变基因组比例超过特定水平才能表达出疾病(阈值效应)。

Kearns-Sayre综合征

mtDNA重排,缺失或重复,导致的一组临床综合征,包括Kearns-Sayre综合征、Pearson综合征和进行性眼外肌麻痹。现对Kearns-Sayre综合征进行简要讨论。

Kearns-Sayre综合征是一种线粒体细胞病,其特征是眼外肌麻痹、视网膜色素退化和传导性听力受损。肌肉活检显示杂乱的红色纤维,提示线粒体呼吸链缺陷,常见的有线粒体脑肌病、乳酸性酸中毒和卒中样综合征(mitochondrial encephalomyopathy, lactic acidosis, and strokelike symptoms, MELAS)以及肌阵挛性癫痫伴杂乱红色纤维(myoclonic epilepsy with ragged red fibers, MERRF)综合征。心脏常受累,导致传导缺陷,进展为心脏传导阻滞,出现心脏衰竭。也有脉络丛功能

障碍的报道。脑 MRI 表现为弥漫的、斑片状 T2 加权像高信号。有钙化时，基底节和齿状核 T1 加权像也可见高信号。T2/FLAIR 像上可见双侧丘脑、基底节和脑干受累。常见大脑和小脑萎缩，后者更多见。一些 Kearns-Sayre 综合征患者有特征性的眼肌病。

MELAS 综合征

一些临床综合征是由 mtDNA 点突变引起的。最常见的有 MELAS 综合征、MERRF 综合征、神经衰弱和共济失调伴视网膜色素变性综合征、以及 Leber 遗传性视神经病变。MELAS 综合征常由 tRNA-leuUUR 或 *MTTL1* 基因（80% 病例）的 A3243G 点突变所致。A3243G 点突变也能导致其他类型（如母系遗传性耳聋和糖尿病）。MELAS 综合征的临床表现类似于脑梗死；但"梗死"不是常见的动脉卒中模式。发病年龄通常在 2 到 11 岁。基底节和顶枕叶最常受累。脑 MRI 显示 T2 加权像高信号，后期出现体素丢失。

质子 MRS 已用于线粒体疾病的辅助诊断，主要特征是乳酸升高。但波谱出现乳酸并不一定是线粒体疾病，MRS 没有乳酸也不能除外线粒体功能缺陷。MELAS 综合征患者的质子 MRS 能够显示出不同类型的卒中样病变及其演变。质子 MRS 通过检测到乳酸升高和肌酸降低提示能量衰竭。急性和亚急性期常见乳酸升高，随后 NAA 和肌酸下降，与损伤的神经轴突能否恢复有关。有研究报道 MRS 乳酸峰升高和动脉自旋标记成像灌注持续增加提示活动性病灶。MELAS 综合征与缺血性卒中不同，其 ADC 下降更多。MELAS 的另一个显著特征是水肿病灶核心逐渐扩张，

这是 ADC 值持续下降的主要原因（图 33-8）。

Leigh 综合征（亚急性坏死性脑脊髓病）

nDNA 缺陷引起的疾病很多，最常见的综合征是 Leigh 综合征。Leigh 综合征的基因缺陷主要有丙酮酸脱氢酶复合物缺陷、复合酶 I 缺陷、复合酶 V 缺陷伴三磷酸腺苷酶 6 突变和细胞色素氧化酶缺陷伴 SURF1 突变。该组疾病的特点是在生后 3 个月到 2 岁发病，但可能在新生儿期或成人期出现肌张力低下症状。临床表现为慢性进行性眼肌麻痹、小脑体征和痉挛。其他表现有精神运动倒退、锥体外系体征、失明、眼球震颤、呼吸抑制或颅神经麻痹。生后第一年内出现症状者常快速恶化。晚发症状者通常进展较慢（图 33-9）。

病理上，该综合征累及脑和脊髓灰质、白质。常见受累的解剖部位有基底节，尤其是苍白球和壳核，和丘脑、中脑、脑桥、小脑和延髓。病理改变包括海绵状变性、脱髓鞘和血管受侵/增殖。

该组疾病的特征表现是基底节、中脑导水管周围灰质和脑干/小脑 T1 加权像低信号或 T2 加权成像高信号。基底节（苍白球和壳核）双侧对称性病变，T1 加权像低信号和 T2 加权像高信号高度提示该病，应进一步临床评估血清或脑脊液中的乳酸水平。疾病后期半卵圆中心可能受累表现为 T2 加权像高信号。

基底节、枕叶皮层和脑干质子 MRS 成像可见乳酸升高，在常规 T2 加权 MRI 表现有异常的部位最明显。MRI 信号异常的部位，质子 MRS 表现为 NAA/肌酸比值下降和胆固醇/肌酸比值升高，代表神经元丧失和膜

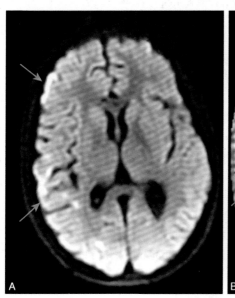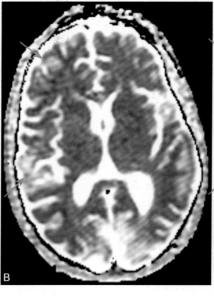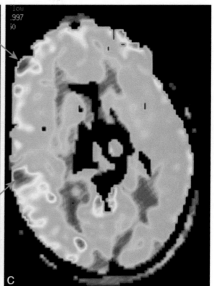

图 33-8 13 岁男孩，患线粒体脑肌病、乳酸酸中毒和卒中样症状。轴位弥散加权成像（A）、轴位表观弥散系数图（B）、轴位动脉自旋标记彩色图（C）。散在点状血管源性水肿表现为灌注增加，右侧大脑半球病变处于急性期

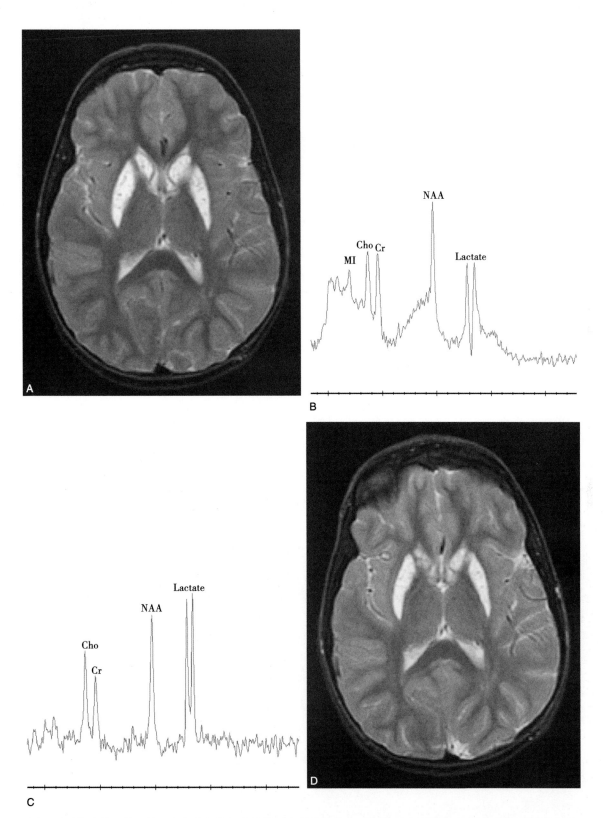

图 33-9 复合物 I 缺乏的 8 岁女孩相差 3 个月的两次磁共振检查。轴位 T2 加权（A）、短波磁共振波谱（MRS）（B）和长波 MRS（C）像。影像显示特征性的"Leigh 综合征"模式，双侧苍白球和尾状核异常高信号。发热导致临床症状恶化一段时间后，左侧基底节区 MRS 像显示，与常规轴位 T2 加权（D）

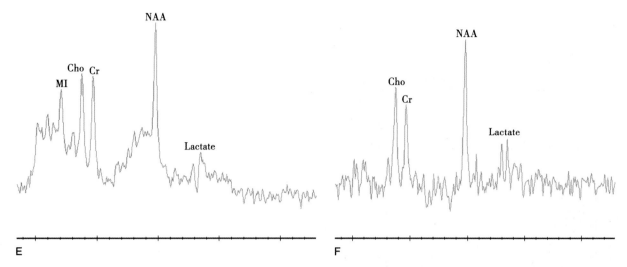

图 33-9（续） 短波 MRS（E）和长波 MRS（F）像所示相比，乳酸明显升高。3 个月后的波谱显示乳酸明显减低。两次检查的影像表现差异不明显。B 和 C 中 MRS 显示的乳酸明显升高与临床症状恶化（癫痫和下肢僵硬）有关。E 和 F 所示乳酸水平是典型的线粒体缺陷疾病的表现。（From Cecil KM. MR spectroscopy of metabolic disorders. Neuroimaging Clin N Am. 2006;16:87-116.）

磷脂破坏。一些证据表明乳酸水平减低可能与治疗反应相关，如二氯乙酸和辅酶 Q10 治疗。

泛酸激酶相关的神经退行性疾病

泛酸激酶相关的神经退行性疾病，也称为神经退行性疾病伴脑内铁蓄积（neurodegeneration with brain iron accumulation,NBIA），由于泛酸激酶 2（PANK2）编码基因突变所致。PANK2 对于线粒体中辅酶 A 的生产是必需的。其他相似的突变会导致该综合征的不典型表现。"典型"NBIA 在婴儿早期发病，很快发展为步态障碍、舞蹈手足徐动症、僵硬、构音障碍和认知能力下降。肌张力障碍是该病最突出特征。这些临床表现反映了该病影响基底节和纹状体。非典型 NBIA 发病较晚，进展较慢（图 33-11）。

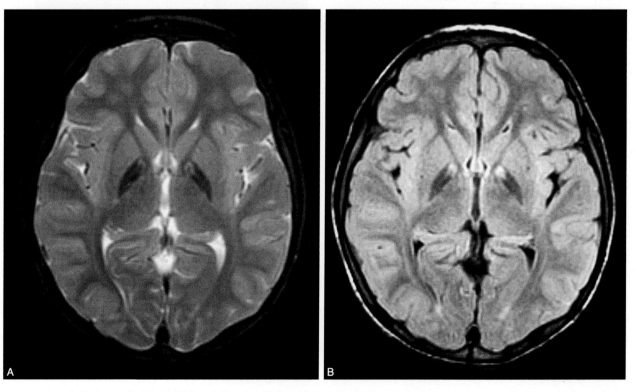

图 33-11 6 岁女孩泛酸激酶相关的神经变性，或脑铁蓄积神经变性，传统上称为 Hallervorden-Spatz 综合征。轴位 T2 加权（A）和轴位液体衰减反转恢复（B）像。双侧苍白球见异常低信号

Menkes 病

Menkes 病(也称为毛发灰白营养不良或卷毛综合征)是一种 X-连锁隐性遗传线粒体细胞病。该病可能开始于子宫内,生后确诊。发生在男性,临床特征表现为肌张力低下、癫痫、痉挛性四肢瘫痪、明显发育迟滞伴稀疏、质脆易碎的毛发。生长迟缓和小头畸形常见。胃肠道吸收铜减少。铜细胞内结合和膜转运缺陷与金属硫蛋白异常有关,金属硫蛋白是一种铜结合蛋白。

肝脏、脑和白细胞内铜代谢依赖的酶活性减低。

平片可见颅骨缝间骨、肋骨骨折和长骨干骺端梗死。神经影像表现有脑容积丢失和硬膜下间隙增宽,脑血管造影显示 Willis 环内血管迂曲扩张。晚期可见基底节病变,但也有病例报告 Menkes 病患者早期出现基底节受累。T2 加权像白质内高信号提示髓鞘形成不良,但该表现可能与血管受累血流相对缓慢有关。脑外间隙扩大和干骺端梗死的表现会与虐童综合征混淆(图 33-12)。

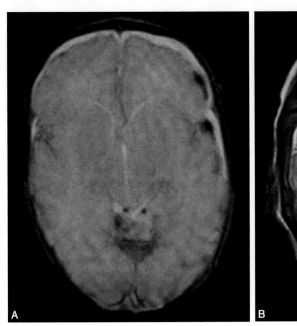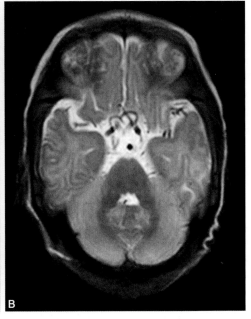

图 33-12　Menkes 病男性患者。A,6 周时轴位多平面梯度回聚成像显示双侧硬膜下血肿。B,4 个月时的小脑轴位 T2 加权像

有机酸和氨基酸疾病

许多有机酸代谢疾病影响线粒体功能,因此,他们表现的影像特征与线粒体疾病相似。戊二酸尿症和甲基丙二酸血症是两个重要的疾病。髓鞘形成依赖于氨基酸。氨基酸代谢缺陷导致正常髓鞘形成和保持障碍。原发的氨基酸代谢疾病包括苯丙酮尿症、枫糖尿症(MSUD)、高胱氨酸尿症/同型半胱氨酸血症和非酮症高甘氨酸血症。

戊二酸尿症

戊二酸尿症 I 型是戊二酸辅酶 A 脱氢酶缺陷导致的一种有机酸尿症,该酶涉及羟基赖氨酸、赖氨酸和色氨酸代谢。其为常染色体隐性遗传。临床表现为急性脑病或多种慢性神经功能异常,包括肌张力低下、共

济失调、辨距不良和发育延迟。

脑 MRI 表现为基底节,尤其是壳核 T2 加权像高信号,也累及尾状核和苍白球,髓鞘化延迟,双侧颞部蛛网膜囊肿和额颞部间腔扩大伴硬膜下血肿。因此,该罕见病有时需要与儿童非意外创伤鉴别。基底节和侧脑室周围白质 T2 弛豫时间延长支持戊二酸尿症 I 型的诊断。脑外间隙的扩大使戊二酸尿症 I 型伴有巨颅。与亚历山大病和 Canavan 病不同,这种巨颅不是巨脑。外侧裂的扩张与酶缺乏严重有关。急性纹状体坏死是婴儿期死亡的主要原因;常表现为对称性、卒中样信号,T2 加权像和弥散加权像呈高信号,CT 上双侧纹状体坏死或 PET 上氟脱氧葡萄糖摄取明显下降。产前 MRI 对于识别 GA1 是有用的,表现为双侧颞叶前极局局部体积减小伴液体空间增宽(图 33-13)。

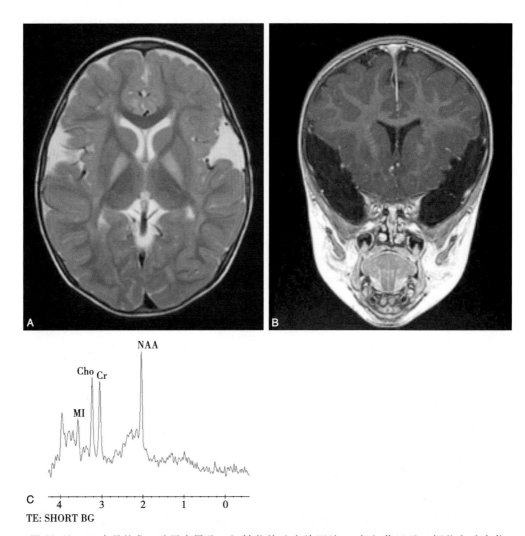

图33-13　22个月的戊二酸尿症男孩。A,轴位快速自旋回波 T2 加权像显示双侧苍白球高信号。B,冠状位扰相梯度回波双侧外侧裂对称性的增宽、扩大伴额颞叶发育不良。C,基底节区短波(回波时间35毫秒)磁共振波谱成像显示胆碱升高

甲基丙二酸和丙酸血症

甲基丙二酰辅酶 A 变位酶缺乏引起甲基丙二酸血症,该酶可将甲基丙二酸辅酶 A 转化成琥珀酰辅酶 A,琥珀酰辅酶 A 是蛋氨酸、苏氨酸、异亮氨酸和缬氨酸有机酸正常代谢所必需的。酶缺乏抑制了琥珀酸脱氢酶导致甲基丙二酸水平升高,扰乱了线粒体内有氧代谢。钴胺辅酶缺乏是引起该病的一种相对较轻的形式。丙酰辅酶 A 羧化酶缺乏导致丙酸尿症,表现相似。

甲基丙二酸血症患者常见癫痫和心脏受累,包括心肌病、心律失常、肉碱缺乏和结构性心脏疾病。有高血糖的报道。影像上,脑实质容积常减少伴髓鞘化延迟。也有视神经病变的报道。与其他线粒体综合征一样,有机酸血症病灶往往位于基底节,尤其是苍白球。

每个患者之间苍白球病灶表现基本一样。受累区域 CT 上为低密度,T2 加权像是高信号。偶尔也可见类似于 MELAS 的卒中样病变。DWI 显示受累区弥散受限。质子 MRS 表现为 NAA 下降和乳酸水平升高。脑脊液中也可见乳酸升高,这对于缩小鉴别诊断范围是很重要的。

苯丙酮尿症

苯丙酮尿症是一种酶缺乏(苯丙氨酸羧化酶、二氢生物蝶呤还原酶和二氢生物蝶呤生物合成)的常染色体隐性遗传疾病,苯丙氨酸转化为酪氨酸能力受损,由此产生神经毒性酸蓄积。发生率为 1/14 000。

脑 MRI 开始表现为对称性脑室周围白质 T2 加权像高信号。严重者可延伸到视放射和额叶脑室周围白质,增强后强化。未治疗患者,弥漫性脑白质病变病理

上证实为髓鞘化形成不良；而治疗后的患者早期白质异常则提示髓鞘内水肿。也有报道 T1 加权像多发高信号灶，与皮层下脑实质钙化相一致。

苯丙酮尿症患者 MRI 上显示的白质变化与血苯丙氨酸浓度和质子 MRS 测量的脑苯丙氨酸浓度相关。MRS 在 7.30ppm 处可见苯丙氨酸升高的波峰。苯丙氨酸通过血-脑屏障的个体差异和脑苯丙氨酸消耗率的个体化导致患者表现各异。

枫糖尿症

MSUD 是一种罕见的常染色体隐性遗传疾病，其由三个支链氨基酸：缬氨酸、异亮氨酸和亮氨酸氧化脱羧酶缺陷所致。尿中代谢物蓄积产生特征性的气味，类似于枫糖浆。脑影像表现开始可能不明显，随后出现弥漫性脑水肿，脑干背侧和脑桥残留区见高信号。脑质子 MRS 有助于 MSUD 患者与其他代谢疾病鉴别。异常的支链氨基酸和支链 α-酮酸蓄积在 0.9ppm 处可见宽峰以及乳酸水平升高。DWI 上水分子弥散受限表明存在细胞毒性水肿和髓鞘内水肿，再加上波谱存在乳酸，可能提示细胞死亡。但是在 MSUD 代谢失代偿时，在代谢纠正后细胞渗透压和代谢产物可能会完全恢复。MSUD 分类包括对硫胺素治疗有效这一类型（图 33-15）。

非酮症高甘氨酸血症

非酮症高甘氨酸血症发生于甘氨酸转化为丝氨酸障碍，导致甘氨酸在中枢神经系统蓄积。新生儿期甘氨酸水平升高的毒性反应表现为嗜睡、肌张力低下、肌阵挛和癫痫，可能导致呼吸暂停的无反应状态。预后差，少数患者能够活过新生儿期。

非酮症高甘氨酸血症的病理特征是空泡形成、星形胶质细胞增生和脱髓鞘，也称为空泡性脑白质变性。由于这种改变仅仅发生在髓鞘化的白质，因此在新生儿期局限在内囊后肢、脑干背侧、放射冠的锥体束和丘脑外侧。有报道晚发型患者脊髓内见长条状病灶。在 MRI 图像，这些区域表现为 T2 加权像高信号和 DWI 像弥散受限。宫内甘氨酸的毒性反应可导致在出生后即出现脑体素丢失。质子 MRS 能够探测甘氨酸的蓄积，在 3.55ppm 处见明显波峰。非酮症高甘氨酸血症患者，质子 MRS 能够测量出脑内升高的甘氨酸。使用长回波时间（如 288ms）MRS 显示甘氨酸在 3.5ppm 处。使用短回波时间，3.5ppm 处的波峰是肌醇和甘氨酸混合物。代谢率（NAA、肌醇和甘氨酸）可能与患者的病程有关（图 33-16）。

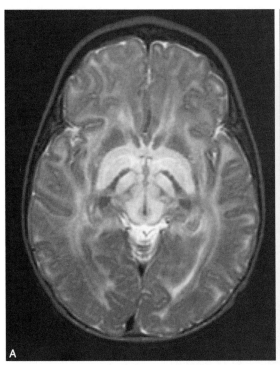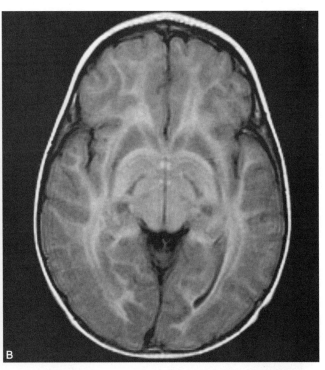

图 33-15　枫糖尿症婴儿。轴位 T2 加权（A）、轴位液体衰减反转恢复（B）

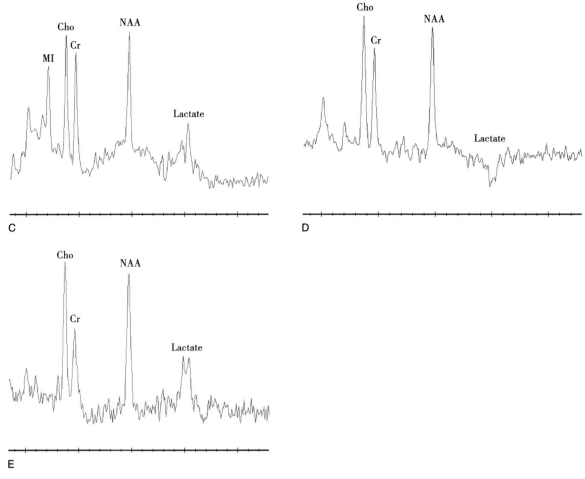

C

D

E

图 33-15(续) 短波磁共振波谱(MRS)(**C**)、中波 MRS(**D**)和长波 MRS(**E**)成像显示脑干、内囊和苍白球异常信号。短波 MRS 中的支链氨基酸(0.9ppm)和乳酸(1.35ppm)复合物在中波上是反转的,在长波 MRS 上是直立高耸的。回波时间(TE)144 时出现信号强度的减低伴反转,TE288 时信号强度部分恢复。(From Cecil KM. MR spectroscopy of metabolic disorders. Neuroimaging Clin N Am. 2006;16:87-116.)

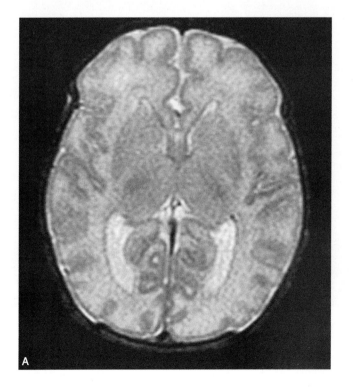

图 33-16 非酮症高甘氨酸血症新生儿。轴位 T2 加权(**A**)

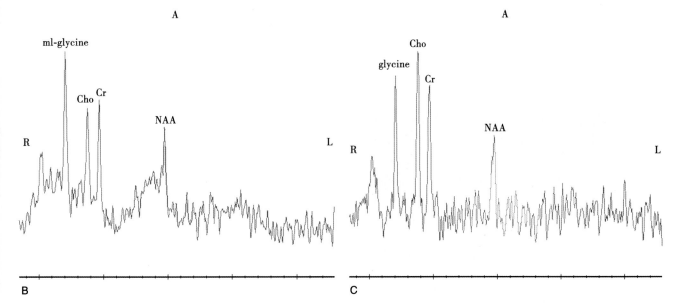

图 33-16（续） 短波磁共振波谱（MRS）（B）和中波（144ms）MRS（C）成像。短波波谱显示在 3.5ppm 处肌醇和甘氨酸复合物。中波显示甘氨酸。（From Cecil KM. MR spectroscopy of metabolic disorders. Neuroimaging Clin N Am. 2006;16;87-116.）

原发性脑白质病（脑白质营养不良）

"脑白质营养不良"一词既说明疾病呈进行性也表示该病是由遗传基因决定的。虽然有时最终灰质也可能受累，但疾病开始都是白质受累。

海绵状脑白质营养不良症（Canavan 病）

海绵状脑白质营养不良症是一种常染色体隐性遗传疾病，该病是由于天冬氨酸酰基转移酶缺乏导致脑内 NAA 蓄积。分为三种临床亚型：婴幼儿、青少年和成人。最常见的是婴幼儿型，通常发生在生后 6 个月，表现为肌张力减退、烦躁不安和头围增大，引起痉挛、失明、舞蹈手足徐动症和肌痉挛样癫痫发作。

根据血浆和尿中 NAA 数量增加来做出诊断。组织学检查中，该病起始于外周部位，累及大脑半球皮层下白质的 U 形纤维。随后，累及双侧大脑半球的深部白质结构，最终延伸至小脑和脊髓。白质 U 形纤维是弥漫性受累，伴有皮层下白质内的空泡，并延伸至邻近皮层。

MRI 表现与白质纤维束的髓鞘退化有关。所见的起始改变是皮层下 U 形纤维 T2 加权像高信号。最终双侧大脑半球所有白质纤维弥漫性受累。该病后期，大脑半球体素丢失。血管周围间隙扩张可能反映了白质的海绵状退化，有学者在一个病例中描述了这种现象。MRS 表现为 NAA 峰明显升高时，诊断为海绵状脑白质营养不良（图 33-17）。

亚历山大病

亚历山大病的所有三种临床变异型（婴幼儿、青少年和成人）都是胶质原纤维酸性蛋白（glial fibrillary acidic protein，GFAP）编码基因的错义突变。脑活检的标本中 Rosenthal 纤维可见大范围免疫组化标记的 GFAP。亚历山大病的突变是杂合显性的，大部分为散发病例。最常见的亚历山大病变异型是婴幼儿型，发生在生后 2 年，表现为巨头、脑发育迟缓和频繁癫痫。婴幼儿型患儿很少能够活到二十岁。青少年型发生在 4 岁后，表现为言语和吞咽困难、共济失调和痉挛。病变进展缓慢，能够长时间存活。成人发病型临床表现多变，偶尔在尸检时意外发现。

传统上诊断需要进行脑活检。主要的组织学特点是脑白质内大量的 Rosenthal 纤维。一般情况下，该病起始于脑室周围白质，常累及额叶，然后延伸至颞顶叶，随后是枕叶。最后，小脑白质和脊髓受累。成人发病变异型中有 CSF 寡克隆带的报道。

MRI 表现为巨头伴受累白质区 T2 加权像高信号，常见于额叶，随后逐渐累及大脑其他部分。据 van der Knapp 等认为，额叶为主、脑室周围边缘 T2 高/T1 低信号、累及中央灰质和脑干、加上受累区域部分强化是该病的有力特征（图 33-18）。

van der Knapp 等确定了亚历山大病的 5 大 MRI 特征，用于对可疑病例做出初步诊断。这些特征有：①额叶为主的大范围脑白质异常；②脑室周围边缘 T1 加权像低信号和 T2 加权像高信号；③基底节和丘脑

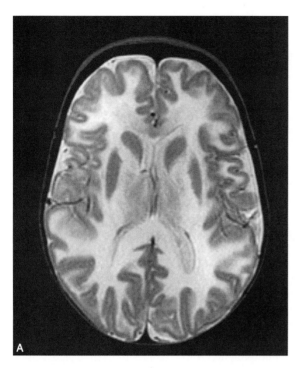

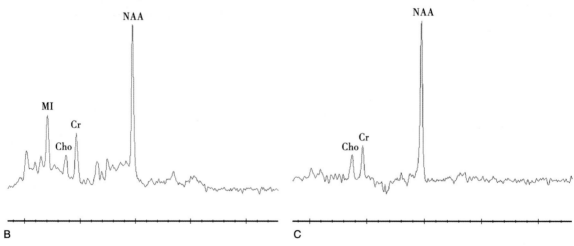

图33-17　海绵状脑白质营养不良的12个月女孩。轴位 T2 加权（A）、短波磁共振波谱（MRS）（B）和长波 MRS（C）。T2 加权像显示弥漫的髓鞘化形成不良。N-乙酰天冬氨酸（NAA）升高是主要特征,伴有继发的肌醇升高代表了胶质细胞增生。由于天冬酰转移酶缺乏,NAA 蓄积在线粒体内,导致髓鞘合成障碍。（From Cecil KM. MR spectroscopy of metabolic disorders. Neuroimaging Clin N Am. 2006;16;87-116.）

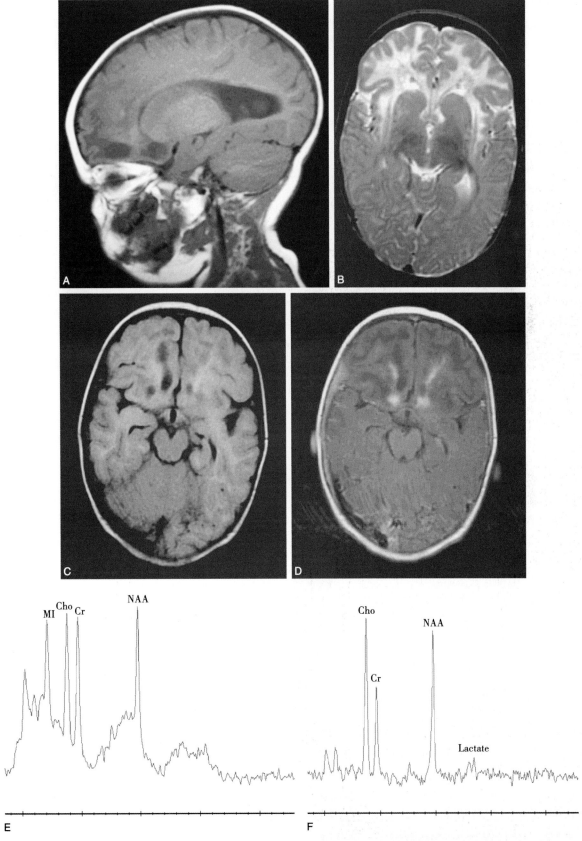

图 33-18 亚历山大病的 8 个月女孩。矢状位 T1 加权(A)、轴位 T2 加权(B)、轴位液体衰减反转恢复(FLAIR)(C)、轴位 T1 加权增强后(D)、额叶白质的短波磁共振波谱(MRS)(E)和长波 MRS(F)像。额叶深部和脑室周围白质显示 T1 加权低信号和 T2 加权高信号。额叶的空腔在 FLAIR 像上表现为低信号,边缘可见强化。尾状核头体积增大。 MRS 像显示的 N-乙酰天冬氨酸下降伴乳酸、胆碱和肌醇升高反映了巨噬细胞的浸润、脱髓鞘和星形胶质细胞增生

水肿信号或体素丢失;④脑干信号异常;⑤一个或多个下述结构强化:脑室内层、脑室周围边缘组织、额叶白质、视交叉、穿窿、基底节、丘脑、齿状核和脑干结构。虽然其他脑白质营养不良也会出现这些异常,但有 4 个或以上异常表现对亚历山大病的诊断相对特异。增强的程度和模式以及特殊的脑室周围边缘异常信号不会出现在其他疾病中。该病是为数不多的增强能够提供特异性信息的脑白质营养不良,因此该病可通过影像做出正确诊断。

Brockmann 等使用局部的质子 MRS 评估了 4 名 GFAP 编码基因杂合新生突变确诊的婴幼儿型亚历山大病患者的灰白质、基底节和小脑的代谢异常。灰白质、基底节和小脑的肌醇浓度升高结合胆碱复合物正常或升高反映了星形细胞增生和脱髓鞘。NAA 的减少反映了轴索退变,这在大脑和小脑白质最为明显。

伴有皮层下囊肿的巨脑性脑白质病

伴有皮层下囊肿的巨脑性脑白质病通常发生在婴幼儿或儿童期,表现为巨颅、发育迟缓、癫痫和运动障碍。MRI 表现为整个白质广泛的异常信号,深部结构不受累。囊肿通常在颞叶的皮层下,很少出现在额叶、顶叶或枕叶。尽管影像上病变范围较大,但大部分患者的脑功能正常。该病的遗传源追踪到第 22 染色体长臂(22q13.33),MCL1 基因。该病为常染色体隐性遗传模式,因为亚型不同,单个病例的鉴别应进行进一步的评估和基因检测。

脑干和脊髓受累的脑白质营养不良及白质乳酸升高

最近有研究报道了脑干和脊髓受累的脑白质营养不良及白质乳酸升高的 MRI 表现。早期对儿童发育影响不明显;脑干和脊髓受累的脑白质营养不良及白质乳酸升高在儿童期表现为运动倒退。MRI 表现有特异性。沿着侧脑室周围向外进行性扩散的脑白质异常,皮层下 U 形纤维不受累。胼胝体后部受累常见。锥体束全程受累,从内囊后肢和脑干进入脊髓两侧的皮质脊髓束。感觉传导束受累从脊髓背侧柱、通过脑干内侧丘系上行到丘脑水平,并到丘脑水平以上的放射冠。随着时间进展小脑受累,出现明显的体素丢失。临床严重程度可能与 MRI 表现不相关。

半乳糖血症

半乳糖血症是由于半乳糖-1-磷酸尿苷酰转移酶缺乏所致,该酶是半乳糖代谢必不可少的一种酶。该

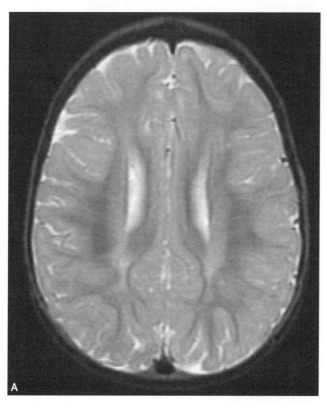

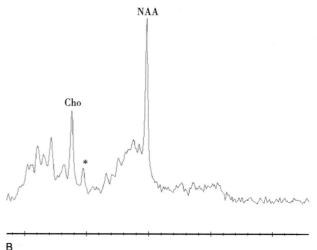

图 33-21　2 岁男孩,肌酸转运体突变。轴位 T2 加权(A)和短波磁共振波谱(B)像显示脑室周围白质异常信号,代表了髓鞘化低下。短波波谱显示明显减低的肌酸信号(星号)

病发生在婴儿食物中添加牛奶后不久。临床症状包括生长停滞、肝脾大伴黄疸、呕吐和腹泻、白内障、颅内压升高和精神衰退。通过粪便中还原糖增加可确诊。低血糖和半乳糖、半乳糖-1-磷酸、半乳糖醇在脑和眼中蓄积导致神经系统功能障碍。成人型中,常可见骨密度减低。

CT 图像的白质弥漫性低密度与弥漫性水肿相似。MRI 图像的早期表现为髓鞘化延迟,T2 加权像上外周白质可出现持续的高信号。脱髓鞘病变在年龄较大的儿童中异常信号范围更广。也有报道 T2 加权像斑片状的局灶性高信号,代表了白质受损区域。最终可见大脑或小脑体素丢失。

半乳糖血症婴儿可能出现脑水肿,与半乳糖醇的蓄积有关。

肌酸缺乏

最近有研究报道了肌酸先天性代谢缺陷,尤其是肌酸合成和转运缺陷。在许多脑结构内,包括皮层和基底节,精氨酸甘氨酸脒基(arginine glycine amidino-transferase, AGAT)和胍基乙酸甲基转移酶(guanidino-acetate methyltransferase, GAMT)分解而非表达,导致胍基乙酸必须从 AGAT 转运到 GAMT。质子 MRS 临床研究发现了三个肌酸缺乏综合征:肌酸转运者缺乏综合征、AGAT 缺乏和 GAMT 缺乏。有些患者质子 MRS 发现肌酸信号明显减少或缺失。如果 MRS 显示脑内肌酸缺失,血清和尿肌酐评估能够对是合成缺陷(肌酸减少)还是转运缺陷(肌酸升高)给出一个初步的提示。如果是合成缺陷,质子 MRS 能够监测口服糖代谢调节因子后脑内肌酸浓度的增加,可以改善一些症状,但不能恢复正常功能(图 33-21)。

其他脑白质疾病

佩梅病和髓鞘蛋白脂质蛋白紊乱

PMD 的主要表现是髓鞘形成缺陷。为典型的髓鞘化形成减少综合征,除了髓鞘形成严重延迟外,其他脑影像表现都是正常的。

髓鞘蛋白质脂蛋白(PLP;Xq22.2)基因编码突变或重复引起各种各样的临床表现。痉挛性截瘫 2 型的特征是单纯的下肢痉挛。"复杂的"痉挛性截瘫 2 型患者表现出小脑共济失调、眼球震颤和锥体系综合征。临床表现更严重的类型传统上归类为 PMD,导致多系统功能障碍,包括眼球震颤、呼吸功能抑制,伴严重的

残疾和病状。

PMD 的典型表现分为几个不同的亚型。最常见的表现为缓慢进展的"经典"型,婴儿期表现为早期眼球震颤("舞蹈的眼睛")、头部控制差、痉挛状态、共济失调或锥体外系运动障碍、严重的发育迟缓。这些表现进展缓慢,常在青春期后期或成年早期死亡。第二种模式(出生时,或 Seitelberger 型)开始于新生儿期,进展较快,常在 10 年内死亡。

影像表现一开始可见髓鞘形成明显延迟。虽然许多代谢或神经退行性疾病也伴有髓鞘延迟,但 PLP 基因疾病在早期没有其他的异常影像表现。CT 图像上髓鞘化低下表现为白质弥漫性低密度。许多文章都报道了 MRI 上的生后两年内正常髓鞘化的特征性进程。生后 10~12 个月内白质纤维束获得髓鞘,T1 加权像显示为逐步发育的弛豫时间缩短(亮信号)。在 6~24 个月期间可见类似的逐步发育的 T2 弛豫时间缩短(低信号)。PLP 基因失常患者这一逐步发育的进程完全缺失或严重缓慢。髓鞘化形成往往是斑片状、随机分布在白质纤维束内。该病的后期,脑白质体积减小,胼胝体变薄和基底节过量矿化。

据报道弥散张量成像能够有效的探测白质微观结构的微小变化,如异常髓鞘化,即使是在 MRI 和 MRS 表现正常的患者和区域。

据报道 PMD 患者 MRS 表现为 NAA 降低和胆碱轻度升高,提示轴索损伤和继发胶质增生。Plecko 等发现 PMD 和佩梅样病患者多样化的脑代谢模式,提示原发的髓鞘化低下和继发胶质增生以及脱髓鞘混合的非特异性改变。但 MRI 和 MRS 都不能提供特异性的信息用于鉴别 PMD 和佩梅样病患者。

基底节受累的其他疾病

Huntington 病

Huntington 病(Huntington disease, HD)是一种儿童中少见的常染色体隐性遗传退行性疾病,大部分病例发生在 40 岁后。HD 的特征是运动障碍。小脑症状、癫痫、强直和智力低下常见。MRI 上表现为尾状核体积丢失,也可能发现皮层的变化。T2 加权像上双侧基底节区可能呈高信号。HD 患者的全脑萎缩表现与尾状核受累不相称。有报道称在 HD 前期灰质变化区域与基底节-丘脑皮质束一致,而白质改变更加广泛。也有报道胼胝体和外囊/最外囊白质弥散异常。还有报道在显性基因携带者感觉运动皮层的白质通路

受损。在 HD 前驱期丘脑异常也有报道,这可能是本病的早期明显的特征之一。

Fahr 病

Fahr 病是一组基底节钙化的疾病。表现为智力倒退和生长迟缓。脑 MRI 显示 T1 和 T2 加权像基底神经核和齿状核信号丢失。这种表现与 CT 上的钙化区有关。经颅超声也可用于观察基底节钙化。

Wilson 病

肝豆状核变性或 Wilson 病是一种常染色体隐性遗传模式,先天性的铜代谢异常导致的疾病。血浆铜蓝蛋白是血清中的铜转运蛋白,其缺乏使合成的铜沉积在多个部位。该病在年轻人中的典型表现是慢性肝功能不全和神经系统退化。铜不能从胆汁中排出而蓄积在体内,尤其是肝脏、脑、肾脏和红细胞。主要临床表现是锥体外系征、肝功能不全以及角膜 K-F 环。肝中毒或神经系统表现为主。神经系统功能障碍开始表现为精神状态改变、言语或语言异常和吞咽困难,呈逐渐加重过程。

CT 图像上,基底节区通常表现为低密度,尤其是铜蓄积的苍白球和壳核。最终这些结构出现体素丢失。白质也可能表现为低密度,最终体素丢失导致侧脑室代偿性扩张。MRI 图像上,T1 加权像和 T2 加权序列基底节呈高信号,与其他原因引起的肝脏功能障碍表现一样。病程早期病变部位在 T2 加权像通常是高信号,但病程后期信号强度可能下降,伴随 T1 加权信号的升高。由于脱髓鞘和胶质增生,白质表现为进行性的 T2 信号升高。也有胼胝体异常的报道。基底节、丘脑和脑干信号异常、"大熊猫脸"征、中脑顶盖信号异常、或桥脑中央髓鞘溶解时都应该考虑 Wilson 病的诊断。

关键点

提示代谢或神经变性疾病的临床特征

发育里程碑缺失或不能解释的发育延迟

无诱发因素

基底节症状,如肌张力低下和增高

进行性的脑病

不能解释的临床病程与影像表现不一致

代谢或神经变性性疾病的一般影像特征

随时间和临床进程呈进行性改变

进行性髓鞘化低下

对称性的白质纤维束受累

弥漫性和对称性的灰白质受累

病程晚期出现强化

需行 MRS 影像评估的临床适应证

发育倒退或呈减慢(相对于静态)

喂养困难

父母近亲

以前有兄弟姐妹受累

智力低下的家族病史

多器官受累

常规解剖影像髓鞘化延迟

某些线粒体疾病的基因起源

mtDNA 缺失

    Kearns-Sayre 综合征

线粒体 DNA 点突变

    三磷酸腺苷 6 突变

    母系遗传的肌病/心肌病

    MELAS

    MERRF

    多重遗传的皮下脂肪过多症

    Leber 遗传性视神经病变

核 DNA 异常

婴儿细胞色素氧化酶缺陷

Leigh 综合征

线粒体肌病,周围神经病,胃肠性脑病

推荐阅读

Dali C, Hanson LG, Barton NW, et al. Brain N-acetylaspartate levels correlate with motor function in metachromatic leukodystrophy. *Neurology.* 2010;75(21):1896-1903.

Ergül Y, Nişli K, Sagygili A, et al. Kearns-Sayre syndrome presenting as somatomedin C deficiency and complete heart block. *Turk Kardiyol Dern Ars.* 2010;38(8):568-571.

Kamate M, Hattiholi V. Normal neuroimaging in early-onset Krabbe disease. *Pediatr Neurol.* 2011;44(5):374-376.

Miller E, Widjaja E, Nilsson D, et al. Magnetic resonance imaging of a unique mutation in a family with Pelizaeus–Merzbacher disease. *Am J Med Genet A.* 2010;152A:748-752.

Toscano M, Canevelli M, Giacomelli E, et al. Transcranial sonography of basal ganglia in calcifications in Fahr disease. *J Ultrasound Med.* 2011;30(7):1032-1033.

参考文献

Full references for this chapter can be found on www.expertconsult.com.

第 34 章

感染和炎症

AVRUM N. POLLOCK, STEPHEN M, HENESCH, and LUCY B. RORKE-ADAMS

细菌、病毒、真菌和寄生虫都是神经系统感染的致病因素。脑感染表现为脑炎、大脑炎和脑膜炎。脑炎指脑实质弥漫性感染，而大脑炎更多指局灶性脑组织感染。脑膜炎则指软脑膜、蛛网膜和硬脑膜以及脑脊液感染。脑膜炎病例常出现脑室炎。感染并发症主要包括脓肿、积脓，或两者都有。有肿瘤存在时则感染诊断困难。

中枢神经系统感染影像检查最常首选计算机断层扫描（CT），在腰穿前进行以除外脑积水或颅内压增高。如果为多发局灶性感染，则在 CT 上有时表现为非特异性脑实质密度减低，提示水肿。CT 在评价骨侵蚀和破坏时有优势。在临床恶化或适当治疗后临床状况无好转时，磁共振成像（MRI）用以发现感染并发症，如脓肿、积脓症、脉管炎和缺血。感染在 MRI 上通常表现为 T2 加权（T2W）、质子密度和液体反转恢复（fluid-attenuated inversion-recovery，FLAIR）序列异常高信号，以及相对应区域的 T1 加权（T1W）序列低信号。增强后 T1W 图像对显示感染灶和脑膜强化非常重要。磁共振静脉成像（magnetic resonance venography，MRV）序列可显示伴发的静脉窦血栓形成。弥散加权成像（diffusion-weighted imaging，DWI）可协助定位脓肿灶和（或）发现感染伴发的缺血灶，有时也有助于鉴别淋巴瘤和脓肿，尤其是在免疫功能低下的患儿中。DWI 也可早于传统序列显示病毒，如疱疹病毒和西尼罗河病毒，感染灶。磁共振波谱能鉴别化脓性脓肿和不典型微生物体，前者常出现氨基酸峰且胆碱峰减低。

细菌感染

在美国，近 2/3 细菌性脑膜炎发生于儿童。传播途径包括血行传播、直接创伤、先天性途径以及邻近鼻窦或乳突疾病直接浸润（图 34-2～图 34-4）。影像检查在制定细菌感染治疗方案中起着关键作用。鉴别大脑炎和脓肿至关重要，因为前者抗生素治疗有效而后者常需手术干预。CT 出现低密度则提示水肿，相应的区域 MRI 上 T2W 高信号、T1W 低信号，并伴有非特异性斑片状强化为大脑炎典型的影像特点；常可见轻～中度占位效应。影像随诊对于评估抗生素疗效以及判断病变是否进展为脓肿非常关键。大脑炎进展为脓肿通常历时 1-2 周，但新生儿进展可更快。枸橼酸杆菌、沙雷氏菌、变形杆菌是新生儿脑脓肿最常见的病原。枸橼酸杆菌和沙雷氏菌感染可导致髓静脉血栓和出血（图 34-7）。一般情况下，脓肿位于灰白质交界区，这些区域中细动脉末端直径减小（图 34-8）。机遇性生物体感染则多见于免疫低下的新生儿。

外周强化且内部充满液体的脑内病灶的鉴别诊断应包括感染性脓肿和肿瘤。DWI 中，脓肿常表现为高信号（表观弥散系数图中为低信号，代表了囊内物质弥散受限）。在 MRI 和 CT 上，脓肿内壁平滑规则，通常其内侧边缘较外侧壁更薄。脓肿突向脑室内并破裂提示预后较差。脓肿的波谱检查中可见氨基酸峰和乳酸峰（图 34-9），但缺乏正常代谢物峰。在新生儿中，脑脓肿在超声检查中显示为外周高回声内部低回声，其内可沉积的高回声碎片。

细菌性脑膜炎是儿童中枢神经系统最常见的感染性疾病。虽然影像检查不能作出诊断，但当诊断不清、癫痫持续发作和治疗后症状持续存在时，影像检查则为必要。本病较常见于生后一个月内的早产儿和足月儿。年长儿蛛网膜下腔可抵御感染，故该年龄组中脑膜炎罕见。美国大部分新生儿脑膜炎为 B 组链球菌（图 34-10）和大肠杆菌感染所致。其他少见者（如沙雷氏菌、肠球菌和李斯特菌）往往造成更广泛的破坏。在 1 个月以上的婴儿中，最常见的致病菌为流感嗜血杆菌 B 型、肺炎链球菌（图 34-11）、脑膜炎奈瑟氏菌和大肠杆菌。脑膜炎并发症包括脑炎、脓肿、积脓症、脑积水、静脉窦栓塞、梗死（静脉性和动脉性）、脑室炎、霉菌性动脉瘤（图 34-13）和感觉神经性听力丧失（图 34-14）。

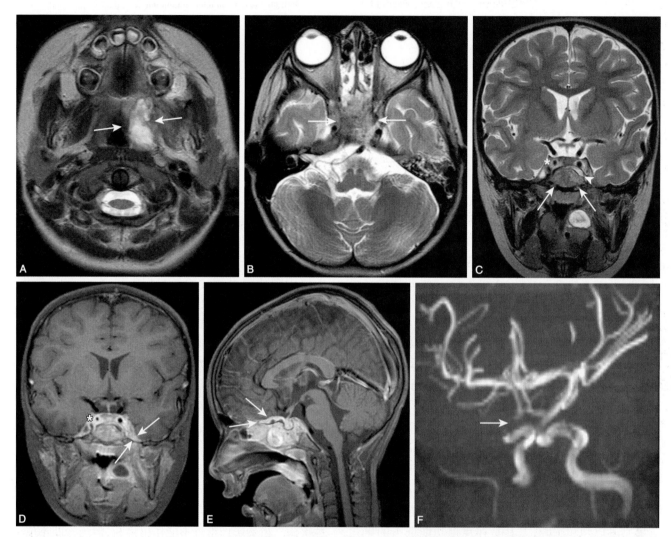

图 34-2　咽后壁感染或脓肿向脑膜蔓延。3 岁女孩咽后壁脓肿,现出现发热、头痛、呕吐和左侧第Ⅵ脑神经麻痹。腺样体(A)和蝶骨(B)层面轴位 T2 加权图和冠状面 T2(C)图、冠状位(D)和矢状位(E)增强 T1,以及三维时间飞跃磁共振血管成像(MRA)左前斜投影(F)图。可见咽后壁区域的感染病灶(A 箭号)。可见蝶骨内异常的骨髓信号(B 和 C 箭号)。另外,冠状位 T2 序列可见异常软组织延伸到蝶骨上(C 箭号)。增强图像上(D 和 E 箭号)可见相应的沿着颅底和蝶骨层面局灶性异常强化灶。可见右侧颈内动脉变窄(C 和 D 星号),相应的 MRA 上右侧颈内动脉床突段狭窄(F 箭号)。(病例由 Kim M. Cecil, Ph. D. Department of Radiology, Cincinnati Children 's Hospital 提供。)

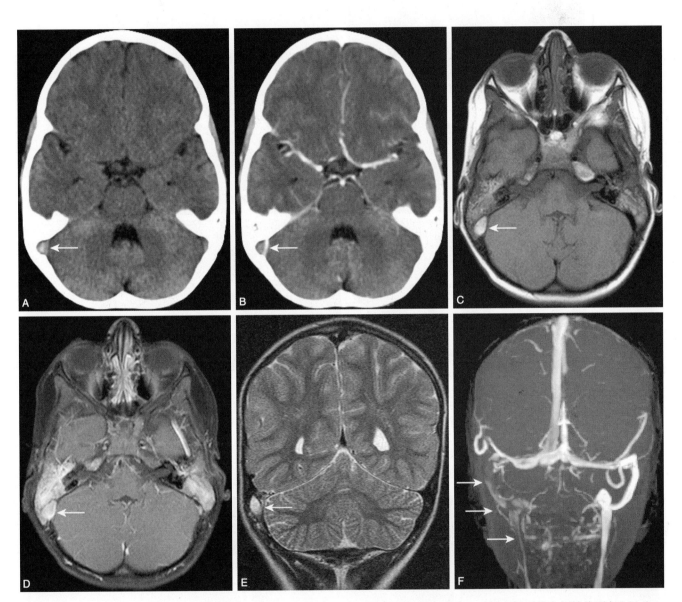

图 34-3　乳突炎或中耳疾病伴发的横窦血栓形成。患者有中耳炎、头痛和视乳头水肿。后颅窝层面的头颅轴位平扫(A)和增强(B)计算机断层扫描(CT),轴位磁化转移 T1 增强前(C)和增强后(D)磁共振成像扫描,冠状位 T2(E)和冠状位三维时间飞跃磁共振静脉成像(MRV)的多重强度投射图像(F)。CT 平扫右侧横窦内见高密度灶(A 中箭号),相对应的增强后 CT 没有强化(B 中箭号)。磁共振平扫图像上相对应的 T1 缩短(C 中箭号),增强图像上相对应的异常信号,符合右侧横窦或乙状窦内血流缓慢或血管表现(D 中箭号)。冠状位 T2 像上相对应的 T2 延长(E 中箭号)。三维时间飞跃 MRV 上右侧后颅窝硬膜囊静脉窦或右侧颈内静脉血流明显不对称(F 中箭号)

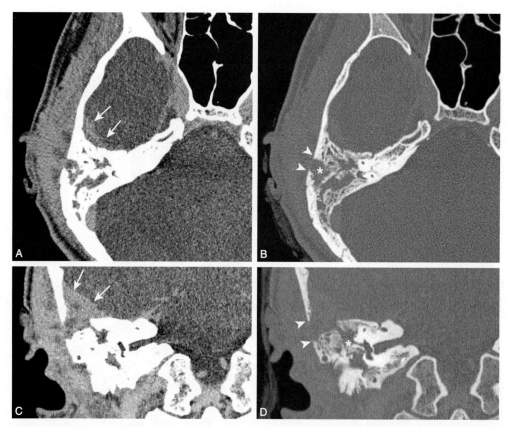

图34-4 乳突炎伴硬膜外脓肿。17岁男性有5个月的乳突炎病史,表现严重右侧乳突疼痛。右侧乳突区的轴位CT平扫,包括软组织(A)和骨窗(B),同一病例的冠状位软组织(C)和骨窗(D)。右侧乳突区异常的软组织浑浊(A和B中星号)。沿着颅骨和头皮的外表面可见异常肿胀的软组织,异常的软组织部分深入颅内(箭号),相应的硬膜外脓肿形成。侧面乳突皮质吸收或分解(箭号)。另外,外侧半规管受侵蚀(D星号)

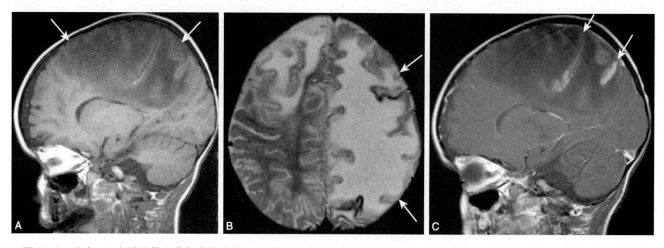

图34-6 脑炎。2岁男孩伴金黄色葡萄球菌血症、持续发热和新发高血压。A和B,矢状位T1加权和轴位T2加权像显示T1和T2延长(箭号)。C,矢状位增强后自旋回波图像显示轻度皮层强化(箭号)

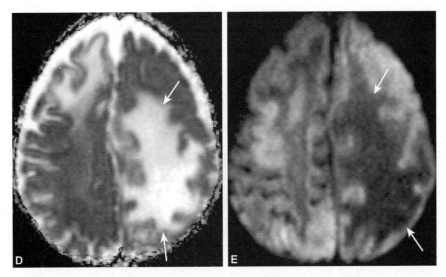

图 34-6(续) D,轴位弥散加权成像显示高信号(箭号)。E,表观弥散系数图上相对应的信号减低表示弥散受限

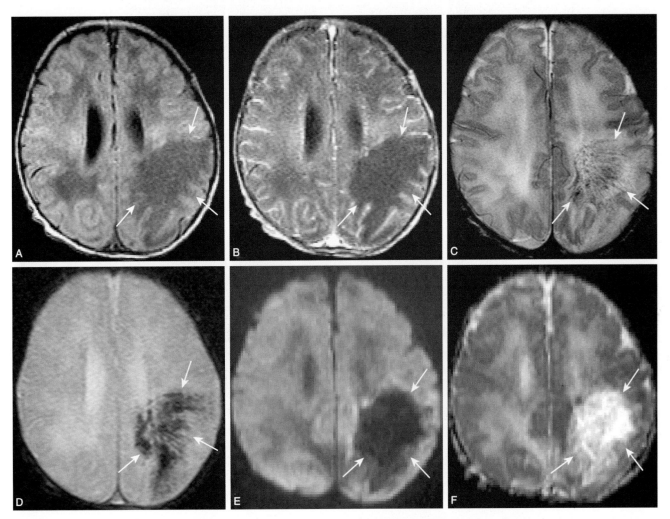

图 34-7 枸橼酸杆菌感染伴继发性静脉窦血栓形成。7 天的足月新生女婴出现癫痫和革兰氏阴性败血症,以及腰穿白细胞计数增加。轴位平扫和增强 T1(分别是 A 和 B)、轴位 T2(C)、轴位梯度回波(D)以及轴位弥散加权成像和表观弥散系数图(分别是 E 和 F)。左侧后额叶顶叶区域 T1 延长(A 和 B 中箭号),T2 和梯度回波序列可见相应的线状信号流空(C 和 D 中箭号),对应扩张的髓静脉。相应区域在弥散加权序列上没有弥散受限,出现弥散增加(E 和 F 中箭号)

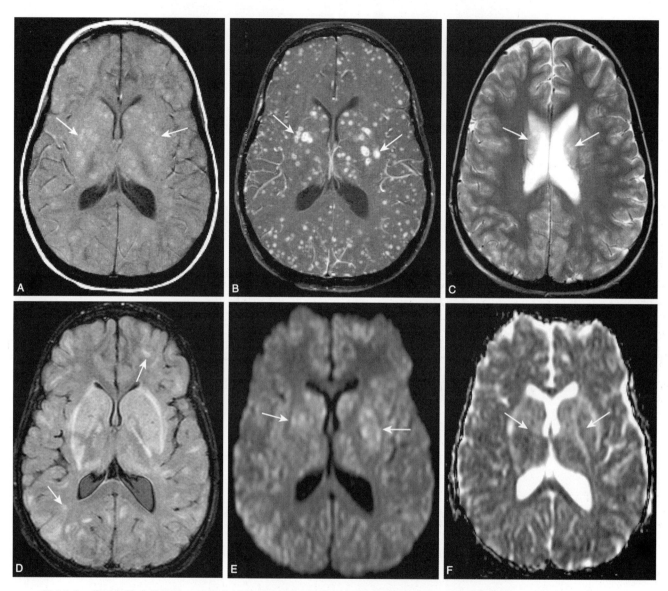

图 34-8　草绿色链球菌脓肿。12 岁女性儿童有急性髓性白血病和精神状态改变。轴位 T1 磁化传递（MT）图像、增强前和后（A 和 B），轴位 T2 液体衰减反转恢复（FLAIR）（C 和 D），和轴位弥散加权成像伴表观弥散系数图（E 和 F）。增强前 MT 图局部 T1 缩短（A 中箭号）。相对应的双侧脑实质内大小不等的多发结节状明显强化灶（B 中箭号）。有些区域轴位 T2 和 FLAIR 序列 T2 延长（C 和 D 中箭号），但是没有增强后的图像明显。一些结节可见轻微的弥散受限，尤其是双侧基底节区病灶，相对应也是增强后最大的病灶（E 和 F 中箭号）

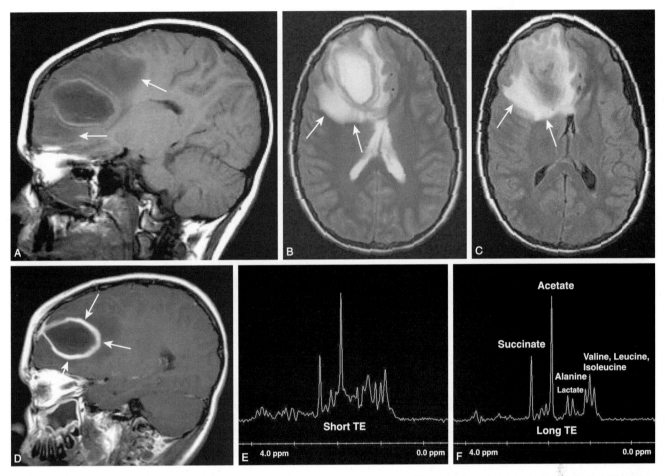

图 34-9　大脑脓肿。患者有癫痫和发热。矢状位 T1（A），轴位 T2（B），轴位液体衰减反转恢复（C），增强后矢状位自旋回波成像（D），以及短 TE 和常 TE 波谱成像（分别是 E 和 F）。局灶性 T2 延长（B 和 C），脓肿内中央低信号（C）周围血管源性水肿。右侧额叶脓肿厚壁环形外周强化（D 中箭号）。波谱成像显示 1ppm 处异常氨基酸峰和 1.33ppm 处向上偏转的双乳酸峰

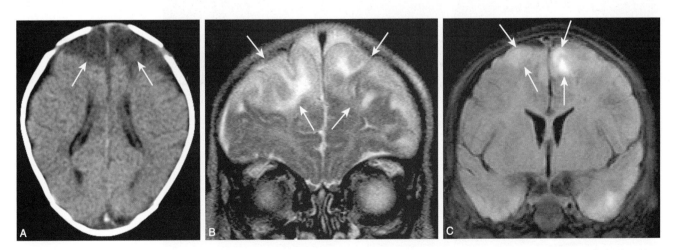

图 34-10　B 组链球菌脑膜炎。10 周大女婴，B 组链球菌败血症和脑膜炎。轴位 CT 平扫（A），冠状位 T2（B）和液体衰减反转恢复（FLAIR）（C）磁共振成像，弥散加权成像和表观弥散系数图（分别是 D 和 E）

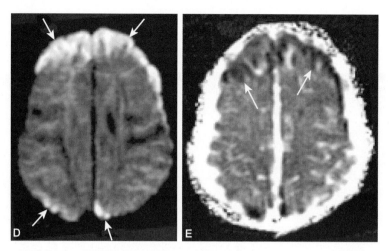

图 34-10(续)　双侧额叶低密度(A)。相应的 T2 延长和 FLAIR 异常高信号(箭号)(分别是 B 和 C)。另外,双侧额叶和顶叶病灶弥散受限(D 和 E 中箭号),表示继发于脑膜炎的缺血性改变

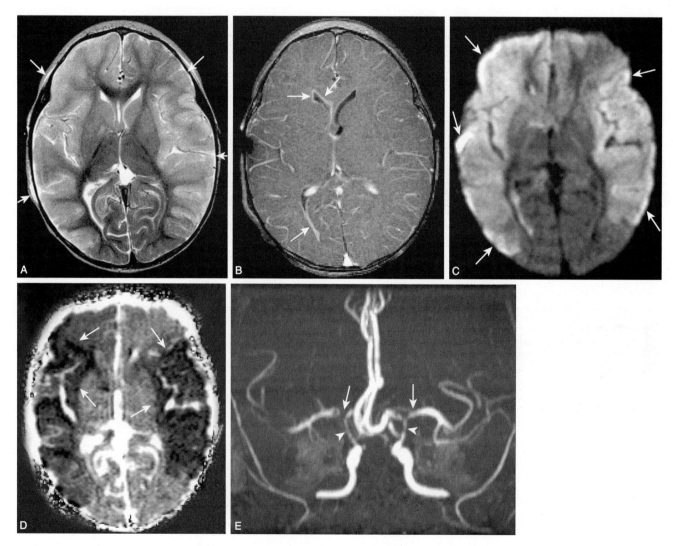

图 34-11　肺炎链球菌脑膜炎伴梗死。11 个月大女婴脑室切开术和精神状态改变,可疑脑膜炎。轴位 T2(A)、轴位 T1 增强(B),轴位弥散加权像和表观弥散系数图(分别是 D 和 E),三维时间飞跃磁共振血管成像(E)。双侧大脑皮层弥散 T2 延长(A 中箭号),伴脑室内侧壁异常强化(B 中箭号)符合脑室炎。双侧大脑半球明显弥散受限(C 和 D 中箭号),提示感染继发细胞毒性水肿。双侧大脑中动脉狭窄,右侧较左侧明显(E 箭头)和双侧床突上颈动脉狭窄(E 中箭号)

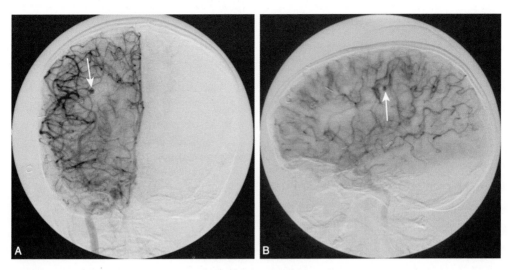

图 34-13 右侧大脑中动脉分布区细菌性动脉瘤。9 岁男孩,复杂的先天性心脏病和亚急性细菌性心内膜炎出现出血和左侧偏瘫,出现症状 2 周前血管造影正常。数字血管造影正面(A)和侧面(B)观显示右侧大脑中动脉分支见小的外翻(箭号),提示细菌性动脉瘤

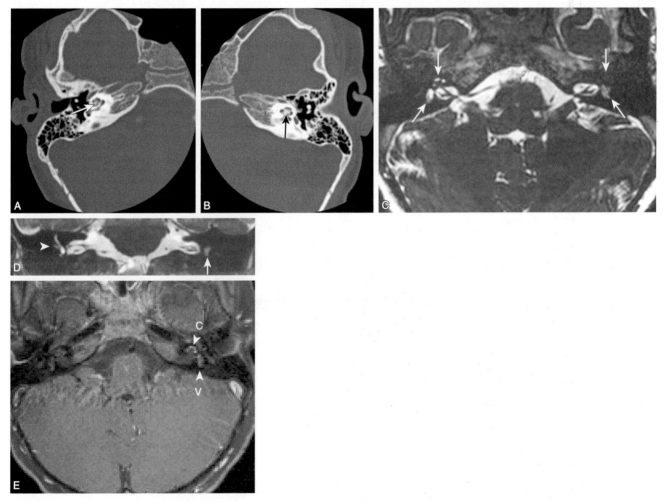

图 34-14 骨化性迷路炎。细菌性脑膜炎患者出现双侧感觉神经性耳聋。右侧(A)和左侧(B)颞骨轴位高分辨 CT 图。另外,双侧内听道(C)高分辨率磁共振成像结构稳态图像和冠状面重建图像(D)。内听道区域(E)高分辨率脂肪抑制 T1 加权增强图像。双侧膜迷路骨化,左侧较右侧明显(A 和 B 中箭号)。相应的左侧 T2 信号下降更明显(C 和 D 中箭号)。右侧半规管变钝(D 中箭头)。另外,耳蜗和前庭膜迷路内相对明显强化,左侧较右侧明显(E 中箭头)(c,耳蜗;v,前庭)

结核感染

中枢神经系统结核分枝杆菌(结核[TB])感染的临床和影像表现与化脓性感染不同。其他的肉芽肿性病变以及真菌微生物罕见于儿童年龄组,但其影像学特征与 TB 相似。结核性脑膜炎的发病机制与细菌性脑膜炎不同。感染性吸入后 1 周即可发生结核杆菌的血行传播。血行传播至中枢神经系统虽可产生粟粒性TB(儿童中罕见),但更多为脑膜、脑(灰白质交界处)和脊髓的结核瘤,罕见于脉络丛。经过一段时间后,来自于一个或多个病灶的病原体进入脑脊液或蛛网膜下腔引起脑膜炎。孤立的脑膜结核瘤多位于外侧裂,而脑膜炎最严重的部位通常在基底池。结核性脑膜炎可引起继发性并发症,包括脑神经麻痹、血管炎所致的脑梗死,以及第四脑室出口阻塞造成的脑积水。临床表现从性格改变和厌食到昏迷,甚至死亡,颈强直是最常见的临床体征。病理检查可见结核渗出物充满蛛网膜下腔。绝大部分患儿可见脑积水。

在 CT 图像中,脑池内渗出物密度较脑脊液高。

增强 MRI 图像中,T1W 序列可见蛛网膜和脑池明显强化,受累区域内 T2W 高信号则可使脑池模糊不清。微小梗死灶并非少见。结核瘤常见于灰白质交界区,通常位于幕上。CT 表现为高密度和环形强化(图 34-16),而 MRI 表现为 T1W 高信号、T2W 低信号,直径小于 2cm 者均匀强化,而大于 2cm 者为周边强化。极少情况下,结核脓肿需与结核瘤相鉴别,前者中央区呈现 T2W 高信号,且伴有更显著的血管源性水肿可资区分。虽然 DWI 对诊断帮助有限,但有报道提出,部分病例的波谱中可探测到脂质。

莱姆病

莱姆病是美国和欧洲最常见的蜱传播疾病。超过1/5 的病例发生在儿童或青少年。本病为多系统受累性疾病,约 1/5 患儿可见神经系统受累,表现为淋巴细胞性脑膜炎、脑膜脑炎、大脑假肿瘤综合征或脑神经病变。目前尚不清楚,本病中枢神经系统受累的机制是否为伯氏疏螺旋体直接侵犯所致,还是自身免疫现象。

莱姆病 CT 检查通常正常,也可出现局灶性低密

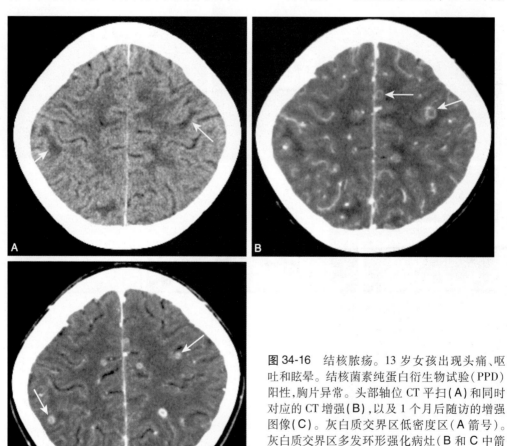

图 34-16　结核脓疡。13 岁女孩出现头痛、呕吐和眩晕。结核菌素纯蛋白衍生物试验(PPD)阳性,胸片异常。头部轴位 CT 平扫(A)和同时对应的 CT 增强(B),以及 1 个月后随访的增强图像(C)。灰白质交界区低密度区(A 箭号)。灰白质交界区多发环形强化病灶(B 和 C 中箭号),对应多发结核脓疡

度。约 1/4 神经系统受累患儿脑白质内可见局灶性 T2W 高信号病灶。在小儿脑神经受累的病例中,增强 MRI 可见软脑膜强化,伴或不伴受累神经强化(图 34-17)。

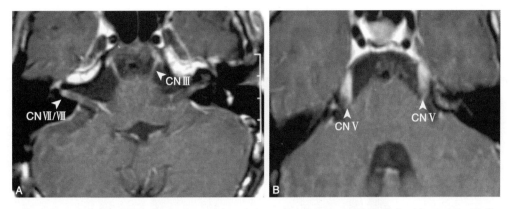

图 34-17 莱姆病。15 岁男孩有多发脑神经病变和可疑肺结核。后颅窝轴位平扫 T1 图。沿着脑神经(CN)对称性的异常强化

囊虫病

囊虫病在美国不常见,常见于流行地区的移民。囊虫病症状包括癫痫、发育迟缓和脑积水。脑实质囊虫病为最常见类型,为寄生虫死亡所引起的继发性炎性反应。局灶性病变为囊性和实性,且分别表现为外周强化和钙化。绝大部分病灶位于皮层、灰白质交界处,或两处均有(图 34-18)。脑实质病灶在 DWI 中与

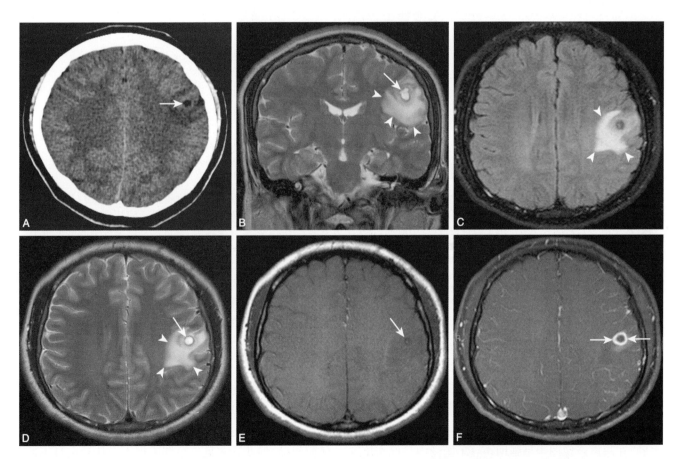

图 34-18 囊虫病。生猪肉摄入病史。轴位 CT 平扫(A)显示低密度区(箭号)。冠状位 T2(B)、轴位液体衰减反转恢复和 T2 序列(分别是 C 和 D)、轴位增强前后磁化转移 T1 加权磁共振成像(E 和 F)。冠状位和轴位 T2 像(B 和 D 中箭号)可见相应的病灶中心囊样 T2 延长,伴周围血管源性水肿(B、C 和 D 中箭头)。另外,病灶中心可见微小的 T1 缩短区(E 中箭号)对应头结节。寄生虫周围可见反应性厚壁环形强化(F 箭号)

脑脊液信号强度一致有助于与化脓性脓肿的鉴别。成人中典型的钙化在儿童中并不常见。病灶周围炎性反应表现为异常 T2 高信号。脑室内囊肿常引起梗阻性脑积水,薄层 T1W 图最适于显示致病性脑室内头结节(图 34-19)。软脑膜型囊虫病放射学表现与 TB 相似,可见蛛网膜下腔明显强化。蛛网膜下腔肉芽肿则与脑实质型病灶相似。脑积水和血管炎为常见的并发症。巨大成簇的囊肿常见于桥脑小脑角、外侧裂、基底池和鞍上池。多种类型囊尾蚴并存为诊断线索。MRI 图像中常可见簇状囊肿。

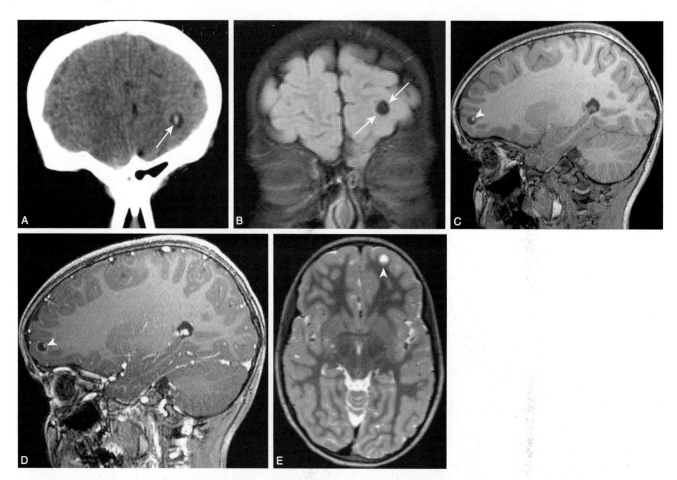

图 34-19　囊虫病。7 岁女童,左额叶囊性病变。通过左额叶的头部冠状位 CT 平扫(A)、冠状位液体衰减反转恢复(B)、矢状位增强前后三维(3D)破坏梯度成像(C 和 D),以及同一部位的重建轴位 3D T2 加权磁共振成像(E)。病灶中央见一高密度区(A 中箭号),对应头结节。可见囊性边缘(B 中箭号)。头结节看起来明亮(C 和 D 中箭头)额叶病灶内囊肿基底部见微小 T2 缩短灶(E 箭头)

病毒感染

所有病毒所致中枢神经系统感染均可产生一定范围和程度的炎症和神经元坏死。虽然某些病毒,如单纯疱疹病毒和柯萨奇病毒,还可产生脑白质坏死,但主要炎症过程将累及脑实质。常见脑膜炎症反应,甚至出现脑室炎。一般情况下,急性病毒感染常引起明显水肿,在超声声像图中呈强回声、CT 图像中呈低密度、T2W 和 FLAIR 序列中呈高信号。弥散受限是病毒性脑炎最早的影像表现,当怀疑病毒感染时,应行 DWI 检查。幸运的是,病变部位和表现的差异有助于病原的鉴别。自身免疫相关性病毒样综合征,如急性播散性脑脊髓炎(ADEM)和移植后淋巴增殖性疾病,(图 34-20)常表现出与病毒感染相似的影像特征。

单纯疱疹病毒 1 型

单纯疱疹病毒 1 型(HSV-1),与产前或围产期 HSV2 型(HSV-2)不同,是一种口面部疱疹感染再激活导致的自发感染。HSV-1 中枢神经系统感染可发生于任何年龄,但儿童多见。早期表现为发热和全身不适,进一步则发展为癫痫和偏瘫。MRI 图像中显示弥散受限为最早的影像学表现,几天后出现单侧或双侧颞叶内侧 T2W 和 FLAIR 序列高信号和更加不均匀的弥散

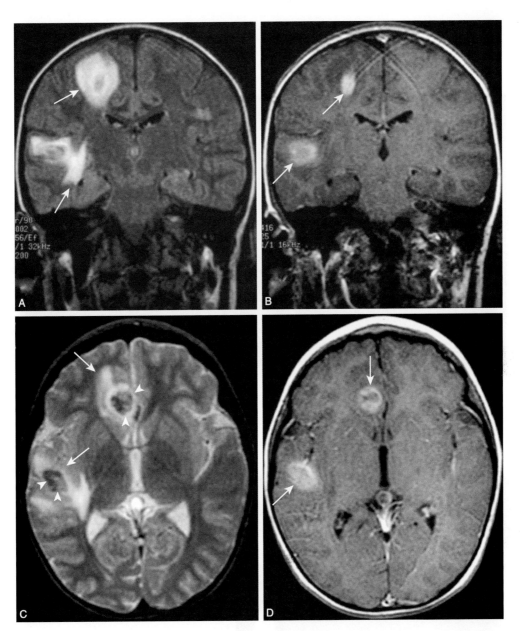

图 34-20 移植后淋巴增生性疾病。7 岁男孩,心脏移植后,现头痛和视力改变。冠状位液体衰减反转恢复(A)、冠状位增强 T1(B)、轴位 T2(C)和轴位增强后 T1 图(D)。右侧大脑半球多发 T2 延长灶(A 和 C 中箭号)。中心 T2 缩短提示少许出血(C 中箭头)。另外,增强后明显强化(B 和 D 中箭号)

受限(图 34-21)。症状出现数天后 CT 才显示颞叶和岛叶皮层低密度,也可见软脑膜和皮层强化以及局部钙化和(或)出血。

人类免疫缺陷综合征

在美国,超过 90% 儿童感染人类免疫缺陷病毒(HIV)是经母体传播给胎儿的。先天性 HIV 感染的 CNS 影像表现包括脑萎缩以及基底节和皮层钙化(图 34-22)。成人中常见的多重感染和肿瘤在儿童中少见。进行性多灶性白质脑病(PML)为 John Cunnin-

gham 多瘤病毒所致,其影像学表现与成人相同。PML 在 CT 图像中表现为白质低密度以及 MRI 的 T2W 和 FLAIR 序列中表现为高信号。这些病灶的特征是无占位效应,增强后不强化。HIV 感染也可引起血管炎(图 34-23)。

急性播散性脑脊髓炎

ADEM 为一种单相性血管周围炎症和脱髓鞘疾病,常累及脑和脊髓,均发生于疫苗接种或病毒感染后。病灶通常显示为 T2 高信号,T1 等或低信号。

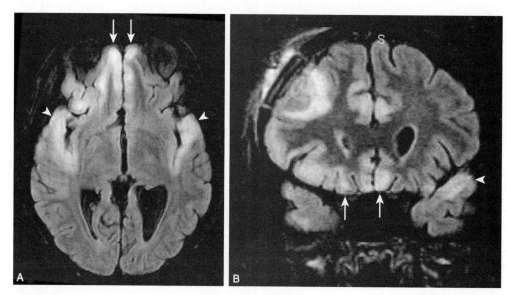

图 34-21 单纯疱疹病毒（HSV）。患者癫痫发作和意识水平下降。轴位（A）和冠状位液体衰减反转恢复（B）图显示双侧额叶（箭号）和颞叶（箭号）异常信号提示 HSV 脑炎。双侧颞叶受累是一个该病原体潜在的线索

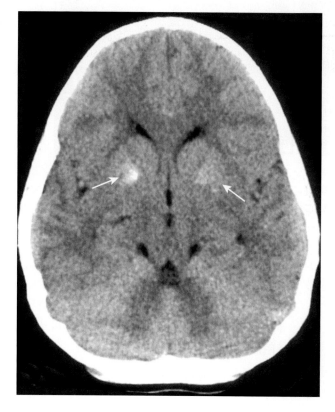

图 34-22 人类免疫缺陷病毒（HIV）CT 上钙化。9 岁男孩已知 HIV 感染。基底节水平头部 CT 平扫。双侧基底节区钙化灶（箭号），右侧较左侧明显，在 HIV 患者并不少见

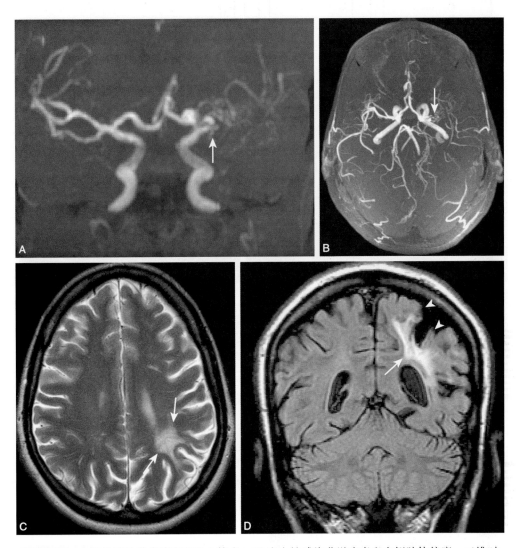

图 34-23 人类免疫缺陷病毒(HIV)血管炎。18 岁女性感染艾滋病毒和右侧肢体偏瘫。三维时间飞跃磁共振血管成像(MRA)脑内血管冠状面和头尾压缩图(分别是 A 和 B),轴位 T2(C)和冠状位液体衰减反转恢复(D)磁共振成像。时间飞跃 MRI 上左侧大脑中动脉明显狭窄(A 和 B 中箭号)。对应的左侧顶叶皮层下白质(C 和 D 中箭号)内 T2 延长,相应的胶质增生。伴有皮层容积丢失(D 中箭头)

ADEM 的 MRI 强化形式(图 34-24)多种多样,从实性或环形强化到完全不强化;病灶大小不等,可累及灰质和(或)白质。近期病毒感染和(或)疫苗接种史是正确诊断本病的关键。

亚急性硬化性全脑炎

亚急性硬化性全脑炎被确认为是对麻疹病毒感染后数年再激活所产生的反应性疾病。MRI 显示皮层和基底节显著 T2W 和 FLAIR 高信号。

Rasmussen 脑炎

Rasmussen 脑炎引起小儿难治性癫痫的主要原因,发生于 1~15 岁儿童,特征为癫痫、渐进性偏瘫和进行性精神运动倒退。本病特点为病灶位于一侧半

球。早期影像检查正常,后期 MRI 显示大脑半球萎缩,额、颞叶可见 T2W 和 FLAIR 序列高信号,主要累及脑白质和基底节区。

先天性感染

经胎盘传播以及较少见的经阴道传播感染常导致胎儿 TORCH(弓形体、其他、风疹、巨细胞病毒、疱疹病毒)感染(图 34-25)。孕期前半年中发生的损伤常引起严重的先天性畸形。孕期 7~9 个月中发生的损伤常造成组织破坏。

巨细胞病毒

巨细胞病毒(CMV)是美国新生儿最常见的严重病毒感染,发生率接近活产儿的 1%。高达 25% 的感

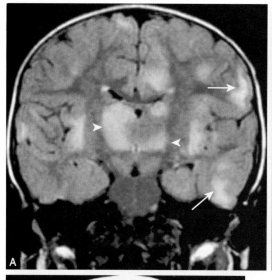

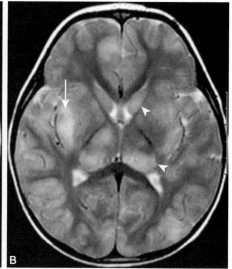

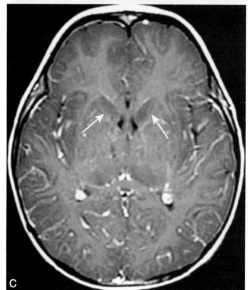

图 34-24　急性播散性脑脊髓炎。22 个月男婴出现嗜睡、肌张力低下、共济失调和翻正反射减低,有前驱上呼吸道疾病。冠状位液体衰减反转恢复(A)、轴位 T2(B)和轴位增强 T1(C)磁共振成像。双侧皮层下白质斑片状 T2 延长(A和 B 中箭号)以及中央灰质核团异常 T2 延长(B 中箭头)。没有明显强化,但增强后中央灰质核团显著突出(C 中箭号),可能是继发的异常 T1 延长

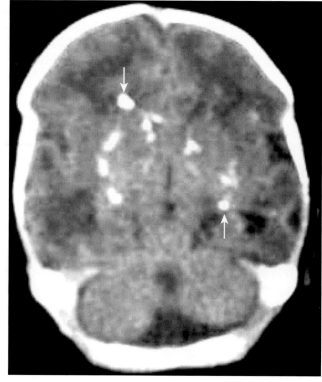

图 34-25　TORCH(弓形体病、其他、风疹、巨细胞病毒、疱疹)感染 CT 图。新生女婴出现癫痫和可疑颅内出血。头部 CT 平扫显示双侧多发散在点状钙化(箭号),右侧较左侧稍明显。这比巨细胞病毒感染分布更加随机。这可能表示其他的 TORCH 感染类型的钙化,如弓形虫病

染患儿在生后一年内出现神经或发育异常,包括小头畸形、听力障碍、脉络膜视网膜炎和癫痫。新生儿超声常表现为非特异性的基底节血管钙化性病变。孕晚期发生感染的患儿的 MRI 和 CT 表现为后遗症,包括脑室旁钙化和(或)出血;还可见脑室和脑沟增宽,脑室周围和皮层下白质病变(图 34-27 和图 34-28)。该病毒宫内感染还可并发多小脑回,常见于外侧裂区域。

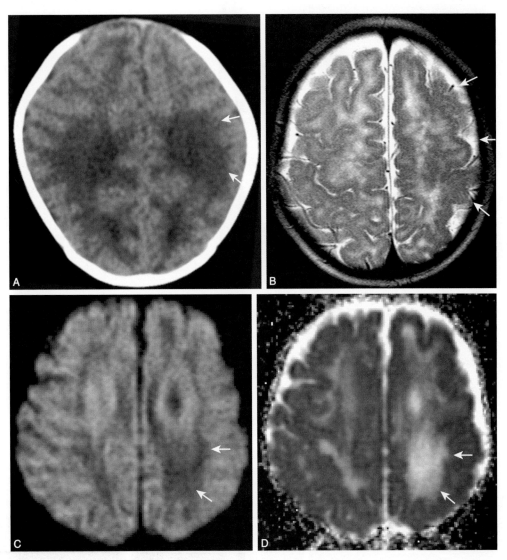

图 34-27 巨细胞病毒(CMV)。先天性 CMV 感染儿童,左侧视神经暗淡和听力测试失败。头部轴位 CT 平扫和轴位 T2 磁共振(B)和轴位弥散加权成像和表面弥散系数图(分别是 C 和 D)。白质内异常低密度(A 中箭号)。左侧大脑半球脑沟异常提示伴有多小脑回(B 中箭号)相应的白质内弥散增加,左侧大于右侧(C 和 D 中箭号)

弓形体病

有症状的先天性弓形体虫感染较 CMV 明显少见。临床主要表现为脑积水、脑脊液异常、双侧脉络膜视网膜炎和颅内钙化。20 周前发生感染者可见严重神经系统症状;20~30 周感染者临床表现多变。30 周后感染者 CT 表现为脑内和脑室旁钙化,其分布几乎与 CMV 感染一致,但少见脑室扩张。弓形虫病常缺乏 CMV 感染病例中的典型皮层异常。

单纯疱疹病毒 2 型

大多数新生儿 HSV-2 感染是胎儿分娩通过产道时经收缩的阴道传播的。新生儿中枢神经系统疱疹病毒感染发生率约为 1/10 000 活产儿。中枢神经系统表现一般出现于生后 2~4 周,包括伴有癫痫、嗜睡和发热的脑膜脑炎。后遗症包括精神发育迟缓、严重的神经系统缺陷、甚至死亡、继发性大脑致命性破坏。本病可发生全脑或部分脑组织缺血性梗死、坏死、萎缩、脑软化、脱髓鞘和胶质增生(图 34-29)。远离原发疱

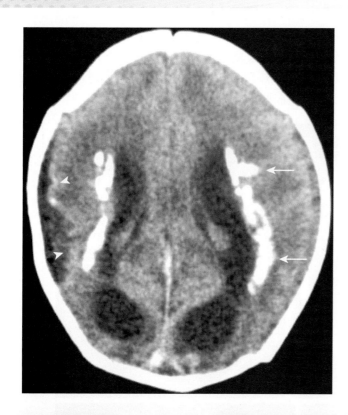

图 34-28　巨细胞病毒。出生 1 天婴儿先天性巨细胞病毒感染。头部 CT 平扫显示双侧脑室周围钙化融合（箭号）。右侧大脑半球异常脑回提示伴有多小脑回（箭头）

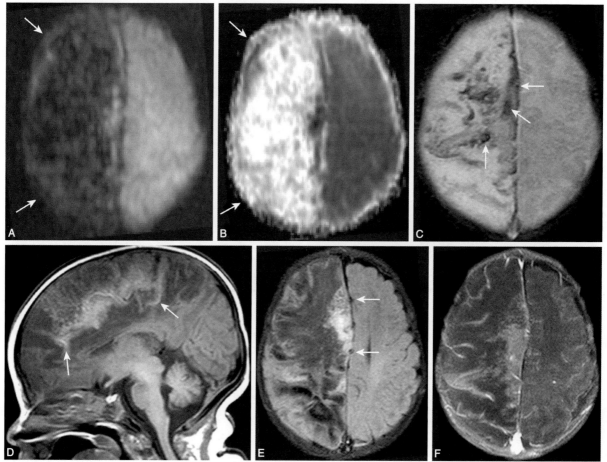

图 34-29　单纯疱疹病毒（HSV）脑炎或脑病（出血型）。1 个月大女婴出现数天的癫痫和脑脊液样本中 HSV 培养阳性。弥散加权成像和表观弥散系数图（分别是 A 和 B）、轴位增强（C）、矢状位 T1（D）、轴位液体衰减反转恢复（E）和轴位增强后脂肪抑制 T1 加权（F）图。右侧大脑半球弥散增加（A 和 B 中箭号）。相应的右侧大脑半球上部见 T2* 效应符合出血（C 中箭号）。矢状位 T1 加权图中线附近相应的 T1 缩短（D 中箭号）符合矿化作用。右侧大脑半球见水肿引起的占位效应（E 中箭号）和斑片状强化灶（F）

疹病灶的分水岭区缺血相当常见。MRI-弥散受限是疱疹性脑破坏的首现影像学表现,可为多灶或仅限于颞叶、脑干或小脑。病程早期 CT 表现正常或为轻微低密度。随后,CT 图像可见斑片状白质低密度,以及 MRI 可见相应的 T2W 高信号且进展迅速。脑膜强化反映了病变范围,典型病例中也可见 CT 出现皮层灰质持续存在的高密度,以及在 MRI 中表现为相应区域的短 T1 和 T2 信号。最终,可见弥漫性大脑和小脑(约 50% 病例)萎缩和脑软化(图 34-30)。应当注意,

新生儿疱疹病毒感染与发生在年长儿和成人的 HSV-1 脑炎不同。

先天性风疹、水痘和梅毒

先天性风疹感染在西方国家罕见,美国的发生率约为 1/1 000 000 活产儿。先天性水痘也罕见,即使怀孕母亲患水痘带状疱疹病毒感染,胎儿通常也不受影响。先天性梅毒在新生儿期不会引起神经系统症状。

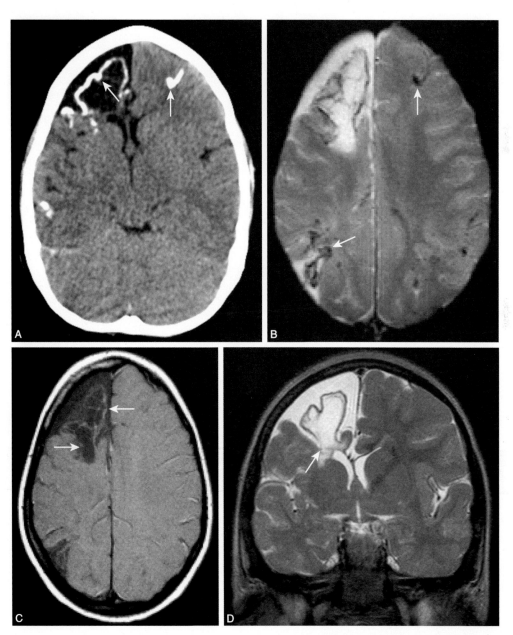

图 34-30　单纯疱疹病毒(HSV)(慢性期改变)。5 岁女孩出现爆发性肝衰竭、肾衰竭和嗜睡,有 HSV 脑炎前驱病史。头部位 CT 平扫(A)、轴位钆增强序列磁共振成像(B)、轴位磁化转移(MT)T1 加权(C)和冠状位 T2 磁共振成像(D)。双侧大脑半球间钙化(A 中箭号),相应的双侧大脑半球内 T2* 效应区(B 中箭号)提示矿化作用。MT T1 序列轻度 T1 缩短效应(C 中箭号)提示矿化作用。额叶容积丢失,伴随冠状位 T2 序列 T2 延长(D 中箭号)

推荐阅读

Barkovich AJ, Raybaud C. *Pediatric neuroimaging*. 5th ed. Philadelphia, PA: Lippincott Williams and Wilkins; 2011.

Gasparetto EL, Cabral RF, da Cruz LC, Jr., et al. Diffusion imaging in brain infections. *Neuroimaging Clin North Am*. 2011;21(1):89-113.

Hedlund GL, Boyer RS. Neuroimaging of postnatal pediatric central nervous system infections. *Semin Pediatr Neurol*. 1999;6:299-317.

Murthy SN, Faden HS, Cohen ME, et al. Acute disseminated encephalomyelitis in children. *Pediatrics*. 2002;110:E21.

Nickerson JP, Richner B, Santy K, et al. Neuroimaging of pediatric intracranial infection—part 2: TORCH, viral, fungal, and parasitic infections. *J Neuroimag*. 2012;22(2):e52-e63.

第 35 章

儿科脑肿瘤

SANJAY P. PRABHU and TINA YOUNG POUSSAINT

脑肿瘤是最常见的实性小儿肿瘤,且为儿童实性肿瘤导致死亡的主要原因。据估计,所有儿童原发脑和中枢神经系统肿瘤的发病率约为 4.8/(100 000·年)。2011 年美国大约诊断了 4150 例儿童原发良性和恶性脑及中枢神经系统肿瘤新发病例。近 50%1~3 岁的儿童脑肿瘤源于幕下,而在新生儿、婴儿和大于 3 岁的儿童中,幕上肿瘤更常见。

病因

小儿脑肿瘤的病因不是本章研究的范围,这需要了解基因变异、信号系统和分子遗传及旁路等。虽然没有危险因素能够解释大部分儿童脑肿瘤的病因,但是针对头部脑肿瘤和白血病放疗剂量的电离辐射,以及某些遗传综合征被认为是儿童脑肿瘤的危险因素。与脑肿瘤相关的先天综合征包括神经纤维瘤病 1 型和 2 型、Gorlin 综合征(基底细胞痣综合征)、结节性硬化症、Turcot 综合征、Hippel-Lindau 综合征和 Li-Fraumeni 综合征。

影像学

计算机断层扫描(CT)广泛应用于急性发病者,尤其是对急诊患者有优势,可探测肿块大小、识别肿块占位效应、发现脑室扩张、病灶出血、钙化和骨骼受累。

由于软组织分辨率高、可多方向观察以及无电离辐射,增强磁共振成像(MRI)是确定病灶大小、位置和特征的首选方法。虽然对比增强通常反映了血-脑屏障破坏,但对比增强程度并非总与肿瘤分级相关。例如,良性肿瘤(如脉络丛乳头状瘤、毛细胞星形细胞瘤)可明显强化,而间变性星形细胞瘤可能完全不强化。

MRI 也用于评估肿瘤反应和进展,监测治疗效果。选择最佳治疗方案必不可少的基础是肿瘤的准确分期,确定肿瘤是否已沿神经轴突扩散。术中 MRI 正在

某些大医院中使用以指导传统和微创肿瘤切除。由于这些系统非常精细,有望在许多医疗中心成为治疗标准方法。

手术切除后影像学检查用于发现残余肿瘤和术后并发症,如出血或缺血。

高级影像技术的作用

高级影像技术,如磁共振弥散、MR 波谱、MR 灌注和正电子发射断层成像(positron emission tomography, PET),可作为形态影像检查的补充,为深入了解肿瘤生理学提供帮助。

弥散加权成像

弥散加权成像(DWI)反映了组织内自由水质子布朗运动的平均移动距离。水分子可在白质纤维束方向上自由弥散,而在垂直方向则受限。DWI 能够评估一个特定体素的扩散特性,以表观弥散系数(ADC)显示。脑肿瘤中 ADC 明显下降与肿瘤细胞成分增多具有良好相关性。血管源性水肿和坏死表现为 ADC 升高。需结合形态学 MRI 序列来解释 ADC 值。弥散张量成像(DTI),是 DWI 的一种形式,在 6 个或更多方向上获得弥散数据,建立水弥散的方向和幅度图。

DWI 在术后也很有用处。手术切缘或切除空腔内 ADC 值减低提示可能为缺血或脓肿。这种技术结合传统 MRI 有助于除外血肿伪影。此外,DTI 有助于标识肿瘤与白质纤维束相互关系(如偏离程度、水肿、浸润和破坏),与容积数据结合使用时,可有效指导手术切除和预测术后白质纤维束损害导致的缺陷。在髓母细胞瘤患儿中发现,形态学 MRI 序列未见异常但可见白质纤维各向异性分数(fractional anisotropy, FA)减低,FA 为 DTI 水弥散方向的测量方法。FA 值下降与进行放疗时患儿年龄以及学龄期患儿学习成绩下降相关,故 FA 可能是监测放疗效果的一种无创性生物标

志。

磁共振波谱

磁共振波谱（MRS）是一种不同于形态学影像检查序列的、能够提供活体内代谢信息的无创性技术。它能探测和量化脑内的异常代谢，有助于识别肿瘤组织、鉴别肿瘤类型、区别活性肿瘤和放射性坏死或瘢痕。MRS 能在大部分标准的 MRI 扫描仪上得到，通常采用点分辨自旋回波或激励回波采集模式。同时采集多体素 MRS 提高了空间分辨率；该过程被称为"化学位移成像"或 MR 波谱成像。

脑内可探测到的正常代谢物包括 N-乙酰胆碱（N-acetylaspartate，NAA），神经元标记物；胆碱，细胞膜标记物；肌酸，能量代谢标志物。短回波时间 MRS 技术显示肌醇、胶质标记物效果最佳。

大部分脑肿瘤的特征是胆碱/肌酸比率升高、NAA/肌酸比率下降，提示神经轴索完整性丧失和跨细胞膜流量增加。肿瘤中出现乳酸，提示能量代谢障碍的无氧代谢过程。通常，高级别肿瘤较低级别肿瘤胆碱/肌酸比率高和 NAA/肌酸比率低。在快速生长的恶性肿瘤，坏死区可出现脂质共振。然而，在小儿低级别的毛细胞星形细胞瘤中，我们常常（和自相矛盾的）看到胆碱水平升高。

特异代谢产物，如脑膜瘤中的丙氨酸（1.44ppm 处倒峰之一）和原始神经外胚层肿瘤（primitive neuroectodermal tumors，PNETs）中的牛磺酸（3.3~3.4ppm 处峰）可能有助于缩小鉴别诊断范围。三羧酸循环的中间代谢产物柠檬酸可见于儿科脑肿瘤中，尤其在脑桥胶质瘤中水平较高。在一项 II 级星形细胞瘤的研究中，肿瘤恶化时柠檬酸盐明显升高。

灌注加权成像

灌注加权成像在微循环水平测量脑血流动力学。灌注加权成像测量的参数包括脑血容量（CBV）、脑血流和平均通过时间。CBV 指某区域脑组织的血液容量（ml/100g），是评估脑肿瘤最常用的参数。低级别星形细胞瘤局部 CBV 较高级别肿瘤（如间变性星形细胞瘤和胶质母细胞瘤）为低。然而，低级别的小儿毛细胞星形细胞瘤脑血容量较高。

用于测量脑灌注的有效技术有三个：T2* 动态磁敏感对比成像、T1 加权动脉对比增强 MR 灌注和动脉自旋标记（arterial spin labeling，ASL）。

最广泛使用的技术是 T2* 动态磁敏感对比成像，快速静脉团注顺磁性对比剂后，在造影剂首次通过毛细血管床时采用回波平面成像快速采集信息。注射对比剂后，对比剂在组织内运行，在首次通过时产生的信号下降与血容量成比例。若要使该技术在儿童被常规使用，需要快速注射对比剂和使用高压注射器，以及使用大口径静脉导管置入克服对比剂注射速度问题，尤其在婴儿。

ASL 使用内源性血液作为示踪剂。ASL 的两个主要类型（脉冲和连续）目前被广泛应用于临床扫描仪。第三种类型，假连续性 ASL，最近刚被应用于临床。ASL 在脑肿瘤的血流动力学方面显示出潜力，但儿童资料有限。

功能性 MRI

功能性 MRI（fMRI）主要依赖于两个物理原理，即氧合血红蛋白为反磁性物质和脱氧血红蛋白为顺磁性物质。脑活动区域血流量和对氧的利用相对增加，将产生与脑其他区域不同的、被称为"血氧水平依赖信号"或 BOLD 的 MR 信号。fMRI 的主要价值是定位控制语言、运动和记忆的脑优势区域。这些信息能够为手术提供指导。更多细节请参阅第 27 章。

单光子 PET 和 PET

近些年，单光子 PET 评估局部脑血流已经很大程度上被 MR 灌注和 fMRI 取代。

PET 评估小儿脑肿瘤的价值在于诊断时确定肿瘤代谢活性、评估治疗反应和鉴别治疗效果与肿瘤复发。氟-18-脱氧葡萄糖（[18]F-FDG）是儿童 PET 研究最常用的同位素。其他标记物，如氨基酸类似物[11]C 蛋氨酸和[11]C 酪氨酸，PET 扫描也用于成人低级别胶质瘤的检查，但在儿童中的诊断价值尚无评估。这些氨基酸类似物通过氨基酸转运旁路进入肿瘤蛋白质，故其摄取量反映了肿瘤蛋白的合成。

其他尚处于研究阶段的同位素包括细胞增殖剂（如[18]氟-脱氧胸苷）和细胞缺氧显影剂[如[18]氟-硝基咪唑和[62]Cu-标记二乙酰二（N4-甲基氨基硫脲）]。

特定肿瘤

儿科脑肿瘤分类

按照部位分类、常规 MRI 中的病变表现和高级影像技术的应用可进行有效的鉴别诊断（表 35-1）。

表 35-1 按照肿瘤部位的小儿脑肿瘤分类

大脑半球肿瘤
- 星形细胞瘤(世界卫生组织分级Ⅰ~Ⅳ)
- 幕上原始神经外胚层肿瘤
- 非典型胚胎样/横纹肌样瘤
- 幕上室管膜瘤
- 丘脑星形细胞瘤
- 胚胎发育不良性神经上皮肿瘤
- 脑膜血管瘤病
- 生殖细胞瘤
- 脉络丛瘤-乳头状瘤和癌
- 神经元和神经元-胶质混合肿瘤(包括促纤维增生性婴儿型神经节瘤)

蝶鞍及鞍上肿瘤
- 颅咽管瘤
- 视交叉/下丘脑胶质瘤
- 垂体腺瘤
- 生殖细胞瘤
- 朗格汉斯细胞组织细胞增生症
- Rathke 裂囊肿
- 蛛网膜囊肿
- 皮样/表皮样囊肿

后颅窝肿瘤
脑内
- 髓母细胞瘤
- 小脑星形细胞瘤
- 脑干肿瘤
- 非典型胚胎样横纹肌瘤
- 室管膜瘤
- 畸胎瘤
- 血管膜细胞瘤

脑外
- 皮样
- 表皮样
- 畸胎瘤
- 神经鞘瘤
- 脑膜瘤
- 颅底肿瘤

脑膜旁肿瘤
- 骨、软骨或骨髓来源
- 其他间质来源肿瘤
- 脊索瘤元素肿瘤
- 转移瘤包括原发脑肿瘤的远处脑膜转移

松果体区肿瘤
- 生殖细胞瘤
- 松果体实质肿瘤
- 松果体支持组织或相邻结构肿瘤

大脑半球的肿瘤

星形细胞瘤

世界卫生组织(WHO)中枢神经系统肿瘤分类修正版将星形细胞瘤分为低级别(Ⅰ和Ⅱ级)和高级(Ⅲ和Ⅳ级)。根据 WHO 标准的星形细胞瘤分级可预测患者存活率。

毛细胞星形细胞瘤 WHO 分级中的Ⅰ级肿瘤,占儿童脑肿瘤的 20%~30%。毛细胞星形细胞瘤通常发生于二十岁之前。该肿瘤最常见部位包括视神经通路、下丘脑、丘脑、基底节、大脑半球、小脑(图 35-4)和脑干。神经纤维瘤病Ⅰ型患儿出现毛细胞星形细胞瘤的风险加大,包括视神经通路肿瘤。伴有 NF1 的视神经通路肿瘤患儿的长期预后比无 NF1 的视神经通路肿瘤患儿好。

CT 和 MRI 上,Ⅰ级星形细胞瘤通常边界清楚,实性部分可见强化。肿瘤内可存在囊性部分。病灶 ADC 值升高有助于本病与高级别星形细胞瘤的鉴别。

极少数情况下,毛细胞星形细胞瘤可出现脑膜广泛蔓延,此时则常与间脑综合征(本章后面讨论)或毛黏液变异型细胞星形细胞瘤有关。毛黏液变异型星形细胞瘤是一种惰性肿瘤,其生长缓慢和持续复发的生物特性使其治疗困难。

毛细胞星形细胞瘤的治疗是全切除术,但可发生微小转移灶和复发。

幕上高级别胶质瘤

儿童高级别胶质瘤明显少于低级别病变,占到大脑半球胶质瘤的 20%。

在 CT 上,这些病灶表现为不均匀密度和强化,并伴有水肿,偶见出血、占位效应,肿瘤边界不清。在 MRI 上,病变信号强度不均匀(图 35-5)。通常为 T1W 低信号和 T2W 高信号伴周围白质水肿。与 CT 类似,肿瘤对周围结构产生占位效应,以及出现不规则强化并伴坏死和出血。

保留神经功能的积极的外科切除,以及随后对肿瘤床的直接放疗仍然是治疗小儿恶性胶质瘤的基本方法。与单独手术和放疗相比,附加化疗可提高生存率。儿童幕上恶性胶质瘤的总体预后仍然较差,5 年生存率为 30% 左右。

幕上 PNETs

幕上 PNETs 较罕见,常于生后第一年内发病,发病高峰为出生到 5 岁。本病占儿童幕上肿瘤的 5%。发病时病灶通常已经较大,边界相当清楚,可见于大脑半球或侧脑室内。肿瘤可为均匀实性或为伴有囊性结构的不均匀结构。CT 中常可见钙化,可见沿坏死区周围的不均匀强化。

在 MRI 上,实性部分弥散受限以及显示 T2W 低

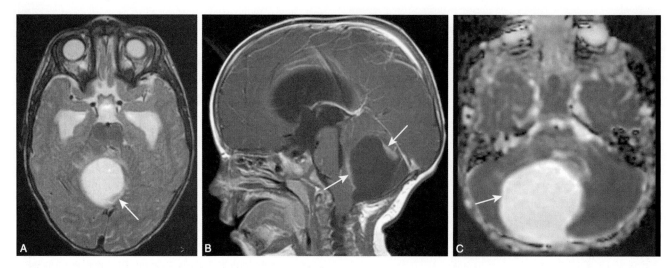

图35-4 小脑星形细胞瘤。A,轴位 T2 加权成像显示右侧小脑半球大囊性占位前后壁伴小结节(箭号)。B,增强后矢状位 T1 加权成像显示顺磁性对比剂增强后沿着前后壁边缘的实性部分强化。C,表观弥散系数图显示病灶内弥散增加(箭号)与病灶内细胞数相对少一致

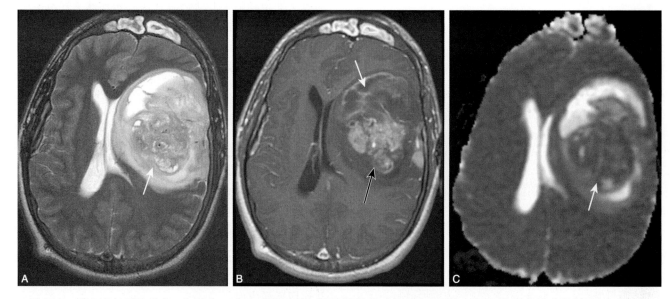

图35-5 幕上高级别胶质瘤。A,轴位 T2 加权成像显示左侧额颞顶叶巨大不均匀肿块(箭号)伴明显的占位效应、大脑镰下疝、周围水肿和中线右移。B,增强后 T1 加权成像显示肿瘤实性部分不均匀强化(黑箭号),前半部分没有强化(白箭号)提示坏死。C,表观弥散系数图显示实性部分弥散减低(箭号),提示高细胞结构

信号(图 35-6),反映了肿瘤的高核质比、细胞成分增加和 CBV 值升高。病灶中可发生坏死和出血。

幕上室管膜瘤

室管膜瘤大约占儿童颅内肿瘤的 10%,其中发生于幕上者为 6 岁以下儿童,占到所有室管膜瘤的 40%。肿瘤起源于发育中大脑半球内的胚胎性室管膜组织残余。室管膜瘤成分不均一,常包括钙化和囊性部分,表现为 T1W 低信号,T2W 与灰质呈等到高信号。肿瘤内软组织部分呈轻度到明显强化,并与未充分强化或完全未强化的区域混合存在。

脉络丛肿瘤

脉络丛肿瘤约占小儿脑肿瘤的 3%,10%~20%发生于 10 岁内,80%发生于 2 岁内,很多肿瘤可在产前得到诊断。绝大部分脉络丛肿瘤为脉络丛乳头状瘤(达 85%),其余为脉络丛癌。

与成人多发生于第四脑室内不同,儿童脉络膜乳头状瘤常见于侧脑室三角区。在 CT 上,脉络丛乳头状瘤呈分叶状肿块,通常为等到高密度,可见斑片状钙化,呈明显均匀强化。在 MRI 中表现为均匀显著强化的脑室内肿块,呈 T1W 低信号和 T2W 多呈高信号(图 35-7)。

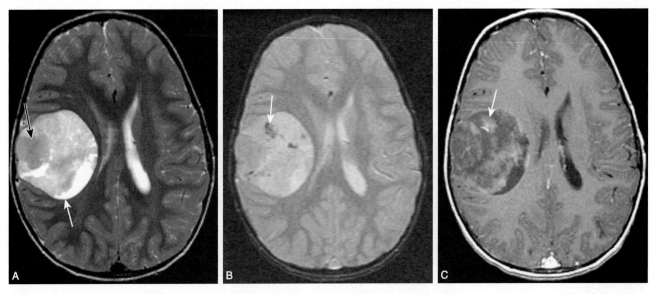

图 35-6　幕上原始神经外胚层肿瘤。A,轴位 T2 加权像显示右侧大脑半球边界清楚、较大的、不均匀肿块,实性部分以 T2 低信号为主(黑箭号),小部分 T2 延长(白箭号)。B,轴位梯度回波成像显示杂乱的磁敏感病灶(箭号)提示病灶内钙化或出血。C,轴位增强后 T1 加权成像显示病灶内斑片状不均匀强化(箭号)

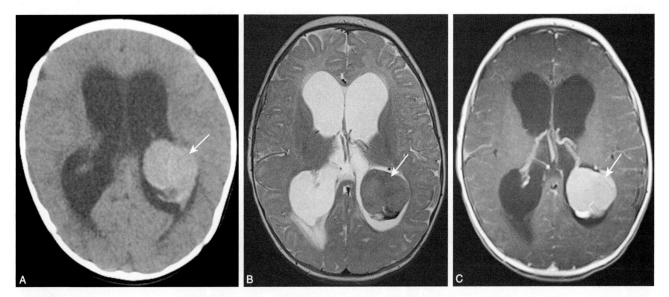

图 35-7　脉络丛乳头状瘤。A,轴位 CT 平扫显示左侧脑室内分叶状高密度肿块(箭号)。B,轴位 T2 加权像显示左侧脑室内肿块与脑实质比呈低信号(箭号),C,增强后轴位 T1 加权像显示注射造影剂后病灶均匀强化(箭号)

脉络丛癌在 CT 上呈高密度,因细胞成分增加所致。肿瘤常可经侧脑室壁侵入周围脑组织并引起血管源性水肿。由于出血和钙化,其 T1W 和 T2W 信号皆不均匀。MRS 可有助于乳头状瘤和癌的鉴别。与脉络丛乳头状瘤相比,脉络丛癌的肌醇水平显著降低,而胆碱水平显著升高。

脉络丛乳头状瘤和癌均可出现向下脊髓转移,但癌更多见。

蝶鞍和鞍上肿瘤

颅咽管瘤

颅咽管瘤生长缓慢、为良性非胶质性肿瘤,位于蝶鞍和鞍旁区域。占所有儿科脑肿瘤的 3%～10%。颅咽管瘤为 WHO 分级中的 I 级肿瘤,起源于 Rathke 裂的外胚层残余物,有两个发病高峰期,分别为十岁以内和 40～50 岁间。儿童中造釉细胞型多见,而鳞状乳头型多见于成人。虽然颅咽管瘤的组织学为良性肿瘤,但也可侵犯周围结构,诱发胶质反应,对切除形成挑战。

颅咽管瘤的影像表现反映了其囊实混合的特性,90%出现钙化,90%具有囊性结构。在 MRI 上,T1W 和 T2W 信号均增高的区域是高蛋白含量(图 35-8)或亚急性出血的区域。T1W 低信号可能为囊内角蛋白

的表现。CT 常用来显示钙化,这对于鉴别诊断和手术方案非常重要。目前仍以手术切除为主,对于不能完整切除的病例进行放疗有一定作用。无复发,5 年生存率接近 87%,但次全切除后可下降到不足 50%。影像随访能够直接识别复发、继发性肿瘤和伴发的烟雾综合征。

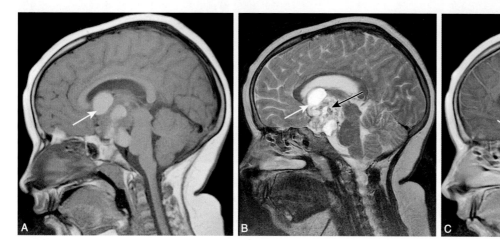
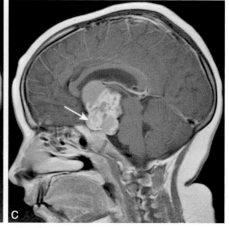

图 35-8　颅咽管瘤。A,矢状位 T1 加权像显示鞍上区增大,其中可见囊实性病变,囊性部分 T1 缩短(箭号)与蛋白内容物一致。B,矢状位 T2 加权像显示囊性部分 T2 高信号(白箭号)和钙化灶一致的散在低信号(黑箭号)。C,增强后矢状位 T1 加权像显示实性部分明显强化(箭号)

视交叉/视觉通路/下丘脑胶质瘤

视神经胶质瘤是低级别毛细胞星形细胞瘤(WHO Ⅰ级),占幕上肿瘤的 15%。虽然散发病例并不少见,但视神经胶质瘤与 NF1 高度相关;双侧视神经肿瘤实质上是 NF1 的特异性表现。20%~50%的视神经胶质瘤发生于 NF1 患者,而 NF1 患者中视神经通路胶质瘤

的发生率在 1.5%~19%。肿瘤可能累及视神经、视交叉、视束、外侧膝状体和(或)视放射。据报道,NF1 患儿中肿瘤侵袭性较非 NF1 患儿低。

视神经胶质瘤常呈 T1W 低信号(图 35-9);在 T2WI 上,病灶则呈混杂信号;常明显强化。采用冠状位和轴位脂肪抑制薄层增强 T1WI 和反转恢复或脂肪抑制 T2 像显示视通路最佳。

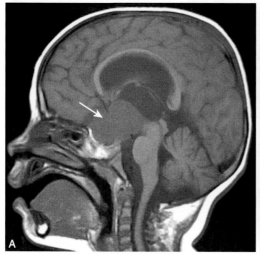
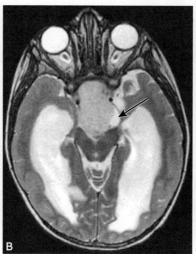
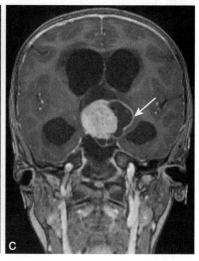

图 35-9　视交叉/下丘脑胶质瘤。A,矢状位 T1 加权像显示视交叉区域分叶状鞍上肿块(箭号),向上延伸至第三脑室和脑桥池。B,轴位 T2 加权像显示病灶与脑实质相比呈高信号,上部和右侧部见更高信号的囊性部分(黑箭号)。C,增强后冠状位 T1 像显示中央实性部分明显强化,囊性部分外周强化(箭号)

少数下丘脑/视交叉星形细胞瘤患儿可见间脑综合征,表现为生长停滞。此时,肿瘤往往较大,且发病年龄小,较其他同类肿瘤更具侵袭性,并可蔓延至整个脑脊液通路。

后颅窝肿瘤

髓母细胞瘤

髓母细胞瘤是儿童最常见的后颅窝肿瘤,约占所有后颅窝肿瘤的 38%,以及所有儿童脑肿瘤的 15%~20%。髓母细胞瘤是一种非均质疾病,组织病理学和分子学类型多变,各具有不同的生物学行为。根据其组织病理学特征,髓母细胞瘤被分为经典型和四种变异型,包括结缔组织增生/结节型、弥漫结节型髓母细胞瘤、间变型髓母细胞瘤和大细胞型髓母细胞瘤。弥漫结节型和结缔组织增生/结节型髓母细胞瘤病例预后好于经典型。大细胞型和间变型髓母细胞瘤患儿常不能存活,因为这些肿瘤具有侵袭性且大部分对治疗抵抗。髓母细胞瘤的特征是基于各种信号通路的主要分子亚组,包括 Shh(音速通路)变异型、Wnt(无翼)、ERBB2(受体激酶家族)和 non-Shh/Wnt 亚型。

髓母细胞瘤通常起源于中线蚓部内,长入第四脑室,导致梗阻性脑积水。年长患儿和结缔组织增生亚型肿瘤常位于小脑半球。CT 上髓母细胞瘤通常是高密度肿块(图 35-10A);在 MRI 上特征性表现为 T1W 和 T2W 信号低于灰质,增强后均匀强化(图 35-10B 和 C)。髓母细胞瘤患儿 MRS 中可见牛磺酸升高。脑脊液播散的发生率为 20%~30%。

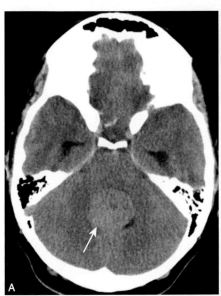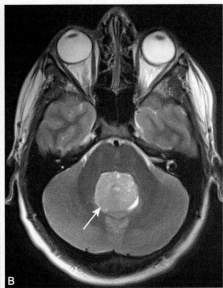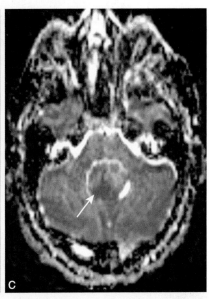

图 35-10 髓母细胞瘤。A,轴位 CT 平扫显示第四脑室圆形类似小脑白质的高密度肿块(箭号)。B,轴位 T2 加权像显示小脑内实性肿块接近中线(箭号)。肿块 T2 加权像呈低信号。C,表观弥散系数图显示肿块部分弥散受限(箭号),提示高细胞结构

髓母细胞瘤的治疗包括手术、放疗和化疗。危险性分级取决于患者年龄、诊断时肿瘤范围和手术切除的完整性。高风险因素包括诊断时年龄小、未完整切除或术后肿瘤残留大于 $1.5cm^2$ 及远处转移。最近,组织病理学为间变型、ERBB2 阳性、c-Myc 和 non-Wnt/Shh 分子亚组成为预后不良的潜在生物标志物。

中脑被盖胶质瘤

由于紧邻中脑导水管生长,故被盖胶质瘤患儿常见梗阻性脑积水症状。被盖胶质瘤可仅依据影像表现作出诊断。本病影像表现与发生于大脑半球其他部位的毛细胞星形细胞瘤相似,但被盖胶质瘤增强后无强化(图 35-11)。本病需行脑脊液分流术缓解脑积水,但通常无需活检或切除。应保持对生长缓慢且无症状的肿瘤密切观察。极少数情况下,当肿瘤大于 10cm 时,需要手术部分切除和(或)化疗。

脑干胶质瘤

脑干肿瘤约占所有儿童脑肿瘤的 12%。MRI 上表现为四种类型:局灶型、背部外生型、颈髓延髓型和弥漫内生型脑干胶质瘤。

弥漫内生型脑干胶质瘤(弥漫性脑桥胶质瘤)

超过 85% 的脑干胶质瘤为弥漫内生型脑干胶质瘤。多数肿瘤位于脑桥中心,故也称为弥漫性脑桥胶

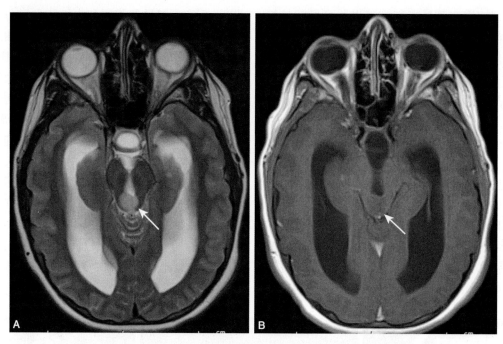

图 35-11 顶盖胶质瘤。A,轴位 T2 加权像显示高信号病灶(箭号)累及顶盖导致梗阻性脑积水。B,增强后轴位 T1 加权像显示肿块 T1 像与脑室呈等信号(箭号)和注射对比剂后无强化

质瘤。由于该肿瘤患者长期生存率低,故成为很多临床试验的焦点。

因为病灶位于脑干,故以前被认为不能手术。然而,随着神经外科技术进步和使用很少组织即可进行分子分析的新技术的产生,现可考虑对一些病变进行活检。

在 CT 上,脑桥胶质瘤呈低或等密度。在 MRI 上,肿瘤呈 T1W 等到低信号,T2W 高信号(图 35-12A)。绝大部分病例为轻度或不强化(图 35-12B),但在肿瘤进展后期,可出现弥漫强化和坏死。钙化和出血罕见。

MR 波谱在确定肿瘤治疗有效或失败方面具有潜在价值。胆碱/肌酸和胆碱/NAA 值下降见于对首次放疗后产生效果的肿瘤中。最近一项 MRS 研究显示,单体素波谱胆碱/NAA 增高和化学位移成像内最大胆碱/NAA 增高为生存时间缩短的先兆。

在弥散成像上,最初肿瘤 ADC 值增加(图 35-12C)和 Fa 值减低,首次放疗后可见 ADC 值减低。ADC 值增加被认为是细胞外容积较大的结果,可能源

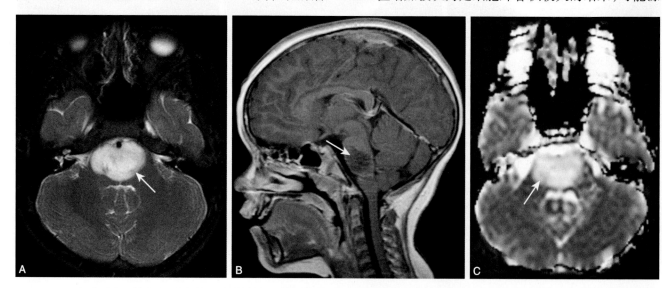

图 35-12 弥散内生型脑干胶质瘤。A,轴位 T2 加权像显示脑桥内类圆形高信号肿块(箭号),周围是基底动脉,脑池狭窄。B,增强后矢状位 T1 像显示注射对比剂后病灶没有强化(箭号)。C,表观弥散系数图显示病灶内弥散增加(箭号),是初期病变的典型表现

于血管源性水肿和肿瘤细胞成分较少。肿瘤强化一般与生存时间短、肿瘤弥散值降低（细胞成分增多）有关，放疗后弥散值可小幅下降。虽然未被完全破坏，弥散张量成像仍可显示最初的纤维束受浸润。放疗后白质纤维束可显示得更清晰。随着肿瘤进展，纤维束被浸润或被破坏，可使纤维束各向异性完全丧失。

PET 成像显示肿瘤[18]F-FDG 摄取率达到或超过 50% 的患儿较摄取率低于 50% 的患儿生存时间短。与灰质相比，如肿瘤显著摄取示踪剂也提示生存率下降。肿瘤内[18]F-FDG 高摄取与 MRI 中的强化状况一致。MRI 显示弥散受限提示肿瘤内细胞成分增加，与肿瘤摄取[18]F-FDG 均匀增加相符。

这些肿瘤一般最初对放射治疗反应良好，以至于使总生存率中位值从数周提高至数月。不幸的是，辅助治疗（如放射增敏剂、分化剂、细胞毒性药物和分子靶向药物）未能显著改善患者预后。

非典型畸胎样横纹肌肿瘤

非典型畸胎样/横纹肌肿瘤（ATRTs）为高度恶性肿瘤，发病高峰期出现于 3 岁内。肿瘤约占儿童中枢神经系统肿瘤的 10% 和儿科脑肿瘤的 1%~2%。近 60% 肿瘤发生于后颅窝桥小脑角。然而，幕上和中枢神经系统其他部位（如脊柱、松果体和鞍上区）也常见 ATRTs。

在病理上，ATRTs 为一种与髓母细胞瘤和 PNETs 明显不同的独立疾病，其证据在于，约 75% 的中枢神经系统 ATRTs 可见染色体 22q11.2 缺失或丢失、发现肿瘤抑制基因 hSNF5/INI-1、INI-1 种系和体细胞突变。

ATRTs 的影像表现与髓母细胞瘤类似，即：T1W 等信号和 T2W 低信号，常见囊变区域。由于细胞成分较多，实性结节表现为 T2 低信号的区域，相应显示弥散受限。出血和钙化并非少见。全部神经系统影像检查非常重要，因为肿瘤可沿蛛网膜下腔播散到整个中枢神经系统，常见沿脊髓下行的转移灶，发生率约为 25%~46%。ATRT 的存活时间为 0.5~11 个月。近年来，多种治疗并用有效改善了预后。据报道，少量存活者出现复发。

幕下室管膜瘤

幕下室管膜瘤占儿童后颅窝肿瘤的 8%~15%，起源于脑室室管膜层，向第四脑室外生长，经 Luschka 和 Magendie 孔进入桥小脑角和脑干以及颈延髓交界处周围的脑池。肿瘤呈 T1W 低信号，在 T2WI 中与灰质信号相等。50% 病例的肿瘤内含有钙化灶（图 35-14A）；增强后，病灶表现为不均匀强化（图 35-14B 和 C）。7%~15% 的室管膜瘤出现转移。在后颅窝肿瘤中，室管膜瘤 ADC 值较髓母细胞瘤明显增高，而较星形细胞瘤低。ADC 值的差异有助于术前对肿瘤的鉴别和制定更加有效的治疗方案。

在所有影响预后的因素中，手术切除范围是最重要的。完整手术切除加随后的其他治疗可使 3 年随访期内无病生存率大于 80%。发病年龄较大，组织学分

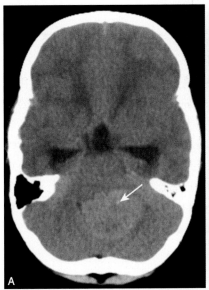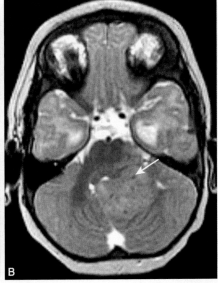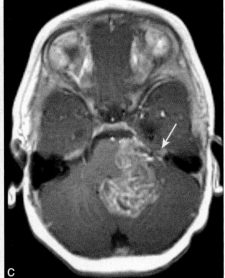

图 35-14　室管膜瘤。A，轴位 CT 平扫显示第四脑室内高密度肿块伸向左侧 Luschka 孔。可见微小的点状钙化灶（箭号）。B，轴位 T2 加权像显示病灶（箭号）与灰质相比是等信号。C，增强后轴位 T1 加权像显示病灶不均匀强化，伸向左侧 Luschka 孔（箭号）

级理想也是预后较好的因素。

松果体区肿瘤

松果体瘤占所有小儿脑肿瘤的 3%～8%。松果体区肿瘤分为四大类:生殖细胞瘤、松果体囊肿、松果体实质肿瘤和松果体支持组织或相邻结构肿瘤(如:松果体胶质瘤、皮样囊肿和表皮样囊肿)。

生殖细胞瘤

松果体区最常见的肿瘤为生殖细胞瘤,其中 65% 是单纯生殖细胞。其余则包括多种变异型,如非生殖细胞型生殖细胞瘤、混合型生殖细胞瘤、畸胎瘤和胚胎细胞癌、卵黄囊肿瘤和绒毛膜癌。

在 CT 上,生殖细胞瘤为高密度,且均匀强化。在 MRI 上,病变信号均匀,在所有序列中均与灰质呈等信号并可见明显强化(图 35-15)。肿瘤向前伸入第三脑室底部,还可浸润丘脑和中脑。脊髓转移常见(高达 36%)。

非生殖细胞型生殖细胞瘤的影像表现无特异性,瘤内囊肿和钙化相对多见。畸胎瘤为非均质肿瘤,包含脂肪、囊肿和钙化,也表现为不均匀强化。出血则更多提示为绒癌。

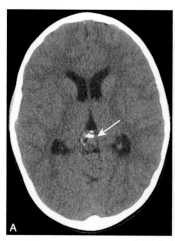
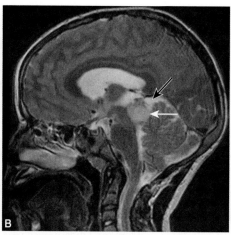
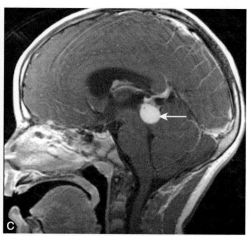

图 35-15　松果体生殖细胞瘤。A,轴位 CT 平扫显示松果体区一个部分钙化的病灶(箭头)。可见第三脑室梗阻导致的脑积水。B,矢状位 T2 加权像显示松果体中央类圆形高信号肿块(白箭头)。上半部分内见 T2 高信号的囊性部分(黑箭头)。C,增强后 T1 加权像显示病灶实性部分均匀强化(箭头)

松果体实质肿瘤

松果体细胞瘤为边界清楚的肿瘤,保留松果体实质细胞的外形特征。肿瘤生长缓慢但无包膜。松果体细胞瘤虽然有时可见囊变,但多数为实性肿瘤。实性肿瘤在 T1WI 中与灰质相较呈等或低信号、T2WI 呈高信号,可见均匀强化,且钙化常见。囊性松果体细胞瘤与松果体囊肿难以区分。

松果体母细胞瘤为类似于 PNETs 的恶性肿瘤,但因他们的感光分化而与其他部位的 PNETs 有所区别。在 MRI 上,病灶呈低至等 T1W 信号,T2W 信号则为低、高或混合信号。松果体母细胞瘤呈现分叶状轮廓、均匀强化,钙化较松果体细胞瘤少见。松果体实质肿瘤常见典型的“松果体爆米花”样钙化(特点是松果体钙化向周边移位),可有效区别生殖细胞肿瘤。松果体母细胞瘤需手术切除加辅助放疗和多种药物化疗。预后相对较差。

结论

过去十年内神经影像学的发展和分子生物学、神经外科的进展共同提高了我们发现、诊断、特征化和治疗小儿中枢神经系统肿瘤的能力。认识每种肿瘤的影像学典型特征非常重要,因为它是进一步治疗的基础。肿瘤表现出的准确特征与脑的优势区域有关,在一些病例中有助于近期干预和长期治疗。我们的任务是对小儿中枢神经系统肿瘤做出快速、准确的诊断,设计个性化的治疗,能够对治疗效果进行评估和早期发现复发病灶,继续大幅度的改进成像技术。

参考文献

Full references for this chapter can be found on www.expertconsult.com.

第 36 章

脑血管病

RICHARD L. ROBERTSON and AMY R. DANEHY

卒中被定义为,神经功能障碍持续 24 小时以上。卒中可为脑缺血或颅内血肿所致。据估计,每年儿童卒中的发病率约为 2~13/100 000,跻身于导致儿童死亡的前十位死因。

儿童卒中有时以突发局限性神经缺陷起病,但更多情况下,特别是在婴幼儿中,缺乏特异性症状,常导致"卒中"的诊断延误。虽然许多卒中患儿可完全康复,但仍有 70% 以上患儿可出现持续存在的神经功能障碍,40% 以上则可见明显的神经系统后遗症。

与高血压、糖尿病、吸烟和高胆固醇血症常被确定为成人卒中的危险因素不同,儿童卒中最常见的发病诱因包括脑血管动脉病、血管畸形、动脉瘤、先天性心脏病、镰状细胞疾病和血液异常,半数以上儿童卒中病例为缺血性卒中,可能为脑血管病本身或远处转移来的血栓所引起。而血管畸形、动脉瘤和静脉窦血栓则为出血性卒中的最常见原因。本章着重讨论导致小儿缺血性和出血性卒中的原发性血管疾病。

动脉病

在美国,每年儿童缺血性卒中的发病率约为 2~3/100 000。儿童缺血性卒中的病因多种多样,其中约 70% 为各种脑血管疾病所致,包括动脉夹层、烟雾病或综合征、镰状细胞病、中枢神经系统孤立性脉管炎或血管炎、凝血障碍疾病或其他已知的疾病,剩余的病例则为特发性起病。患儿可能存在 1 个以上危险因素。25% 缺血性卒中患儿合并心脏疾病。对于儿童缺血性卒中而言,尤其梗死灶未依动脉供血范围分布时,应将代谢性疾病(如线粒体疾病和同型半胱氨酸血症)纳入鉴别诊断范围。

儿童缺血性卒中最常见症状为偏瘫、癫痫、发热、吞咽困难、头痛和意识改变,头痛和癫痫在慢性缺血性疾病(如烟雾病)中更常见。

影像学 儿童缺血性卒中的影像学特征多种多样,取决于基础病因。在急性动脉夹层病例中,计算机断层扫描(CT)和磁共振成像(MRI)常可见末端动脉分布区梗死。相反,慢性狭窄-闭塞性疾病(如烟雾病)(图 36-1),

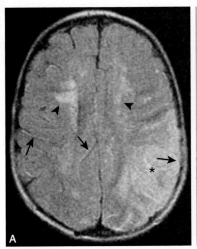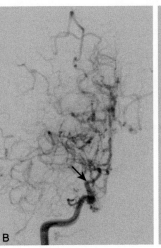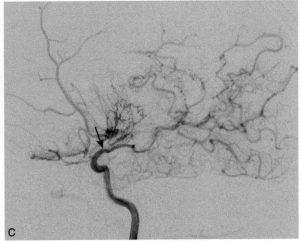

图 36-1 2 岁半儿童出现新发右侧肢体偏瘫和烟雾病影像表现。A,轴位液体衰减反转恢复磁共振成像显示左侧大脑中动脉-后动脉分水岭区亚急性梗死(星号)。慢性缺血改变导致脑室周围白质 T2 延长(箭头)。双侧脑沟线状异常信号,与软脑膜血管血流慢一致(箭号)。B,数字减影造影正面观显示右侧颈内动脉远端严重狭窄-闭塞(箭号),伴有大脑前、中动脉闭塞和多发基底部侧支。C,侧面投影显示颈内动脉床突上段远端逐渐变细、闭塞,多发基底部侧支,大脑后动脉前移,通过软脑膜侧支供应大脑前、中动脉分布区的后半部分

可无近端梗死灶、但梗死灶与动脉分布区一致,或出现于大血管分布区间的分水岭区。在慢性多血管狭窄-闭塞性疾病中,由于 Willis 环各分支受累情况不同,血管分水岭区可能会发生移位。

无创性血管成像技术[如计算机断层血管成像(CTA)和磁共振血管成像(MRA)]常可显示血管突然中断和血栓栓塞性卒中。在烟雾病病例中,可见颈内动脉床突上段以及大脑中动脉近端或大脑前动脉出现狭窄或闭塞;在病程的某个阶段,还可见基底节区出现许多侧支血管。血管炎可致中、小血管不规则狭窄,但并非总能被 CTA 或 MRA 所显示。导管血管造影仍为儿童脑血管疾病影像诊断的金标准,对怀疑小血管炎或计划手术治疗的病例应考虑进行导管血管造影。

血管畸形

血管畸形为血管发育障碍。虽为先天性病变,但可在生后数月或数年才出现症状。根据受累血管和病灶血流动力学情况对颅内血管畸形进行分类(高流速 vs 低流速)。

高流速血管畸形

正常情况下,动、静脉间通过小动脉-毛细血管网络相连接,如出现异常连接,则发生高流速血管畸形。在动静脉瘘(AVF)中,供血动脉经肉眼可见的瘘管直接与引流静脉相通。而动静脉畸形(AVM)则为供血动脉经丛状异常血管网与引流静脉相通,这个血管网被称为"巢"。按照解剖部位可见 AVF 和 AVM 进一步细分为硬脑膜、蛛网膜下腔(Galen 静脉畸形)、软脑膜或脑实质(图 36-2、图 36-3 和图 36-5)。

高流速血管畸形可从几方面引起症状和体征。供血动脉和引流静脉间存在的异常连接使得血液可快速流过病变区域。当静脉流出道无梗阻时,血液流过正常小动脉和毛细血管网则失去调节,从而导致高输出性心力衰竭。如果畸形中血流阻力较低,则导致正常脑组织血液分流("窃血"现象),引起脑缺血。高流速血管畸形也可使引流静脉承受着动脉压力,从而导致进行性静脉狭窄,被称为"高流速静脉病"。高流速静脉病可造成动静脉压力梯度减低,引起组织灌注障碍,导致癫痫或大脑萎缩。静脉压力增高还可造成脑脊液吸收障碍,进而发展为脑积水(见图 36-3A)。静脉压力的升高也能导致静脉曲张,诱发出血。

硬脑膜高流速畸形

硬脑膜 AVF 或 AVM 由硬脑膜供血动脉和硬脑膜静脉窦引流构成,通常在产前或生后立即出现胎儿或新生儿心力衰竭(见图 36-2)。畸形可为单一或多个瘘组成或为复杂畸形。异常连接常位于畸形附近或窦汇内,或累及引流入窦汇的硬脑膜静脉窦。

Galen 静脉畸形

Galen 静脉畸形(vein of Galen malformations,

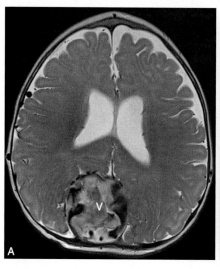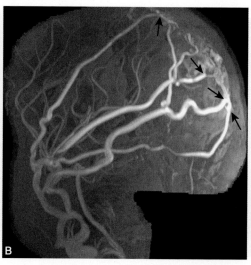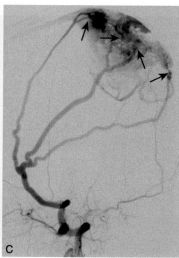

图 36-2　5 个月大女婴,出现呕吐、嗜睡、大头畸形和头皮静脉扩张伴硬脑膜动静脉瘘静脉搏动。A,轴位 T2 加权成像显示矢状窦(V)扩大,局部血栓形成。沿着双侧脑膜表面的脑膜中动脉分支突出。B,二维磁共振静脉成像冠状位最大强度投影重建显示双侧脑膜中动脉扩张伴瘘(箭号),上矢状窦局部血栓形成。C,数字减影血管造影侧位投影显示硬脑膜动静脉瘘伴脑膜中动脉分支明显扩张,通过多个瘘管(箭号)直接与窦汇附近的上矢状窦相通

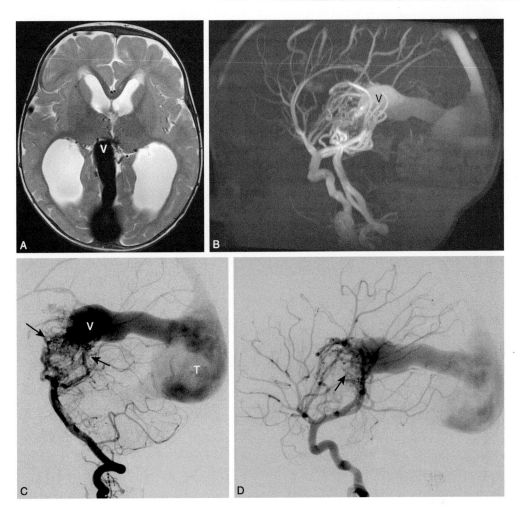

图 36-3　12 个月儿童,出现大头畸形和发育迟缓。磁共振(MRI)显示 Galen 静脉畸形。A,轴位 T2 加权成像显示前脑正中静脉扩张(V)。直窦和窦汇扩张。丘脑中间见多发来源于原始动脉桥分支扩张的小波形流空信号。静脉高压导致脑积水。B,MR 血管造影矢状面最大强度投影显示在曲张静脉和引流静脉窦间的明显强化的高流速动静脉连接。C,左侧椎动脉注射造影剂数字减影血管造影侧位片显示左侧椎、基底、大脑后动脉供应原始动脉桥,通过异常血管的血管巢流入扩大的前脑静脉。D,右侧颈内动脉注射造影剂侧面观显示附加前循环供应畸形(箭号)

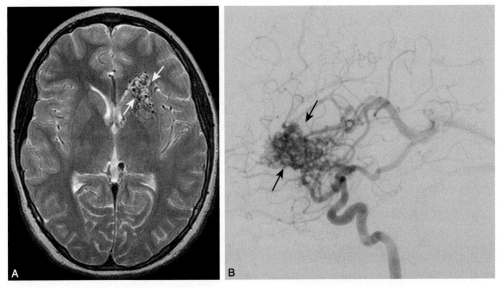

图 36-5　11 岁女孩患有严重的头痛、呕吐和左下肢无力,发现脑室内血肿和左额叶动静脉畸形。A,轴位 T2 加权像显示左侧额下回多发流空信号,尾状核头和基底节受侵。B,脑血管造影侧位投影显示大血管病灶(箭号)伴脑内静脉和直窦早期模糊

VOGMs）由 AVF 或 AVM 组成，供血动脉来自原始脉络弓，并经动脉瘤样扩张的前脑中静脉引流，后者为 Galen 静脉的胚胎前体（见图 36-3）。VOGMs 所致症状、体征和发病年龄取决于畸形的血管构造和静脉流出的梗阻程度。供血动脉和引流静脉间存在众多交通，且静脉流出无梗阻的 VOGMs 常导致胎儿或新生儿先天性心力衰竭，原因为血流经该畸形而分流。动脉窃血所致脑灌注减低可引起慢性缺血性脑损伤。颅内出血也可见于静脉曲张破裂。动静脉交通较少的 VOGMs 常于婴儿晚期或童年期出现脑积水或脑萎缩，其原因在于动静脉压力梯度减低所引起的静脉流出道进行性狭窄和脑实质灌注受损（图 36-3）。

软脑膜高流速畸形

软脑膜 AVF 和 AVM 包括供血的软脑膜动脉和引流的皮层静脉。软脑膜 AVFs 或 AVMs 在新生期罕见发病，常在婴儿晚期或儿童早期才出现临床表现。沿脑表面分布的动静脉瘘管导致匍匐于皮层表面的引流静脉明显扩张。畸形可仅包含单孔瘘管，或为 AVF 和 AVM 混合型。软脑膜 AVF 或 AVM 可长期无症状，而因其他原因进行影像检查时被偶然发现；有时，高流速畸形可导致灾难性颅内出血。

脑实质高流速畸形

与软脑膜血管畸形相似，脑实质 AVMs 供血动脉也可源于大脑前或后循环（见图 36-5）。脑实质 AVMs 常见于婴儿晚期，并最常引起颅内出血。该畸形的血管构造常较成人类似血管畸形简单，但有时也可见病灶范围较大的全脑叶病灶。常发生瘤巢内动脉瘤和静脉曲张；然而，供血动脉的动脉瘤样扩张较成人明显少见。

影像学 高流速血管畸形影像能直接显示血管异常和并发症。硬脑膜和 VOGM AVFs 或 AVMs 可被宫内超声或胎儿 MRI 诊断。硬脑膜 AVF 或 AVM 在胎儿超声或 MRI 表现为中线以外、伴脑膜动脉扩张的血管性包块；而 VOGM 在胎儿超声或 MRI 则显示为，中线血管性包块，且在彩色多普勒检查中可见供血动脉和引流静脉血流明显增加。硬脑膜 AVF 或 AVM 以及 VOGM 可出现胎儿心脏扩大和充血性心力衰竭伴全身水肿。除了血管性包块，胎儿和产后 MRI 还可见白质内短 T1 病灶，提示慢性缺血性脑损伤。目前虽然已经很少使用产后 CT 评估新生儿期高流速畸形，但其仍可显示慢性缺血性脑损伤所致的灰白质分界模糊和脑实质钙化以及血管畸形。

常采用血管介入法治疗硬脑膜畸形和 VOGMs，治疗的成功依赖于动静脉间连接的闭塞。AVFs 可通过放置跨病灶线圈而得到治疗，而 AVMs 则需堵塞瘤巢，采用液性栓塞剂最佳。软脑膜和脑实质畸形常采用血管内栓塞、手术切除或术前栓塞后手术切除来治疗。不能手术切除的畸形则需采用血管内介入或局部放疗（包括质子束疗法）来治疗。

低流速血管畸形

低流速血管畸形包括毛细血管扩张症、海绵状血管瘤和发育性静脉畸形（DVAs）。所有这些病变都包含畸形的、内衬内皮细胞的、充满血液的血管结构。

毛细血管扩张症

毛细血管扩张症由扩张的毛细血管构成，常见于桥脑被盖。毛细血管扩张症常无临床表现，而因其他原因进行影像检查时偶然被发现。桥脑出血罕见，如无明确原因，则可能为毛细血管扩张症所致。

影像学 在影像上，毛细血管扩张症在平扫图像中常不明显，或仅表现为轻度长 T2 信号灶且无占位效应，增强后可见轻微强化。

海绵状血管瘤

海绵状血管瘤为静脉血的局部蓄积。海绵状血管瘤可单独发生（图 36-7），但也可邻近 DVAs，提示其静脉起源。海绵状血管瘤可单发或多发；多发者可为家族性发病，或作为对神经肿瘤放疗反应而发生。海绵状血管瘤可被影像检查偶然发现，也可出现颅内出血或占位效应所致的症状。儿童海绵状血管瘤较成人更具侵袭性，发生出血的概率为成人的 2~3 倍。

影像学 在影像上，小海绵状血管瘤在自旋回波图像中常呈隐匿或非常轻微的信号异常病灶，但在长回波、梯度回波或磁敏感加权图像中则因血液成分的磁敏感效应而表现为局灶性流空信号（见图 36-7）。大病灶在 T1 加权和 T2 加权图像上显示为，中央高信号、周边低信号改变，后者为病灶边缘含铁血黄素沉积所致。海绵状血管瘤常见于脑实质内，但偶可见于表面并呈外生性，从而类似脑外肿块。

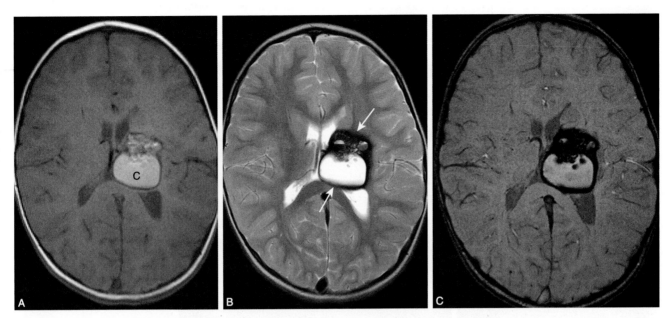

图 36-7 3 岁儿童出现左手偏爱和语言落后。磁共振成像显示大面积海绵状血管瘤累及左侧基底节和丘脑。A,轴位 T1 加权成像显示大面积 T1 缩短的异质性病变,提示血液成品。B,轴位 T2 加权成像显示病灶周围含铁血红素低信号环(箭号)。C,磁敏感加权序列显示含铁血黄素的磁敏感伪影"开花"

发育性静脉畸形

DVAs 多为正常脑实质引流静脉的畸形。DVA 表现为位于异常扩张的收集静脉末端周围的呈放射状排列的一簇髓静脉(图 36-8)。DVAs 可能很小,也可能为引流脑叶,甚至半球的所有静脉。DVAs 常无症状而偶然被发现,但有时也可伴发颅内出血,特别是伴有海绵状血管瘤时。颅内 DVAs 可伴静脉畸形或其他头皮和面部血管异常。在癫痫评估时,有时也可见 DVAs 与皮层畸形共存。

影像学 在增强 CT 或 MRI 上,DVAs 表现为多条强化的髓静脉引流入单只收集静脉;该征象称为"水母头"(见图 36-8)。导管造影也可显示 DVAs,在正常大脑静脉显影的同时,可见模糊的造影剂填充影。

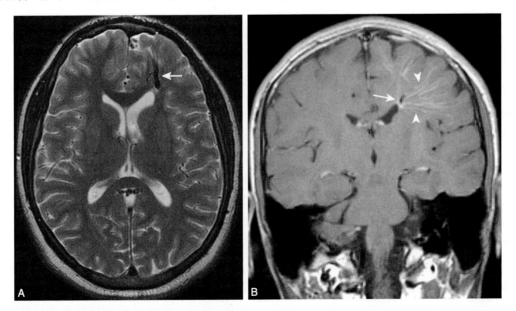

图 36-8 15 岁患者以前有外伤病史头痛越来越重。A,轴位 T2 加权磁共振成像扫描显示左侧前额叶脑实质内扩张的静脉(箭号)。B,增强后冠状位 T1 加权成像显示簇状放射性排列的髓静脉(箭头),"水母头"伴静脉发育异常的异常扩张收集静脉(箭号)

动脉瘤

小儿颅内动脉瘤为一组异质性疾病,在许多方面与成人动脉瘤不同。儿童动脉瘤较成人少见得多,小儿动脉瘤占所有动脉瘤5%以下,且在生后第一年罕见。儿童颅内动脉瘤常呈梭形,累及后循环,在出现临床表现时则较成人动脉瘤大。占位效应所致的症状与蛛网膜下腔出血所致者同样常见。小儿动脉瘤,特别是那些巨大或呈梭形的肿瘤,也因其他原因进行神经影像学检查时被意外发现。与成人动脉瘤具有女性易患性不同,在儿童中,男孩较女孩更易受累。约25%颅内动脉瘤患儿可见合并症,包括胶原血管疾病、多囊性肾病、侏儒症、烟雾病和感染。

成人中最常见的囊状动脉瘤,往往发生于血管分叉处,被认为是作用于血管壁的慢性血流动力学压力所致(图36-9)。然而,由于对血管压迫而产生效果需要时间,故囊状动脉瘤少见于儿童。在儿童中,囊状动脉瘤好发于后交通动脉起始部,也可见于前交通动脉和基底动脉分叉起始部。囊状动脉瘤可引起蛛网膜下腔出血,也可表现出局部占位效应的相应症状。

梭形动脉瘤可为先天性,或为血管夹层所致。儿童中最常见的发生部位为颈内动脉床突上、大脑中动脉近端和基底动脉。梭形动脉瘤常因占位效应引起症状,也可引起蛛网膜下腔出血,特别是存在血管夹层的潜在因素。

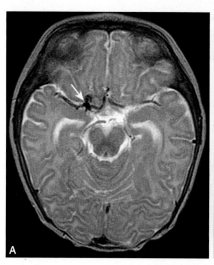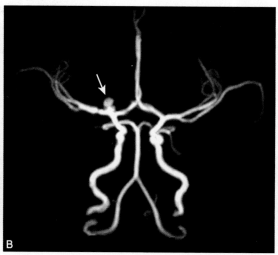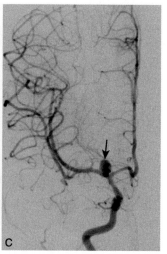

图36-9 5个月女孩出现新发癫痫,CT发现动脉瘤的蛛网膜下腔出血。A,轴位T2加权磁共振成像显示右侧颈内动脉-大脑中动脉分叉处附近局灶性流空信号(箭号)。B,时间飞跃磁共振血管成像显示一个流动相关强化的分叶状囊状动脉瘤(箭号)累及右侧大脑中动脉近端M1段。C,右侧颈内动脉注入造影剂的导管造影正位观察证实了囊状动脉瘤(箭号)

霉菌性动脉瘤常见于血管远段。在儿童中,感染所致的动脉瘤常导致蛛网膜下腔出血,且瘤体大小和数量可迅速增加。外伤后动脉瘤也可发生于血管远段。

影像学 CT通常为颅内动脉瘤可疑病例的首选神经影像方法。CT平扫可见蛛网膜下腔、脑室内或脑实质出血。动脉瘤较大时,源动脉近端见典型的高密度肿块。CTA伴动态增强成像和多平面重建可显示动脉瘤与源血管的关系、动脉瘤颈部大小、动脉瘤内血栓和潜在的侧支循环,这些因素对于治疗方案非常重要。

MRI和MRA也常用于评估颅内动脉瘤。在MRI上,动脉瘤可表现为毗邻颅内血管的信号流空灶或呈梭形膨胀的血管信号流空区。因为瘤内血栓和血流并存,巨大动脉瘤可为片状短T1信号和信号流空交替区。在相位编码方向上,动脉瘤附近可见血管搏动伪影。MRA类似于CTA,可显示与血管内或手术治疗方案有关的动脉瘤特征。与CTA不同,MRA无电离辐射,无需静脉注射对比剂;但高流速病灶的流动伪影限制了MRA在该类病变中的应用。

导管造影仍为评估颅内动脉瘤的金标准,常在血管介入治疗中应用。导管造影,尤其是结合旋转后的图像,通常可清晰显示动脉瘤解剖特征(优于CTA),且能提供动脉瘤的血流动力学信息。

关键点

儿科脑卒中既可因大脑缺血所致,也可因颅内出血所引起。

儿童脑卒中的临床表现常无特异性,常导致诊断和治疗延误。

绝大多数脑卒中患儿在随访中持续存在神经系统缺陷。

缺血性梗死见于已经存在血管病变的动脉分布区内,或分布于分水岭区。

血管畸形的分类是建立在血流动力学、血管结构和解剖部位之上的。

儿童中,动脉瘤的发生率远低于成人,可因蛛网膜下腔出血或局部占位效应所致症状而临床注意。

推荐阅读

Amlie-Lefond C, Bernard TJ, Buillaume S, et al. Predictors of cerebral arteriopathy in children with arterial ischemic stroke: Results of the International Pediatric Stroke Study. *Circulation*. 2009;119:1417-1423.

Carvalho KS, Garg BP. Arterial strokes in children. *Neurol Clin*. 2002;20:1079-1100.

Jordan LC, Hillis AE. Hemorrhagic stroke in children. *Pediatr Neurol*. 2007;36:73-80.

Niazi TN, Klimo P, Anderson RC, et al. Diagnosis and management of arteriovenous malformations in children. *Neurosurg Clin North Am*. 2010;21:443-456.

参考文献

Full references for this chapter can be found on www.expertconsult.com.

第 37 章

卒中

P. ELLEN GRANT and KATYUCIA DE MACEDO RODRIGUES

卒中是儿童致死和长期神经系统障碍的重要原因。儿童组中,本病定义为孕 14 周到生后 18 岁之间发生的脑血管事件,并跻身于致儿童死亡的 10 大病因,围产期发病率最高。新生儿发病率约为 25/100 000,生后 30 天至 18 岁儿童发病率约为 (2~3)/100 000。据估计,新生儿复发率约为 3%~5%,年长儿复发率为 20%~40%。在存活患儿中,半数以上进展为永久性神经或认知后遗症。后续治疗和康复措施给家庭和社会带来沉重的经济负担(框37-1)。

框 37-1　儿童卒中的原因

动脉缺血性卒中

心脏
- 先天性心脏病
- 心脏瓣膜病
- 肿瘤,黏液瘤
- 心脏手术
- 心肌炎,心肌病

脑血管病变
- 感染(如脑膜炎)
- 胶原血管疾病(如系统性红斑狼疮、巨细胞动脉炎、大动脉炎、川崎动脉炎)
- 中枢神经系统原发性脉管炎
- 病毒感染(如水痘)
- 外伤,夹层

凝血障碍
- 蛋白 C 或 S 缺陷
- 抗凝血酶Ⅲ缺陷
- 抗心磷脂抗体

- 狼疮抗凝物
- 异常纤维蛋白原血症
- 红细胞增多症和高黏血症

烟雾病
- 特发性/家族性(日本)
- 继发性(如镰状细胞疾病)
- 神经纤维瘤病Ⅰ型
- 放射性血管病

先天性代谢缺陷
- Fabry 病
- 同型半胱氨酸血症
- Ehlers-Danlos 综合征(Ⅳ型)

静脉窦血栓形成
- 头部和颈部感染
- 脱水
- 高凝状态
- 化疗药物
- 医源性

据报道,小儿卒中的发生率不断增长,也许是因医疗人员提高了对本病的认识以及诊断影像技术的改进。过去,本病常见于感染(如脑膜炎)病例,而今先天性心脏病、镰状细胞贫血、颅外颈动脉夹层和血栓病例成为本病的重要病因。尽管约 50% 病例可存在多个危险因素,但仍不能确定准确病因。尽管已经建立成人治疗规程,但儿童卒中临床处理措施仍存在争议。

胎儿卒中

胎儿卒中发生于孕 14 周至分娩期间。由于缺乏母体或胎儿的其他可检测的症状,故尚不知胎儿卒中的准确发病率;通常,本病为孕中、后期胎儿超声检查意外诊断。有时,胎儿卒中仅在新生儿期得以诊断或出现可察觉的发育迟缓时才被发现。

已有报道本病的母体、胎盘和胎儿危险因素,但 50% 以上病例未见明显原因。与胎儿卒中并发的常见母体疾病包括同种免疫血小板减少症、糖尿病、抗凝血或抗癫痫治疗和创伤。胎盘因素包括胎盘出血、胎盘早剥、血栓栓塞。凝血功能障碍是否为危险因素尚不明确,但有胎儿蛋白 C 缺乏的病例报道。

脑实质出血、大脑空洞病灶和脑室扩大为产前超声的常见表现,这些表现对各类型卒中不具特异性;然

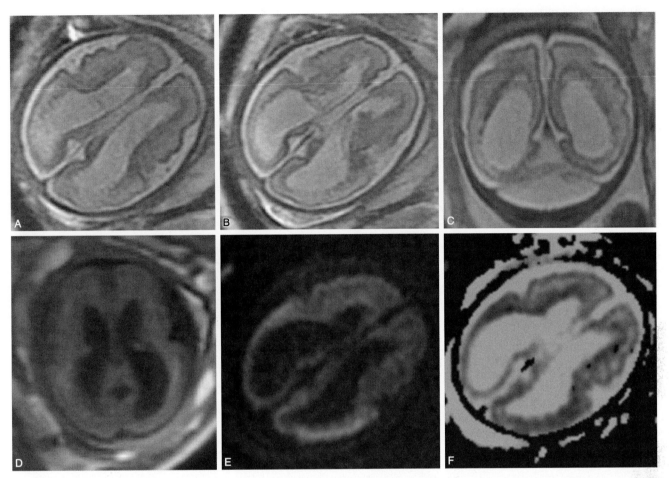

图 37-1　胎儿卒中。30 岁妇女孕 29 周时在产前常规超声发现胎儿脑室扩大后行磁共振扫描。A、B 和 C，T2 加权像显示侧脑室扩大伴脑室周围白质 T2 延长、变薄和不规则。D，T1 加权像。E，弥散加权像。F，表观弥散系数图。脑室周围弥散减少提示进行性缺血性梗死

而，损伤位置和分布（动脉或静脉）可提示潜在发病机制。超声难以探测急性损伤和小缺血病灶。

一旦产前超声检查发现异常，通常会进行胎儿磁共振成像（MRI），后者为胎儿脑损伤评估的首选影像方法（图 37-1）。据报道，出血性病变（超过 90%）较脑室穿通囊肿（占 10%）常见。动脉缺血性卒中（arterial ischemic stroke，AIS）常累及大动脉分布区，其中以大脑中动脉（middle cerebral artery，MCA）最常见。发生于孕中期的动脉缺血性损伤可引起皮层重构障碍，导致多小脑回。如果胎儿出血性卒中与早产儿和足月儿出血大体上相似，则许多胎儿出血性卒中可能为静脉性卒中。当胎儿卒中引起实质破坏时，产后影像学显示的组织反应类型有助于判断分娩意外的发生时间。脑室穿通性囊肿不伴周围星形胶质细胞反应者，损伤可能发生于孕 22~27 周之间。此后发生的卒中则可见在病理和 MRI 上发现囊性脑软化灶伴胶质增生。与新生儿和成人不同，弥散加权成像（DWI）不足以推测损伤的大致时间。

最后，虽然胎儿卒中常为亚临床性病变，但产前筛查明确的卒中通常较严重，3/4 以上病例死亡或出现神经发育不良。

围产期或新生儿卒中

围产期或新生儿卒中是指发生在孕后期和生后 1 个月内的卒中。病理生理过程复杂且常为多因素致病。最近，由于抗凝药物在本病治疗和预防中可能具有作用和应用价值，故凝血通路中促血栓形成异常引起人们特别关注。

区分缺血性卒中和缺氧缺血性损伤非常重要，即使两者可并存，但两者治疗方法和预后截然不同。

动脉缺血性卒中

围产期 AIS 导致动脉分布区局灶性缺血坏死，MCA 分布区最常见。超过半数病例病因不清。其余病例的血栓栓子可能源自颅内、外血管、心脏或胎盘。

脱水和败血症患儿中本病发病率增加,心脏病和凝血疾病病例也是如此。AIS 临床表现轻微,新生儿常表现为生后 2~3 天出现抽搐而不伴脑病。出现临床表现时,头颅超声可为假阴性,计算机断层扫描(CT)可见出血和陈旧性梗死区,也可出现假阴性结果。此外,新生儿中不鼓励采用电离辐射检查。急性 AIS 易为 MRI 所发现,表现为血管分布区 DWI 高信号和表观弥散系数(ADC)图低信号。ADC 值减低源于急性缺血性坏死及其相关病理改变(如细胞毒性水肿,细胞外空间迂回曲折增多,细胞内细胞溶质流减少和细胞内

黏度增加)。ADC 值减低可持续 3 周,在最初 4 天内最为明显。

T2 加权像上,常见灰白质分界模糊,但出现临床症状 1 小时内可能为阴性。MR 血管造影(MRA)有助于除外颅内大血管完全闭塞,但涡流或快血流常导致信号流空,提示临床状况下存在局部闭塞性血栓。使用动脉自旋标记能够获得大脑灌注情况,该技术是应用射频脉冲标记水磁化动脉血测量大脑血流,无需静脉注射对比剂(见第 28 章)。该技术对于确定 ADC 异常区域再灌注尤其有用(图 37-2)。

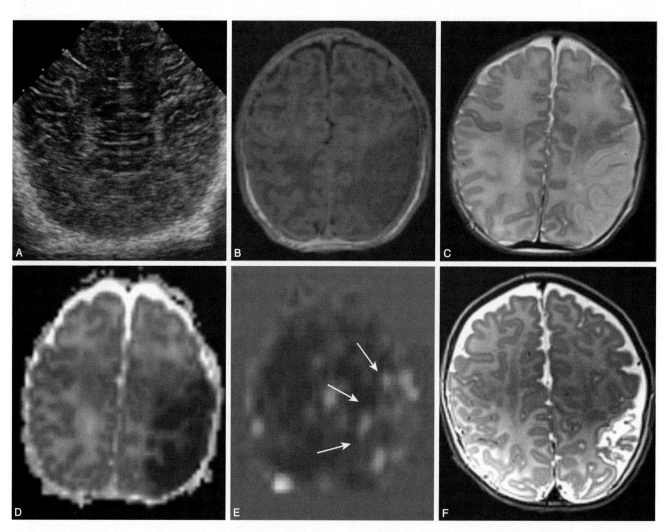

图 37-2　新生儿卒中。1 天的足月婴儿癫痫发作。A,头部超声显示脑结构正常。10 个小时后磁共振扫描显示水肿(B,T1 加权像;C,T2 加权像)和弥散减低(D,表观弥散系数图)累及左侧大脑中动脉(MVA)分布区灰白质。灌注成像显示这一区域血流量相对增加(E 箭号,动脉自旋标记)。3 个月后随访 T2 加权像(F)显示 MCA 分布梗死区内脑软化改变和体素丢失

头颅超声结合彩色和脉冲多普勒成像仍为评估 Willis 环,尤其是 MRA 出现信号丢失区域的有效技术。如果发现或确定腔内血块,床边多普勒成像可监测血管再通以及阻力指数下降所导致的继发性高灌注。

首次检查即可见内囊后肢、运动皮层或基底节受累的病例中,2/3 患儿将发生偏瘫等神经功能缺陷。

长期随访中,AIS 区可出现脑容积减少、胶质增生或囊性脑软化,这些病变取决于损伤的严重程度。

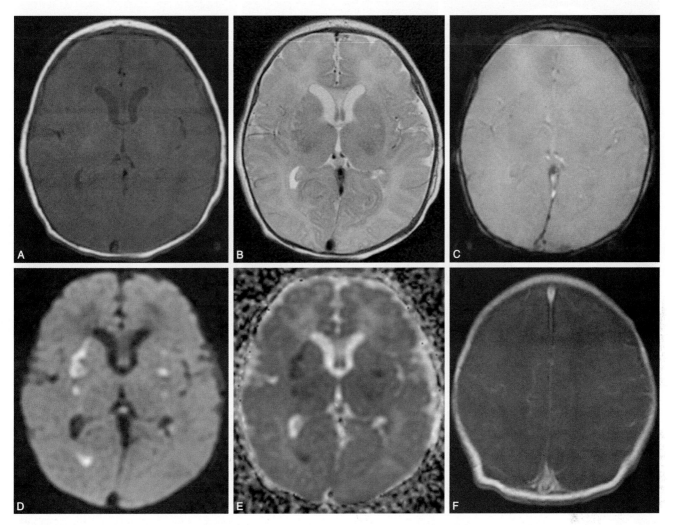

图 37-3 感染后动脉炎。5 岁女孩 B 组链球菌性脑膜炎。A，T1 加权像。B，T2 加权像。C，T2 平面梯度回聚。D，弥散加权成像。E，表观弥散系数图。F，增强后 T1 加权像。基底节和丘脑小片状 T2 异常信号和双侧局灶性弥散减低，与缺血性梗死一致。另外，右侧脑室三角区见与灰质等信号层状物，显示弥散受限，但在多平面梯度回聚成像未见明显磁敏感伪影，提示为化脓性物质。沿着皮层表面可见微小的、散乱的软脑膜强化

　　AIS 也可因细菌性脑膜炎出现血管壁炎性浸润，导致穿过感染区的动脉或静脉刺激性栓塞形成，引起局部坏死（图 37-3）。

静脉性卒中

　　静脉性卒中与静脉分布区血管源性水肿、出血和静脉性梗死有关。静脉或静脉窦短暂的机械性或血栓性闭塞可导致静脉性卒中。新生儿表现出与颅内压升高、嗜睡或癫痫有关的非特异性症状。虽然大部分新生儿静脉窦栓塞（SVT）为特发性，但危险因素也包括脱水、败血症、新生儿窒息、孕妇糖尿病和易栓性。单发 SVT 预后较好，但罕见的累及深静脉系统的病例例外。

　　CT 可显示受累静脉和静脉窦内高密度血块，深静脉系统受累则表现为脑室内出血。MRI 为确诊和判断有无脑损伤及损伤程度的最佳方法。T2* 梯度回波或磁敏感加权成像在显示栓子，即静脉系统内出现局部"开花"征象以及探测脑实质血肿中尤其有用（图 37-4 和框 37-2、框 37-3）。随访检查中，静脉卒中累及的脑实质可见萎缩或几乎完全液化，程度取决于损伤程度和持续时间。

　　床边超声可显示血凝块回声，也可用于监测血凝块发展。超声还可用于其他并发症的筛查（如脑室内血块导致的脑积水）。

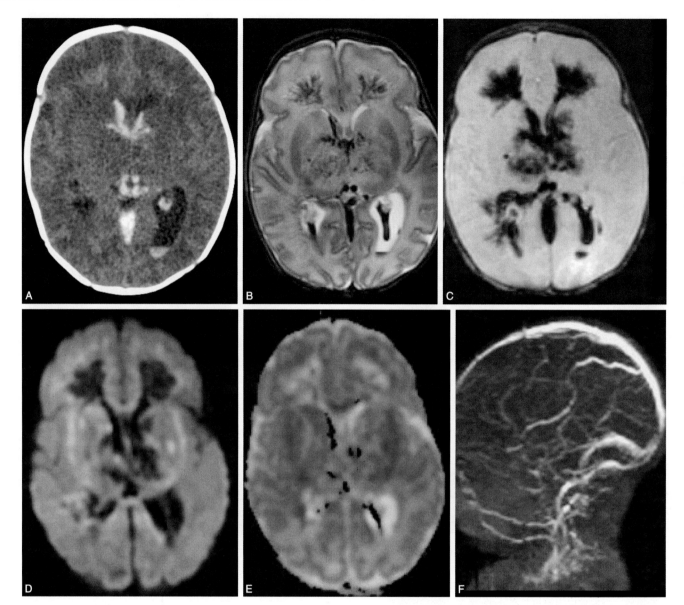

图 37-4 11 天新生儿抽搐 24 小时。轴位 CT 扫描(A)。T2 加权磁共振成像(B),磁敏感序列(C),弥散加权成像(D)和表观弥散系数(E),2 维时间飞跃 MR 静脉成像(F),CT 显示高密度血凝块累及深部静脉系统伴大面积脑水肿。MR 成像伴 MRV 确认深部静脉系统没有强化,与血栓延伸至髓周静脉一致。深部灰质核团和白质内大范围的水肿,以及双侧丘脑和脑室内出血。DWI 上,脑水肿表现为弥散下降和升高,与细胞毒性水肿和血管源性水肿一致。凝血因子 V Leiden 突变导致高凝状态

框 37-2 脑梗死:CT 表现	
超急性期梗死(小于 12 小时)	**4~7 天**
正常(50%~60%)	脑回增强
高密度动脉(25%~50%)	占位效应和水肿持续存在
急性期(12~24 小时)	**1~8 周**
基底节低密度	对比增强持续存在
灰白质分界消失(岛叶带征、皮髓质白质边缘阻塞)	占位效应缓解
脑沟变浅	可能出现短暂性钙化(小儿卒中)
1~3 天	**数月到数年**
占位效应增加	脑软化改变,体素丢失
楔形低密度区累计灰质和白质	钙化罕见
可能出现出血性转化(基底节和皮层是常见部位)	

数据来自 Osborn AG. *Diagnostic neuroradiology:a text atlas*. St Louis:Mosby-Year Book;1994.

框 37-3　脑梗死：MRI 表现
立即
正常流空消失
血管内对比增强
ADC 值减低
灌注改变
小于 12 小时
T1 加权像解剖发生变化
脑沟变浅
脑回水肿
灰白质分界消失
12～24 小时
T2 加权像出现高信号
梗死周围脑膜强化
占位效应
1～3 天
血管内及脑膜强化减低
早期脑实质对比增强
T1 和 T2 加权像见明亮的异常信号
出血性转化变得明显
4～7 天
脑实质明显强化
25% 出现出血
占位效应和水肿开始减退
血管内和脑膜强化消失
1～8 周
对比增强持续存在
占位效应缓解
有时可见 T2 加权像异常信号减少（雾化效应）
出血性改变演化为慢性
数月到数年
受累血管分布区脑软化改变，体素丢失
出血性残渣（含铁血红素/铁）

　　数据来自 Osborn AG. *Diagnostic neuroradiology*：*a text atlas*. St Louis：Mosby-Year Book；1994.

儿童卒中

　　基于影像所见的儿童卒中发病率估算约为 2.4/100 000。儿童脑血管损伤可分为 AIS 或 SVT。

动脉缺血性卒中

　　超过半数 AIS 儿童病例无法确定准确的病因。在其余病例中可见各种病因，包括血栓栓塞（来自颅内、外血管）、心脏疾病（如先天性或获得性心脏病、心脏内分流术）、动脉病［动脉夹层、烟雾病、血管病变、镰状细胞疾病（SCD）动脉病、水痘后血管病和特发性局灶脑动脉病］和高凝状态（C 或 S 蛋白缺陷、抗凝血酶 III 和凝血因子 V Leiden 突变）。

　　SCD 作为儿童卒中常见的危险因素，可增加卒中风险约 200～400 倍。僵硬的镰刀形红细胞导致血管闭塞。另外，附着管壁损伤内膜和中膜导致血管纤维化和狭窄。MCA 近端或颈内动脉远端分支为最常见的受累血管。约 5%～8% SCD 患者出现症状性脑血管疾病，约 20% 病例也可发展为无临床症状的卒中。

　　影像上，急性梗死常并发脑萎缩和慢性脑改变。MRA 常表现为累及前循环的动脉不规则狭窄以及软脑膜侧枝血管形成，常长期存在。CT 血管造影（CTA）的应用因碘对比剂易引起镰状细胞高危并发症。如必须使用碘对比剂，应采用低渗对比剂，同时输液和水化以降低并发症风险。应常规进行两年一次的经颅多普勒成像，当狭窄动脉的平均血流速度异常升高（大于 200cm/s）时，必须输血以防止卒中。镰状细胞贫血症患儿出现癫痫或运动或感觉障碍时，常需进行脑 MRI 检查。

　　在西方国家，烟雾病约占 6% AIS 病例。烟雾病为一种导致颅内动脉狭窄的血管进行性病变，好发于颈内动脉末端（图 37-5）。烟雾病可见于神经纤维瘤病 I 型、放射性血管炎、Down 综合征和 SCD；如病因不明，则称其为"烟雾病"。豆纹动脉和丘脑穿支动脉侧枝形成在血管造影出现典型的"烟雾"状改变。MRI T2 加权像可见颈动脉远端分支正常流空消失，并出现发育异常的不规则大侧支血管。液体衰减反转恢复图像常显示血流减少的远端血管信号增多。MRA 也能观察颈动脉狭窄，但流速慢和湍流会高估其严重性。增强 MRA，尤其是 CTA 可提高准确性。DWI 显示急性缺血坏死区，而灌注成像和动脉自旋标记成像能显示脑血流延迟的周边区域。

　　动脉夹层可自发形成，也可源于外伤。动脉夹层导致壁内血栓形成，血栓可进一步增大并栓塞远端，或导致血管阻塞。常见部位包括动脉相对固定和可移动段的交界处，以及颅内动脉之间的交界处；颈内动脉床突上段常受累。从主动脉弓到海绵窦的 T1 加权脂肪抑制序列显示同心形高信号，此时血管壁内侧高铁血红蛋白处于亚急性期。如夹层为新发病变，应仔细观察图像以除外等信号的同心形管壁增厚。如因流动伪影而使 MRA 质量不佳，则需进行 CTA 检查（图 37-6）。血管造影表现为节段性突然狭窄伴内膜片形成，外观呈串珠状或假性动脉瘤形成。

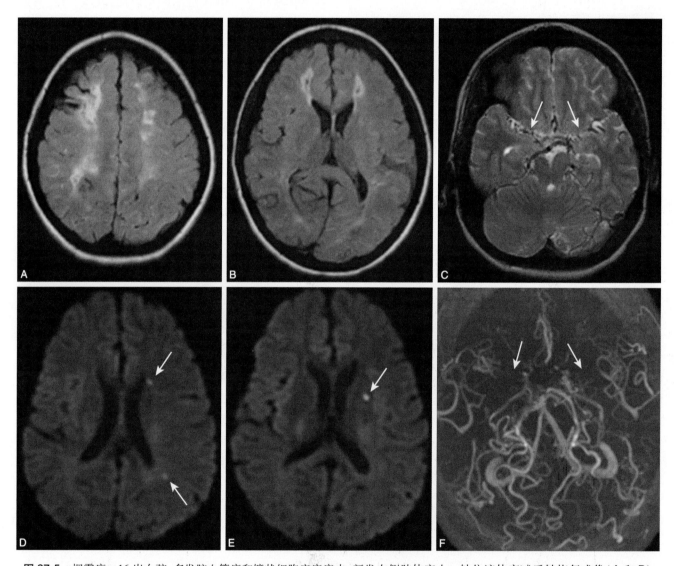

图 37-5 烟雾病。16 岁女孩,多发脑血管病和镰状细胞疾病病史,新发右侧肢体麻木。轴位液体衰减反转恢复成像(A 和 B)显示分水岭区多发小陈旧梗死灶伴周围胶质增生。轴位 T2 加权像(C)显示脑外血管突出(箭号),提示侧支循环。弥散加权成像(D 和 E)显示微小的局灶性弥散减低(箭号),符合小的急性缺血卒中。磁共振血管成像(F)显示颈内动脉床突上段和大脑中动脉缺乏流动相关的强化信号(箭号)

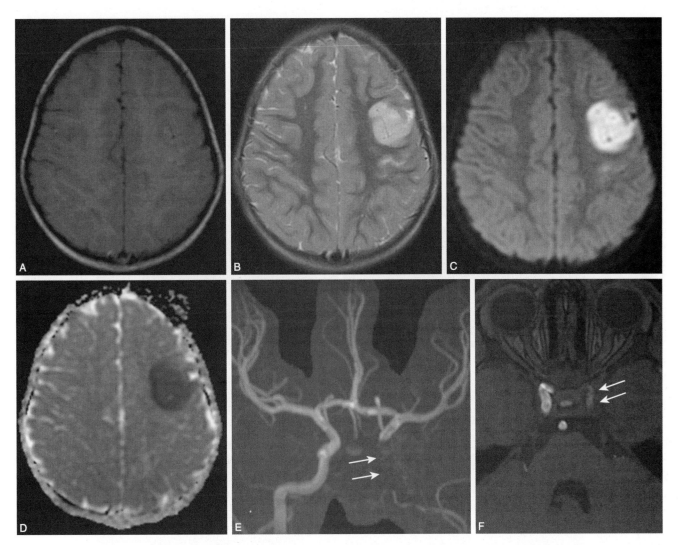

图 37-6 颈动脉夹层。3 岁女孩,颈部钝器伤后右上肢无力和右面部流口水。磁共振扫描显示左侧额叶皮层和皮层下水肿（A,T1 加权像；B,T2 加权像）伴弥散下降(C,弥散加权成像；D,表观弥散系数图)符合缺血性梗死。最大信号强度投影磁共振血管成像(MRA)显示左侧颈内动脉流动缺失(E 箭号)。MRA 原始图(F)显示左侧颈内动脉海绵窦段内不规则的、微小的流动信号(箭号)

线粒体疾病常累及多个系统,但卒中样发作表现为突发局部神经功能障碍,在临床上与 AIS 相似,两者不能区别。线粒体病变区在 MRI 上并不依血管分布而出现,ADC 值多正常至升高,与典型 AIS 病例中 ADC 值降低相反(见第 33 章)。

偏头痛患儿出现短暂神经系统症状也可与卒中相似。成人中有先兆的偏头痛与卒中危险性增加相关,也有青少年偏头痛梗死的病例报告。目前认为,两者间关系在于偏头痛发作期间脑动脉功能出现障碍(图37-7)。

静脉性卒中

儿童中,SVT 是静脉性卒中的主要原因。脱水,合并中耳炎和鼻窦炎是年长儿童最主要的危险因素。较少见的已知原因还包括血栓形成性疾病、外伤或药物。如皮层表浅静脉受累,SVT 则导致局灶性大脑水肿,预后较好。SVT 在 CT 上呈高密度,常规 MRI 各序列上呈不同强度信号。也可采用磁敏感加权成像、DWI、MR 静脉成像和增强后容积 T1 像进行检查。DWI 有助于确定是否为血管源性水肿还是缺血性坏死。增强后容积 T1 像可直观显示静脉系统充盈缺损,并再次评估 MR 静脉成像中信号减低区。经磁敏感序列确定血凝块为诊断 SVT 的最有力证据。如 MRI 诊断模糊,则以接触辐射为代价的 CT 静脉成像可更清晰地显示静脉系统(图 37-8)。

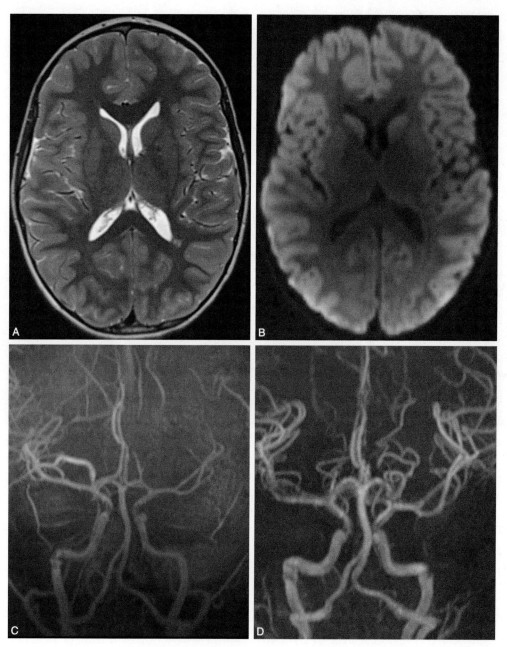

图 37-7　血管痉挛。7 岁男孩出现头痛、共济失调和混乱。T2 加权像（A）和弥散加权像（B）未见异常。磁共振血管成像（C）显示颅内血管分布不对称，左侧大脑中动脉分支较对侧少。21 小时后随访 MRA（D）显示左侧大脑中动脉 M3 和 M4 段明显改善

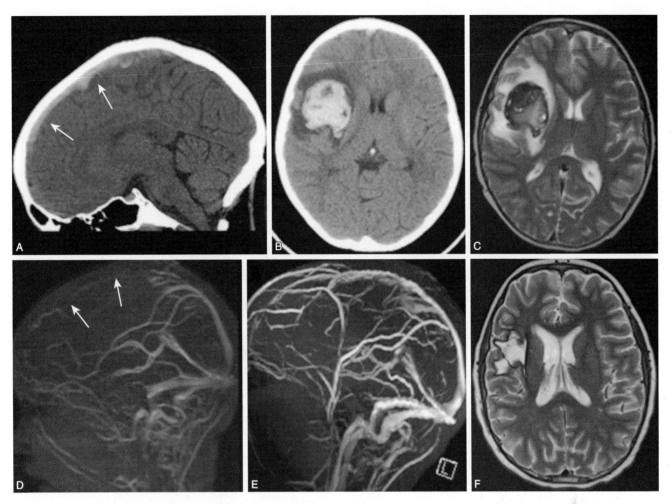

图 37-8 出血性静脉性梗死。11 岁男孩有急性淋巴细胞性白血病诱导后状态,出现恶心、呕吐、左上肢无力和左面部无力。CT 扫描矢状位(A)显示上矢状窦内高密度物质符合血凝块(箭号)。轴位 CT 像(B)和 T2 加权磁共振成像(C)显示右侧额叶大面积的脑实质内出血,符合出血性静脉性梗死,伴有占位效应导致右侧脑室移位,中线向左移位。周围见水肿。MR 静脉成像(D)显示上矢状窦缺乏相关的流动强化(箭号)。1 年后随访扫描显示明显的上矢状窦(E)。T2 加权像见以前出血性静脉梗死区域的脑软化改变(F)

总结

卒中是一种已被明确可发生于婴儿和儿童中的疾病,为儿童致死和致残的重要原因。尽管影像学发展很快,但本病诊断仍然面临挑战,因为本病常未被怀疑,而影像检查多于亚急性期至慢性期才得以实施。另外,卒中儿童通常病因复杂,这与成人形成鲜明的对比,后者大部分为动脉粥样硬化血管疾病所致。许多情况下治疗方法仍存争议,因为不了解病因和卒中复发的进一步危险。提高对不同类型和病因儿科卒中的警觉性对于早期诊断、治疗和在高风险儿童中预防非常必要。儿童卒中也是需要临床进行大量研究的领域,以帮助了解多种复杂病例生理学和预后,以便对每种类型卒中制定出最佳治疗策略。

推荐阅读

Jackson BF, Porcher FK, Zapton DT, et al. Cerebral sinovenous thrombosis in children: diagnosis and treatment. *Pediatr Emerg Care*. 2011;27(9): 874-880.

Mackay MT, Wiznitzer M, Benedict SL, et al. Arterial ischemic stroke risk factors: the International Pediatric Stroke Study, International Pediatric Stroke Study Group. *Ann Neurol*. 2011;69(1):130-140.

Rodrigues K, Grant PE. Diffusion-weighted imaging in neonates. *Neuroimaging Clin N Am*. 2011;21(1):127-151.

参考文献

Full references for this chapter can be found on www.expertconsult.com.

第 38 章

儿童癫痫的神经影像学

ELKA MILLER and ELYSA WIDJAJA

癫痫是一种常见的小儿神经系统疾病。在北美，癫痫年总发病率约为每50/10万。小于5岁儿童和老人发病率最高。与成人相比，儿童发生癫痫的风险度更高。非典型、特发型和局限型癫痫以及癫痫综合征均需要磁共振（MRI）检查。约30%的小儿癫痫为药物难治性癫痫。在难治性癫痫患儿中，神经影像对引起癫痫的致痫灶十分关键，尤其是需进行手术治疗的患儿。与神经影像检出致痫灶的患儿相比，未见致痫灶的患儿（MRI表现正常者）癫痫手术预后较差。致痫灶包括皮层发育畸形（MCDs）、生长性肿瘤、缺氧缺血性损伤、既往存在的脑血管疾病、神经皮肤综合征和Rasmussen脑炎。13%~20%的病例中可同时出现多种病变，如MCD、海马硬化和生长性肿瘤。儿童难治性癫痫中，影像检查的另一个重要作用为术前定位重要皮层和纤维束（见第27章）。

癫痫的MRI检查规程应该包括容积T1加权序列、T2加权序列、液体衰减反转恢复（fluid attenuated inversion recovery，FLAIR）、质子密度序列，反转恢复序列应覆盖全脑或至少包括两个垂直层。1~1.5mm层厚的容积梯度回波T1加权序列采集可提供良好的灰白质对比，有助于更好地显示解剖。该序列可重建为任意垂直或非垂直平面图像而无需增加扫描时间，并可用于功能数据的解剖匹配、放置电极的立体定位和神经导航。针对颞叶癫痫患儿应进行垂直于海马长轴的冠状面扫描。增强扫描无助于病灶的检出，但发现病变时有助于了解病变特征。如果没有发现致痫灶，应进一步进行专门的高分辨MRI、图像后处理或其他成像技术，包括弥散张量成像、磁共振波谱和发作间正电子发射成像（PET）或发作/发作间期单光子发射计算机断层摄影（single photon emission computed tomography，SPECT）等功能成像和脑磁图，有助于发现病灶或致痫灶。

皮层发育畸形

皮层发育畸形（malformations of cortical develop-ment，MCDs）为抗药性癫痫最主要的病因，尤其是局灶性皮层发育不良（focal cortical dysplasia，FCD）、半侧巨脑畸形和结节性硬化症。其他MCDs，如无脑回、灰质异位、多小脑回和脑裂畸形，也与癫痫有关。

局灶性皮层发育不良

概述 FCD是一种本身即为致痫灶的MCD，为儿童难治性癫痫最常见的原因之一，约占手术病例的39%。癫痫的发病机制尚不清楚，可能包括发育不良神经元（而非气球细胞）的异常放电、大量神经元异常同步化伴突触环路功能障碍，以及抑制性内在神经元构建异常。FCD的分类众多。最近，国际抗癫痫联盟提出了一种统一的分类（表38-1）。

表 38-1 局灶性皮层发育不良的组织学分类

类型	表现
FCD I 型（单纯型）	I a 型：FCD伴异常放射状皮质分层
	I b 型：FCD伴异常切线状皮质分层
	I c 型：FCD伴异常放射状和切线状分层
FCD II 型（单纯型）	II a 型：皮质分层不良和异型性神经元不伴有气球细胞
	II b 型：皮质分层不良和异型性神经元伴有气球细胞
FCD III 型（伴有主要病变）	伴有病变
	III a 型：海马硬化
	III b 型：癫痫相关肿瘤
	III c 型：血管畸形
	III d 型：其他病变

FCD，局灶性皮层发育不良

From Blumcke I, Thom M, Aronica E, et al. The clinicopathologic spectrum of focal cortical dysplasias: a consensus classification proposed by an ad hoc Task Force of the ILAE Diagnostic Methods Commission. Epilepsia. 2011;52(1):158-174.

影像学 FCD可见于大脑半球中任意部位的皮层，大小不一，从一个脑回到一个脑叶。FCD的MRI特点包括，皮层增厚、皮髓质分界模糊、皮层和皮层下白质T2和FLAIR信号升高、皮层T1高信号和脑沟回异常。Taylor 型 FCD 或 FCD Ⅱ B 型更易累及颞叶以外的皮层,更多见尖端指向脑室的三角形 T2 和 FLAIR 高信号病灶。非 Taylor 型 FCD（FCD Ⅰ 型和轻度 MCDs）则更多位于颞叶,表现为白质发育不全或萎缩和信号轻度增高。FCD,尤其是非 Taylor 型 FCD,可并发海马硬化。FCD 的 MRI 表现可随着脑成熟度而改变。婴儿期 FCD 患儿 MRI 队列研究表明,早期表现可正常,而影像随访可见白质内 T2 高信号灶、皮层 T1 高信号灶和皮层/皮层下白质交界处模糊。白质内的高信号可能因髓鞘化异常所致,病因既可能为基础疾病,也可为癫痫所致。因此,即使难治性部分型癫痫或婴儿痉挛患儿新生儿期或婴儿期 MRI 表现看

似正常,也建议随访复查（图 38-1）。与 FCD 患儿脑白质 T2/FLAIR 高信号形成对比的是,新生儿和婴儿中发育不良皮层附近白质可表现为 T2 低信号和 T1 高信号,被认为是反复癫痫发作引起的白质早期髓鞘化所致。

治疗 手术切除 FCD 后高达 50%～70% 的 FCD 患儿的癫痫症状可得到良好控制或不再发作。该结果优于海马硬化和低级别肿瘤患儿的手术效果。不同亚型 FCD 患儿的手术效果不一。一些研究者报道,Taylor 型 FCD 患者的手术结果更好;而另一些作者则报道,其他亚型 FCD（包括 FCD Ⅰ 型和轻度 MCD）手术结果较好。不同 FCD 亚型患儿治疗效果出现差异的

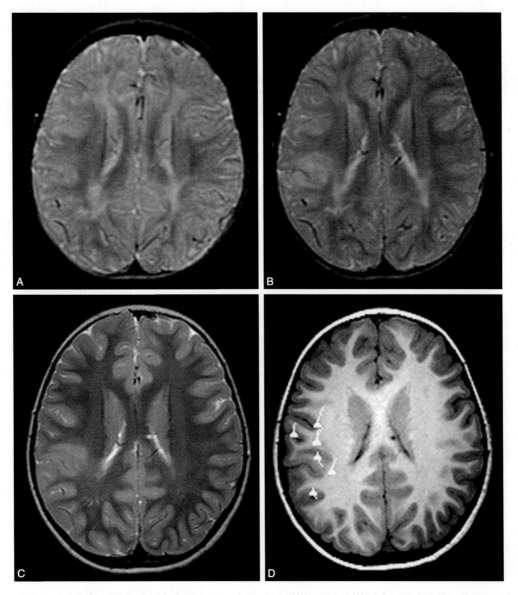

图 38-1   5 岁女孩,局灶性皮层发育不良。12 个月时（A）轴位 T2 加权像没有显示出病灶。然而,19 个月（B）和 5 岁（C）时,轴位 T2 加权像显示皮层和皮层下白质异常信号,相关的灰白质分界模糊。D,脑磁图叠加轴位 T1 像显示偶极代表着致痫区,位于病灶及病灶轴位。手术切除病变后,致痫区确认为局灶性皮层发育不良 Ⅱ B 型

部分原因可能与颞叶癫痫中 FCD Ⅰ 型和轻度 MCD 较多见有关。

半侧巨脑综合征

概述　半侧巨脑畸形是一种一侧大脑半球较对侧增大的 MCD,可为散发,也可见于各种综合征,包括 Proteus 综合征、表皮痣综合征、Ito 黑色素过少症、线状皮脂腺痣综合征、神经纤维瘤病 Ⅰ 型和结节性硬化。散发型被认为是 FCD 大脑半球变异型。在组织学上,约 50% 的病例内可见 FCD 相似表现,即皮层脑回异常、分层不良、灰白质分界模糊、灰白质内巨大神经元和气球细胞。最常见的临床表现为早发难治性癫痫;其他临床表现还包括偏瘫、偏盲和智力低下。

影像学　受累半球大于对侧。皮层发育不良且增厚,脑回宽大、脑沟变浅。患侧侧脑室增大。不同年龄患儿患侧白质信号改变不同。新生儿和婴儿白质常表现为高 T1 和低 T2 信号,提示早期髓鞘化,而年长儿童白质则表现为与囊变和钙化有关的低 T1 信号和高 T2 信号。随着癫痫反复发作或癫痫持续状态,增大的半球以后可能萎缩。

治疗和随访　药物不能控制的严重难治性癫痫可能需要行早期功能性大脑半球切除术或大脑半球切开术。

结节性硬化症

概述和影像学　结节性硬化复合畸形为一种染色体显性遗传的神经皮肤综合征,以多系统受累为特征,包括脑、眼睛、心脏、肾脏、皮肤和肺。80%~90% 患儿出现癫痫,25%~30% 患儿为难治性癫痫。药物难治性癫痫患儿常存在多个皮层/皮层下结节,表现为脑回

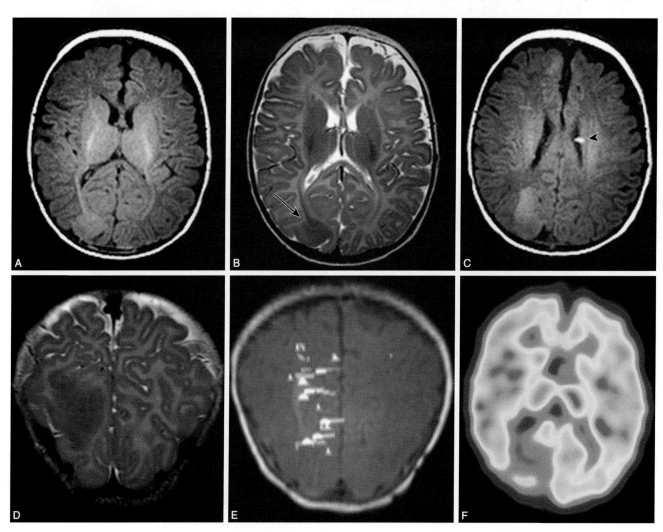

图 38-3　3 个月婴儿,结节性硬化症和右枕叶难治性癫痫。轴位 T1 加权像(**A 和 C**)、轴位 T2 加权像(**B**)和冠状位 T2 加权像(**D**)显示右侧额叶和枕叶(箭号)多发皮层/皮层下结节,表现为 T1 高信号和 T2 低信号。也可见一些室管膜下结节(箭头)。**E**,脑磁图叠加冠状位 T1 像显示右侧枕叶偶极束。**F**,氟脱氧葡萄糖正电子发射断层扫描研究显示较右侧枕叶结节范围更大的代谢减低

宽大、皮层增厚和皮层与皮层下白质信号异常。皮层/皮层下结节偶见钙化和囊样退变。结合结构和功能影像，如氟脱氧葡萄糖（FDG）-PET、发作/发作间期 SPECT 和脑磁图，可确定致痫结节（图 38-3）。小脑结节也可发生，在大脑多发结节患儿中更常见。室管膜下结节常钙化。结节性硬化复合畸形的另一个特点是室管膜下巨细胞星形细胞瘤，常出现在 Monro 氏孔附近。

Sturge-Weber 综合征

概述和影像学　Sturge-Weber 综合征或脑三叉神经血管瘤病，为一种以三叉神经分布区面部毛细血管畸形或"葡萄酒痣"、患侧软脑膜血管瘤和眼脉络膜血管瘤为特征的斑痣性错构瘤病。癫痫常为生后第 1 年内的首发神经系统表现。早发癫痫的患儿与癫痫发生较晚者相比，更易出现偏瘫、持续癫痫状态和发育迟缓。影像表现包括软脑膜血管瘤、脉络丛扩大、脑实质萎缩、颅骨改变和钙化（图 38-4）。软脑膜血管瘤和脉络丛增生见于病程早期，而萎缩和钙化常为晚期表现。对比增强 MRI 是探测软脑膜强化和双侧大脑半球微小病变、代偿性静脉引流、三角区脉络丛增大以及小脑和眼部病变最敏感的方法。

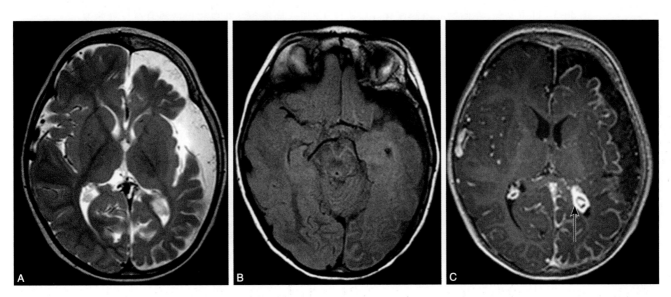

图 38-4　15 个月男孩，Sturge-Weber 综合征。轴位 T2 加权像（**A**）和轴位液体衰减反转恢复（FLARI）成像显示左侧大脑半球体素丢失伴蛛网膜下腔增宽，左侧脑沟 FLAIR 高信号。**C**，轴位 T1 加权增强图像显示左侧大脑半球软脑膜强化，以及左侧脑室三角区脉络丛增大（箭号）

治疗　药物治疗是控制癫痫的首选治疗方法。手术切除或大脑半球切除术也可用于药物不能控制的癫痫。

颞叶内侧硬化

概述和影像学　颞叶内侧硬化在儿童中的发生率低于成人。海马硬化病因尚不可知，但现在认为与热性惊厥有关。海马硬化的特征为海马神经元缺失和胶质增生。MRI 特点包括海马萎缩和 T2 和 FLAIR 信号增高（图 38-5），其他表现包括海马头部交错接合消失、患侧乳头体和穹窿萎缩、患侧颞角扩大、颞叶容积减少以及海马和侧副沟间的并行白质萎缩。FDG-PET 功能影像常显示比海马形态异常范围更大的低代谢活动，能够确定 MRI 显示结构正常的颞叶内侧代谢异常。

治疗和随访　药物难治性癫痫患儿中，70%～90% 经手术治疗可很好地控制癫痫发作。

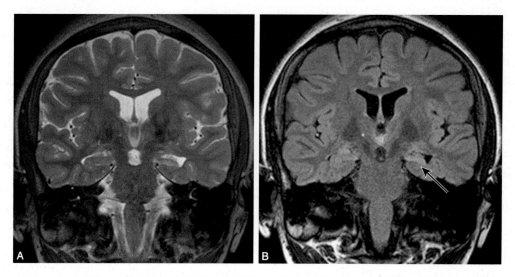

图 38-5　11 岁女孩,左侧颞叶内侧硬化。冠状位 T2 加权成像(A)和冠状位液体衰减反转恢复(FLAIR)成像(B)显示左侧海马 T2 和 FLAIR 高信号伴体素丢失(箭头)

癫痫相关生长性肿瘤

癫痫相关肿瘤可能占癫痫术后依据病理标本做出诊断的 2/3。这些肿瘤起源并发生于皮层,临床表现为癫痫发作。癫痫相关肿瘤常表现为良性生物学行为和低增殖指数。仅小部分肿瘤可发生恶变。这些肿瘤包括神经节细胞胶质瘤、神经节细胞瘤、硬化性婴儿神经节胶质细胞瘤、胚胎发育不良性神经上皮肿瘤(dysembryoplastic neuroepithelial tumors,DNETs)、多形性黄色星形细胞瘤和低级别星形细胞瘤。FCD 可同时并存。

神经节细胞胶质瘤

神经节细胞胶质瘤最常见的临床表现为癫痫,通常为复杂性、部分发作性和药物难治性。该肿瘤在儿童中较成人大,大部分位于颞中回(50%)或颞横回(29%)。神经节细胞胶质瘤是由神经胶质和神经元组成,43%为实性肿块,5%为囊性以及 52%为混合性。因为病变位于皮层,故可能导致相邻骨骼结构变化。大部分神经节胶质细胞瘤 CT 表现为低密度,也可见等密度(15%)、高密度(15%)或混合密度(32%)肿块,30%~50%可见钙化。在 MRI 中,肿瘤实性部分在 T1 加权像中较皮层为低信号或等信号,T2 加权像为高信号(图 38-6)。60%病例可见结节状、环状或实性强化。神经节细胞瘤为一种不含胶质成分的变异型神经节细胞胶质瘤,多累及年长儿和青少年。在 MRI 上,神经节细胞瘤可能表现为 T1 低信号、T2 高信号和强化。

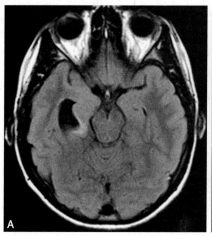
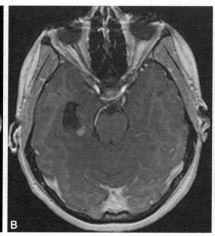
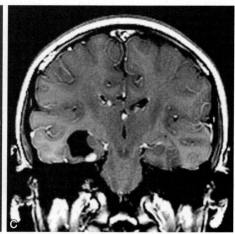

图 38-6　16 岁女孩,神经节细胞胶质瘤。轴位液体衰减反转恢复成像(A)和轴位(B)、冠状位(C)T1 加权增强后成像显示右侧颞叶内侧囊性肿瘤伴壁结节强化

胚胎发育不良性神经上皮肿瘤

DNET 为一种病理良性的幕上皮质肿瘤,好发于颞叶(占病例的 62% ~ 86%)。DNETs 也常累及额叶。病变边缘清晰(50%),也可能稍模糊。肿瘤可伴有脑回宽大、脑沟扁平、脑室变形和覆盖颅骨变形。在 CT 上,DNET 往往表现为伴有囊性改变的低密度病灶。据报道,20% ~ 36% 的病例可见钙化。在 MRI 上,DNET 表现为 T1 低信号、T2 高信号,常伴有囊变和"泡沫"样改变,FLAIR 序列可见薄层高信号环(图 38-7)。约 1/3 病例出现结节状、斑片状或环形强化。30% 病例中肿瘤可延伸至脑室。出血罕见报道。

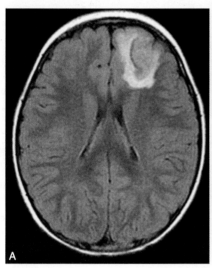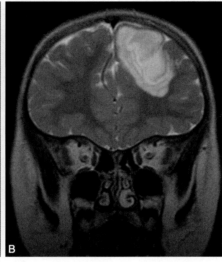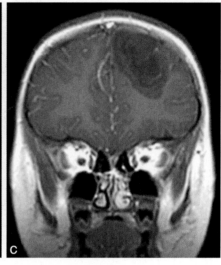

图 38-7 4 岁男孩,胚胎发育不良性神经外胚层肿瘤。轴位液体衰减反转恢复成像(A)和冠状位 T2 加权成像(B)、冠状位(C) T1 加权增强后成像显示右侧额叶累及皮层和白质边界清楚的肿瘤。肿瘤伸向左侧脑室的额角边缘。肿瘤有环形 FLAIR 高信号,没有强化

多形性黄色星形细胞瘤

多形性黄色星形细胞瘤(pleomorphic xanthoastrocytoma,PXA)为一种罕见的发生于儿童和青少年的局限性星形细胞胶质瘤。最多见于颞叶(49%),其次为顶叶、额叶和枕叶。在影像上,PXA 表现为紧邻大脑半球皮层的巨大囊实性肿物。CT 表现为以低密度为主伴结节样强化的混杂密度肿物。在 MRI 上,肿瘤囊性部分与脑脊液信号相等,实性部分呈 T1W 低到等信号,T2W 高信号;实性结节部分和邻近脑膜可见强化("脑膜尾征")。PXA 可伴发 FCD。

治疗和随访 与其他类型的癫痫相关肿瘤相比,神经节细胞胶质瘤术后癫痫控制效果最佳。DNETs 控制癫痫的效果不如神经节细胞胶质瘤,可能与长期癫痫、肿瘤切除不完整、DNET 切缘外出现 FCD 有关。PXA 患者预后通常较好,但可复发,且 20% 病例可出现恶性变。

下丘脑错构瘤

概述和影像学 下丘脑错构瘤也就是众所周知的灰结节错构瘤,是一种先天性下丘脑畸形,可无症状,也可表现为性早熟或痴笑性癫痫。下丘脑内错构瘤侵入第三脑室则早发癫痫;而下丘脑旁错构瘤不侵入第三脑室者,常表现为中枢性性早熟。MRI 表现为灰结节肿块,T1W 信号较灰质低,T2W 信号等于或高于灰质,FLAIR 为高信号。无强化,无钙化。在 MRI 上要仔细观察下丘脑区域,因为错构瘤可能很微小且无蒂。

治疗和随访 一线治疗为包括激素和抗癫痫的药物治疗。如错构瘤变成药物难治性病变,则应考虑手术切除或放射治疗。

Rasmussen 脑炎

概述和影像学 Rasmussen 脑炎是一种罕见的、慢性渐进性脑炎,其特征为严重难治性癫痫和单侧脑萎缩。临床表现为既往健康的儿童突然出现癫痫,包括部分性癫痫和部分性癫痫持续状态。随着疾病的进展,出现偏身轻瘫或偏瘫和认知倒退。本病可能具有自身免疫性基础病。组织学表现包括慢性脑炎伴淋巴细胞浸润和血管周围白细胞套状聚集;在疾病后期,可见非特异性表现,如萎缩和胶质增生伴少量炎性细胞浸润。急性期 MRI 表现可完全正常或表现为皮层肿

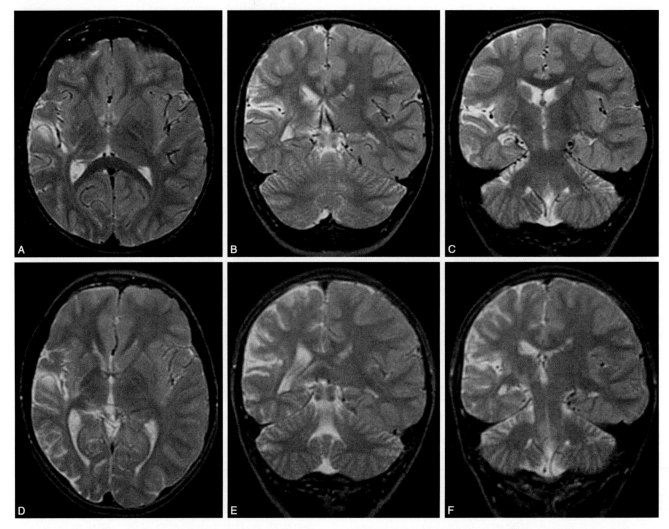

图 38-10 5 岁男孩,Rasmussen 脑炎伴癫痫持续状态。A、B 和 C,轴位和冠状位 T2 加权像显示右侧颞叶和外侧裂轻度体素丢失。D、E 和 F,3 年后,轴位和冠状位 T2 加权像显示右侧外侧裂、颞叶和顶叶进行性体素丢失伴右侧脑室填空性扩张

胀且呈现 T1W 低信号,T2W 和 FLAIR 高信号,无强化。随着疾病进展,MRI 还可见白质和皮层容积减少和进行性信号异常(图 38-10)。Rasmussen 脑炎是单侧为主的疾病,额叶和颞叶最常受累。

治疗和预后 治疗方案包括药物治疗,如静脉内注射免疫球蛋白、血浆置换或免疫抑制药物治疗。然而,常需进行功能性大脑半球切除术或大脑半球切开术来控制癫痫,阻止认知障碍进一步发展和癫痫向对侧大脑半球传播。

海绵状血管瘤

概述和影像学 儿童中,癫痫是海绵状血管瘤最常见的症状。海绵状血管瘤常发生于幕上(80%),大小不一。在 MRI 上,海绵状血管瘤表现为 T1W 和 T2W 高低混杂信号,周围可见含铁血红素环,后者在 T2* 梯度回波成像中显示最佳。CT 上常可见钙化。

治疗 出现难治性癫痫的海绵状血管应手术切除。术前癫痫时间越长,术后持续出现癫痫的可能性越大。

脑膜血管瘤病

概述和影像学 脑膜血管瘤病为一种以累及皮层和软脑膜的血管增殖为特征的罕见疾病。病变可为散发,也可与神经纤维瘤病 II 型伴发。散发者常为单发病灶,表现为难治性癫痫。与神经纤维瘤病 II 型伴发者则常为多发。在 CT 上,病变呈低密度,可见钙化。在 MRI 上,皮层可出现钙化所致的 T1W 和 T2W 低信号,皮层下白质可见 T2 高信号。静脉注射对比剂后可出现强化(图 38-11)。脑膜血管瘤病与其他疾病(如肿瘤、FCD 和动静脉畸形)相似。治疗方法为手术切除。然而,与肿瘤或海马硬化患儿相比,脑膜血管瘤病术后癫痫控制效果较差。

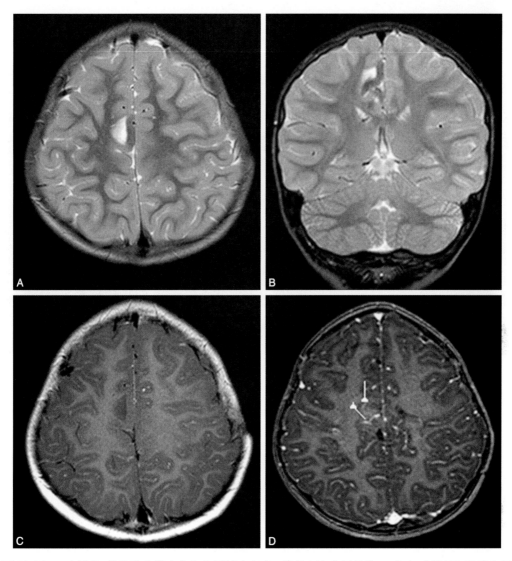

图 38-11 5 岁男孩,伴脑膜血管瘤病和右侧额叶癫痫。轴位(A)和冠状位 T2 加权成像(B)显示右侧额叶内侧病变皮层 T2 低信号和皮层下白质 T2 高信号。C,轴位 T1 加权增强后图像显示病变没有强化。D,脑磁图叠加轴位 T1 加权增强后成像显示病灶周围偶极

结论

　　神经影像学在识别导致癫痫的解剖病变方面发挥着重要作用,并且能在术前辅助定位优势半球和白质纤维束。对于 MRI 阴性的癫痫患儿,功能影像学(PET、SPECT和脑磁图)有助于定位致痫带,也能辅助探测微小病灶。

临床医生须知

- 是否存在病灶,病灶是什么?
- 病变程度如何?如局灶性还是弥漫性,单侧大脑半球还是双侧大脑半球受累?
- 病灶位于哪里?是否接近优势脑区?
- 是否存在两种病理。如颞叶出现低级别肿瘤或 FCD,是否并存海马硬化?

关键点

　　大约 30% 的癫痫患者药物治疗无效,其中一些患者需要手术来控制癫痫。神经影像识别病灶是非常重要的,病灶的识别影响手术的预后。

　　许多各种不同的脑异常能够导致癫痫。儿童中,难治性局灶性癫痫的两个常见原因是 MCDs 和发育性肿瘤。与成人难治性局灶性癫痫相比,儿童中海马硬化少见。

　　大约 15% 的患者发生两种病变。

　　仔细观察 MRI 图像对于识别微小病变(如FCD)是必须的。MRI 应当结合临床信息来观察,包括癫痫发作的症状和脑电图表现。

　　MRI 阴性的癫痫患者,功能影像学发作期PET、发作期/发作间期 SPECT 和脑磁图有助于定位致痫区。

推荐阅读

Colombo N, Salamon N, Raybaud C, et al. Imaging of malformations of cortical development. *Epileptic Disord.* 2009;11(3):194-205.

Duncan JS. Epilepsy and imaging. *Brain.* 1997;120:339-377.

Rastogi S, Lee C, Salamon N. Neuroimaging in pediatric epilepsy: a multimodality approach. *Radiographics.* 2008;28(4):1079-1095.

Knowlton RC. Multimodality imaging in partial epilepsies. *Curr Opin Neurol.* 2004;17:165-172.

Widjaja E, Raybaud C. Advances in neuroimaging in patients with epilepsy. *Neurosurg Focus.* 2008;25(3):E3.

参考文献

Full references for this chapter can be found on www.expertconsult.com.

第 39 章

创伤

ANDRE D. FURTADO, AJAYA R. PANDE, and VERA R. SPERLING

发病率和病因

头部外伤和由此导致的创伤性脑损伤(traumatic brain injury,TBI)是儿童致残和致死的最常见原因。50%年龄为 1~14 岁儿童死亡是由于头部外伤,或合并其他器官损伤所致。美国每年约有 475 000 名婴儿、儿童和小于 14 岁的青少年发生 TBI,其中半数患者年龄小于 5 岁。小于四岁的婴幼儿与 15~19 岁青少年为儿童 TBI 的两个高发年龄组。相同年龄组中,男孩比女孩高发(2∶1)。约 30% 的 TBI 病例为机动车事故,尤其是机动车冲撞行人所致。

小于 2 岁婴儿头部外伤最常因摔倒、砸伤、坠落和非意外创伤(NAT)所致,其中约 80% 的头部外伤致死病例为 NAT 引起。颅骨骨折、硬膜下血肿、脑水肿和脑挫裂伤为 2 岁内婴儿的常见脑损伤。3~14 岁儿童头部外伤最常见的病因包括跌落、体育活动、越野车和机动车事故(儿童可能是乘客、行人或骑自行车)以及遭受攻击,骨折和脑挫裂伤为该年龄组最常见的脑损伤。年龄较大的青少年(大于 14 岁)中,机动车事故相关的弥漫性轴索损伤(DAI)则较多见。

与头盆不称、超重胎儿、非典型表现和使用产钳或真空吸引分娩等有关的出生损伤已在第 23 章讨论了。

儿童头部外伤影像学

计算机断层扫描(CT)

通常情况下,对于确诊或者疑诊头颅外伤的患儿而言,CT 为首选的影像学方法,以显示有危及生命的潜在状况,而需要立即手术治疗。CT 应用广泛,操作简单,可迅速进行检查。CT 还可允许使用所有生命支持和监测设备。多排螺旋 CT 扫描时间短,可很快获得多方向和 3D 图像,这些优点提高了 CT 显示头部外伤并发症的敏感性,尤其是颅底和颞骨骨折。CT 血管造影(CTA)可用于评估外伤性血管损伤,且较磁共振血管成像(MRA)具有扫描速度快,无流动伪影的优势。

CT 的局限性主要在于,未成熟脑中对比度低和硬化线伪影,前者造成对婴儿脑水肿的敏感度减低,而后者可能会掩盖部分与颅骨相邻的少量脑外积液或微小皮层挫伤,尤见于后颅窝和颅底。虽然 CT 扫描技术的进步提高了检出 TBI 的敏感度,但在评价脑实质损伤的程度和范围方面仍不如 MRI。尽管如此,急性期的 CT 图像所见仍为 TBI 患者分级和评估预后的标准(Marshall 分类和 Mass 等人随后的修正)。

在小儿头皮挫伤病例中,CT 被滥用。最近,Pearce 等人发现,CT 扫描时,儿童头部遭受辐射可增加多年后脑肿瘤的发生风险。此后,人们逐渐关注儿童大脑接受过量辐射的现象。临床指南为轻度脑损伤[格拉斯哥昏迷评分(GCS)13~15 分]患儿进行头颅 CT 扫描规定了适应证,如新奥尔良标准、加拿大脑 CT 规程和儿童急诊护理应用研究网指南,使得 CT 检查发现需要神经外科干预的脑损伤的敏感性增高。美国放射学院也发表了头部损伤的影像学检查适应证,其中针对 2 岁以下婴幼儿设立了专门章节,因对其临床评估和标准不如年长儿可靠。

适应性统计迭代重建是一种可减少图像噪声、提高图像质量和改善低对比显示力的重建方法。在不降低图像锐利度,噪音和伪影情况下,提高了低剂量扫描下的诊断能力。

磁共振成像(MRI)

由于应用更局限和扫描时间长,MRI 通常作为脑损伤评估的二线方法。在脑损伤的亚急性期或慢性期内,当 CT 表现与患者临床症状不符、患者出现意想不到的神经症状恶化或治疗效果不理想时常需进行 MRI 扫描。MRI 的优点在于可直接进行多方向成像,在检测 TBI 时具有极高灵敏度和特异度,尤其是在发现微小脑外血肿、非出血性脑挫伤、水肿、脑干损伤、后颅窝畸形和 DAI 方面作用显著。MRI 的禁忌证包括患儿体内有不兼容的血管夹、金属植入物、义眼以及绝大多数心脏起搏器。

MRI 常规序列在评估 TBI 时价值有限。液体衰减反转恢复序列(fluid attenuation inversion recovery sequence,FLAIR)在长反转时间基础上使用反转恢复脉冲抑制了脑脊液(CSF)信号,使其对脑室周围和蛛网膜下腔旁的异常信号灶较为敏感。

T2*梯度回波序列(GRE)采用成对双相梯度脉冲替代180°脉冲再聚焦,放大了磁场变化引起的磁化率。磁敏感加权成像(SWI)则采用不同磁化率出相位质子所产生的信号丢失显示病变。SWI 在探测血液产物(如脱氧血红蛋白、高铁血红蛋白和含铁血红素)方面比 GRE 更敏感。

弥散加权成像(DWI)采用双极梯度脉冲评估水质子弥散情况。水质子正常弥散表现为 MR 信号沿梯度减低。弥散受限区域 MR 信号将增高,提示因缺血/缺氧、外伤、代谢性疾病和感染引起的急性脑损伤。弥散减低表明病灶的胞核-胞浆比减低。由于是梯度回波,DWI 易受组织固有的 T2*信号影响,称为"T2 透过效应"。为了从"T2 透过效应"中分出 DWI 信号,对在不同梯度时间和振幅(b 值)下所采集的图像进行计算得到表观弥散系数(ADC),该值消除 T1 和 T2*值的影响。弥散张量成像(DTI)通过评估正常或异常组织中水分子弥散方向的差异以判定脑组织各向异性,从而获得白质纤维束方向和完整性的信息。

MRA 和 MR 静脉成像在不使用静脉对比剂而运用时间飞跃技术得以完成,并应用于疑诊血管损伤的病例中。

MR 波谱成像(MRS)用于评价中枢神经系统内分子的自然分布和数量(见第 25 章),包含多种技术方法。最常用者为单像素波谱序列,可采用短 TE 和长 TE 采集技术。所有采集方法均可敏感且无创地分析脑代谢物和细胞生物学变化。据报道,TBI 患者神经心理功能测试异常与 N-乙酰天冬氨酸(NAA)峰值下降有关。

脑 MRI 灌注即可在静脉团注对比剂时动态采集 T2/T2*图像获得,也可采用非增强技术[如动脉自旋标记(arterial spin labeling,ASL)和血氧水平依赖序列(blood-oxygen level dependent sequences,BOLDS)](见第 27 章和 28 章)获得。MRI 灌注可得到目标区域的脑血流量、脑血容量和平均通过时间。

磁化转移成像(magnetization transfer imaging,MTI)的原理为组织中大分子内的质子的 T1 弛豫与水相或水质子发生耦合。应用非共振饱和脉冲可选择性饱和大分子内的质子,这些被饱和的质子随后与自由水质子交换纵向磁化,引起所探测到的信号强度降低。磁化转移率(magnetization transfer ratio,MTR)可为组织的结构完整性提供定量指标。旋转加速度的动物模型提示,与传统 MRI 比较,定量 MTI 对发现可被组织病理学证实的损伤(如轴突肿胀)更加敏感。虽然轻度脑损伤时 MTR 降低的准确机制尚不完全清楚,但损伤程度的加重常伴有 MTR 值的减低。在 MRI 中表现正常的白质区内也可出现 MTR 异常,并为预后不良的明确指征。功能磁共振可在 TBI 患儿中显示激活区域改变,用以评估其临床预后。

其他影像学方法

脑磁图(MEG)用于探测电流沿轴突产生的电磁波。与脑电图相比,MEG 的优点在于电磁波不像电流那样容易因颅骨而出现失真(见第 28 章)。与 MRI 或脑电图相比,MEG 可在更多轻微脑外伤和脑震荡综合征患儿中发现脑功能障碍。该方法显示低频磁活性极度异常,为患儿脑损伤与症状恢复程度间的联系提供了客观依据。

单光子发射 CT 可探测脑血流异常;然而,脑血流改变并非总与影像所见的创伤性病变相关。损伤初期单光子发射 CT 显示阴性可能强烈提示临床预后良好。大病灶、多发病灶以及脑干、颞叶、顶叶和基底节区病变常提示预后较差。

正电子发射断层扫描(PET)用于测量各种物质的脑代谢产物(见第 25 章)。氟脱氧葡萄糖是用于测量葡萄糖代谢的主要物质,葡萄糖代谢与神经细胞活性相关。PET 可用于判断 DAI 患儿损伤程度和预后。PET 也有助于确定病灶的可恢复范围。PET 最大的局限性在于不能区别结构损坏和功能异常。

头部损伤的分类和机制

根据创伤的不同机制及伴发损伤,头部创伤后遗症可被分为与冲击力相关的直接损伤和与加速度/减速度和旋转相关的间接损伤。直接损伤再进一步被分为穿通性或非穿通的闭合性颅脑损伤(closed head injury,CHI)。另外,闭合性颅脑损伤可直接源于碰撞(击打),也可间接发生(对冲伤)。最常见的头颅直接损伤后遗症包括头皮血肿、颅骨骨折、骨折和颅骨向内变形直接引起的脑挫裂伤、与颅骨粗糙表面相对运动导致的脑挫裂伤、撞击部位对角线位置出现的间接(对冲伤)脑挫裂伤、脑实质挫伤和拉伸伤、脑实质损伤引起的蛛网膜下腔出血(subarachnoid hemorrhage, SAH)和撞击部位附近血管直接损伤所引起的硬膜下和硬膜外血肿。非撞击性、加速/减速损伤是平移(线性)、加速/减速和旋转与斜向加速作用于轴突、神经

元和血管的剪切力所致的损伤,包括挫伤、DAI、深部灰质损伤、脑干损伤、血管损伤引起的脑实质内和脑外血肿。对于加速/减速力来讲,轴突最脆弱,而血管耐受最强(图39-1)。

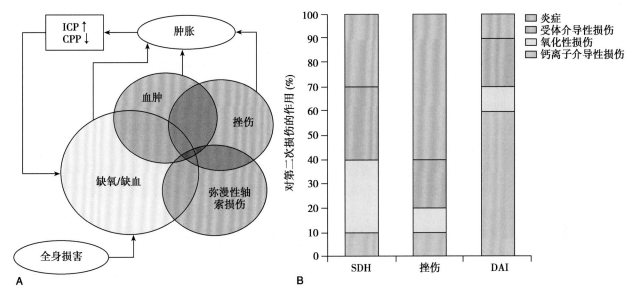

图 39-1　创伤性脑损伤的组成和病理生理机制的主要不同点。CPP,脑灌注压;DAI,弥漫性轴索损伤;ICP,颅内压;SDH,硬膜下血肿。(From Maas AIR, Stocchetti N, Bullock R. Moderate and severe traumatic brain injury in adults. Lancet Neurol 2008;7: 728-741.)

根据 GCS,头部损伤分为轻度(GCS 13～15 分)、中度(GCS 9～12 分)和重度(GCS 3～8 分)。绝大部分头部外伤是轻度损伤;儿童轻度头部损伤的死亡风险接近 0%。儿童中度头部损伤的发生率与成人相仿,但死亡率较低。儿童重度头部损伤发生率低于成人,且死亡率也明显降低。小于 2 岁的婴儿是例外,其重度头部损伤的死亡率较高。该年龄组死亡率高部分源于 NAT 的发生。

头皮血肿

头皮挫伤往往造成皮下水肿。如果挫伤非常严重形成血肿,则出现皮下血肿。头皮血肿常自行消失且无并发症,但婴儿帽状腱膜下血肿为例外,后者具有因血容量不足而致命的危险。在评估患儿头皮挫伤时,挫伤位置、大小和患儿年龄为重要因素,大面积头皮血肿(尤其是发生于 12 个月以下婴儿顶、颞区的血肿)伴有颅骨骨折和颅脑损伤的风险增大。

颅骨骨折

儿童颅骨骨折时出现颅内损伤的可能性会显著增加。然而,无颅骨骨折并不能排除颅内损伤且对预后也无显著影响。年幼儿颅骨较成人薄,但柔韧性好。

故儿童颅骨骨折和不伴骨折的颅内创伤发病率均较高,尤其是在 6 个月到 2 岁的儿童中。顶骨和枕骨最常受累,其次为额骨和颞骨。跌落和机动车事故是儿童颅骨骨折的最常见原因。

婴儿骨折可能为线性、凹陷性、分离性、混合性(放射状的或"蛋壳样")、"乒乓样"(弯曲的)或贯穿性。该年龄组中,骨折常因患儿从保姆怀里跌落或物体撞击头部所致。骨折往往经过薄弱点,并向颅缝、软骨联合、颅孔或颅内管腔延伸。随着颅骨更加成熟,可能会出现粉碎性骨折。

颅骨线性骨折在各个年龄组均最常见,其次为凹陷性或粉碎性骨折和颅底骨折。线性骨折易愈合且无并发症。硬脑膜撕裂的复合骨折可并发软脑膜和蛛网膜疝,形成软脑膜囊肿。脑脊液搏动导致骨折周围颅骨逐渐侵蚀,称为"生长性骨折",表现为颅骨内边缘塌陷的扇形或线样溶骨性病变(见第 23 章),可见下方出现脑挫裂伤。

凹陷性骨折为粉碎性骨折,是指断骨向内凹陷至少达到颅骨厚度。凹陷性骨折常因头部钝伤所致,可导致颅内压(ICP)增高,硬膜外血肿和实质挫伤或撕裂伤。凹陷性骨折通常需手术治疗,以预防并发症和外貌受损。因外科治疗时存在致命性出血的潜在危

险,故骨折累及硬膜窦时常采用保守治疗。出现头皮撕裂时凹陷性骨折常被归为复合骨折;当出现骨折下方硬膜撕裂时则归为穿透骨折,此时,脑与外环境间出现潜在交通;骨折与鼻旁窦、中耳或颅内乳突气房相通时,也被认为是复合骨折。颅内积气提示复合骨折。复合骨折最严重的并发症为脑脊液漏和感染。感染增加的危险因素包括骨折内出现可视污染物(头发、皮肤、脂肪或骨),脑膜撕裂和创伤后延误治疗超过 8 小时。颅骨抬举骨折是一种罕见的复合骨折,是指骨折片跷起向外上方移位超过颅骨外侧。

分离性骨折累及颅缝。虽然新生儿和婴儿分离性骨折常累及人字缝,但任何年龄均可发生累及任何颅缝的分离性骨折。正常颅缝增宽超过 2mm,或者即使未超过 2mm,但颅缝不对称,均应该高度怀疑分离性骨折。颅缝重叠提示分离性骨折。

骨折累及颅底时,血管或脑神经损伤的风险加大。颅底骨折常累及颞骨,造成中耳和乳突气房出血。根据骨折与颞骨长轴的关系将颞骨骨折分为纵向、横向或混合性骨折。该分类有助于确定并发症的发生风险。纵向骨折占大多数(70%~90%),可伴面神经损伤、砧镫分离和颅内积气。横向骨折较少见,但出现永久性面神经和前庭蜗神经损伤、耳蜗受损、面瘫、感觉神经性失聪、外淋巴瘘的风险较大。颞骨骨折累及岩尖或颈动脉管时,则出现颈动脉夹层、闭塞、假性动脉瘤和(或)颈静脉损伤的风险增大。

研究指出,常规颅骨 X 线平片发现线性或凹陷性骨折的敏感性可达 94%~99%。对怀疑 NAT 的病例进行颅骨 X 线照相,应成为骨骼损伤筛查的一部分。标准 CT 扫描平面与线性骨折线平行时,其敏感性较低。对于诊断困难的病例,常对图像进行 3D CT 重建。CT 在检测凹陷性和颅底骨折,面骨、鼻窦和眼眶骨折方面敏感性较高。在儿童中,颅骨骨折常需 6~8 周愈合,但也可在影像持续存在 1 年左右。

脑外和脑室内出血

硬膜外血肿

婴儿硬膜外血肿较少见,硬膜外血肿发生率随年龄增长缓慢增加,成年时达到峰值。儿童硬膜外血肿与成人病因不同。幼儿静脉性硬膜外血肿比动脉性常见。硬脑膜静脉窦撕裂是静脉性硬膜外血肿的常见原因,通常为横窦或乙状窦、或导静脉、或板障静脉撕裂。静脉性硬膜外血肿常见于后颅窝和枕部,源于乙状窦和横窦撕裂;发生于中颅窝者则源于蝶顶窦或脑膜中静脉损伤;发生于矢状窦旁者源于上矢状窦撕裂。年长儿和青少年中,动脉性血肿较常见。儿童脑膜中动脉血管沟相对较浅,且硬脑膜与颅骨粘连较紧。颅骨损伤向内变形使硬脑膜与颅骨内板分离,损伤脑膜动脉,血肿蓄积聚于颞叶或顶叶凸面(图 39-4)。儿童骨折伴有硬膜外血肿的发生率较成人略少(83% vs 93%)。

儿童硬膜外血肿的典型临床表现包括受伤时意识丧失和伤后 24 小时内出现短暂清醒。以下因素可导致硬膜外血肿患儿预后不良:无及时清醒、存在其他颅内损伤、延误诊断以及出现指征时延误手术治疗。

硬膜外血肿因骨膜附着而不跨越颅缝,但可跨越大脑镰和小脑幕。后颅窝硬膜外血肿可延伸至幕上,而硬膜下血肿则仅限于单个空间内。此外,额骨旁硬膜外血肿可跨过中线抵达上矢状窦,而硬膜下血肿仅沿大脑镰延伸。以上特点在鉴别硬膜外和硬膜下血肿时较双凸透镜形或豆状外形更可靠,因为病变形状常不典型。静脉性硬膜外血肿常为凹面状,尤其后颅窝血肿。静脉性硬膜外血肿常较大,且因症状出现较晚而较动脉性硬膜外血肿预后更差。

在 CT 上,急性硬膜外血肿密度增加,亚急性期进展为等密度,而慢性期则见密度进一步减低且可能出现包膜强化。混合密度可能代表活动性出血、血液高凝状态、脑膜撕裂伴硬膜外腔内脑脊液和血混合、以及血凝块回缩引起血清分层。活动性出血可能在血肿内产生"漩涡"效应。如硬膜外血肿的占位效应与血肿大小不成比例,应怀疑可能存在脑实质挫裂伤引起的脑水肿。

在 MRI 上,脑外积液信号特征较 CT 表现多样,主要取决于以下几个因素:患儿红细胞压积、氧分压、pH 值、蛋白质浓度和 MR 磁场强度。脑内血肿信号随时间变化的研究主要集中于成人实质出血和硬膜下血肿。

对儿童脑外血肿信号随年龄而变化的特征还缺乏研究。硬膜外血肿和硬膜下血肿的信号演变模式相似(表 39-1)。与实质性血肿相比,由于缺乏血-脑屏障,T1 和 T2 加权像上代表含铁血黄素的低信号环在脑外血肿中很罕见。

MRI 可在鉴别微小硬膜外和硬膜下血肿方面发挥作用,硬膜外血肿在 T2WI 中可见被推压的硬膜表现为均质薄线样低或等信号影。硬膜下血肿亚急性期或慢性期的内膜也呈类似表现,但膜结构较厚且外形不规则。

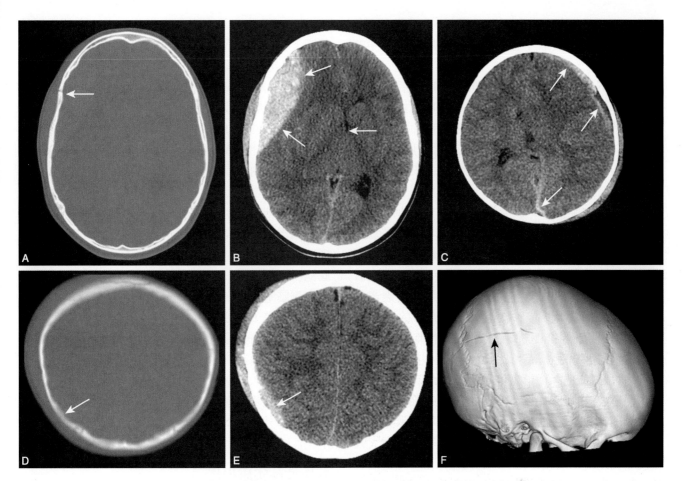

图 39-4 颅骨骨折和脑外血肿。CT 平扫显示翼点骨折(箭号)(A)和大面积急性硬膜外血肿伴中线移位(B)。C,与急性硬膜外血肿不同,左额部超急性期硬膜下血肿呈混合密度延伸至左侧枕叶(箭号)。D,与成像平面平行的骨折表现为点状低密度(箭号)。E,与 D 同一患者骨折附近见急性硬膜外血肿(箭号)。F,轴位图像显示不佳的骨折在三维容积再现图像上显示清楚(箭号)

表 39-1 1.5T 磁共振成像不同时期血液表现			
	T1	T2	梯度回波
超急性期(4~6 小时)	等信号	高信号	低信号
急性期(7~72 小时)	等信号	中央低信号,外周高信号	低信号
亚急性期早期(4~7 天)	外周高信号,中央等信号	低信号,中央少许高信号	低信号
亚急性期晚期(1~4 周)	高信号	高信号	低信号
慢性期早期(数月)	外周等信号到低信号,中央高信号	外周低信号,中央高信号	低信号
慢性期晚期(数月到数年)	低信号	低信号	低信号

硬膜下血肿

　　硬膜下血肿在婴儿中较年长儿和青少年多见。多数情况下,硬膜下血肿因剪切力导致的穿行于硬脑膜内层和蛛网膜的桥静脉拉伸和撕裂所致。80%~85% 婴儿硬膜下血肿为双侧。硬膜下血肿最常见病因包括意外伤、NAT、分流或过度分流伴颅压减低以及恶血质。2 岁以下婴儿硬膜下血肿多为虐童所致。提示 NAT 的其他表现包括出现未报告的身体其他创伤征象、创伤病史与损伤严重程度不一致、大脑纵裂硬膜下血肿、不同时期的硬膜下血肿和视网膜出血。

　　临床上,婴儿硬膜下血肿可无症状或出现呕吐、拒食、烦躁、囟门隆起和头围增大。年长儿常出现的典型表现为 ICP 升高、头痛、意识改变、全身血压升高伴心率减低、不规则呼吸、瞳孔不对称(瞳孔不等)和偏瘫。大面积硬膜下血肿时,由于失血过多可出现贫血。

硬膜下血肿常位于额叶、顶叶和颞叶。后颅窝硬膜下血肿约占总数的 10%,通常是硬脑膜窦或小脑幕撕裂所致。与硬膜外血肿相比,硬膜下血肿可跨越颅缝,但不能跨越大脑镰和小脑幕。正常大脑镰在 CT 上显示为高密度,但为薄而光滑的结构,当其外形不规则或增厚时则提示硬膜下血肿。

硬膜下血肿的 CT 影像表现取决于血肿形成时间。超急性期血肿表现为非凝固血液,与硬脑膜窦内流动的血密度相似。几小时后,急性期硬膜下血肿因血液凝结而呈高密度。高密度的急性血凝块可混有活动性出血、血凝块皱缩产生的血清或蛛网膜撕裂产生的脑脊液。1~3 周后,多数亚急性期血肿的密度减低,与脑实质呈等密度。2~3 周后,慢性期血肿的密度则变得与脑脊液相似。亚急性期和慢性期血肿难以发现,占位效应的伴随征象可提示血肿的存在,如邻近脑回受压、灰白质交界线移位、脑室受压或疝形成。如对血肿的存在有疑问,静脉注射对比剂可显示急性期不显示强化的血肿内外膜强化。如果血肿体积增大或密度增高超出预期,或密度不均匀,应考虑再出血的可能。慢性期出现液-液平面也提示再出血。3% 以上病例可见血肿包膜钙化。

MRI 较其他方法可更敏感显示硬膜下,尤其是常规 T1 和 T2 序列上与脑实质或脑脊液信号相似的血肿。质子密度和 FLAIR 序列是显示 T1/T2 加权像上与脑脊液信号相同的硬膜下血肿最敏感的序列。硬膜下血肿的 MRI 表现多种多样,主要取决于血肿的构成和形成时间。硬膜下血肿的信号演变特征与前述的硬膜外血肿相似。

硬膜下水瘤为蛛网膜撕裂导致脑脊液积聚于硬膜下间腔所致。硬膜下水瘤可于外伤后单独发生,也可伴急性出血。硬膜下水瘤常在伤后 3~5 天出现,多双侧发生(约 50% 病例)。水瘤与在 T1/T2 加权像中呈脑脊液信号的慢性期硬膜下血肿的区别在于,水瘤在所有序列中(包括 FLAIR 和质子密度序列)都与脑脊液信号一致。

蛛网膜下腔和脑室出血

外伤后脑室内出血与室管膜下静脉撕裂、脑实质减压或蛛网下腔血肿进入脑室有关,损伤最常见的部位为沿着胼胝体前部、后穹窿或透明隔的室管膜下静脉。外伤性 SAH 常源于柔脑膜血管和脑实质损伤,见

于 18%-25% 儿童闭合型颅脑损伤(CHI)病例中。蛛网膜下腔出血量常很少,且罕见持续 1 周以上。如患儿出现大量蛛网膜下腔出血且无脑实质损伤或脑外血肿,应考虑为动脉瘤或动静脉畸形在创伤前已经出血所致。蛛网膜下腔出血可在蛛网膜颗粒水平阻碍 CSF 吸收,导致交通性脑积水。

CT 是急性 SAH 和脑室内出血的首选影像方法,表现为脑沟内(图 39-5)、半球间纵裂内和小脑幕以及脑室内密度增高。外伤性 SAH 最常见部位为大脑后纵裂和小脑幕缘。虽然正常大脑镰的 CT 密度较高,但大脑沟内出现高密度物则提示 SAH。最初,SAH 出现于出血点周围。随着时间的推移,SAH 将积聚在基底池(尤其是脚间池)和侧裂池内,以后可见于大脑凸面和侧脑室枕角。

MRI 较 CT 可更敏感地显示少量 SAH,表现为 FLAIR 序列高信号。GRE 和 SWI 序列较 FLAIR 序列敏感度差,但是在这些序列中出现低信号可证实出血存在。虽然大量或反复 SAH 罕见于儿童,但沿软脑膜分布的巨噬细胞出现含铁血黄素可导致脑膜表面铁沉积。外伤性 SAH 引起的血管痉挛在儿童中非常罕见。

外伤性脑实质损伤

挫伤和裂伤

脑挫伤是指脑实质挫伤。皮层必定受累,皮层下白质受累情况不一。儿童脑挫伤发生率为成人的两倍。脑挫伤可发生于冲撞部位(冲击伤),也可发生于冲撞部位对侧(对冲伤),沿表面粗糙的颅骨前颞部和眶额部(加速/减速)分布,挤压大脑镰、小脑幕、枕骨大孔(如果形成疝)。伤后 1~2 天脑水肿开始加重,3~5 天时最重。约 50% 的脑挫伤为出血性损伤。出血发生于血管周围间隙、垂直于软脑膜表面并可能进入蛛网膜下腔。随着病情的加重,通常在伤后 2~4 天,微出血灶发展为多灶性血肿。出现脑实质局灶性血肿的患儿常预后不良。约 1 个月后,挫伤区域转变为软化灶伴脑容积变小。

CT 表现为密度减低及灰白质分界不清和脑沟消失。出血灶表现为受累皮层密度增高(见图 39-5)。受伤后最初几天,急性局灶性脑出血表现为高密度,随着血块收缩和蛋白质水解,血肿密度逐渐减低。因未成熟毛细血管增殖缺乏血-脑屏障,故受伤后 1~2 周,皮层可出现强化。

MRI 是脑实质挫伤的首选影像学检查方法。伤后

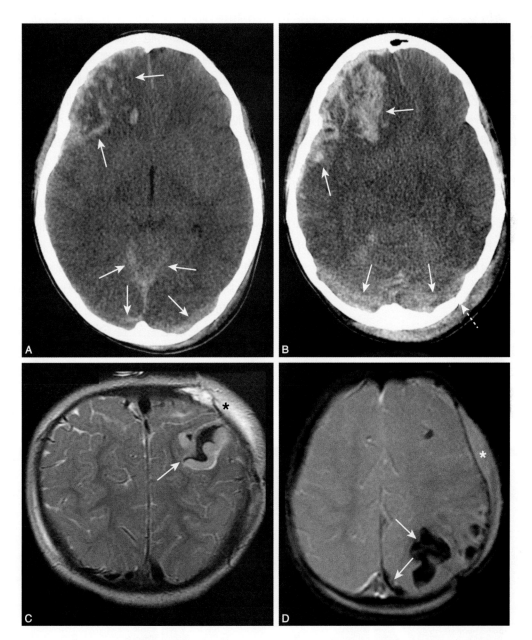

图 39-5 脑实质挫伤、蛛网膜下腔出血和裂伤。CT 平扫（A 和 B）显示右侧额叶和颞叶对冲性脑挫伤伴蛛网膜下腔出血。在枕部可见原发性的双侧急性硬膜外血肿，左枕骨骨折和大面积头皮血肿（断续箭号）。MRI-T2 加权成像（C）和磁敏感加权成像（D）显示典型的脑实质裂伤伴血肿（箭号）。注意颅骨切除后改变（星号）

1 小时内水肿不明显时,DWI 是检查脑实质挫伤及剪切伤最敏感的序列。1~2 天后,损伤区域因水肿而表现为 FLAIR 和 T2 序列高信号,微出血灶或局部融合出血灶在 T2 GRE 或 SWI 序列中表现为低信号(见图 39-6)。亚急性期血肿因存在高铁血红蛋白而在 T1 加权序列中为高信号。新生儿和婴儿由于缺乏髓鞘化白质做对比,FLAIR 序列对该组人群的脑实质挫伤不敏感。T2 加权序列在这些病例中尤有成效,表现为灰质分界不清,较正常脑组织信号增高。

脑实质裂伤是较大机械力撕裂组织所致,可从皮层延伸到白质。虽然裂伤有穿透或穿通伤特征,但也可发生于 CHI 或骨折附近。常伴不同程度出血(见图 39-5)。伤后血肿体积可迅速增加,建议伤后 24~48 小时内进行影像复查。脑实质裂伤最典型的部位为额下回和颞叶前部。裂伤也可发生于胼胝体和脑干伴 DAI。延髓脑桥交界部和大脑脚裂伤可能与过度伸展损伤有关。小脑挫伤常见于枕骨骨折,最常累及小脑半球下方和小脑扁桃。

弥漫性轴索损伤

弥漫性轴索损伤(diffuse axonal injury,DAI)是 TBI 中最具破坏性的类型之一,是造成创伤后神经和认知障碍以及植物人的最常见原因。儿童 DAI 远较以前所认为的多见,婴儿特别容易出现。脑不同部分的细胞形态、细胞浓度不同,固定程度各异。DAI 源于快速加速/减速,使轴索受到斜向和旋转力拉伸,引起轴索细胞骨架损伤,造成肿胀。随后钙流入受伤的轴突细胞引起进一步损害。

意识障碍程度常较其他原发性损伤严重。患儿可立即出现意识丧失和昏迷。临床症状通常与影像表现不相称,此时 CT 表现可为正常。高速机动车事故是 DAI 最常见原因,也可源于任何头部外伤,包括相对较轻的外伤。小于 12 个月婴儿的剪切应变损伤机制与年长儿和成人不同,婴儿脑出血发生率低,而主要的组织学异常为缺氧导致的急性脑肿胀,有时甚至死亡。后期将出现广泛脑软化和容积变小。

所有影像方法都低估了 DAI 的程度。如前所述,弥漫性脑损伤在 CT 上可不明显。据报道,急性 CHI 患儿 CT 表现异常者仅占轴突剪切伤病例的 20%~50%,主要原因为病变范围小,且最初多为非出血性病灶。DAI 的典型 CT 表现为散在低密度或高密度小于 1cm 的病灶,通常为双侧,平行于纤维轴向分布。DAI 常见于皮层下白质、额颞叶灰白质交界附近、胼胝体后部(常为后体部和压部)和脑干(中脑背外侧和脑桥上部)。轴索损伤累及胼胝体的一个重要间接征象是附近室管膜下静脉剪切导致脑室内出血(图 39-7)。随着病变加重,内外囊、基底节、丘脑、小脑和顶枕叶均可受累。严重剪切应变伤婴儿脑 CT 也可表现为弥漫性脑水肿。2~3 周后发展为脑软化和容积减小。

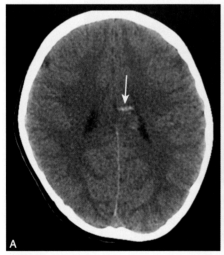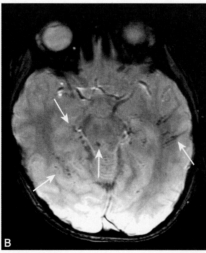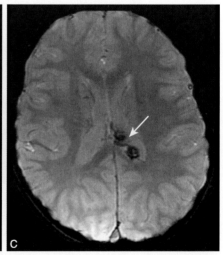

图 39-7 弥漫性轴索损伤。A,CT 平扫显示胼胝体区局灶性高密度,考虑为剪切损伤(箭号)。B 和 C,磁敏感加权成像序列显示多个敏感性低信号/花环样(箭号)符合脑实质出血(B)和脑室内出血(C)

在检测剪切应变伤时,MRI 较其他方法更加敏感。对怀疑 DAI 的患儿,应在伤后 3~7 天内进行影像检查,因为细胞坏死和水肿在此期间最严重。传统自旋回波成像序列在发现 DAI 方面较快速自旋回波序列敏感。

约 30% 轻度头部外伤和最初 CT 扫描正常的患

儿,利用磁共振 SWI 和 T2* 序列扫描可检测到 DAI。DAI 表现为多发圆形、卵圆形或椭圆形 T1 低信号,T2 和 FLARI 高信号以及 DWI 异常信号的小病灶。出血性病灶由于磁敏感效应,在 T2* 和 SWI 序列中呈低信号(见图 39-7)。最初的非出血性病灶随时间推移可转变为出血性病灶,表现出血液信号演变的典型特征;随着出血和水肿范围扩大,DWI 可显示更多病灶,表现为弥散增强或大部分情况下的弥散受限。ADC 值下降可持续较长时间,直到伤后 18 天,超过了脑缺血相关性细胞毒性水肿常见的时间范围。

TBI 患儿早期 DTI 研究证实,部分各向异性降低;这种降低表现在包括 DWI 在内其他影像检查中并不明显。DTI 的 3D 纤维追踪可显示急性轴突剪切伤,对 TBI 患儿认知和神经后遗症具有评估预后的价值。

MTI 可在更大程度上显示病灶范围。MTR 所提供的磁化转移效果定量指标可测定组织的结构完整性。在看似正常的白质内出现 MTR 异常,提示患儿预后不良。与 MTI 相比,MTR 可得到并定量测量组织的结构完整性。在动物模型中,MTR 在显示组织的轴索损伤方面较 T2 加权像更加敏感。人们已经认识到,MTI 异常和神经与认知缺陷间具有相关性。MRS 也可量化 DAI 损伤,表现为 NAA 下降、胆碱峰升高以及谷氨酸与谷氨酰胺升高。

目前,推荐使用一种基于头部外伤严重性与病变部位的 DAI 分级方法。轻度外伤导致表浅病变,创伤加重则导致深部结构受累。虽然 DAI 很少致命,但病灶数量众多者预后差。MRI 广泛异常或脑干损伤者神经功能常无明显恢复。

深部灰质损伤

深部灰质损伤通常发生于严重或致命性创伤患儿,占原发脑内损伤的 5% 以下。该类型损伤可出现于丘脑、基底节区、脑干上部和第三脑室周围区域,因剪切应变力损伤小穿支血管所致。血管损伤可导致缺血性损伤和出血性或非出血性梗死。生存患儿可见明显神经功能障碍。CT 常为正常,有时可见小点状出血灶。FLAIR 是显示非出血性深部灰质损伤的最敏感 MRI 序列,表现为点状高信号。如为出血性病灶,则其他序列表现出血液产物的特征性信号改变。

脑干损伤

虽然原发性和继发性脑干损伤在儿童中少见,但因为 CT 为儿童头部外伤的首选影像检查方法,故本病的发生率可能被低估。临床上,脑干损伤的患儿因未能达到预期的恢复水平而需要进一步 MRI 评估。

原发性损伤包括脑干挫伤、脑干剪切伤和罕见的脑桥延髓分离。继发性损伤则包括缺氧缺血性损伤和 Duret 出血。约 50% 头颅钝挫伤患儿死于继发性脑干损伤。

原发性脑干损伤可源于直接暴力,而更多源于间接暴力。该类型损伤以中脑背外侧和脑桥上部受累为特点,较少累及中脑外侧或大脑脚,中脑导水管周围区域受累罕见。累及中脑导水管周围区域的病变在 MRI 上表现为出血和缺血,与继发性剪切应力作用于脑干穿支血管有关。间接暴力所致脑干损伤可伴胼胝体和大脑深部白质 DAI。直接暴力因小脑幕游离缘嵌入也可导致中脑上部损伤,但较为罕见。过伸力导致在桥延沟腹侧发生脑干撕裂,从而引起脑桥延髓分离,该损伤多伴颅颈脱位,常为致命性损伤。

继发性脑干损伤源于机械力作用于中脑上部所致的小脑幕疝、与缺氧缺血相关的全脑损伤或与低血压相关的低灌注损伤。多种原因可导致小脑幕疝,包括全身性水肿、ICP 增高和脑内外血肿。如小脑幕疝的病因被治愈,其后遗症也有恢复的可能。脑干长期受压常导致不可逆损伤,多累及脑干中央部。缺氧相关性脑干损伤常不可逆。

继发性脑干损伤中常见中脑被盖和脑桥前部受累,表现为病变区出血、梗死和坏死。典型 Duret 血肿见于脑桥中央区,总伴有脑桥下疝,常因基底动脉脑桥内侧穿支的分支受损所致。基底动脉常被 Willis 环较紧固定,脑干向下移位时,可拉伸并最终撕裂穿支动脉。血肿也可源于缺氧损伤所致的血管壁破裂,或静脉梗死。

弥漫性脑肿胀和低灌注损伤

据报道,约 21% 儿童头部外伤患儿可发生弥漫性脑肿胀,为成人的 3.5 倍,尤其多见于婴幼儿。儿童头部外伤可见两种产生条件相似但影像表现不同的弥漫性脑水肿:血容量增加型和轴索剪切伤型。

年幼儿遭受创伤后,幼稚的血管调节系统以血管扩张和血流量增加为反应,导致脑充血状态并随后出现弥漫性脑肿胀或水肿。另外,兴奋性胺类物质释放也导致血管扩张和血流量增加,以及颅内血液重新分配,血液从软脑膜进入脑实质内血管,进一步加重了充血状态。在 CT 上,轴索剪切损伤早期影像学表现与脑水肿相似。

两种情况最初主要累及大脑,在 CT 上表现为灰白质分界不清、弥漫性密度均匀减低以及基底池和脑池消失。在 CT 上,脑实质密度减低使循环血液貌

似密度增高和"假 SAH"征象,而且,与水肿的大脑半球相比,小脑密度相对增高("白色小脑征",图 39-8)。

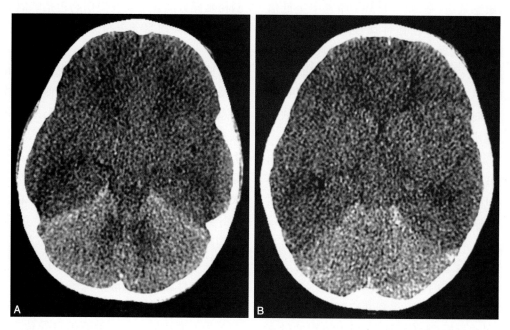

图 39-8　白小脑征。A 和 B,CT 平扫显示大脑半球脑实质密度弥漫性减低,小脑密度相对升高

DWI、MRS 和 SWI 有助于鉴别这两种情况。血流量增加和间质水肿(血管性)在 DWI 上呈现弥散增加(DWI 信号减低,ADC 信号升高);相反,急性剪切损伤为细胞毒性水肿,表现为弥散受限(DWI 信号升高,ADC 信号减低)。DTI 也显示各向异性降低,可较传统 DWI 更早提示神经元损伤。急性 DAI 患儿神经元(轴突)损伤在 MRS 中显示为 NAA 水平下降,乳酸、胆碱以及神经递质水平升高,而脑水肿早期代谢物水平接近正常。这种神经元损伤的波谱表现提示预后不良。SWI 对出血性病灶检出的敏感性较高,有助于 DAI 的评估。另外,显著轴索损伤可在随访中发现脑容积减少,而在无明显神经元损伤时,脑水肿可恢复至正常。

进行性脑水肿和 ICP 增高可致小脑幕、大脑镰和小脑扁桃体疝,随后出现血管并发症,7% 的儿科病例死亡。总的来说,这些并发症在儿童中较成人少。

创伤患儿的低灌注损伤可见于多种病因,包括严重脑水肿、低血压和休克,也可表现为弥漫性灰白质分界不清,但脑外间隙和基底池相对正常,脑室表现也相对正常。低灌注损伤患儿弥散受限,而血管源性脑水肿患儿则弥散增加。影像上区别上述三种情况具有重要临床意义,因为每种情况治疗方法有很大差异。

对于明显缺氧缺血性损伤患儿而言,"反转征"为突出的 CT 特征,表现为皮层弥漫性密度减低,丘脑、脑干和小脑密度相对增加。虽然弥漫性水肿患儿死亡率高于"反转征"患儿,但"反转征"也提示预后不良。

创伤后遗症

创伤后遗症既可在早期表现,也可为长期并发症。创伤后水肿、血管损伤和梗死多呈急性表现,而脑软化和神经认知障碍则为创伤的长期后遗症。癫痫和脑水肿可早期或延迟出现。

儿童创伤性血管损伤较成人少见。创伤性动脉断裂可导致梗死(图 39-9)。血管痉挛、血管栓塞、血肿压迫血管和低灌注也可导致梗死。颅内颈动脉夹层、颅底骨折后假性动脉瘤和颈动脉海绵窦瘘为创伤后较少见的后遗症。异物落入口腔导致口腔创伤是儿童颅外颈动脉损伤的最常见原因。

椎动脉夹层在儿童中少见。寰椎上血管上方存在骨桥,即所谓"弓形第一神经孔",使夹层易发生于 C1~C2 水平,这是一种解剖变异。

硬脑膜静脉窦损伤多见于产伤,往往伴随着骨折、硬膜下血肿或硬膜外血肿。静脉窦血栓可能与上皮层损伤及颅内出血或邻近骨折或 ICP 升高造成的压

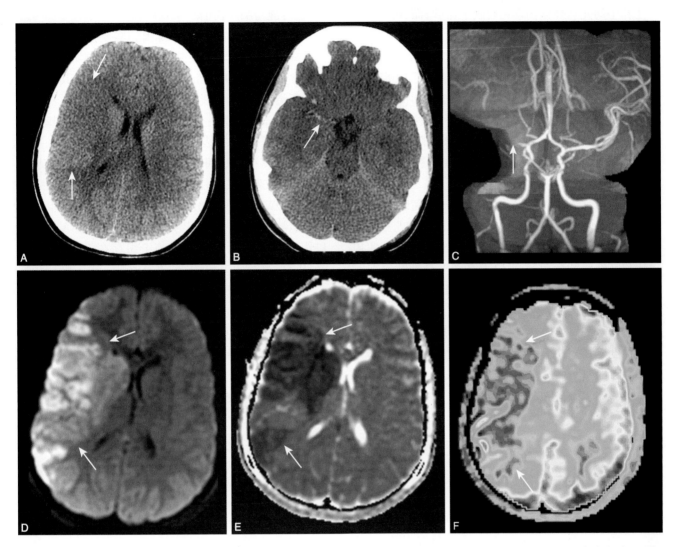

图39-9　右侧大脑中动脉断裂。A,侧脑室水平脑CT平扫显示右侧额叶灰白质分界不清(箭号)。B,Wills环和中脑水平CT平扫显示"MCA致密征"(箭号)。C,3D-TOF磁共振血管成像显示右侧MCA闭塞(箭号)。D和E,弥散受限和表观弥散系数减低(箭号)。F,动脉自旋标记物灌注成像显示右侧MCA分布区脑血流量减低

迫有关。

　　CTA用于诊断颅底骨折中可能存在的血管损伤,如撕裂伤、闭塞、夹层、假性动脉瘤或动静脉瘘。

　　创伤后颅内积气可见于脑外间隙的任何部位或脑室内,一般为自限性病变,但张力性颅内积气则可出现占位效应而必须紧急手术处理。

　　可采用CT或放射性核素脑池造影,或仅采用高分辨率CT诊断CSF漏。高分辨率长T2加权MRI也能显示CSF漏的发生部位。

　　感染为创伤后不常见的后遗症,可见于穿通性损伤,表现为脑膜炎、硬膜下或硬膜外积脓、大脑炎或颅内脓肿。

非意外创伤

　　在美国,每天超过5个孩子死于虐待和疏忽,还可能有许多病例没有报告。在NAT中,头部创伤是婴儿和儿童发病与死亡的重要原因之一。放射学表现为NAT病情检查和诊断不可分割的部分(见第144章)。婴儿和儿童头部创伤包括颅骨骨折、颅内和视网膜出血以及脑实质损伤(如挫伤、水肿、缺血和梗死)。

　　临床表现常无特异性,患儿可表现为易怒、嗜睡或抽搐而无外部明显损伤。因此影像学表现可能提供NAT诊断的第一线索。在其他外伤或出现精神状态改变的急性临床表现中,CT常为首选影像检查方法,MRI则用于进一步确定损伤程度,并寻找潜在的颅颈损伤。

　　因损伤机制最常见于NAT,故硬膜下血肿常见于本病中。旋转力作用于头部可撕裂脑外间隙桥静脉。出血进入蛛网膜下腔,也可积存于脑沟和基底池中。

婴儿和年幼儿意外创伤常见硬膜下血肿,而 NAT 中并不常见。

绝大部分急性硬膜下血肿在 CT 上呈高密度,但其表现各异,尤其因硬脑膜膜撕裂混合了 CSF 而被稀释后。可见血液分层现象。随着出血时间延长,血肿密度逐渐减低。等密度硬膜下血肿与蛛网膜下腔间隙的鉴别依赖于后者中脑外间隙中静脉位于外周区域;而硬膜下血肿时,这些静脉则向内侧移位。

在 MRI 上,脑实质损伤的信号强度随时间而变化,且与其他临床表现相关,可为临床医生和儿童权益服务机构提供帮助。然而,应该谨慎准确判定脑实质病灶和脑外血肿形成时间。CT 高密度是判断出血时间的唯一可靠指标(图 39-10)。2 岁以下婴儿硬膜下血肿和不同年龄的硬膜下血肿应高度怀疑 NAT。视网膜出血是 NAT 的主要特征(图 39-11)。视网膜出血严重程度以及病变延伸至视网膜周边可能与 NAT 相关,也可能与脑损伤的严重程度相关。

儿童 NAT 发病和死亡常因脑实质损伤所致。创伤后缺氧缺血性损伤和脑水肿较原发性脑实质挫伤和 DAI 常见。缺氧缺血性损伤常为弥漫性,虽其确切机制尚不清楚,但极可能与低灌注有关。

影像学表现为弥漫性灰白质分界模糊但基底节区正常。严重损害表现为更大范围的脑水肿,基底节和后颅窝结构也可受累。颈动脉血管受压引起前循环绞窄,造成其灌注区缺氧,但椎动脉环相对正常。MRI 和 DWI 有助于确定缺血性损伤的完整范围,MRS 可显示神经元丢失,表现为神经元标记物 NAA 的下降和乳酸增加,提示受累区域脑组织存在无氧代谢(见图 39-11)。

当放射学表现怀疑 NAT 或与所提供的临床病史不一致时,应该使用多学科方法来诊断。在鉴别诊断时应该考虑某些代谢性疾病,如戊二酸尿症 I 型(一种常染色隐性遗传疾病),也可出现硬膜下血肿。

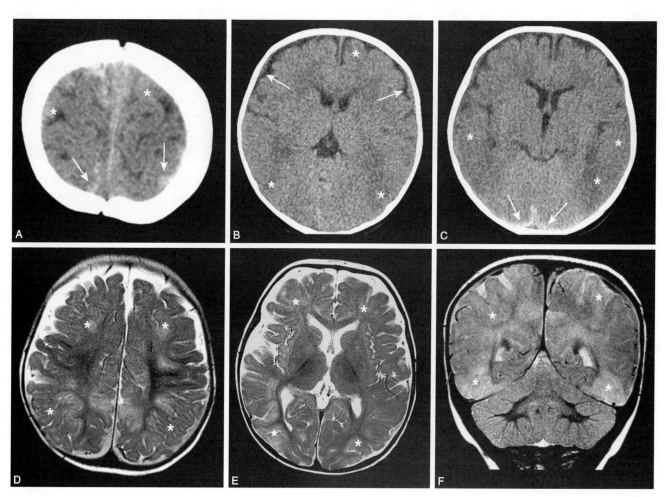

图 39-10 非意外创伤。A、B 和 C,CT 平扫显示多灶性灰白质分界不清(星号)和双侧急性和亚急性硬膜下血肿。D、E 和 F,MRI T2 加权像显示皮层和皮层下多灶性脑实质损伤的程度(星号)

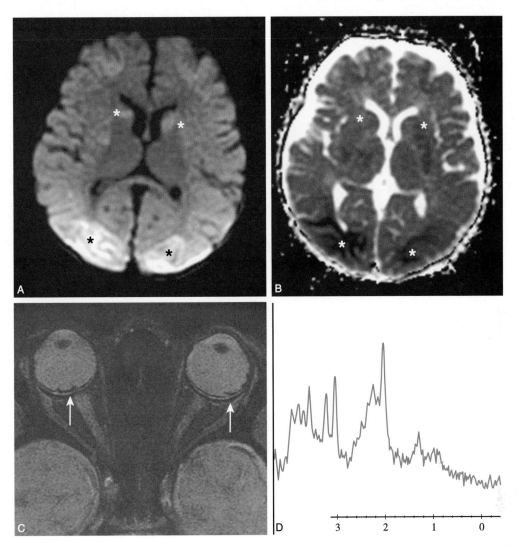

图 39-11　非意外创伤。A 和 B,磁共振弥散加权成像显示多灶性的弥散受限,双侧枕叶和尾状核头部(星号)更加明显,A 为 DWI 图,B 为 ADC 图。C,高分辨率 MRI 敏感加权成像显示双侧视网膜血肿(箭头)。D,枕叶水平的磁共振波谱显示 NAA 水平下降(2.0ppm)和乳酸与脂类(0.8~1.2ppm)以及谷氨酸/谷氨酰胺水平(2.2~2.4ppm)升高

先天性或获得性凝血功能障碍可出现颅内血肿或血管栓塞。婴儿产伤可伴有颅内血肿,常在 1 个月内吸收。严重的脑膜脑炎可出现脑外积液和实质出血。

　　警惕、熟悉放射学表现、与有关医生交流、重要的临床病史和必要时进一步影像学检查都有助于 NAT 的诊断。

预后

　　儿童较成人更易从局灶性脑损伤中恢复,严重外伤后生存率更高。然而,弥漫性脑损伤后,患儿似乎更易出现长期认知和行为功能障碍。50% 头部外伤幸存者可见不同程度学习障碍,许多患儿存在严重运动、感觉、认知和行为障碍。总体而言,6 岁以下儿童预后最差,可能因为较不成熟大脑发生剪切伤的危险度增加。最终,功能预后取决于外伤后保存了多少神经元。损伤部位和程度以及神经元重构相互联系的能力对于功能恢复是至关重要的。

总结

　　头部外伤是儿童发病和死亡的常见原因。多种创伤性头部损伤可发生于儿童,其中许多类型为儿童所特有。损伤类型主要取决于损伤机制、暴力持续时间和患儿年龄。新成像方法有助于这些患儿的评估,且可预估恢复情况。

关键点

头颅创伤及其所致的 TBI 为儿童患病和死亡最常见的原因。

总的来说,CT 为已知或怀疑头颅创伤儿童的首选检查方法。

儿童轻微头颅损伤的死亡率几乎为 0。

当患儿出现颅骨骨折,则其颅内损伤发生率明显增高。但是,无骨折并不能除外颅内损伤,且对于儿童头颅创伤无预后提示价值。

在幼儿中,静脉性硬膜外血肿较动脉性硬膜外血肿更常见。

脑挫伤指脑实质挫伤。皮层必然受累,其下方白质可见不同程度损伤。

DIA 为 TBI 最常见的毁坏性损害之一,也是创伤后神经和认知障碍的最常见原因。

弥漫性脑肿胀和低灌注性损伤在儿童中较常见,可通过 DWI、MRS 和 SWI 技术予以鉴别。

与成人相比,儿童更易从局限性脑损伤中恢复且重度损伤后生存率较高。但是,弥漫性脑损害后,儿童似乎更多见长期认知和行为功能障碍。

推荐阅读

Barkovich AJ. *Pediatric neuroradiology*. 5th ed. Philadelphia: Lippincott Williams & Wilkins; 2012.

Provenzale JM. Imaging of traumatic brain injury: a review of the recent medical literature. *AJR Am J Roentgenol*. 2010;194(1):16-19.

Tortori-Donati P, Rossi A. *Pediatric neuroradiology: brain, head, neck and spine*. New York: Springer; 2005.

参考文献

Full references for this chapter can be found on www.expertconsult.com.

第 40 章

胚胎学、解剖学和正常表现

LISA H. LOWE, PETER WINNINGHAM, and SAMI ABEDIN

胚胎学

脊髓的形成始于胚胎第三周,分为三个阶段,此时,脊索诱导其周围的外胚层分化成为神经外胚层。第一个阶段为神经胚形成,包括神经板发展为神经沟直至神经管的过程。脊索转形为椎间盘内的髓核部分。第二个阶段为管腔形成,包括尾端细胞团内囊腔

形成,并逐渐融合且融入远端神经管以构成原始脊髓的过程。第三个阶段为退化分化期,包括细胞凋亡导致原始脊髓远端退化形成胎儿脊髓圆锥中心、终丝和终室(图 40-1)。

椎体来源于体节,后者经信号分子作用而形成脊椎生骨节。相邻两个脊椎生骨节的头端和尾端部分融合构成单独的椎体,如果该过程失败则导致先天性脊椎分节异常,如椎体融合或半椎体(图 40-2)。

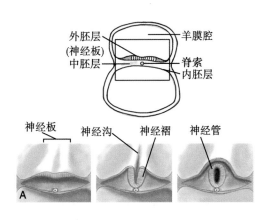

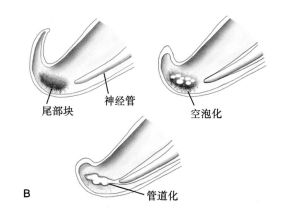

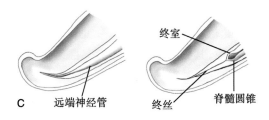

图 40-1 脊髓胚胎发育。A,神经胚形成示意图,神经板发育为神经沟,最终形成神经管。B,管腔化示意图,尾端细胞团内的小囊腔融合形成远端神经管。C,退化分化示意图,细胞程序化凋亡过程后,形成脊髓圆锥和终丝

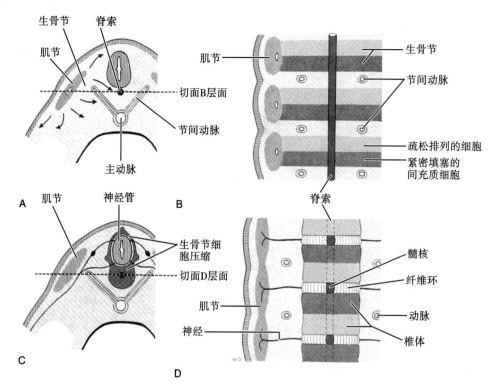

图 40-2 椎体胚胎发育。A,妊娠第4周部分横截面图显示,右侧体节的生骨节区域内间质细胞向周围散开(箭号所示)。B,同胚胎期冠状切面图解显示,脊索周围的生骨节细胞压缩聚合,后者是由头侧的疏松浓集细胞和尾侧的紧密浓集细胞所组成。C,妊娠第5周的部分横截面图显示,脊索周围生骨节细胞与神经管压缩聚合,共同构成间充质脊椎。D,冠状位图解显示,椎体由上下两个连续生骨节的头侧和尾侧半部分共同构成。节间动脉穿过椎体,脊神经则位于椎体之间。除椎间盘部分外,脊索开始退化,而椎间盘部分持久存在,并最终成为髓核

解剖学和生理学

颈段和腰段脊髓较胸段粗,从每个椎间水平发出成对的腹侧和背侧神经根,脊髓为外侧齿状韧带所固定。脊髓远端和硬膜囊多分别延伸至L2～L3椎间隙及S2水平。

绝大多数人有7个颈椎、12个胸椎和5个腰椎,同时有5个骶椎和4个尾椎,但5%的个体会出现椎体数量异常。脊椎从上至下贯穿存在着前后两个纵韧带,棘上韧带和棘间韧带以及黄韧带。

成对的节段动脉为脊髓的主要供血动脉,这些动脉直接源于主动脉胸段和腰段,而来源于椎动脉的血管则供应颈段脊髓,脊髓骶尾部则来源于外侧骶动脉的血管供血。节段动脉和根动脉向骨性脊椎以及脊神经供血。

脊髓通过前中部的脊髓前动脉以及成对的脊髓后动脉供血。脊髓前动脉起源于椎动脉硬膜下段双侧分支,并沿脊髓腹侧走行。相似的是,脊髓后动脉亦源于椎动脉硬膜下段,但沿脊髓背侧走行。根动脉分支在多个水平向脊髓供血。Adamkiewicz动脉,作为一个特殊的巨大分支,常在T9和T12水平进入椎管,并因其特征性的近端发卡弯而被认识。

正常所见

根据患儿年龄以及检查适应证,儿科脊椎检查所采用的影像方法包括平片、超声、CT和MRI。平片和CT主要用于筛查骨畸形及某些急症(例如创伤)。在新生儿期,脊髓超声和MRI检查为最常被使用的方法,脊髓超声为年龄<6个月婴儿脊髓病变非常理想的筛查手段,其具备出色的分辨率且无辐射。如需要治疗,或急诊磁共振检查或进一步影像检查被推迟时,超声可提供关于脊髓疾病的充足信息。在年长MRI则为评估幼儿和儿童脊椎的理想方法。

脊髓超声的适应证包括筛查新生儿多发先天畸形,与皮肤红斑并发的皮肤小凹,以及评估提示可能存在闭合型(隐性)脊柱裂的软组织肿块,以及发现腰穿失败原因并为再次腰穿定位。高危险度的皮肤红斑块包括位于臀肌皱褶上方(位于肛门上2.5mm)的不典型凹陷小窝(>5mm),不能清晰显示底部的凹陷小窝,以及那些多毛的皮肤红斑、血管瘤、和某些软组织

包块、皮肤肉赘或尾状物。对需要进行外科治疗的畸形以及可见脑积液流出的凹陷小窝应首先进行急诊MRI 检查。另外，MRI 有助于在超声基础上进一步发现特征性病变，于采取最适治疗措施前立刻进行检查。

脊髓圆锥通常位于第十二肋以下、腰骶交界部以上水平。在某些病例中，需要从颈椎水平向下计数。如还不能确定脊髓圆锥位置，应考虑进行超声随访。极少数情况下，立即确定脊髓圆锥位置对患儿治疗至关重要，在这些病例中，可在脊髓圆锥水平放置一个标记物（通过超声确定），而后拍摄全脊柱平片以进一步确定标签位置。

脊髓超声需要操作者了解脊髓正常解剖和与疾病相似的变异，这些知识有助于避免不必要的 MRI 检查。脊髓逐渐变细形成脊髓圆锥，马尾神经根在呈现低回声的脑脊液环境中易被辨认（图 40-3）。脊髓和神经根常随心动周期而出现搏动，这种搏动可被电影和 M 型超声所显示。但是，这种运动在新生儿中非常凌乱。正常终丝呈高回声线样结构从脊髓圆锥中发出，延伸至终囊远端，在超声中表现为均匀高回声，终丝全长宽度为 1~1.5mm。正常脊髓圆锥应高于或位于 L3 中板水平。最近的一些报道指出，在超声上仅发现脊髓圆锥低至 L3 椎体中间水平为正常表现，且这些婴儿的发育正常。如圆锥尖端低于 L3 椎体中间水平则为异常。有时，超声和有标记的平片确定脊髓圆锥位置仍较困难，则需进行 MRI 检查以进一步明确。

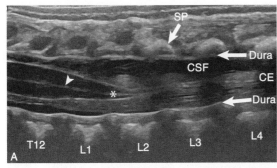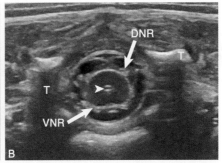

图 40-3 多发先天性畸形患儿，男，1 天。脊柱正常超声图像，脊柱长轴（A）和横轴（B）上显示，正常解剖，注意硬膜，中央回声混杂区（箭头），以及脊髓圆锥（星号）。其他标记的结构包括：椎体（T12-L4）；SP，棘突；CE，马尾；CSF，脑脊液；T，横突；VNR，腹侧神经根；DNR，背侧神经根

需要引起注意的正常变异包括终室、终丝囊肿、终丝增粗、假性窦道、马尾假性包块以及尾椎形态异常。终室最常见于 5 岁以下儿童，偶见于成人，为永久存留的正常胎儿终室，以脊髓中央管旁的含液小囊为特点，该囊可一直延伸至脊髓圆锥内（图 40-4）。终室必须与瘘管相鉴别，后者常较大且不断生长。

终丝囊肿为位于脊髓圆锥下马尾内中线的、液性低回声的边缘清晰的梭形小囊，该囊来源不明（图 40-5）。约 11.8% 婴儿可经超声发现该变异，但绝大多数不能被 MRI 显示。由于缺乏病理学报道，目前认为该变异可能是一种结构性假囊。当在超声发现孤立病变时，一般无临床意义。

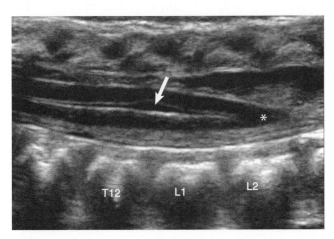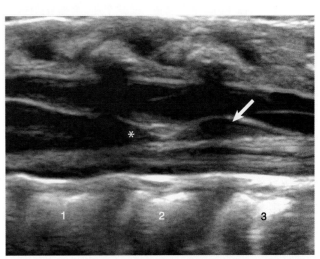

图 40-4 终室。女，3 个月，骶尾深凹陷。长轴超声显示，脊髓圆锥（星号）以上水平，腰髓中央管远端局限性扩张（箭号）

图 40-5 终丝囊肿。男，6 岁。臀沟不对称。长轴超声显示，脊髓圆锥（星号）以下水平出现一个位于中线的梭形低回声"囊肿"（箭号）

由于正常终丝常较马尾神经粗,故可导致混淆。通过其正常横径(1~1.5mm)以及位于中线的解剖位置可辨认正常终丝。终丝异常增粗时必须与终丝神经脂肪变性和终丝脂肪瘤相鉴别,当超声中出现局部高回声或终丝横径>2mm时,应怀疑为后者(图40-7)。终丝纤维脂肪变性可单独发生,也可见于终丝紧绷综合征,后者可于任何年龄出现症状,包括下肢无力、麻痹、足畸形、膀胱功能障碍、脊柱侧弯和背痛。

当婴儿仰卧位进行超声检查时,可因神经根聚拢而出现假肿瘤征象。嘱患儿俯卧位再次检查时则出现包块分散现象,提示假肿瘤征。从凹陷小窝底部一直伸向尾椎的假性窦道,或高回声纤维索条可常见于现代高质量脊髓超声,为一种正常变异(图40-8)。这些窦道未见引流或包含液体,也并未合并包块,必须将它们与真性表皮窦道相鉴别,真性表皮窦道通常可见脑脊液流出,患儿出现脑膜炎的危险度增高,可能源于皮

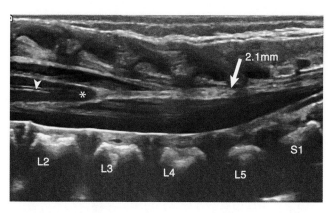

图40-7 终丝脂肪变。男,2天,VATER综合征。长轴超声显示,终丝从脊髓圆锥延伸至鞘囊远端,并呈现局部高回声和增厚征象(箭号)。终丝横径为2.1mm。还可见,正常中央回声复合体(箭头)

肤外胚层与神经外胚层分离不全。最后一种正常变异为尾椎形态或形状异常,是常见的超声表现,体检时为可触及的包块。虽然尾椎形状异常的程度和变化给人以深刻印象,但该表现常无临床意义。

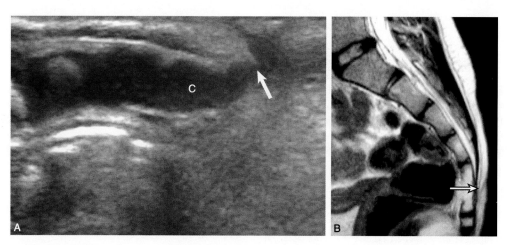

图40-8 假性窦道。女,3个月。臀部皱褶内出现深凹陷。A,长轴超声显示,正常低回声尾椎(C)以及条带样低回声假性通道(箭号)向皮肤凹陷延伸。B,6个月时,随访MRI可见,无并发症的假性窦道(箭号)

关键点

　　脊髓超声和MRI检查是儿科脊椎检查常用的影像方法。

　　影像检查需要了解正常解剖和正常变异,特别是超声可显示的解剖和变异,以避免进行不必要的其他影像检查。

　　需要记住的正常变异包括终室、终丝囊肿、终丝增粗、由于神经根聚拢和位置异常所导致的假肿瘤征象、假性窦道和尾椎畸形。

推荐阅读

Bulas D. Fetal evaluation of spine dysraphism. *Pediatric Radiology*. 2010;40(6):1029-1037.

Johanek AJ, Lowe LH, Moore AW. Sonography of the neonatal spine: Part 1, normal anatomy, imaging pitfalls and variations that may simulate disorders. *Am J Roentgenol*. 2007;188:733-738.

Johanek AJ, Lowe LH, Moore AW. Sonography of the neonatal spine: part 2, Spinal disorders. *Am J Roentgenol*. 2007;188:739-744.

参考文献

Full references for this chapter can be found on www.expertconsult.com.

第 41 章

脊柱影像技术

PAUL THACKER and LISA H. LOWE

儿科脊柱影像是一种复杂和趣味横生的领域,年龄<6个月的婴儿主要依赖超声检查,年长儿则依靠MRI。其他影像学检查方法,包括平片、脊髓造影、CT和核素扫描的作用有限,但在对待特殊问题时,可提供有用的信息。

平片

脊柱X线平片检查主要包括颈、胸或腰段正、侧位片,根据临床需要还可行斜位检查。在脊柱疾病诊断中,平片作为一种初级影像手段所发挥的作用有限,但可发现脊柱病变的间接征象,进而提示进行断层成像。在急性创伤诊断中,平片则可发挥最好作用。虽然部分研究认为,CT应成为急性创伤筛查的首选方法,但平片仍然为创伤患儿筛查的主要手段。平片还可用于出现各种脊柱相关主诉(如慢性背痛和斜颈)的筛查,细微表现,如椎体后部塌陷、神经孔增大或椎管增宽,均可提示已存在疾病(图41-1)。

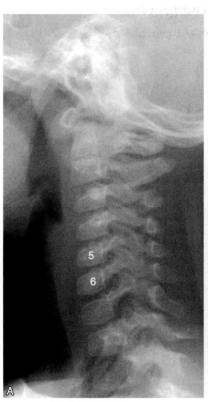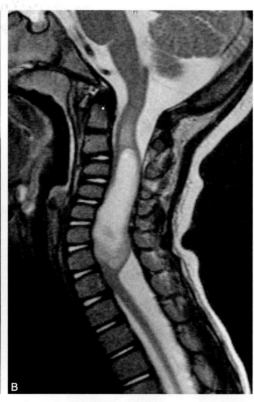

图41-1 颈髓星形细胞瘤(平片和MRI)。女,1岁,持续性斜颈。A,颈椎侧位X线平片显示,C5和C6后缘轻度塌陷,使其外形趋向正方形,而非相邻正常椎体的矩形结构。B,矢状位T2加权图像显示,颈髓内长T2信号包块,导致颈部椎管局限性扩张。注意,肿块上下脊髓可见T2高信号的水肿区

放射造影检查

放射造影检查包括两平面或三平面透视下血管造影和传统脊髓造影。像平片一样，放射造影检查在脊髓疾病诊断中的作用有限。在很多情况下，传统脊髓造影已被 MRI 所替代。CT 脊髓造影只在极少数情况下发挥作用，当患儿因植入物（如人工耳蜗或起搏器）而不能进行 MRI 检查时，CT 脊髓造影才具有临床价值。在这些病例中，采用 CT 或单纯脊髓造影可提供脊髓和硬膜囊的实用信息。

传统血管造影在儿科脊柱成像中作为二线或三线手段可为硬膜瘘和动静脉畸形的治疗做准备时确定血管解剖，而这两种疾病在儿童中均罕见。

计算机断层扫描（CT）

像平片和放射造影检查一样，CT 在脊髓直接成像中作用有限。但是，CT 具有扫描速度快、明显优于平片的对比分辨率，操作者依赖性弱和可进行多方向和三维重建的优势。与其他影像方法相比，CT 在显示骨

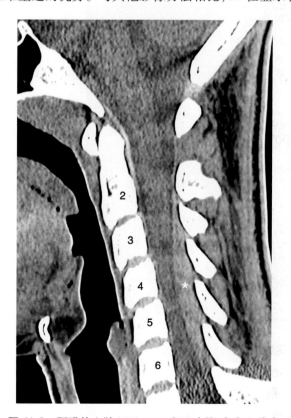

图 41-2　硬膜外血肿（CT）。15 岁运动员，突发上肢疼痛及无力。颈椎矢状位 CT 图像显示，C3~C6 水平，椎管内后部出现高密度液体积聚灶（星号），压迫脊髓。为进一步评估，进行了 MRI（未展示）检查，随后行手术引流

性病变时具有优异的敏感性和特异性，并可提示进行其他脊髓成像检查（图 41-2）。最后，如前所述，CT 和 CT 脊髓造影还可用于那些不能进行 MRI 检查的儿童，显示肿瘤病变特点、钙化和出血区域。

脊柱 CT 技术多包括轴位高分辨率、层厚 3mm、骨和（或）软组织算法成像。3mm 层厚图像可重建为亚毫米级轴位图像，然后根据需要再重建为冠状位和矢状位图像。如临床有特殊需求，可进行静脉增强或椎管内注入对比剂的方法。

超声

超声已经成为评估新生儿椎管及其内容物的成熟的方法。小婴儿脊柱中软骨和不完全骨化的椎弓为声波传递提供了极佳的声窗。但是，随着骨化不断进行，声窗逐渐消失了，仅能通过棘突间的缝隙观察脊髓。虽然这种有限的声窗可持续到成年，但对 6 个月以上婴儿还是难以清晰显示脊髓。

脊髓超声检查应使用高频 7~12MHz 线阵探头或 8~10MHz 的曲阵探头。新生儿进行检查取俯卧位，从颅颈交界处至脊髓圆锥和马尾进行矢状位及轴位扫查（图 41-3）。对于椎体部分骨化的患儿，有时旁正中矢位扫描也有用处。应该从最低的肋骨和（或）颅颈交界部仔细向下数椎体数目，还应从腰骶交界处向上计数已确认椎体数目这种两次计数技术可避免误诊脊髓低位，可能为脊髓栓系。应常规进行实时电影回放检查以观察马尾神经根在心动周期内的正常节律性运动。

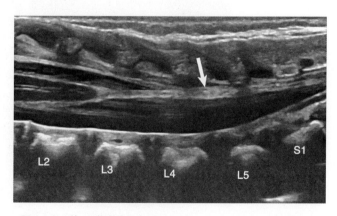

图 41-3　终丝脂肪变（超声）。新生儿，VATER 综合征。长轴超声显示，脊髓圆锥位置正常，位于 L2~L3 水平。终丝内可见局限性高回声脂肪组织（箭号）。患儿 2 岁时发育正常

脊椎超声的适应证包括筛查多发先天畸形新生儿是否存在脊髓纵裂和圆锥低位（可能存在脊髓栓系），并评估臀裂距肛门以上 2.5cm 的中线浅凹；浅凹合并

皮肤红斑(如毛发斑,血管瘤、色素沉着斑、皮肤赘或尾巴);体格检查并不能探及底部的较深凹陷。

磁共振成像

概述

总之,MRI 是儿童脊髓检查的首选影像方法,因为它具有最佳的软组织对比。MRI 不仅可以显示脊髓细节,还可评估周围软组织和骨性结构。通过相位对比脑脊液电影成像可显示脑脊液流动特点,该方法可用于评价 Chiari Ⅰ 型畸形在颅颈交界部所引起的梗阻(图 41-4)。不同疾病所出现的骨髓变化也可经常规 T1WI 和 T2WI 得以显示。最后,MRI 也可作为二线或三线检查方法用于显示产前或产后超声、常规 X 线片和 CT 检查所确定的异常。

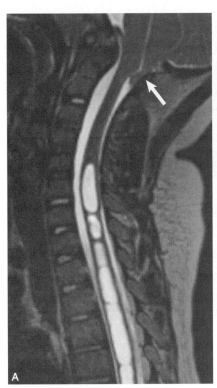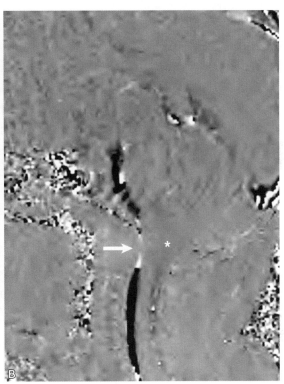

图 41-4 Chiari Ⅰ 型畸形(MRI 及脑脊液电影成像)。男,6 岁。胸椎向左侧凸。A,矢状位等距重 T2 加权序列,沿侧凸曲线重建图像显示,小脑扁桃向下延伸至上段颈髓后方(箭号),颈胸髓内可见多发巨大分隔。B,相位对比脑脊液电影(速度编码为 5cm/s)图像显示,通过枕骨大孔的脑脊液流减少(箭号),以及小脑扁桃体轻微运动(星号)

适应证

儿科脊椎 MRI 适应证很多,其中较常见者包括,检查已知或怀疑肿物、炎性病变、创伤后脊椎损伤、颅内原发肿瘤的播散转移、脊髓纵裂的特点以及有流出物的皮肤凹陷。

儿科影像检查挑战

在技术上,MRI 是儿科脊椎所有检查方法中最复杂的。婴儿、新生儿和幼儿等不能配合的患儿进行 MRI 检查时,将面临特殊挑战。对这些患儿而言,最重要的是控制患儿运动(如包裹法、剥夺睡眠和镇静)以避免图像质量下降。对不同年龄患儿应采用不同的镇静方法,从口服和由担任检查的放射医师执行的静脉给予镇静剂到由麻醉师进行的全身麻醉。没有对所有患儿和在所有环境中均通用的镇静方法。因此,不同医院检查时采用不同的镇静方法。

为了得到儿童脊椎高质量磁共振图像,必须克服各种技术困难。由于脊髓容积小,故要求采用小观察野、薄层和降低或取消层间隙以提高图像像素。

由于调节这些技术参数将导致信噪比下降,故应增加激励次数,但会引起成像时间延长。随着成像时间延长,患儿及其生理运动越来越成为问题,则需要适当镇静。技术进步有助于克服这些问题,包括流动补偿应用(梯度瞬间趋零)、呼吸门控和饱和带。

高场强 MRI

随着 3T MRI 应用的不断增多,1.5T 设备所固有的低信噪比缺陷被克服。当采用相同参数时,3T 可提供较 1.5T 更好的图像质量和解剖细节。与低场强设备相比,采用 3T MRI 检查可直接提高信噪比以得到高质量和细节的图像。除了提高信噪比外,高场强设备在保持图像质量的前提下还可缩短成像时间,这样就可减少镇静时间和提高 MRI 检查量。

虽然高场强 MRI 有助于脊椎检查,但也不能避免缺陷,包括磁敏感伪影、化学移位伪影和特异吸收率增加。高场强可显著提高金属物体、骨组织和组织-空气界面产生的磁敏感伪影。增加带宽可在一定程度上补偿该效应。化学移位伪影也将随场强增加而增加,使标准自旋回波成像图像质量下降。增加带宽同样可以补偿这种效应,但会降低信噪比。最后,高场强设备的特异吸收率增加成为 3T 应用的限制因素,但常规检查中很少会超出特异吸收率的标准值。

线圈选择

表面线圈是标准选择,高通道数量可提高图像质量。扫描时应尽量使线圈与检查部位贴近。

MRI 参数

儿科脊椎 MRI 检查标准序列最少应该包括轴位和矢状 T1WI 和 T2WI,采用或不采用脂肪饱和技术,也可将冠状位 T2WI 作为常规检查,因为该序列特别有助于脊柱侧弯或脊柱旁病变的显示。对严重脊柱侧弯患儿应进行等距序列容积成像后的曲面重建。最近,弥散加权成像被用于脊椎检查以区别皮样/表皮样囊肿和蛛网膜囊肿。虽然在儿童脑检查时常采用弥散张量成像,但在儿科脊椎成像中未被应用。

对比剂

某些病变可见钆对比剂强化,组织对比增加使得这些病变更加明显。虽然许多病变(如横贯性脊髓炎和梗死)在不使用对比剂情况下也可清晰显示,但当需评估肿瘤或炎症时应常规使用静脉注射钆对比剂。另外,需根据不同病例的特殊性,以及检查的适应证和 MRI 平扫所见而采用对比增强检查。

核素闪烁成像

核素闪烁成像在儿科脊髓及其周围结构评价中的应用受限。除了极少情况下可用于评估分流开放程度和脑脊液漏外,有时还用于评价相邻的骨性结构,如脊椎骨髓炎的镓扫描和转移性病变的骨扫描。但是,随着高分辨率 ^{18}F 正电子发散断层成像的广泛应用,PET 在脊髓病变诊断中发挥更大的作用,特别是在评估肿瘤对治疗的反应方面。

> **关键点**
>
> 超声可显示 6 个月以下婴儿脊髓的细节,以后随时间发生的骨化使解剖细节逐渐模糊。
>
> MRI 因其优越的软组织对比分辨率而成为儿科脊椎影像检查的首选方法。
>
> 随着近来 MRI 技术的进步,可应用高场强 MRI 及现代先进序列评价儿科脊椎疾病。

推荐阅读

Lowe LH, Johanek AJ, Moore CW. Sonography of the neonatal spine: part 1, normal anatomy, imaging pitfalls, and variations that may simulate disease. *AJR Am J Roentgenol*. 2007;188(3):733-738.

Lowe LH, Johanek AJ, Moore CW. Sonography of the neonatal spine: part 2. Spinal disorders. *AJR Am J Roentgenol*. 2007;188(3):739-744.

Vertinsky AT, Krasnokutsky MV, Augustin M, et al. Cutting-edge imaging of the spine. *Neuroimaging Clin N Am*. 2007;17(1):117-136.

参考文献

Full references for this chapter can be found on www.expertconsult.com.

第 42 章

产前影像学

ERIN SIMON SCHWARTZ and DAVID M. MIRSKY

随着影像和手术技术的进步,胎儿畸形的诊断和治疗水平得到极大提高,在胎儿脊柱方面得到最大体现。超声是胎儿检查的首选影像方法,有助于正常脊柱发育和脊柱畸形的鉴别,提供有关畸形的宝贵信息。在评价胎儿脊柱畸形方面,MRI 是超声的补充,可更好地显示和辨别对生后神经功能和生活质量产生极大影响的相关中枢神经系统以及非中枢神经系统并发症。

目前,可被产前诊断和治疗的中枢神经系统主要病变为开放型脊柱闭合不全、常被定义为"脊髓脊膜膨出"(myelomeningocele, MMC);这类病变推动临床使用更清晰的产前影像检查。超声检测可获得胎儿下肢骨解剖细节并实时评估胎儿位置和运动状况,结合 MRI 对于软组织和实质的显示,向围产医学专家和儿科神经外科医生提供非常详细的解剖信息。由于手术不可避免地会对母亲和胎儿带来危险,故在制定手术方案和术前准备时必须尽量获得精确的信息。当发现中枢神经系统以外的显著先天畸形,有关脊柱畸形的信息对于主治医师和家长确定孕期治疗方法、分娩方式甚至终止妊娠至关重要。

影像技术

超声非定向筛查诊断脊柱畸形的准确度差异较大,依赖于检查者的技术和经验。会诊医疗中心对可疑神经管缺损病例(母亲血清甲胎蛋白水平升高)进行详细且有针对性的检查的准确度接近 100%。应该对这类胎儿进行详细的检查。由于多数开放型神经管缺损患儿可见 Chiari Ⅱ 型畸形,故应进行胎儿脑超声检查。枕大池变小且小脑变小呈圆形,被称为"香蕉征",该征象诊断 Chiari Ⅱ 型畸形的敏感度为 99%(图 42-1)。前额骨向外膨出,被称为"柠檬征"。该征象特异度较低,可见于 1%～2% 的正常胎儿,并在妊娠 6～9 个月期间消失。还可见巨脑室。应进行脊柱横轴和长轴位检查。脊柱骨化过程发生于妊娠 10～22 周。至妊娠第 16 周,椎弓骨化已至第五腰椎水平;第

19 周,第一骶椎完成骨化,第 22 周第二骶椎完成骨化。横轴位显示椎弓根最佳。在横轴和长轴位中可见重叠的硬膜囊,采用高频探头还可显示脊髓栓系和基板内容物(图 42-2)。

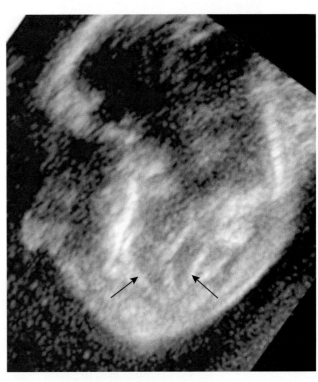

图 42-1 香蕉征。Chiaris 畸形(Ⅱ型)患儿。妊娠第 21 周胎儿后颅窝轴位超声图像显示,小脑紧紧包绕脑干,该表现被称为"香蕉征"(箭号)

虽然有些医院目前采用 3.0T 磁体进行产前胎儿检查,但大多数还是在 1.5T 的设备上进行。通常采用表面线圈(体部,心脏或体相控阵线圈)以获得最佳图像质量。标准定位序列常用于快速确定胎儿体位,用以指导首次扫描的定位,该定位需与胎儿解剖一致。随后应对脊柱正交平面进行扫描,每一次均以前次位置为标准进行定位,以适应胎儿的位置变化。

采用超快速序列以减少母亲和胎儿运动所造成的伪影。T2WI 可提供最多诊断信息:最薄层厚的(2～

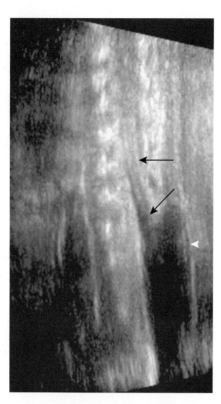

图 42-2　脊髓脊膜膨出。妊娠第 20 周胎儿脊柱长轴超声显示,腰骶椎椎体后部附件缺损(箭号),异常低位脊髓从缺损处膨出(箭头)

4mm)单次激发快速回波(SSFSE)或半傅里叶方程单次激发涡旋自旋回波(HASTE)序列。快速 T1 加权梯度回波成像虽常被使用,但似乎在妊娠 26 周以后的胎儿中才能获得良好的密度分辨率和信噪比。极快速梯度回波、回波平面成像因对于顺磁性物质的高敏感性常被用以确定骨和血管结构以及出血。弥散加权成像在评价急性缺血方面的应用在逐渐增多。

开放型脊柱闭合不全

病因

　　神经化异常源于分裂障碍,后者为神经管与覆盖其上的外胚层分离的过程。巨大的完全性分离障碍的发生部位可出现脊髓脊膜膨出。产前超声和 MRI 可清晰显示 MMC 的征象。出现继发于蛛网膜下腔扩张的神经基板抬高时,则可诊断为 MMC(图 42-3)。本病须与脊髓裂(也被称为"脊髓突出")相鉴别,后者虽可见开放型神经管缺陷,但无蛛网膜下腔扩张,神经基板依然位于闭合不全的椎管内(图 42-4)。MMC 发生

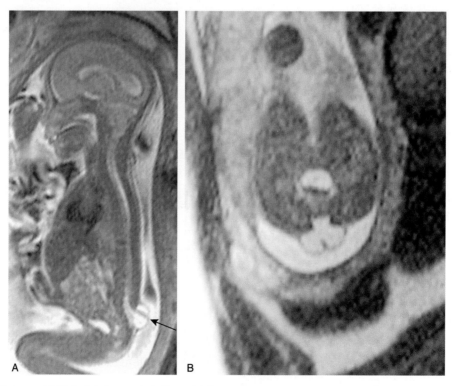

图 42-3　脊髓脊膜膨出。**A**,妊娠第 21 周胎儿的矢状位半傅立叶采集单次激发快速自旋回波(HASTE)磁共振成像显示,脊髓脊膜膨出小囊在腰骶接合部水平向外突出。可见神经组织穿行于膨出的囊中(箭号)。未见 Chiaris Ⅱ型畸形出现。**B**,腰骶水平轴位 HASTE 图像显示,蛛网膜下腔间隙扩张,并经过宽大的椎体后部附件缺损处膨出。可见神经板突出于椎管外,走行于膨出的囊内

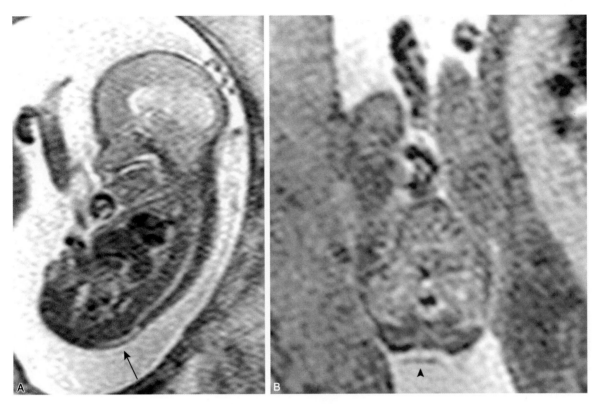

图 42-4 脊髓裂。A,妊娠第 19 周胎儿磁共振 HASTE 序列图像显示,脊椎后部附件缺损,基板还在椎管内(箭号)。B,腰骶水平轴位 HASTE 图像显示,宽大的脊椎后部成分缺如,神经基板在椎管内(箭头)

于妊娠第 3 周原始神经管形成期,此时神经管闭合可出现局部障碍。该障碍虽可发生于脊髓的任何部位,但最常见于腰部。本病最终表现为神经管开放,扁平的神经基板替代圆柱形脊髓。影像检查可显示 MMC 患儿的神经化障碍,表现为脊柱后部骨和皮肤缺损。当出现该表现时,几乎均可见蛛网膜下腔扩张(见图 42-3)。据推测,胎儿持续存在的神经缺陷发生于所谓"两次打击"阶段,第一次"打击"为神经化原发缺陷,造成椎管闭合不全和相关的脊髓发育不良;第二次"打击"为膨出的神经组织在宫内环境遭受的继发性化学或物理性创伤。

McLone 和 Knepper 对本病所合并的 Chiari Ⅱ 型畸形的病因进行了一致推测,他们认为,椎管开放及相关的脑脊液自由排放造成原始脑室系统塌陷,引起构成后颅窝的菱脑峡泡不扩张,后者则导致后颅窝异常减小,随后出现相关脑畸形和疝。Chiari Ⅱ 型畸形为后脑畸形,累及大部分脑区。畸形包括延髓、小脑扁桃和蚓部经枕骨大孔疝出;后颅窝变小;中脑顶盖呈"喙状";丘脑内侧块增大;胼胝体部分或全部未发育;颅骨形态变化(图 42-5)。灰质移行障碍(特别是室管膜下灰质异位)常见。MMC 患儿脑积水的病因尚存争论。目前的理论包括继发于 Chiari Ⅱ 型畸形中解剖变化的机械性梗阻以及 CSF 吸收障碍。在临床上,出生

时可无脑积水,但生后早期缺损闭合后脑积水才变得明显。

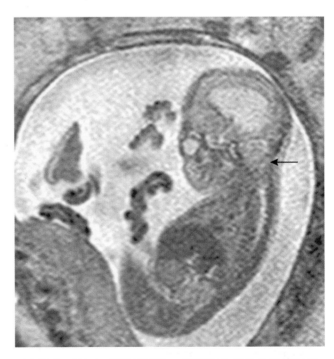

图 42-5 Chiaris 畸形(Ⅱ型)。妊娠第 19 周胎儿脊椎矢状位 HASTE 图像显示,颅颈交界部可见 Chiari Ⅱ 型畸形的后脑疝出呈后颅窝漏斗(箭号)。注意,脑室巨大且幕上蛛网膜下间隙消失

治疗

MMC 产前治疗在美国已经开展了十多年。基本目的是通过覆盖暴露的脊髓，保护远端神经功能。虽然早期结果显示，对远端感觉运动功能有一定改善，产前修复的意外收获却是使后脑疝减轻，从而可能减少对脑室分流的需求。

MMC 胎儿超声检查在妊娠 18 周时常可出现与正常胎儿一致的下肢体运动，提示这些患儿的运动功能丧失可发生于妊娠后期。很多病例中，神经成分仍然被皮肤所覆盖（如脂肪脊髓脊膜膨出）而仅出现较轻

神经缺陷，故人们对脊柱闭合不全病例是否需要进行 MMC 宫内修复存在激烈争论。Adzick 等首先报道，在人类中进行的胎儿手术提示，宫内 MMC 修复术可改善患儿神经功能和后脑疝出程度。这些发现概括了试验结果并促成了首次多中心研究，探讨胎儿 MMC 宫内修复术的作用。

有关脊髓脊膜膨出治疗的临床研究发现，宫内进行 MMC 修复术的患儿标准运动测试评分较高，30 个月可独立行走的患儿数量是随机选取的生后进行修复的患儿的两倍。另外，产前修复还可减轻后脑疝出程度（图 42-6），仅有半数患儿需要脑室分流术。

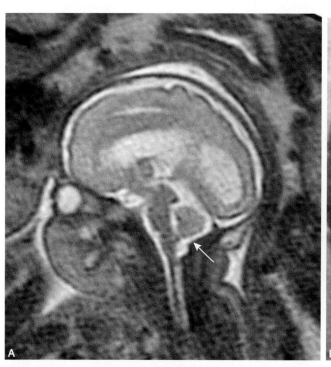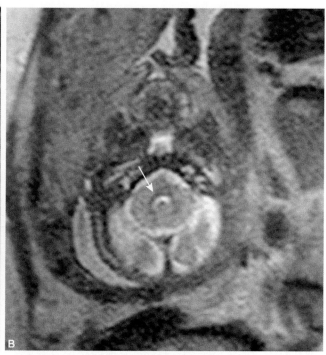

图 42-6 胎儿脊髓脊膜膨出修补术后的后脑反向疝出。A，图 42-5 患儿术后 6 周的矢状位磁共振 HASTE 图像显示脑表现明显改善。后脑疝消失，且后颅窝蛛网膜下腔间隙恢复（箭号）。目前，幕上蛛网膜下腔间隙正常，但脑室依然扩张。B，后颅窝轴位 HASTE 图像显示，第四脑室表现正常（箭号）

MMC 一般不是宫内或生后致命性疾病，绝大多数产前诊断 MMC 的患儿可长时间生存。胎儿手术可合并早产及其伴随的并发症，包括流产。母亲的并发症包括子宫撕裂和出血至深部静脉血栓。尽管这样，仍然有数以百计的母亲和胎儿接受 MMC 产前修复，且一项多中心研究结果表明，目前产前修复已经在美国成为 MMC 的标准治疗之一。

闭合型脊柱闭合不良

在宫内还可发现许多其他畸形。虽然没有人愿意此时进行产前手术，但认识这些畸形并将其与 MMC

相区别，对于向患儿家长提供咨询非常重要。

脊柱闭合不良，特别是终端脊髓囊膨出，常见于全身畸形中，其中最常见者为泌尿生殖系畸形和下胃肠系统畸形（泄殖腔畸形）。也许是尾端细胞团距泄殖腔较近才造成这种现象。尾端细胞团将发展为脊髓圆锥、终丝和下段腰椎和骶神经根。当出现泄殖腔畸形时，应高度怀疑并存下段脊柱畸形。反之亦然。经常与先天性脊柱畸形并存的一系列异常包括 OEIS（脐膨出、膀胱外翻、肛门闭锁、脊柱畸形）、VACTERL（脊椎、肛门闭锁，心脏、气管、食管、肾脏和肋骨）及 Currarino 三联症（骶椎发育低下、直肠肛门畸形、骶前畸胎瘤或脊膜膨出）。最常见发生于 OEIS 和 VACTERL 的脊椎

畸形为半椎体或蝴蝶椎,如造成脊柱扭曲,则可在产前发现这些椎体畸形。但常难以在宫内诊断。还有其他更严重畸形的报道。脊索与诱导内脏器官形成的关系似乎可以解释先天性脊椎和脊髓畸形与胸腹部异常(包括 VACTERL 联合畸形和先天性膈疝)间的相关性。

脂肪脊髓脊膜膨出

皮肤外胚层与神经外胚层分离过早可导致间充质与发育阶段神经管内层相粘连。当神经管开始闭合时,间充质将被诱导成为脂肪,后者的出现将阻碍神经化过程。以上过程可导致脂肪脊髓脊膜膨出-脂肪脊髓裂。这些病灶为皮肤所覆盖且不合并 Chiari II 型畸形或母亲血清或羊水甲胎蛋白和乙酰胆碱酯酶(神经管开放的标志物)水平升高。超声筛查可能难以发现较小的脂肪脊髓脊膜膨出,但 MRI 可清晰显示,特别是在妊娠中后期(图 42-7)。正如在 MMC 病例中一样,脂肪脊髓脊膜膨出与脂肪脊髓裂的区别在于,基板-脂肪瘤在背部的位置。虽然蛛网膜下腔间隙扩张是脂肪脊髓脊膜膨出的特点,但与 MMC 不同,本病较少见该现象。本病中基板结构极可能被破坏了,被转向脂肪瘤而远离脊膜突出部。这种情况为生后开展修补术的儿神经外科医生带来了另一个问题,由于神经根发生了类似破坏,脂肪瘤侧神经根变短并拉紧脊髓;脊膜膨出侧的神经根则被拉长,当外科医生努力进入基板-脂肪瘤界面时,要仔细考虑这些情况。

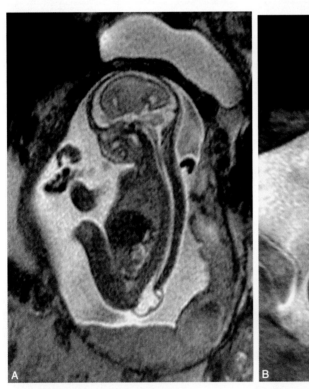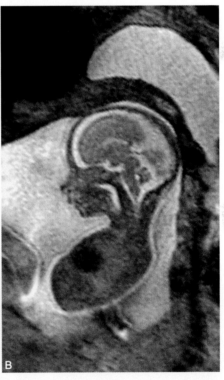

图 42-7　脂肪脊髓脊膜膨出。A,妊娠第 21 周胎儿 HASTE 图像显示,巨大腰骶椎缺损,神经组织走行于疝囊内。疝囊壁较正常脑脊髓膜厚,但尚需获得与开放性神经管缺损相关的标记物。B,大脑中线的矢状位 HASTE 图像显示,大脑形态正常,包括正常胼胝体。未见 Chiaris II 型畸形

脊髓分裂畸形

脊髓分裂畸形(split cord malformation,SCM)为一种脊索发育性疾病。影像不是总可区别脊髓纵裂(脊髓和中央管裂)和双脊髓(脊髓和中央管重复畸形)。因此,脊髓分裂畸形仅为首选的术语而已。

脊髓局部分裂为两条,通常不对称(图 42-8),有时可贯穿全脊髓前后面或有时仅累及部分脊髓,后者更罕见。每一条半脊髓均含有一条中央管和可发出神经根的至少一个背角和腹角。在硬膜管中可见骨性间隔(I 型)或纤维间隔(II 型)将两条脊髓分开。有时,II 型 SCM 中无间隔。SCM 最常见于腰段,I 型常合并椎体畸形。颈胸交界部 SCM 可能较现在所报道的数量多,因为该部位 SCM 常因无脊髓栓系而缺乏症状。

I 型 SCM 肯定可在胎儿影像检查中被发现(见图 42-8)。相关椎体畸形所引起脊柱轻微的外形变化常成为脊柱畸形的重要线索。当出现本病时,骨性间隔在超声中表现为贯穿椎管的高回声结构。回波平面

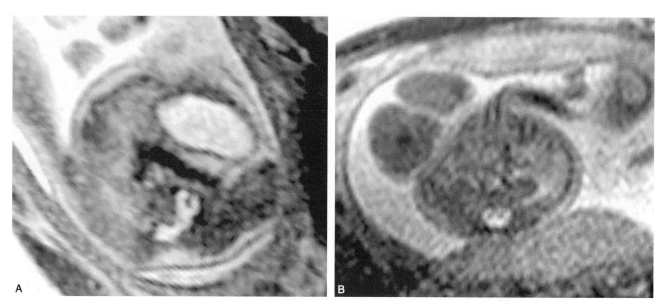

图 42-8　脊髓分裂畸形。A,轴位 HASTE 图像显示,Ⅰ型脊髓分裂畸形,骨性分隔将椎管分为两部分。B,轴位 HASTE 图像显示,Ⅱ型脊髓分裂畸形,未见椎管内分隔

MRI 技术可显示骨性间隔,后者常导致脊髓栓系,并对确定生后手术范围至关重要。单纯纤维间隔或无间隔的脊髓重复畸形(Ⅱ型)难以在产前得到诊断,特别是在妊娠中期。40% MMC 患儿可见 SCM,常仅为重复畸形或基板分裂,难以在产前发现。当出现 MMC 时,必须进行检查寻找 SCM,因为可在 MMC 术后仍因 SCM 而出现脊髓栓系。

末端脊髓脊膜膨出

该罕见畸形为永存终室的严重类型,脊髓末端形成过程中,CSF 不能顺利从神经管内流出所致。中央管远端明显扩张也被称为“脊髓终室”,可经后方的腰骶椎缺损处膨出。远端脊髓呈球形并被软脊膜疝所包绕(图 42-9)。在产前影像中,末端脊髓脊膜膨出有时

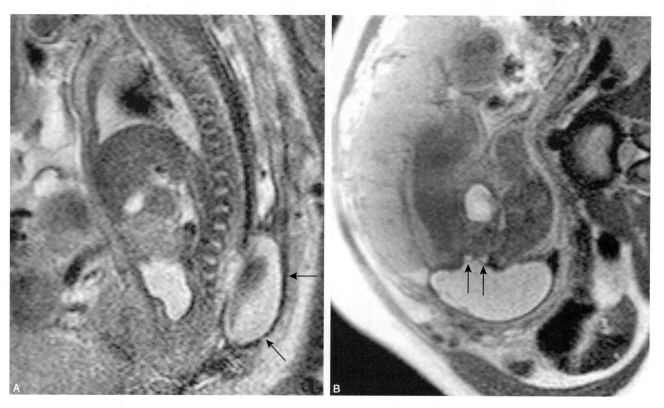

图 42-9　终端脊髓脊膜膨出。A,妊娠第 32 周胎儿 HASTE 图像显示,下段腰椎骨性缺损伴厚壁疝囊经缺损处向外突出。B,经过骨缺损和疝囊层面的轴位 HASTE 图像显示,在扩张的中央管旁可见脊髓分裂(箭号)

可通过仔细观察疝囊形态和壁厚以及缺乏 Chiari Ⅱ 型畸形和开放性神经管分裂病例中母亲的血清或羊水标志物未见升高而与 MMC 相鉴别。在巨大末端脊髓脊膜膨出病例的妊娠后期，可见小脑扁桃向枕骨大孔下出现一定程度的移位以及小脑幕上、下蛛网膜下腔间隙变窄，但仍不能误诊为 Chiari Ⅱ 型畸形。

脑脊膜膨出

单纯后脑脊膜膨出以脑脊膜包裹 CSF 并经脊柱后方骨性缺损处突出为特点（图 42-10）。脊髓并未进入囊内，但可合并终丝增生或脊髓栓系。本病病因不明，但推测认为，脑脊液搏动使脑脊膜经局部骨缺损处突出。绝大多数病例发生于胸段脊柱，极少数情况下，本病也可见于宫内，必须与胸椎 MMC 鉴别。与末端脊髓囊膜膨出和脂肪脊髓脊膜膨出相似，这些被皮肤覆盖的（闭合型）病变不合并 Chiari Ⅱ 型畸形，亦无开放型神经管缺陷中可见的母亲血清或羊水内标志物升高。

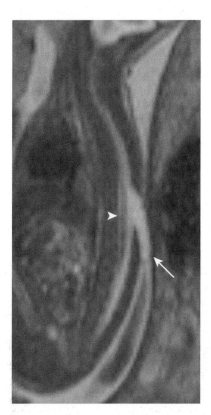

图 42-10 背侧脊膜膨出。妊娠第 22 周胎儿矢状位 HASTE 图像显示，疝囊经后部骨性缺损处疝出（箭号）。注意，脊髓经过但未进入疝囊（箭头）

尾端退化综合征

尾端退化综合征为一组畸形，从尾椎或腰骶发育低下到并腿畸形。母亲患糖尿病的婴儿被高度怀疑此病，

发生率为 1/7500 存活儿。本病可在产前得到诊断，最严重的病例可仅见单一下肢，较轻病例可见下段脊柱椎体缺如或数目减少。较轻病变在产前不能被发现。

脊柱的下界决定着尾端退化类型和临床严重程度以及影像学表现。当脊柱尾端位于 S1 或以上水平时，可诊断为较严重类型（Ⅰ 型）。最下端甚至可位于胸段中部。脊髓终端异常升高，伴截断状圆钝尾端，而非平滑逐渐变细的正常脊髓圆锥。常合并马尾异常和前后神经根分离。如脊髓末端位于 S2 或以下水平（Ⅱ型）则包含多种较轻畸形，脊髓圆锥仍非正常形态，而为圆钝末端。多数情况下，终丝紧绷或终丝脂肪瘤可致脊髓栓系。

少数轻型尾端退化综合征病例中仅见脊髓圆锥尖端缺如，脊髓亦无栓系。不能期待这些征象可在产前被发现。这种复杂畸形也见于其他综合征，包括 OE-IS、VACTERL 和 Currarino 三联症。

节段性脊柱发育不良

节段性脊柱发育不良为一种罕见疾病，腰或胸椎节段性缺如或明显发育不良，相应水平脊髓中断，远端脊髓常异常增粗（但也可正常），生后出现尖尖的脊柱后突。有些作者确信，节段性脊柱发育不良属于尾端退化系列疾病，其形态依赖于脊索中断的水平。如脊索远端受累，则为尾端退化综合征；但如病变位于更近端，则为节段性脊柱发育不良。目前尚无可改善功能的有效方法，但有报道表明，生后手术减压可防治神经功能的进一步恶化。

关键点

对于脊柱分裂形态的细致观察有助于鉴别诊断（如 MMC、脂肪脊髓脊膜膨出和脊膜膨出）。

在美国，产前手术修复术已经成为 MMC 治疗方法之一。

推荐阅读

Adzick NS, Thom EA, Spong CY, et al. A randomized trial of prenatal versus postnatal repair of myelomeningocele. *N Engl J Med*. 2011; 364(11):993-1004.

Glenn OA, Barkovich AJ. Magnetic resonance imaging of the fetal brain and spine: an increasingly important tool in prenatal diagnosis, part 1. *AJNR Am J Neuroradiol*. 2006;27(8):1604-1611.

Glenn OA, Barkovich AJ. Magnetic resonance imaging of the fetal brain and spine: an increasingly important tool in prenatal diagnosis: part 2. *AJNR Am J Neuroradiol*. 2006;27(9):1807-1814.

Griffiths PD, Paley MN, Widjaja E, et al. In utero magnetic resonance imaging for brain and spinal abnormalities in fetuses. *BMJ*. 2005; 331(7516):562-565.

Rossi A, Gandolfo C, Morana G, et al. Current classification and imaging of congenital spinal abnormalities. *Semin Roentgenol*. 2006;41(4):250-273.

参考文献

Adzick NS, Sutton LN, Crombleholme TM, et al. Successful fetal surgery for spina bifida [letter]. *Lancet*. 1998;352:1666-1675.

Bruner JP, Tulipan N, Paschall RL, et al. Fetal surgery for myelomeningocele and the incidence of shunt-dependent hydrocephalus. *JAMA*. 1999;282:1819-1825.

Dias MS, McLone DG. Hydrocephalus in the child with dysraphism. *Neurosurg Clin North Am*. 1993;4:715-726.

Hasan SJ, Keirstead HS, Muir GD, et al. Axonal regeneration contributes to repair of injured brainstem-spinal neurons in embryonic chick. *J Neurosci*. 1993;13:492-507.

Heffez DS, Aryanpur J, Rotellini NA, et al. Intrauterine repair of experimental surgically created dysraphism. *Neurosurgery*. 1993;32:1005-1010.

Inagaki T, Schoenwoif GC, Walker ML. Experimental model: change in the posterior fossa with surgically induced spina bifida aperta in mouse. *Pediatr Neurosurg*. 1997;26:185-189.

Johnson MP, Sutton LN, Rintoul N, et al. Fetal myelomeningocele repair: short-term clinical outcomes. *Am J Obstet Gynecol*. 2003;189:482-487.

Korenromp MJ, van Gool JD, Bruinese HW, et al. Early fetal leg movements in myelomeningocele [letter]. *Lancet*. 1986;1:917-918.

Larsen WJ. *Human embryology*. 2nd ed. New York: Churchill Livingstone; 1997.

Levine D, Barnes PD, Madsen JR, et al. Central nervous system abnormalities assessed with prenatal magnetic resonance imaging. *Obstet Gynecol*. 1999;94:1011-1019.

McLone DG, Knepper PA. The cause of Chiari II malformation: a unified theory. *Pediatr Neurosci*. 1989;15:1-12.

Meuli M, Meuli-Simmen C, Hutchins GM, et al. The spinal cord lesion in human fetuses with myelomeningocele: implications for fetal surgery. *J Pediatr Surg*. 1997;32:448-452.

Paek BW, Farmer DL, Wilkinson CC, et al. Hindbrain herniation develops in surgically created myelomeningocele but is absent after repair in fetal lambs. *Am J Obstet Gynecol*. 2000;183:1119-1123.

Pilu G, Falco P, Perolo A, et al. Ultrasound evaluation of the fetal neural axis. In: Callen P, ed. *Ultrasonography in obstetrics and gynecology*. 4th ed. Philadelphia, PA: Saunders; 2000:277-306.

Sutton LN, Adzick NS, Bilaniuk LT, et al. Improvement in hindbrain herniation demonstrated by serial fetal magnetic resonance imaging following fetal surgery for myelomeningocele. *JAMA*. 1999;282:1826-1831.

Tulipan N, Bruner JP, Hernanz-Schulman M, et al. Effect of intrauterine myelomeningocele repair on central nervous system structure and function. *Pediatr Neurosurg*. 1999;31:183-188.

Tulipan N, Hernanz-Schulman M, Lowe LH, et al. Intrauterine myelomeningocele repair reverses preexisting hindbrain herniation. *Pediatr Neurosurg*. 1999;31:137-142.

Walsh DS, Adzick NS, Sutton LN, et al. The rationale for in utero repair of myelomeningocele. *Fetal Diagn Ther*. 2001;16:312-322.

第 43 章

脊柱先天畸形

KEVIN R. MOORE

胚胎和发育解剖学

脊柱形成始于妊娠早期，妊娠第 2 周末出现 Hensen 结节，第三周原肠胚形成期间可见神经板形成。脊索突形成于妊娠第 16 天或 17 天，羊膜囊通过脊索管与卵黄囊暂时相通，形成所谓"Kovalevsky 神经原肠管"。脊柱发育是完全按顺序进行的，脊椎轴和脊髓同步发育。头侧脊髓（约 S2 水平以上）来源于原始神经胚形成过程中，而尾侧脊髓（S2 水平以下）则来源于第二次神经胚形成过程（也被称为"管腔化和退化分化"）。绝大多数先天性脊柱畸形可因此期间发生的一次或多次错误事件所致。

妊娠第 3 周末——原始神经胚形成期，神经管开始折叠并闭合，此时神经管头侧和尾侧暂时开放，被称为"神经孔"。正常情况下，在妊娠第 25～27 天，神经管闭合，标志着原始神经胚形成期结束。同时，也存在相关的分离过程，即神经管与覆盖其上的外胚层分离。如分离过早，则神经管周围间充质有可能进入神经沟及室管膜层，这些间充质组织可分化为脂肪，并阻止神经管完全闭合，从而引起一系列脂肪瘤畸形。如未分离（无分离），则可见外胚层-神经外胚层通道形成，间充质移行受阻。未分离导致后方闭合不全，诱导脊髓脊膜膨出（myelomeningocele，MMC）、背部皮窦和脊髓囊膨出等开放型神经管缺陷疾病产生。

围绕在内神经管周围的神经上皮细胞（神经母细胞）构成了覆盖层，并形成脊髓灰质；最外层为边缘层，经髓鞘化发育为脊髓白质。中央神经上皮细胞可分化为沿中央管分布的室管膜细胞。分布在神经管两侧的神经束细胞构成脊髓背侧神经根神经节（dorsal root ganglia，DRG）、自律神经节、神经鞘细胞、软脑膜和肾上腺髓质。

原始神经胚形成期间，与神经管发生折叠的同时，在次级神经胚形成期，尾侧突起内的多能性组织开始形成尾侧神经孔以下的脊髓。最初的实体细胞团管腔化并与头侧源于原始神经胚的神经管相接合。在妊娠第 48 天，在未来的圆锥部位出现了一个暂时性的终室结构。如该终室在生后依然存在，则可偶然被发现，为正常的变异性终室（"第五脑室"），通常无临床表现（见第 40 章）。次级神经胚形成失败将导致尾端退化中的尾椎畸形、脊髓栓系或骶尾部畸胎瘤（sacrococcygeal teratoma，SCT），以及终端脊髓囊膨出和尾椎前部脊膜膨出（anterior sacral meningocele，ASM）。

在妊娠第 3 个月，脊髓与发育中的脊柱等长。事实上，此后的脊柱和硬膜囊较脊髓生长快。最重要的是，脊髓圆锥在生后不久即达到成人水平，如足月儿生后 1 个月内脊髓圆锥终端仍在 L2～L3 水平以下，则考虑为异常的脊髓圆锥低位。

脊椎形成与脊髓发育同时进行。在神经胚形成期，脊索诱导周围的中胚层组织（源于原始条）形成成对的体节块（肌节和骨节）。肌节构成椎旁肌肉及皮肤，骨节则分为内外侧结构，并形成椎体、椎间盘、脊膜、脊柱韧带（内侧）和脊柱后部成分（外侧）。正确的脊索诱导失败将导致神经板与脊索分离不完全，产生脊索分裂综合征［神经原肠囊肿和脊髓纵裂（diastematomyelia，DSM）］。

从妊娠第 24 天至第 5 周，骨节发生再分段，此时脊椎中出现一条水平骨节裂隙，而每一骨节尾侧半部分与下一骨节头侧半部分联合形成一个"新"椎体。椎体内脊索退化，椎间脊索仍保留成为椎间盘髓核。妊娠第 40～60 天期间，脊椎经历软骨形成过程，随后在椎体和椎弓出现独立的骨化中心。该过程一直可持续至生后，直至青年期。骨化首先始于胸下段和腰上段并向头尾侧扩展。在颈段，脊椎原始骨化中心在神经弓中心之后出现，始于下段颈椎（C6、C7）并向头侧扩展。软骨形成和骨化过程出现异常则导致分节过多和融合畸形（SFAs，半椎体、蝴蝶椎和脊椎融合）。

脊柱闭合不全(脊柱裂)

先天性脊柱畸形可依据临床表现(是否出现背部包块)和胚胎来源进行分类。由于胚胎学方法简单易学,故本节以该分类为主要依据。

脊柱闭合不全为一个广义术语,包含多种疾病,这些疾病均具有一个常见的特点,即脊柱背侧结构异常,为中线间充质、骨骼和神经结构完全或部分未融合。该术语仅涉及巨大脊柱缺损,而不是常见的"隐性脊柱裂",后者仅在棘突出现一个小裂隙或 L5 或 S1 椎板出现局限性闭合不全。目前,我们强烈推荐使用"脊柱后部成分局限性闭合不全"替代"隐性脊柱裂",因为这种情况通常偶然被发现,且无临床症状。

骨性异常合并真性脊柱闭合不全可见于多个椎体。脊柱裂(拉丁文"裂为两半")是一种以神经弓不完全融合伴受累椎体后部成分(板层和棘突)完全或部分阙如为特点的疾病。也可见相关的椎体分节异常(如半锥体、蝴蝶椎和块状脊椎)。

脊柱闭合不全患儿可因背部包块、皮肤异常、步态异常以及大小便失禁就诊。传统上,脊柱闭合不全依据临床是否出现背部包块而被分为两类,第一类为脊柱闭合不全合并背部包块,且无皮肤覆盖(如开放型或囊性脊柱裂、MMC、脊髓膨出);第二类为脊柱闭合不全合并有皮肤覆盖的背部包块[如脂肪脊髓脊膜膨出(lipomyelomeningocele,LMMC)、脊髓囊膨出、背部脊膜膨出]。

原始神经胚形成异常

原始神经胚形成异常源于神经管与外胚层过早分离、未分离或两者共存。

过早分离

神经管与覆盖其上的外胚层过早分离可使神经周围间充质进入神经沟和室管膜层,这些间充质将分化为脂肪,后者阻止神经管完全闭合,引起有皮肤覆盖的脂肪瘤性畸形伴或不伴脊柱后部闭合不全,其中最常见者为脂肪脊髓膨出(lipomyelocele,LMC)、脂肪脊髓脊膜膨出(LMMC)(图 43-1)和脊柱硬膜囊内脂肪瘤(图 43-2)。

LMC 是一种有皮肤覆盖的、封闭型闭合不全畸形,其中神经基板与脂肪瘤混合并经过闭合不全的缺损处与皮下脂肪层相连,与脊髓接触并形成脊髓栓系。LMMC 是 LMC 伴蛛网膜下腔间隙扩张,后者将神经基板推挤至椎管外。在两种畸形中,脊髓空洞症是常见的伴发畸形。LMC 和 LMMC 约占所有封闭型脊柱闭合不全病例的 20%~56%,以及有皮肤覆盖的背部包块病例的 20%。母亲叶酸代谢不影响 LMMC,而少部分 MMC 则受影响。

一个重要的影像要点是,神经基板常发生旋转,造成一侧神经根缩短从而容易出现拉伸性损伤,另一侧神经根延长,可使其旋转进入外科手术野而易受到手

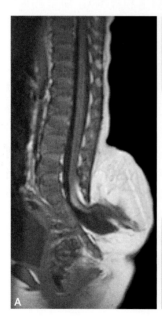
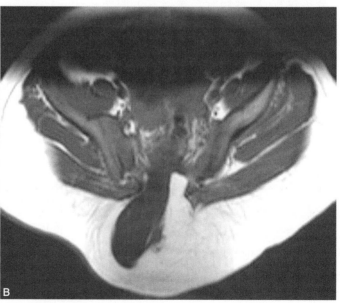

图 43-1 脂肪脊髓脊膜膨出。矢状位(A)和轴位(B)T1 加权磁共振图像显示,典型脂肪脊髓脊膜膨出,脊髓低位被栓系于一个巨大的脂肪瘤样畸形中,后者经脊椎后部闭合不全处与皮下脂肪相延续

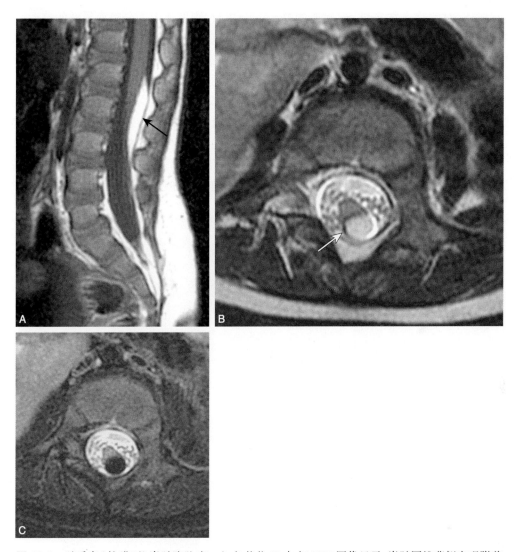

图 43-2　髓质旁(软膜下)脊髓脂肪瘤。A,矢状位 T1 加权 MRI 图像显示,脊髓圆锥背侧表现附着一个软膜下、髓内小脂肪瘤(箭号)。B,轴位 T2 加权 MRI 显示,神经基板与脂肪瘤直接相邻。注意,频率编码方向上出现化学位移伪影(箭号),提示脂肪。C,轴位脂肪饱和 T2 加权 MRI 图像显示,脂肪瘤内均匀信号消失,确定为脂肪组织

术损伤。MRI 可清晰显示关键的解剖关系并有助于寻找伴发的骶椎发育不良、脊柱分节异常或内脏畸形。早期手术可减缓或预防神经缺陷。如果栓系松解术后,神经缺陷依然呈进行性恶化,则应寻找再次栓系(再次栓系形成平均时间为 52 个月)或其他以前曾被漏诊的先天性脊柱畸形。

脊椎脂肪瘤再被分为硬膜内(近髓质、软脑膜下)和末端脂肪瘤。硬膜内脂肪瘤最常见于颈胸段或胸段,最常发生于圆锥附近。背侧多于腹侧,大小不一,与婴儿成比例生长。神经系统症状决定于脂肪瘤发生水平且常进展缓慢。终丝远端脂肪瘤或终丝周围脂肪瘤(末端脂肪瘤)也可见脊髓栓系症状。末端脂肪瘤病例还常见局限性骶椎闭合不全。

MRI 是诊断脂肪瘤和制定治疗方案的理想影像检查方法。在所有序列中,脂肪瘤均显示为脂肪信号,有助于与皮样囊肿和含蛋白成分囊肿相鉴别。有时也会偶然发现脊椎脂肪瘤和皮窦,故应该努力寻找多发无分离或过早分离造成的畸形。

脂肪化终丝(终丝纤维脂肪瘤)为以前所述临床表现中的例外,本病常见,见于 4%~6% 人群中,较少出现症状。当本病确实出现症状时,即为脊髓栓系症状。在将神经症状归因于脂肪化终丝前,应该仔细寻找那些隐匿畸形。

虽然所有脂肪瘤样病变均可无症状,但也经常出现脊髓栓系的临床症状。简而言之,有些作者将所有出现特征性异常脂肪组织的过早分离性病变都归于一个统一的术语——脂肪瘤畸形。LMMC 和脂肪瘤的神经症状和影像表现可见重叠,这种简单的分类法貌似

合理。对于所有病例,对治疗方案来讲,最重要的是,评估脂肪组织量和分布位置,受累脊髓的情况和水平,脊柱闭合不全的发生水平和范围以及是否出现其他内脏或神经轴异常,因为有症状的患儿常需要进行脂肪瘤切除术和脊髓栓系松解术。多方向 MRI 检查是术前计划和症状复发后随访的最佳方法。

神经管和外胚层未分离所致畸形

与脂肪瘤畸形不同,当神经管未与相邻皮肤组织

分离时,则发生因未分离而导致的畸形,其中最简单且病变范围最小的类型为背部皮窦,为皮肤凹陷向硬膜囊、圆锥,或脊髓中央管伸出的单一永存纤维性索条,重要的是,本病与无临床症状的一种相似病变——单纯尾部浅窝(图 43-3)相鉴别。在该相似病变中,低位骶部或尾部窦源于浅小的皮肤凹陷,并经一个短小的纤维通道与尾椎相连。这些小凹几乎总出现于臀裂中,但不与椎管相通,且无需治疗。单纯尾部浅凹为新生儿进行脊柱超声检查的最常见原因。

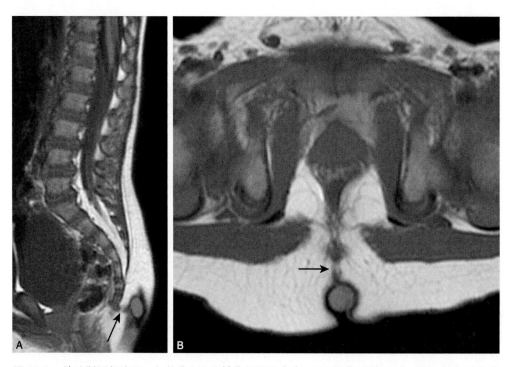

图 43-3 单纯骶尾部浅凹。矢状位(A)和轴位(B)T1 加权 MRI 图像,尾部下方、臀间裂内可见单纯凹陷,被维生素 E 药丸所标记。从浅凹发出短纤维性条索直至尾骨尖可明确诊断

相反地,真性先天性背侧皮窦道(dermal sinus tract,DST;图 43-4)窦口常呈凹陷,且较大(>5mm),不对称,距肛门距离较大(>2.5mm);本病也可与其他皮肤病灶同时存在,如毛斑或血管病变。DST 最常见部位为腰骶部,其次为枕部。在所有皮窦病例中,均出现不同程度局限性脊柱闭合不全,其中轻微者可类似棘突裂。窦道条索内衬上皮细胞,可形成或不形成真正的管道。当窦道保持开放状态时,患儿出现脑膜炎的危险度增加。对所有皮肤存在不典型凹陷、背部皮肤病变或脂肪瘤患儿进行该畸形检查至关重要。另外,约30%~50% DST 患儿合并皮样或表皮样囊肿,这些患儿应进行 MRI 检查。MRI 检查最佳序列应为矢状 T1 加权序列,加大窗宽,使窦道在明亮脂肪层内显示为灰色低信号条索,向前下走行进入腰背筋膜;然后转向上进入椎管,在入口常可将背侧硬膜顶起。手术切

除皮窦可预防脑膜炎并松解栓系的脊髓。

更严重的神经管和外胚层未分离导致脊髓脊膜膨出(MMC)(图 43-5),且母亲叶酸缺乏。患儿因背部皮肤出现红色、向外流液的裂口而就诊,神经成分从裂口中突出为本病的特点。绝大多数 MMC 发生于腰骶或胸腰部,但也可见于颈部和胸部。病变部位以及所合并的脑积水严重程度决定了患儿预后。MMC 被认为与亚甲基四还原酶突变伴叶酸代谢异常有关。发生于 PAX3 成对盒基因错乱及 13 或 18-三体(14%胎儿出现神经管缺陷)病例中也有报道。据推测,这些基因突变及叶酸代谢异常妨碍神经外胚层表面碳水化合物分子的表达,引起神经管闭合障碍。美国发生率约为 2/10 000 存活儿,女性更常见,女:男为 3:1。1995—2004 年期间,因广泛在食物中预防性添加叶酸,MMC 发病率降低了 23%。

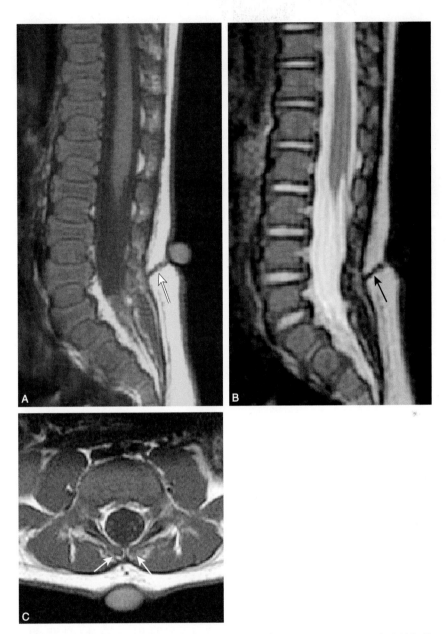

图 43-4　背部皮窦。矢状位 T1 加权（**A**）和 T2 加权 MR 图像（**B**）显示，脊髓低位并被背侧皮窦道（箭号）所栓系。皮肤开放处为维生素 E 胶囊所标记。轴位 T1 加权 MR 图像（**C**）显示，窦道经棘突分裂处进入硬膜囊（箭号）

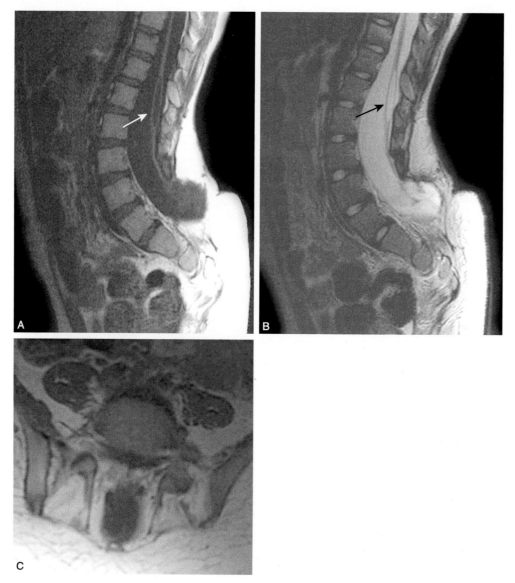

图 43-5　脊髓脊膜膨出。矢状位 T1-(A)和 T2 加权(B) MR 图像显示,脊髓脊膜膨出关闭术后脊髓表现。巨大闭合不全缺损目前已经被皮肤覆盖,变细的远端脊髓也被纳入闭合处并形成瘢痕。尚可见小的中央管扩张(箭号)。轴位 T1 加权 MR 图像(C)显示,远端囊经闭合不全的骨性缺损处平行疝出

本病常出现外貌和神经轴异常,且几乎均出现 Chiari Ⅱ型畸形。Chiari Ⅱ型畸形的并发症常成为这些患儿的主要死因。即使在 MMC 闭合术后,患儿仍可存在固定的神经缺陷表现;如病情进展或出现新的神经缺陷症状,则应进行影像检查以寻找其他隐匿性脊柱畸形,如 DSM 或 MMC 修复术并发症(如脊髓栓系、硬膜环形缩窄、脊髓缺血或瘘管)。在临床工作中,MRI 是术后出现进行性神经缺陷的最佳影像检查方法。极少数情况下,在 MMC 闭合术前也应进行 MRI 检查。

尾端细胞团异常

尾端细胞团异常为次级神经胚形成异常引起的一组多种多样的畸形,推测为妊娠第四周前尾端细胞团受损所致。绝大多数病例为散发,但也有因 *HLXB9* 基因缺陷所致显性遗传病例的报道。15%~20% 患儿的母亲患有糖尿病,1% 糖尿病母亲的后代出现本病,也有与 VACTERL 综合征(脊椎、肛门闭锁、心脏、气管、食管、肾脏、肋骨)、脐突出、膀胱外翻、肛门闭锁和 Currarino 三联症并存的报道。严重程度不一,从临床不明显的轻度发育不良到下部躯体完全缺如。

尾端细胞团发育低下或未发育导致尾端退化综合征(CRS;图 43-6),本病具有两种类型:较严重的 CRS(Ⅰ型),为脊柱末端前部变短,脊髓圆锥高位且呈楔形,还可合并更严重的内脏和骨骼畸形;较轻型 CRS,(Ⅱ型),则为圆锥低位且出现脊髓栓系,伴轻微合并

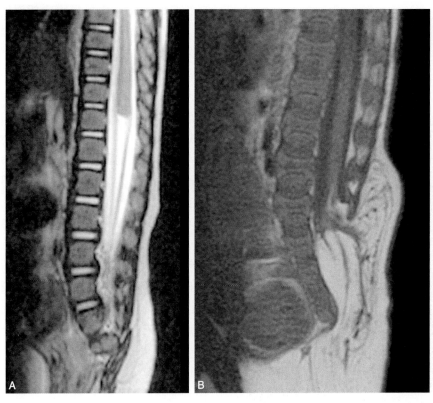

图 43-6 尾端退化综合征（CRS）矢状位 T2 加权图像（A）显示，Ⅰ型 CRS 典型表现，严重尾椎发育不良及典型的楔形高圆锥末端。矢状位 T1 加权 MR 图像（B）对比Ⅱ型 CRS 表现（尾椎退化较轻），脊髓延长并插入远端的末端脂肪瘤

畸形。总之，脊髓末端位置越高，骶椎畸形越严重。最严重的 CRS 表现为腰骶椎缺如，脊髓末端位于下段胸椎水平，骶椎严重发育不良，下肢融合，类似"美人鱼"外形（并肢畸形）。与此不同，最轻型 CRS 病例可仅见影像检查所显示的骶椎末端缺失，而无临床症状。CRS 可与众多脏器畸形并存，包括肾脏或肺发育不良和直肠肛门畸形。其他常见的脊柱相关畸形还有开放型脊柱闭合不全、椎体 SFAs 和脊髓裂畸形。

脊柱分节畸形（segmental spinal dysgenesis，SSD）为一种非常罕见的闭合不全畸形，以节段性胸腰椎或腰椎椎体和脊髓发育不良或未发育为特点。先天性胸部或腰部后突畸形为本病特点，同时在突出顶点可扪及背部骨性突起。病变以上脊髓正常，但病变区域以下脊髓粗大、增厚和呈低位。发育不良水平远端和近端椎管管径正常。有些作者确信，SSD 和 CRS 为一种畸形的不同表型，脊柱形态依赖于发育障碍的出现水平。如脊柱远端受累，则产生 CRS；而脊柱近端发病则表现为 SSD。

尾端细胞团发育不良系列畸形中，最常见者也许为脊髓栓系综合征（TCS）。临床表现为步态僵硬、下背部和腿痛，以晨起为重、下肢感觉异常和（或）排尿

困难。TCS 患儿常在躯体生长迅速期间就诊。严格地讲，TCS 患儿还应存在脊髓低位和终丝增粗，而非其他脊柱和脊髓异常。但事实上，脊柱和脊髓病变患儿临床表现有时与本病相似而被认为是"脊髓栓系"。认识到 TCS 为一个独立疾病非常重要，影像检查的作用在于有助于术前制定方案，而非明确诊断。在影像学上，TCS 表现为脊髓紧绷而无法确定圆锥位置或圆锥低位（图 43-7）。终丝常增粗、变短，也可合并末端脂肪瘤。患儿临床症状可因手术而缓解，但术前除外其他合并畸形至关重要。

尾端细胞团发育不良的其他两个重要而罕见的表现为 ASM 和末端脊髓囊膨出。ASM 以存在向前突出的巨大脊膜囊为特点，骶椎孔扩张，骶前出现囊性包块。这些表现可能在临床上会被误诊为 SCT，提示应进行神经影像检查。绝大多数 ASMs 为散发，但极少数发生于 Currarino 三联症或以硬膜发育不良为特点的综合征（如神经纤维瘤病Ⅰ型和 Marfan 综合征）中的病例具有遗传倾向。当合并其他尾端细胞团发育不良时，则还可见其他先天性畸形（如直肠肛门畸形、尾椎发育不良以及皮样和表皮样囊肿）。幸运的是，较常见的单纯型病例的影像表现极具特点，在骶前出现

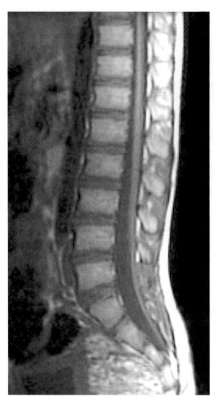

图 43-7 脊髓栓系综合征。矢状位 T1 加权 MR 图像显示,脊髓延长(与终丝无法分别)并插入终端鞘囊

经扩张的骶神经孔与鞘膜囊相通的囊性包块(图 43-8)。伴脂肪或神经成分的复杂型 ASMs 可通过这些成分从神经孔中突出而被诊断。末端脊髓囊膨出为一种非常罕见的畸形,表现为脊髓积水,后者横穿脊膜膨出至末端,并形成为皮肤所覆盖的脊髓囊肿状膨出。直到患儿存并因所合并的直肠肛门和内脏异常需要早期治疗时,这些畸形才被影像检查所发现。决定患儿患病率和病死率的最重要因素为合并畸形。末端脊髓囊膨出患儿在出生时神经系统正常,但随后出现神经功能丧失。

最后,如果原始条退化不完全并遗留尾端全能细胞残留物,可出现 SCT(图 43-10)。SCTs 组织来自三个细胞层并含有不同比例的成熟和幼稚成分。根据肿瘤位于内部(盆腔)和外部的比例,美国儿科学会(AAP)对本病进行了手术分级。AAP 分级和是否出现成熟或恶性成分可确定预后。盆腔外肿瘤、成熟成分多和患儿年龄小均提示较好预后。手术必须切除尾骨以防止复发。胎儿和小婴儿患病率和死亡率与肿瘤内分流所致的心衰和有关内脏异常高度相关,而后期死亡率则与病变恶性程度相关。

MRI 是所有尾端细胞团畸形术前计划和分期最好的检查手段。CT 的作用有限,如寻找和评价内脏

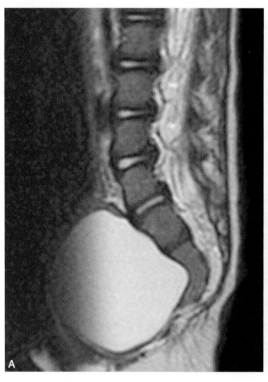
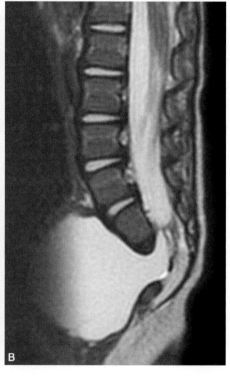

图 43-8 前部尾椎脊膜膨出。脊髓中线矢状位 T2 加权 MR 图像(A)显示,骶椎典型的弯刀形,旁矢状位(B)和轴位(C)T2 加权 MR 图像显示,典型单纯性前部尾椎脊膜膨出,表现为尾前囊肿,并经左侧扩张的骶神经孔与脊椎鞘囊相连

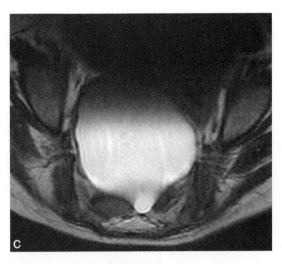

图 43-8(续)

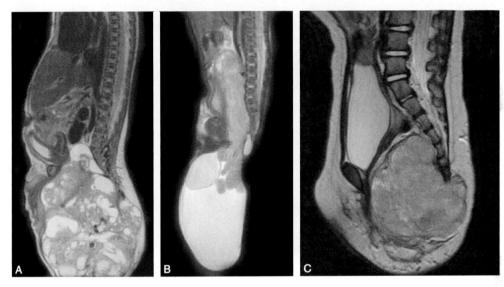

图 43-10　骶前畸胎瘤。三个不同婴儿的矢状位 T2 加权 MR 图像显示,盆腔内巨大的囊实混合性肿块,病理诊断为骶前畸胎瘤。根据美国儿科学会的分类标准,尾骨内外肿瘤的成分不同而被分为 1 级(A)、2 级(B)和 3 级(C)

器官或骨骼。超声检查有助于新生儿筛查,因为它可在新生儿病房或 ICU 中使用,减少病情不稳定婴儿的转运过程,但超声并不能提供手术规划所需全部信息。

脊索发育异常

　　神经肠源性囊肿为椎管内、内衬肠粘膜的囊肿(最常见于胸椎,其次为颈椎)。有人推测,该囊肿源于胚胎第三周后仍持续存在的原始内胚层和外胚层间的异常连接。正常情况下,脊索腹侧内胚层(前肠)和背侧外胚层(皮肤、脊髓)在胚胎发育期间可成功分离。在神经肠源性囊肿病例中,分离失败使脊索"分叉"并阻止中胚层发育,在发育中的椎管内陷入一小

段原始肠管。该肠管残留可孤立存在而成为囊肿,或可与皮肤或肠管相通(或两者同时存在),导致各种瘘和窦道形成,后者构成多种背侧肠源性脊柱畸形,其中最严重的畸形为经 Kovalevsky 原始脊椎骨性通道与脊柱相通,即使轻型病例中,仔细观察时也常见一些脊椎分节异常。多方向扫描 MRI 最适于显示囊肿及其与脊髓的关系,以及与纵隔或腹部脏器是否相通。CT(特别是多方向重建和三维重建)则可在术前制定手术计划时清晰显示脊椎骨性异常。

　　DSM 起源与神经肠源性囊肿的异常过程相似,可导致脊髓分为两个半脊髓,每条半脊髓均具有一个腹侧和背侧神经根。半脊髓可对称,或不对称,后者被称为"部分性 DSM"。一条或两条半脊髓可出现特征性脊髓积水或栓系。极罕见的(也可能为虚构的)脊髓

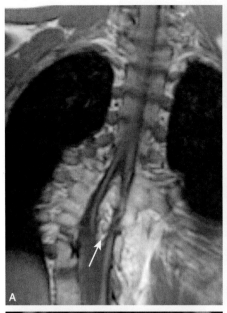

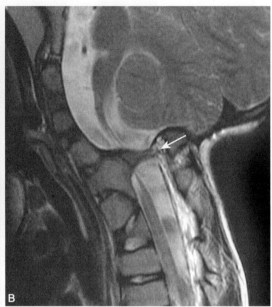

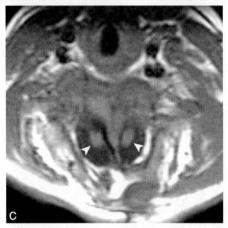

图 43-12　脊髓纵裂（DMS）（Ⅰ型）。Ⅰ型 DSM 患儿冠状位（A）T1 加权 MR 图像显示,巨大骨嵴（箭号）将胸髓分裂,以及多个脊柱节段畸形和肋骨后部融合异常。不同患儿矢状位 T2 加权（B）和轴位 T1 加权（C）MR 图像显示,Ⅰ型颈髓 DSM 伴骨嵴（B 中箭号）和两条半脊髓（C 图中箭头）

纵裂（或脊髓重复畸形）为唯一应考虑的鉴别诊断;可能发生于具有两条脊髓轴的患儿中。许多作者认为,脊髓分裂最常为一种非常罕见的 DSM,而非真性脊髓重复畸形。

　　由于脊索影响脊椎发育,故脊柱分节异常特别常见于 DSM 病例中。所以,术前规划中重要的因素包括椎管内是否存在骨性或纤维性突起（DSM Ⅰ型,图 43-12）或（DSM Ⅱ型,图 43-13）,以及脊髓是否处于相隔离的两个,还是一个共同的椎管内（也见第 42 章）。有时在 DSM Ⅱ型病例中,多条或 1 条神经根与硬膜相粘连并出现脊髓栓系,导致脊膜膨出。DSM 可孤立存在,或与其他脊柱畸形并存,特别是 MMC。在任何脊柱畸形修复术前或脊柱侧弯矫正术前,均应该仔细寻找,是否存在 DSM。MMC 患儿在关闭手术后出现进行性症状加重多为漏诊 DSM 所致。有时,皮肤出现的病变（如皮肤浅凹或色素脱失,血管病变或毛发斑）可提示 DSM 发生的水平。

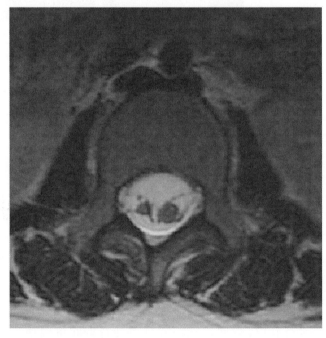

图 43-13　脊髓纵裂（Ⅱ型）。2 型 DSM 患儿轴位 T2 加权 MR 图像显示,单个硬膜管内脊髓分裂为两条半脊髓。未见纤维或骨性分隔

其他先天性和发育性异常

其他虽不常见但很重要的、病因不明的先天性脊柱畸形包括单纯背侧脊膜膨出和外侧脊膜膨出。

背侧脊膜膨出因背侧出现脊膜膨出而得名,绝大多数发生于腰骶椎,以覆盖皮肤的且无神经成分的脊膜膨出为特点,脑脊膜从脊椎后部闭合不全性缺损处膨出。在实际工作中,在疝囊内出现发育不良的神经根或其他神经组织并非少见。

外侧脊膜膨出表现为脊柱旁出现充满脑脊液的包块,包块与硬膜囊相邻并经过神经孔突出,并使相邻的椎弓根和椎间孔重塑。包块内容物通常为"单纯"脑脊液;但有时也可含脂肪或神经组织,此时,最好命名为"复合型"。最重要的合并症为 Marfan 综合征和NF1。

对这两种畸形而言,多方向 MRI 为显示软组织成分的最佳方法。CT 则有助于辨别骨性解剖结构,并常在手术前进行检查。如果不能进行 MRI 检查,则 CT 脊髓造影也可显示脊膜膨出及其与硬膜囊通道。

脊椎形成和分节异常

脊椎形成和分节异常源于脊柱形成障碍,通常被分为脊椎部分或完全形成障碍所致者(图 43-16),以及脊椎形成正常,但随后未正常分节者(脊椎分节障碍)。异常的椎体可为多余结构,也可取代正常椎体。*PAX1* 表达异常被认为是脊椎分节异常的病因,同时也可见其他内脏异常和神经轴畸形。更严重的 SFAs 则更倾向于与内脏器官或其他神经轴畸形合并存在。脊椎形成障碍的严重程度和部位提示畸形形态。单侧软骨中心缺如及骨化不良可致半椎体,而骨化中心的中央部骨化不良导致两侧半椎体融合障碍,则出现蝴蝶椎。相反,脊椎分节异常将出现椎体融合或"块状"脊椎,以及脊椎后部附件融合(图 43-18)。并不值得惊讶的是,"块状"脊椎常与半椎体和蝴蝶椎共存(图 43-19),多种脊椎畸形混合存在时被称为 SFAs。许多临床综合征以 SFAs 为典型表现,包括 Klippel-Feil 和 Jarcho-Levin(胸椎发育不良)综合征。因此,SFAs 并非可供确诊某个疾病的表现,但它是一个可提示临床进一步考虑可能为综合征的影像学标志。

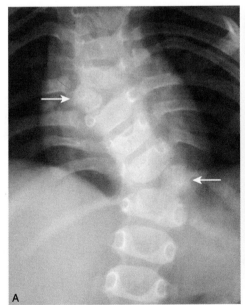
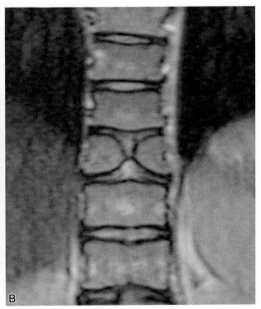

图 43-16　脊椎形成障碍。A,正位 X 线平片对先天性脊柱侧弯进行评估时发现"平衡"的胸椎半椎体(箭号)。B,冠状 T2 加权 MR 图像显示,典型蝴蝶椎表现。以上多同时出现,合并脊椎分节障碍

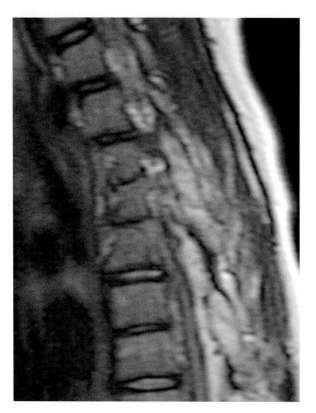

图 43-18 脊椎后部附件融合, 分节障碍。矢状位 T2 加权图像显示, 多水平棘突融合, 且见相同层面脊椎分节障碍

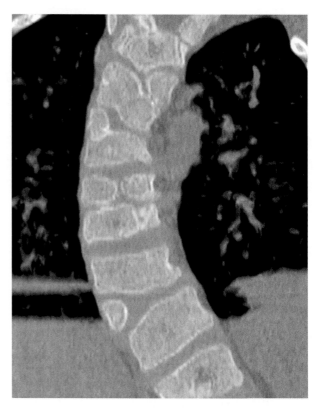

图 43-19 脊椎分节和形成障碍同时存在。VACTERL (Vertebral , Anal atresia , Cardiac , Tracheal , Esophageal , Renal , Limb) 综合征患儿冠状位 CT 图像显示, 多个脊椎分节和形成障碍, 导致先天性脊柱右侧凸

结论

　　儿科先天性脊柱畸形多种多样, 并可共存。但是, 概括了解脊柱胚胎学和解剖学, 常可明确少数特异性特点, 做出更加特异的诊断和提示可能并存的畸形。

关键点

　　生后不久, 脊髓圆锥即达到正常成人水平 (L2 以上)。

　　LMC 和 LMMC 约占隐匿性脊柱闭合不全的 20% ~ 56%, 有皮肤覆盖的腰骶部包块的 20%。

　　出现于臀间裂的源自尾部下端浅凹的单纯型尾部窦从不与椎管相通。

　　1% 糖尿病母亲的后代可见尾端细胞团畸形。

　　TCS 为一种特殊的临床疾病, 常在躯体快速发育期内发病。

　　MRI 为尾端细胞团畸形术前规划和分期的最佳方法。

　　脊椎形成异常与脊椎分节异常几乎总同时存在。

推荐阅读

Giampietro PF, Dunwoodie SL, Kusumi K, et al. Progress in the understanding of the genetic etiology of vertebral segmentation disorders in humans. *Ann NY Acad Sci.* 2009;1151:38-67.

Pang D, Dias MS, Ahab-Barmada M. Split cord malformation: part I. A unified theory of embryogenesis for double spinal cord malformations. *Neurosurgery.* 1992;31:451-480.

Pang D. Sacral agenesis and caudal spinal cord malformations. *Neurosurgery.* 1993;32:755-778; discussion 778-779.

Rufener SL, Ibrahim M, Raybaud CA, et al. Congenital spine and spinal cord malformations—pictorial review. *AJR Am J Roentgenol.* 2010;194(suppl 3):S26-S37.

Tortori-Donati P, Rossi A, Biancheri R, et al. Magnetic resonance imaging of spinal dysraphism. *Top Magn Reson Imaging.* 2001;12:375-409.

Tortori-Donati P, Rossi A, Cama A. Spinal dysraphism: a review of neuroradiological features with embryological correlations and proposal for a new classification. *Neuroradiology.* 2000;42:471-491.

第 44 章

脊柱和脊髓感染

AVRUM N. POLLOCK and STEPHEN M. HENESCH

儿童脊柱感染并不常见,病因包括直接和间接(血源性)感染,病原为细菌、病毒、寄生虫和真菌。直接的细菌感染性病变可发生于创伤、使用仪器进行检查时或经已经存在的先天性窦道或脊柱裂传播而来(如脑脊膜膨出)。近几年来,因被感染了伯氏疏螺旋体的蜱虫叮咬所致的 Lyme 病(图 44-1)也成为脊髓感染的病因之一,特别是在美国东北部地区。蚊虫传播的西尼罗病毒(图 44-2),最初见于美国东海岸,近来在全国范围内出现并成为急性脊髓感染的病因。儿童脊髓结核常见于胸段(图 44-3)并表现为髓内结核瘤,最常见于获得性免疫缺陷综合征(AIDS)或其他免疫抑制性疾病。TB 在印度人中发病最多,但也在非洲和东南亚广泛存在。囊虫病(图 44-4)是脊髓内寄生虫感染中最常见的病原,本病源于患儿进食未煮熟的感染了猪绦虫的猪肉,最常见于南美和东南亚。鄂口线虫病(图 44-5)由口线虫感染所致,因进食被感染的鱼和肉所引起,临床表现为神经根炎,为东南亚地方病,但不发生于北美地区,除非为感染的患者出国所致。

感染所致的炎症以及后遗的神经系统缺陷常决定了脊髓感染的表现,提示进行影像检查以寻求诊断结果。MRI 为评估脊髓感染的金指标。一般来讲,病变在液体敏感序列中(T2 加权)显示为异常高信号,而在增强后的 T1WI 中表现为不同程度强化。像其他部位的感染一样,脊髓增粗常源于髓内水分增多或水肿。有时,梯度回波序列可及时准确地显示较为罕见的相关出血。

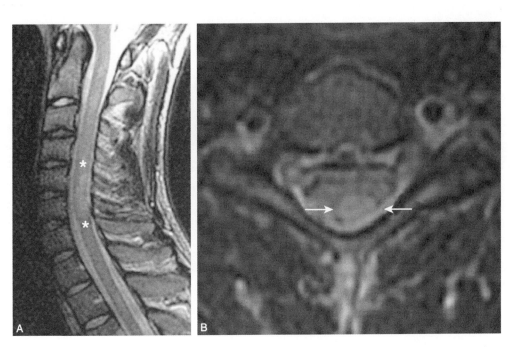

图 44-1 成人,被蜱叮咬后感染 Lyme 病。颈椎矢状位(A)和轴位(B)T2 加权图像显示,脱髓鞘所致 C5/C6 水平背侧脊髓内长 T2 信号灶(A 图中星号和 B 图中箭号)。(Case Courtesy Gul Moonis, MD,Beth Israel Deaconess Medical Center,Division of Neuroradiology.)

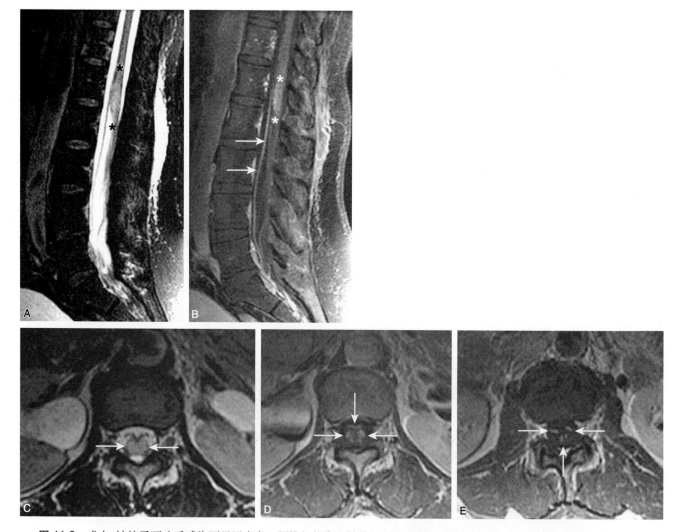

图 44-2　成人，被蚊子叮咬后感染西尼罗病毒。腰椎矢状位和轴位 T2 加权图像（分别为 A 和 C），以及矢状位（B）和轴位（D 和 E）增强 T1 加权图像显示，病毒性脊髓炎引起的脊髓远端/脊髓圆锥内长 T2 信号灶（A 中星号和 C 中箭号），以及增强后脊髓远端（B 中星号）和脊髓圆锥（D 中箭号）以及马尾（E 中箭号）内强化灶。（Case courtesy Gul Moonis，MD，Beth Israel Deaconess Medical Center，Division of Neuroradiology.）

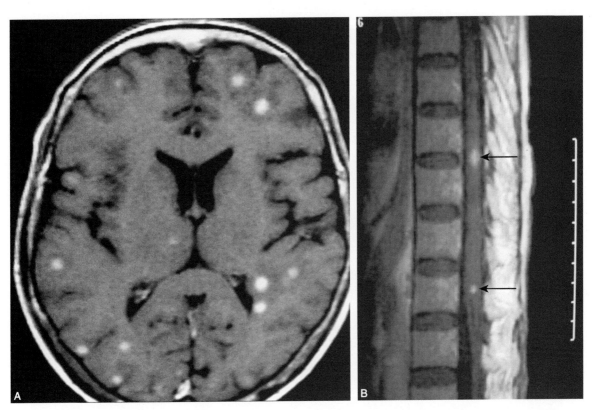

图 44-3 成人,曾接触结核病人。增强后颅脑轴位(A)和胸椎(B)冠位 T1 磁共振图像显示,结核瘤所致的脑脊髓内多发强化结节(B 中箭号)。(Case courtesy Drs. Pranjal Goswami, Nirod Medhi, and Pratul Kr. Sarma of Primus Institute in Guwahati, India.)

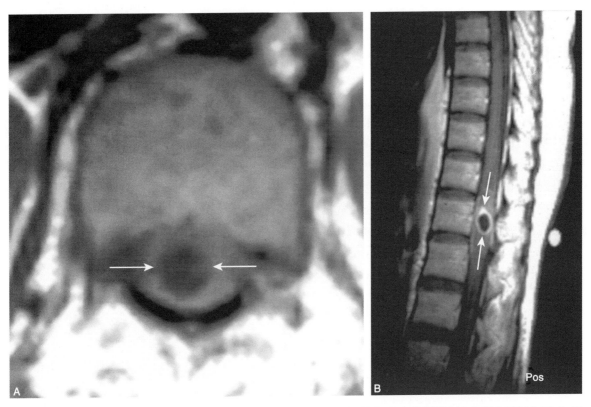

图 44-4 男性,20 岁,以"下肢瘫数周"就诊。诊断为"囊虫病"。胸椎轴位 T1 加权图像(A)和增强后冠位 T1 加权图像(B)显示,脊髓中央长 T1 信号灶(A 中箭号),相应的,在增强图像中可见病灶强化(B 中箭号)。(Case courtesy Dr. Manu Shroff of the Hospital for Sick Children in Toronto, Canada.)

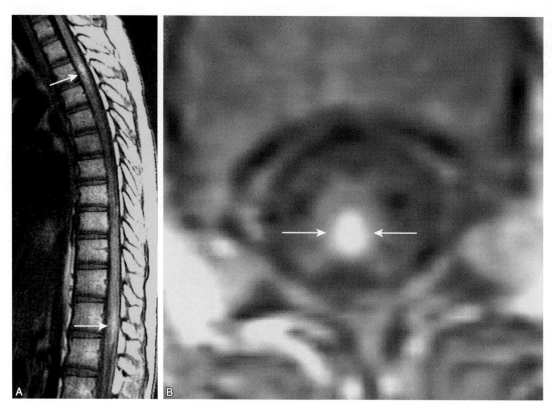

图 44-5 男,17岁,来自泰国,感染丝虫病。胸椎增强后矢状位(A)和轴位(B)T1加权图像显示,脊髓内强化结节(A和B中箭号),为寄生虫感染所致。(Case courtesy Dr. Jiraporn Laothamatas of Mahidol University, Bangkok, Thailand.)

椎间盘炎和骨髓炎

儿童椎间盘间隙感染常与脊椎骨髓炎共存,为病原经脊椎终板内毛细血管丛和椎间盘间隙未成熟血管通道血行传播所致。对于怀疑本病的病例应尽快进行增强 MRI 检查(图44-6)。虽然感染可发生于任何水平,但中段腰椎为最常受累的部位。金黄色葡萄球菌为最常见病原体。就世界范围而言,TB 亦为较常见病原。感染首先出现的放射学表现为,椎体终板不规则。

受累椎间隙常狭窄并在 T2 加权序列中表现为低信号。相邻椎体终板水肿和强化则提示并存骨髓炎和椎间隙脓肿的可能。复杂病例还可见硬膜外和椎旁脓肿或蜂窝织炎,均可被 MRI 清晰显示。感染晚期征象包括椎体塌陷和脊柱变形(图44-7)。治疗后,椎体和椎间隙表现还可分别持续 24 和 34 个月。慢性复发多灶性骨髓炎为慢性非细菌性骨髓炎中最严重的类型,且未知病原。虽然慢性复发多灶性骨髓炎最常累及长骨干骺端和内侧锁骨,但也可见于脊柱和盆腔骨。

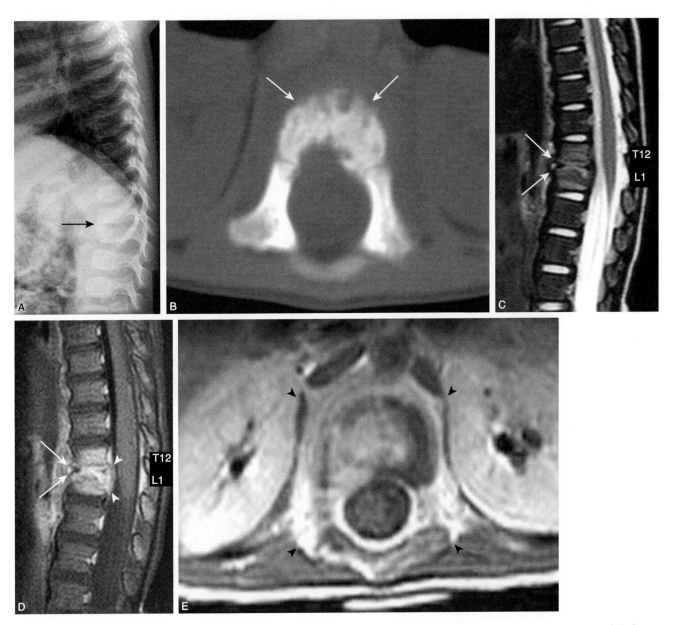

图 44-6　女, 15 个月。步态异常, 注意到髓内包块, 为椎间盘炎/骨髓炎所致。脊椎侧位片显示 T12-L1 段椎间盘间隙变窄 (A 中箭号)。脊椎 CT 平扫轴位骨窗图像显示, 脊椎终板不规则(B 中箭号)。胸腰段交界部矢状位 T2 加权图像(C), 增强后矢状位脂肪饱和 T1 加权图像(D)和轴位 T1 加权图像(E)显示, T12~L1 段椎间盘高信号消失, 相邻终板 T2 信号增高 (C 中箭号), 相同区域可见异常强化(D 中箭号), 周边可见肿瘤样软组织强化影(E 中箭头)。注意, 后纵韧带增厚/信号升高, 以及异常强化(D 中箭头)

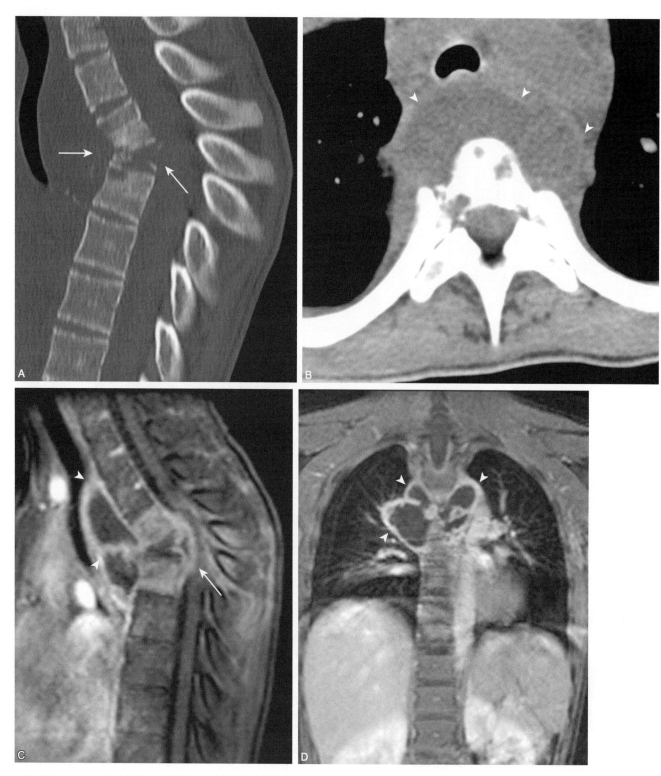

图 44-7　女,13 岁。结核性骨髓炎。下肢肌力和协调性进行性下降。脊椎 CT 平扫中线矢状位骨重建图像(A)和轴位软组织窗(B),以及胸椎磁共振增强后脂肪饱和 T1 加权矢状位(C)和冠状位(D)显示,胸椎中段水平,椎体骨性塌陷,相同层面可见明显脊柱后突畸形(A 和 C 中箭号)。另外,还可见脊柱周围软组织脓肿(B、C 和 D 中箭头),在相同层面中,以脊柱前方明显

Guillain-Barré 综合征

　　自从脊髓灰质炎被消灭以后,Guillain-Barré 综合征(Guillain-Barré syndrome,GBS)(图 44-8)或急性炎性脱髓鞘多神经根神经病,成为儿童急性运动性瘫痪的最常见原因。本病源于 T 细胞对既往感染病原的反应异常。感染病原包括 EB 病毒、巨细胞病毒、肝炎、水痘、肺炎支原体和空肠弯曲杆菌。MRI 常见马尾神经和硬膜囊内神经根增粗,以及前神经根强化,甚至可见于疾病中期。

影像表现诊断 GBS 的敏感度为 83%，95% 的典型病例中可见以上影像表现。慢性炎性脱髓鞘多发神经根性神经病（图 44-9）被认为是慢性型 GBS，也可见类似影像特点，但更常见神经根明显增粗。

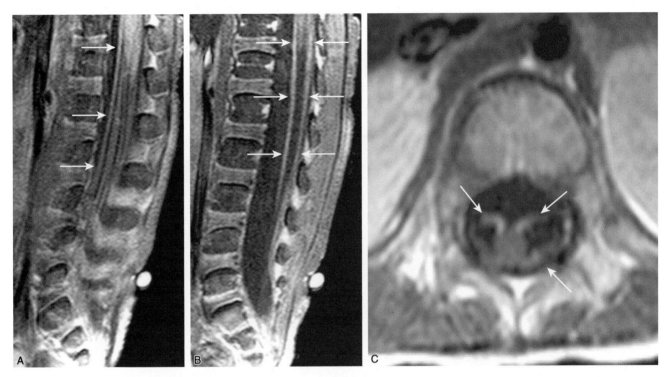

图 44-8　Guillain-Barré 综合征患儿，不能行走。腰椎中线旁矢状位和中线增强后脂肪饱和 T1 加权图像（A 和 B），和经过脊髓圆锥及近段腰髓神经根轴位增强后 T1 加权（C）显示，神经根明显强化（箭号），特别是前根。为 Guillain-Barré 综合征的典型表现

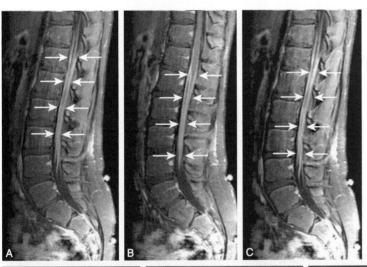

图 44-9　男，13 岁。周围神经病，步态不稳。诊断为"慢性炎性脱髓鞘性多神经病"（CIDP）。右侧矢状旁，正中和左侧矢状旁矢状位脂肪饱和 T1 加权图像（A，B 和 C），以及低位胸椎和胸腰椎交界部脊髓圆锥、近端神经根和远端神经根轴位脂肪饱和 T1 加权图像（D、E、F 和 G）显示，脊髓神经根明显强化（箭号），神经根从神经孔中伸出，图 F 和 G 显示最佳（星号）。这些强化和增粗的征象为 CIDP 典型表现

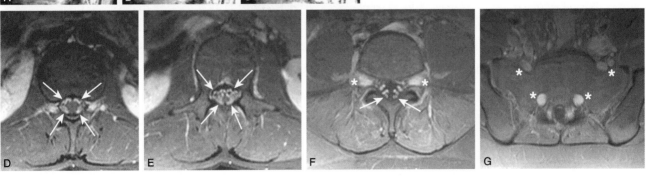

横贯性脊髓炎

横贯性脊髓炎（transverse myelitis，TM）为一种横贯局部脊髓区域的炎症性疾病，最常发生于 10 岁以上儿童。胸段中部最常受累。患儿表现为与受累部位相应的对称性感觉和运动缺失。虽然病毒被认为是 TM 的最常见感染源，但约 60% 的病例仍为特发性病例。在绝大多数病例中，无法确定特异性病毒病原。自身免疫性疾病（如红斑狼疮）中的血管炎也可能为本病病原。在 MRI 上，TM 表现为 T2 高信号（图 44-10）。在液体敏感序列（T2WI）中，可见病变累及 2/3 以上的脊髓横断面，且沿长轴延伸数个脊椎椎体长度，水肿可致脊髓不同程度增粗和强化。

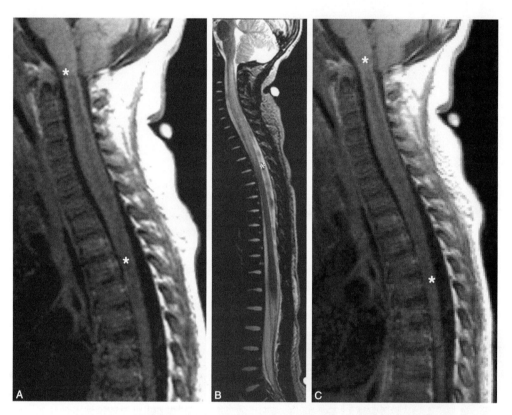

图 44-10　男，17 岁。发热和急性起病的下肢瘫。横断性脊髓炎。矢状位 T1 加权，矢状位 T2 加权（B）和矢状位增强 T1 加权（C）图像显示，颈段和上胸段脊髓可见弥漫性长 T1/T2 信号改变（星号），以及颈髓增粗。未见相应病灶强化（C）（星号）

急性播散性脑脊髓炎（ADEM）

急性播散性脑脊髓炎为一种单期相局限性或多灶性血管旁炎症，属于脱髓鞘病变。本病常见于疫苗接种或病毒感染后。本病的诊断常面临困境，鉴别诊断应包括脊髓肿瘤，当病变为孤立性病灶时将无法与多发性硬化（MS）中的脱髓鞘病变相区别。脑胼胝体 ADC 值正常有助于 ADEM 与 MS 的鉴别，后者常见胼胝体 ADC 值异常。近来有病毒性疾病和（或）疫苗接种的临床病史为准确诊断本病的关键的报道。病灶通常为长 T2 信号，等或长 T1 信号（图 44-11）。强化表现各异，强化形式可为弥漫性或环形强化，或所有病灶均不强化，病灶大小不一，可累及灰质、白质或共同受累。病变常对血浆置换、皮质醇激素和免疫球蛋白治疗显示出极佳反应，影像检查可见病灶好转或消失。

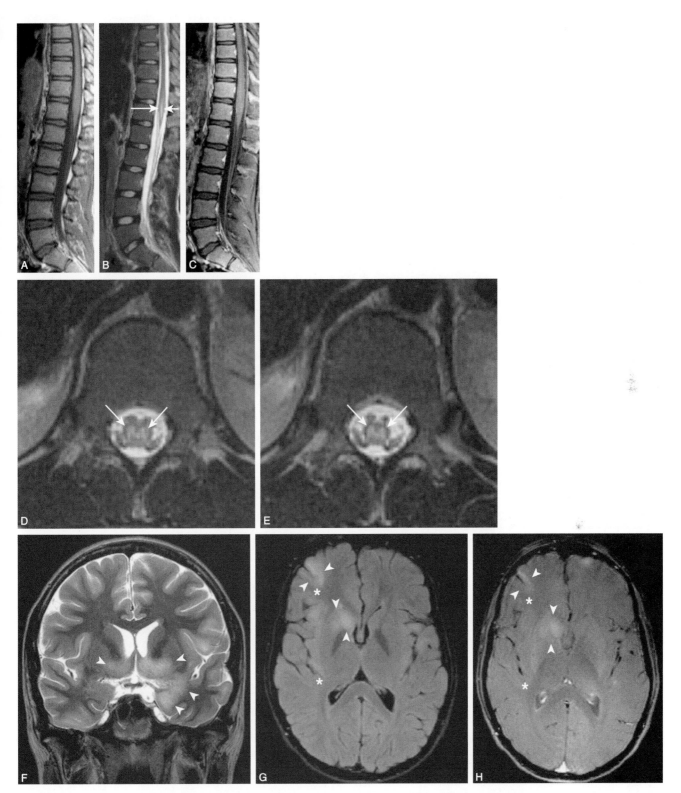

图 44-11　男,12 岁。既往"便秘、尿潴留和下肢无力和麻木"病史,诊断为"急性播散性脑脊髓炎"(ADEM)。矢状位 T1 加权、矢状位 T2 加权和矢状位增强后 T1 加权图像(A、B 和 C),经过下胸-腰区轴位 T2 加权图像(D 和 E),颅脑冠状位 T2 加权图像(F)和轴位 T2 FLAIR 图像(G),以及颅脑增强后磁化转移 T1 加权图像(H)显示,中央脊髓非增粗性 T2 信号增高(箭号)(D 和 E)。另外,脑内还可见长 T2 病灶(F 和 G),表面皮层和深部灰质均受累(箭头),包括右岛叶(星号),为 ADEM 的表现

多发性硬化

虽然本病好发于成人，但也可见于儿童。儿童患者的表现和诊断与成人相似。病毒和免疫性疾病被认为是最常见的病原。绝大多数 MS 患儿可见脊髓病变。脊髓 MS 常见于颈段，其中 80% 与脑内病变共存，

当需要鉴别时，应进行颅脑影像检查。MS 可累及白质和灰质，并常见脊髓背外侧受累。脊髓受累外，同时可见视神经受累，以前被称为 Devic 病，现在为视神经脊髓炎。虽然 MRI 表现不具特异性，但在 MS 诊断中仍为金标准，并可对绝大多数出现 MS 临床表现的患儿做出诊断。脊髓 MS 范围常小于两个椎体长度，并呈现长 T1/T2 信号（图 44-12）。活动性病变可见强

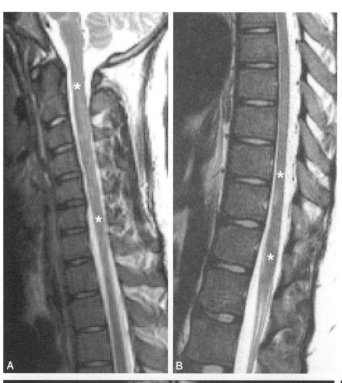

图 44-12　多发性硬化患儿，感觉变化和视力下降。颈椎和胸椎以及颅脑多向 T1 和 T2 加权图像，包括颈胸髓矢状位 T2 加权图像（A 和 B），以及颅脑轴位 T2 加权图像（C）和增强后轴位 T1 加权 MT 图像（D）。注意，脊髓非增粗性长 T2 信号改变（星号）（A 和 B）。该表现与大脑内深部白质区内多发长 T2 信号病灶（C 中箭号）相关，后者与脑室垂直（被称为"Dawson 指"），可见强化（D 中箭号），提示脱髓鞘斑块，为 MS 的典型表现

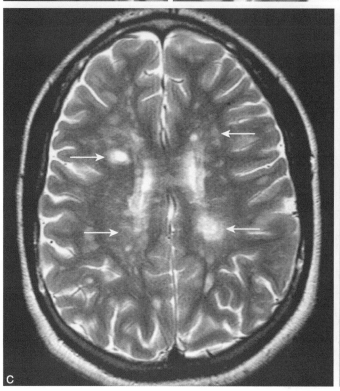

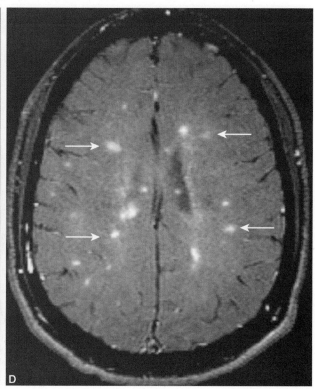

化。FSIR 序列较 FSE 序列对显示病灶具有更高的敏感性。

推荐阅读

Arabshahi B, Pollock AN, Sherry DD. Devic disease in a child with primary Sjögren syndrome. *J Child Neurol.* 2006;21(4):285-286.

Brown R, Hussain M, McHugh K, et al. Discitis in young children. *J Bone Joint Surg Br.* 2001;83:106-111.

Cameron ML, Durack DT. Helminthic infections. In: Scheld WM, Whitley RJ, Durack DT, eds. *Infections of the central nervous system.* Philadelphia: Lippincott Williams & Wilkins; 1997.

Choi KH, Lee KS, Chung SO, et al. Idiopathic tranverse myelitis: MR characteristics. *Am J Neuroradiol.* 1996;17(6):1151-1160.

Coskun A, Kumandas S, Pac A. Childhood Guillain-Barré syndrome. MR imaging in diagnosis and follow-up. *Acta Radiol.* 2003;44(2):230-235.

Dagirmanjian A, Schils J, McHenry MC. MR imaging of spinal infections. *Magn Reson Imag Clin North Am.* 1999;7:525-538.

Ferguson WR. Some observations on the circulation in fetal and infant spines. *J Bone Joint Surg Am.* 1950;32:640-648.

Fischer GW, Popich GA, Sullivan DE, et al. Discitis: a prospective diagnostic analysis. *Pediatrics.* 1978;62:543-544.

Fuchs PM, Meves R, Yamada HH. Spinal infections in children: a review. *Int Orthop.* 2012;36(2):387-395.

Goh C, Phal PM, Desmond PM. Neuroimaging in acute transverse myelitis. *Neuroimaging Clin N Am.* 2011;21(4):951-973.

Hughes RA, Rees JH. Clinical and epidemiological features of Guillain-Barré syndrome. *J Infect Dis.* 1997;176:S92-S98.

Iyer RS, Thapa MM, Chew FS. Chronic recurrent multifocal osteomyelitis: review. *AJR Integrative Imaging.* 2011;196(suppl 2):S87-S91.

Kesselring J, Miller DH, Robb SA. Acute disseminated encephalomyelitis. MRI findings and the distinction from multiple sclerosis. *Brain.* 1990;113(pt 2):291-302.

Khanna G, Sato TS, Ferguson P. Imaging of chronic recurrent multifocal osteomyelitis. *Radiographics.* 2009;29(4):1159-1177.

Kincaid O, Lipton HL. Viral myelitis: an update. *Curr Neurol Neurosci Rep.* 2006;6(6):469-474.

MacDonnell AH, Baird RW, Bronze MS. Intramedullary tuberculomas of the spinal cord: case report and review. *Rev Infect Dis.* 1990;12:432-439.

Mahboubi S, Morris MC. Imaging of spinal infection of children. *Radiol Clin North Am.* 2001;39:215-222.

Mendonca RA. Spinal infection and inflammatory disorders. In: Atlas SW, ed. *Magnetic resonance imaging of the brain.* 3th ed. Philadelphia: Lippincott Williams & Wilkins; 2002.

Noseworthy JH, Lucchinetti C, Rodriguez M, et al. Multiple sclerosis. *N Engl J Med.* 2000;343(13):938-952.

Rocca MA, Mastronardo G, Horsfield MA, et al. Comparison of three MR sequences for the detection of cervical cord lesions in patients with multiple sclerosis. *AJNR Am J Neuroradiol.* 1999;20(9):1710.

Ryan MM. Guillain-Barré syndrome in childhood. *J Paediatric Child Health.* 2005;41(5-6):237-241.

Shalmon B, Nass D, Ram Z, et al. Giant lesions in multiple sclerosis—a diagnostic challenge. *Harefuah.* 2000;138:936-939.

Singh S, Alexander M, Korah IP. Acute disseminated encephalomyelitis: MR imaging features. *AJR Am J Roentgenol.* 1999;173:1101-1107.

Sithinamsuwan P, Chairangsaris P. Images in clinical medicine. Gnathostomiasis—neuroimaging of larval migration. *N Engl J Med.* 2005;353(2):188.

Straus Farber R, Devilliers L, Miller A, et al. Differentiating multiple sclerosis from other causes of demyelination using diffusion weighted imaging of the corpus callosum. *J Magn Reson Imaging.* 2009;30(4):732-736.

第 45 章

脊柱肿瘤和肿瘤样病变

LISA H. LOWE and SETH GIBSON

脊柱肿瘤

概述　脊柱肿瘤主要发生于年幼儿或中年人,较少见于儿童。最常见的表现为持续 3~6 个月的疼痛、步态异常和脊柱曲度异常、运动无力和肠、膀胱功能低下。在急性损伤中,肿瘤周围水肿可引起麻痹和瘫痪。本章将讨论有关脊柱肿瘤的一般概念以及病变的特殊解剖分类,包括肿瘤的发生部位:髓内、硬膜内髓外和硬膜外。

影像检查　脊柱肿瘤的影像表现常无特异性,且征象常重叠。诊断时,关注患儿年龄、关键影像表现和合并症可缩小鉴别诊断范围,如表 45-1 所示。

部位	肿瘤	影像关键表现	其他说明
髓内	星形细胞瘤	颈部最常见 脊髓+/-咽鼓管内偏心生长 囊性病变伴强化结节	10 岁 治疗:手术+化疗和放疗
	室管膜瘤	髓内中心性生长,颈部最常见 在 MR T2 图像中可见含铁血黄素帽 滴状转移灶	13~14 岁 如为多发病变,应考虑 NF2 治疗:手术+/-放疗和化疗
	神经节胶质瘤	与室管膜瘤表现相似	7 岁,与 NF2 有关 治疗:手术切除
	血管母细胞瘤	囊性病变伴强化壁结节 流空	与 von Hippel-Lindau 病有关 治疗:手术
髓外	柔脑膜转移瘤	腰骶部最常受累 病变大小和数量多变	常见于室管膜瘤,髓母细胞瘤,高级别星形细胞瘤
	神经鞘肿瘤（神经鞘瘤,神经纤维瘤）	从椎间孔向外生长 椎体后部塌陷 靶征	与 NF1 和 NF2 有关 治疗:多数保守治疗,极少数切除
	脑膜瘤	平扫图像中呈现等信号 信号均匀,明显强化	学龄儿,可见于 NF2 治疗:手术切除
硬膜外	原发骨肿瘤		
	骨母细胞瘤	见于脊椎后部成分,实性、膨胀性,可强化肿块	10~30 岁;40%见于脊柱 治疗:手术切除
	动脉瘤样骨囊肿	见于脊椎后部成分,膨胀性、多房性包块,可见液-液平面	10~30 岁;20%见于脊柱 治疗:栓塞、手术和填塞
	骨样骨瘤	脊椎后部成分中透亮瘤巢伴明显环形硬化,伴/不伴中央钙化	90%<25 岁,10%见于脊柱 治疗:射频消融
	淋巴瘤	椎体病变,椎体高度正常或变扁;单发>多发	全身疾病累及脊柱;罕见原发 治疗:化疗

表 45-1　儿科脊髓肿物:部位、影像关键表现和其他说明

部位	肿瘤	影像关键表现	其他说明
	白血病	椎体病变,椎体轻度变扁;多发>单发	全身疾病累及脊柱 治疗:化疗
	朗格汉斯细胞组织细胞增生症	椎体病变,椎体明显变扁,可见软组织包块;单发>多发	从单发椎体病变到全身病变
	神经母细胞瘤		
	骶尾部畸胎瘤	脊柱旁肿块(肾上腺最常见),包绕血管,其中可见钙化	1~5岁 治疗:化疗和手术

表 45-1 儿科脊髓肿物:部位、影像关键表现和其他说明(续)

ED,硬膜外(50%);EM,髓外(15%~20%);IM,髓内(30%~35%)

虽然儿科脊髓肿瘤后期也可出现脊柱骨性侵蚀,但平片的作用仍旧有限。CT平扫有助于发现原发骨性病变,但对于脊髓则毫无用途。取而代之,MRI成为诊断脊髓病变和发现其特点的影像检查方法。区分髓内(脊髓内)和髓外(脊髓外)病变非常重要,多方向MRI成像可解决这个问题。髓内病变表现为脊髓增粗,而髓外病变则至少在一个层面上显示与脊髓分离。

在切开暴露手术视野后和切除期间,术中超声被用以确定肿瘤位置和边缘。术后基线MRI至少应在术后12周进行,因为,手术改变使术后早期检查难以解释。

治疗 良性、非侵蚀性脊柱肿瘤的治疗目的是,将实性肿瘤及其相关瘘管管腔完全切除。肿瘤任何部分侵蚀脊髓,则手术成功率将降低。可使用辅助性放射治疗和化疗,但侵蚀性、恶性病变的预后仍不乐观。

多数情况下,通常采用椎板切开术以进入椎管,在后柱间中线或沿背侧神经根进入并实施脊髓切开术。肿瘤中央被压实。电生理检测技术有助于检测肿瘤周围区以保护脊髓外侧柱,避免损伤。当沿肿瘤与正常表现脊髓交界面切除肿瘤和相关的瘘管腔后,应闭合创面,还应仔细寻找肿瘤是否还发生于其他部位。

预后 术前神经系统缺陷可在术后持续存在,但是肿瘤被切除后将不再出现新的长期存在的症状。如组织学为良性的儿科髓内胶质瘤不能被完全切除,也应避免进行辅助性放射治疗,因为后者可对幼稚脊髓和脊柱产生不良反应。残存肿瘤和肿瘤原位复发常可在数年内保持静态或非常缓慢生长。再次进行手术可治疗症状再现。

对硬膜外肿瘤实施手术治疗的作用在于,通过活检做出病理诊断、消除因脊髓受压所致的进行性脊髓病,以及对不稳定脊柱进行重建和努力进行根治性切除以达到治疗目的。绝大多数儿童硬膜外病变对放疗和化疗均有反应。

髓内肿瘤

概述 儿科髓内肿瘤最常见于颈胸段脊髓,症状不具特异性常导致延误诊断,不同年龄患儿症状存在差别。幼儿可表现为脊背疼痛(钝痛和尖锐痛)或神经根痛,僵硬、持续存在且不明原因的斜颈和肌肉麻痹。年长儿则可为步态异常和(或)进行性脊柱侧弯。另外,还常见四肢无力和感觉异常。少数患儿还可出现颅压增高(ICP)和脑积水症状。

星形细胞瘤

概述和起源 60%以上儿童髓内肿瘤为星形细胞瘤,最常见于颈髓。脊髓星形细胞瘤常发生于10岁左右儿童,男女比例相等。脊髓星形细胞瘤罕见于新生儿和婴儿,临床可见易激惹、斜颈和发育的标志性表现丧失或缺如。症状常长时间存在。星形细胞瘤来源于星形细胞,从良性(Ⅰ级)到恶性(Ⅳ级)均可出现。成胶质细胞和毛细胞型星形细胞瘤排在良性肿瘤序列的最后,高级别星形细胞瘤和胶质母细胞多形性肿瘤为最恶性肿瘤。

脊髓星形细胞瘤可为囊性,囊实混合性、实性或包含坏死成分的肿瘤。恶性星形细胞瘤可类似脊髓血管畸形,富含血管并可见瘤内出血。病变大小不一,从局限性到累及整个脊髓(全脊髓肿瘤),后者常在1岁内发病。

影像 脊髓增强MRI检查对确定引起脊髓中央管积水的小肿瘤和显示蛛网膜下腔种植非常关键。星形细胞瘤的关键特征包括,脊髓增粗、偏心生长、等/长T1信号和不均匀长T2信号,强化形式多变,有时呈结节样强化(图 45-1 和图 45-2)。T2 信号不均匀程度则依赖于肿瘤中实性、囊性及坏死成分的多少。

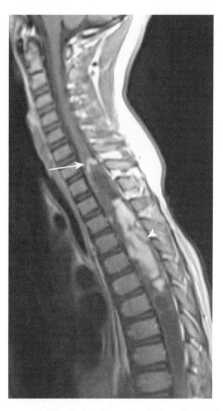

图 45-1　星形细胞瘤。男,8 岁,背痛。增强后矢状位 T1 加权图像显示,髓内囊性包块伴背侧结节(箭头)和头侧周边强化(箭号)

室管膜瘤

概述和起源　30% 以上儿童髓内肿瘤为室管膜瘤。与星形细胞瘤相比,室管膜瘤更常见于年长儿(13 或 14 岁),女性患儿稍多。室管膜瘤源于脊髓中央管内或终丝的室管膜细胞,范围常跨越多个节段。像星形细胞瘤一样,本肿瘤也可累及全脊髓。室管膜瘤可为各种组织亚型,其中以细胞性室管膜瘤最常见。黏液乳头型室管膜瘤仅发生于下段脊髓和终丝,由于病变生理一致性差且与周围结构关系不清,故难以手术治疗。当肿瘤发生于马尾时,该亚型肿瘤可合并蛛网膜下腔出血、背部疼痛、下肢无力、麻痹、疼痛,甚至出现大小便失禁。

影像　位置居中、脊髓增粗、在所有 MRI 序列中均表现为不均匀信号以及肿瘤头尾侧出现的低 T2 信号的含铁血黄素帽可资对室管膜瘤的鉴别诊断(图 45-3 和图 45-4)。脊髓增强 MRI 有助于发现小滴状转移(室管膜瘤常见特征)。颅脑 MRI 可发现转移播散至脑及其所引起的脑积水。多发室管膜瘤则提示神经纤维瘤病 2 型(NF2)。

神经节神经胶质瘤

概述和起源　神经节神经胶质瘤包含星形细胞和神经元成分,30 岁以前发病,平均发病年龄为 12 岁。

影像　神经节神经胶质瘤可为实性、囊性,可有钙化或出血。在所有序列中均表现为不均匀信号。值得注意的影像特点为,缺乏瘤周水肿(即使肿瘤很大时,也是如此)和相邻骨性结构侵蚀(图 45-5)。本病 MRI 表现与室管膜瘤相似,也可见于 NF2 患儿。当临床考虑室管膜瘤诊断时,应将本病列为鉴别诊断。

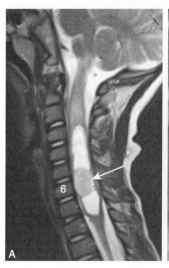
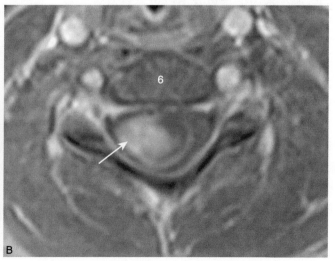

图 45-2　星形细胞瘤。男,6 岁,右上肢疼痛和无力。A,矢状位 T2 加权图像显示,颈髓内囊性包块伴壁结节强化(箭号)。注意,肿块上方可见 T2 高信号水肿带。B,强化结节层面的增强后轴位 T1 加权图像显示,病变为偏心性生长

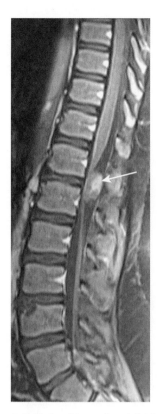

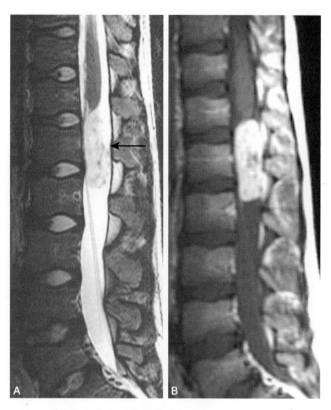

图 45-3　室管膜瘤。男,11 岁,不明原因精神状态改变。增强后矢状位脂肪抑制 T1 加权图像显示,T12-L1 水平椎管内髓外不均匀强化包块,神经根受压向前移位

图 45-4　黏液乳头型室管膜瘤。女,11 岁,背痛。A,矢状位 T2 加权图像显示,脊髓圆锥以下边缘清晰的高信号肿块,其中可见血管流空(箭号)。B,增强后矢状位 T1 加权图像显示肿瘤及明显强化

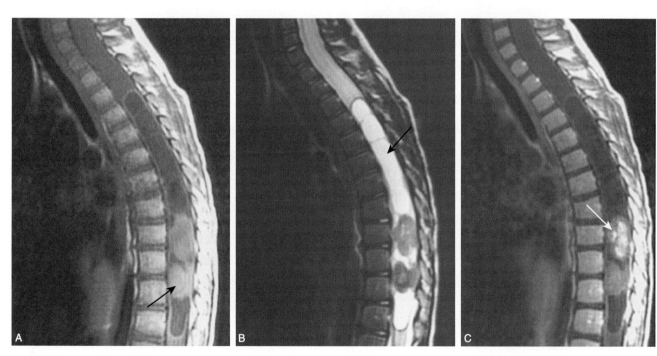

图 45-5　神经节神经胶质瘤。A,矢状位 T1 加权图像显示,累及全脊髓肿瘤。手术时发现,胸腰髓交界处圆形高信号病变为肿瘤内出血性成分(箭号)。B,矢状位脂肪抑制 T2 加权 MR 图像显示,病变中出血成分呈现为低信号肿块。注意,胸髓中段可见肿瘤的囊性部分(箭号)。C,增强后矢状位 T1 加权 MR 图像显示,肿瘤尾侧部分强化(箭号)

血管母细胞瘤

概述和起源　血管母细胞瘤最常见于髓内,但也可为软脊膜、软脊膜下或同时累及髓内和髓外。该病变可提示 von Hippel-Lindau 病,而应该进行进一步检查。治疗方法包括化疗和手术切除。

影像　血管母细胞瘤常为囊性包块,T1 信号依囊内容物含蛋白成分多少而不同,T2 呈现高信号,壁结节强化程度不一,50% 以上患儿可见瘘管(图 45-6)。病灶的供血动脉和引流静脉形成流空信号。常见肿瘤内出血和瘤周水肿。

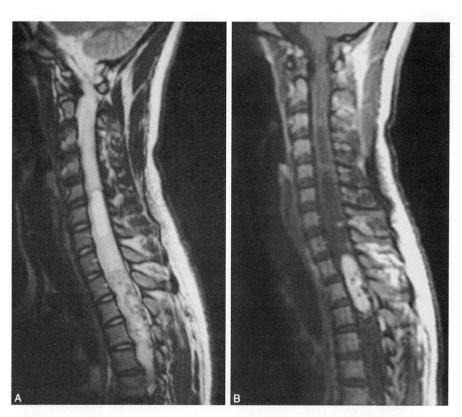

图 45-6　血管母细胞瘤。14 岁 von Hippel-Lindau 病患儿。**A,**矢状位 T2 加权图像显示,脊髓内非均质包块,其上方为囊性成分。非均质病变中可见血管流空。**B,**增强后矢状位 T1 加权图像显示,肿瘤强化及囊性成分中血管母细胞瘤内低信号背景中多发高信号小病灶

髓外-硬膜内肿瘤

概述　儿童髓外-硬膜内脊椎肿瘤包括多种疾病,如神经纤维瘤/神经鞘瘤、脑膜瘤和软脑膜转移。

神经鞘肿瘤

概述和起源　两种主要的神经鞘肿瘤为神经纤维瘤和神经鞘瘤,本章将主要介绍神经纤维瘤。神经纤维瘤源于间质细胞或雪旺氏细胞和神经元周围成纤维细胞。绝大多数发生于脊柱的神经纤维瘤为髓外-硬膜内病变。依据形态学,将其分为两种类型:梭形(来源于单一神经束)和丛状(涉及多个神经分支)。病变可单发、多发或为弥漫性。神经纤维瘤通常见于神经纤维瘤病 1 型(NF1)患儿,但也可独立发生。

影像　在 MRI 图像中,神经纤维瘤 T1 信号多变,T2 为高信号,增强扫描中可见强化。弥漫性神经纤维瘤可沿脊柱生长。本病的关键性特征为,椎间孔扩张和变形(提示病变生长缓慢),以及在 T2WI 中出现靶征(中央低信号,周围高信号)(图 45-7)。可见肋骨侵蚀,严重病例可累及整个肋骨,从而出现"缎带肋骨"征。少数病例可转变为恶性神经纤维肉瘤,当病灶巨大或出现骨破坏或坏死性病变时,应考虑这种情况。

脑膜瘤

概述和影像　脊髓脑膜瘤在儿童中罕见。当出现于 NF2 患儿中,可发生于颅内和椎管内。脑膜瘤在 T1WI 中表现为等或低信号,在 T2WI 中表现为高信号,静脉注射对比剂后可见不均匀强化(图 45-8)。低信号区域可能为钙化。

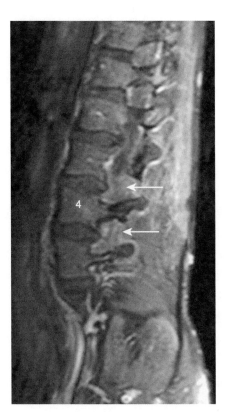

图 45-7 丛状神经纤维瘤。女,13 岁,神经纤维瘤病(Ⅱ型)和脊柱侧凸。增强后矢状位脂肪抑制 T1 加权图像显示,腰椎多个相邻椎间孔内肿瘤伸出(箭号)

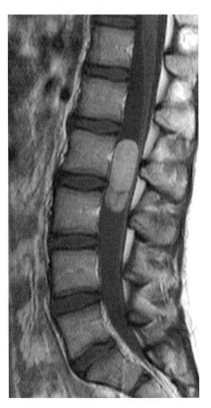

图 45-8 脑膜瘤。女,15 岁,下肢和背痛。增强后矢状位脂肪抑制 T1 加权图像显示,腰段椎管内边缘清晰的强化包块

软脑脊膜转移

概述和起源 椎管内转移常因幕上原发肿瘤和后颅窝脑肿瘤(髓母细胞瘤、室管膜瘤和非典型性畸胎样横纹肌肿瘤)形成滴状转移灶经脑脊液播散所致。

影像 CSF 转移可为单发、多发或弥漫性病变,发生于脊髓和神经根表面。转移性结节大小从 1~2mm 到 1~2cm,还可阻断 CSF 流动(图 45-9)。最常见的转移发生部位为腰骶部的硬膜囊远端,其次为胸段,最后才为颈段。为了避免 MRI 假阳性,应在新诊断的脑肿瘤伴 CSF 转移的手术前进行脊髓扫描。如果不能进行术前 MRI 检查,则可在术后 4~6 周时进行扫描以避免混淆和可能出现假阳性。

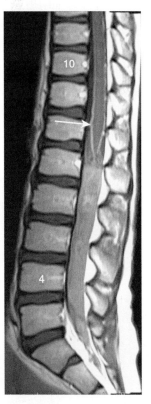

图 45-9 柔脊膜转移瘤。女,9 岁,非典型性畸胎样横纹肌肿瘤,曾进行放疗。增强后矢状位 T1 加权图像显示,下胸段至脊髓圆锥脊髓柔脊膜强化灶(箭号)。L1~L5 可见明显强化的实性包块填充远端椎管

硬膜外肿瘤

概述 绝大多数儿童硬膜外肿瘤源于椎体或椎旁软组织,并可经椎间孔侵及椎管,如神经母细胞瘤和骶尾部畸胎瘤。原发骨病变(如动脉瘤样骨囊肿、淋巴瘤和 Ewing 瘤,以及转移性病变)也可累及脊椎并继而侵犯椎管。影像检查通常用于确定脊椎受累范围、神

经成分受压程度和骨结构破坏所致的脊柱失稳程度。

神经母细胞瘤

概述和起源　神经脊细胞起源的肿瘤包括神经母细胞瘤、神经节神经母细胞瘤和神经节神经瘤。神经母细胞瘤为最常见的颅外实质性肿瘤,常见于1~5岁儿童。当该肿瘤发生于中枢神经系统时,被归为原始神经外胚层肿瘤(PNETs)。

神经母细胞瘤源于沿交感链分布的神经母细胞,最常发生于肾上腺。脊柱转移可累及骨旁交感链神经节,可为单发或多水平发生,病变也可伸入硬膜外间隙,并压迫脊髓。巨大病灶中可见出血和坏死。患儿可见骨、骨髓、肝脏、淋巴结和皮肤受累。神经节神经母细胞瘤和神经节细胞瘤为神经母细胞瘤中恶性度较低但具侵袭性的肿瘤,由成熟神经节细胞和神经纤维混合而成。这些肿瘤通常具有完整包膜,出现与神经母细胞瘤相似的影像表现,但它们的体积更小,边界也更清晰。

影像　神经母细胞瘤发生于脊柱旁,常侵入椎管内。在T1WI上,肿瘤与脊髓等或低信号,而在T2WI上则为稍高信号;注射对比剂后,强化形式不一(图45-10)。在T1/T2加权序列中均呈低信号病灶,提示

为钙化灶。压脂T2WI序列对确定肿瘤范围非常重要。通过影像检查评估肿瘤是否越过中线对肿瘤分期至关重要。

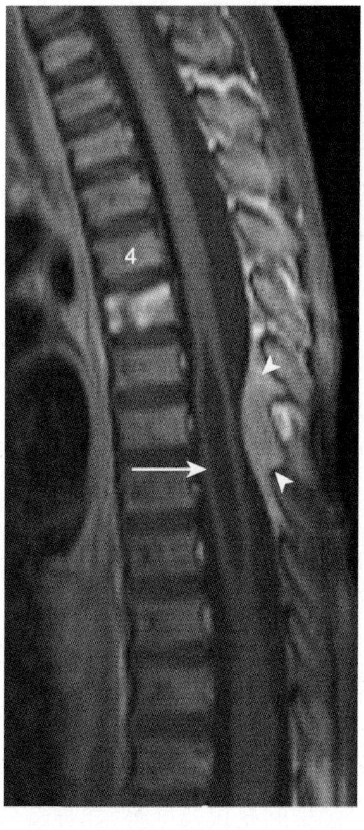

骶尾部畸胎瘤

概述和起源　骶尾部畸胎瘤(sacrococcygeal teratomas,SCTs)为源于三层胚胎组织的肿瘤。该肿瘤含有神经成分、鳞状和小肠上皮、皮肤附件、牙齿和钙化。SCTs被分为四个类型,Ⅰ型为肿瘤完全位于体外,Ⅱ型为肿瘤大部分位于体外,少部分位于盆腔内,Ⅲ型为肿瘤少部分位于体外,大部分位于盆腔内,以及Ⅳ型为肿瘤完全位于盆腔内。所有四型肿瘤均可表现为硬膜外肿瘤且合并骶尾部骨骼受侵。SCTs可为囊性、囊实混合性或实性病变。如果患儿年龄较小、为女性,或肿瘤绝大部分为囊性、肿瘤为较均质肿块、瘤内出现更多钙化以及肿瘤为Ⅰ型(体外型)时,则预后较好。SCTs可为良性或恶性。

影像　CT被用于发现骶骨和尾骨骨质破坏以及肿瘤内钙化。SCT中囊性成分呈现长T1/T2信号,出血成分的MRI信号则依据出血的不同时期而有所差别。增强后可见实性成分强化(图45-11)。

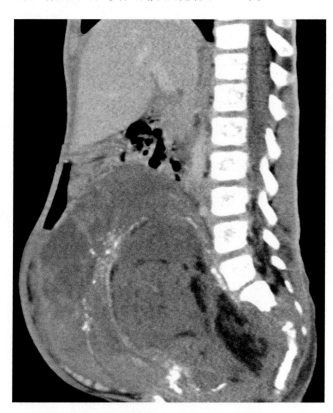

图45-10　转移性神经母细胞瘤。男,2岁,下肢无力,呕吐和腹泻。增强后矢状位脂肪抑制T1加权图像显示,T5椎体强化的转移性病灶,T5~T11(箭号)硬膜外高信号强化病灶(箭头)。右侧肾上腺可见原发病变,但此处未展示

图45-11　骶尾部畸胎瘤(4型)。女,6岁,因"腹部包块"就诊。增强后矢状位重建图像显示,骶椎前巨大包块,且骶椎受累。非均质包块内可见低密度脂肪,混合软组织及散在钙化

SCT部位与臀纹的关系有助于其与脊柱裂所致背部肿块的鉴别。SCTs常可延伸至臀纹以下,而脊柱裂则常向臀纹上延伸。

淋巴瘤和白血病

概述和起源 与其他网织内皮系统结构(如淋巴结)相比,淋巴瘤较少累及脊柱。病变可累及单个或多个椎体,特别是非何杰金型淋巴瘤(图45-12),还可见硬膜弥漫浸润、以硬膜为基底的包块、原发骨性肿块伸入椎管或脊髓包块。病变可呈单发或多节段发病。儿童白血病硬膜沉积较成人更多产生临床症状,脊髓源性白血病多表现为局部包块(图45-13)。

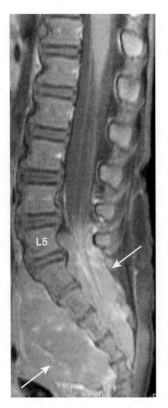

图45-13 巨核细胞性白血病。男,1岁,血小板减少症。增强后矢状位脂肪抑制T1加权图像发现源于骶骨的强化包块,伴腰骶硬膜外明显受累

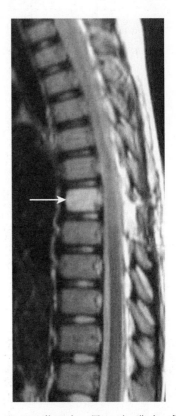

图45-12 Burkitt淋巴瘤。男,5岁,背痛、感觉异常和泌尿系感染。矢状位T2加权图像显示,T7椎体信号增高。注意,椎体后部附件为术后改变

影像 淋巴瘤和白血病患儿出现硬膜外受累常在T1平扫中呈等信号,增强后可见均匀强化。提示淋巴瘤或脊髓源性白血病肿块的关键影像特征为,肿物在T2WI中呈现稍低信号,且无脊髓受压或其他骨质破坏。

柔脑膜黑色素病

概述 神经皮肤黑素沉着症为一种罕见的、非家族性斑痣性错构瘤病,由表皮和柔脑膜内黑素细胞增殖所致。本病为一种非家族性疾病,以皮肤大片色素痣及柔脑膜黑色素沉着为特点。本病也可仅有柔脑膜受累而无皮肤表现。在儿科中,柔脑膜受累可出现颅内压升高和脑积水表现。

影像 最常见的表现为柔脑膜弥漫性增厚和增强后强化,与柔脑膜转移性病变所见相同。虽然柔脑膜转移较柔脑膜黑素沉着症常见得多,但由于黑色素的存在,柔脑膜在平扫T1WI中呈现高信号,则提示后者(图45-14)。T1高信号的黑色素最常沉积于胼胝体和脑干。

硬膜外骨病变

概述 大多数脊柱骨性病变可延伸至脊柱外并形成硬膜外占位效应。脊柱中的病变可源自脊柱后部附件或椎体。常见的脊柱后部附件病变包括骨样骨瘤、动脉瘤样骨囊肿和骨母细胞瘤。儿科常见的原发脊柱肿瘤包括Ewing肉瘤、淋巴瘤、Langerhans细胞组织细胞增生症和转移性病变(如神经母细胞瘤、白血病和PNET)。

影像 硬膜外骨性包块的影像表现依其特殊类型而变。与脊柱其他肿瘤不同,CT在骨性包块和肿瘤成像方面发挥着重要作用,并成为MRI的补充。脊柱后

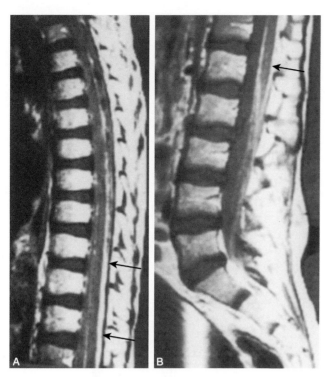

图 45-14 柔脊膜黑色素瘤患儿增强后矢状位 T1 加权图像显示,胸段脊髓柔脊膜(A)和脊髓(B)明显强化(箭号)

部附件病变,包括骨样骨瘤,在 CT 上显示为一个被透光环所包绕局限性硬化灶,且在核素骨扫描中显示为"双聚集征"。在 MRI 中,病变周围出现显著水肿带。动脉瘤样骨囊肿多表现为膨胀性多房病变,其中可见囊内出血和碎屑所形成的液-液平面(图 45-15)。骨母细胞瘤为后部附件的膨胀性实性肿瘤,其中罕见液

平(图 45-16)。局限性椎体病变,如常见的 Ewing 肉瘤和淋巴瘤,常出现单个椎体骨髓呈长 T1/T2 信号改变和强化,而椎体高度无减低。类似征象在多个椎体受累中少见。

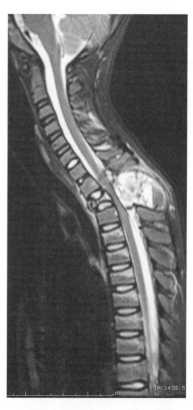

图 45-15 动脉瘤样骨囊肿。女,10 岁,背痛。矢状位 T2 加权图像显示,T3 脊椎后部成分多房性、膨胀性病变,其中可见液平面。T3 受压,导致相邻椎管狭窄

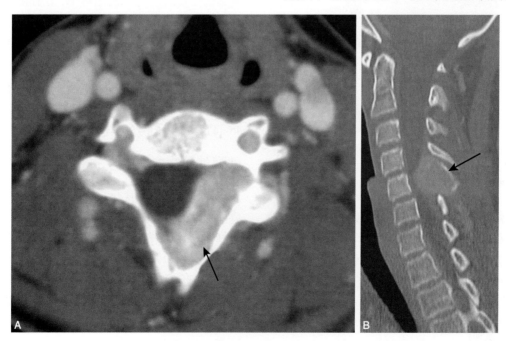

图 45-16 骨肉瘤。男,14 岁,背痛和感觉异常。A,增强 CT 轴位软组织窗图像显示,硬膜外强化病灶(箭号),伴脊髓向右侧移位。B,颈椎 CT 矢状位重建图像显示,源于 C5 后部成分的膨胀性肿块(箭号)

关键点
儿童脊柱肿瘤的鉴别诊断首先要确定肿瘤位置(髓内、髓外-硬膜内,还是硬膜外)。 　　最常见的儿科脊髓肿瘤为星形细胞瘤,该肿瘤可累及长段脊髓,常为偏心性,部分可为囊性成分,或具有强化结节。 　　儿科第二常见的脊髓肿瘤为室管膜瘤,为髓内肿瘤,常呈中心性,肿瘤具有含铁血黄素帽。

推荐阅读

Crawford JR, Zaninovic A, Santi M, et al. Primary spinal cord tumors of childhood: effects of clinical presentation, radiographic features, and pathology on survival. *J Neurooncol.* 2009;95:259-269.

Jallo GI, Freed D, Epstein F. Intramedullary spinal cord tumors in children. *Childs Nerv Syst.* 2003;19:641-649.

Rossi A, Gandolfo C, Morana G, et al. Tumors of the spine in children. *Neuroimaging Clin N Am.* 2007;17(1):17-35.

参考文献

Full references for this chapter can be found on www.expertconsult.com.

第 46 章

血管病变

SARAH S. MILLA and LISA H. LOWE

　　儿科中不常见脊柱血管病变。最常见的血管病变包括高速血流病变[如动静脉畸形(arteriovenous malformations，AVMs)]和动静脉瘘(arteriovenous fistulas，AVFs)，较少见者为静脉畸形(以前叫"海绵样")和脊髓梗死。有些综合征中也可见脊髓 AVMs 和 AVFs，包括遗传性出血性毛细血管扩张症(Osler-Weber-Rendu)、神经纤维瘤病和 Parkes-Weber、Cobb、及 CLOVES (先天性，脂肪瘤样，过度生长，血管畸形、表皮痣和脊椎/骨骼畸形或脊柱侧弯)综合征。2 岁以前出现的脊柱 AVMs 和 AVFs 更可能为综合征(如遗传性出血性毛细血管扩张症)的表现之一。但是，最近的报道提示，以前所认识的，某些综合征(如 Klippel-Trenaunay 综合征)与 AVMs 间的关系是错误的。在一份针对 208 例 Klippel-Trenaunay 综合征患儿的研究中，均未出现以前所报道的脊柱 AVMs。进一步的研究表明，许多以前所报道的 Klippel-Trenaunay 综合征患儿出现脊柱 AVMs 很可能实际上是 CLOVES 综合征患儿。该发现强调了，儿科血管疾病分类的不一致性及其存在的问题。

分类

　　脊柱血管病变的分类方法很多，部分是因为其诊断和特征的复杂性。术语"脊柱动静脉分流"被用于概括所有类型高血流病变(AVMs 和 AVFs)。由于发生于不同部位的 AVMs 和 AVFs(如髓内、髓外硬膜下和硬膜外)可具有不同的供养血管、结构特点、引流和血流动力学改变，故需要进一步分型。基于组织病理学所见，儿科血管畸形常采用由 Mulliken 和 Glowacki 首先提出并为国际血管疾病研究学会(ISSVA)所认可的分类系统。该系统综合了病变的组织学、临床表现和治疗方法，目前被儿科亚学科专科医生(如皮肤科医生、介入科医生、整形外科医生和神经外科医生)广泛采用。ISSVA 将病变分为两大类型：肿瘤和血管畸形。血管畸形则被进一步分为慢/低血流[静脉和

(或)淋巴成分为主]和快/高流速(动脉成分为主)病变。本章将讨论的儿科血管畸形，包括快流速血管畸形(如 AVMs 和 AVFs)，以及慢/低流速静脉畸形(以前被称为"海绵状")。脊髓梗死也将在本章讨论，尽管它既不属于肿瘤，也不属于血管畸形，且完全被排除在 ISSVA 系统外。

动静脉畸形

　　总论和病原学　AVMs 为高流速先天性动静脉交通而引起的动静脉分流，所累及血管增粗、扭曲。AVMs 具有一个病巢(拉丁文称为"巢")或血管网，这个结构连接了动脉和静脉。AVMs 的高血流动力使受累动脉易于形成动脉瘤样扩张以及静脉曲张。AVMs 进一步以病巢位置(在脊髓内还是脊髓表面)以及病巢形态(位于病灶中心且结构紧密者构成"血管球"型，或弥漫而宽大的髓外"幼年"或"分节"型)为特点。在儿科中，血管球型脊髓高血流 AVM 最常见。在一项大型儿科研究中，AVMs 患儿人数为 AVFs 的两倍。AVMs 可发生于脊柱任何位置，各节段发生率相近，其中颈段约为 30%~40%，胸腰段约为 60%~70%。

　　临床表现　首发临床表现变化不一，从急性轻截瘫到慢性进行性脊髓病症状，包括无力、感觉缺失和二便障碍。与成人相比，儿童更常见出血(78%)，特别是颈髓 AVMs。在儿童中，56% 急性起病病例是因动静脉畸形出血所致。

　　影像　磁共振为脊髓动静脉分流初诊和随访的最佳非创伤性方法。脊髓 AVMs 的影像表现包括，血管迂曲扩张(可在脊髓内或表面)和出血(依其发生时间而在 T1WI 和 T2WI 中表现各异)。T2WI 可显示脊髓水肿和增粗。MRI 也能显示脊髓内囊变、脊髓萎缩和静脉血栓形成。注射钆对比剂后可见脊髓强化，提示静脉淤血、缺血或脊髓梗死(图 46-1)。区分脑脊液(CSF)正常生理性搏动和流动(特别是在胸段中部背侧髓外区域)伪影与血管畸形需要对图像采集进行最

优化处理,包括转换相位和频率编码方向以降低生理性 CSF 搏动效应。CT 在 AVMs 评估方面作用有限,但可显示巨大弥漫性分节病变中的骨性改变。虽然 MRI 在初诊中作用巨大,但脊髓造影仍是诊断和观察 AVMs 的金标准。

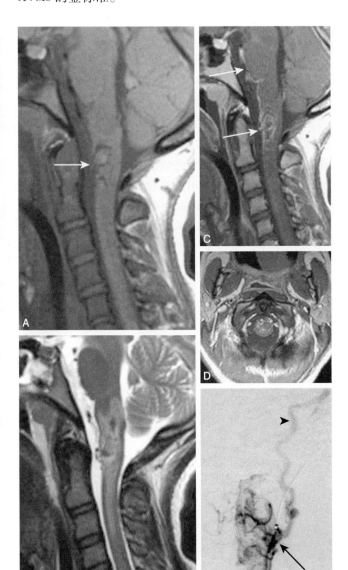

图 46-1 动静脉畸形。女,14 岁,突发严重头痛、左侧肢体无力和意识丧失。头颅 CT 显示脑室内出血(未展示)。A,矢状位 T1 加权图像显示,低信号病灶内可见高信号出血微病灶(箭号)。B,矢状位 T2 加权图像显示,中央低信号出血及周边高信号水肿。C 和 D,增强后矢状位和轴位 T1 加权图像显示,浅表葡行血管强化及髓内周边强化(箭号)。E,经椎动脉导管血管成像显示,髓内瘤巢(箭号)由脊髓前和外侧动脉供血。静脉循环髓旁静脉引流入颈静脉球(箭头)

治疗 血管内栓塞是快流速血管畸形治疗的一线方法,但病变位于脊髓圆锥者例外,后者通常需要手术治疗。在那些因存在不可接受的发病率或病死率危险而不能采用完全栓塞或切除的病例中,治疗的目的在于使病变与脊髓间达到血液动力平衡,以期减少缺血和出血危险。

预后 依据病变位置、表现和治疗的不同,AVMs 预后有所区别。诊断时症状的严重程度与患儿预后直接相关。治疗后,绝大多数症状仍将部分或完全保留。

动静脉瘘

总论和病原学 术语"动静脉瘘"用于描述一种高流速病变,其中动脉直接与静脉形成瘘而无局部病巢,后者见于 AVMs。有人认为,AVFs 为微血管损伤和修复性痊愈所致的一种继发性结构异常,动静脉间存在异常通道。在一项包括儿科和成人的大型研究中,儿童中多发性脊髓动静脉瘘的发生率(46%)较成人高(27%)。AVFs 依发生部位不同而被分为两类,脊髓和脊柱硬膜。脊髓 AVFs 位于髓周,儿童中的发生率为 AVMs 的 1/3。脊柱硬膜 AVFs 在儿科中极为罕见。

临床表现 AVFs 临床表现与 AVMs 相似,包括因静脉充血、静脉高压及其引起的脊髓病所致的慢性进行性无力、感觉缺失和二便障碍。但是,AVFs 出血和急性起病者较 AVMs 少。

影像 在儿科中,脊髓 AVFs 的影像表现实际上与脊髓 AVMs 完全相同。硬膜 AVFs,常见于成人而不常见于儿童。

治疗 由于每一个 AVF 都具有独特性,故治疗必须根据病变特殊性进行调整,需要考虑病变部位、大小、瘘结构的数量和相关症状。治疗方法与其他高流速畸形相同,包括血管内栓塞、显微手术切除、放射治疗(罕见使用)或这些方法联合应用。血管内栓塞较其他方法具有创伤小的优点,但当导管无法进入供养动脉时,则必须进行外科切开。

预后 AVFs 早期诊断对保护患儿神经功能至关重要。患儿预后与确诊时症状的严重程度成正比。那些在治疗前即出现活动不便和二便障碍的患儿在术后仍会存留神经系统缺陷。

静脉(海绵状)畸形

总论 慢流速静脉(海绵状)畸形[venous(cavernous)malformations,VMs],以前也被称为"海绵状血管瘤"和"海绵状瘤",为一种由内衬单层内皮细胞的异形静脉血管间隙所组成的先天性血管畸形,其间未掺杂神经组织。根据 ISSVA 的分类系统,脊髓 VMs 被再次归为分慢流速血管畸形。与此相类似,脊柱静脉畸形以前也被误分类为"血管瘤",但他们为非肿瘤性病变。在病理学上,这种病变的基本成分为异常血管,由于不是肿瘤,故这些基本成分不会增殖和进行有丝分裂。不幸的是,有些分类系统仍将本病划分为肿瘤,这将导致概念混淆。名词"静脉畸形(海绵状),VM"不应被误称为海绵状瘤,而是应被用于避免与真正的肿瘤相混淆。脊髓 VMs 较脑内少见,一项研究结果显示,仅 5% 儿科 VMs 见于脊柱内。

病原学　脊髓 VMs 的确切病原尚不清楚。但是,任何多发性脑和(或)脊椎 VMs 患儿就诊时,均应认真询问病史并进行基因分析。染色体 3 和 7 的相关基因突变使患儿易于发生多发性 VMs,并可以常染色体显性方式遗传,但其外显率不一。40% 以上深部静脉畸形病例合并散发 VMs。以前进行过放射治疗者(多数照射野包括颅脑和脊柱轴)易于出现 VM。约 12% ~ 16%

的儿科患者为多发性病变。

临床表现　VMs 的临床表现主要因出血所致,从几乎无症状到出现严重神经症状。与成人相比,儿科患者更常见突然起病,75% 以上的儿科病例表现为急性出血。

影像　脊髓 VMs 的 MRI 表现与发生于颅内者表现相似,因不同时间的出血产物混合而在 T1WI 中表现为混杂信号。在 T2WI 中,病灶周边的低信号环代表了含铁血黄素,病灶内部信号不均匀。如出血发生于近期,则可见脊髓水肿(图 46-2)。在 T2* 梯度重复回波成像和最近报道的磁敏感加权成像中,出血退化产物所特有的磁敏感效应出现了明显的"花朵盛开"效应。在显示出血方面,磁敏感成像较 T2* 梯度成像更好。在某些病例中,很难将脊髓 VM 与其他疾病相鉴别,但如果出现病变周围的典型含铁血黄素环,且无其他可提示肿瘤的形态特征(如强化包块),则倾向于 VM。由于 VM 为一种非常慢流速病变,故多数在导管血管造影中无法显示。

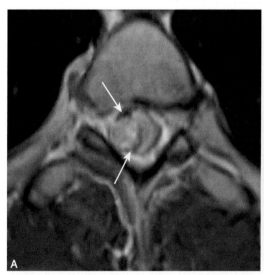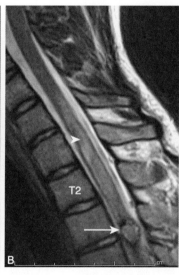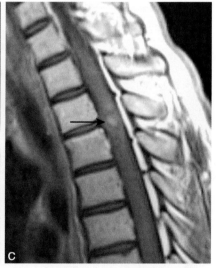

图 46-2　静脉畸形(海绵状)。男,16 岁,上肢无力。A 和 B,轴位和矢状位 T2 加权图像显示,髓内中央性高信号病变,伴低信号环(箭号)。病变近端为中央性高信号脊髓水肿(箭头)。C,增强后 T1 加权图像未见强化。增强后 T1 加权图像(未展示)中还可见病灶内高信号出血(箭号)

治疗　无症状的 VMs 以及位于易损区域的病变多采用保守治疗,而非血管内介入。虽然对体部其他部位的有症状的静脉畸形常采用硬化疗法,但该疗法并不适于髓内病变的治疗。取而代之的是,对有症状的脊髓病变患儿应进行手术切除;或较少情况下,当病灶位于较难到达的位置时,可采用放射治疗。

预后　一项研究显示,VM 切除术后,短期内 11% 症状恶化,83% 症状不变和 6% 症状得到立即改善。在 5 年随访中,症状未变化和得到改善的比率分别为

68% 和 23%,提示本病对治疗呈中等反应。

脊髓梗死

总论　脊髓梗死少见,特别是在儿童中。脊髓梗死最易发生的部位为前部分,该区域由单支脊椎前动脉供血。而脊髓后部则由成对的脊椎后动脉供血,更容易形成侧支循环。

病原学　创伤和感染(如脑膜炎)为儿童脊髓梗

死的最常见病因。引起脊髓梗死的其他原因还包括,心脏病、高凝状态、脐动脉导管或纤维软骨性血栓形成,以及低灌注和心脏停搏所致的栓塞和(或)血栓形成。兽医文献中,对狗出现纤维软骨栓子形成进行了很好描述,而罕见于人类。人们认为,纤维软骨性栓子形成来源于椎间盘疝和髓核栓塞。其发病机制是否为椎间盘碎片进入椎动脉尚不清楚,有些作者并不认同这种理论。

临床表现 脊髓梗死最常表现为,依据发生水平而出现的急性截瘫或四肢瘫痪。

影像 由于脊髓前 2/3 部分为单支脊椎前动脉供血,故梗死常见于脊髓前部,灰质和白质均可受累,呈现长 T1/T2 信号(图 46-3)。在超急性期进行 MRI 检查,可能在 T2WI 上无法发现高信号。急性期检查则可见脊髓水肿和肿胀,亚急性期(>5 天)可见病变脊髓强化。现代 MRI 技术使用脊髓弥散成像作为判断缺血的具有补充作用的标准序列(图 46-4)。与脊髓梗死相鉴别的疾病为横贯性脊髓炎,后者远较脊髓梗死更常见于儿童(见第 44 章)。仅见脊髓灰质受累,则提示为感染性或感染后自身免疫病变,而非梗死。当梗死发生于腰段脊髓且合并相邻椎间盘病变时,应疑及纤维软骨栓塞(图 46-5)。仔细询问病史,脑脊液检查和脊髓灰质和(或)白质内单发病变的解剖分布将有助于鉴别脊髓梗死与横贯性脊髓炎。

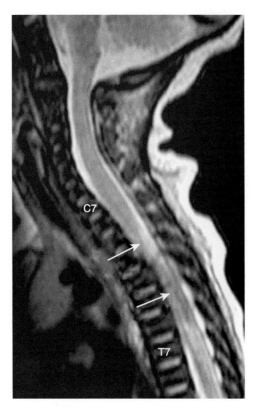

图 46-3　胸髓梗死。男,新生儿,外伤后出现四肢轻瘫。矢状位 T2 加权图像显示,脊髓截断所致大范围不均匀信号病灶(箭号)。其近端可见高信号水肿。标记分别为第 7 颈椎(C7)和胸椎(T7)

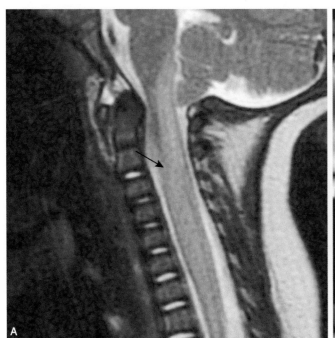

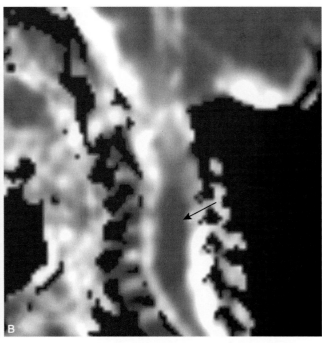

图 46-4　单纯疱疹病毒(6 型)感染后脊髓缺血。A,矢状位快速自旋回波 T2 加权 MR 图像显示,脊髓水肿所致脊髓肿胀和 T2 高信号(箭号)。B,矢状位弥散加权图像后表观弥散系数图(ADC 图)显示,低信号代表细胞毒性脊髓水肿(箭号)。该表现为坏死性脊髓炎的征象之一

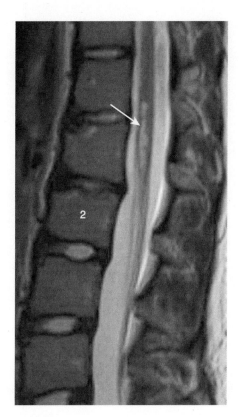

图 46-5 腰髓梗死。女，13 岁，背部和下肢无力 2 周，可能为纤维软骨性疾病。矢状位 T2 加权 MR 图像显示，边缘清晰的椭圆形高信号病灶（箭号）。L1 和 L2 椎体前上缘欠规整为 Schorl 结节

治疗　支持治疗是对纤维软骨栓塞所致脊髓梗死的主要疗法。急性期给予甲泼尼松有助于限制脊髓水肿，但其应用还有争论。

预后　脊髓梗死的预后依赖于初始症状。不幸的是，就诊时出现的症状（如下肢轻瘫和截瘫）常持续存在。

结论

儿童脊髓血管疾病罕见，但可引起明显的神经症状和后遗症。这类疾病的诊断常可促使临床去寻找潜在的综合征或基因疾病。组织病理学知识的发展促进了 ISSVA 分类系统的产生，该系统进一步明确了儿科血管畸形、疾病治疗和预后间相关性。影像学新技术有助于发现快流速脊髓动静脉分流和慢流速血管病变以及脊髓梗死的特点。

推荐阅读

Bemporad JA, Sze G. Magnetic resonance imaging of spinal cord vascular malformations with an emphasis on the cervical spine. *Neuroimaging Clin N Am*. 2001;11:111-129.

Boo S, Hartel J, Hogg JP. Vascular abnormalities of the spine: an imaging review. *Curr Probl Diagn Radiol*. 2010;39(3):110-117.

Mulliken JB, Glowacki J. Hemangiomas and vascular malformations in infants and children: a classification based on endothelial characteristics. *Plast reconstr Surg*. 1982;69:412-422.

Nagib MG, O'Fallon MT. Intramedullary cavernous angiomas of the spinal cord in the pediatric age group: a pediatric series. *Pediatr Neurosurg*. 2002;36:57-63.

Nozaki T, Nosaka S, Miyazaki O. Syndromes associated with vascular tumors and malformations: a pictorial review. *Radiographics*. 2013;33(1):175-195.

参考文献

Full references for this chapter can be found on www.expertconsult.com.

第 47 章

创伤

LISA H. LOWE and PETER WINNINGHAM

儿童脊柱相关性创伤的病死率较成人高,约为25%~32%。幸运的是,出现不完全神经病变的儿童远较成人好,90%以上可见不同程度改善,其中60%可痊愈。

病因学

车祸(motor vehicle accidents, MVAs)排在跌落和运动创伤后,为儿童脊柱损伤最常见的原因之一。年轻运动员较成年运动员更易出现压缩相关性损伤。在一项对277名儿科脊柱创伤患儿的研究中,枪伤约占22%。先天性脊柱畸形(如枢椎齿状突畸形、椎体融合畸形、Klippel-Feil综合征和Down综合征)可增高颈椎创伤的危险度。神经根撕裂伴假性脊膜膨出形成可源于产伤、MVAs或较少情况下的穿通伤(图47-1)。

由于年幼儿头颅重量相对较大且颈部肌肉柔弱,故其较成人更易出现上颈椎损伤。解剖特点造成颅骨运动的支撑点发生变化,年幼儿位于C2~C3,而年长儿和成人则位于C5~C6。年幼儿的创伤,特别是在8岁以下儿童,不同于年长儿。由于幼儿颈部韧带活动度和松弛度较大,故更容易出现高段颈椎损伤(枕部至C3),这些损伤则更易导致神经缺陷,进而延伸至软骨联合处。

无放射学检查异常的脊髓损伤

年幼儿独特的生物力学特点,包括头颅大及其运

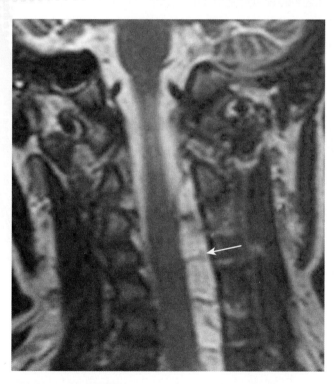

图 47-1 神经根撕脱。女,13岁,车祸后左上肢活动不利。冠状位T2加权MR图像显示,C2~T1神经根撕脱导致硬膜囊内脑脊液大量积聚(箭号)使脊髓(C)向右侧移位

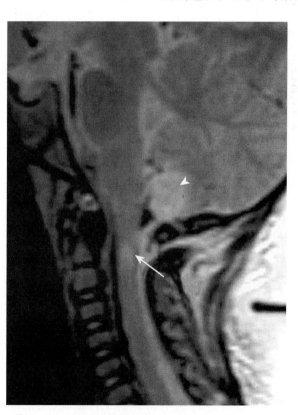

图 47-2 X线平片表现正常的脊髓损伤(SCIWORA)。男,6岁,从马上跌落,颈椎X线平片表现正常。颅脑颈髓交界部MR矢状位图像显示,颈髓内(箭号)和小脑扁桃下部(箭头)T2高信号挫伤病灶。注意,小脑扁桃下枕骨大孔水平见脑脊液出血呈现T2低信号

动支点较高,导致无放射学检查异常的脊髓损伤(spinal cord injury without radiographic abnormality,SCIWORA)发生率增高。SCIWORA 字母缩写流行于 20 世纪 80 年代早期,描述具有颈髓创伤临床症状而放射学检查正常的患儿。由于 MRI 的出现,SCIWORA 患儿的颈髓损伤得以被显示,且其表现提示预后。MRI 可通过发现脊髓挫伤而早期诊断 SCIWORA,受损段脊髓呈长 T1/T2 信号、脊髓出血或脊髓损伤(图 47-2)。脊髓信号正常提示患儿可痊愈,而髓内出血和损伤则提示预后不良。

环枕分离

　　由于枕骨髁较小且环枕关节趋向水平,年幼儿发生环枕分离的危险更大。该年龄组患儿常见毁灭性脊髓损伤,许多病例中甚至为致命性损伤。通过测量枕髁与齿状突顶点间距大于 5mm(Kaufman 髁距)或枕骨大孔前缘与枢椎齿状突顶点间距(BAI)大于 12mm 可诊断本病(图 47-3),BAI 的缺点在于,13 岁以下儿童中,该值并不可靠。有助于判断儿科颈椎损伤的某些测量见表 47-1。环枕分离需要紧急固定。

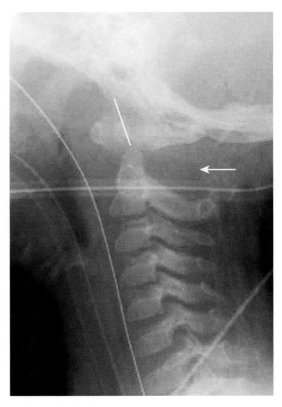

图 47-3　环枕分离。女,5 岁,车祸后不能活动。颈椎侧位 X 线平片显示,颅底齿状间距异常增大为 15mm(白线)。C1~C2 间距也增大,超过 12mm(箭号)

表 47-1　评估儿童创伤的颈部测量			
影像征象	定义	正常	创伤
齿状突前间距	C1 前结节后缘下缘至齿状突前缘间距	0~8 岁:<5mm 8 岁以上:<3mm 曲/伸:变化<2mm	C1~C2 韧带损伤
C1~C2 椎体间隙	C1~C2 棘突间距	<12mm	C1~C2 韧带损伤
颅底齿突间距	齿状突基底至颅底间距	<12mm	环-枕分离
髁间隙	枕骨至 C1 髁间距	<5mm	环-枕分离
齿状突至 C1 侧块	C1 侧块与齿状突间距	左右对称,>8mm 提示不稳定	AASR,AARF,Jefferson 骨折
颈后线	C1~C3 椎体棘突前缘连线	光滑曲线,C2 错位>1.5mm	上吊骨折

　　AARS,环枢扭转半脱位;AARF,环枢旋转脱位

Atlas 或 Jefferson 骨折

　　对颈椎实施压迫力可导致 C1 爆裂骨折,或称"Jefferson 骨折",该损伤最常见于遭受车祸和跳水意外的青少年。Jefferson 骨折可见 C1 环中出现 1~4 处缺损。依据横韧带完整或撕裂,骨折可分为稳定型和不稳定型。环椎中出现一处缺损多为稳定型,而出现

3~4 处缺损则为不稳定型。40%Jefferson 骨折合并 C2 骨折。颈椎侧位片几乎毫无价值,依据颈椎张口位显示位于 C2 上方的 C1 侧块移位可作出诊断(图 47-4)。应该避免出现以下错误:首先,张口位检查时,患儿头部扭转,导致 C1 侧块似乎出现轻度向外移位;其次,年幼儿剧烈扭动也将导致正常 C1 和 C2 出现轻微向外移位;最后,由于 2 岁以下儿童 C1 和 C2 生长速度不同,故年龄段正常儿童 C1 双侧侧块也可显示轻度。

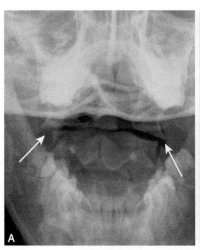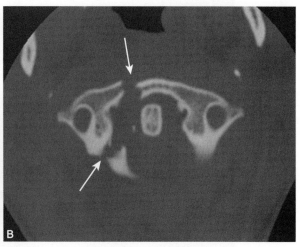

图 47-4 青少年非特异性创伤后 Jefferson 骨折。A,齿状突张口位显示,齿状突与 C1 两侧侧块间距不对称(箭号)。B,CT 轴位图像显示,C1 右弓前后骨折(箭号)

寰枢旋转强迫损伤

寰枢关节承担 50% 的颈部正常运动。充血、炎性滑膜组收缩和头颈部感染或手术所致一过性韧带松弛均可引起轻度寰枢旋转半脱位(AARS),或 Grisel 综合征。相似的情况,有时也被称为"斜颈",见于单纯斜颈伴颈强直的正常儿童,表现为头不能向一侧旋转。Grisel 综合征和斜颈为 C2 与其上方的 C1 轻度旋转半脱位,可因肌肉挛缩引起,并为自限性疾病。发生明确旋转脱位后,儿童表现为斜颈,头扭转形成"知更鸟"位置,头颅转向一侧同时歪向对侧。半脱位病程与复发危险度呈正比。当旋转损伤固定后,可称为"寰枢旋转固定(AARF)"。Fielding 和 Hawdins 将寰枢旋转强迫损伤分为四种类型(表 47-2)。轻度旋转异常可采用理疗和肌肉松解术治疗,更积极的治疗方法还包括牵引,少数情况下也实施手术,防止 C1 ~ C2

发生骨性融合。在张口齿状突位平片以及 CT 扫描中出现,齿状突与 C1 两侧块间距不对称,则可作出 AARS 的影像诊断(图 47-5)。旋转疾病的 CT 征象包括枕骨和 C1 关节消失以及关节两侧硬化并发生融合(图 47-6)。

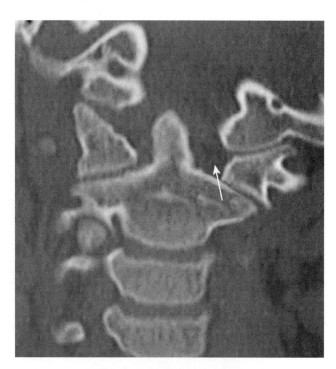

图 47-5 寰枢椎旋转半脱位,女,13 岁,斜颈 2 周,无感染和创伤史。颈椎 CT 冠状位重建图像显示,齿状突距 C1 左侧侧块间距增大(箭号),右侧正常。当头转向左侧和右侧时,该间距分别变宽或变窄(动态 CT 未展示)

类型	表现
表 47-2 寰枢椎旋转半脱位的 Filding 分类	
1	C1 围绕齿突旋转移位,无向前移位;最常见的类型
2	C1 向前移位 3~5mm 伴向外侧旋转,可能出现横韧带功能紊乱
3	C1 向前移位>5mm 伴向外侧旋转,可能出现横韧带翼状韧带和筋膜囊功能紊乱
4	C1 向后外移位;罕见与风湿性关节炎成人患者

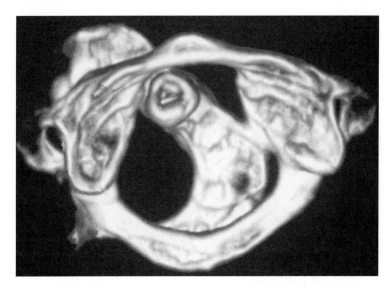

图47-6　寰枢椎旋转脱位(Fielding 1 型),女,15 岁,脊椎推拿术后 4 周复查。颈椎 CT 三维成像显示,C1 在 C2 上旋转,且髁关节关系丧失,但 C1 未见向前移位。注意,C1 和齿状突间距正常,为 Feilding 1 型损伤

齿状突骨折

齿突骨折,或齿状突骨折,为常见于所有年龄人群的损伤。齿状突垂直、僵硬的特性使得它易于受到各种过屈、过伸力以及负荷过重的作用。在年幼儿中,齿状突与 C2 椎体分离,中间为软骨连接,并将在 5~7 岁融合。婴幼儿期存在软骨联合,造成该生长板常发生骨折。但幸运的是,这种骨折可迅速愈合(图 47-7)。但是,在成人的相似骨折常影响齿状突供血,导

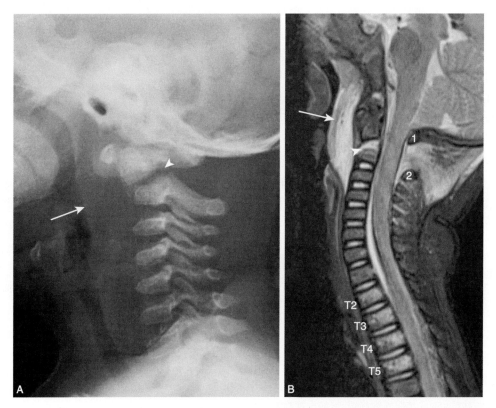

图47-7　齿状突骨折。女,12 岁,车祸后。颈椎侧位 X 线平片显示,椎前软组织肿胀(箭号),C2 软骨结合增宽(箭头),C2 齿状突在椎体上骨折并向前半脱位。B,矢状位脂肪抑制 MR 图像明确 X 线平片所见,还显示脊椎挫伤,表现为 T2~T5 骨髓高信号。C1~C2 椎间韧带损伤,可见 T2 高信号软组织水肿

致骨折不愈合或假关节形成等复杂情况发生。齿突骨折被分为3种类型,仅有第2型为不稳定型骨折。第1型发生于齿突顶部,第2型贯穿于齿突基底部,第3型为C2椎体骨折。

当寻找齿状突骨折时,应该注意齿突小骨的出现——一个卵圆形或圆形大小不定的骨片。该小骨具有光滑的皮质边缘,位于齿状突以外。齿突顶部出现小游离骨可为无显著临床意义的正常变异;但当其较大,并延伸至环状韧带下方时,则可能不稳定,并被疑为创伤所致,其病因尚有争论,但通常认为是创伤和先天性异常所致。

绞刑者骨折

过伸力可引起穿过C2内部分关节的骨折,被称为"绞刑者骨折"。这种骨折形态常较复杂,与同一患者中同时出现弯曲和过伸力作用有关。平片发现C2的骨折透亮线具有诊断意义,但在正中侧位片中难以显示(图47-8),而过曲位侧位则较易观察到。应用后颈线(见表47-1)有助于诊断损伤。绞刑者骨折可发生于单侧或双侧,单侧为稳定型,双侧者为不稳定型。必须认识到,婴儿C2先天性缺损容易与绞

刑者骨折相混淆,但前者具有光滑、硬化而狭窄的边缘则可资鉴别。气囊引发绞刑者骨折时,则常合并面部骨折。

胸和腰椎骨折

颈胸交界部损伤与臀位分娩有关,其中许多表现为如前所述的SCIWORA或臂丛损伤。相关的损伤还包括T1和T2横突骨折。

下胸椎和上腰椎损伤最常因车祸所致,50%以上出现安全带创伤导致的小肠伤害。常见的下胸椎和腰椎骨折包括前柱压缩(多为稳定型)以及后柱爆裂骨折(多为不稳定型)(图47-9)。轴向压缩力可导致爆裂骨折发生,所致终板骨折可延伸至前后柱(图47-10)。机遇或安全带骨折可因贯穿于后部椎体、椎弓根和棘突的弯曲损伤和水平伸展所致(图47-11)。

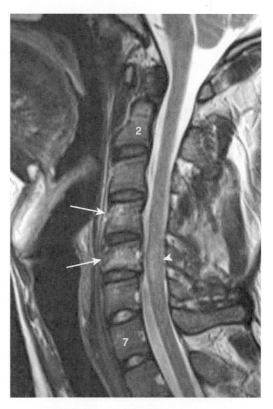

图 47-9　颈椎压缩骨折和脊髓挫伤。男,17岁,车祸后。矢状位 T2 加权 MR 图像显示,C4 和 C5 椎体前缘高信号且椎体变扁(箭号)。C5 水平可见脊髓挫伤高信号(箭头)

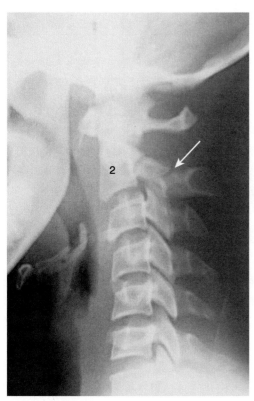

图 47-8　上吊样骨折。男,15岁,车祸后。颈椎侧位 X 线平片显示,C2 后部附件透亮线(箭号)

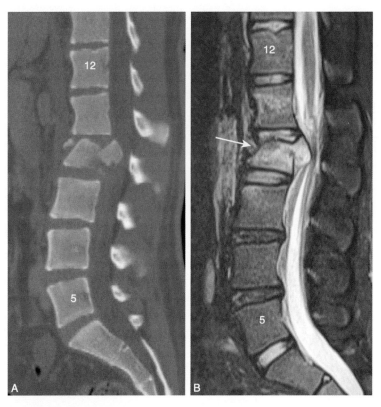

图 47-10 椎体爆裂性骨折。男,16 岁,车祸后下肢疼痛和无力。A,脊柱 CT 矢状位重建图像显示,L2 椎体粉碎性骨折,撕脱的碎片突入脊髓。B,矢状位 STIR 磁共振图像显示,碎片压迫脊髓马尾(箭号)。另外,相邻的 L1 和 L3 椎体可见 T2 高信号挫伤

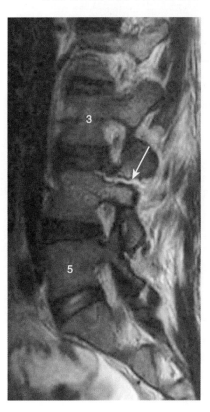

图 47-11 机遇骨折。男,5 岁,车祸后无法活动下肢。矢状位 T2 加权 MR 图像显示,L4 椎体棘突和上部终板水平骨折(箭号)。还可见相关的周边 T2 高信号

椎体滑脱

椎体滑脱可为先天性畸形或延伸至部分关节间的继发性压缩骨折,后者被认为是青少年脊柱重复弯曲和伸展所致,常见于运动员,11% 见于女性体操运动员。在 X 线平片和 CT 上可见贯穿椎体的透亮线;在压缩反应和急性病例中,MRI 上可见 T2 亮信号。无椎体前移的椎体滑脱可保守治疗。椎体前移需要依据严重程度实施骨科固定术。

脊髓挫伤和截断

脊髓挫伤和截断为脊髓连续性受损所致病变,见于椎旁骨折、韧带损伤或两者共同作用。挫伤继发于剪切伤,出现髓内小血管撕裂导致局部淤血和水肿。在某些病例中, 这些病灶可进展为脊髓内大片出血和血管受损。完全性脊髓截断,预后很差,多因极度牵拉或严重横断性剪切伤所致(图 47-12)。

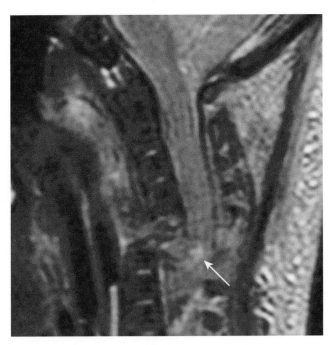

图47-12　新生儿产伤脊髓横断。矢状位 FLAIR 磁共振图像显示,C5-C6 颈髓撕脱,脊髓横断损伤,脊髓内局部高信号与出血和水肿一致(箭号)

关键点

　　婴幼儿的独特解剖和生理特征导致出现颈椎上段损伤及留存永久性病损的危险度增高。

　　MRI 越来越多用于显示脊髓和脊柱韧带损伤的特点,如 SCIWORA。

　　在评估脊髓损伤时,MRI 可确定髓内出血范围,后者与预后直接相关。

推荐阅读

Egloff AM, Kadom N, Vezina G, et al. Pediatric cervical spine trauma imaging: a practical approach. *Pediatr Radiol*. 2009;39:447-456.

Gore PA, Chang S, Theodore N. Cervical spine injuries in children: attention to radiographic differences and stability compared to those in the adult patient. *Semin Pediatr Neurol*. 2009;16:42-58.

Lustrin ES, Karakas SP, et al. Pediatric cervical spine: normal anatomy, variants, and trauma. *Radiographics*. 2003;23:539-560.

参考文献

Full references for this chapter can be found on www.expertconsult.com.

第四篇

呼吸系统

胚胎学、解剖学与正常表现

MARY P. BEDARD, ERIC L. EFFMANN, and EDWARD Y, LEE

呼吸系统的气道呈分叉状,与伴行的肺动脉(pulmonary arteries,PAs)一起将气体与血液输送至末梢气腔与毛细血管进行气体交换,从结构与功能的角度来看,此通气与换气的过程井然有序。Clements、Warner及 Bush 等将肺比作树的枝杈,它包括气道、肺血管(动脉与静脉)、体血管(动脉与静脉)以及淋巴管。这一方法有助于影像医师精确理解不同结构在先天畸形或其他病理过程中的表现。本章回顾性复习呼吸系统的生物学发育与临床解剖。

胚胎发育

气道

新生儿气道包括鼻、咽、喉、气管以及支气管。孕第 4 周,外胚层分化出鼻结构。孕第 3 周开始,嗅觉基板逐渐发育成鼻窝,形成成对的内外鼻突,左右内侧鼻突融合形成鼻中隔以及上唇的正中部分。内外两侧鼻突与下颌弓的上颌突融合。鼻腔向后部扩大,口鼻膜逐渐变薄,最终破裂形成鼻后孔。口鼻膜未破裂可导致鼻后孔闭锁。

胎儿发育第 3 周时,盲孔闭合不全可导致神经胶质瘤形成或鼻脑膨出。间质成分在正常迁移中形成中面部的软骨结构,而贴附在表皮成分中的残存神经组织可阻碍该过程,表现为骨性缺损以及脑组织疝出。尽管有 15% 的神经胶质瘤通过纤维柄与蛛网膜下腔相连,但它并没有连接中枢神经系统,而脑膨出与中枢神经系统相连。

鼻皮样囊肿是包含外胚层与中胚层成分的良性包块,表现为鼻背部包块,既可与皮肤形成开放的瘘,亦可以向深部鼻组织延伸形成窦道。鼻皮样囊肿是在鼻骨与软骨发育期间盲孔闭合时误将皮肤组织包裹其中而形成的。

喉、气管与支气管在胚胎学上起源自前肠的腹正中憩室(又称为喉气管沟)。喉间质的增殖使勺状软骨增大,向舌部生长,形成原始声门 T 形的入口结构。通常到第 8 周,喉部已充分发育。婴儿的喉部位置较高,下缘位于第四颈椎水平。在儿童期,喉部位置下降,最终在 15 岁时达到成人的位置,即第 6 至第 7 颈椎水平。喉的功能包括呼吸、发声以及防止下气道误吸。

喉气管沟向尾侧发育,形成气管。它位于发育成食管的前肠的腹侧并与之平行。气管与食管分离向头侧逐步进行,并在孕第 6 周时彻底完成。气管的内皮与腺体结构由内胚层产生,而结缔组织、软骨、平滑肌则来源自周围的内脏间叶组织。气管与食管的分离异常可导致食管闭锁、气管食管瘘。气管延伸过程与食管发育不成比例可导致气管狭窄,最严重的情况可导致气管不发育。

肺

孕第 4 周末,肺芽自喉气管沟的尾侧末端发育并很快分成两个支气管芽。支气管芽向两侧生长进入心包腹膜管。孕第 5 周早期,支气管芽相连的部分扩大形成支气管主干。右主支气管分为上部次级支气管与下部次级支气管。上部次级支气管供给右上叶,下部次级支气管分为两个支气管,供给右中叶以及右下叶。左主支气管分为两个次级支气管供给左肺的上、下叶。支气管继续向下分支,到孕 16 周,所有的支气管分支完成(图 48-2)。孕 10 周,支气管出现软骨,孕 16 周,段支气管软骨出现。两侧肺芽的发育不均衡,可导致单侧肺未发育或发育低下。产妇长期羊水过少或胸腔占位性病变与肺发育低下有关。

肺的发育分为五个阶段(表 48-1)。胚胎期(26~52 天)与假腺管期(52 天~16 周)前文已有描述。在微管期(17~28 周)期间,支气管与终末细支气管增大。毛细血管床与未来的气腔数目接近,可以进行气体交换。孕 20~22 周的胎儿肺中即可出现 I 型与 II

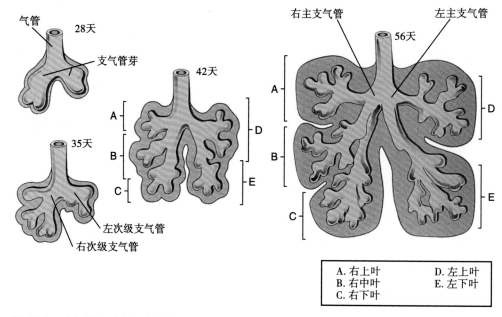

图 48-2 支气管与肺的不同发育阶段（From The respiratory system. In: Moore KL, Persaud TVN, eds. *Before we are born*: *Essentials of embryology and birth defects*. 5th ed. Philadelphia: WB Saunders; 1998:247. Reprinted with permission.）

型肺泡细胞,但此时的毛细血管-肺泡界面无法支持宫外生存,至孕 23～24 周方能满足存活要求。囊状期（29～36 周）的特点为终末气囊发育,并伴有末梢气腔上皮细胞扁平化。肺泡 Ⅱ 型细胞制造表面活性物质,储存在板层小体。在肺泡期（36 周至婴儿期）期间,肺泡的大小与数量增加。预计足月儿的肺泡数量为 5 千万个。肺泡在婴儿娩出后继续发育,肺最终发育成熟时,肺泡数量为 30 亿个（表 48-2）。

表 48-1　宫内肺发育的分期

分期	时段	特点
胚胎期	26～52 天	气管及主支气管发育
假腺管期	52 天～16 周	剩余气道发育
微管期	17～28 周	血管床、腺泡网发育,上皮细胞扁平化
囊状期	29～36 周	囊管发育,复杂性增加
肺泡期	36 周～足月	肺泡出现并开始发育

From Thurlbeck WL. Lung growth and development. In Thurlbeck W, Churg AM, eds. *Pathology of the lung*. 2nd ed. New York: Thieme Medical Publishers; 1995; 38.

表面活性物质

表面活性物质是由磷脂、蛋白以及中性脂类组成的。表面活性物质分布于肺泡内,其作用是降低表面张力,减少呼吸功,尤其在肺容积少时,可稳定终末气腔。表面活性物质在孕 24～26 周时即可出现,但成熟的表面活性物质通常出现在孕 34～36 周。很多种化

表 48-2　肺发育指标的变化

	孕 30 周	足月	成人	生后增长倍数
肺容积	25ml	150～200ml	5L	23
肺重量	20～25g	50g	800g	16
肺泡数量	—	50 百万	300 百万	6
表面面积	0.3m²	3～4m²	75～100m²	23
表面面积/kg		0.4m²	1m²	2.5
肺泡直径	32μm	150μm	300μm	22
气道数量	24	23～24	22～24	22
气管长度		26mm	184mm	7
主支气管长度		26mm	254mm	10

From Hodson WA: Normal and abnormal structural development of the lung. In Polin RA, Fox WW, eds. *Fetal and neonatal physiology*, ed 2, Philadelphia, 1998, WB Saunders, p 1037.

学成分都可能影响表面活性物质的成熟。胰岛素对其成熟有延迟作用,而糖皮质激素、甲状腺素对其成熟有加速作用。未足月产妇分娩前 24～48 小时内使用糖皮质激素可加速表面活性物质的成熟,可显著降低肺透明膜病（hyaline membrane disease, HMD）的发生率与严重程度。HMD 是由于表面活性物质缺乏导致的,其临床表现为生后数小时内出现青紫、呼吸急促。气管滴注外源性表面活性物质可显著改善表面活性物质的自然进程。

胎儿肺液

在整个孕期内,胎儿的肺内充满了液体。这些液

体是由肺上皮细胞产生的,其成分与羊水不同。当胎儿成熟时,可在其中可发现表面活性物质。胎儿肺内液体压力高于羊水压力,因此肺内液体会流出胎儿进入羊水,利用这一原理分析羊水中的表面活性物质可以判断胎儿肺的成熟情况。

分娩开始前不久,肺内液体开始清除,这一过程持续到产后数小时。胎儿肺液清除的主要路径是肺循环与淋巴循环。胎儿肺液清除延迟可导致轻度或中度的呼吸窘迫,这一现象多见于剖腹产的婴儿,即新生儿湿肺。

肺血管/循环

胎儿肺是唯一一个分娩前不履行其生理功能的脏器。因为胎儿气体交换通过胎盘完成,无需心肺循环。氧合的血液经过脐静脉进入胎儿下腔静脉(IVC)与右心房(RA)。下腔静脉回流的血液中,近三分之二通过卵圆孔进入左心房。剩余的三分之一与上腔静脉(SVC)回流的血液一起进入右心室。右心室流出的血液绝大多出通过动脉导管(DA)进入主动脉。卵圆孔与动脉导管的分流使胎儿心输出血液绝大部分绕过了肺脏(图48-4)。

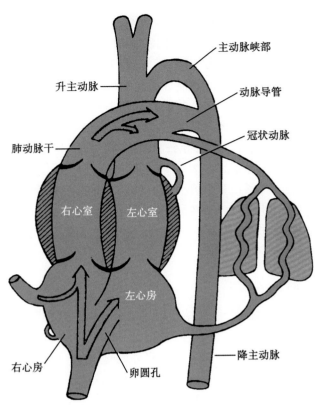

图48-4 胎儿循环图示(From Teitel DF, Iwamoto HS, Rudolph AM. Effects of birth-related events on central blood flow patterns. *Pediatr Res.* 1987;22:558. Reprinted with permission.)

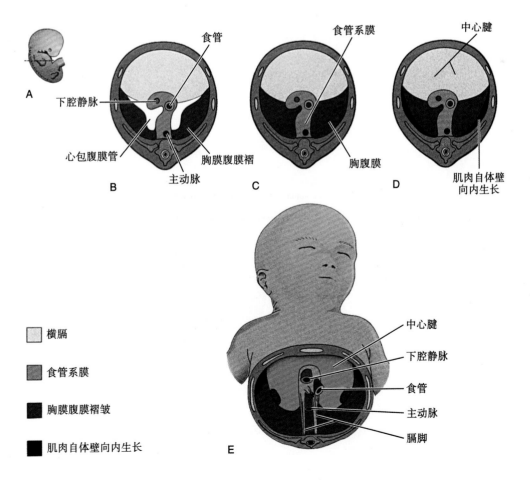

图48-5 横膈的发育,孕第5周末胚胎(实际大小)侧位素描图,B~E为截面图,下方为横膈发育图示(From Body cavities, mesenteries, and diaphragm. In: Moore KL, Persaud TVN, eds. *Before we are born: essentials of embryology and birth defects.* 5th ed. Philadelphia: WB Saunders; 1998:189. Reprinted with permission.)

分娩时,肺循环出现了戏剧性的改变。肺内充气膨胀,局部氧气压力增高,脐带被夹闭。这些变化导致肺血管阻力下降,导管收缩以及卵圆孔功能性关闭。胎儿分流功能性关闭,所有进入右心房的血液进入肺脏。在足月或接近足月的婴儿中,当出现持续的肺血管高阻力时,血液还会继续通过卵圆孔与动脉导管分流,导致低氧血症,即新生儿持续性肺动脉高压。此表现常见于伴有呼吸系统基础病、感染、围产期应激如窒息或低血糖症的婴儿。目前,治疗新生儿持续性肺动脉高压的原则是治疗基础病、扩张肺血管。吸入一氧化氮可使肺血管松弛,改善氧合作用。

横膈

横膈由四个胚胎结构衍生而来:横膈、胸腹膜、食管背侧肠系膜以及人体侧壁(图48-5)。横膈是膈肌中心腱的前体,它长自人体腹外侧壁,呈半圆形将心脏与肝脏分隔开,将心包腔与腹膜腔部分分隔开。

胸腹膜皱褶是由胸膜腔与心包膜之间的部分缩窄进展而来。这些胸腹膜褶皱最终成为胸腹膜。胸腹膜向正中延展,与横膈、食管背侧肠系膜融合,胸膜腔与腹膜腔分隔开来。融合使胸腹腔不再相通。食管两侧均出现此过程,右侧胸腹膜通道的闭合早于左侧。

孕9~12周期间,肺脏增大,胸膜腔"钻洞"样进入体腔。该过程中形成膈肌与肋骨附件结构。

临床解剖

气道

儿童的主气道至终末细支气管(最末一级单纯通气气道,又叫做无肺泡管道、气道)水平的解剖除大小以外,与成人无明显不同。右肺分为三叶,左肺两叶(图48-6)。在解剖学上,胸膜叶间裂并未完全分隔肺叶。健康婴儿的影像检查中,可偶见部分叶间裂的影像,表现为清晰的线影。左肺可进一步分为8~10个肺段,右肺可分为10个肺段,每

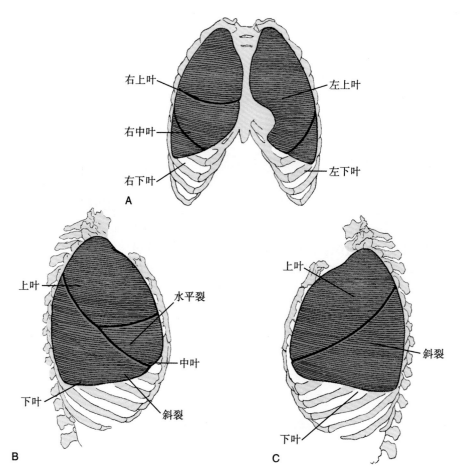

右上叶　左上叶
右中叶
右下叶　左下叶
A

上叶　水平裂
中叶
下叶　斜裂
B

上叶
斜裂
下叶
C

图48-6　正常肺的肺叶与肺裂。A,双肺正面观。B,右肺侧面观。C,左肺侧面观

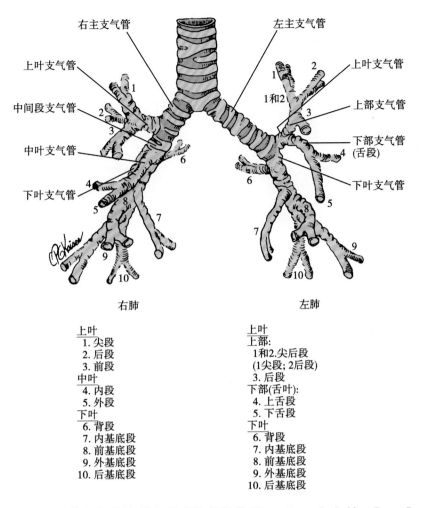

右主支气管　左主支气管
上叶支气管　上叶支气管
中间段支气管　上部支气管
中叶支气管　下部支气管
(舌段)
下叶支气管　下叶支气管

右肺　左肺

右肺

上叶
　1. 尖段
　2. 后段
　3. 前段
中叶
　4. 内段
　5. 外段
下叶
　6. 背段
　7. 内基底段
　8. 前基底段
　9. 外基底段
　10. 后基底段

左肺

上叶
上部:
　1和2. 尖后段
　　(1尖段; 2后段)
　3. 后段
下部(舌叶):
　4. 上舌段
　5. 下舌段
下叶
　6. 背段
　7. 内基底段
　8. 前基底段
　9. 外基底段
　10. 后基底段

图 48-7 气管支气管树,肺段的名称与标号(From Rosse C, Gaddum-Rosse P. *Hollingsched's textbook of anatomy.* 5th ed. Philadelphia:Lippincott-Raven;1997:447.)

一个肺段都有一个段支气管(图 48-7、图 48-8)。

气管是最大的通气气道,是内壁衬有纤毛柱状上皮细胞和粘液细胞的纤维肌肉性管道。它由 16～20 个软骨环支撑,软骨环的后部并未相连,因此构成气管壁的成分为纤维、肌肉以及弹性组织。出生时气管位于 C4 环状软骨至 T4 隆突水平,随着年龄增长,气管逐渐向下延伸。生后至 2 岁时,右主支气管与气管的夹角为 32±5.5°,左主支气管为 51±9.5°。CT 图像可分析气管的轴位面积,并可预测其面积随年龄增长而逐渐增大。气管轴位的形状在正常人群中以及呼吸时相不同而表现多样。

支气管是隆突下 11 级分支气道的总称。前 4 级支气管分支(达到段支气管)是由软骨盘牢固支撑的,有助于支气管固定形态。从第 5 级至第 11 级支气管开始,每分一级,支气管数量翻倍,支气管管径变小,最终达到 1mm 水平,与伴行的肺动脉分支一起走行在纤维包鞘中。

细支气管是 12～16 级分支气道的统称,此级别的支气管壁无软骨结构。细支气管依靠周围肺实质来控制其开合。当肺组织膨胀时,细支气管管腔扩张。单纯进行气体流通的最末分支是终末细支气管,它向下分出三级呼吸性细支气管,每一个呼吸性细支气管逐渐分出大量的肺泡。肺泡、肺泡管与肺泡囊构成了肺部进行气体交换的场所(图 48-9)。

肺呼吸部

生后终末细支气管远端的原始囊逐渐分隔,快速形成大量的肺泡。绝大多数肺泡在生后 2 年内形成,该过程止于 8 岁,此后的肺发育表现为肺组织空间结构的增大。

外周气腔中有两个亚单位对影像医生尤为重要,它们是腺泡以及次级肺小叶。成人肺泡的直径约为 200～300μm,肉眼不可见。腺泡是肺外周终末细支气管的单位,它包含 50～400 个肺泡。在儿童肺中,可偶

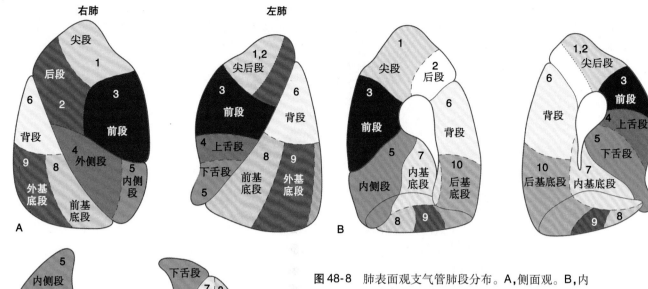

图 48-8 肺表面观支气管肺段分布。**A**,侧面观。**B**,内面观。**C**,基底部或膈面观(Adapted from Boyden EA. *The segmental anatomy of the lungs.* New York:McGraw-Hill;1955;and from Rosse C,Gaddum-Rosse P. *Hollingsched's textbook of anatomy.* 5th ed. Philadelphia:Lippincott-Raven;1997:457.)

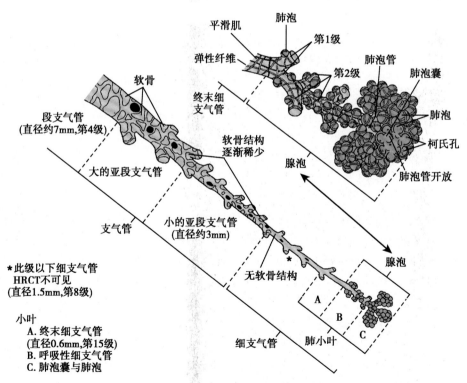

图 48-9 支气管分级,图中展示从第 4 级支气管(段支气管)至最末一级分支(肺泡囊与肺泡)。支气管到小的亚段支气管(直径 3mm)水平,在 HRCT 上可以见到支气管壁含有软骨结构。细支气管无软骨结构,管径为 1.5mm 的第八级支气管及上级支气管壁,含有大量网状纤维结构,除非出现异常,其管壁在 HRCT 上不显影。终末细支气管是第十六级支气管,气体由此进入肺小叶。再往下分支,由四至八个呼吸性细支气管引导气体进入肺泡。呼吸性细支气管的特点是被外翻的肺泡管、终末肺泡囊包绕(From Armstrong P. The normal chest. In:Armstrong P,Wilson AG,Dee P,et al,eds. *Imaging of diseases of the chest.* 3rd ed. London:Mosby;2000:26.)

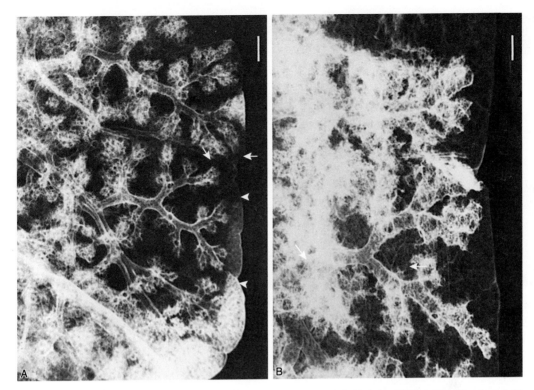

图48-10 儿童腺泡与次级肺小叶的解剖,选取尸检时经硝酸银支气管肺泡显影的人肺图像。A,2个月婴儿肺,可见膨胀的腺泡位于终末细支气管与腺泡表面(箭号)之间。未明显充气的次级肺小叶由小叶间隔分界(箭头)。B,19岁成人肺可见腺泡(箭号)直径有增大。两张图像放大率一致,标尺(右上角)长度为1mm(矫正了标本收缩现象)(From Osborne DRS, Effmann EL, Hedlund LW. Postnatal growth and size of the pulmonary acinus and secondary lobule in man. *AJR Am J Roentgenol*. 1983;140:449)。

尔见到肺腺泡,小于1岁的婴幼儿其腺泡直径为1~2mm,青少年与成人的腺泡直径为7~9mm(图48-10)。

次级肺小叶包含3~24个腺泡,由纤维组织构成的小叶间隔将其与其他次级肺小叶分隔开。次级肺小叶与小叶间隔在肺外周的发育优于肺的中心部位。出生时次级肺小叶的直径为3mm,到12岁时其直径为15mm。肺静脉与肺淋巴管走行于小叶间隔,而肺动脉与细支气管位于小叶的中心(图48-10)。小叶间隔增厚在胸片表现为柯氏B线,高分辨率CT同样可以见到(图48-12)。

有多种方法检测产前及产后的肺容积与肺发育。目前用于产前精确肺容积评价的方法是三维超声技术与磁共振检查(MRI)。肺总量及其他参数(如潮气量、肺活量、功能残气量以及残气量)随年龄增长而增加。线性或平面测量儿童吸气相后前位与侧位胸片,能可靠评价儿童肺总量。近年来,计算机肺容积自动测量工具广泛运用于三维工作站中,它们可利用多排CT的轴位图像精确测量肺容积值。

一项50例(出生至17岁)呼吸控制CT的研究表明,受检者的肺膨胀变化差异很大,但气道壁、管腔大

小以及动脉面积与受检者的身高有相关。在一项共1050人静息状态下CT测量正常肺容积范围的研究中发现,小于8岁的儿童肺容积范围很小。年长儿的肺容积范围有所增大,这可能是对屏气这一指令的反应程度不同而导致的。仰卧位儿童静息状态下肺平均CT密度值下降,但前后部位密度梯度差值增加。患者年龄,前部还是后部,肺尖还是基底部,这些都是预测吸气末、呼气末局部肺密度的重要指标。

肺段之间可存在侧枝通气,因为肺段间无胸膜分隔。当肺叶见胸膜不连续时,也可存在叶间的侧枝通气。侧枝通气的通路有三种:①肺泡孔(位于肺泡壁,2~10μm的圆孔);②兰勃氏管(前终末细支气管、终末细支气管、呼吸性细支气管以及肺泡间存在的上皮管状结构);③小气道直接吻合。与年长儿和成年人相比,儿童的侧枝通气发育欠佳。

肺血管/循环

肺脏具有两套血供,包括肺动脉以及体动脉。肺动脉起源自右心室肺动脉瓣末端,在隆突水平未分叉前形成心左缘的一部分。左肺动脉位于左肺门的后上方,左主支气管的前方,并在此水平分出两个分支。

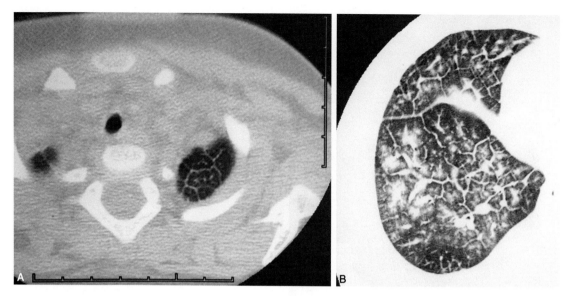

图48-12 2例患儿次级肺小叶间隔增厚。A,1岁患儿患有努南综合征,左肺尖可见多边形小叶间隔增厚。呼吸运动导致下肺部分清晰度不佳,但仍可见到模糊增厚的小叶间隔。B,15岁女孩患有结缔组织病,可见中度小叶间隔增厚,在一些肺小叶中片状分布磨玻璃密度影

下支血管位于左上叶支气管的后方,并跨越其走行,向下平行走行于左下叶支气管外侧。这些血管分支分布于舌段、下叶背段以及基底段。相对细小的上支血管分支与上叶支气管平行走行。右肺动脉几乎呈水平走行,在心包内就分为两支。它位于降主动脉与上腔静脉的后方,右主支气管的前方。上叶分支前干位于右上叶支气管前方并向上走行,分出三支血管与右上叶段支气管平行走行。右肺动脉最大的分支为间叶动脉,位于中间段支气管前方,从中间段支气管外侧向下走行分支,分布于中叶、下叶背段以及四个分支血管走行于右下叶基底段。

在肺实质中,肺动脉分支与支气管分支共同走行。由于支气管分支大约23级而肺动脉分支大约28级,因此会出现多余的肺动脉没有支气管伴行的情况。在高分辨率CT中,可以看到这些血管,它们位于第16级分支水平,胸膜下几毫米处,相当于终末细支气管水平,有助于辨别次级肺小叶(肺实质由3~5个,甚至更多终末细支气管供应)。小动脉继续分支直至形成浓密的毛细血管网包绕肺泡。该血管网包含2800亿毛细血管,总血容量140ml。当运动时,肺血容量可以翻倍。

肺循环的最主要作用是将脱氧的血液从心脏输送至肺泡毛细血管并进行氧合作用,然后将含氧的血液通过肺静脉回流至左心房。肺循环的压力大约是体循环压力的六分之一。尽管影响肺血流的因素有很多且很复杂,包括体循环与肺循环压,重力作用以及局部肺的因素等等,但最重要的影响因素还是心输

出量。通常情况下,大量的肺毛细血管是没有血液灌注,或是最低限度下的血液灌注,这种状态可以避免当动脉血流增加时,肺动脉压的增高。重力是影响局部肺血流的重要因素,受重力影响大的地方其血容量会增加。当缺氧时,肌肉丰富的肺小动脉分支收缩,可维持通气-灌注的平衡。当肺部疾病足够严重时,该一保护性机制受到破坏,通气不佳的肺泡得以血流灌注,导致了右向左分流,全身缺氧更为严重。低氧血症以及伴随的酸中毒使肺血管抵抗作用增加,导致右心室肥厚,最终形成肺源性心脏病。

海量的毛细血管床作为气体交换的场所,其内皮细胞具有重要的代谢功能,并对毒素尤为敏感,其中包括高浓度氧。当内皮细胞遭到破坏时,通常会导致通透性增加而形成肺水肿。

肺静脉自由基源自远端毛细血管网,并在形成次级肺小叶的小叶间隔内游走。肺静脉没有伴行肺动脉或支气管。肺静脉引流至肺门,管径逐渐增大。通常在每一侧都能看到两支较大的肺静脉。上叶静脉呈垂直走行,下叶静脉汇入左心房前更多呈水平走行。右上肺静脉位于上腔静脉后方,右叶间肺动脉前方。左上肺静脉位于左肺动脉前方,左上肺支气管前方。右下肺静脉于右下肺支气管前方进入左心房。左下肺静脉于降主动脉前方,左下叶支气管后方进入左心房。

肺的体循环血管是起源自胸主动脉的2~4支支气管动脉(通常右侧一支,左侧两支)。这些血管为气道以及纵隔提供营养。当肺动脉阻塞时,肺毛细血管

通过毛细血管前吻合通道形成侧支循环。

淋巴管

　　肺淋巴管在清除胎儿肺内液体、移除血管外间隙内的蛋白与水等方面尤为重要。这些液体通过右侧淋巴管与胸导管进入循环。肺淋巴管位于支气管血管束中,与血管一起走行胸膜结缔组织内。肺泡壁内无淋巴管结构,但肺泡旁淋巴管代表了肺淋巴系统的起始部分。当次级肺小叶间隔中的淋巴管扩张时,可在胸片或 CT 中见到(见图 48-12)。

关键点
从出生到成人,肺泡的数量增长了 60 倍。 　　孕 6 周后,若胸腹膜管持续存在可导致膈疝形成。 　　对临床气腔疾病很有帮助的亚单位为腺泡与次级肺小叶。腺泡是肺外周终末细支气管的单位,它包含 50~400 个肺泡。而次级肺小叶包含 3~24 个腺泡,由小叶间隔将其分开。

肺外周血管分支与支气管分支伴行。胸膜下区几毫米处肉眼可见第 16 级肺血管,相当于终末细支气管水平。

推荐阅读

Bluestone CD, Stool SE, et al, eds. *Pediatric otolaryngology*. 4th ed. Philadelphia: Saunders; 2003.

Hansell DM, Armstrong P, Lynch DA, et al. The normal chest. In: Hansell DM, Armstrong P, Lynch DA, et al, eds. *Imaging of diseases of the chest*. 5th ed. Philadelphia: Mosby; 2010.

Polin RA, Fox WW, Abman SH, eds. *Fetal and neonatal physiology*. 3rd ed. Philadelphia: Saunders; 2004.

Webb WR, Müller N, Naidich DP. Normal lung anatomy. In: Webb WR, Müller N, Naidich DP, eds. *High resolution CT of the lung*. 4th ed. Philadelphia: Lippincott; 2009.

参考文献

Full references for this chapter can be found on www.expertconsult.com.

第 49 章

影像技术

HYUN WOO GOO, LAURA A. DRUBACH, and EDWARD Y, LEE

概述

在临床工作中,评价儿童呼吸系统的影像检查有很多,包括传统 X 线摄影、透视、超声、计算机断层扫描(CT)、磁共振(MRI)及核医学检查。气道及肺组织中存在的气体对呼吸系统成像既是帮助也是挑战。在普放、透视及 CT 检查中,大量的气体存在对成像十分有益,但在超声以及 MRI 检查中,气体会增加检查的复杂程度。

在需要解决特定的临床问题时,影像医生应与临床医生一起探讨并选择适宜的影像检查。儿童呼吸系统影像检查在不断地改进中,因此在选择前,一定要更新知识,考虑到每一种检查的优缺点。此外,应针对每位受检患儿制定个性化检查方案。本章主要讨论目前各种影像检查的适应证、禁忌证、优缺点及其他有关问题。

传统 X 线摄影

传统 X 线摄影是利用 X 线投照人体受检部位而得到的投影图像。它广泛运用于临床工作中,是目前观察儿童呼吸系统最主要、性价比最高的影像检查。它的电离辐射水平很低[后前位(PA)胸片的辐射剂量范围是 0.01~0.02mSv]。下文中,我们将讨论传统 X 线摄影观察儿童呼吸系统中最常见的两项检查,颈部软组织检查以及胸片检查。

颈部软组织检查

儿童上气道梗阻引起的吸气性喘鸣是颈部软组织检查的主要适应证。引起吸气性喘鸣的主要病因有喉炎、会厌炎、异物吸入以及婴幼儿上气道肿物。为了达到诊断要求,检查时患儿应伸展颈部并在深吸气时进行投照。标准的颈部软组织检查应包括前后位(AP)以及侧位片。为了观察声门下狭窄,可加照呼

气相侧位片,这有助于鉴别固定性气道病变(如声门下狭窄)与变化性气道病变(如气管软化)。

使用高千伏滤线栅摄影,并进行锥形放大有助于观察上气道及其邻近软组织情况。对于不配合口令的婴幼儿(<5 岁),在检查时应使用固定器。呼吸窘迫的患儿,某一体位可加重气道梗阻的严重程度,因此不能使用固定器。比如急性会厌炎的患儿,禁止仰卧位检查,应改用立位投照。在必要的时候,患儿家长或有经验的技师可对患儿的头颈部进行人工固定。呼吸窘迫的患儿应有临床医生陪同,并在检查室中配备应急箱以应对突发情况。大多数情况下,颈部软组织检查足以满足上气道梗阻的诊断需要。但如果上气道梗阻证据不明显,应进一步透视、CT 或 MRI 检查。

胸片

胸片是观察儿童呼吸系统最常见的检查。为了减少运动伪影与体位偏移,通常对于不能配合的婴幼儿(<5 岁)予以固定检查。婴幼儿应在平静吸气时投照,而年长儿应在深吸气时投照。婴幼儿标准的胸片应包括前后位,年长儿应包括前后位、后前位以及侧位。受检儿可采用仰卧位或立位姿势投照。胸片的曝光参数应做到适量优化。要使用合适的投照野与屏蔽进行防护,避免胸外组织器官的照射,如下颈部、上肢近端以及上腹等部位。

与传统的胶片视屏系统不同,数字化影像系统的图像获取与显示是分开的,因此出现了更多的图像处理功能。数字化胸片中最常用的处理就是钝化掩模或边缘锐化技术,此项技术有助于观察胸部细线样的病变或结构,比如气胸、血管导管甚至新生儿叶间裂。目前在儿科领域中,更加强调使用数字化成像优化技术降低潜在非必要辐射的剂量。数字化成像中,有可能出现过度曝光增加的情况,又叫做剂量徐变,它的出现不仅仅是由于缺乏标准化的曝光指数所致,同时影像医生与技师对过度曝光成像认知的不足也是原

因之一。所幸的是,建立新的数字化成像标准化曝光指数已被提上日程。

儿童数字化胸片的优化技术与成人是不同的,比如成人自动曝光控制与滤线栅的使用对体型较小的患儿并无多大帮助。为了鉴别或观察异常病变,解决临床问题,除标准的前后位或后前位照片外,还可加照呼气位、卧位或斜位照片。呼气位照片用于观察气道阻塞性病变,明确有无气体潴留征象。侧卧位照片用于观察具有流动性的胸膜渗出或气体征象,少数情况下亦可观察实质内空腔病变的气液平面征象。此外,在不能配合的婴幼儿中,侧卧位照片可用于观察患侧肺的气体潴留,或明确健侧肺的透过度情况。斜位照片有助于观察肋骨、软组织、肺门、隆突以及肺外周的异常病变。

透视

透视可动态观察大气道及肺部病变,如气道梗阻,气体潴留,膈瘫/麻痹。使用透视设备时,应注意优化曝光剂量,使患者与操作医生的辐射剂量降到最低,具体应参照有关网站发布的"渐近成像"与"柔化成像"等指南。

透视下气道检查

透视下气道检查有助于观察变化性气道病变,如喉软骨软化症、气管软化、阻塞性睡眠呼吸暂停以及声带功能异常综合征等疾病。此外,还可明确与鉴别固定性气道病变,如狭窄或缩窄性疾病。与内窥镜检查相比,透视下气道检查更为廉价,且无创。近年来,透视下气道检查的地位逐渐被低剂量动态气道 CT 所取代。动态气道 CT 检查与透视相比,观察动态性或固定性气道病变的部位、程度及范围的精度更高。此外,动态气道 CT 检查还为医生提供胸廓内其他结构的信息,这一优点对临床很有帮助。

超声

超声广泛运用于肺及胸膜的观察,因其使用限制少,操作相对简便且无电离辐射等优势,使其在儿科应用中具有重要作用。它还具备实时观察与便携性等优点。此外,彩色多普勒超声还可提供血管结构以及血流等重要信息。尽管平片与 CT 是观察肺与胸膜的最主要检查,但在特定情况下,超声也可为临床提供相关的重要信息。

肺的评价

当胸片发现肺外周透过度异常时,儿科肺部超声检查的主要作用是进一步明确病变性质(如实质或胸膜病变)。造成该现象的常见基础病包括肺不张,实变,肺坏死,肺脓肿,先天性肺疾患以及原发或继发肺肿瘤(图 49-1)。为了观察这些病变,胸片应明确感兴趣区,这样超声检查才能有的放矢。在胸部超声检查时,患儿应处于仰卧位或立位。某些情况下,则采用侧卧位、锁骨上窝和(或)胸骨上窝等位置以提高图像清晰度。可在检查部位对侧、或肩部后方放置枕头、毛毯以帮助患儿伸展颈部。

超声探头的选择依据以下三个因素:患儿年龄、体型及病变的部位。观察肺外周病变常用的探头多为弧形或线阵探头,但在声窗较小(如肋骨间)的婴幼儿中,体积更小的诸如扇形探头或矢量探头则更具优

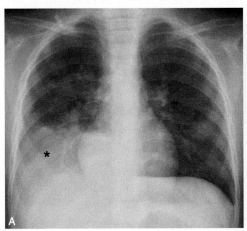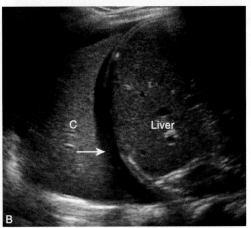

图 49-1 3 岁女孩发热、咳嗽、呼吸窘迫,胸片及超声图像。**A,**正位胸片可见右下肺实变(星号)。**B,**超声右侧胸廓长轴图像显示肺实变(C)、少量胸腔积液(箭号)及肝脏

势。在观察婴幼儿肺部时,应使用高频探头(如7.5~15.0MHz),因为婴幼儿不具有大量皮下脂肪,在软组织穿透能力有限的情况下,高频探头可提供高分辨率图像。相反,对具有显著皮下脂肪的年长儿进行检查时,应使用低频探头(如<5MHz),尽管图像分辨率会有所下降,但低频探头可提供更好的软组织穿透能力。当隔离肺病变需要了解血管情况或肿瘤病变需要了解血流情况时,可进行彩色多普勒超声检查。

胸膜的评价

当胸片诊断肺不张、胸膜积液和(或)肺实变模棱两可时,超声检查有助于两者的鉴别。此外,在明确胸水呈单纯性还是复杂性(图49-2)方面,超声检查的敏感性与精确性要优于平片或CT。立位及侧卧位超声检查有利于鉴别胸腔积液是自由流动还是包裹性。此外,超声检查还可明确积液内的碎片结构、分隔、肺炎周围聚集物导致的胸膜增厚。此复杂性胸腔积液通常需要超声引导下穿刺治疗。

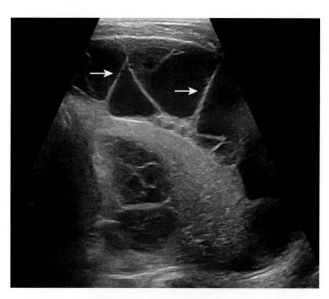

图49-2　5岁男孩右肺炎复发,胸水超声图像。右侧胸廓长轴图像可见复杂性胸腔积液伴分隔增厚(箭号)

CT

由于CT具有优异的空气-软组织对比度,使其成为观察儿童气道及肺的重要截面图像检查。随着多排螺旋CT(multidetector CT,MDCT)的发展,扫描时间更短,镇静级别更低,使其在评价儿童气道与肺方面占有越来越重要的地位。婴幼儿自由呼吸下扫描会出现运动伪影,这降低了CT图像的质量。通过全麻或通气控制等方法可以避免这些情况,同时还可以控制吸气,呼气等扫描时相。此外,最新引进的高螺距双源螺旋CT扫描可明显减少儿童自由呼吸所产生的运动伪影。

儿童的辐射敏感性更强、预期寿命更长,因此CT使用越广泛,越要在满足诊断需要的基础上严格降低辐射剂量。基于受检儿童体重的低剂量、体型适应性胸部CT参数已经建立,它使用多种管电压与管电流参数。近期有研究表明,视身体状况而定的断层扫描可提供更好的CT剂量适应性。目前已有一项容积剂量指数扫描方案运用于日常工作中,它参照的是独立个体的截面面积与人体平均密度值。管电流应及时适度调整,这是不用降低图像质量也能显著降低辐射剂量的方法。儿童胸部CT也可采用心电触发连续扫描,此方法也可减少运动伪影,降低辐射剂量。

通过调整管电压与后重建算法也可提高儿童胸部CT的图像质量。比如:增强CT时管电压水平可降低,平扫时增加管电压水平,使用高频算法观察肺,使用标准重建算法观察纵隔。此外,轴位图像后处理图像如多平面重建(MPR)、三维(3D)图像等可增加儿童胸部CT诊断的精确性(图49-3)。CT扫描的准直越薄(<1mm),得到的MPR与3D图像质量越高。其他可视化技术,如最大密度投影,最小密度投影,容积再现以及仿真支气管镜等技术也可进一步明确胸部异常病变(图49-3)。

气道的评价

CT检查可显示儿童气道的解剖细节。但由于大小问题,亚段远端水平的小气道(气道直径<0.5至1.5mm)CT图像通常不显示。与支气管镜相比,CT无创且不需要叠加即可得到截面图像。CT可诊断多种气道疾病,包括固定性或变化性梗阻,支气管扩张以及管壁增厚等。在大气道水平,MRI的诊断精确性与CT相仿,但在观察小气道水平时,由于空间分辨率和信噪比明显减小,MRI的诊断精确性要明显逊于CT。

静态气道CT检查

静态气道CT检查主要用于观察固定性气道缩窄或狭窄。婴幼儿自由呼吸时获取轴位图像,而年长儿需要在吸气末屏气进行图像采集(图49-3C)。即使是自由呼吸状态扫描,气道的解剖细节也能清晰显示,这一切都归功于MDCT(>16排的MDCT)的快速扫描。与单纯的CT轴位图像相比,MPR与3DCT图像对显示气道病变更有帮助。

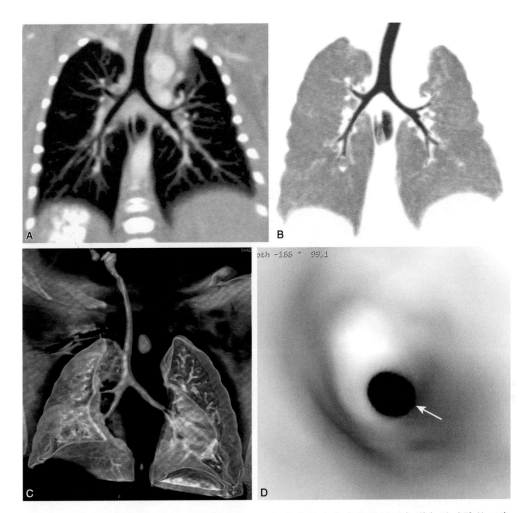

图 49-3 CT 多平面重建以及三维(3D)成像。A,冠状位最大密度投影显示气道与肺动脉的正常毗邻关系,提示胸腔内脏位置正常。B,冠状位最小密度投影显示中心气道解剖细节。C,容积再现显示肺与气道的 3D 图像。D,仿真支气管镜可见气管蹼形成的同心圆样狭窄(箭号)

动态气道 CT 检查

吸气与呼气双相 CT 扫描主要用于动态观察大气道病变,多用于气管支气管软化的评价。在呼气相扫描中,应使用低剂量扫描技术,使双相扫描的剂量降到最低(表 49-1)。双相扫描的有效辐射剂量范围通常在 3.5~7.5mSv 之间。呼气扫描可通过以下两种不同的呼吸运动方式进行:①呼气末屏气扫描;②用力呼气时动态呼气 CT 扫描。在无法配合的婴幼儿中,可以使用全麻插管、通气控制或呼吸触发等方法。

气道电影 CT 检查

气道电影 CT 是在预先选定的非连续层面上进行轴位重复扫描,在整个呼吸循环中使用高分辨率以及低剂量扫描技术。整个检查的截面图像会发生变化,气道形状随着呼吸过程的改变也会显示出来,以此作为依据可以诊断气管支气管软化。为了提高电影 CT 的时间分辨率,需要使用最快的机架旋转速度。总扫描时间要依据一至两个呼吸循环而个体化制定,这样才能有效降低辐射剂量。通过以上方法,气道电影 CT 的辐射剂量可降至很低,范围在 0.2~0.3mSv。婴幼儿可在自由呼吸下进行电影 CT 扫描,而年长儿要在咳嗽时进行扫描。在咳嗽时,胸内气管外压明显高于

表 49-1	基于患者体重的中心气道多排螺旋 CT 扫描管电流与管电压	
体重(kg)	管电流(mAs)吸气/呼气	管电压
<10	40/20	80
10~14	50/25	80
15~24	60/30	80
25~34	70/35	80
35~44	80/40	80
45~54	90/40	90
55~70	100~120/40	100~120

From Lee EY, Boiselle PM. Tracheobronchomalacia in infants and children: multidetector CT evaluation, Radiology. 2009;252(1):7-22.

正常呼气或用力呼气时的压力,此时气道塌陷的表现更为显著。因此电影 CT 扫描时应进行咳嗽的动作。在动态气道观察中,电影 CT 还可发现肺内的气体潴留征象,这是继发于小气道病变的重要征象。

4D 气道 CT 检查

现代 MDCT 在纵轴方向的覆盖面越来越大(64 排

4cm,320 排 16cm),这使得 4D 气道 CT 扫描成为可能。气道电影 CT 检查时,4D 气道 CT 检查要求在整个呼吸循环过程中,轴位连续扫描时检查床静止不动。与单纯的气道电影 CT 的最大不同就是,它的实时容积扫描几乎覆盖了整个婴幼儿的中心气道(图 49-4)。

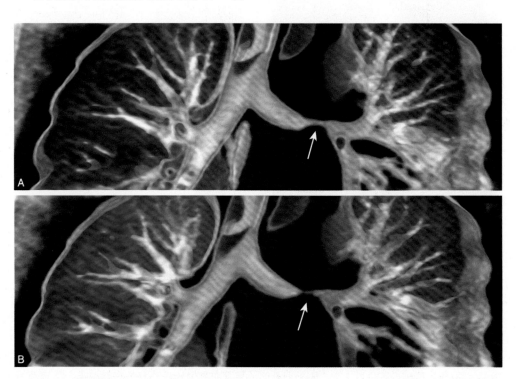

图 49-4　4D CT 检查。A,吸气峰值图像。B,呼气峰值图像。左主支气管远端可见固定性狭窄(箭号)

肺的评价

CT 的优势不仅仅是对气腔的评价(透过度减低、透过度增加),它对于肺间质、血管病变、肺内实质结节或肿块方面的评价也有明显优势。CT 对纵隔、肺门、胸壁病变的评价也很有价值。但是,软组织对比度表现逊于 MRI,而且 MRI 在评价椎管内、脊柱周围区域方面要优于 CT。呼气 CT 扫描可提高气体潴留的诊断精确性。

为了得到准确的呼气 CT 数据,需要患儿配合检查。不能配合的婴幼儿,可采用侧卧位扫描的方法代替。在此姿势扫描中,上下两侧肺的容积不同,位于上方的肺出现类似吸气、下方的肺出现类似呼气的表现(图 49-5A)。但此方法有一缺陷,那就是需要改变患儿体位扫描,该过程容易把患儿吵醒,使得两侧肺的呼吸运动校准出现偏差而影响诊断,同时位于上方肺的呼吸运动可能被放大而出现运动伪影。仰卧位

电影 CT 可有效避免侧卧位 CT 的限制(图 49-5B 和 C)。近期,有将双源 CT 运用于儿童以观察肺灌注及肺通气。通过 3DCT 数据,可以对肺容积、肺密度等指标进行定量分析。

常规胸部 CT 检查(平扫和增强)

依据不同的临床要求,常规胸部 CT 可以平扫或进行静脉注射碘对比剂增强检查。前文已有描述,增强检查可采用低管电压的水平。平扫使用高管电压,增强扫描可使用低管电压。在儿童中应避免增强前或增强后扫描,以降低辐射剂量。利用双源技术生成的虚拟平扫 CT 图像可以取代真正的平扫 CT 图像,此法大大降低了辐射剂量。

高分辨率 CT 检查

高分辨率 CT(high-resolution CT,HRCT)是 20 世纪 80 年代研发的技术,即薄层间断扫描,层厚约

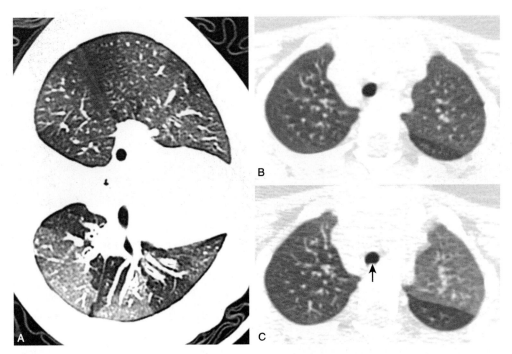

图49-5 儿童自由呼吸状态下呼气相CT扫描技术。A,闭塞性支气管炎患儿左侧卧位CT扫描,位于下方的左肺出现气体潴留,呈地图样透亮区,即马赛克表现。吸气相(B)与呼气相(C)电影CT图像显示左上叶正常,右上叶以及左下叶气体潴留。气管后壁正常凹陷(箭号)提示为呼气状态(C)

1mm,依据受检者的体型而不同,层距7mm至20mm不等。为了得到更为清晰肺的解剖及病理形态,该扫描使用了高空间频率重建算法。此方法主要是弥漫性肺疾病随访的经典检查,包括间质性肺疾患或囊性纤维化,其辐射剂量很低。目前随着MDCT的发展,配合MPR技术,全肺的连续性薄层扫描成为现实,这使得肺HRCT的概念发生了变化。MDCT薄准直(<1mm)单次螺旋扫描,即可在不增加辐射剂量的同时得到厚层(常规CT标准重建算法)与薄层(肺HRCT高空间频率重建算法)两种图像。有研究表明,在儿童病患中,容积MDCT扫描重建出的HRCT图像,其运动伪影明显少于传统轴位HRCT扫描。尽管如此,传统HRCT扫描技术仍将被继续沿用,因为与MDCT容积数据重建相比,传统HRCT扫描技术的辐射剂量更低。

磁共振检查

胸部磁共振检查具有局限性,因为肺的信噪比水平低,存在心脏与呼吸运动伪影,存在肺内气体-组织界面产生的磁敏感伪影。检查时间长也是MRI的一大缺陷,这需要加大对患儿的镇静程度。但是近期开发的MRI新技术,包括平行成像,多通道线阵线圈,大大降低了检查时间。此外,单独或综合使用矢量心电触发、呼吸触发以及导航门控等技术可有效抑制运动伪影。

没有电离辐射以及优异的软组织对比度是MRI的两大优势。通过T1与T2加权像,以及平衡稳态自由进动图像可评价不同组织的信号特征。必要时可在脉冲序列中加以脂肪抑制。使用钆对比剂可改变组织信号特点,缩短T1时间。此外MRI还有很多评价肺部功能的扫描,包括肺灌注、肺通气、呼吸力学等等。弥散加权成像可以评价胸部肿物的水弥散情况与细胞性质(图49-6)。超极化气体在MRI检查中克服了肺部质子的限制,能极好地显示肺与气道的静态或动态信息。但目前超极化气体MRI的实用性有限,尚不能运用于临床,目前主要运用于科研领域。需要注意的是,在某些情况下不能进行MRI检查(如MRI存在禁忌证,包括永久性心脏起搏器、心率复位除颤器或幽闭恐惧症等)。

气道的评价

无需增强扫描,黑血法MRI即可显示中心气道与邻近心血管之间的关系(图49-7)。实时动态气道MRI即可诊断气管支气管软化。但实际工作中更倾向于使用CT进行诊断。MRI在显示外周小气道方面

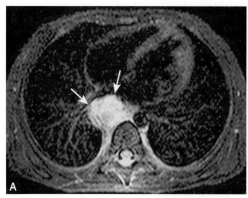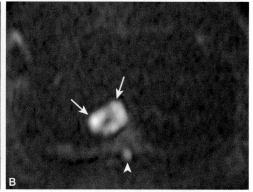

图 49-6　磁共振(MRI)弥散加权成像。A,胸部 MRI 轴位 T2 加权像短时反转恢复序列可见神经母细胞瘤累及食管旁淋巴结(箭号)。B,轴位 MRI 弥散加权成像(b 值,800s/mm²),病变呈高信号(箭号),提示水的弥散受限或细胞数目增多。需要注意的是,正常脊髓呈中等高信号(箭头)

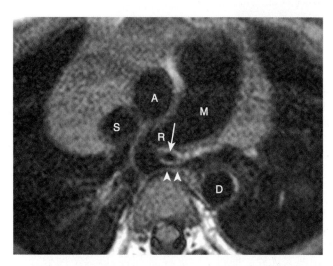

图 49-7　磁共振(MRI)黑血法成像。轴位 T1 加权像,胸部 MRI 使用自旋回波-回波平面成像以及黑血法成像,可见左肺动脉吊带以及气管先天性狭窄(箭号),即肺动脉吊带。在左肺动脉与脊柱之间可见严重的局限性狭窄(箭头)。M,肺动脉干;R,右肺动脉;A,升主动脉;D,降主动脉;S,上腔静脉

否。氧增强 MRI 或超极化气体(氦-3 或氙-129)MRI 可用于局部肺通气显像。弥散加权成像使用超极化气体可计算出外周气腔的体积大小。超极化氙气 MRI 还可以评价肺的弥散容量。在一项双重傅里叶技术的初步研究中,无需增强的单次自由呼吸质子 MRI 扫描即可同时获得肺灌注与肺组织密度等数据。尽管 MRI 在无电离辐射的情况下即可提供肺的解剖与功能信息,但在儿科领域中仍然偏爱 CT 检查,主要还是因为 CT 具有很高的空间分辨率。

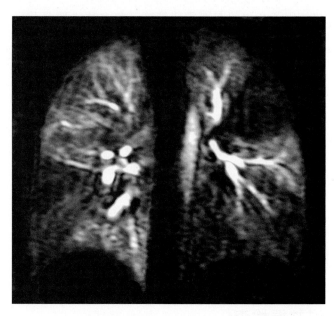

图 49-8　增强磁共振肺灌注图像。冠状位时间分辨率磁共振血管造影图像可见正常肺大幅强化,亦可见无肺灌注的缺损区。运用减影手段抑制了肺外区域信号

有所欠缺,这是由于其空间分辨率很低所导致的。

肺的评价

　　尽管 MRI 在肺部检查中存在诸多局限,但有研究表明,直径大于 3 至 4mm 的肺内结节是能被 1.5T MRI 发现的。增强扫描的时间分辨磁共振血管造影不仅能提供肺血管的解剖细节,还能提供肺循环的血流动力学信息。由于时间分辨磁共振血管造影的时间分辨率很高(全肺扫描<1 秒),不需要限时团注造影剂,产生的运动伪影也较少,因此在儿科领域中,逐渐取代了静态高分辨率磁共振血管造影技术。无论增强与否,肺灌注 MRI 检查均可进行(图 49-8)。实时动态胸部 MRI 可在患儿自由呼吸时扫描,用以观察呼吸动力学的正常与

核医学检查

　　与解剖学成像的检查相比,核医学检查具有一

个重要优势,那就是它可以评价病变的生理学过程。一些放射性核素检查常用于儿童呼吸系统或胸壁检查,详见表 49-2。绝大多数核医学检查是通过静脉注射放射性药物进行的。放射性示踪剂在人体内的生物学分布以及随后的清除过程,决定了患者体内辐射性药物的器官分布以及浓聚情况。与传统 X 线片相比,核医学检查内照射的辐射剂量较高,但还是低于 CT 的辐射剂量。在图像达到诊断要求的基础上使用最低剂量的示踪剂是尤为重要的。成人的辐射性药物剂量使用标准已经建立,儿科领域应依据患儿体重来计算药物的使用剂量,可以从成人用药方案中推算出来。近年来,在保证儿童最低用药剂量方面进行了大量研究,有关推荐剂量详见表 49-2。

表 49-2   儿童与青少年放射药物推荐使用剂量——北美共识指南

放射性药物	推荐使用剂量	最低剂量	最大剂量
^{99m}Tc 聚合白蛋白	通气检查 2.59MBq/kg(0.07mCi/kg) 非通气检查 1.11MBq/kg(0.03mCi/kg)	14.8MBq(0.4mCi)	
^{99m}Tc 亚甲基二磷酸盐	9.3MBq/kg(0.25mCi/kg)	37MBq(1.0mCi)	
^{123}I 间碘苯甲胍	5.2MBq/kg(0.14mCi/kg)	37MBq(1.0mCi)	370MBq(10.0mCi)
氟 18 标记脱氧葡萄糖	3.7~5.2MBq/kg(0.10~0.14mCi/kg)	37MBq(1.0mCi)	

Modified from Gelfand MJ, Parisi MT, Treves ST. Pediatric radiopharmaceutical administered doses; 2010 North American consensus guidelines, *J Nucl Med.* 2011;52:318-322

与其他影像学检查相比,核医学检查的图像获取时间较长,因此对幼童需采取固定及分散注意力的措施。核医学检查很少需要镇静患儿,但如果图像采集时间过长,那么镇静患儿是必要的。目前用以观察儿童肺部病变的核医学检查包括肺灌注和肺通气检查,唾液腺显像,神经内分泌图像检查,骨扫描,正电子发射断层显像等,下文中将一一描述。

肺灌注与肺通气检查

尽管大部分肺灌注成像已被 CT 技术取代用以诊断肺栓塞,但核医学检查仍可以评价肺组织的生理学与病理学信息。儿童肺栓塞的发病率要低于成人,但为了评价具有显著栓塞危险因素的,且具有影像增强检查禁忌证的患儿,可以选择肺灌注成像检查。核素通气与灌注成像多用来评价与疾病相关的组织生理功能,以指导临床治疗。无论肺通气还是肺灌注都可以进行定量测量,多种临床疾病可运用此方法来制定治疗方案和随访评估,比如先天性大叶性肺气肿引起的肺畸形,先天性气道畸形等(图 49-9)。对于肺切除患者,术前进行肺灌注与通气定量分析,有助于进行术后肺容积的评估。

先心病患者在介入前后都要进行肺通气与灌注成像检查,用以定量评价左右两肺的术前术后相对灌注情况(图 49-10)。

灌注检查使用锝-99m(^{99m}Tc)聚合白蛋白(MAA)。药物剂量依据患儿体重计算(表 49-2)。在需要分别评价左右两肺灌注情况的先心病患儿中,需要特别准备一种含有低浓度 MAA 的放射性药物。注射示踪剂时患儿应采用仰卧位,这样避免了从肺尖到肺底的流体静压力梯度现象。图像采集时可采用立位或仰卧位,但儿科病人需采用仰卧位。如果检查的目的是评价肺生理情况,那么需要采集前面观与后面观图像。分别评价左右两肺灌注时,需要在两肺施画感兴趣区,分别计算几何平均值(正面观与侧面观乘积的平方根)。如果检查的目的是评价肺栓塞,则需要额外采集八个标准层面的解剖图像(包括前位,后位,左右侧位,右前斜位,左前斜位,右后斜位,左后斜位),或者可以选择单光子放射断层扫描(SPECT)进行肺检查。评价肺栓塞时,应在 24 小时内拍摄胸片进行比照。

肺通气扫描既可以使用放射性气体(氙-133)显示气流,也可以使用只聚集于肺泡而不聚集于大气道中的放射性气溶胶(^{99m}Tc 二乙烯三胺五乙酸)。氙-133 的光子能为 81keV,低于 ^{99m}Tc,因此应首先采集其通气图像。DTPA 气溶胶检查与 MAA 肺灌注图像使用相同的 ^{99m}Tc,但气溶胶失踪剂的肺内活度很小,与静脉注射 MAA 的表现不同。因此不论氙气还是气溶胶通气成像都要先于灌注成像进行图像采集。

氙-133 气体需吸入肺内,推荐剂量为 10~20mCi。氙气自身的动力特性决定了其图像无法经投影采集,因此通常使用单探头采集后面观图像。如果使用双探头,则同时获取前面观与后面观图像。由于前部探头位于患儿的脸部与胸部,可能会使患儿焦虑不安,因此只采集后面观图像。

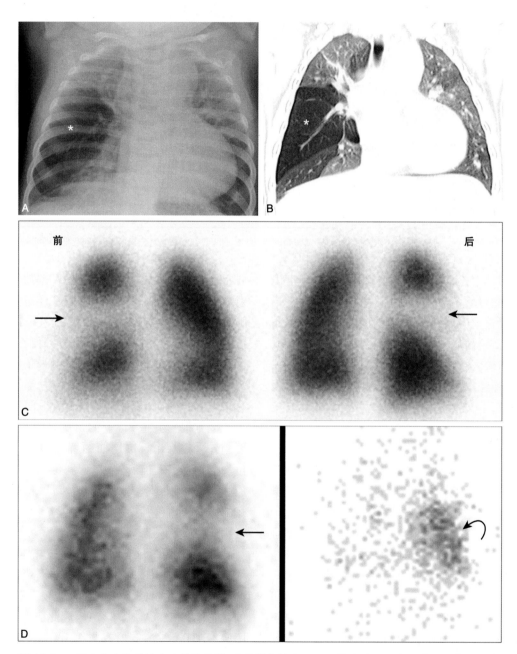

图 49-9　7 月女孩患先天性大叶性肺气肿,多种影像检查。A,正位胸片可见右肺中野透亮度增高(星号)。B,冠状位 CT 肺窗可见右肺中叶(星号)过度充气,肺血减少,符合先天性大叶性过度充气表现。C,肺灌注扫描前面观及后面观提示右肺中叶无灌注(箭号)。D,肺通气成像背面观可见右中叶通气减少,延迟图像见气体潴留(弯箭号)

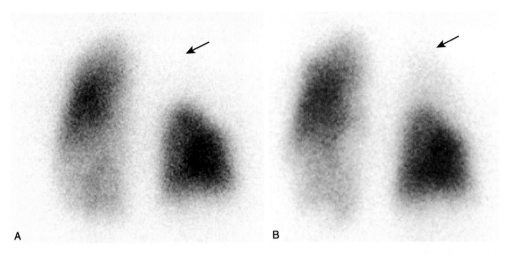

图 49-10　男 20 岁,患法洛四联征,核医学灌注成像。A,肺扫描后面观可见右上肺灌注减低(箭号)。B,右上肺动脉支架植入术后,可见右上肺灌注有改善(箭号)

^{99m}Tc DTPA 气溶胶通过面罩喷雾器吸入肺内,患儿吸入并积累至足够多的气溶胶时才能进行图像采集。气溶胶在肺内存留的时间长,足够满足多次投照采集,与灌注图像进行匹配。如果使用 SPECT 进行肺灌注扫描,那么 SPECT 气溶胶成像与其对比也是很有意义的。

唾液腺显像

唾液吸收的核素检查(如唾液腺显像)应使用最低辐射剂量以达到安全简便的目的。据报道,唾液腺显像的敏感性为 26%～73%。其检查流程为,患者仰卧位置于图像采集床上,在口腔中放置一滴 ^{99m}Tc 硫酸胶质(约 100μL)。摄入放射性药物后,患者可正常吞咽,并在其后的 60 分钟内动态采集口腔、胸部、上腹部图像。图像采集应使用低能,高分辨率或超高分辨率准直,每 30 秒动态连续采集图像,共采集 120 帧。唾液吸收阳性的图像应看到放射性药物进入支气管(图 49-11)。

神经内分泌成像检查

神经内分泌肿瘤可以通过碘-123 标记的间碘苯甲胍(^{123}I MIBG)清晰显影。两种最常用此示踪剂观察的肿瘤是嗜铬细胞瘤与神经母细胞瘤(图 49-12)。尽管还有其他肿瘤也浓聚该示踪剂,如神经节细胞瘤,类癌,甲状腺髓质癌等,但它们的敏感性均较低。MIBG 是去甲肾上腺素的类似物,恶性肿瘤才会摄取,因此可用于评价原发肿瘤或转移瘤对治疗的反应情况。在患者进行成像检查前,应关注其治疗药物的使用情况,因为很多种药物可能会阻碍肿瘤对 MIBG 的摄取。这些药物包括麻黄碱及其衍生物,抑制神

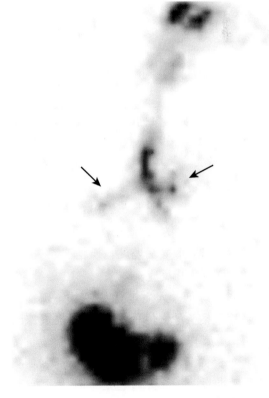

图 49-11　唾液腺显像。颈、胸以及上腹部背面观可见双侧支气管近端吸入(箭号)

经类药物,三环类抗抑郁药以及中枢神经系统兴奋剂。始终有小部分未标记有放射性核素的 MIBG 聚集于甲状腺,因此会增加局部的辐射剂量。可以通过预先服用非放射性碘的方法来阻断此放射性药物的摄取,以降低患者的辐射剂量。但这些进入循环的非放射性碘会降低放射性碘的排出,可以通过滴入浓碘化钾溶液的方法来解决(1 天滴 3 次),检查注射药物前 1 天开始,一直持续到注射示踪剂后 3 天

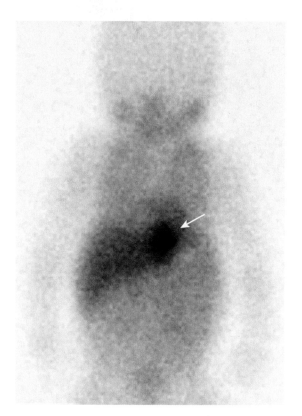

图 49-12 4 周女孩神经内分泌肿瘤成像,患儿产前影像检查发现左胸内肿块。^{123}I 间碘苯甲胍检查提示肿块浓聚显著(箭号)。患儿施行外科手术切除肿块。病理结果符合神经母细胞瘤

为止。

^{123}I MIBG 的推荐剂量为 5.2MBq/kg(0.14mCi/kg)。怀疑嗜铬细胞瘤的患者,在注射示踪剂时应放缓速度,并在注射期间、之后监测血压情况,有报道极少数患者出现了高血压反应。

静脉注射示踪剂一天后进行^{123}I MIBG 扫描。全身扫描成像应包括头颅侧位片,SPECT 扫描成像应包括颈部、胸部、腹部以及盆腔。

另一种神经内分泌肿瘤成像的放射性药物是铟-111 标记的喷曲肽(奥曲肽),它是一种生长抑素受体。对于具有高密度生长抑素受体表达的神经内分泌肿瘤(如类癌肿瘤),奥曲肽成像对于诊断很有帮助。其使用剂量为 100μCi/kg(3.7MBq/kg),最低剂量为 1mCi(37MBq),最大剂量为 6mCi(222MBq)。在注射药物 24 小时后采集断层图像以及 SPECT 躯干图像。

骨扫描

骨扫描多用来观察胸廓的骨骼,如胸壁痛的评价(图 49-13)。骨扫描最常用的放射性药物是^{99m}Tc 标记

的亚甲基二磷酸。静脉注射示踪剂后 2 到 4 小时进行图像采集,可全身覆盖(前位与后位)或感兴趣区单独扫描。SPECT 成像也可进行,此检查对于观察肋骨及脊柱十分有帮助。对怀疑骨髓炎的患儿,应在注射示踪剂后先进行血流图的采集,以便制定标准延迟时间采集图像。

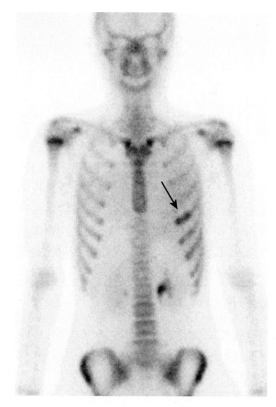

图 49-13 14 岁女孩因胸痛行骨扫描。前面观图像可见左侧第五前肋浓聚(箭号)。病变肋骨活检结果符合尤文肉瘤

正电子发射断层扫描

正电子发射断层扫描(PET)对于评价多种儿童胸部原发或转移性肿瘤具有重要价值(图 49-14)。使用 PET 技术扫描的常见肿瘤包括霍奇金氏淋巴瘤,非霍奇金氏淋巴瘤,横纹肌肉瘤,骨肉瘤,尤文氏肉瘤,神经母细胞瘤及其他少见的恶性肿瘤。

氟-18 标记的脱氧葡萄糖(FDG)推荐剂量是 150μCi/kg(5.55MBq)[最小剂量 500μCi(18.5MBq),最大剂量 10mCi(370MBq)]。注射示踪剂 60 分钟后进行图像采集,以便示踪剂在瘤体内的浓聚。根据检查目的来选择躯干图像采集或是全身图像采集。还有一些重要的注意事项。由于 FDG 与葡萄糖的吸收是竞争性的,因此患者检查前 4 小时需要特殊准备(禁食固体食物,禁止摄入液体,水除外)。患者检查

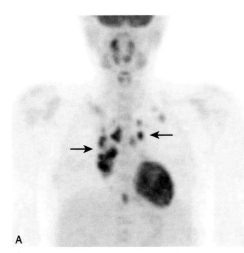
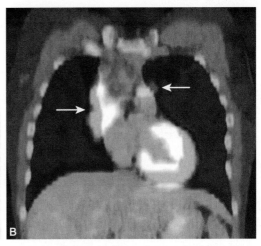

图 49-14 19 岁患儿确诊霍奇金氏淋巴瘤,正电子发射断层扫描(PET)。PET 冠位图像可见上纵隔多处异常浓聚(箭号)。B,PET 与 CT 融合图像可见异常浓聚的区域为增大的淋巴结(箭号)

前至少 4 小时不能摄入任何形式的葡萄糖,包括含葡萄糖成分的静脉输液。检查过程中血糖含量应处于正常水平,即 50～200mg/dl。糖尿病或胰岛素依赖的患者应在检查前 2 小时食用少量果汁,干面包或饼干,并服用血糖控制药物或注射胰岛素。患者检查前 24 小时应避免剧烈运动,否则会导致肌肉过多摄取示踪剂而影响结果的判读。

儿童 PET 检查中,代谢过程有很高的可能性会激活褐色脂肪,这与成人是不同的。褐色脂肪的激活会增加检查结果的不确定性,导致疑似病例增多。检查前以及检查过程中将患者体温保持在 24℃ 会使褐色脂肪的激活明显减少。

在评价肿瘤的过程中,除了提供解剖学图像外,PET 可以提供组织器官活性信息。在评价霍奇淋巴瘤转移方面,PET 要优于 CT。

✔ 临床医生须知

- 何种影像检查手段可以观察儿童呼吸系统
- 每种影像检查手段的优缺点
- 图像优化技术

关键点

气道及肺组织中存在的气体对呼吸系统成像既是帮助也是挑战。

更新知识尤为重要,为满足诊断应选择适宜的影像技术评价儿童呼吸系统。

应针对每位受检患儿制定个性化检查方案。

要把影像诊断相关危险因素降至最低,如辐射剂量、增强剂以及镇静剂的使用。

推荐阅读

Goo HW. State-of-the-art CT imaging techniques for congenital heart disease. *Korean J Radiol*. 2010;11:4-18.

John SD, Swischunk LE. Stridor and upper airway obstruction in infants and children. *Radiographics*. 1992;12:625-643.

Lee EY, Greenberg SB, Boiselle PM. Multidetector computed tomography of pediatric large airway diseases: state-of-the-art. *Radiol Clin North Am*. 2011;49(5):869-893.

Lee EY. Advancing CT and MR imaging of the lungs and airways in children: imaging into practice. *Pediatr Radiol*. 2008;38:S208-S212.

Treves ST, Baker A, Fahey FH, et al. Nuclear medicine in the first year of life. *J Nucl Med*. 2011;52(6):905-925.

Willis CE. Optimizing digital radiography of children. *Eur J Radiol*. 2009;72:266-273.

参考文献

Full references for this chapter can be found on www.expertconsult.com.

第 50 章

产前影像学与介入治疗

DOROTHY BULAS and EDWARD Y. LEE

随着高分辨率超声及 MRI 的发展,产前即可发现胸部病变。最常见的先天性胸部疾病包括先天性膈疝(congenital diaphragmatic hernia,CDH);先天性支气管肺畸形,一组肺畸形病变,如先天性肺气道畸形(congenital pulmonary airway malformation,CPAM)、支气管肺隔离症(bronchopulmonary sequestration,BPS)、先天性大叶性过度充气(congenital lobar overinfl ation,CLO)、先天性胸腔积液。此外还有先天性上气道梗阻(congenital high airway obstruction,CHAOS),它是由气管梗阻或缺如导致的,宫内即可发病。肺发育低下以及未发育较为少见,将在第 53 章进行讨论。

在胎儿病变中,临床最为关注的是肿块位置,它会累及周围的组织结构,可能压迫气道、血管、淋巴管,肺发育过程中出现胸膜渗出、羊水过多、胸腔积液以及肺发育低下。临床预后取决于周围组织结构的受累时间以及肺发育低下的严重程度。随着胎儿成像技术的发展,胎儿介入技术也逐渐成熟。肿块导致的胸腔积液在以往通常是致命的,但如今肿块可以通过胎儿介入方法得以治疗,包括母体类固醇疗法,宫内囊肿抽吸,胎儿胸腔穿刺,胸腔羊膜分流术,激光疗法,硬化疗法,子宫胎儿镜,甚至开宫胎儿手术等。

在母胎手术中,最应关注的是孕妇。宫内发生的畸形病变是孕妇的无妄之灾。因此术前应谨慎评估手术对母胎的潜在风险及益处。尽管术前进行子宫松弛准备,但早产仍然是限制胎儿介入治疗的原因。几乎所有经过胎儿介入治疗的患儿都会早产。经历开宫胎儿手术的孕妇,分娩时必须采用剖宫产,但术后可以得到健康的婴儿。有鉴于此,胎儿介入治疗的范围必须限定在不通过该治疗就无法存活的胎儿或婴儿。

胎儿常见先天性胸部病变

先天性膈疝

病因 横膈在孕第 4 周时由四部分融合而成。到第 8 周,胸膜-腹膜腔分隔开来。截至第 12 周,横膈会向尾端移位达到最终位置。左侧胸腹膜与其他原始横膈融合失败(胸腹膜裂孔疝)是导致 CDH 的最常见原因。肠管于孕 10 周还纳于腹腔,如果此时横膈出现缺损,就会导致肠管疝入胸腔。

CDH 的新生儿发病率是 1∶3000～1∶4000。88% 发生于左侧,10% 发生于右侧,2% 发生于双侧。膈疝发生于孕中期,会影响同侧肺以及对侧肺的早期发育。CDH 是典型的散发疾病,但有 15%～45% 的可能伴有其他异常。有报道罕见的 CDH 家族病例以及综合征病例。

影像 胎儿 CDH 的超声检查可出现漏诊,尤其是胃未疝入胸腔的病例。在上述病例中,纵隔移位是提示诊断的首要征象。超声检查可以评价横膈缺损的部位以及疝入器官的数量。冠位及矢位图像有助于观察缺损情况,而轴位图像对评价纵隔移位非常重要。需测量健侧肺的容积,观察患侧肺组织,但通常患侧肺严重受压难以观察。需辨认胃与胆囊,明确其位于膈上还是膈下。

肝脏疝入胸腔的病例预后不良,因此明确肝脏有无疝入十分重要。但超声辨别有难度,因为肝脏与肺的回声特性相似,可通过脐带、肝血管与门脉血管有无异常来确认。通常左侧 CDH 的患儿肝左叶疝入前胸。如果与前胸壁相邻的是胃,那么不太可能伴有肝脏的疝入。右侧 CDH 的患儿,肝脏多疝入后胸部。有时小肠袢与肺囊肿类似,可能被误诊为 CPAM。彩色多普勒超声观察肠系膜上动脉是否进入胸腔有助于确认有无肠管疝入。同时还要观察其他脏器有无异常,比如心脏等。

胎儿 MRI 扫描方案应包括三平面的 T2 加权像,冠位屏气 T1 加权梯度回波图像,观察肝脏及胎便(图 50-1)。胎便在 T2 加权像呈低信号,T1 加权像呈高信号,因此很容易对肠管进行定位。肝脏在 T1 加权像呈高信号,T2 加权像呈中等信号,很容易将其与肠管和肺区分开。对于观察右侧或双侧 CDH,最有帮助的

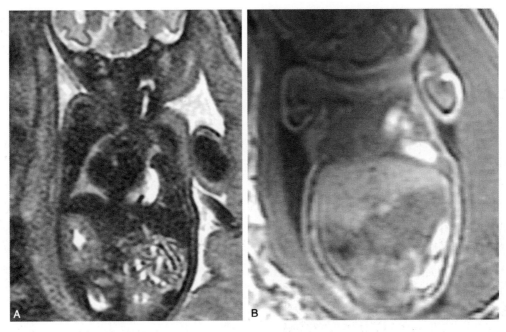

图 50-1 左侧先天性膈疝。A,孕 32 周 MRI 冠状位单次激发快速自旋回波 T2 加权像可见心脏向右侧异位。含液体的胃呈高信号,与低信号表现的胎粪共同疝入左侧胸腔。肝脏位于膈下。B,冠状位梯度回波 T1 加权像可见结肠胎粪呈高信号,疝入左侧胸腔。肝脏位于膈下

检查是 MRI。在上述病例中,胃通常位于膈下的腹腔内。超声很难鉴别 CPAM 还是 CDH,但 MRI 可轻易地区分腹腔内容物与胸腔囊肿,还可以提供疝内容物、横膈缺损大小,患侧肺与健侧肺容积等诸多信息。

胎儿成像的目的是对患者的预后进行预测。有报道总体死亡率 70%~80%,生存率 40%~90%。到目前为止,未发现一种征象或结果能成为产后预后的绝对指标。预后不良的指征包括纵隔严重移位和肝脏疝入。伴有肝脏疝入的患儿,有报道生存率接近 50%,而没有肝脏疝入的患儿,其生存率可达到 90% 以上。此外,胃疝入胸腔,心室大小不对称,羊水过多也是预后不良的指征。综合征合并 CDH 的病例预后也不佳,比如 Fryns 综合征。伴有其他异常的病变也影响预后。双侧 CDH 通常是致命的。

肺发育低下的程度也具有预测预后的价值,但如何对其进行量化评价目前尚未可知。依据胎儿大小与胎龄,利用肺-头比评价健侧肺的大小。在四腔心层面,超声测量肺的截面面积,与头围比较得出肺-头比值。肺-头比越小,预后越差,肺-头比越大,预后越好。如果肺-头比低于 0.6,死亡率为 100%,肺-头比大于 1.4,生存率为 90%。

有多种方法可通过 MRI 定量评价肺发育低下的程度。肺总量可与年龄相关的预期肺容积相比较。肺容积大于 25cm³ 提示预后良好,小于 18cm³ 提示预后不良。测量值与预期值相比,低于 25% 提示预后不良。预期肺容积的估算方法是胎儿胸廓容积减去纵隔容积。测量 CDH 胎儿的肺容积除以预期肺容积得到百分比,小于 15% 生存率为 40%,大于 15% 生存率为 100%。也有一些研究表明,肺容积的测量不能推测预后情况。

CDH 患儿可发展为肺动脉高压,可通过修正的 McGoon 值进行预测。无论使用超声还是 MRI 进行测量,将左右肺动脉直径相加,除以主动脉直径,若比值小于 0.8,则有很高的危险发展为肺动脉高压,若比值大于 1.0,则危险度很低。

治疗与随访 一项关于疾病严重程度的大样本量调查发现,患有同样解剖缺损婴儿,有些存活而有些很可能死亡。肺发育不良的严重程度取决于腹腔内容物疝入胸腔的时间,以及肺在发育过程中遭受压迫的程度。同时,疝内容物压迫引起食管梗阻,胃食管交界部扭曲导致羊水增多。对于此类患儿,应在产前使肺发育增大,或在生后建立通道以支持肺功能。体外膜肺(ECMO)可在生后数周内支持肺功能,直至肺发育,肺动脉高压问题得到解决。为了使肺的发育能在宫内得到更大的空间,需要进行开宫胎儿横膈修补术。大多数肝脏疝入胸腔的 CDH 患儿不能进行传统产前外科修补手术,因为当肝脏还纳腹腔时会导致脐静脉扭结。开宫手术只对"下位"肝(位于膈下)有效。对"上位"肝(位于膈上)胎儿来讲,此法是无效的。但是,一项由美国国立卫生研究院(NIH)资助的

前瞻性胎儿外科手术实验表明,对"下位"肝胎儿实施手术也无助于生存率的改善。

除外科创伤性操作外,还有一些低创胎儿镜技术介入治疗CDH。喉或气管闭锁胎儿的肺体积大于正常。动物实验证明,气管闭塞时,胎儿肺内液体流出受阻,会刺激肺的生长。当宫内气管闭塞时,以往使用外部气管夹,如今使用支气管镜插入封闭球囊,以帮助肺组织生长。在分娩时,采用EXIT操作(产时宫外治疗),在分离胎盘前取掉气管夹或球囊。此内镜检查的功效喜忧参半。一项由美国国立卫生研究院(NIH)资助的研究表明,该手术无显著优势。有些医院开展胎儿镜治疗暂时性气道闭锁,其早期结果是令人满意的。目前治疗的标准程序是足月分娩后支持治疗,给予高频通气及ECMO,如有必要,有些医院对高危胎儿建议使用EXIT后ECMO治疗。

先天性肺气道畸形

病因　先天性肺气道畸形(congenital pulmonary airway malformation,CPAM),过去命名为先天性囊性腺瘤样畸形,是最常见的先天性肺畸形,30%~47%的病例表现为肺内肿块,宫内即可诊断。CPAM是一种错构性病变,表现为终末支气管异常发育,含有囊性及实性组织。目前认为发育畸形的气道导致了梗阻性的发育不良改变。CPAM典型的病变是单叶的(85%至95%),但也可呈多叶性或双侧。病变内含有很多内衬呼吸道上皮细胞的微囊与大囊。通常病变会与气管支气管树存在交通,由肺动脉供血。

Stocker依据囊肿的大小以及病变与支气管树、气腔的病理相似程度将CPAM分为五种不同的类型。Adzick依据胎儿影像表现与大体解剖学将其分为两型:①大囊型CPAM(多发大囊>5mm,病变生长缓慢,预后良好);②微囊型CPAM(囊肿<5mm伴有实性成分,是发展为胸腔积液的高危因素)。

影像　CPAM的超声表现视组织成分而定。大囊型CPAM可见多发互不相通的囊肿。尽管病变可累及多个或双侧肺叶,但单个肺叶受累最常见。微囊型CPAM回声均匀,通常比周围肺组织的回声更强。多普勒检查可以观察肺动脉血流情况,是否由主动脉分支供血,从而鉴别隔离肺(BPS)。通常CPAM(大囊型)合并BPS(主动脉供血)的患儿,病变表现混杂。若病变的回声与邻近肺组织一致,那么病变的占位效应将成为诊断的唯一表现。

MRI对于病变边界以及残余正常肺组织的显示很有帮助。大囊型病变表现为高信号,微囊型表现为中等信号(图50-4)。有时高信号的肿块很难与周围正常肺组织区分,尤其是孕后期,因为此时正常肺组织的信号逐渐增高。若病变为双侧,则必须与CHAOS相鉴别。对于此类患儿,MRI对胎儿气道梗阻的观察很有帮助。先天性大叶性过度充气患儿,病变表现为信号增高,但肺叶的正常解剖边界清晰可见。

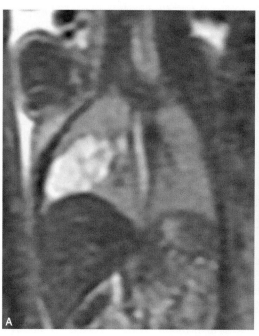
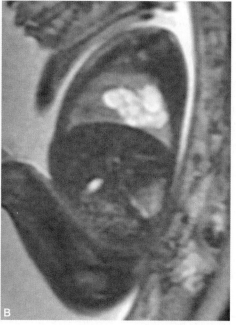

图50-4　大囊型先天性肺气道畸形。冠状位(A)与矢状位(B)MRI单次激发快速自旋回波T2加权像显示右下叶后部高信号的多囊肿块。未见明确占位效应

CPAM 的预后良好,90%以上的病变会自发缩小。尽管有些病变在产前就得以治疗,但产后 CT 仍可见残余包块影,这是因为支气管树在释放压力后,血供增长或血管蒂扭曲所导致。

治疗与随访　生长迅速的 CPAM,病变无论实性还是大囊为主,均有很高的风险发展为积液,且预后不良。积液的形成源于纵隔重度异位导致静脉输出梗阻,最终导致胎儿心衰。无积液存在的病变预后极好,生存率大于 95%。若不给予介入治疗任由积液发展,患儿将死亡。CPAM 生长的主要时期是孕 20~26 周。病变巨大、实性且生长迅速是导致积液的重要因素。

Crombleholme 及其同事用病变体积除以头围,得到囊性腺瘤样畸形容积比(cystic adenomatoid malformation volume ratio,CVR),试图用来预测患儿是否出现积液。肿块体积是先运用椭圆计算公式(长径×宽径×前后径÷2),之后再除以头围。若比值大于 1.6,则发展为积液的风险较高。胎儿 CVR 比值小于 1.6 且病变无大囊,则发展为积液的风险小于 3%。

如果孕 32 周后出现积液,那么建议孕妇分娩。如果孕中期出现积液,则建议进行胎儿治疗。如果胎儿病变是实性的,应切除肺内肿块以挽救胎儿生命。如果病变为大囊型,建议首先使用胎儿胸腔羊膜分流抽吸术,后使用激光疗法。有些医疗机构使用类固醇来降低积液的风险。

产后如果胎儿出现症状,应立即实施手术切除。对于无症状的婴儿实施手术尚有争议。尽管胸片提示正常,CT 扫描也能发现残余 CPAM(图 50-5)。残余囊肿可发展为气体潴留或气胸,会出现反复感染。也有报道 CPAM 可发展为横纹肌肉瘤、支气管肺泡癌。尽管尚无长期预后表现的研究,但对无症状的患者仍推荐外科切除治疗。

支气管肺隔离症

病因　支气管肺隔离症(bronchopulmonary sequestration,BPS)是一种与正常气管支气管树不相通的异常肺组织,由体循环主动脉分支供血。经典部位是左胸后下方。位于膈下或膈内的 BPS 易与肾上腺神经母细胞瘤混淆(图 50-6)。

BPS 分为叶外型与叶内型。叶外型具有胸膜覆盖,由体循环奇静脉或下腔静脉引流。叶内型无胸膜覆盖,经肺静脉引流。两型病变的血供均来自体循环血管,通常来自主动脉。

叶外型伴有其他病变的几率更高,包括 CDH,膈膨升以及前肠畸形。CPAM 肿块伴随体循环血管供血的病例较为常见(图 50-5)。病变体积可缩小。病变罕有渗出或积液。

影像　产前超声表现为一侧肺下部紧邻横膈的三角形实性回声肿块,可含有囊性成分。体循环的供血血管一定要找到,多起源自膈下的主动脉。彩色及能量多普勒超声有助于识别血管,但难以显示。

MRI 检查,BPS 在 T2 加权像呈均匀高信号。供血血管可表现为与肿块相通的线状低信号,但产前识别有难度。

治疗与随访　病变预后良好,极少患儿可出现积液。如果孕 32 周后出现积液,那么建议孕妇尽早分娩。孕 32 周前的患儿,建议宫内外科切除。宫内治疗完成的患儿在产后 CT 仍可见病变。产后增强 CT 或 MRI 有助于发现体循环滋养血管。症状的出现取决于肿块的大小。由于 BPS 可合并感染,因此无症状的患儿也建议择期外科治疗。

先天性大叶性过度充气

病因　先天性大叶性过度充气(congenital lobar overinflation,CLO)又称先天性大叶性肺气肿,表现为具有正常肺血管供血的肺段或肺叶的过度充气。显微镜下可见肺泡扩张,但无畸形表现。因肺泡壁完整无破坏,所以使用过度充气较肺气肿更为恰当。CLO 存在两个亚型。第一个亚型是生后呼吸窘迫伴继发性过度充气,病因包括软骨异常、支气管软骨缺如或气道外压性病变如支气管源性囊肿或肺动脉等。气道梗阻导致气体潴留。此型多累及左肺上叶,其次为右上叶以及右中叶。CLO 的第二个亚型多见于产前。此型肺段或肺叶的过度充气多伴有支气管闭锁,常见于下肺叶。

影像　通常在孕中期,超声即可发现 CLO 呈均匀的高回声肿块,不伴有大囊。肺泡内液体聚集而造成病变呈高回声表现。到孕晚期,肿块呈等回声信号,与周围正常肺组织很难区分。CLO 存在的唯一征象可能就是纵隔移位。

MRI 的 T2 加权像,肿块信号高于相邻肺组织信号。相邻正常肺组织呈稍低信号,并可见占位效应,横膈平直。

无论超声还是 MRI,产前鉴别 CLO、微囊型 CPAM 或隔离肺存在一定难度。多普勒超声评价血管情况对鉴别疾病有帮助,正常肺血管走行于 CLO 中,无体循环滋养血管(图 50-7)。极少情况下,重度纵隔移位可导致羊水过多、积液以及肺发育低下。

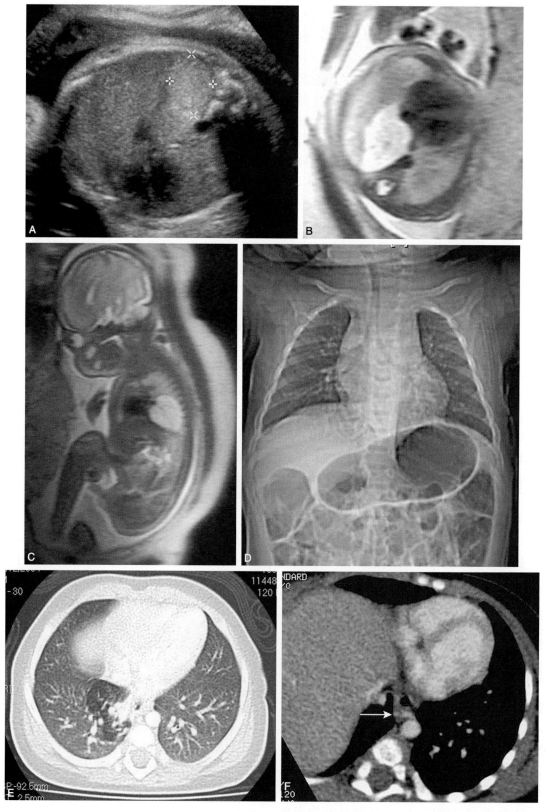

图 50-5 先天性肺气道畸形并发隔离肺。A,超声图像提示右下肺肿块回声。B 与 C,MRI 单次激发快速自旋回波 T2 加权像冠状位(B)与矢状位(C)证实右下叶高信号肿块影。分娩时,患儿无呼吸道症状。D,生后 3 周 CT 扫描定位像未见残余肺肿块。E,CT 轴位图像可见右肺下叶过度充气病变。F,纵隔窗重建图像可见主动脉分支的滋养血管(箭号)。手术将先天性肺气道畸形及体循环滋养血管一并切除

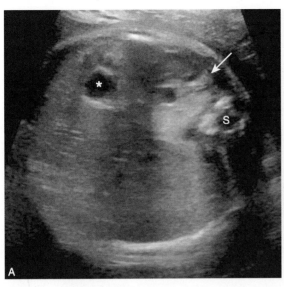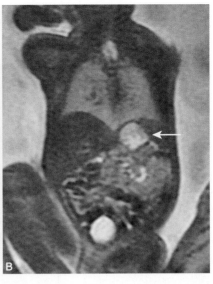

图 50-6 膈下隔离肺。A,孕 26 周胎儿超声轴位图像可见脊柱旁(S)胃后部(星号)囊实性肿块(箭号)。B,MRI 单次激发快速自旋回波 T2 加权像显示肿块位于膈下,呈高信号(箭号)。体循环滋养血管在产前很难显示

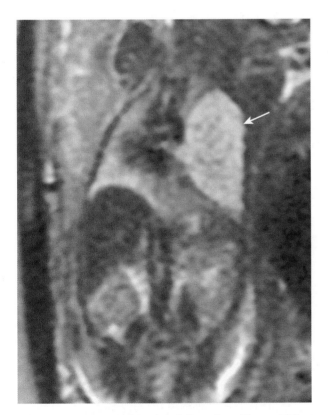

图 50-7 先天性大叶性过度充气。孕 25 周 MRI 冠状位单次激发快速自旋回波 T2 加权像可见左肺上叶均匀高信号(箭号)。肺实质内可见血管走行

治疗与随访 本病预后良好。与其他肺内肿块病变相比,产前超声随访对罕见征象的观察如腹水,皮肤增厚,羊水过多很有帮助。确诊本病需产后胸片及 CT 检查。若患儿出现症状,应在产后进行外科手术治疗。

先天性胸腔积液

病因 在无任何肿块病变的情况下,胎儿即可发生胸腔积液,该现象可发生在孕期的任何时段。积液可发生于单侧或双侧,其新生儿发病率为 1:15 000。胸导管病变而导致的乳糜胸是先天性胸腔积液的常见病因。引起胸腔积液的病变包括:肿块(CDH,CPAM,BPS),淋巴管扩张,心脏病变,Turner 综合征,21-三体,囊性水瘤,TORCH[弓形虫,其他病原(先天性梅毒及病毒)、风疹病毒、巨细胞病毒及单纯疱疹病毒]感染。因此要彻底检查,确定有无伴随疾病。本病的总体死亡率高达 50%。若积液为单侧,则预后良好。原发性乳糜胸可自行好转(22%)。若渗出进展为积液,肺发育不良进展,可导致死亡率增加。

影像 超声表现为胸膜腔无回声液性区。MRI表现为包绕肺实质的高信号液体区。MRI 有助于明确胸腔积液的病因,如 CPAM 或 BPS 等基础病(图 50-8)。

治疗与随访 若积液量少,可保守观察。若积液量大,且孕龄小于 32 周,需进行胎儿穿刺、胸腔羊膜腔分流等产前治疗,但积液可频繁复发。

先天性上气道梗阻

病因 先天性上气道梗阻(congenital high airway

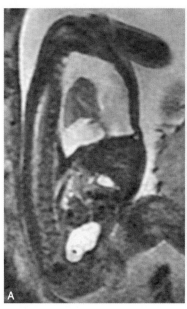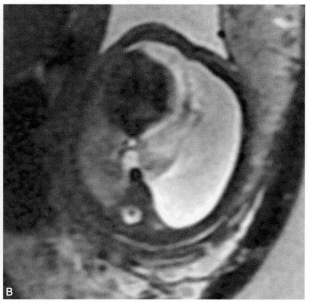

图 50-8 胸膜渗出。A，MRI 矢状位单次激发快速自旋回波 T2 加权像可见大量胸腔积液，肺实质受压。B，轴位单次激发快速自旋回波 T2 加权像可见纵隔异位以及对侧肺受压情况

obstruction，CHAOS）是气管梗阻或缺如导致的。这一罕见的情形是由喉气管闭锁、气管狭窄或肥厚的气管蹼造成的。病变可伴有起源自前肠的迷走肺组织，多数病变与食管相通。病变可伴随其他疾病，如 Fraser 综合征以及 DiGeorge 综合征等。

影像 超声可见双肺对称性增大，两肺液体潴留而形成液性回声，心脏受压，横膈平直。病变可发展为积液，羊水增多或减少均可发生。MRI 在 T2 加权像可见两肺异常大量高信号，可出现横膈翻转表现（图 50-9）。发现气管及支气管内积液即可明确诊断。鉴别诊断包括双侧 CPAM。

治疗与随访 目前 CHAOS 的胎儿治疗方法是气道控制的 EXIT 分娩，预后不良。

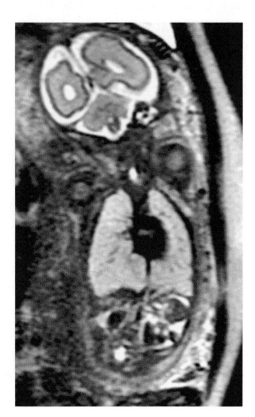

图 50-9 继发于气管狭窄的先天性上气道梗阻。孕 27 周冠状位 T2 加权像可见呈高信号的肺异常增大，横膈平直，少量腹水

> ✅ **临床医生须知**
> 1. 胎儿最常见的胸部病变包括 CDH、先天性支气管肺畸形以及先天性胸腔积液。
> 2. 产前精确诊断胎儿胸部病变有助于制定胎儿介入治疗、分娩方式以及产后护理等方案。
> 3. CDH 的患儿，肺-头比低以及肝脏疝入胸腔提示预后不良。
> 4. 先天性支气管肺畸形的预后佳，但若产前出现积液且不给予介入治疗，则预后差。
> 5. 先天性胸腔积液的常见病因是乳糜胸。

推荐阅读

Adzick NS. Management of fetal lung lesions. *Clin Perinat.* 2009;36: 363-376.

Barth RA. Imaging of fetal chest masses. *Pediatr Radiol.* 2012;42(suppl 1):S62-S73.

Daltro P, Werner H, Gasparetto T, et al. Congenital chest malformations:

a multimodality approach with emphasis on fetal MR imaging. *Radiographics*. 2010;30(2):385-395.

Deshmukh S, Rubesova E, Barth R. MR assessment of normal fetal lung volumes: a literature review. *AJR*. 2010;194:W212-W217.

Epelman M, Kreiger PA, Servas S, et al. Current imaging of prenatally diagnosed congenital lung lesions. *Semin Ultrasound CT MR*. 2010; 31:141-157.

Kline-Fath B. Current advances in prenatal imaging of congenital diaphragmatic hernia. *Pediatr Radiol*. 2012;42(suppl 1):S74-S90.

参考文献

Full references for this chapter can be found on www.expertconsult.com.

第51章

上气道疾病

BERNARD F. LAYA and EDWARD Y. LEE

上气道疾病是儿童年龄组的常见疾病。常表现为急性呼吸窘迫伴有喘鸣，呼吸暂停甚至急性肺水肿。有些患儿表现为慢性病程，胸部反复感染或阻塞性睡眠呼吸暂停，这些可导致发育迟滞、慢性呼吸衰竭、肺心病甚至死亡。

上气道阻塞的患儿常伴有喘鸣，这是湍流气体通过狭窄气道发出的尖锐噪声。呼吸周期中喘鸣出现的时间可以提示狭窄的位置。声门以上水平的阻塞多导致吸气性喘鸣，而胸腔内阻塞的特点为呼气性喘鸣。呼吸双期喘鸣提示阻塞位于声门至声门下区，或者任意层面的固定性阻塞。

对于上呼吸道疾病患儿，详细的病史与查体即可缩小鉴别诊断的范围。影像学检查在确立诊断、病变部位定位以及病变范围观察等方面具有重要作用。气道正位与侧位X线片、透视是评价上气道的最主要检查。先进的断层图像对气道解剖细节的显示更为精确，可以达到内镜级别。出于实用性考虑，本章将分为三个病理部位加以讨论，声门上区，声门区与声门下区。

声门上区病变

喉软骨软化症

病因　喉软骨软化症是喉部组织异常松弛，导致会厌、勺状软骨以及杓会厌皱襞塌陷，导致吸气时阻塞部分气道。喉软骨软化的原因是喉部软骨与肌肉发育不成熟，致使喉部与声门上结构塌陷。75%以上先天性喘鸣为本病所致，本病同样也是有症状婴儿上气道阻塞的最常见原因。当婴儿躁动或运动时喘鸣有改善，静息状态时喘鸣加重。

影像　尽管喉镜是诊断喉软骨软化症的标准检查，但气道透视足以明确诊断。喉软骨软化症患儿的影像表现为会厌向下向后弯曲，杓会厌皱襞屈曲向前，上气道狭窄甚至闭塞（图51-1）。尽管气道透视凭借其高特异性成为可信性很高的检查，但其敏感性较低，因此临床高度怀疑喉软骨软化症而透视未发现阳性表现的患儿需进一步检查。

治疗与随访　绝大多数喉软骨软化症患儿的喘鸣症状在生后一年内好转。但也有可能出现潜在的严重并发症，如气道堵塞或猝死。重症或危及生命时，需采用以下外科治疗：声门上成形术，杓会厌皱襞切开，会厌固定以及气管切开。

会厌炎

病因　急性细菌性会厌炎是导致儿童上气道阻塞的重要病因。病变主要是会厌以及杓会厌皱襞的炎症、肿胀，同时可累及假声带以及声门下区。引起会厌炎的病原通常为流感嗜血杆菌，也包括其他细菌，如链球菌，葡萄球菌，莫拉氏菌以及假单胞菌。目前流感嗜血杆菌可通过免疫接种得以预防，尽管存在疫苗失效情况，但会厌炎的发病率已显著下降。会厌炎常见于3~6岁的学龄前儿童，亦可见于成人。会厌炎起病急骤，可无上气道感染病史。患儿出现急性喘鸣伴中毒症状，吞咽困难，发热，躁动，流涎，斜卧时呼吸窘迫症状加重。会厌炎是可致命的疾病，存在急诊插管的可能性。

影像　通常影像学即可诊断会厌炎，内镜检查用来明确诊断。侧位X线片会厌肿胀似拇指样（图51-2），可伴有杓会厌皱襞增厚。炎症向声门与声门下区延展，正位片气道表现为尖塔形或漏斗形。本病进展迅速，可突然导致上气道完全闭塞，因此在安放患儿颈部时，动作要轻柔。拍片时，患儿应保持舒适的立位姿势。类似儿童细菌性会厌炎的疾病还有：腐蚀剂灼烧、血管神经性水肿、化学或热损伤、脓肿、上皮囊肿等。两侧呈卷叶状的欧米伽形会厌是一种正常变异，不能误诊为会厌炎。上述病例中杓会厌皱襞保持原有的菲薄形态。

治疗与随访　首选抗生素治疗，有些患儿使用类固醇治疗。重症患儿使用喉镜插管以确保气道通畅。

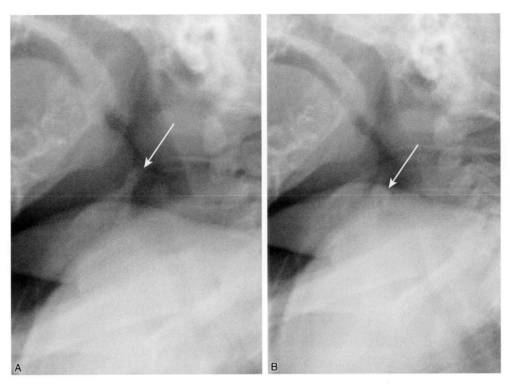

图 51-1 3 个月男孩,喘鸣,喉软骨软化。A,透视检查显示会厌(箭号)的正常位置。B,喉软骨软化患儿透视检查,可见会厌松弛,向后向下移位导致气道阻塞

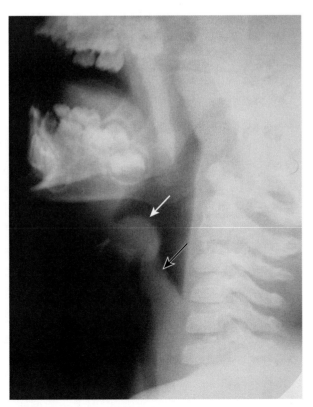

图 51-2 5 岁男孩,呼吸窘迫伴流涎,会厌炎。颈部侧位片可见会厌明显增厚(白箭号),呈"拇指样"表现,杓会厌皱襞同样增厚(黑箭号)

声门病变

喉闭锁

病因 喉闭锁是一种罕见的先天畸形,通常是致命的。本病是胚胎形成时期第六鳃弓未发育而导致的喉与气管未连通。患儿的特征表现为生后重度呼吸窘迫,尽管用力呼吸也无济于事。本病可合并其他畸形,包括气管食管瘘、食管闭锁、泌尿系畸形、肢体缺陷以及低位耳。

影像 产前超声发现先天性高位气道阻塞综合征征象可诊断喉闭锁,诸如肺高回声,横膈平直或反转,气管内液体填充并扩张,胎儿先天性胸腔积液以及羊水增多。胎儿磁共振(MRI)与超声检查一致,并且更进一步,不仅能发现喉闭锁,大多数病例还可确认梗阻的部位(图 51-3)。

治疗与随访 产前明确诊断后,只有在分娩时及时进行气道介入治疗,才能在此致命情况下拯救婴儿的生命。生后应立即采取气管切开保证气道通畅。喉闭锁的修复需进行喉气管重建。

喉蹼

病因 先天性喉蹼较少见,是喉气管沟在胚胎时

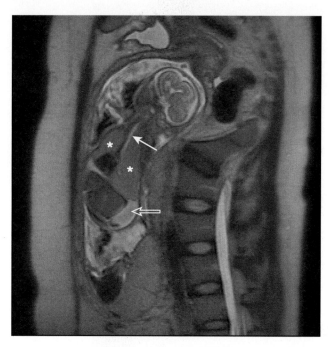

图 51-3 孕 20 周胎儿,先天性高气道阻塞。MRI 半傅立叶单次激发快速自旋回波序列可见中颈部以下气管扩张,其内液体填充(实心箭号),肺呈高信号,显著增大(星号),横膈翻转伴有腹水(空心箭号)

期发育异常所致。蹼带的厚度不一,通常位于声带前方,前联合消失。先天性喉蹼常发生于真声带下方,患儿表现为哭声弱或无哭声,不同程度的喘鸣,呼吸窘迫,常伴有其他畸形,如声门下狭窄。

影像 直接喉镜检查即可明确诊断本病,但影像学检查具有重要作用。平片与透视可显示声门区的异常病变,但不存在确切的影像征象。CT 多平面图像以及三维重建图像可精确显示喉蹼的部位、厚度及范围(图 51-4)。此外 CT 还可观察梗阻下方的结构,这是喉镜所不能比拟的。

治疗与随访 治疗先天性喉蹼的首要目的是建立患儿通畅的气道并具备充分的发声功能。依据喉蹼厚度与范围的差异,治疗方法也不同。外科治疗包括喉气管重建,喉正中切开植入支架或龙骨,内镜下使用丝裂霉素 C 进行细胞溶解。

喉囊肿

病因 喉囊肿是喉小囊异常扩张形成的,细小的盲袋起源自喉室末端前方,向上延伸至咽喉周围间隙,外侧止于甲状软骨。喉囊肿可分为先天性或获得性,男性发病率高于女性。新生儿与幼儿的喉囊肿多

为先天性,由喉室副小囊的异常扩张导致。喉部压力增加可使囊肿扩张,有时会突入构会厌皱襞。喉囊肿分为三型,喉内型、喉外型与混合型。喉内型病变位于喉内,喉外型病变突出于甲状舌骨膜。最常见的类型是混合型。由于囊肿与喉部相通,因此病变内可含有气体、黏液或液体。获得性喉囊肿多见于喉内压经常增高的年长儿与成年人,如从事吹玻璃工作、管乐器演奏或慢性咳嗽的病人。

影像 以往通过颈部软组织前后位(AP)、侧位拍片,体层摄影以及喉镜对比检查即可明确诊断,而近年来这些传统检查已被 CT 与(或)MRI 所取代。CT 或 MRI 喉囊肿的病变部位具有特征性,表现为边界清晰的气体或类似水样密度结构,表面光滑,黏膜少有异常(图 51-5)。CT 或 MRI 可精确显示喉囊肿的部位、范围以及上气道狭窄情况。

治疗与随访 喉内型喉囊肿使用内窥镜袋形缝合术治疗,喉外型需进行外科开放手术将病变完全切除。

复发性呼吸道乳头状瘤病

病因 复发性呼吸道乳头状瘤病(recurrent respiratory papillomatosis,RRP)是儿童后部最常见的良性肿瘤。它是呼吸消化道鳞状上皮乳头状的良性增殖,常累及喉部。RRP 有复发倾向,沿呼吸消化道播散,也可恶变。RRP 的病因是上气道感染 6 型、11 型人乳头状瘤病毒。现认为可通过垂直传播感染婴儿,分娩时通过受感染的母体产道而染病。

RRP 患儿的最常见临床表现是声音改变(如嘶哑、哭声弱或失声)及喘鸣。少见症状包括慢性咳嗽,复发性肺炎,发育迟滞,呼吸困难,吞咽困难。上呼吸道感染的婴儿还可发生急性呼吸窘迫。发病年龄可从新生儿至 6 岁。RRP 与其他疾病表现类似,如喉炎,气管软化和哮喘。当临床病史与常见儿童气道疾病不符或治疗无效时应考虑本病。

影像 RRP 平片表现为声门的不规则充盈缺损(图 51-6)。病变可向声门下区延伸,或向周围呼吸道种植,导致肺内结节或非特异性的肺实质改变。直接喉镜检查病变活检可确诊本病。

治疗与随访 二氧化碳激光手术,抗病毒治疗以及其他辅助性治疗方法均有所尝试,但无一能彻底治疗 RRP,且病变复发很常见。

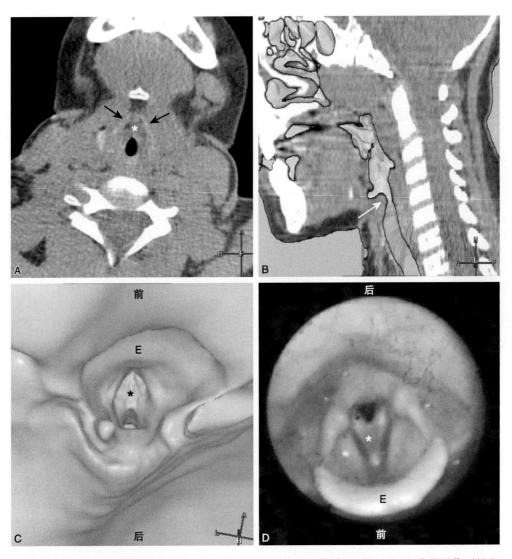

图 51-4 喉蹼。A,颈部 CT 喉与甲状软骨层面轴位图像可见喉蹼(星号)。B,矢状位图像可见喉蹼(箭号)。仿真内窥镜(C)与喉镜(D)对照显示喉蹼(星号)。上述图像均可清晰显示会厌(E)

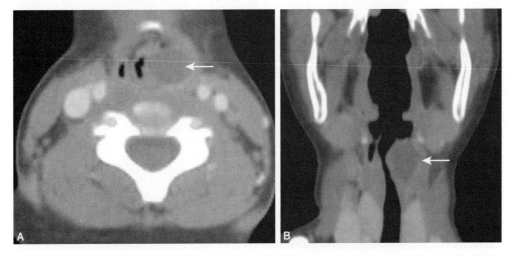

图 51-5 5 岁男孩,慢性喘鸣,喉囊肿。CT 上气道轴位图像(A)与冠状位重建(B)可见圆形液体密度影(箭号),喉囊肿与左侧喉室毗邻,关系密切。上气道显著狭窄

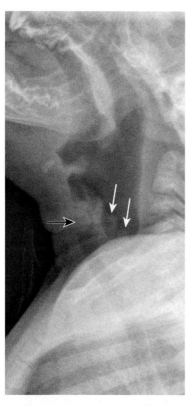

图 51-6 4 岁男孩,复发性呼吸道乳头状瘤病。颈部软组织侧位片可见喉部区域圆形软组织肿块影(黑箭号)。杓会厌皱襞同样可见结节状软组织密度影(白箭号)

声门下病变

声门下狭窄

病因 声门下狭窄是指声门下气道管径变窄,可分为先天性或获得性。儿童先天性声门狭窄是由于胎儿喉腔再通异常而导致,获得性声门狭窄多由长期气管插管所致。目前新生儿辅助通气治疗方案已大有改善,因此新生儿声门下狭窄的发病率已大幅降低。尽管喘鸣是最常见的临床表现,但轻度先天性或获得性声门下狭窄的患儿可无临床表现,直到出现上气道感染导致声门下气道狭窄加重时才会出现。

影像 内镜检查是诊断本病的标准检查,但影像检查在评价声门下狭窄方面具有重要作用。平片以及透视通常不能诊断声门下固定的气道狭窄。但 CT 仿真支气管镜及 MRI 可精确评价狭窄的部位、长度以及狭窄远端气道情况等(图 51-7)。

治疗与随访 目前最常使用的两种治疗方法是内镜下扩张以及外科气道重建。

喉炎

病因 病毒性喉炎或喉气管支气管炎是导致

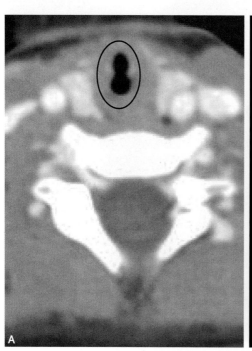
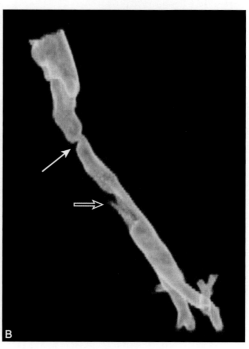

图 51-7 2 岁女孩,早产长期插管,声门下狭窄。A,颈部 CT 轴位图像可见声门下截面显著狭窄(圆圈)。B,容积重建图像可见声门下严重狭窄(实心箭号)以及气管切开插管处的缺损(空心箭号)

6个月至3岁儿童上气道阻塞的最常见病因。病毒性喉炎最常见的两种病原是副流感病毒与流感病毒。它们激活免疫反应，导致声门下水肿，继而出现上气道狭窄。临床上，病毒性喉炎表现为低热，不同程度的吸气性喘鸣，犬吠样咳嗽以及声音嘶哑。

影像 尽管病毒性喉炎主要通过临床诊断，但气道检查用来明确诊断或排除其他原因导致的急性喘鸣，如会厌炎。正常声门下喉部的侧壁在正位平片中呈肩样、外凸样表现。病毒性喉炎黏膜水肿导致该间隙狭窄，使其外凸结构消失，在声带下形成"塔尖样"的形状（图51-8）。声带下狭窄段可延续5~10mm。此塔尖征象不是喉炎的特异性征象，在一些会厌炎患儿中亦可见到。此外，有些病毒性喉炎患儿并不会出现此征象。侧位片可见喉下部明显扩张，声门下区由于气道狭窄黏膜水肿而模糊不清。病毒性喉炎患儿的会厌、杓会厌皱襞及椎前间隙无异常。

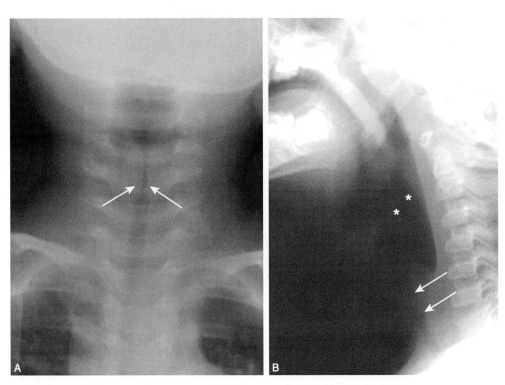

图51-8 1岁女孩，喘鸣，喉炎。**A**，颈部软组织正位图图像可见声门下气管呈"塔尖样"表现（箭号）。**B**，颈部软组织侧位片显示咽下区扩张（星号），声门下区狭窄、模糊不清（箭号）

治疗与随访 绝大多数病毒性喉炎的患儿临床表现轻微，可自行痊愈。依据疾病的严重程度，可使用类固醇或肾上腺喷雾剂进行治疗。

细菌性气管炎

病因 细菌性气管炎可导致上气道阻塞，具有潜在的致命风险。本病又被称为膜性喉炎、假膜性喉炎、细菌性喉炎、化脓性气管支气管炎以及膜性喉气管支气管炎。本病最常见的病原包括葡萄球菌、莫拉氏菌、链球菌及嗜血杆菌，通常与病毒性疾病不能共存。细菌感染引起的免疫反应，分泌大量浓稠黏液性分泌物，溃疡形成，喉、气管、支气管黏膜脱落。这种细菌感染引起不同程度的上气道阻塞。易感人群为

学龄前或学龄儿童，且症状比病毒性喉炎要严重。患儿通常具有病毒性呼吸道疾病的病史，发病前一周出现流涕、咳嗽、发热、喉咙疼痛等症状。这些症状在细菌性气管炎患儿中进展为高热、中毒表现、严重上气道阻塞伴声音嘶哑、咳嗽、喘鸣及呼吸急促。在明确临床病史与体格检查的基础上结合实验室检查与支气管镜检查可确诊本病。

影像 细菌性支气管炎正位胸片的典型表现是颈部声门下气道的狭窄。侧位可见上气道气管模糊，气管前壁（图51-9注释的为气管后壁）边界不规则，呈"滴蜡征"（图51-9）。气道内还可见不透亮的线条状充盈缺损、膜状或者斑块状不规则影。细菌性气管炎患儿常伴有胸片的异常，至少50%的患儿

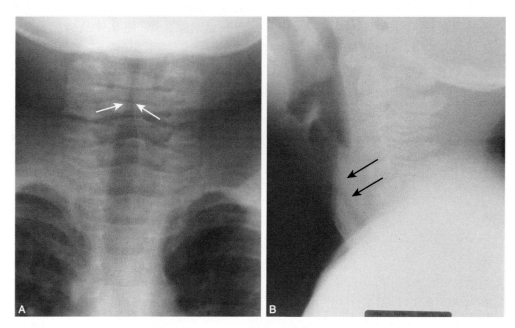

图 51-9　7 岁女孩, 发热、咳嗽、喘鸣, 细菌性气管炎。A, 颈部软组织正位片可见声门下气管狭窄（箭号）。B, 颈部软组织侧位片可见声门下气管模糊, 气管后壁不规则（箭号）

伴有肺炎。

治疗与随访　治疗细菌性气管炎, 应确保气道通畅。治疗急性呼吸衰竭。首先使用抗生素, 其次使用喉镜, 内镜下清除化脓性分泌物以及膜状物。

咽后壁蜂窝组织炎/脓肿

病因　咽后壁蜂窝组织炎/脓肿是一种严重的可致命的化脓性感染性疾病, 具有侵蚀上气道的潜在危险性, 多由鼻咽部、鼻窦炎或中耳感染所致。常见致病原包括链球菌、葡萄球菌及嗜血杆菌, 有时厌氧菌也可为致病原。病变发展导致位于咽后壁与椎体前筋膜间的淋巴结受感染。病变主要见于幼儿, 75% 的病变见于小于 5 岁的儿童。咽后壁蜂窝组织炎/脓肿在年长儿或成人中多见于局部创伤、异物摄入、手术并发症或免疫功能低下。典型的临床表现为发热、颈强直、吞咽困难, 偶有患者伴有上气道阻塞征象。临床怀疑本病可经影像学确诊。

影像　咽后部是咽部与颈椎前的潜在腔隙, 气道侧位片可清晰显示。婴幼儿的脊柱前间隙要更宽一些, 因为此时的椎体尚未骨化完全。总的来说, C1 至 C4 的椎体前软组织影厚度约为椎体宽度的一半。年长儿的椎体增大, 因此椎体前间隙会变小。C4 以下的椎体前间隙厚度通常相当于相邻椎体的宽度。如果 C3 以下的椎体前间隙厚度增加, 达到相邻椎体的厚度, 则多为异常表现。阅片时要尤为注意投照的状态, 诸多因素可导致咽后壁间隙增加与病理状态类似, 包括投照位置偏斜位、呼气相投照及屈曲位投照等。咽后壁蜂窝组织炎/脓肿的典型表现是侧位片咽后壁软组织影固定性增厚、气道向前移位、颈椎生理弯曲呈反弓状。蜂窝组织炎与脓肿在平片中难以鉴别, 但如果在增厚的咽后壁内见到气体影则可明确脓肿的诊断。CT 目前是明确诊断, 了解病变大小、范围、咽后壁脓肿部位的首要检查。相较于蜂窝组织炎, 咽后壁脓肿表现更具特征, 病变中心为低密度, 周围可见增厚的软组织环（图 51-10）。

治疗与随访　咽后壁脓肿的传统疗法为外科引流, 但多数病例仅通过抗生素治疗即可。手术引流的疗效在不同研究中差异很大, 病变累及范围不同而导致表现亦不尽相同。非手术治疗方案在持续改进中, 目前正在进行有关抗生素治疗咽后壁蜂窝组织炎以及无气道受累的小咽后壁脓肿的试验。

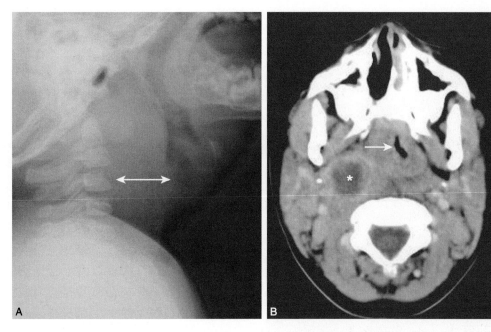

图51-10 3岁女孩,咽后壁脓肿。A,颈部软组织侧位片可见咽后壁软组织明显增厚(双头箭号)。B,上气道CT轴位片脓肿呈圆形低密度病灶伴环形强化(星号),周围软组织肿胀压迫气道(箭号)

其他上气道疾病

阻塞性睡眠呼吸暂停

病因 阻塞性睡眠呼吸暂停综合征(obstructive sleep apnea syndrome,OSAS)是一种睡眠呼吸疾病,表现为持续部分或完全性气道阻塞导致通气与睡眠紊乱。OSAS的典型症状包括打鼾,睡眠紊乱,日间神经行为障碍。OSAS常见并发症包括神经认知损害、行为障碍、发育迟滞,重症病例可出现肺心病。发展为OSAS的危险因素包括腺样体肥大、肥胖、颅面畸形及神经肌肉障碍等。夜间多导睡眠监测(睡眠检查)是唯一的确诊检查,可以定量记录通气情况,睡眠障碍性呼吸等异常信息。

影像 颈部侧位片观察腺样体的大小可用于OSA的影像学评价。颈部侧位片腺样体-鼻咽腔比值是临床评价咽部开放程度的重要指标。儿童睡眠时使用视频透视检查亦可评价腺样体与腭扁桃体的大小关系以及气道运动的程度。

治疗与随访 轻度OSAS的治疗方案主要是生活方式的改变,如减肥。中度至重度OSAS患者,最常见的两种治疗方案分别是持续气道正压通气或气道自动正压通气装置,使患者在睡眠时保持气道开放,向上气道提供加压气流。此外还有数种手术方案治疗解剖因素导致上气道阻塞的病例,包括鼻中隔成形术、鼻甲手术、扁桃体切除术及悬雍垂腭咽成形术。

异物

病因 大多数上气道异物吸入的患儿年龄为6个月至3岁。在此年龄段,最常见的吸入异物包括食物、塑料玩具及小的家居用品。气道异物吸入往往被漏诊或诊断延误,是因为未发现异物吸入,且儿童的临床表现不具有特异性。鼻腔异物多位于鼻道通路内、下鼻甲下方,或者位于中鼻甲前方的上鼻窝内(图51-12)。患儿多伴有单侧分泌臭味鼻涕。

影像 平片对不透X线的异物具有定位作用,比如硬币,纽扣,电池等,但大多数异物是透X线的,因此不能仅通过平片图像进行诊断。对于不透X线的上气道或食管异物来讲,平片检查已足够。若硬币位于食管,正位片可见硬币全貌,若位于气管内,由于气管软骨环后方的间隙,只能看到硬币的切面图像。食物或其他透X线的异物只能通过内镜检查来加以辨别。

治疗与随访 有经验的内科医生可取出绝大部分鼻腔异物,当然也有在尝试异物取出时不慎将异物推入咽部引发气道危象。咽部及喉部异物是临床急症,因为自异物摄入开始即形成气道阻塞、呼吸窘迫。通常使用软式或硬式内镜进行病变确诊、异物取出,避免气道阻塞并发症,包括喉水肿、将异物推入声门下区或气管。

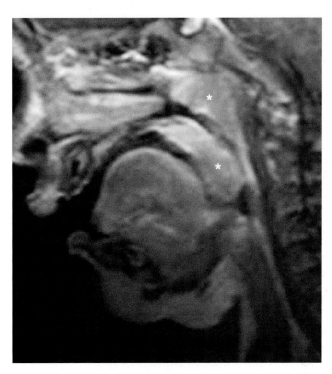

图 51-11 2 岁女孩,打鼾,阻塞性睡眠呼吸暂停。上气道 MRI 矢状位图像可见腺样体(上方星号)与腭扁桃体(下方星号)肥大导致鼻咽腔狭窄

外伤

病因 儿童喉气管损伤极少见,因为柔软的软骨及突出的下颌骨对该部位进行保护。钝器伤与锐器伤的严重程度与表现多种多样。儿童喉气管损伤的外部表现有挫伤、割伤、擦伤及皮下气肿。如果出现发声困难、吞咽困难或呼吸困难时,提示气道狭窄。

喉损伤最重要的临床表现是嘶哑以及皮下气肿。有些轻微损伤,可能临床首要表现很微小,但如果漏诊,可能会迅速进展为气道病变。在怀疑儿童喉气管损伤时,需要一种准确的方法以确保及时准确地诊断与治疗。因此在怀疑喉或气管损伤时,必须进行光导纤维喉镜检查。

影像 任何可疑上气道损伤的患儿,都需进行颈胸部平片检查以帮助诊断。平片对颈椎的评估亦有帮助。依据受伤机制的不同,喉气管损伤患儿的表现各异,但影像上最常见的表现为软组织积气及伤口贯通气道。CT 对损伤的定位以及范围大小的评估起到重要作用(图 51-13)。

治疗与随访 大多数喉气管损伤的患儿需保守治疗。但对于重症损伤患儿,包括软骨骨折移位、喉返神经损伤及喉气管分离,需进行外科治疗。

肿瘤

声门下血管瘤

病因 声门下血管瘤是一种先天性病变,是累及声门下气管最常见的原发性肿瘤。出生时瘤体已然存在,但声门下血管瘤通常在 1～6 个月时才出现症状,因为此时处于快速生长发育期。患儿通常表现为急性呼吸困难发作,包括不同程度的喘鸣以及喉炎样症状。早期症状为间断性,但随着血管瘤增大,症状逐渐变成持续性。如果声门下血管瘤病变向上累及真声带,会出现声音嘶哑。血管瘤出血导致瘤体急速

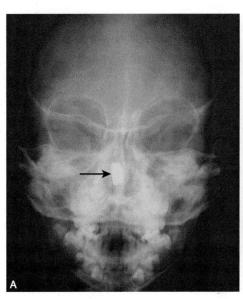
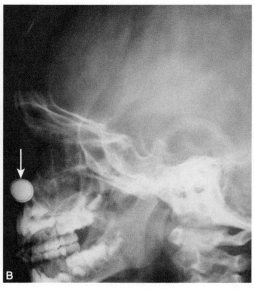

图 51-12 鼻腔异物患儿伴有鼻充血、分泌臭味鼻涕 1 周。正位(A)及侧位片(B)可见右侧鼻腔内金属异物(电池,箭号)

增大可引起不同程度的上气道狭窄,有可能出现致命性窒息。50%的患儿可伴有皮肤血管瘤。在病变增殖期,肿块在生后至 18 个月前生长迅速,随后病变逐渐萎缩,该过程可持续至 10 岁。总体来说,声门下血管瘤是自限性疾病,呼吸窘迫表现会逐渐好转消失。但就个体而言,无法预测病变,其症状与严重程度变化很大。

影像　婴幼儿声门下血管瘤平片的典型表现为声带下方不规则、微小的软组织肿块(图 51-14)。这些病变在平片中具有特征性表现,即向气管腔内突出的软组织影,造成声门下非对称性狭窄。如果血管瘤位于投照的中心位置,也可表现为对称性气管狭窄。CT 与 MRI 可显示声门下区病变,增强扫描可见病变强化(图 51-14)。

治疗与随访　目前声门下血管瘤的疗法包括:症状轻微患儿的保守观察治疗,激光疗法,喉气管成形术,气道严重狭窄患儿的外科切除治疗。近年来注意到,心得安可用于治疗血管瘤。

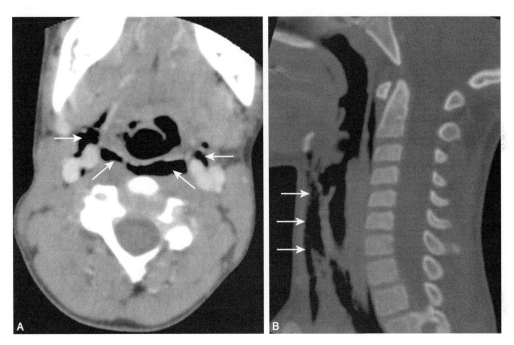

图 51-13　10 岁男孩,横跨木桩时摔倒,颈前部受伤,喉外伤。颈部 CT 轴位图像(A)及矢状位重建(B)可见喉外伤并发咽旁(箭号)软组织积气

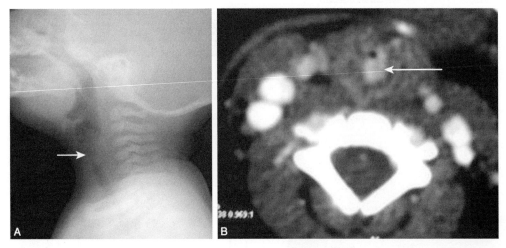

图 51-14　6 月男孩,喘鸣,声门下血管瘤。A,颈部软组织侧位片可见声门下气管区域模糊不清伴软组织密度肿块影。B,CT 轴位图像显示声门下区血管瘤(箭号),病变显著强化,导致声门下气管显著狭窄

淋巴瘤

病因 淋巴瘤是免疫系统淋巴细胞的肿瘤,它是累及儿童颅外头颈部最常见的恶性肿瘤。霍奇金与非霍奇金淋巴瘤占发达国家儿童恶性肿瘤的 10%~15%。大多数儿童头颈部淋巴瘤表现为颈部淋巴结病变,结节样病变累及 Waldeyer 环(鼻咽部淋巴组织,舌、扁桃体与软腭基底部)。霍奇金淋巴瘤多见于青少年,其组织学特点是出现 R-S 细胞。小于 10 岁的儿童,非霍奇金淋巴瘤较霍奇金淋巴瘤更为常见。淋巴瘤通常表现为无痛性颈部淋巴结肿大,至于其他症状如气道阻塞等,取决于周围结构受累情况。

影像 平片典型表现为颈部肿块密度影(图 51-15),也可见上气道狭窄、移位。与平片相比,CT 或 MRI 能更好地提供上气道受压的范围、程度以及病变部位等信息。CT 与 MRI 增强扫描可用于疾病的诊断、分期与随访。

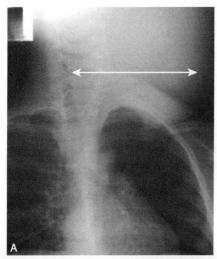

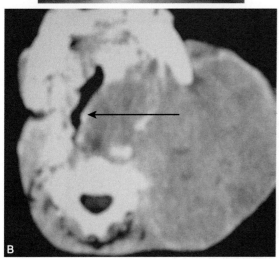

图 51-15 9 岁男孩,呼吸困难,淋巴瘤。A,颈部正位片可见颈部左侧巨大包块(双头箭号)。B,CT 轴位图像可见上颈部巨大包块,压迫气道向右移位(箭号)

治疗与随访 淋巴瘤压迫上气道的患儿对化疗敏感,疗效好,无需进行急诊气管切开。化疗后淋巴结逐渐变小,上气道可逐渐恢复通畅。

横纹肌肉瘤

病因 横纹肌肉瘤在小于 15 岁儿童中是最常见的起源自结缔组织的软组织肉瘤,占儿童期恶性肿瘤的 8%。大多数横纹肌肉瘤在 10 岁前发病,男性略多于女性。40% 的儿童横纹肌肉瘤原发部位是头颈部。

影像 颈部横纹肌肉瘤平片通常表现为大块肿瘤密度影,超声表现为不均匀回声肿块。对病变进行完整评价,尤其观察上气道阻塞情况,需要进行 CT 或 MRI 检查。横纹肌肉瘤在 MRI T2 加权像表现为高信号,T1 加权像表现为等信号或低信号。增强检查病变中度强化。CT 在发现病变范围方面略逊于 MRI,但在观察骨骼受累方面具有优势。

治疗与随访 横纹肌肉瘤伴上气道阻塞的治疗包括化疗、放疗与外科切除。对于非手术疗法无效的患儿,应进行气管切开以保证阻塞下方的气管有充足气体供应。

其他累及气道的头颈部恶性肿瘤还有鼻咽癌、甲状腺癌、唾液腺肿瘤等,但这些疾病在儿童中均不常见。

> ✓ **临床医生须知**
> - 病变的性质(先天性还是获得性)
> - 气道有无阻塞表现
> - 病变导致气道阻塞的部位、程度以及范围
> - 其他结构或器官有无受累
> - 必要时采用何种影像方法进一步检查

> **关键点**
>
> 上气道疾病是婴幼儿的常见问题,因为此时的气道直径窄小。
>
> 儿童上气道疾病可分为急性与慢性,其病因可多种多样,包括先天性、感染性/炎性、异物、创伤后及肿瘤因素等。
>
> 影像学检查是上气道疾病的重要评估手段,使用适当的体位与投照技术也尤为重要,可避免伪影或危险状况的发生。
>
> 断层扫描检查(CT 或 MRI)可以采用多平面重建,并静态或动态观察气道解剖及病变的细节。
>
> 上气道疾病的诊断金标准仍是内镜检查,但 CT 三维仿真内窥镜可提供逼真的气道内壁信息,甚至在管腔狭窄的病例中也能模拟内窥镜检查。

推荐阅读

Bradshaw K. Imaging the upper airways. *Paediatr Respir Rev.* 2001;2:46-56.

Goodman TR, McHugh K. The role of radiology in the evaluation of stridor. *Arch Dis Child.* 1999;81:456-459.

John SD, Swischuk LE. Stridor and upper airway obstruction in infants and children. *Radiographics.* 1992;12:625-643.

Laya BF, Lee EY. Congenital causes of upper airway obstruction in pediatric patients: updated techniques and review of imaging findings. *Semin Roentgenol.* 2012;47(2):147-158.

Lee EY, Restrepo R, Dillman JR, et al. Imaging evaluation of trachea and bronchi: systematic review and updates. *Semin Roentgenol.* 2012;47(2):182-196.

Lloyd C, Mchugh K. The role of radiology in head and neck tumors in children. *Cancer Imaging.* 2010;10:49-61.

Macpherson RI, Leithiser RE. Upper airway obstruction in children: an update. *Radiographics.* 1985;5(3):339-376.

参考文献

Full references for this chapter can be found on www.expertconsult.com.

第 52 章

下气道中大气道疾病

EDWARD Y. LEE, RICARDO RESTREPO, and PHILLIP M. BOISELLE

概述

下气道(大气道部分)病变常见于儿童人群,且具有潜在的致命危险。由于病变的临床表现通常不特异,因此漏诊或延误诊断情况时有发生,尤其是在婴幼儿年龄段。在仔细询问临床病史与查体之后,需要进行影像学检查,因为影像学检查在评价下气道(大气道部分)先天性病变与获得性病变方面具有重要作用。影像医生的作用同样重要,他们对下气道(大气道部分)的特征性影像了然于胸,能确保在患儿急性病程或复杂情况下快速诊断、指导进行适宜的治疗。

本章回顾性复习儿童人群常见的下气道(大气道部分)病变,总结其病因、影像表现以及治疗。原发良性肿瘤引起的大气道病变以及纵隔血管异常引起的外压性大气道病变不属于本章范畴,分别在本书其他章节中加以讨论(见第51章和第77章)。

下气道(大气道部分)疾病谱

先天性病变

气管支气管分支异常

气管未发育

病因 气管未发育是一种罕见的先天畸形,其病因未知,表现为气管部分或完全发育不全。本病多与母体羊水过多有关,常伴有气管食管瘘或支气管食管瘘。气管未发育共有三型。一型为上段气管缺如,下段气管与食管相通。二型为两侧主支气管与食管相通,支气管走行正常。三型为两侧主支气管分别起源自食管,与食管独立相通(图 52-1,A)。在三种类型中,二型最常见。此型患儿出现重度呼吸窘迫,哭不出声,生后即刻插管不能进入喉部以下。首次插管失败,经食管气管内插管出现肺通气改善的婴儿可诊断为气管未发育。一旦确诊气管未发育,影像医生应仔细寻找其他常见的伴随病变,如先天性心脏病、十二指肠闭锁及桡骨线畸形(radial ray anomalies,一组骨骼畸形)等。

影像 气管未发育的胸部影像表现不特异,可伴有肺容积的缺失或减少。生后重度呼吸窘迫的患儿,当胸片表现为插管位于食管内、气管无正常含气、隆突位置异常时,可诊断气管未发育(图 52-1B 与 C)。CT 和(或)支气管食管镜可明确诊断。上述检查可显示部分或完全发育不全的气管,以及与食管相通的异常支气管(图 52-1D)。

治疗与随访 本病早期诊断与治疗很有难度,因此气管未发育通常是致死性疾病。治疗气管未发育的首要步骤是早期诊断,生后应立即经支气管食管瘘插管,保证气道通畅。尽管既往有建议外科治疗,但最终方案目前仍未确立,患儿的远期生存率也罕有报道。如果患儿表现为短段气管未发育,可进行气管直接吻合治疗。

气管支气管

病因 气管支气管是先天性支气管的分支异常,在隆突上方气管侧壁出现异位分支(最常见)或额外出现的支气管分支。本病又称猪型支气管,因为猪的正常支气管表现就是如此。儿童人群气管支气管的发生率为 0.1%~5%。气管支气管绝大多数发生于右侧,但也可发生于左侧或双侧均有。绝大多数气管支气管患儿无临床表现,通常是因为其他疾病检查而偶然发现。也有患者会出现临床症状,如顽固性或复发性上叶肺炎,肺不张或气体潴留。此外,也有些意外情况可发现本病,如低位气管插管堵塞异位上叶支气管开口导致的上叶肺不张。

影像 胸片不会见到异位的上叶支气管,但可以观察到气管支气管的继发征象,如上叶肺不张、肺炎。既往评价气管支气管的检查是气管支气管造影。如今可选择 CT 二维(2D)与三维(3D)重建技术进行气管支气管与相关肺部异常病变的观察(图 52-2)。如

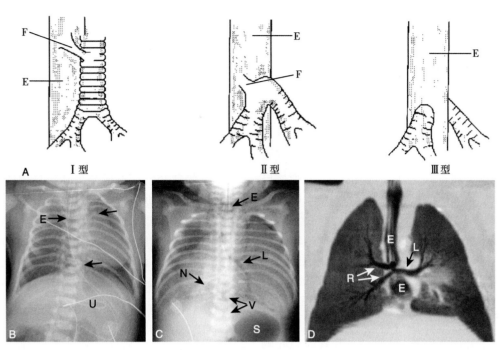

图 52-1　**A,**气管未发育的三种类型。Ⅰ型,气管近端缺如,远端气管短,经气管食管瘘与食管相通。Ⅱ型,最常见,气管完全缺如,由隆突与左右主支气管相连。支气管食管瘘常见,但并不是所有病例都会出现。Ⅲ型,气管与隆突均缺如,双侧主支气管分别与食管直接相连。**B,**新生儿二型气管未发育。胸片可见双肺稍显模糊,提示胎儿液体存留,双肺含气相对正常。气管插管(E)位置稍低,但并不明显。胃管位于胃内。脊柱分节异常(箭号),左上肋骨形态异常(箭号)。脐静脉插管位置异常(U)。**C,**新生儿Ⅲ型气管未发育。心肺复苏期间胸片可见左侧气胸、纵隔积气,左肺含气不良。气管插管(E)位于气管入口水平。胃管(N)位于右主支气管内,右主支气管较正常位置偏低。左主支气管低位(L)。可见蝴蝶椎(V)。**D,**新生儿Ⅲ型气管未发育(与图C患儿病情相似)。最大密度投影冠状位重建图像两个右支气管(R)、左支气管(L)均起源自食管(E)近中线的部位。E,食管,F,瘘;S,胃(**A,**From Effmann EI, Spackman TJ, Berdon WE, et al. Tracheal agenesis, *AJR Am J Roentgenol* 125:767,1975. **B to D,**From Strouse PJ, Newman B, Hernandez RJ, et al. CT of tracheal agenesis,*Pediatr Radiol.* 36:920-926,2006.)

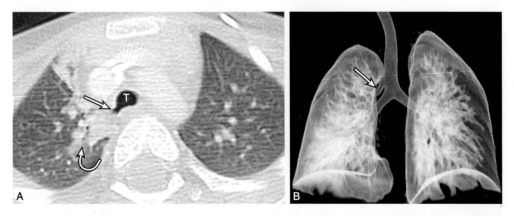

图 52-2　气管支气管,1 岁男孩出现右上肺不张。**A,**肺 CT 轴位图像显示异常的右上肺支气管(直箭号)起源自气管(T)。右中叶肺不张(弯曲箭号)。**B,**中央气道及肺部的前面观三维容积重建图像显示异常的右肺上叶支气管(箭号)直接起源自气管。三维容积重建图像在显示右上叶支气管的位置、大小以及走行方面优于 CT 轴位图像(A)

有必要,可进行支气管镜检查明确气管支气管的诊断。

治疗与随访　偶然发现的气管支气管无需治疗。对于反复上叶感染,出现肺部永久性损伤或存在发展成为永久肺损伤危险因素的患儿,需进行外科切除治疗。

食管支气管或肺

病因　食管支气管或肺是罕见的先天畸形。"食管支气管"一词是指叶支气管,通常为右下叶内基底段支气管起源自食管。"食管肺"一词是指主支气管起源自食管。本病通常在婴儿期即有表现,但确诊可在任何年龄段。依据病变的部位及大小,伴随的临床表现也很广泛,从无症状到复发性重症肺部感染,甚至死亡。总体来讲,有症状的食管支气管或肺患儿通常出现喂养困难以及复发性呼吸道感染,伴随的其他先天性病变包括先天性心脏病,十二指肠闭锁,十二指肠狭窄,远端气管食管瘘以及食管闭锁。

影像　由于喂养时存在误吸,导致食管支气管患儿的胸片可见下叶内基底段模糊片影,食管肺患儿胸片可见整个肺的模糊片影。食管造影可显示食管与支气管间的交通从而明确诊断(图52-3)。CT对评价相关肺实质病变以及手术指导很有帮助。

治疗与随访　目前对于有症状的患者,食管支气管采取肺叶切除,食管肺采取肺切除治疗。

先天性气管狭窄

病因　先天性气管狭窄较罕见,表现为气管管腔的固有狭窄,通常由完整的软骨环所导致。通常软骨环失去后部的膜性部分则导致气管管腔变小、不圆滑。患儿生后第一年表现为呼气性喘鸣,哮鸣及呼吸窘迫。先天性气管狭窄传统上分为三型,包括:①局灶型(50%);②一般型(30%);③漏斗型(20%)。先天性气管狭窄常伴有的畸形还包括气管食管瘘,肺未发育或发育不良,肺动脉吊带Ⅱ型以及支气管狭窄。

影像　患儿出现呼吸道症状,尽管颈胸片或透视检查偶见气管狭窄并怀疑本病,但CT仍是病变特征观察及诊断的首要之选。当CT可见明确的气管管径变小而无管壁增厚时,即可诊断先天性气管狭窄。声门下区(不含有气管软骨)的大小可作为内在参考标准。CT 2D/3D重建图像可提高发现微小狭窄的能力,增加测量病变纵向范围的精度,同时明确病变与周围纵隔结构的解剖关系,为术前评估提供更多信息(图52-4)。仿真支气管镜图像显示气管后壁完整的软骨环,进而明确诊断。正常情况下,软骨环呈C形,软骨不会延伸至后壁的膜部。此外,仿真支气管镜检查还能观察重度狭窄远端的气道情况,而传统支气管镜检查对此则无能为力。CT还能发现其他伴随的肺部异常病变。

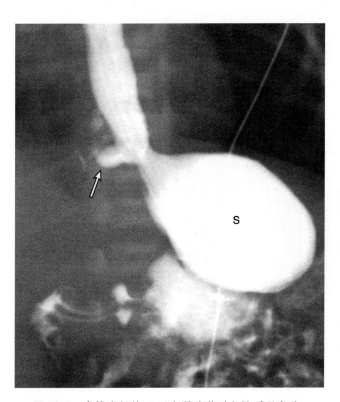

图52-3　食管支气管,4天女婴哺乳时急性呼吸窘迫。食管造影显示右肺中间段下叶支气管(箭号)起源自远端食管,内有钡剂填充。S,胃

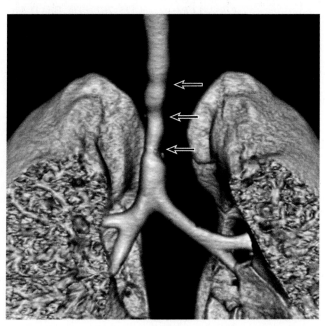

图52-4　先天性气管狭窄,3个月男孩表现为呼气性喘鸣以及呼吸窘迫。大气道以及肺的前面观三维容积重建图像显示中远段气管数个轻度到中度的狭窄(箭号)

治疗与随访 先天性气管狭窄的治疗主要依据以下三方面：①病变程度；②病变部位；③气管狭窄的范围。短段气管狭窄可采用端端吻合，而长段病变则采用自体移植或修补。短段气管狭窄的其他治疗还有支架与球囊扩张，这也是治疗获得性气管狭窄的常用方法。

巨气管支气管

病因 巨气管支气管又称 Mounier-Kuhn 综合征，是一种罕见的气管与主支气管扩张性疾病。目前本病的病因不明，但大气道弹性组织与肌肉组织缺陷可能与本病有关。纵行弹性纤维肥大、黏膜肌层变薄引起软骨环之间的肌膜冗余，表现为憩室样突出、膨隆，从而导致大气道壁顺应性增加。本病具有家族性，亦可并发于其他结缔组织病，如 Ehlers-Danlos 综合征。本病常发生于长期接受通气治疗或慢性肺感染如囊性纤维化的患儿。巨气管支气管的临床症状不具有特异性，但患儿可表现为咳声刺耳，脓痰增多，偶有咯血，进行性呼吸困难等症状。

影像 重症病例在胸片即可发现气管及支气管扩张（图52-5），但 CT 是诊断巨气管支气管、气管憩室以及是否并发其他肺内病变的首选检查（图52-6）。巨气管支气管会增加罹患气管支气管软化（TBM）的几率，因此动态 CT 吸气及呼气相扫描对诊断 TBM 很有帮助。

治疗与随访 无症状的巨气管支气管患儿无需特别治疗。有症状的患儿通常采取保守治疗，包括胸

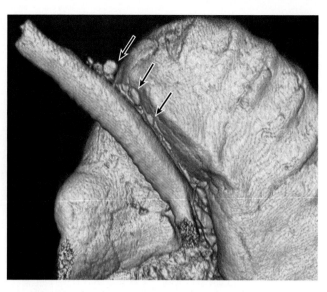

图 52-6 女性青少年患肺纤维化，出现巨气管及气管憩室。侧面观三维容积重建图像显示大气道多个憩室（箭号）起源自增大气管的后壁

部理疗帮助分泌物排出，抗生素治疗肺部感染。遗憾的是，本病的特性决定其外科治疗效果十分有限。

获得性病变

异物吸入

病因 气管支气管异物吸入是导致儿童尤其是6个月至3岁儿童急性呼吸窘迫的常见病因。异物吸入在美国的发病率很高，因其致死的14岁以下儿童每年约有160人。尽管有异物吸入病史的患儿会出现咳嗽、喘鸣、呼吸窘迫或呼吸音减弱等征象，但大多数患儿的异物吸入病史并不明确甚至会有误导。因此，对可疑异物吸入的具有呼吸道症状的婴幼儿要进行详细的检查，并高度怀疑本病。

不透过 X 线的气管内异物不到10%，因此对剩余90%透 X 线的异物吸入进行诊断十分困难。近70%的异物吸入位于主支气管，右侧（52%）多于左侧（18%）。剩余30%的异物吸入则位于气管（13%）或其他不常见的部位（17%）。异物吸入早期，患儿出现咳嗽、喘鸣、呼吸窘迫或呼吸音减低等症状。晚期漏诊病变，患儿会出现发作性喘鸣和（或）复发性肺炎。

影像 异物吸入的胸片表现依据异物大小、部位、持续时间以及异物的性质而有所不同（图52-7）。胸片可轻易诊断不透 X 线的异物，图像应包括正位片与侧位片，投照部位应包括鼻咽部上气道至上腹部。对于透 X 线的异物，在高千伏摄影或透视检查时，要仔细观察气管支气管，可能会发现气道内模糊影，导

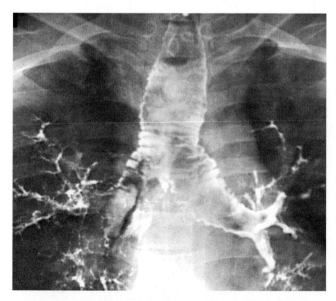

图 52-5 巨气管支气管。气管造影显示气管及支气管显著扩张，气管壁压迹为软骨环所致（From Katz I, Levine M, Herman P. Tracheobronchomegaly: the Mounier-Kuhn syndrome, *AJR Am J Roentgenol* 88:1084,1962.）

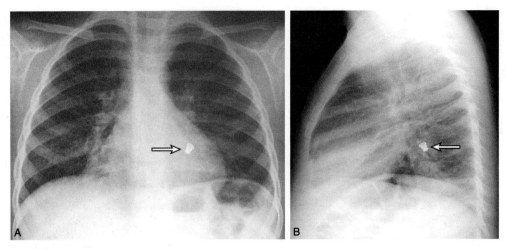

图 52-7 4 岁男孩,不透 X 线异物吸入,表现为突发咳嗽与呼吸窘迫。拍摄胸片后,患儿进行支气管镜检查,发现一金属瓶盖卡在左肺下叶支气管内。A,正位胸片可见左下叶心影后不透 X 线的异物影(箭号)。B,侧位胸片证实异物(箭号)位于左肺下叶支气管(From Lee EY, Restrepo R, Dillman JR, et al. Imaging evaluation of pediatric trachea and bronchi: systematic review and updates, *Semin Roentgenol*. 47(2): 183, 2012.)

致气道内正常气柱影中断。如果异物位于气管,胸片表现可正常,也可表现为双肺透亮度减低或过度充气,这取决于异物阻塞的严重程度。如果不进行 CT 检查,很多病例会漏诊。

与气管异物相比,大多数异物的好发部位是主支气管。近 20% 的病例会出现异物移动至段支气管的情况。胸片表现多样,其中最常见的是单侧肺透亮度增高。如果支气管异物堵塞趋于完全,那么会出现阻塞后肺不张,肺炎或支气管扩张。20%~30% 支气管异物患儿的深吸气相胸片表现无异常,如果仔细观察,可以发现健侧肺容积略有增加,纵隔向阻塞一侧轻度移位。若临床怀疑异物吸入,则胸片必须进行呼吸相投照,这对诊断极为重要。如果不能得到满意的

吸气-吸气相胸片,也可侧卧位投照。卧位片患侧肺出现气体潴留,受累的肺叶或肺段透亮度会增高,而正常情况下肺叶应为排气状态(图 52-8)。胸部透视对观察气体潴留也很有价值。吸气时纵隔会向患侧肺摆动,且患侧的横膈运动受限。

Silva 等在一项 93 例患者的研究中发现,胸片诊断异物的敏感性与特异性只有 74% 和 45%。而 Svedsreom 等人 83 例患者的研究数据则显示其敏感性与特异性分别为 68% 和 67%。由于胸片检查的准确性不高,Silva 及其同事建议胸片不能作为诊断异物的可靠手段,所有怀疑异物吸入的患儿应进行支气管镜检查。然而在大多数病例中,支气管镜检查的假阴性率至少为 20%。

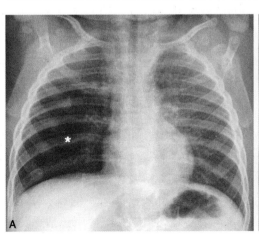
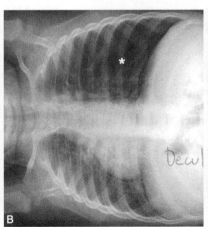
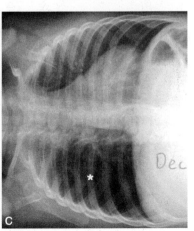

图 52-8 5 岁女孩,透 X 线的异物吸入,吃爆米花后持续咳嗽与呼吸窘迫。A,呼气末正位胸片显示右下肺轻度过度充气(星号)。B,左侧卧位呼气末正位胸片可见左肺容积正常缩小而右下肺轻度过度充气(星号)。C,右侧卧位呼气末正位胸片可见右下肺持续性过度充气(星号)

CT 是最具有诊断敏感性的检查手段，一般情况下，当胸片表现正常或无特异性征象时再进行 CT 检查。使用 CT 进行诊断，其准确率几乎为 100%。图像既可显示异物，也可显示阻塞后肺局限性病变，如气体潴留、肺不张或肺实变。如果上述征象均未见到，那么极有可能不存在异物阻塞。除非异物有钙化或不透 X 线，否则当肺内实变时，异物很难直接显影。

低剂量多排螺旋 CT（MDCT）仿真支气管镜的初步研究显示，在怀疑异物吸入的儿童病患中，该技术具有重要价值，体现在：①比支气管镜更早地、确切地显示异物阻塞部位；②对可疑性较低的异物吸入患儿、胸片正常或无特异性征象的患儿具有排除作用。与支气管镜相比，CT 相对廉价且无创，因此对特定人群来说 CT 检查更具优势。

治疗与随访　一旦影像学确诊异物吸入，需进行支气管镜异物取出术。对于出现症状且临床高度怀疑的具有明确异物吸入病史的患儿，如影像学检查结果不特异甚至正常，也要进行支气管镜检查以便全面评估。支气管镜检查后 CT 扫描同样具有重要作用，对于出现症状的怀疑异物残留的患儿，它可以更多提供有关支气管有无阻塞、阻塞特点等诊断信息。

感染/炎症

肺结核

病因　肺结核（tuberculosis，TB）的致病源是结核分枝杆菌。尽管在过去二十年间诊断与治疗水平大有提高，但肺结核仍导致患者发病甚至为病死的重要原因，尤其在婴幼儿、老年人以及免疫抑制人群。发达国家的婴幼儿肺结核主要是被患有活动期结核的家庭成员传染。原发肺结核的患儿通常无症状，有时也出现非特异性症状如轻咳、低热、体重减轻以及疲惫乏力。呼吸窘迫可以是肺结核感染累及大气道的患儿的主要症状。通常结核皮试可予以诊断，对于无变应性患儿可通过痰液及胃分泌物检查予以确诊。

影像　结核感染通常有两种途径累及大气道，一是增大的纵隔和（或）肺门淋巴结压迫，二是通过支气管周围淋巴通路直接感染气道壁。尽管胸片可以显示纵隔和（或）肺门淋巴结炎导致的大气道狭窄，但二维或三维 CT 重建可更好地显示病变的部位、程度以及范围（图 52-9）。气管支气管结核直接感染最终可导致不可逆的大气道缩窄或狭窄。二维或三维 CT 重建可清晰地显示该狭窄病变。此外，CT 还可以显示结核感染的肺内异常表现，如"树芽征"结节影以及气腔实变。

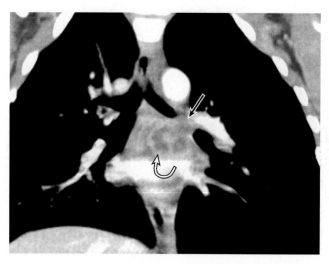

图 52-9　4 岁女孩，结核感染隆突下淋巴结炎压迫左主支气管。CT 增强冠状位图像显示隆突下淋巴结炎（弯箭号）压迫导致左主支气管阻塞（直箭号）

治疗与随访　儿童感染结核，目前的治疗方案是利福平 6 个月，同时最初 2 个月伴有异烟肼、吡嗪酰胺、乙胺丁醇联合治疗，随后 4 个月异烟肼治疗。纵隔淋巴结增大导致的外压性大气道狭窄可在药物治疗后得到缓解，而气管支气管结核直接感染造成的缩窄或狭窄是不可逆的，需进行外科治疗，狭窄段切除后行断端吻合。

组织胞浆菌病

病因　组织胞浆菌病的致病源是双相性真菌荚膜组织胞浆菌。尽管荚膜组织胞浆菌存在于全球范围内，但本病具有地方性，多见于俄亥俄河谷周边、密西西比河下游以及非洲东部南部的洞穴。急性组织胞浆菌病是由空气传播的，而慢性进展性组织胞浆菌病是由早期感染再次激活导致的。组织胞浆菌病导致的纤维性纵隔炎可引累及大气道。大气道或食管完全或不完全阻塞，可导致患儿出现呼吸道或食管症状。痰液、血液或感染器官内找到真菌可确诊本病。血或尿样本通过酶联免疫多聚酶链反应（ELISA-PCR）识别抗原的方法也可诊断本病。

影像　组织胞浆菌病患儿胸片的典型表现是多发的边界清晰的肺内结节（直径 1 至 3cm），同时伴有肺门和（或）纵隔淋巴结炎，两者常出现钙化。目前，CT 是评价大气道受累，尤其是观察纤维性纵隔炎的重要手段。患儿的典型表现是纵隔不均匀软组织密度影，常伴有钙化。病变导致纵隔结构完全或部分阻塞，如气管支气管、上腔静脉以及食管的阻塞（图 52-10）。CT 检查还能显示组织胞浆菌感染造成的肺内异常表现。

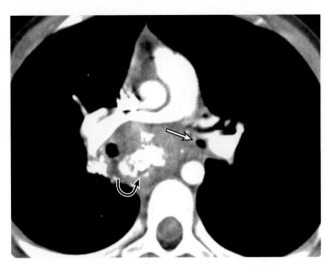

图 52-10 组织胞浆菌病引起纤维性纵隔炎,9 岁女孩,咳嗽伴呼吸困难一个月。CT 增强轴位图像显示隆突下不均匀强化软组织肿块(弯曲箭号),内有部分钙化,压迫导致左主支气管狭窄(直箭号)(From Lee EY, Greenberg SB, Boiselle PM. Multidetector computed tomography of pediatric large airway diseases: state-of-the-art, *Radiol Clin North Am.* 49[5]:886,2011.)

治疗与随访 重症病例中,需要使用抗真菌药物如伊曲康唑以及两性霉素 B 治疗急性、慢性以及播散性组织胞浆菌病。但遗憾的是,对组织胞浆病引起的纤维性纵隔炎尚无有效的治疗药物改善其预后。纤维性纵隔炎导致的大气道梗阻也很难进行外科治疗,因为外科手术并无效果;肉芽组织生长可导致气道堵塞复发,因此金属气道支架也无法使用。

肿瘤

儿童的气管支气管肿瘤十分罕见。常见的两种大气道良性肿瘤分别是声门下血管瘤以及复发性呼吸道乳头状瘤病,在第 51 章已有讨论。常见的恶性下气道(大气道部分)原发肿瘤——类癌将在本节中讨论。

类癌

病因 类癌是一组神经内分泌肿瘤,组织学上其范围可从缓慢生长、局限性浸润病变到转移性肿瘤。传统上依据组织学表现将类癌分为典型与不典型两种。通常患儿表现为咳嗽、喘鸣以及气道阻塞引起的复发性肺炎。由于类癌具有潜在血管性增生,因此临床可出现咯血等症状。大气道类癌肿瘤在类癌综合征患儿中非常罕见。支气管镜及组织活检可确诊本病。

影像 大气道类癌的影像表现取决于肿瘤的大小与部位。大多数气管支气管类癌位于支气管内(图52-11)。位于中心部位的类癌与异物很相似,可造成阻塞后气体潴留,肺不张,反复感染,脓肿或支气管扩张。位于外周部位的类癌通常不伴有支气管阻塞,而表现为肺内结节。胸片有 10% 表现正常,或表现为边界清晰肺门区或外周致密影,那是肿瘤本身或限局性气体潴留或实变等继发征象。CT 特点为可强化的球形或卵圆形肿块,有分叶,边界清晰。钙化在胸片上显示不清,但 30% 的病例 CT 可见点状或弥漫钙化。肿瘤切除后可复发,远隔转移罕见。

治疗与随访 目前大气道类癌的治疗方法是手术完整切除,基本吻合或者袖式切除。预后极佳。

外伤

获得性气管支气管狭窄

病因 儿童获得性气管支气管狭窄通常是由既往器械插入所引发,如使用气管插管或气管切开插管等。造瘘口、插管顶端以及插管边缘会出现肉芽与纤

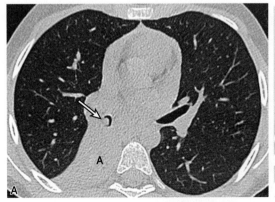
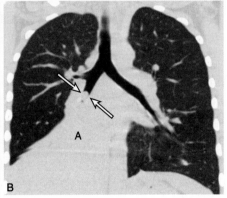

图 52-11 支气管内类癌,17 岁女孩表现为咳嗽以及反复右下肺炎 18 个月。外科手术病理确诊支气管内类癌。A,CT 轴位骨窗显示右肺中间段支气管内肿块(箭号)伴有阻塞后肺不张(A)。B,CT 冠状位肺窗图像显示右肺中间段支气管内肿块(箭号)。多平面重建 CT 冠状位图像在显示肿块外形、大小以及部位方面优于轴位 CT 图像(A)。同样可见阻塞后肺不张(A)

维组织。Scott 与 Kramer 报道的气管插管患儿中,26%出现气管切开相关并发症。插管时间是决定并发症出现与严重程度的重要因素。插管后 48 小时显微镜下即可发现病变。尽管有时在插管后短期内即可出现肉芽肿,但患儿插管超过 7 天才会出现上皮化生。支气管狭窄与气管狭窄一样,通常是在肺移植外科吻合部位出现的获得性病变。

影像 当胸片可见大气道狭窄即要怀疑气管支气管狭窄。CT 可精确测量大气道截面面积,是目前评价气管支气管狭窄尤其术前评估的最佳选择。狭窄段可呈蹼状或梭形,或者呈不规则形(图 52-12)。吸气呼气 CT 或实时动态四维 CT 对鉴别固定性气管支气管狭窄和气管支气管软化(TBM)很有帮助。在某些病例中,这些情况可同时出现。

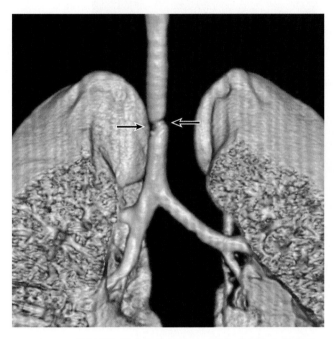

图 52-12 获得性气管支气管狭窄。4 岁女孩长期气管插管后出现喘鸣,进行性加重。中央气道及肺部三维容积重建图像显示气管插管水平局灶性不规则狭窄(箭号)

治疗与随访 短段气管支气管狭窄的治疗方法包括过球囊扩张、支架植入以及手术切除狭窄段断端吻合。长段狭窄则需要修补或自体移植修复。

气管支气管损伤

病因 气管支气管损伤具有潜在致命性,多由穿通伤或胸部钝器伤所导致。尽管气管支气管损伤相对罕见,有报道其发生率为 0.7%~2.9%,但与其相关的病死率可高达 30%。气管支气管损伤的典型部位是隆突 2.5cm 以内。在损伤过程中,可见气管插管位置异常,肋骨骨折(尤其是前三根肋骨前端),持续性

气胸和(或)纵隔积气,尽管胸腔插管或纵隔插管功能良好,但有可能会引发潜在的气管支气管损伤。

影像 影像学上,气管支气管损伤的表现取决于损伤的部位及严重程度。轻度损伤,可能仅表现为少量气胸和(或)纵隔积气。这些非特异性以及微小的表现往往耽误了气管支气管损伤的精确诊断,尤其是在儿科病人中。严重损伤如撕裂伤或横断伤可见大量气胸和(或)纵隔积气,气体可延续至颈部与胸壁皮下。当患侧出现肺组织萎陷,呈悬吊样置于肺门,仅见血管及其附件与之相连(落肺征),则需考虑支气管主干完全横断或撕裂的可能。在此类患儿中,薄层多排螺旋 CT 轴位二维/三维重建可为诊断与术前评估提供精确的信息(图 52-13)。

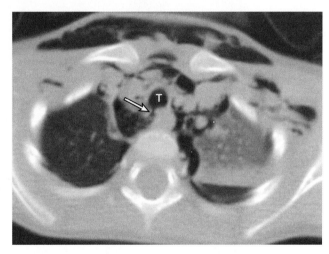

图 52-13 3 岁男孩车祸后外伤性气管损伤。CT 轴位图像显示气管后壁于 7 点钟方向限局性断裂(箭号),周围纵隔可见积气,提示气管撕裂。皮下以及纵隔内可见广泛积气。T,气管

治疗与随访 依据损伤的部位以及严重程度,外科治疗个体化差异大,可采取吻合术或再植术。

变化性气管支气管病变

气管支气管软化

病因 气管支气管软化(tracheobronchomalacia,TBM)是由于气道壁和(或)软骨支撑力不足所导致。尽管近年来对本病的认识不断加深,但诊断 TBM 仍然具有挑战性,主要因为患儿的临床症状不特异,而且其表现与其他慢性呼吸道病变有重叠。TBM 可分为两型:原发性与继发性。原发性 TBM 见于患有各种综合征或累及软骨的系统性疾病的早产儿与幼儿,如 Larsen 综合征以及复发性多软骨炎。继发性

TBM 多见于患有气管食管瘘、血管外压以及纵隔肿物的婴幼儿。气管损伤,主要是气管插管,也可导致本病发生。患儿的典型表现为呼气性喘鸣以及犬吠样、刺耳性咳嗽。TBM 未确诊可导致慢性气管支气管及肺部感染。

影像 既往使用胸片与气道透视对 TBM 患儿进行评价。透视可见 TBM 患儿呼气时气道管径变化增大(>50%)(图 52-14),但是透视对气道的评价明显受限。多排螺旋 CT 是目前全面评价儿童 TBM 与潜在病因的主要影像手段。多排螺旋 CT 无创性评价 TBM,其诊断精确性与既往的标准检查支气管镜检查相近,TBM 的多排螺旋 CT 二维与三维术前评估尤为重要,它可提供病变的准确位置、严重程度与范围以及诱发 TBM 的病因等诸多信息。多排螺旋 CT 诊断儿童 TBM 的标准是气管支气管萎陷>50%(图 52-15)。大探测器 CT 的出现使得大气道易塌陷性实时评价成为可能,甚至也可应用于未镇静婴幼儿,此技术具有广泛应用前景。

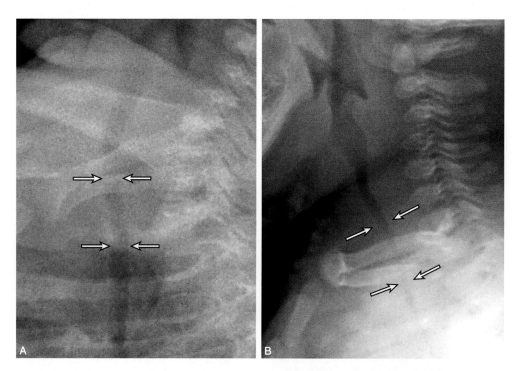

图 52-14 气管软化,2 岁女孩表现为慢性咳嗽,复发性肺部感染。**A,**透视下吸气末侧位可见气道(箭号)通畅、清晰。**B,**透视下呼气末侧位片显示气管(箭号)塌陷显著(>75%),持续性气管软化

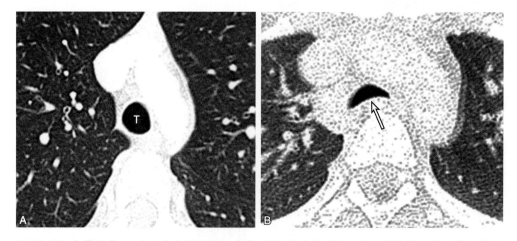

图 52-15 气管软化,15 岁女孩表现为慢性咳嗽,复发性肺部感染。支气管镜检查提示支气管软化显著。**A,**吸气末 CT 轴位图像显示气管通畅(T)。**B,**呼气末 CT 轴位图像显示气管(箭号)塌陷>50%,持续性气管软化。肺密度增高由于呼气末肺容积减少所致

治疗与随访　轻中度 TBM 患儿,传统疗法仍具有重要作用,如控制呼吸道感染,湿氧疗法以及肺物理疗法等。但重度或进行性加重的 TBM 患儿需要积极治疗,如气管切开置管,支架植入,以及外科介入治疗,如气管成形术。

✔ 临床医生须知

- 先天性与获得性下气道(大气道部分)病变的疾病谱
- 先天性与获得性下气道(大气道部分)病变的基础病因
- 选择最佳的评价下气道(大气道部分)病变的影像学检查
- 病变的部位、程度及范围以及相关气道的阻塞情况
- 目前儿童下气道(大气道部分)病变的治疗

关键点

在儿童人群中,先天性及获得性下气道(大气道部分)病变很常见,且具有致命性。

下气道(大气道部分)病变的诊断通常出现误诊或延迟,尤其是婴幼儿,因为其临床表现不特异。

对于诊断下气道(大气道部分)部分疾病来说,传统胸片已足够,如诊断不透 X 线的异物吸入。CT 检查对于全面评价病变十分必要,尤其是在外科病变中。

支气管镜仍然是评价下气道(大气道部分)病变的标准检查,但是二维/三维 CT 重建图像可提供足够的信息,且能避免对患儿的侵入性操作。在某些病例中,CT 检查可为诊断与治疗性支气管镜检查提供有用信息。

推荐阅读

Carden KA, Boisell PM, Waltz DA, et al. Tracheomalacia and tracheobronchomalacia in children and adults: an in-depth review. *Chest*. 2005; 127:987-1005.

Lee EY, Restrepo R, Dillman JR, et al. Imaging evaluation of pediatric trachea and bronchi: systematic review and updates. *Semin Roentgenol.* 2012;47(2):182-196.

Lee EY, Greenberg SB, Boiselle PM. Multidetector computed tomography of pediatric large airway disease: state-of-the-art. *Radiol Clin North Am.* 2011;49:869-893.

Lee EY, Siegel MR. MDCT of tracheobronchial narrowing in pediatric patients. *J Thorac Imaging.* 2007;22:300-309.

Shin SM, Kim WS, Cheon JE, et al. CT in children with suspected residual foreign body in airway after bronchoscopy. *Am J Roentgenol.* 2009; 192:1744-1751.

参考文献

Full references for this chapter can be found on www.expertconsult.com.

第 53 章

肺先天畸形

MONICA EPELMAN,PEDRO DALTRO,GLORIA SOTO,CELIA M. FERRARI,and EDWARD Y. LEE

肺先天畸形是一组由肺发育异常所导致的病变，它包括肺实质、动脉血供、静脉引流的异常或几种异常共存。肺先天畸形的妊娠发病率为 1.2∶10 000 至 1∶35 000，但其真正的发病率可能被低估。尽管产前超声、生后影像学检查以及近年来胎儿磁共振检查使我们对肺先天畸形的认识更加深刻，但在疾病命名、分类、病因、描述以及病变治疗等方面还存在很大争议。此外，在临床表现与预后方面，从宫内退化到重度积水甚至胎儿死亡，肺先天畸形存在显著差异。在生后临床表现方面也同样存在差异，有的新生儿完全无症状，有的年长儿甚至青年会出现反复肺炎发作。本章将讨论儿童人群常见的多种肺先天畸形，对其基础病因、临床表现、影像表现以及治疗加以论述。

肺先天畸形疾病谱

一直以来，肺先天畸形的分类都是个挑战，从胚胎学、影像学、病理学以及临床等不同角度进行分类均争议不断。有一些分类与命名都被指出存在优点与缺点。有研究人员以胚胎学为基础，依据宫内畸形病变发育的不同阶段对肺先天畸形进行分类。另有研究人员以形态学与影像学为基础将其分为两类：全肺畸形（如肺发育低下）以及局灶性畸形（如支气管闭锁）。目前被广为接受的肺先天畸形分类法之一是 Langston 分类，它以病理学为立足点，但在众多临床分类中，它也不是运用最为广泛的一种。Langston 分类将呼吸道畸形病变主要分为支气管闭锁，先天性肺气道畸形（congenital pulmonary airway malformation, CPAM），叶外型支气管肺隔离症（bronchopulmonary sequestration, BPS），先天性大叶性过度充气（congenital lobar hyperinflation, CLH）及支气管源性囊肿五种。这五种畸形病变囊括了临床近 90% 的病例。但这一分类体系的缺点在于并未包含其他肺先天畸形病变，如肺动静脉畸形（arteriovenous malformation, AVM）。

本章选择一种相对清晰明确的分类法，从影像更易于鉴别、病变术前评估更快捷的角度出发，按照形

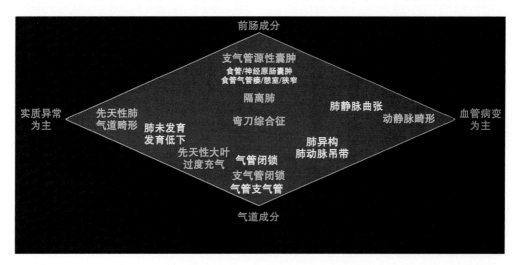

图 53-1　肺先天畸形疾病谱，包括前肠与气道成分。黄色部分是最常见疾病，白色部分代表疾病谱内其他病变（Adapted from Newman B. Congenital bronchopulmonary foregut malformations: concepts and controversies. *Pediatr Radiol*. 2006;36:773-791. ）

态学-影像学-病理学为基础进行分类。上述分类体系将肺先天性畸形连续性的分为以实质畸形为主的病变（即肺实质异常，血管、气道，以及前肠衍生物相对正常的病变，如 CPAM），到以血管畸形为主的病变（即肺实质正常，气道正常，无前肠畸形，但伴有血管畸形的病变，如 AVM），到实质畸形与血管畸形并存的病变（如肺隔离症以及弯刀综合征），在这些病变中，前肠与气道成分作为影响因子扮演了重要角色，在主要畸形中二者往往交织存在，错综复杂（图53-1）。

对这些病变进行特定的命名可能会具有争议，甚至有时会造成混淆，因此笔者与其他作者一致认为，影像医师应对肺先天畸形病变进行全面彻底地影像描述，而不要试图使用病理学名词对其进行分类。肺先天畸形影像表现中的特异性征象应从以下几方面加以评估与描述：①病变部位；②病变相关供血血管与引流血管；③病变内部成分与含气程度；④排除胃肠道（GI）交通；⑤横膈的完整性；⑥相关畸形的评价，如椎体畸形等。

以实质畸形为主的病变

支气管闭锁

病因　支气管闭锁是指肺叶、肺段或亚段支气管在其起始部或近起始部闭锁，导致其近端支气管成为盲端。支气管闭锁最常见于段支气管。到目前为止，其确切病因尚不知晓，但有人提出血管对闭锁或狭窄部分支气管的损伤有可能是病因。一些学者利用现代解剖学技术发现，支气管闭锁要比我们以往认为的更多见，更有甚者，几乎所有病例均会出现支气管闭锁与支气管肺隔离症并存，而在 CPAM 病变中，该比例近70%。有人认为在发育过程中气道阻塞导致的一系列畸形与如此繁杂广泛的影像表现是相互统一

的。支气管阻塞程度、水平与时间的不同是导致合并支气管闭锁与其他肺先天畸形的原因。在无症状年长儿或成年人中，支气管闭锁通常是偶然发现而被诊断的。但如今宫内诊断支气管闭锁的病例越来越多，这是目前产前影像检查被广泛使用的结果。

影像　肺内病变部位在产前表现为过度膨胀，超声表现为均匀增强回声，胎儿 MRI 表现为 T2 加权像高信号（图53-2）。有时产前超声或 MRI 可发现管腔中心部位，黏液填充的支气管囊肿/黏液囊肿。

病变部位的特征性表现是左肺上叶尖后段支气管最易受累，其次为右肺上叶段支气管，右肺中叶以及下叶。儿童支气管闭锁的胸片或 CT 特征性表现是管状或手套状高密度影，提示闭锁支气管远端区域存在黏液栓，肺段周围因气体潴留而表现为透亮度增高，血管分布减少。在新生儿中，闭锁段远端的肺组织因宫内黏液淤积而导致不张。因此笔者认为，应尽量避免生后即刻影像学检查，因为支气管闭锁引起的肺含气不良与新生儿期正常含胎儿液体的肺组织很难鉴别。无论产前或产后，二维多平面图像或三维重建图像对闭锁支气管以及支气管囊肿/黏液囊肿的辨别很有帮助。

治疗与随访　支气管闭锁的治疗相对存在较大差异。总体来讲，临床具有反复感染症状的患儿首先推荐外科切除。尽管争议很大，但某些医疗机构也建议对无症状患儿进行选择性闭锁支气管切除，以防范将来可能出现的肺部感染，以及并发 CPAM 的可能。

支气管源性囊肿

病因　与前肠重复畸形囊肿类似，支气管源性囊肿是气管或支气管分支异常导致的，推测病变起源自迷走的支气管芽。支气管源性囊肿的典型表现是累及单叶的，内有液体或黏液的囊肿，囊肿内壁衬有上皮细胞，与气管支气管树关系紧密但不相通。尽管大

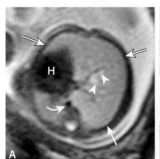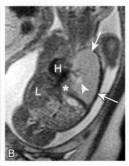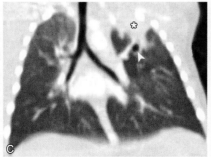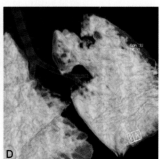

图53-2　支气管闭锁。孕22周胎儿轴位（A）与冠状位（B）磁共振 T2 加权像显示左肺上叶（箭号）巨大均匀信号病变。中央支气管可见内液体填充（箭头）。左肺下叶（星号）受压向下、向心脏（H）方向移位。弯箭号表示主动脉，可见主动脉同样向右侧移位。L，肝脏。C，CT 冠状位重建图像显示左肺上叶局部致密影（星号），提示支气管闭锁导致的黏液淤积。此外还可见小气泡影（箭头），提示支气管囊肿。D，CT 容积重建图像未见左肺上叶支气管显影

多数支气管源性囊肿位于纵隔内(主要邻近隆突),但从胸骨上区至腹膜后均可出现病变。支气管源性囊肿也可见于肺实质内,常位于下肺叶。除非支气管源性囊肿合并感染性病变出现了壁坏死,否则病变与气道是不相通的,而一旦相通,则预示出现反复感染的几率大大增加。患儿的临床表现主要取决于肿块对相邻气道、胃肠道以及心血管结构的影响。气道压迫通常较轻微,但当大的支气管源性囊肿位于邻近隆突区域,那么其压迫是具有致命威胁的。

影像　支气管源性囊肿典型表现是圆形或卵圆形的囊性病变,位于中纵隔内的右侧气管旁或隆突下

区。产前超声示病变无回声,胎儿 MRI T2 加权像表现为高信号。支气管源性囊肿的胸片表现为中纵隔内边界清晰的圆形或卵圆形肿块。50%的病变 CT 表现为液体密度(~0Hu)(图 53-6)。剩余病变的 CT 密度高于水是由于内容物含有较多黏液、钙乳、蛋白以及出血等成分造成的。MRI T2 加权像能确认支气管源性囊肿的性质,同时对鉴别支气管源性囊肿与 CT 高密度肿块伴轻度强化病变很有帮助。无论 CT 还是 MRI,单纯性支气管源性囊肿的典型增强表现为囊肿内不强化。当病变出现气液平面,壁增厚强化或轴位炎性改变往往提示合并感染。

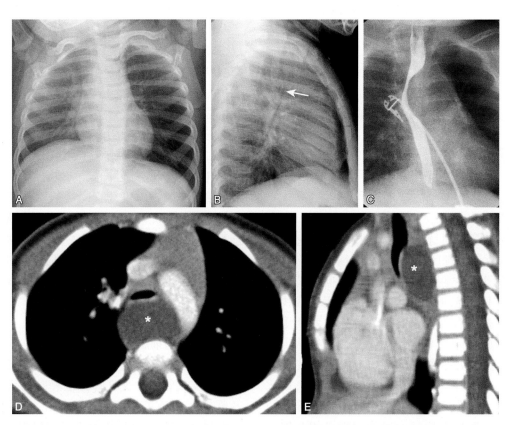

图 53-6　支气管源性囊肿。15 个月幼儿,喘鸣。正位胸片(**A**)显示左肺过度充气。侧位片(**B**)看可见肿块以及气道后壁显著受压移位(箭号)。**C**,造影显示软组织密度肿块压迫食管移位。增强 CT 轴位(**D**)与矢状位(**E**)图像显示气管下段后方液体密度病变(星号),支气管源性囊肿密度均匀一致

治疗与随访　目前支气管源性囊肿患者,尤其是出现症状的患儿,建议外科手术切除。对于具有症状但不适宜进行外科手术的患儿,其延缓或姑息疗法包括:经支气管、纵隔或囊壁抽吸术。

先天性大叶性过度充气

病因　先天性大叶性过度充气(congenital lobar hyperinflation,CLH)过去又称婴儿大叶性肺气肿或先天性大叶性肺气肿。是由内部或外部原因引起的支

气管狭窄,导致出现气体潴留。引起支气管狭窄的内部原因包括支气管软骨的薄弱或缺如,外部原因包括相邻纵隔肿物或血管粗大的压迫。50%的新生儿期以及 80%半岁以内的 CLH 患儿,其临床表现为呼吸窘迫。本病男性略多于女性,上肺叶多于下肺叶,左侧多于右侧。

影像　产前检查 CLH 超声表现为均一强回声,MRI T2 加权像表现为高信号,看不到囊肿表现。产前影像检查,CLH 很难与其他肺先天畸形相鉴别,尤

其是与支气管闭锁相鉴别。诊断 CLH 需结合临床表现与特征性表现，即进行性大叶性过度膨胀与透亮度增高，造成相邻结构的受压移位。生后即可影像检查，CLH 主要表现为病变密度增高，这是由于肺内胎儿液体存留所致，在随后的检查中，液体会逐渐清除。类似的表现还见于 CT。肺血管影存在有利于鉴别 CLH 与气胸或其他胸片无特异性表现的性疾病（图 53-7）。

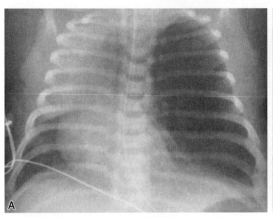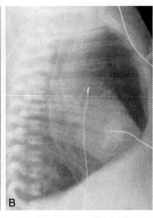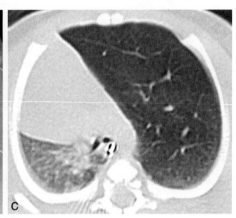

图 53-7　先天性大叶性过度充气。3 天婴儿呼吸急促逐渐加重。正位（A）与侧位（B）胸片以及 CT 轴位（C）图像可见左肺上叶过度膨胀，透亮度增高。左肺上叶先天性大叶性气肿

治疗与随访　具有临床症状的 CLH 患儿目前采用外科切除的方法治疗。有些医疗机构建议对症状轻微或无症状的患儿也进行外科切除治疗。

先天性肺气道畸形

病因　先天性肺气道畸形（congenital pulmonary airway malformations，CPAMs）过去被称为肺囊性腺瘤样畸形。本病最早是由 Ch'In 与 Tang 在 1949 年首次描述的，认为是一种罕见的发生于早产儿与死胎的显著积水性病变。CPAMs 是一组先天性囊性或非囊性的与缺乏软骨支撑的异常支气管树相交通的肺部肿块。

1977 年，Stocker 等人基于临床与病理表现、囊肿大小（Ⅰ、Ⅱ和Ⅲ型）以及可疑畸形气道发育的部位对本病进行了细化分类。Ⅰ型 CPAMs 囊肿 >2cm，推测其起源来自支气管/细支气管。Ⅱ型 CPAMs 囊肿 <2cm，推测其起源来自细支气管。Ⅲ型 CPAMs 为实性，推测其起源来自细支气管或肺泡。随后 Stocker 又将该分类拓展为五型。0 型 CPAMs，推测其起源来自气管支气管。Ⅳ型 CPAMs，推测其起源来自隆突远端。

目前 CPAM 取代了"囊性腺瘤样畸形"一词，因为目前发现只有在三种类型（Ⅰ、Ⅱ和Ⅳ型）中出现囊性病变，只有在Ⅲ型中才能观察到腺瘤样改变。越来越多的证据表明，Ⅳ型 CPAM 与Ⅰ型胸膜肺母细胞瘤在本质上是相同的。另一需要注意的主要问题是，

Stocker 分类法虽然被广泛应用，但也并非被全球范围内所接受。比如，Langston 分类法就依据囊肿大小以及病理标准将本病分为两类，"大囊型"即 Stocker 分类Ⅰ型，以及"小囊型"即 Stocker 分类Ⅱ型。Langston 认为，Ⅲ型 CPAM 实际上是肺发育增生的一种类型，应将其从 CPAM 分类中剔除。

影像　产前超声或胎儿 MRI，依据囊肿的大小将本病分为微囊（<5mm）与大囊（≥5mm）。Ⅰ型 CPAMs 可包含一个、数个或多个大囊，病变中有些囊的直径 ≥5mm（图 53-8）。Ⅱ型 CPAMs 表现多样，从均匀强回声或低密度到多发直径相同 <5mm 的微囊病变。

生后 CPAMs 的影像表现通常与其组织病理学特点有关。大囊型或Ⅰ型 CPAMs 的典型表现是单个或数个可见气液平面的囊性结构，介于实性与未含气肺组织之间。Ⅰ型 CPAMs 的囊肿大小可以超过 2cm，并在周围伴有数个微囊，而小囊型或Ⅱ型 CPAMs 通常表现为伴有气液平面的多发囊性肿块，单个囊肿的直径小于 2cm，病伴有不同程度的实质改变以及未含气的肺组织。Ⅲ型 CPAMs 典型表现为实性肿块伴有轻度强化。这是因为只有在组织学观察时才能确认到微囊结构。Ⅳ型 CPAMs 通常表现为起源自肺周边组织的大囊，影响上与大囊为主的Ⅰ型胸膜肺母细胞瘤很难鉴别（见第 55 章）。

单纯 CPAM 病变，其血供来自于肺动脉，通过肺静脉引流。尽管单肺叶 CPAM 最为常见，但多肺叶病

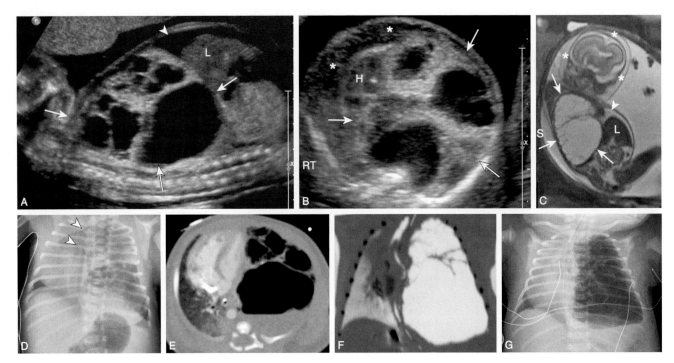

图 53-8 先天性肺气道畸形 I 型。孕 22 周胎儿超声矢状位(A)与轴位(B),胎儿磁共振 T2 加权像矢状位(C)可见左侧胸腔内(箭号)巨大多囊性展位病变,导致左侧横膈反转。腹腔积液(箭头),皮肤增厚水肿(星号)提示积水。H,心脏;L,肝脏。D,生后即刻胸片显示,病变复杂,内有积气,导致纵隔明显移位。箭头提示气管明显移位。次日 CT 血管造影轴位(E)以及最小密度投影图像(F)可见病变巨大,密度不均匀,呈多囊状。部分囊内可见液体影。G,胎儿肺液吸收后,病变含气更为显著,纵隔移位征象更为明显。

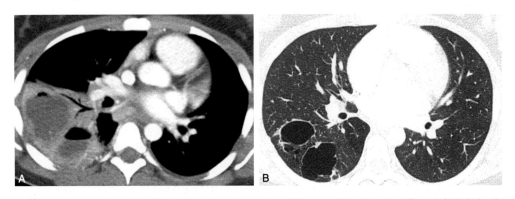

图 53-12 15 岁女孩先天性肺气道畸形(CPAM)II 型合并感染。A,首次增强 CT 图像显示病变实变,内有低密度区提示囊性病变合并感染。B,7 个月后 CT 复查可见感染吸收,CPAM 囊性成分清晰可见

变甚至双肺受累的表现亦可出现。理论上病变可发生于任何肺叶,但更好发于下肺叶。如果 CPAMs 合并感染,其影像表现会很复杂,病变图像会与肺炎或肺脓肿表现类似(图 53-12)。

治疗与随访 无论患儿年龄如何,当发现 CPAMs 且具有临床表现时,需切除病变,尤其是肺叶切除,这一观点已达成共识。但是在产前诊断、无症状表现以及小 CPAMs 病灶的患儿治疗方面,存在很多争议,对于切除病变的时机以及是否需要切除病变,尚未达成共识。有些机构建议影像随访,采用非外科手术方案。但有些机构建议在 1 岁前,也就是并发症高峰期

到来前切除病灶,这些并发症包括感染、气胸以及恶变。尽管病灶恶变的可能性相当微小,但 I 型 CPAM 病变存在恶变的可能。

以血管畸形为主的病变

肺动脉畸形

肺未发育,发育不良与发育低下

病因 肺发育不完全分为三个重要类型:①肺未

发育,表现为肺、支气管以及肺动脉的缺如;②肺发育不良,存有发育不全的支气管残端但无肺组织以及肺动脉;③肺发育低下,支气管树以及肺动脉发育低下,肺实质的数量可有很大差异。

肺未发育与发育不良的病因不明,遗传、致畸以及机械性因素都可能参与其中。肺未发育并发同侧桡骨线畸形或半侧面部肢体发育不良是由第一、第二血管弓发育异常导致的,或是由于该层面的血流异常导致此发育畸形,上述畸形并发是很常见的。最后一种类型的肺发育低下,至今尚未发现确切的致病病因。

肺未发育、发育不良与发育低下的患儿既可以无临床症状,亦可表现为不同程度的呼吸窘迫,这取决于肺发育的程度。50%~80%的病例可并发其他先天畸形,如心脏、胃肠道、骨骼、血管以及泌尿生殖系统的畸形。

影像　依据病变异常的程度,患儿胸片可见亦或不可见半侧胸廓小、不透X射线等表现。通常可见到同侧纵隔结构移位以及横膈上抬。对侧的正常肺组织代偿性过度充气,跨越正中线形成肺疝,观察这一征象最好是在侧位片,表现为胸骨后区带状透亮区(图53-13)。与右侧肺未发育相比,左侧肺未发育更常见。多排CT、多平面2D图像及3D图像可清晰显示支气管残端和(或)支气管树发育不良情况,进而可

明确辨别与区分肺未发育、肺发育不良或肺发育低下(图53-16)。

治疗与随访　肺发育异常患儿的预后最主要取决于发育异常的严重程度以及并发先天畸形的情况。治疗目标在于改善呼吸状态,以及缓解由合并先天畸形所致的症状。

近端肺动脉中断

病因　近端肺动脉中断是胚胎第六血管弓退化异常导致的。该退化过程导致肺动脉近端"缺如",使第六血管弓远端与肺门区肺动脉形成固有交通,最终形成动脉导管。肺门区血管供应同侧受累肺组织,并通过收集动脉导管的血液(来源于右无名动脉基底部或右侧迷走锁骨下动脉)继续发育。动脉导管逐渐关闭,导致肺门区血管以及肺的血供消失。随后对患侧肺进行灌注检查可知,其血供依赖于体循环血管,主要包括主肺动脉以及支气管动脉,肋间动脉胸膜支,乳腺内动脉,锁骨下以及无名动脉。无症状的患儿可偶然发现此畸形,另有一部分患儿可表现为反复肺内感染、咯血以及肺动脉高压等症状。

影像　近端肺动脉中断位于主动脉弓对侧,右侧最常见。左侧近端肺动脉中断较少见,通常伴有先天性心脏病发生,尤其是法洛氏四联症以及室间隔缺损。胸片可见患侧肺门较对侧小(图53-18)。患侧可

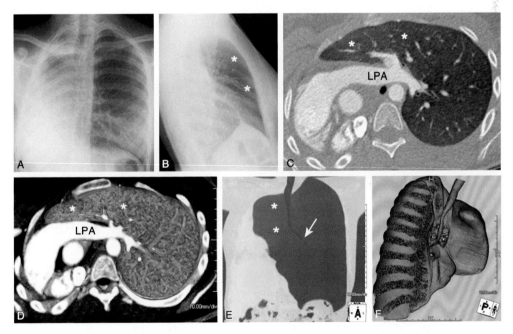

图53-13　肺未发育。15岁少年哮喘加重,正位(A)与侧位(B)胸片可见左肺显著过度充气,左肺跨越中线疝入右侧胸腔,侧位片可见胸骨后带状透亮区(星号)。心影右移位于右侧胸腔。增强CT轴位图像(C)、容积重建(D)、最小密度投影(E)以及三维容积图像(F)可见右肺中央气道、肺均未发育,伴有心影右移以及左肺代偿过度膨胀,左上叶尤其明显(星号),疝入右侧胸腔。左主支气管(箭号)正常显影。*LPA*,左肺动脉

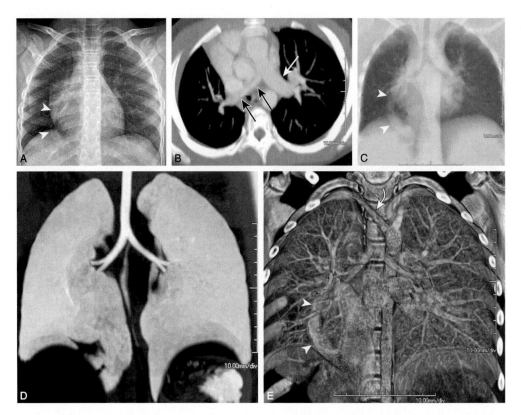

图 53-16　8 岁儿童右肺发育不良,弯刀综合征。**A**,正位胸片可见右侧肺容积不对称,心影右移,右下肺可见弯曲线状致密影(箭头)。CT 最大密度投影轴位图像(**B**)证实心影轻度右移,与左肺动脉(白箭号)相比,右肺动脉(PA)(黑箭号)发育不良。冠状位厚层多平面重建(**C**),最小密度投影反转像(**D**),三维容积重建图像(**E**)可见右肺发育不良,右上叶支气管缺如,右侧部分性肺静脉移位引流,经弯刀样静脉(箭头)进入下腔静脉。偶然发现右侧锁骨下动脉迷走(弯曲箭号)

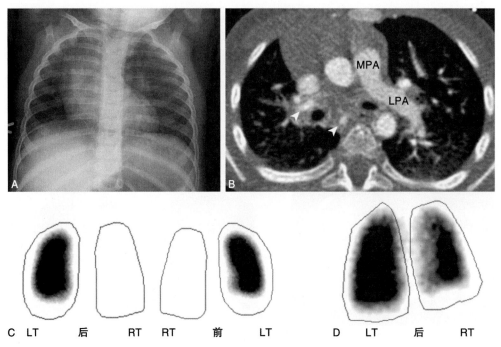

图 53-18　右侧近端肺动脉中断,16 个月婴儿呼吸道合胞病毒感染引起毛细支气管炎,胸片持续异常表现。胸片可见心影纵隔右移,肺动脉血管轻度不对称,右侧稀少。**B**,CT 轴位图像可见右肺动脉缺如。右肺可见侧支循环形成(箭头)。肺血流走行为肺动脉(MPA)进入左肺动脉(LPA)。主动脉弓位于左侧,全部影像表现支持右侧近端肺动脉中断。**C**,锝-99m 肺白蛋白灌注图像可见右肺血流缺如。**D**,氙-133 背部背面观图像显示右肺气流减少。LT,左;RT,右

见纵隔移位,肋间隙变窄以及肋骨压迹,肋骨压迹较为罕见,见于肋间侧支循环显著的患儿。CT 或 MRI 可明确与显示此表现。CT 可见肺动脉断段距离肺动脉干起始部 1cm 内。肺门区肺动脉以及肺内血管网仍保持通畅。同时还可见到胸膜锯齿样增厚以及胸膜下实质条带影,这提示肺外周动脉与体循环胸膜穿支直接吻合形成侧支循环。气道分支与肺叶的异常也很常见。其他征象还包括外周微小囊性表现,以及肺发育异常改变,马赛克样灌注,支气管扩张以及胸廓不对称。

治疗与随访 本病确诊时应及早外科介入治疗,改善患侧肺的血供情况,确保肺动脉及肺组织的发育。对于症状出现较晚的患儿进行监测尤为重要,尤其是不适用于介入疗法的患儿。患儿出现反复咯血或肺动脉高压的症状可通过体循环脉络丛进行线圈栓塞得到缓解。

肺动脉吊带

病因 肺动脉吊带(pulmonary artery sling,PAS)是一种罕见的先天畸形,表现为左肺动脉起源自右肺动脉后方,穿过气管与食管达到左侧肺门。异常走行的左肺动脉环绕气管远端和(或)右主支气管近端形成吊带。有猜测 PAS 的出现与胚胎左侧第六近端血管弓退化有关,通过胚胎气管旁原始间叶血管与右侧第六血管弓形成交通。当合并有左动脉韧带与肺动脉主干、右肺动脉干或者左降主动脉相通时,形成完整的血管环包绕气管,但未包绕食管。

PAS 包括两个主要类型。Ⅰ型 PAS。气管隆突位置正常,位于 T4~T5 水平。此时期气道本质无异常,或伴有气管支气管。迷走的左肺动脉嵌压远端气管后壁和(或)压迫右主支气管外侧壁,导致右肺气体潴留。Ⅱ型 PAS 更常见,伴有气管隆突下移,位于 T6 水平。Ⅱ型 PAS 常伴有长段气管狭窄、完全性软骨环、支气管分支异常,包括 T 形隆突以及右侧桥支气管。可与 PAS 并存其他畸形还包括心血管、胃肠道以及右肺畸形(如肺发育低下,发育不良,未发育以及弯刀综合征)。

婴幼儿患者即可出现呼吸系统症状,包括喘鸣、窒息和(或)缺氧。呼吸系统症状的发病时间以及严重程度取决于伴随气道畸形的严重程度。

影像 PAS 的影像表现取决于病变类型及其伴随的先天性畸形病变。Ⅰ型 PAS 患儿胸片可见右肺过度充气或含气不良,这是由右主支气管部分或完全阻塞导致的。Ⅱ型 PAS 伴有长段气管狭窄,可见到双肺过度充气表现。无论哪型患儿,有时在胸部侧位片气管中部与食管间见到小圆形软组织密度影,即异常左肺动脉影像(图 53-20A)。多排 CT 或 MRI 2D、3D 重建图像对评价病变起源、大小以及异常血管走行很有帮助(图 53-20A 及 B)。CT 在评价中央气道及肺内病变方面优于 MRI(图 53-20C)。吸气相与呼气相图像对评价是否伴有气管支气管软化方面很有帮助。

治疗与随访 无症状 PAS 患儿临床随访即可。出现临床症状的 PAS 患儿需进行外科手术修复异常的左肺动脉,将血管再植至肺动脉主干或者前移血管,同时切除动脉导管或动脉韧带。对于Ⅱ型 PAS 患儿,单纯左肺动脉再植或前移手术并不能缓解呼吸道症状,因为并存的气管长段狭窄并未得到修复,因此需进行气管纠治。

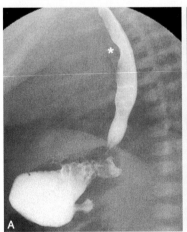 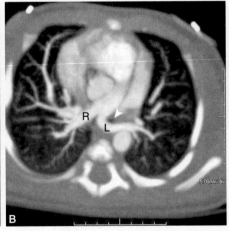 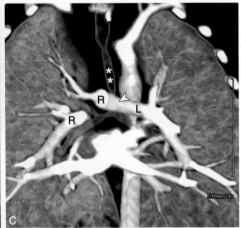

图 53-20 左肺动脉(LPA)吊带,新生儿呼吸窘迫。A,食管造影显示气管与食管间软组织密度影(星号),提示 LPA 吊带。B,CT 血管造影(CTA)轴位最大密度投影图像可见左肺动脉(L)起源自右肺动脉(R)近端,从气管(箭头)后方跨越向左肺供血。C,CTA 容积重建冠状位图像可见 LPA 源自右肺动脉(R)伴有 LPA(L)吊带,肺动脉异常走行层面气管远端严重狭窄(箭头)。气管远端形成完整气管环,气管长段狭窄(星号)。隆突位置下移呈 T 形

肺静脉畸形

部分性肺静脉异位引流

病因 部分性肺静脉异位引流(partial anomalous pulmonary venous return,PAPVR)是指一支或几支但不是全部肺静脉的体循环引流位置异常。多数病变引流至上腔静脉、下腔静脉、奇静脉或左侧无名静脉。回流血量增多常导致右半心腔增大。单纯性 PAPVR 患者可发展为肺动脉高压与右心衰竭。与完全性肺静脉异位引流不同,大多数 PAPVR 患儿症状轻微甚至无症状。

PAPVR 通常为单发性表现,且常见于右侧。PAPVR 最常见的类型是右肺上叶静脉异位回流至上腔静脉,伴有或不伴有静脉窦缺损。其他类型的 PAPVR 可伴有房间隔缺损或卵圆孔未闭。PAPVR 第二常见类型是左肺上叶静脉异位回流至左无名静脉。该交通随后通过异常交通的右肺静脉引流至下腔静脉,房间隔完整以及伴支气管肺隔离症。与完全性肺静脉异位引流不同,罕有 PAPVR 异位静脉引流通路阻塞的情况发生。

影像 PAPVR 的影像表现取决于异位静脉的部位以及有无阻塞的发生。胸片可见肺血流轻度或中度增多。如果循环增多持续存在一定时间,则可见到右侧心腔轻度至中度增大。CT 与 MRI 可精确显示异位引流静脉(图 53-22)。MRI 检查可提供额外的生理学信息,以确保何时进行外科修复治疗。对左右肺动脉以及升主动脉进行相位对比速度成像可计算肺循环与体循环血流比值(Qp/Qs),使大多数病例避免心内插管的创伤性操作。

治疗与随访 无症状 PAPVR 患儿,尤其是单纯孤立性异位引流,并未造成右室负载过重的患儿,无需进行外科治疗。尽管目前外科手术的适应证尚未确立,但建议只针对具有明显右室负载过重的、出现临床症状的患儿进行外科治疗。异位回流血管的部位决定着外科术式,通常包括直接吻合或使用隔板将异位静脉与左心房重新连接。

肺静脉闭锁/发育低下

病因 肺静脉闭锁畸形不常见,其症状重,病死率较高。病变通常为单侧,若病变为双侧,通常可致命,在紧急情况下无法进行外科手术修复。本病的病

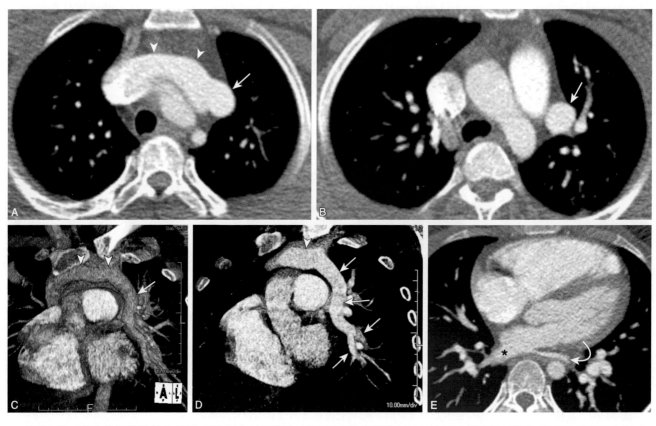

图 53-22 部分性肺静脉异位引流,引流至左无名静脉。增强 CT 轴位图像(A 与 B)显示做肺静(箭号)脉畸形引流至左无名静脉(箭头)。容积重建图像(C 与 D)可见异常增粗血管(箭号)引流左肺大部分血液至左无名静脉(箭头)。E,增强轴位图像可见,与右侧肺静脉(星号)相比左下肺静脉相对较细(弯箭号)。左下肺部分血液经左下肺静脉引流(弯箭号)

因是正常肺静脉汇入左心房过程异常,导致中心肺静脉长度不足。单侧病变可无症状,或婴幼儿期表现为反复肺炎发作,咯血(患侧体循环侧支形成),运动不耐受以及肺动脉高压。近半数患者伴有其他类型的先天性心脏病。

影像 胸片可见半侧胸廓及肺门变小,伴有同侧纵隔移位。患侧肺胸膜增厚,弥漫性网格影,小叶间隔增厚提示肺水肿,常见于下肺。增强 CT 检查,左肺门肺静脉汇合处平滑,邻近软组织可见强化,提示存在肺循环至体循环的侧支循环。在纵隔其他部位亦可见到侧支循环。同侧肺动脉亦显细小。肺窗可见弥漫磨玻璃密度影,小叶间隔以及支气管血管束增厚。这些征象的出现代表支气管静脉增粗,淋巴管扩张,肺梗塞造成的片状实质纤维化。

治疗与随访 单侧肺静脉闭锁的病例,通常无法进行外科治疗,这取决于确诊病变的时间,大多数患者的症状都是晚年且病变不可逆时出现的。肺叶切除有利于改善反复肺感染,缓解左向右分流,切除死腔有利于改善运动不耐受。

肺静脉狭窄

病因 先天性肺静脉狭窄(pulmonary vein stenosis,PVS)是由成肌纤维细胞样无序增生导致腔内狭窄,造成肺静脉的狭窄。使用"原发性"肺静脉狭窄一词更为准确,因为越来越多的证据表明,本病为进展性病变,出生时并无表现。本病合并其他先天性心脏病畸形的比率高,范围从 30% 到 80%。因此在评价肺静脉时,需进行超声心动检查除外所有类型的先天性心脏病。近期报道 PVS 与早产有很强的相关性,早产儿中心脏分流病变的比率很高。PVS 可为孤立性病变,但通常此类 PVS 进展迅速。

通常情况下,确诊时间以及症状的严重程度因人而异,取决于肺静脉受累的数量以及个体肺静脉阻塞的严重程度。肺静脉狭窄的数量超过三支的患儿预后不良,其病死率接近 85%,而一支或两支肺静脉狭窄的患儿病死率为 0%。大多数 PVS 患儿具有呼吸窘迫恶化、反复肺炎的病史。病变进展时,逐渐出现肺动脉高压且持续进展。因此对无法解释的肺高压患儿要除外本病。本病可有咯血表现,尤其是年长儿。儿童继发性 PVS 常出现在肺静脉病变术后。上述病例中,近 10% 可在吻合口或肺静脉中心部位出现严重狭窄。

影像 通常超声心动即可显示新生儿与婴儿的所有肺静脉。在血流动力学上,当彩色多普勒显示湍流流速>1.6m/s,则提示肺静脉梗阻。胸片可见模糊网格影以及小叶间隔增厚,提示患侧肺静脉回流受损。CT 可见肺静脉增厚、变窄。病变的典型受累区为肺静脉与左心房交界处,但亦可累及更靠中心或外周的部分,导致长段狭窄,尤其是在病变进展期(图 53-24)。PVS 进展期病例,肺以及胸膜表现为小叶间隔光滑增厚,网格影,片状膜玻璃密度影,无法与肺静脉闭锁鉴别。MRI 具有类似表现,但显示征象较 CT 少,因为 CT 具有更高的空间分辨率,但 MRI 可额外提供患儿的生理信息。

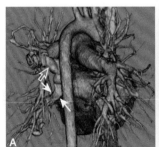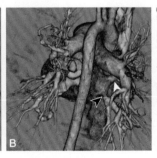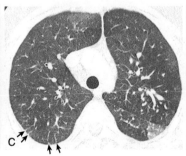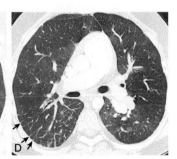

图 53-24 10 岁男孩,肺静脉闭塞。三维容积重建后斜位图像(A 与 B)可见右下肺静脉前后径重度狭窄,导致静脉扁平(实心箭号)。右上肺静脉代偿性增粗(空心箭号),这是由血流改道引流造成的。左下肺静脉可见近 50% 的狭窄(黑箭头),而左上肺静脉(白箭头)保持开放。CT 轴位图像肺窗(C 与 D)可见小叶间隔光滑增厚(箭号)以及轻度磨玻璃密度影

治疗与随访 尽管 PVS 治疗后再狭窄在全球范围内均很常见,但还是建议进行肺静脉球囊扩张后支架植入进行治疗。术前支架的植入对外科手术会有影响,因此手术过程要十分小心。尽管技术的进步降低了对血管的损伤,避免刺激瘢痕组织再生,但术后再狭窄率还是接近 10%。肺移植治疗可用于多静脉受累的重症患儿。

肺静脉曲张

病因 先天性肺静脉曲张是一种罕见的先天性

或获得性血管异常,是由肺静脉的局灶性动脉瘤样扩张导致。儿童获得性肺静脉曲张常见于先心病肺静脉高压的病例,如二尖瓣病变,主动脉缩窄以及肺静脉狭窄。对于无症状患儿,大多数肺静脉曲张是患儿偶然发现的。并发症较罕见,但如果出现破裂或血栓栓塞即可出现症状。

影像　肺静脉曲张的胸片通常表现为心影旁清晰的肺部或纵隔病变。病变需与其他肿物鉴别,如先天性肺畸形,肿瘤或感染性表现。CT 在显示肺静脉曲张特征性表现方面极具优势,包括肺静脉与静脉曲张相邻,增强时两者同时强化,但无滋养动脉。也有学者建议使用超声、MRI 或传统血管造影等其他影像学检查了解病变内血流方向与模式,避免出现与 AVM 混淆。

治疗与随访　对出现症状的患儿应进行曲张的肺静脉切除术,尤其是出现破裂、血栓栓塞等并发症的患儿。

肺动静脉联合病变

肺动静脉畸形

病因　肺动静脉畸形(arteriovenous malformation,AVM)是一种肺动脉与静脉直接相通而不经过毛细血管网结构的血管畸形。这种绕过毛细血管网的血管旁路导致两个重要的生理学后果。第一,动静脉直接相通导致右向左分流。第二,血流通过 AVM 失去了正常肺毛细血管网的滤过作用,会导致反常栓子的出现。

肺 AVMs 既可为先天病变亦可后天获得。获得性肺 AVM 患儿通常具有先心病手术病史、慢性肝病、结核菌或放线菌等感染病史。先天性肺 AVM 是散发的,但在遗传性出血性毛细血管扩张症(hemorrhagic telangiectasia,HHT)也被叫做 Rendu-Osler-Weber 综合征的家族成员中,有 30%~40% 可患有本病。HHT 是常染色体显性遗传病,临床满足 Curaçao 标准(大脑、肺或肝 AVM,鼻衄,HHT 家族史以及毛细血管扩张)即可诊断,后代有 50% 的可能性遗传本病,HHT 家族患者应进行检查筛查肺 AVM。

肺 AVM 病变小的患儿通常无症状。病变较大或病变数量多时,肺内表现包括活动性呼吸困难、发绀、胸痛、心悸以及咯血。病变较大或数量多时,血液绕过肺毛细血管床形成直接的右向左分流,可引起脑部反常栓子的形成。该反常栓子可引起卒中或脑脓肿。

影像　肺 AVM 胸片表现为边界清晰的波状或分叶状致密影。若见指向肺门走行的线影则提示该线影为供血动脉或引流静脉。大多数肺 AVM 位于下肺叶。小的肺 AVM 病变可被正常结构遮挡而显影模糊,比如心影后或肺门区病变,很容易被忽略。

既往评价肺 AVM 的传统检查是肺血管造影。如今多排 CT 成为完整评价 AVM 的影像检查,它可以清晰显示复杂肺 AVM 的血管形态、供血动脉及引流静脉。2D 重建与 3D 图像在治疗肺 AVM 方面具有重要作用,它可在栓塞前进行介入术前计划,这也是治疗大病变或复杂病变最重要的步骤(图 53-26)。与 CT

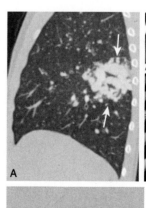
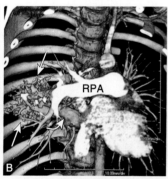
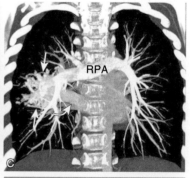
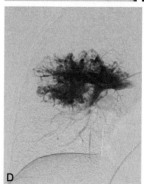
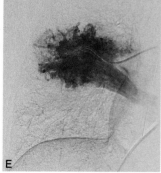
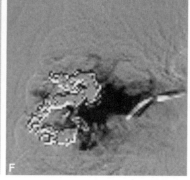

图 53-26　8 岁儿童,具有遗传性出血性毛细血管扩张症家族史,超声心动证实肺动静脉畸形(AVM)。A,增强 CT 矢状位重建可见右肺下叶背段 AVM(箭号)病变大,其供血动脉源自右肺动脉干(RPA),引流静脉汇入至增粗的右下肺静脉(弯曲箭号)。肺动脉血管造影(D 与 E)可见 AVM 体积大,与 CT 表现一致。栓塞后图像(F)可见白金弹簧圈使病变部分闭塞

相比，MRA 技术在评价肺 AVM 方面已缩小差距。

肺 AVM 可分为单纯型或复杂型。80%～90%的肺 AVM 血管结构单纯简单，包括一支或数支供血动脉，全部来源于一个肺段动脉，与一条引流静脉直接相通。供血动脉以及引流静脉通常都会扩张，通过动脉瘤相连。剩余 10%～20%的病例血管结构复杂，病变至少有两条或两条以上供血动脉，供血动脉起源自至少两个不同的肺段血管，且病变有至少两条引流静脉。近 5%的 HHT 患儿具有多个肺 AVM 病变。

治疗与随访　通常情况下，肺 AVM 只有在供血动脉大于 3mm 时才予以治疗。然而有报道在供血动脉小于 3mm 的患儿中发现了反常栓子。因此，很多 HHT 中心对小于 3mm 供血动脉的患儿也予以治疗。目前治疗肺 AVM 的疗法是经静脉经导管栓塞疗法，可用多种工具进行操作，包括弹簧圈、可拆卸球囊及近期最实用的血管封堵器。后者再加上至少一枚白金弹簧圈被认为可有效防止 AVM 栓塞后再通的发生。

在儿童肺 AVM 患者中，尤其是无症状以及小于12 岁的患者，就是否需要治疗问题尚未达成广泛共识。在此过程中，肺组织发育，肺侧支循环再灌注的危险性升高，更增加了治疗难度。对于出现症状的肺 AVM 患儿，无论年龄如何都需进行治疗。

实质与血管联合病变

发育不良肺综合征（弯刀综合征）

病因　发育不良肺综合征又称为弯刀综合征，是指右肺静脉与下腔静脉畸形相通，导致右肺部分或全部的血流异位引流。畸形静脉通常引流至肝静脉、门静脉、奇静脉、冠状窦或右心房。畸形静脉多形似一种土耳其弯刀，故本病又名"弯刀综合征"。发育不良肺综合征常伴有不同程度的右肺发育不良、肺叶异常以及心脏右移。有报道发育不良肺综合征合并的其他畸形还包括支气管源性囊肿、马蹄肺、副膈、疝以及右肺侧支循环供血动脉，血管多源自降主动脉。受累婴儿的临床症状与右心回流容量过载导致的充血性心力衰竭有关。肺发育不良综合征在年长儿中多为偶然发现，或者仅表现为反复发作的右肺基底部肺炎。

影像　胸片典型表现为右下肺弯刀状静脉垂直走行呈线状致密影，同时伴有右肺发育不良。侧位片可见胸骨后带致密影，其宽度变化很大，这是因为发育不良侧肺前后径变小，出现肺与软组织交界面。CT 或 MRI 是明确与显示儿童发育不良肺综合征的重要影像检查。多排

CT 2D 与 3D 图像对全程显示异常弯刀静脉非常有帮助，可用于术前评估。此外，它们也可无创评价术后并发症，包括再植畸形静脉有无血栓形成或狭窄。同时多排 CT 还可用于观察发育不良肺综合征患儿肺实质的异常改变、异常肺叶以及支气管分支异常表现等等。患侧下肺静脉的缺如有助于本病的诊断。

治疗与随访　出现症状的发育不良肺综合征患儿，可有数种外科技术予以治疗，目的是将畸形静脉与左心房再通，心内阻流板有无均可。与再狭窄以及阻流梗阻相关的并发症较常见。此外，患儿侧支循环血管应予以夹闭。

肺隔离症

病因　支气管肺隔离症（broncho-pulmonary sequestration，BPS）是一种肺先天畸形，它是一团无功能的肺组织，与气管支气管树不相通。BPS 由体循环动脉供血，通常源自主动脉，也有血管源自腹主动脉分支、脾动脉、肋间动脉或锁骨下动脉。

肺隔离症分为叶外型（25%）与叶内型（75%）。叶外型隔离症（extralobar sequestration，ELS）是指孤立的肺组织肿块具有独立胸膜包裹，由异常体循环血管供血。ELS 是由额外肺芽自气管支气管树分离发育而来，由体循环血管独立向其供血生长。大多数病例的静脉回流是通过奇静脉或半奇静脉系统。也有 ELS 静脉引流至门静脉系统、肺静脉或体循环，包括锁骨下静脉或肋间静脉。尽管大多数 ELS 为孤立表现，但 ELS 也可伴随其他畸形，常见畸形包括先天性心脏病、与胃肠道异常交通、肺发育不良、异位胰腺、椎体畸形或先天性膈疝。合并微囊型发育不良或 II 型 CPAM 的病例多有报道，很多研究者发现病变多为混合性表现。大多数 ELS 患儿无临床症状。

叶内型隔离症（Intralobar sequestration，ILS）是指畸形无功能的肺组织与气管支气管树不相通，具有异常体循环血管供血，病变包裹在正常肺叶内。与 ELS 不同，ILS 不具有胸膜包裹，主要通过肺静脉进行引流。ILS 被认为是由慢性炎性过程引起主动脉分支侧支循环形成而导致的获得性病变。目前产前 ILS 诊断并得到术后证实的病例逐渐增多，使得上述观点得到了质疑。尽管目前对确切病因仍未可知，但 ILS 作为一种发育性畸形而并非获得性病变这一观点已被广泛接受。ILS 患儿的临床表现多为反复肺部感染。

影像　BPS 的影像表现通常随并发症的不同而略有差异，如合并感染、CPAM 病变（图 53-30）、胃肠道交通等。胎儿影像学，超声 BPS 具有回声，MRI T2WI

表现为高信号。与 CPAM、支气管闭锁类似,早在孕 12 周即可发现隔离症,但大多数病变实在 19~20 周常规超声检查中确诊的。孕 20~26 周,病变在体积上逐渐增大,并在孕 28 周时达到稳定水平。病变体积在孕末期逐渐减小,甚至有半数病例中病变可消退不见,但是病变并没有真正消失。该现象可能与病变体积变小有关,同时也与病变相邻正常肺实质回声增强,使得病变难以观察有关。病变完全退化消失是极其罕见的。产后断层影像学检查随诊十分必要,因为胸片可能出现漏诊。据笔者的经验,对于显示异常供血血管来说,两次超声检查具有很高的敏感性。胎儿 MRI 很难显示异常血管,因为它们表现为自主动脉发

出的线状低信号结构进入隔离肺中。通常冠状位图像可很好地显示异常血管。

ELS 胸片表现为局灶性肺内肿块。ILS 表现为局灶性肺内肿块和(或)囊肿表现,也可表现为肺实变或肺脓肿,尤其是反复合并感染的病例。尽管 ELS 可发生于颈部至膈下的任何部位,但最常见的发病部位是下肺,左侧多于右侧。

ELS 的 CT 表现为实性、无含气包块,有报道近一半的病例可合并 II 型 CPAM(图 53-31),在此类病例中,病变内可见囊性结构。由于 ILS 无胸膜覆盖,因此病变内可含气,推测当时间充足,胎儿肺液完全吸收时,周围气体移动聚集病变处而成(图 53-32)。CT 或

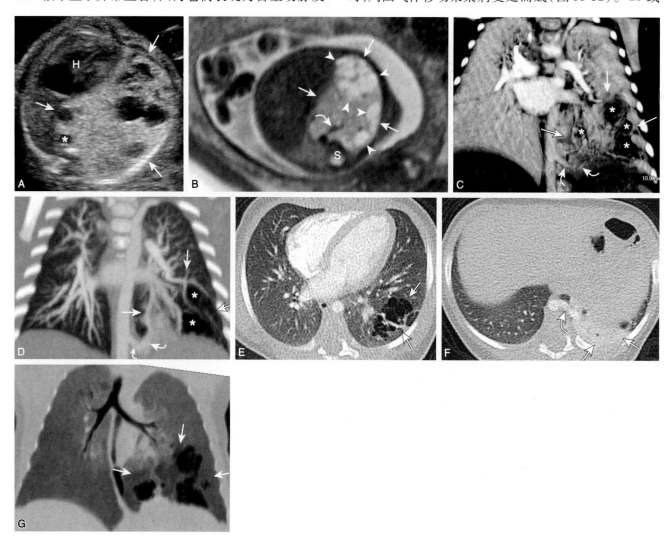

图 53-30　叶内型隔离肺与微囊型发育不良(先天性肺气道畸形[CPAM]II 型)混合病变。A,胎儿超声断层图像可见左下肺巨大病变(箭号),导致心影明显增大(H)、主动脉移位(星号)。病变内囊性成为主要位于病变的外周。B,胎儿磁共振轴位 T2 加权像显示左肺下叶广泛高信号影。病变外周的囊性 CPAM 成分可见显示(箭头)。主动脉可见分支血管(弯箭号)向病变供血。S,脊柱。C~F,生后影像检查表现为左下肺少量含气的复杂病变,由主动脉血管供血(弯箭号)。外周囊性病变(星号)以及所有征象提示混合性病变(箭号)。与产前图像相比,病变略有变小。容积重建(C),最大密度投影(D)以及 CT 血管造影轴位图像(E 与 F)可见体循环主动脉血管(弯箭号)向病变(箭号)供血。病变囊性成分位于外周(星号)。病变基底部可见部分未含气肺组织。G,最小密度投影冠状位重建图像对 CPAM 病变囊性成分(箭号)的显示效果更好

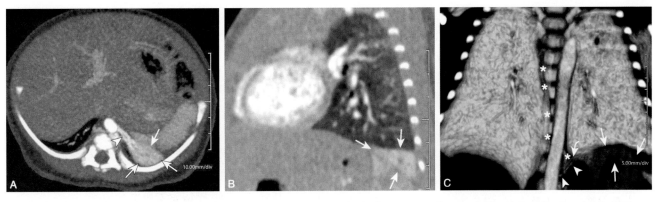

图 53-31 1 个月婴儿,叶外型支气管肺隔离症。最大密度投影轴位图像(A)以及多平面重建矢状位图像(B)可见左侧肋膈角肺组织强化,伴有细小主动脉供血血管(箭头),诊断为叶外型隔离肺(ELS)(箭号)。ELS 的发生部位易与肺不张混淆。三维容积重建冠状位图像(C)可见隔离肺(箭号)与左肺的关系,可见主动脉供血血管走行(箭头)以及引流静脉(弯箭号)至奇静脉(星号)

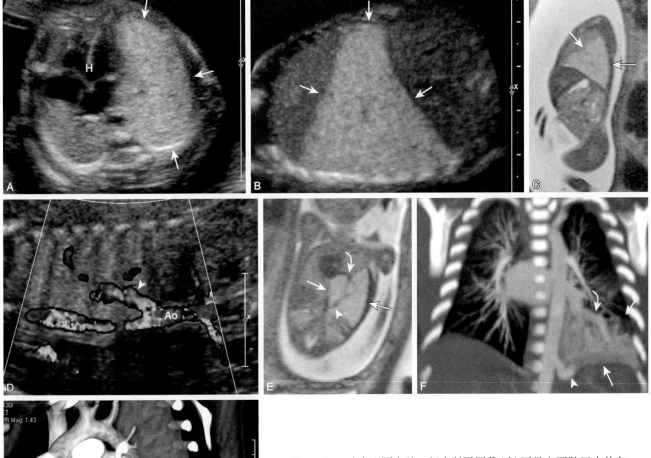

图 53-32 叶内型隔离肺。超声断层图像(A)可见左下肺巨大均匀高回声(箭号)病变,导致纵隔及心影(H)移位。超声矢状位(B)以及胎儿磁共振(MR)矢状位 T2 加权像图像(C)显示左下肺病变巨大信号均匀,未见囊性病变(箭号)。D,胎儿超声冠状位图像显示主动脉供血血管(箭号)。Ao,主动脉。E,胎儿磁共振斜冠状位 T2 加权像图像显示主动脉供血血管(箭头)以及肺静脉(弯箭号)引流左下肺高信号病变(箭号)血液。冠状位最大密度投影(F)与 CT 血管造影容积重建图像(G)显示 7 天新生儿主动脉供血血管(箭头)。病变(直箭号)部分含气,引流至肺静脉(弯箭号),诊断为叶内型隔离肺。与产前影像相比,病变生后相对变小

MRI 均可评价 BPS 异常血管。实时交互式 2D 与 3D 图像以及 2D/3D 工作站图像处理有助于对畸形血管结构的显示，尤其 Z 轴平面可较好显示异常血管。

治疗与随访　大部分笔者支持对 ILS 患儿进行选择性切除术，以防止并发症出现，包括感染、气胸、出血、突发呼吸困难以及微小恶变可能。目前很多医疗机构开展胸腔镜视频辅助下肺叶切除术，因为肺段切除术具有切除不完全、气漏等缺点。

ELS 的治疗争议很大，因为 ELS 患者出现并发症的几率很低。对于胸腔外 ELS 患儿采取非手术期待疗法，而胸腔内 ELS 患儿通常予以外科切除，手术需要结扎体循环血管，切除病变。有报道动脉栓塞也是有效的治疗方法，尤其是在充血性心力衰竭的婴儿中，在影像学随访中证实病变逐步缩小。

✓ 临床医生须知

- 肺先天畸形是一组由肺发育异常所导致的病变，它包括肺实质、动脉血供、静脉引流的异常或几种异常共存。

- 尽管产前及生后影像学检查使我们对肺先天畸形的认识更加深刻，但在疾病命名、分类、病因、描述以及病变治疗等方面还存在很大争议。

- 应认识到对病变进行特定的命名可能会具有争议，甚至有时会造成混淆，影像医师应对肺先天畸形病变进行全面彻底地影像描述，而不要试图使用病理学名词对其进行分类。

- 肺先天畸形影像表现中的特异性征象应从以下几方面加以评估与描述：①病变部位；②病变相关供血血管与引流血管；③病变内部成分与含气程度；④排除胃肠道（GI）交通；⑤横膈的完整性；⑥相关畸形的评价，如椎体畸形等等。

关键点

肺先天畸形的临床表现与影像学表现多种多样。

以形态学-影像学-病理学为基础将肺先天畸形分为三类：以实质畸形为主的病变，以血管畸形为主的病变，实质与血管联合病变。

胸片可作为偶然发现病变或怀疑肺先天畸形评价的初步检查，但 2D/3D CT 检查在明确诊断、病变详细描述、术前评估等方面十分必要。

理解各种影像检查的适用范围以及肺先天畸形的影像表现有助于精确诊断，有助于复杂肺先天畸形患儿的治疗。

推荐阅读

Epelman M, Kreiger PA, Servaes S, et al. Current imaging of prenatally diagnosed congenital lung lesions. *Semin Ultrasound CT MR*. 2010;31(2):141-157.

Hellinger JC, Daubert M, Lee EY, et al. Congenital thoracic vascular anomalies: evaluation with state-of-the-art MR imaging and MDCT. *Radiol Clin North Am*. 2011;49(5):969-996.

Langston C. New concepts in the pathology of congenital lung malformations. *Semin Pediatr Surg*. 2003;12:17-37.

Lee EY, Dorkin H, Vargas SO. Congenital pulmonary malformations in pediatric patients: review and update on etiology, classification, and imaging findings. *Radiol Clin North Am*. 2011;49(5):921-948.

Lee EY, Boiselle PM, Cleveland RH. Multidetector CT evaluation of congenital lung anomalies. *Radiology*. 2008;247(3):632-648.

Yikilmaz A, Lee EY. CT imaging of mass-like non-vascular pulmonary lesions in children. *Pediatr Radiol*. 2007;37(12):1253-1263.

参考文献

Full references for this chapter can be found on www.expertconsult.com.

第 54 章

肺部感染

SJIRK J. WESTRA, BRENT ADLER, ALI YIKILMAZ, and EDWARD Y. LEE

肺炎及其他肺部感染累及声门下的下气道,是最常见的儿科疾病,全球范围内每年有 1 亿 5 千万 5 岁以下儿童罹患肺炎,美国因肺炎住院的人数为每年 2000 万。由于儿童肺部感染的临床表现与症状特异性不强,微生物学检查的价值有限,因此标准化胸片报告成为可行的同时也是最佳的诊断方法。有关侧位胸片的诊断价值仍有争论,但是由儿童肺部感染引起的过度充气在侧位片上显示明显优于正位片。

儿童肺部感染门诊常规胸片检查对改善预后无影响,而且首次喘鸣发作在病原学上不能推测为病毒感染。在高热或无哮喘家族病史的患儿中,胸片检查的作用更大。在临床病史、体格检查与临床表现不相符时,胸片检查可给予很大帮助。当具有临床症状的患儿胸片正常时,可不予抗生素治疗。重症病例、临床表现不典型病例可通过胸片检查进行确诊或排除、评估并发症以及可除外其他因素导致的呼吸窘迫。

母体抗体可以保护新生儿避免肺部病毒感染,故此年龄段最常见致病原为细菌,致病菌多来自生产分娩过程。随着母体抗体水平的下降,2 个月至 2 岁时病毒感染逐渐出现,随后细菌感染又称为主要致病原。结核、真菌以及寄生虫感染是免疫抑制状态或流行地区的主要致病原。

儿童肺部感染的疾病谱见表 54-1。有关疾病的分类鉴别是相对主观的,因为无论病变表现还是疾病演变过程,都会出现相互交叉重叠的现象。幼儿肺脏仅对有限的几种损伤表现具有反应,且这些反应的年龄特异性明显高于抗原表现。病毒与细菌感染通常并存,仅靠影像检查很难将其准确鉴别。有报道称,胸片阅读过程中,观察者间对影像解读差异很大。模棱两可的描述会妨碍影像医生与临床医生的沟通,仅 78% 的临床医生认同影像医生的解读,会经常出现无细菌感染证实却使用抗生素的情况发生。

表 54-1　儿童肺部感染的分类

依据病理学与临床表现分类	依据原发部位分类	依据影像表现分类
急性局灶性	气管:气管炎	肺泡
不典型性	大气道:支气管炎	间质
粟粒或结节性	小气道:毛细支气管炎	肺容积丢失(肺不张)
进展性或爆发性	小气道与实质:支气管肺炎	肺结节
吸入性	实质	肺坏死,空腔形成
嗜酸性粒细胞浸润	肺泡("肺泡炎")	淋巴结炎
慢性或复发性	间质	胸腔积液

From Eslamy HK, Newman B. Pneumonia in normal and immunocompromised children: an overview and update. *Radiol Clin North Am.* 2011;49: 895-920.

病毒引起的肺部感染

病毒引起的肺部感染通常发生在吸入或感染飞沫之后,其临床表现取决于感染病原、患儿年龄以及免疫应答情况(主要指细胞免疫,T 细胞介导的免疫应答)。在幼儿,直径小的终末气道黏膜不同程度肿胀,导致弥漫肺泡气体潴留,而年长儿气道口径较大不会出现此现象。Kohn 孔及 Lambert 孔等通气侧支循环尚未发育完全可导致双肺持续性过度充气(图 54-1)。此外幼儿炎性气道分泌物增加,导致气道黏液栓形成,由此引起肺段或亚段不张,由于其表现与肺泡实变表现类似,因此常被误认为细菌性肺炎征象。

病因　引起儿童期感染的常见病毒见表 54-2。

RNA 病毒　呼吸道合胞病毒(respiratory syncytial virus, RSV)包含 10 个基因编码 11 种蛋白,可抑制

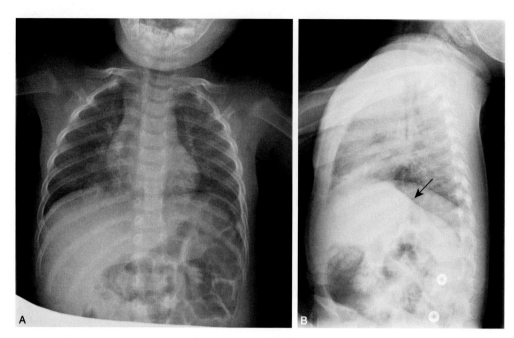

图 54-1　1.5 岁男孩呼吸道合胞病毒肺炎。**A,**正位胸片可见肺门周围条状致密影,支气管血管束增厚,呈典型的病毒性感染表现。右肺基底部内侧可见更多的局灶性致密影,与肺不张影重叠。这一征象很容易被误认为肺泡实变,从而诊断为细菌性肺炎,继而给予不必要的抗生素治疗。**B,**侧位胸片可见右肺基底部气体潴留,右侧膈面平直(箭号)

表 54-2　引起儿童肺部感染的常见病原		
病原	**典型临床表现**	**典型影像表现与后遗症**
病毒		
RNA 病毒		
呼吸道合胞病毒	毛细支气管炎(冬季)	间质性肺炎
人偏肺病毒	毛细支气管炎(冬季)	间质性肺炎
副流感病毒	毛细支气管炎(春秋两季)	间质性肺炎
流感病毒	"禽流感",流行性感冒	间质性肺炎
冠状病毒	严重急性呼吸综合征(SARS)	间质性肺炎
麻疹病毒	未免疫状态,机遇性感染	不典型性肺炎
DNA 病毒		
腺病毒	坏死性支气管肺炎	闭塞性毛细支气管炎
巨细胞病毒	先天性,机遇性感染	磨玻璃密度影
水痘	机遇性感染	肺内钙化
EB 病毒	传染性单核细胞增多症,淋巴组织增生性疾病	淋巴结肿大
细菌		
需氧/兼性菌		
肺炎链球菌	感染,病毒后感染	急性局灶性肺炎
A 组链球菌	咽炎	支气管肺炎
B 组链球菌	早产,新生儿肺炎	诊断成肺透明膜病
金黄色葡萄球菌	病毒后感染,栓子	支气管肺炎
流感嗜血杆菌 B 型	会厌炎,疫苗接种	不典型性肺炎
百日咳鲍特菌	阵发性咳嗽	不典型性肺炎,"绒毛心"
绿脓假单胞菌	机遇性感染(囊性纤维化,CF)	CF 常见,支气管扩张

表 54-2 引起儿童肺部感染的常见病原（续）

病原	典型临床表现	典型影像表现与后遗症
嗜肺军团菌	机遇性感染	不典型性肺炎
厌氧菌	吸入，身体虚弱	肺坏死，脓肿
细菌样微生物		
沙眼衣原体	婴儿，结膜炎	间质性肺炎
肺炎衣原体	学龄儿，支气管炎	支气管周围炎
支原体	学龄儿，不典型性肺炎	间质性肺炎，不典型
结核分枝杆菌	肺结核，机遇性感染	原发，粟粒，继发性
非结核分枝杆菌	非结核分枝杆菌病变，机遇性感染	与肺结核类似
真菌		
曲霉菌	霉菌球，侵袭性病变	晕征，新月气体征
组织胞浆菌	组织胞浆菌病	与肺结核类似，肉芽肿钙化
球孢子菌	球孢子菌病	与肺结核类似
肺孢子	机遇性感染	磨玻璃密度影，间质性肺炎
念珠菌	机遇性感染，身体虚弱	结节
寄生虫		
肺吸虫	食入未煮熟的甲壳类动物	结节，环形影
肺包虫	与被感染的犬类接触	液体填充肿块，可有破裂
其他	内脏幼虫移行症，Löffler 综合征	PIE

Ⅰ型干扰素活性，是引起婴幼儿肺部感染的最常见原因。近 1% 的健康婴儿可因本病致命，早产引起的慢性肺疾病以及心血管疾病患儿的危险性更高。临床表现从鼻炎伤风到重度呼吸窘迫、喘鸣、呼吸急促、紫绀、呼吸困难以及受限。肺通气灌注失衡导致低氧血症，且症状显著可持续数周。诊断 RSV 感染需通过鼻上皮细胞经直接荧光抗体检查确认。

人偏肺病毒（human metapneumovirus, HMV）是副黏液科病毒下的一种负单链核糖核酸（Ribonucleic Acid, RNA）病毒，是继 RSV 后引起幼儿肺部病毒感染的第二常见病原。它的易感人群年龄较 RSV 略大，除合并其他感染外，其症状较轻。HMV 全球范围分布很广，引起的病变与流感和 RSV 感染季节流行趋势一致，很难鉴别。

副流感病毒是最常见的社区获得性病毒，与 RSV 不同，本病具有季节性表现。Ⅰ型与Ⅱ型副流感病毒每半年流行一次，通常处于秋季，而Ⅲ型副流感病毒则最常见于晚冬或早春。

流感病毒及其亚型引起的肺炎是导致幼儿与学龄儿住院治疗的常见原因，仅次于 RSV 及副流感病毒。流感病毒破坏呼吸道纤毛上皮，病变可延续至气道远端，导致重症肺炎。与 RSV 或副流感病毒相比，流感病毒肺炎起病急骤且表现严重。近期由亚洲感染家禽分离出的禽流感病毒（H1N1），从 2003 年至 2007 年已传播至世界大部分地区。自 2009 年以来报道出现 H1N1 感染的抗原转移。与季节性（非 H1N1）感染相比，该病引起儿童休克、急性呼吸紧迫综合征（Acute Respiratory Distress Syndrome, ARDS）、神经系统并发症的危险性更高。

重症急性呼吸窘迫综合征（severe acute respiratory distress syndrome, SARS）的致病原是冠状病毒。2003 年初识本病，次年诊断就超过 8000 例，主要位于中国大陆、台湾、香港，以及越南和加拿大多伦多。2004 年后本病的爆发性传播得以遏制，此后报道仅为散发病例。与大多数呼吸道病毒一样，其传播方式为面对面接触。典型的 SARS 具有发热等前驱症状，可伴有或不伴有全身症状，发热第六日快速进展为重症呼吸道症状。大多数患者需住院治疗。总体病死率为 10%，儿童只占病例总数的 5%，但无儿童死亡病例报道。儿童临床症状轻，且康复后无后遗症。最近又发现了可引起轻微呼吸道症状的新型冠状病毒（NL63与HKU1）。

作为儿童麻疹的并发症，麻疹肺炎在疫苗的作用下已逐渐消失，但仍偶见于无免疫或免疫抑制状态下儿童。1963年至1967年间经灭活麻疹疫苗免疫的儿童在1970年代至80年代出现不典型麻疹肺炎表现。暴露于麻疹或活疫苗免疫后的典型麻疹肺炎，其前驱期具有皮疹以及流感样症状。

DNA病毒　腺病毒肺炎占婴幼儿呼吸道疾病的5%，其峰值年龄为6个月至5岁。与RSV、副流感病毒以及流感病毒一样，腺病毒是常见的病毒性肺炎致病原。腺病毒还与百日咳样综合征有关。尽管本病通常相对良性，但腺病毒感染可有严重表现甚至引起婴儿死亡，尤其是近期确认的血清型Ad14。

巨细胞病毒（cytomegalovirus，CMV）可引起先天性肺、肝、中枢神经系统感染以及血液系统改变，如瘀点、紫癜、溶血性贫血以及不典型淋巴细胞。在获得性病变中，相关系统可有受累，但病变相对较轻。若患儿处于免疫抑制状态，则终生存在CMV感染风险，此类情况多见于艾滋病（acquired Immunodeficiency Syndrome，AIDS）患儿以及使用环孢霉素治疗的患儿。

水痘（鸡痘）肺炎相对罕见，但处于免疫抑制的患儿对感染进展性水痘的危险性很高，而且患儿可罹患重症肺炎、脑膜脑炎以及肝炎。此类患儿症状严重，常伴有广泛的皮疹、高热、胸痛以及咯血。EB病毒（Epstein-Barr virus，EBV）感染B淋巴细胞、咽部以及肺上皮细胞。本病与传染性单核细胞增多症有关，后者是一种累及年长儿与青年的常见疾病，表现为发热、咽炎以及淋巴结肿大。若扁桃体及腺样体显著增大时应考虑本病。EBV常与移植后淋巴组织增生性疾病、免疫缺陷病变合并淋巴瘤、淋巴细胞间质性肺炎有关［伴有或不伴有人类免疫缺陷病毒（human immunodeficiency virus，HIV）感染］。

影像　双肺间质致密影伴支气管束增厚以及过度充气（图54-1）应考虑为病毒性细支气管炎，但这些征象均不具有特异性，实际上在幼儿中，这些征象只能表明急性肺感染，任何原因（病毒或细菌）都可以有此表现。胸腔积液在单纯肺病毒性感染中非常罕见。影像异常表现逐渐清晰，但滞后于临床。并发症包括合并细菌感染（通常需入院治疗）、感染后闭塞性毛细支气管炎，支气管扩张或两者都有。后者情况多见于腺病毒感染，由于支气管功能紊乱可导致慢性气体潴留及肺不张、马赛

克样灌注异常、支气管周围间质增厚、慢性肺不张与支气管扩张，CT检查可很好地观察上述征象。Swyer-James-MacLeod综合征表现为单侧肺变小，透亮度增加，提示肺部低灌注以及慢性支气管扩张。

RSV感染，肺内相对干净，也可出现局灶性肺不张（图54-1），若出现肺不张表现，提示机械通气时间需要延长。

轻度流感病毒感染，首次胸片表现可正常或表现为无特异性的肺纹理粗重与过度充气。临床病程较重的患儿可见双肺对称性、多灶性实变，伴有磨玻璃密度影。

SARS的胸片表现通常较轻，伴有间质增厚，可逐渐进展为实变。与成人不同，儿童中未报道淋巴结肿大、胸腔积液或空腔病灶等征象出现。但在年长儿感染12个月后随访的薄层CT检查中发现异常病变可持续存在。

麻疹病毒是导致巨细胞肺炎的病原，胸片可见弥漫性网格结节状支气管肺炎样表现，伴有肺门淋巴结肿大，下肺叶通常合并细菌感染。活病毒疫苗免疫或病毒暴露后引起的非典型性麻疹肺炎，表现为广泛非肺段的肺实质实变，伴有肺结节，肺门淋巴结肿大以及胸膜渗出。

腺病毒可引起坏死性支气管肺炎，支气管炎或毛细支气管。影像表现无特异性，通常伴有支气管壁增厚，细支气管周围致密影，气体潴留，片状或融合实变影。淋巴结肿大征象较其他病毒性肺炎更常见。支气管扩张与闭塞性毛细支气管炎可能成为后遗症永久存在。

CMV感染的患儿，通常可见进展性间质性肺炎。CT正常的患儿进行镓67核素检查可见肺部摄取异常。

水痘肺炎的表现与麻疹肺炎相似。重症麻疹肺炎后常可出现多灶性钙化。

EBV感染可见肺门与纵隔淋巴结肿大。肺内病变不常见，但可表现为肺门周围线状浸润影。

治疗与随访　目前尚无有效的抗病毒方法，治疗肺部病毒感染主要还是支持治疗。有调查显示，重症肺病毒感染的婴儿会出现获得性表面活性物质缺乏与功能障碍等问题，出现这种情况需进行实验性治疗。也有些例外，如使用体外膜式氧合治疗ARDS引起的重症呼吸衰竭常合并重症感染，其预后效果不如介入治疗行为少的治疗预后佳。对于特定的高危婴儿，可注射单克隆抗

体预防治疗抵抗 RSV 的 F 糖蛋白。由于病毒性肺炎最重要的并发症是细菌感染,因此在治疗过程中需积极检查,一旦确诊予再以抗生素治疗。

细菌与细菌样生物引起的肺部感染

肺部细菌感染可通过吸入、血行感染,或通过胸壁、胸外其他部位直接感染(此路径较罕见)。病程长短取决于病原毒力大小以及宿主的免疫反应(主要是体液免疫,B 细胞介导的免疫反应,巨噬细胞活化),表现为肺泡腔实变,可见单个或多灶性肺实变,支气管充气相,正常空气-软组织界面模糊消失(边缘遮盖征),常出现胸腔积液。引起儿童肺部感染的常见细菌以及细菌样微生物见表 54-2。

典型的亚段或肺叶气腔实变在幼儿中很难见到,在新生儿中更是几乎看不到。反映在胸片检查中的结果是细菌性肺炎的胸片阳性预测值低于 30%,这都是由于抗生素滥用及细菌抗生素抵抗共同作用的结果。从另一方面讲,细菌性肺炎胸片 92% 的阴性预测值也有意义,它可以让临床医生对胸片正常的患儿慎重使用抗生素,将治疗重点放在其他引起发热的原因上。因此,不要在肺部感染中将胸片过度解读,这也是不熟悉儿科影像的影像医师最常犯的错误。

近 19%5 岁以内不明原因发热以及白细胞增多的儿童的临床隐匿性肺炎可通过胸片进行诊断,但目前越来越多的研究证明,此时临床症状不仅是咳嗽,胸片的阳性率(5.3%)和使用率均较低。

需氧菌与兼性微生物

肺炎链球菌

病因　链球菌是 5 岁以内儿童细菌性肺炎最常见的致病菌。它是革兰氏染色阳性双球菌,通常感染健康人群,也常感染具有基础病的患儿,如住院患儿、免疫抑制状态以及镰状细胞贫血患儿。本病与前期病毒感染具有很强的关联性,尤其是流感病毒感染。病毒激活呼吸道上皮细胞可增加其肺炎球菌接触点的表达。在其他方面无异常的患儿中,链球菌感染表现为急性发热、头痛、腹部或胸痛。心跳与呼吸频率加快。第二日则出现咳嗽、呼气重、啰音、胸膜摩擦音。对于无合并感染的患儿,在使用抗生素 24~48 小时后,临床症状可迅速改善。目前部分性或完全性青霉素抵抗的耐药性肺链球菌迅速增加。在接种肺炎链球菌疫苗后,5 岁以内儿童可疑隐匿性肺炎链球菌肺炎的胸片诊断率从 15% 下降至 9%。

影像　肺炎链球菌肺炎通常累及一个肺叶,但整个肺叶受累实变很罕见。气腔实变的密度通常很均匀,但也不是一成不变,尤其是基础病存在时。此时肺炎的首要表现是 8 岁以内儿童出现显著的圆形病灶(图 54-8),类似肺内肿块或脓肿,直到病变进展浸润至正常解剖边界如叶间裂,才能将病变区分开。胸腔积液、脓胸以及肺坏死等并发症少见,仅见于 30% 的病例中。胸片显示病变痊愈的时间通常 6~8 周。

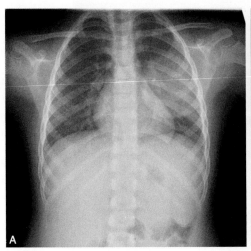
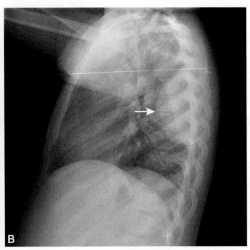

图 54-8　链球菌球形肺炎。5.5 岁女孩出现发热、左背部以及肋骨区疼痛。正位(A)与侧位(B)胸片可见左肺下叶背段肺泡实变,实变呈圆球形(B 中箭号)。A 图可见左侧肺门影与位于后方侧假肿瘤性团块重叠(肺门叠影征)

化脓性链球菌（A 组链球菌）与无乳糖链球菌（B 组链球菌）

病因　A 组链球菌常引起扁桃体炎或咽炎。20世纪 90 年代，化脓性链球菌肺炎常与中毒性休克综合征有关，在儿童中的报道大量增加。病变可直接累及健康儿童或累及具有前驱病毒感染的患儿。新生儿中，B 组链球菌可引起败血症，包括肺炎和脑膜炎。

影像　A 组链球菌引起肺段受累的支气管肺炎，可表现为密度均匀或模糊片状实变，常累及下叶。病变可为双侧。未经治疗的患儿常出现胸腔积液及脓胸。肺脓肿表现较复杂。尽管肺大疱相对少见，但病变的临床与胸片表现与葡萄球菌肺炎非常相似。B 组链球菌可合并新生儿肺透明膜病，或与之非常相似。尽管胸腔积液的出现提示感染，但胸片很难将两者区别开。

金黄色葡萄球菌

病因　金黄色葡萄球菌为革兰氏染色阳性、过氧化氢酶阳性细菌，主要感染 1 岁以内的婴儿（70%）。在体质虚弱的患儿中，可发生双重感染，尤其是住院患者。自 20 世纪 50 年代早期以来，原发金黄色葡萄球菌肺炎的发病率已显著下降。在年长儿中，继发于败血症的金黄色葡萄球菌肺炎要多于吸入病菌所致的肺炎。"栓子"的出现表现为肺内多发肿块或脓肿。当败血症患儿肺内出现这种表现时，应查找远处感染源，常来源于骨骼、关节或皮肤。尽管肺内病变范围广泛，但一旦康复，通常不会留有后遗症。与青霉素敏感株相比，幼儿中青霉素抵抗的摄取获得性金黄色葡萄球菌肺炎表现更为严重。

影像　与肺炎链球菌肺炎相比，金黄色葡萄球菌肺炎是小叶性肺炎或支气管肺炎，病变最先累及气道，而不是肺泡。最先表现为沿肺段分布的细支气管轴位腺泡实变。本细菌的毒力很强，可迅速造成出血性肺水肿。与其他细菌相比，肺大疱形成在本病很常见（也有报道见于肺炎链球菌肺炎、流感病毒肺炎以及大肠杆菌肺炎），40%~60% 的患儿可形成肺大疱。通常肺炎第一周内出现肺大疱，3 个月内吸收好转。在病情好转的患儿中常出现肺大疱表现，但这一征象无显著预后特异性。10% 的金黄色葡萄球菌肺炎患儿出现气胸，这是由于肺大疱破裂导致的。胸腔积液与脓胸也很常见，可见于 90% 以上的患儿（图 54-12）。

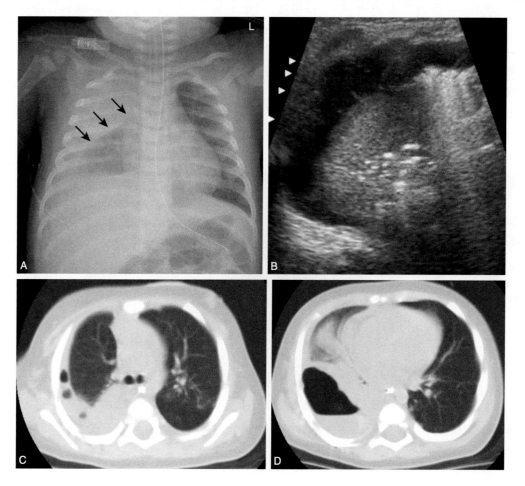

图 54-12　断层扫描影像检查的作用。7 个月女孩患有链球菌肺炎、脓胸。**A**，胸片可见右侧胸膜影增厚，呈凸面影指向肺内（箭号）。**B**，胸部超声检查可见右胸复杂性胸腔积液，内有分隔。**C** 与 **D**，CT 证实胸腔包裹性积液，还可见气泡影（**C**）及气液平面影（**D**）（Reprinted with permission granted by Springer-Verlag of Westra SJ, Choy G. What imaging should be performed for the diagnosis and management of pulmonary infections?. *Pediatr Radiol*. 2009; 39［suppl 2］: S178-S183［Figure 1, page S179］）.

流感嗜血杆菌 B 型

病因　流感嗜血杆菌是革兰氏染色阴性杆状细菌,发现于 1892 年的流感大流行。本病菌可造成婴幼儿菌血症、肺炎、蜂窝组织炎、会厌炎以及脑膜炎。自 1990 年开始,疫苗的使用大大降低了本病菌引起肺炎的发生率(<95%)。

影像　胸片表现无特异性,肺内病变多起自肺段,由间质表现逐渐转变为气腔实变。近 2/3 的单侧受累,但其中近 25% 出现病变累及一个肺叶以上。脓胸是常见并发症,40% 的病例可出现脓胸。

百日咳鲍特菌

病因　百日咳杆菌是革兰氏染色阴性、需氧的卵圆形短小杆菌。随着疫苗的使用,百日咳(顿咳)的发病率已大幅下降,但仍可见于小婴儿中,尤其是未进行免疫的婴儿。本病菌通过空气飞沫传播。临床特征性症状为阵发性咳嗽(鸡鸣样吼声)。甚至在恢复期,患儿的咳嗽表现仍可持续数周或数月。故中国将本病命为"百日咳"。

影像　本病患儿表现异常,但无特异性。本病表现为中央气道病变,与病毒性气道病变或与肺炎表现相似。典型表现可见"绒毛心"。但非特异性征象(如过度充气、肺不张、肺段实变、肺门淋巴结肿大)更为常见。胸片异常可持续数周。支气管扩张可能成为长期并发症。

绿脓假单胞菌

病因　绿脓杆菌是一种革兰氏染色阴性、需氧的杆状细菌,是人类机会性致病菌。肺、泌尿系以及肾脏是常见的感染部位。绿脓杆菌通常院内感染,也是肺囊性纤维化患儿的主要威胁,因为肺黏液层增厚以及细菌制造的藻蛋白酸盐可限制氧气的弥散。通过痰的革兰氏染色或其他细菌样本可诊断本病(如肺组织支气管镜活检,支气管肺泡灌洗液)。

影像　若患儿因气道污染感染本病,病变进展多累及双肺基底部,伴有双侧广泛肺实质实变,局部片状脓肿形成,或局部小叶性脓胸。出现菌血症时,双肺可见广泛片状、结节影,也可出现肺坏死。

嗜肺军团菌

病因　嗜肺军团菌是需氧、多晶体、有鞭毛的革兰氏染色阴性细菌,可造成退伍军人病,主要见于免疫抑制患者,儿童罕见。

影像　首次胸片表现为边缘不清的实变影,进展为广泛实变,常伴有胸腔积液。也有报道病变出现多发肺内结节,但这一征象少见。本病的并发症是空腔与肺脓肿形成。

厌氧微生物

病因　厌氧菌导致的肺炎与肺脓肿并不常见。暴露情况下吸入是最常见感染方式。在脓肿或胸腔积液中可培养出梭形杆菌属、类杆菌属、消化球菌属以及消化链球菌属细菌。

影像　下气道通常可见实变,临床病程进展缓慢。最终可发展为肺脓肿与爆发性坏死性肺炎。

细菌样微生物

沙眼衣原体与肺炎衣原体

病因　沙眼衣原体是一种胞内寄生菌,常见于生殖道引起男性尿道炎以及女性宫颈炎。在新生儿分娩过程中,由于产道收缩导致新生儿结膜炎。衣原体是引起 2~14 周新生儿肺炎的常见病原。患儿可表现为断续样咳嗽,可伴有结膜炎和嗜酸细胞增多,但这些表现都不是一成不变的。患儿通常不发热,胸片表现比临床表现更严重。最近已经认识到肺炎衣原体是引起学龄期儿童社区获得性支气管炎以及不典型肺炎的常见病原。适当治疗可有效改善临床症状。

影像　沙眼衣原体感染的胸片表现不特异,当将结膜炎病史与临床表现相结合,可考虑本病。病变通常累及双肺。双肺常过度充气伴线状高密度影以及片状实变影,或出现亚段肺不张。整个肺叶的实变较罕见。

肺炎支原体

病因　肺炎支原体是引起儿童肺炎的最常见病原,占儿童肺炎的 10%~30%。病变常见于学龄期儿童,3 岁以下儿童较少见。本病通过飞沫吸入传播,多见于家庭、学校以及部队新兵。本病通常较轻,伴有轻度不适、头痛、发热、咳嗽。Stevens-Johnson 综合征(多形性红斑)常合并本病。痰培养或特异性支原体滴度升高可诊断本病。50% 的病例可见冷凝集滴度增高,但不具有特异性。对本病诊断极具价值的检查是免疫荧光实验、特异性抗体补体结合实验以及近期发展的分子探针检查。

影像　本病属"不典型肺炎",胸片表现常与病毒性肺部感染相类似(图 54-17)。早期病变可见

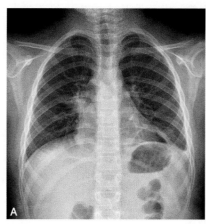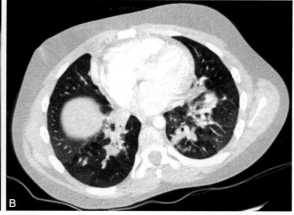

图 54-17 8岁女孩不典型支原体肺炎，表现为乏力、低热以及咳嗽。A，胸片可见右肺门与双肺基底部不规则型浸润。B，增强CT显示双肺下叶支气管肺炎。鼻咽部分泌物直接免疫荧光试验确诊本病

清晰网格影，提示肺间质炎性表现。此征象多为肺段分布，一些病例逐步进展为气腔实变，出现类似细菌性肺部感染的表现。近20%的病例出现少量胸腔积液。肺门淋巴结肿大较常见。近三分之一的病例双肺受累。与患儿的临床表现相比，胸片表现更为严重。病变恢复较慢，且显著滞后于临床改善表现。

治疗与随访 细菌性肺部感染通过抗生素治疗，至于致病原的治疗，可以使用其他化学药物治疗（经验性治疗），或依据免疫分析培养结果用药。细菌性肺部感染的并发症包括肺坏死、脓肿、脓胸以及支气管胸膜瘘。当怀疑胸膜病变时，首先进行超声检查，CT用来诊断肺实质并发症。有综述报道，CT与胸片比较，证实CT具有更高的敏感性。CT对查找药物及儿童胸部感染经皮治疗反应延迟等原因更为敏感，但这些对治疗结果的影响尚不清楚。CT可清晰显示肺空腔坏死病变。大多数患儿康复后临床或影像学随诊，未发现永久性后遗症存在。因此，对于其他方面均健康的儿童来说，对肺炎完全康复的患儿进行全面建档是不必要的。CT或磁共振（MRI）对病变有帮助，但使用其对病变进行全面评价应基于局部检查结果，如支气管异常、支气管圆形囊肿、隔离肺或支气管闭锁（图54-18），这些病变均可以引起复发性或慢性肺炎改变。相反，CT对另一些复发性肺部感染如儿童慢性肉芽肿性疾病以及囊性肺纤维化的弥漫性改变的监测价值仍有争议。患儿在多次检查中积累了大量辐射照射，理论上这些危险因素会导致患儿罹患癌症危险度增加，这一弊病会与临床得到的利益形成冲突，故其价值有待证实。在此情况下，可以选择无辐射危害的MRI进行检查。

分枝杆菌感染——肺结核

病因 肺结核（tuberculosis，TB）由结核分枝杆菌引起，是一种需氧、不动的无芽孢杆菌。尽管美国20世纪80年代到90年代肺结核死灰复燃的程度逐渐下降，但在2003年，又有15 000例新发病例，可见其下降的速度正在放缓。全世界范围来看，肺结核的发病率正在上升。在所有的新发结核病例中，5%~6%的儿童小于15岁，新发儿童病例中有近60%在5岁以内感染结核。相当一部分新发病例的患者处于免疫功能不全状态，尤其是HIV感染患者。在美国，结核在一般人群中发病率已有下降，但在外籍人口中发病率在上升，占新发病例的50%。

儿童感染结核的最常见途径是吸入结核杆菌。先天性感染极其罕见，多是在分娩时通过胎盘血行播散或由污染的羊水感染所致。肺结核感染可分为三种类型：①原发感染；②粟粒性肺结核；③反应性或继发性肺结核。

结核细菌潜伏时间的长短与吸入病菌的多少有关，可从2周至10周不等，直至患者出现免疫激活为止（如皮肤试验阳性）。对于高危人群，推荐每年进行一次皮肤试验。至于低危儿童，12~15个月、4~6岁、青少年期进行三次皮肤试验即可。在无症状的原发性肺结核患者中，都是通过常规皮肤试验确诊的，而此时的胸片多为正常。在流行区，胸片表现仅可见肺门淋巴结肿大。由于儿童几乎不排痰，因此不会将疾病传染给他人，但一定要将感染结核的成人查找出来。确诊患儿需进行抗生素治疗。治疗表明，极少数皮肤试验阳性且胸片阳性患儿与大多数皮肤试验阳性而胸片正常患儿的病程或预后无差别。

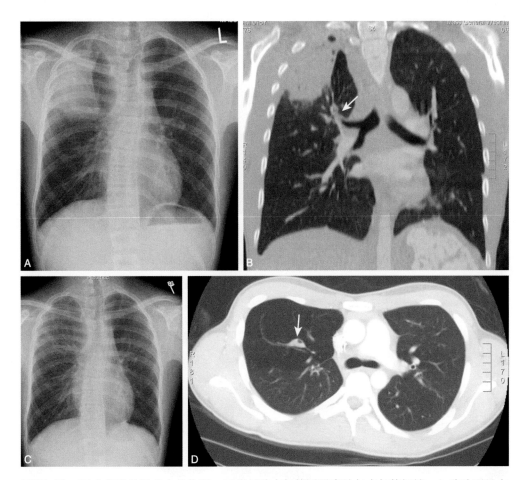

图 54-18　CT 在复发性肺炎中的作用。15 岁男孩支气管圆形囊肿与支气管闭锁。A，胸片可见右肺上叶实变，右上纵隔增宽。B，CT 可见右肺上叶尖段支气管闭锁（箭号），支气管源性囊肿导致右纵隔增宽。C 与 D，胸片（C）与 CT（D）随诊可见肺炎基本吸收，伴有持久性右肺上叶结构扭曲。闭锁的支气管可见黏稠黏液（D 图箭号）。随后采取右肺上叶切除术，并切除支气管源性囊肿

如果胸片异常，通常可见小的原发灶（70%），位于胸膜下区。结核杆菌从病变处通过淋巴管侵犯肺门和纵隔淋巴结（原发综合征）。在梗阻后肺结核病例中，增大的淋巴结引起支气管外压性狭窄，肉芽肿形成引起支气管内阻塞，导致肺段气体潴留、肺不张或两者都引起。当出现气道阻塞而患儿无明显生病表现时，可能会被误认为异物吸入。对于某些患儿，需进行支气管镜检查以明确支气管内病变。慢性阻塞可引起支气管扩张。原发病灶干酪样坏死后可形成钙化，这一表现在婴儿中出现较早（感染后 6 个月），而年长儿出现较晚（感染后 2~3 年）。

进展性原发肺结核是严重但罕见的并发症。原发综合征进行性肿大，伴有病变液化干酪样坏死（图 54-23）。病变可破入支气管，形成的新的病灶（图 54-24）。发病患儿症状重，出现体重减轻，呼吸困难，神经性厌食以及生长停滞。结核胸膜受累在大于 2 岁的儿童中更为常见，可伴有发热、胸痛以及肺炎症状。积液内常含有少量细菌，大量白细胞，蛋白含量增高而葡萄糖含量少。

宿主对淋巴血行性播散的反应差异很大，免疫抑制患儿的危险性最大。很少有患儿出现高峰形热、肝脏肿大以及血培养阳性（慢性结核性菌血症）。粟粒性肺结核多发生于原发感染 6 个月内，是结核杆菌从原发综合征处经淋巴血行播散所致。

原发性结核或肺结核再次激活是典型的成人或青少年类型病变。这是由于位于肺尖的早期休眠结核杆菌生长的结果。处于再次激活的病变位于上肺叶的尖段与后端，病灶伴有干酪样坏死，周围可见水肿、出血以及单核细胞包绕。这些病变可液化并破入支气管导致细菌播散。空腔病灶与瘢痕组织形成（图 54-29）。2 岁以内的原发性肺结核患儿再次激活病变的情况非常罕见。这种情况更多见于 7 岁以后感染原发性肺结核的患儿，尤其是首次感染接近青春期的患儿。

影像　原发性肺结核属于亚急性局灶性（不典型）肺炎的范畴。胸片对原发感染的敏感性很低。如

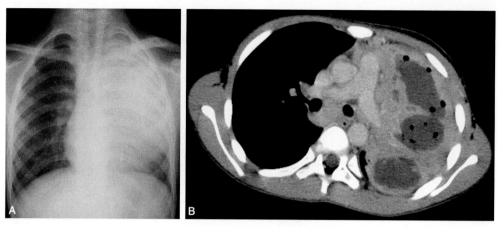

图 54-23 年长儿进展性原发性肺结核。A,胸片可见高密度实变影,伴有左肺上叶膨胀,内含气液平面的空腔病变。B,增强 CT 可见广泛肺实质液化

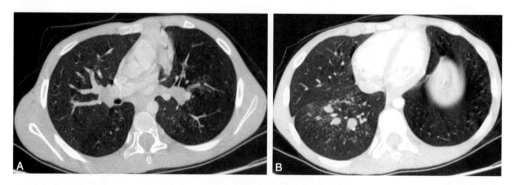

图 54-24 9 岁男孩活动性肺结核,伴有咳嗽、发热。A 与 B,增强 CT 可见双肺下叶小叶中心性结节以及分支样线状致密影(树芽征)。支气管扩张内填液体影,周围肺实质异常。左肺实质纵隔旁可见肺不张。支气管灌洗液培养确诊本病

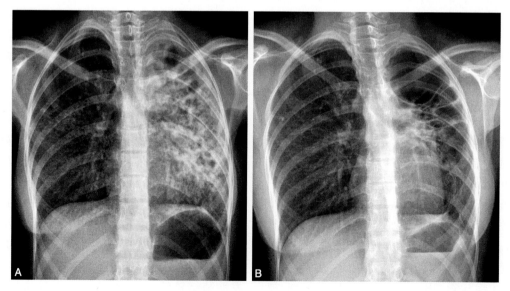

图 54-29 继发性肺结核(TB)伴瘢痕与空腔病灶。13 对女孩体重减轻、干咳,其母患有结核。A,首次胸片可见左肺弥漫性致密影,伴有支气管扩张。痰培养证实结核分枝杆菌感染。B,抗结核治疗 1 年后,异常病变显著,左肺大量瘢痕影。病变临床不均匀活动性

果患儿皮肤试验阳性且来自非流行病区,那么正位胸片检查已足够,但如果患儿来自流行病区,那么需要加照侧位片有助于评价肺门淋巴结肿大情况。近一半(43%)的结核性脑膜炎患儿胸片表现正常。CT检查可见肺实质微小病变伴有淋巴结肿大。有大量研究表明,儿童肺结核患者的首次胸片异常,最常见的征象就是肺门与气管旁淋巴结肿大,占病例数的92%。CT证实感染患儿存在异常淋巴结,但50%的淋巴结未大于1cm。受累淋巴结通常呈低密度伴有环形强化,随病程进展可出现钙化。有三分之一的患儿在病变对侧发现淋巴结肿大。结核菌素敏感试验转阳的患儿,胸片随访最有帮助,以发现早期粟粒样结核感染,后者可导致肺、肝、脾"暴风雪"样表现。有时在临床出现显著表现之前就可以在胸片见到上述征象,那么CT比胸片敏感性更强。病变恢复慢,胸片完全恢复需要6个月至2年,而CT完全恢复需要15个月。

治疗与随访 结核治疗需要联合使用对其敏感的抗生素。结核杆菌抵抗多种药物的情况在全球范围内逐渐增加,但针对性治疗以及强化患者依从性等手段被证明是有效的,已在世界范围内广泛推广。由于胸片的敏感性有限,因此在条件允许的情况下,CT断层扫描对患者治疗很有助益(见图54-23和图54-24)。

非结核分枝杆菌肺部感染

病因 非结核分枝杆菌(nontuberculous mycobacteria,NTM)广泛分布于周围环境中,可感染免疫正常人群,但免疫功能异常人群(尤其是HIV感染)与防御机制改变人群(如囊性纤维化或纤毛运动功能障碍)被感染的机会更高。NTM导致的肺部感染的临床表现与体征表现多样且不具有特异性,受累患儿通常出现慢性咳嗽、发热、寒战、夜间盗汗、活动性呼吸困难及体重减轻。需综合临床、影像表现与细菌学检查方可确诊本病。

影像 NTM肺部感染的胸片表现多样,取决于是否伴有基础病,典型表现包括多发结节、实变以及空腔病变。纵隔或肺门淋巴结肿大表现与结核表现类似。

治疗与随访 有效的药物治疗方案取决于NTM培养结果。由于NTM肺部感染是惰性感染,因此需要在相当长的时间内多次临床及影像学随访(数月至数年)。

真菌引起的肺部感染

真菌性肺部感染主要累及免疫系统受抑制的患儿,主要包括T细胞免疫、粒细胞功能缺陷,以及其他先天性(DiGeorge综合征,儿童慢性肉芽肿性疾病)或获得性病变(AIDS,恶性肿瘤化疗)患儿。CT无论在敏感性还是特异性方面均高于胸片,因此免疫功能不全的患儿可降低CT扫描门槛。典型真菌感染的影像表现属于粟粒或结节性肺炎。急性期结节周围环绕晕状磨玻璃密度影,提示真菌病变浸润血管,最终形成钙化。肺门与纵隔淋巴结钙化很常见,且与结核一样,淋巴结常见钙化。引起儿童肺部感染最常见的真菌病原见表54-2。

曲霉菌

病因 曲霉菌是一组广泛存在于周围环境中的真菌,从许多土壤、水源及腐败有机物中都能培养出来。引起肺部感染最常见的是烟曲霉菌。尽管由曲霉菌引起的肺部感染取决于患者自身的免疫状态,其临床病程与影像表现多样,但仍可将病变分为三种主要类型:①真菌球;②过敏性支气管肺曲霉菌病(allergic bronchopulmonary aspergillosis,ABPA);③侵袭性曲霉菌病。真菌球或分枝菌通常在原有存在的空腔内腐生生长,多见于囊性纤维化或原发结核后的免疫基本正常的儿童。ABPA顾名思义是一种对曲霉菌抗原呈高敏反应的病变,通常见于囊性纤维化或哮喘患儿。侵袭性曲霉菌病无一例外地发生于免疫功能不全的儿童,见于骨髓或实体器官移植后中性粒细胞减少患儿,或其他接受全身性化疗的患儿。真菌可引起支气管中心性或血管中心性病变,具有较高的发病率及病死率。半侵袭性病变是曲霉菌病感染侵袭力稍弱的一种类型,见于肺内具有基础病或轻度免疫功能不全的患儿。

影像 真菌球的胸片典型表现是空腔内团块影,空腔壁较厚,多位于上叶,尤其是尖段。CT可见圆形或卵圆形空腔病灶内自由活动的软组织团块,周围环绕新月形气体影(单子征)。ABPA最常见的表现是黏液堵塞,导致支气管扩张、肺段或肺叶不张。支气管扩张内填充凝结的黏液,均匀的分枝状高密度影形成类似手指戴手套的征象。侵袭性曲霉菌病的典型表现是肺内随机分布的单个或少量结节影。典型征象包括晕征及新月气体征,但这些征象都不具有特异性。晕征是指感染结节病灶周围不规则形磨玻璃密度影(图54-32)。模糊不清的晕状表现提示肺内结节周围有出血,这是病变侵犯血管的表现。新月气体征部分勾勒出结节内肿瘤样病变。这一征象在曲霉菌感染趋于完全,且宿主的免疫防御机制部分恢复时最明显。

治疗与随访 治疗儿童肺曲霉菌病的主要目标

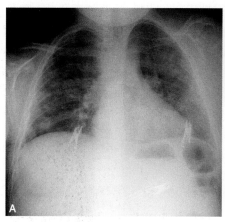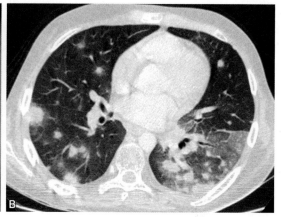

图54-32　侵袭性肺曲霉菌病。14岁男孩患白血病,出现中性粒细胞减少,发热,血清半乳甘露聚糖酶联免疫吸附试验阳性。A,双肺境界清晰的结节状致密影。B,增强CT可见多发结节,伴有周围磨玻璃密度影(晕征)。结核临床、实验室检查以及影像学表现诊断为侵袭性肺曲霉菌病

是纠正免疫缺陷状态,使用抗真菌药物控制感染,如伏立康唑、脂质体两性霉素B。

组织胞浆菌

病因　组织胞浆菌病是由荚膜组织胞浆菌引起的,常见于美国大部分地区。首次感染表现与肺结核原发综合征很相似,但本病肺内可出现大量病灶。组织胞浆菌病可分为三个阶段:①急性感染,首次暴露后12~14天,出现非特异性呼吸道症状;②慢性感染,与肺结核类似;③播散感染。肺组织胞浆菌病的诊断需确认抗原并找到组织胞浆菌特异性抗体。对肉芽肿特定真菌株进行活检可快速诊断。灌洗液或血液标本内可培养组织胞浆菌,但培养时间长且敏感性低。

影像　病变各期的胸片表现与结核类似,部分病例可合并球孢子菌病。首次感染患者中近95%无症状。与其他感染的后遗相比,本病渗出期胸片表现不明显。第一期感染的典型表现为肺内单发或多发1~3cm大小的结节,同时伴有纵隔与肺门淋巴结肿大。肺内结节可出现数月,通常可见中心性或营养不良性钙化。肺内结节钙化的患儿,其纵隔与肺门淋巴结也常有钙化。结节病可以有类似肿大淋巴结表现,因为结节病的治疗方案中包括免疫抑制,因此一定要除外组织胞浆菌病,尤其在流行病高发区。慢性组织胞浆菌病患儿通常出现上叶实变,与结核感染类似,有时可伴有空腔病灶出现。播散性组织胞浆菌病见于婴儿期,胸片表现与粟粒性肺结核表现类似。在播散性病例中,常见肝脾显著肿大。在流行病区,诊断健康人群暴露于本病的常见征象是脾脏肉芽肿或钙化病灶。慢性肺组织胞浆菌病罕见

的重症表现是纵隔纤维化,可引起肺动脉受压以及终末肺动脉高压。病变还可压迫上腔静脉、食管、气道以及支气管。

治疗与随访　无症状或轻度病例仅支持治疗即可,倘若组织胞浆菌一旦播散,需要给予抗真菌联合用药(伊曲康唑,两性霉素B)。

球孢子菌

病因　球孢子菌病是吸入粗球孢子菌或 *C. posadasi* [一种二态真菌,其与粗球孢子菌形态相同,但遗传性质明显不同,以前称为非加利福尼亚粗球孢子菌(non-California Coccidioides immitis),2002年被重新分类命名,均引起球孢子菌病]引起的。美国的流行区包括加利福尼亚半干旱地区、亚利桑那州、新墨西哥州及德克萨斯州西部。感染多为自限性,受累患儿表现为轻度流感样表现,伴发热、咳嗽、头痛、皮疹及肌痛。免疫功能不全患儿可发展为重症肺部感染(尤其是HIV感染患者)。球孢子菌皮肤试验阳性或痰、胃冲洗液培养阳性即可诊断本病。

影像　病变早期胸片检查可见大叶或肺段气腔实变,伴有局部淋巴结肿大。原发性球孢子菌病的肺内实变与原发性肺结核表现类似。通常数周后病变消失,病变持续时间略短于肺结核。随后残余病变钙化、双肺淋巴结出现钙化。病变早期可见少量限局性胸腔积液或大量游离胸腔积液。成人中常见薄壁空腔病变,且病变小、边界清晰,但这些表现少见于儿童。

治疗与随访　症状表现轻微患儿无需治疗。但免疫功能不全患儿出现进展性或播散性病变时,需抗真菌联合用药(两性霉素B、氟康唑、伊曲康唑或酮康唑)。

耶氏肺孢子

病因 卡氏肺孢子是一种可感染人类的单细胞生物,近期被重命名为耶氏肺孢子。早先认为本病原为寄生虫,但近期发现其分子构成与真菌 RNA 相似,故将其划分为真菌类。作为一种潜在的机遇性感染病原,常累及免疫功能不全的儿童,尤其是感染 HIV 并出现 CD4 细胞计数小于 100 个/mm^3 的患儿。临床发病表现多样,但多急性起病,伴有呼吸急促、咳嗽以及发绀。动脉血氧饱和度可显著下降,而二氧化碳水平正常。

影像 耶氏肺孢子肺炎的典型胸片表现是双肺对称性磨玻璃密度影(图 54-36)。病变可弥漫,但肺门周围或中下肺野受累更显著。随病程进展病变出现融合,主要是肺门周围或弥漫性双肺气腔实变。其病理生理学基础是肺泡内充满泡沫样渗出物,包括表面活性物质、纤维蛋白以及细胞碎屑。CT 可见间质性肺水肿或细胞浸润,表现为小叶间隔增厚、小叶内间隔增厚或两者同时存在。这种间质增厚同时伴有磨玻璃密度影同存的征象在 CT 上表现为"铺路石"征。最终,病变大量实变,常伴有气胸或纵隔积气,罕见胸腔积液。

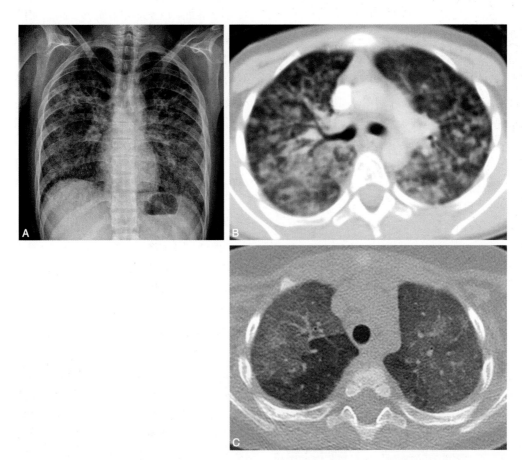

图 54-36 耶氏肺孢子肺炎。17 岁男孩患有急性淋巴母细胞白血病以及免疫功能不全,表现为呼吸困难、发热、干咳、白细胞计数减少。A,胸片可见双费肺弥漫间质高密度影。B,增强 CT 可见双肺片状磨玻璃密度影。支气管灌洗液多聚酶连检查阳性确诊本病。C,另一例患者 CT 可见双肺上叶"铺路石"征

在使用复方磺胺甲噁唑或雾化戊烷脒预防治疗的 AIDS 患儿,有 10%～30% 出现囊性病灶,病变壁薄,位于单侧或双肺上叶。上述肺囊肿病变可伴有气胸。近年来,尽管对耶氏肺孢子感染进行药物预防性治疗,但也出现不典型重症病例,包括肺内多发结节、肿块形成、胸腔积液以及淋巴结肿大。

治疗与随访 尽管耶氏孢子感染的影像表现不特异,但免疫功能不全患儿出现双肺磨玻璃密度影可提示本病。气管冲洗或肺活检,经六亚甲基四胺银染色,显微镜下可见病原显影。

念珠菌

病因 肺念珠菌病是免疫系统不全患儿常见机遇性感染,见于长期抗生素治疗或激素治疗体内置管

的患儿。白色念珠菌是念珠菌感染的主要病原。病原在上呼吸道内聚集繁殖,继而播散至双肺。肺念珠菌病既可为原发感染(仅限于肺)也可为继发感染(其他感染部位经血行播散所致)。

影像　感染早期病变胸片多表现正常,但可见支气管肺炎或肺内结节等肺特异性征象。这些结节病变可表现为空腔,也可见单侧或双肺的肺叶或肺段实变。

治疗与随访　重症肺白色念珠菌患儿需使用苯三唑复合物以及棘白菌素类等已知肺内穿透效率较强的抗真菌类药物。

寄生虫感染的肺内表现

肺内寄生虫感染主要见于发展中国家,或近期曾去往该地区以及免疫功能不全的患儿。其影像表现多样,主要表现为多结节性肺炎,如肺吸虫病以及绦虫(包虫)病。有一些寄生虫感染是在幼虫状态途径肺脏时而引起临床与影像表现异常,如人蛔虫、美洲钩虫、十二指肠钩虫(钩虫病)、粪圆线虫、猫弓蛔虫及犬弓蛔虫。猫与犬弓蛔虫可形成局灶性肉芽肿,称为内脏幼虫移行症,肺内合并实变。前四种寄生虫疾病可合并 Löffler 综合征(急性过敏性嗜酸性肺炎)。引起肺部感染常见寄生虫见表54-2。

肺吸虫

病因　肺吸虫病流行于亚洲东南部、南美洲以及非洲西部。在美国,肺吸虫病多见于印度支那难民儿童以及拉美移民。患儿食入未煮熟的甲壳类动物继而感染本病,包括螃蟹、小龙虾或饮用受污染的水。在亚洲东南部,卫氏肺吸虫感染是引起儿童肺坏死与钙化的常见病因,仅从胸片检查很难鉴别是本病亦或是结核、真菌感染。患儿通常出现发热、胸膜炎胸痛以及呼吸道症状如慢性咳嗽或咯血。综合临床病史、外周血嗜血细胞增多、粪便或痰液中找到虫卵以及酶联免疫法(enzyme-linked immunosorbent assay, ELISA)检查阳性可确诊本病。

影像　影像表现取决于病变的时相,早期病变典型表现可见:①线状致密影,2～4mm 厚,3～7cm 长,从胸膜指向肺内,提示幼虫移行路线;②局灶性气腔实变,其病理基础是移行虫体引起的渗出或出血性肺炎;③气胸;④液气胸。晚期病变可见结节、厚壁新月形吸虫囊肿("印戒"征),肿瘤样实变或支气管扩张。当吸虫从腹腔移行至胸腔时,虫体穿透横膈及胸膜层常会引起胸腔积液以及胸膜增厚。

治疗与随访　原发性肺吸虫病需使用抗寄生虫药物治疗,如吡喹酮及硫双二氯酚。

肺包虫

病因　人肺包虫病是由细粒棘球绦虫(犬绦虫)感染所致,通过直接宿主接触(如狗)或摄入污染水、食物或土壤内的虫卵感染。虫卵在十二指肠内孵化成幼虫,分别通过肝内门脉或肺泡毛细血管移行,部分虫体在肝脏(约75%)或肺(约5%～15%)中滞留。

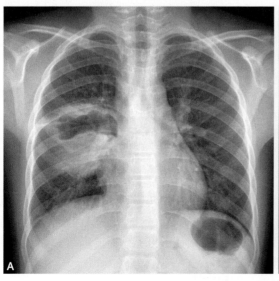
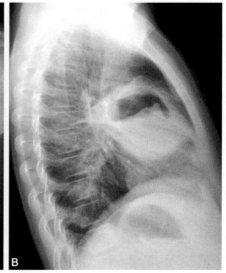

图 54-40　肺包虫病。12 岁男孩表现为咳嗽。A 与 B,胸片可见右肺中叶不规则形空腔病变,内有气液平面。漂浮液体中的囊壁碎屑成为"水上浮莲"征。外科切除病变组织病理学诊断为肺包虫感染

这些幼虫在肝脏或肺内发育成圆形或卵圆形囊肿。尽管大多数包虫感染侵及肺部的患儿无临床症状,但部分患儿会出现发热、气短、咳嗽、胸痛表现,通常是囊肿破裂的表现。结合影像学与血清学检查可诊断本病。

影像 胸片典型表现为单发或多发(约25%)圆形或卵圆形囊性结节或肿块(直径1~20cm),病变伴有边界清晰的壁,周围包绕正常肺实质。如果病变与支气管相通,还可见气体新月征。如果囊肿膜破裂后囊壁漂浮于残余液体内成为水上浮莲征(图54-40)。囊肿周围肺气肿出现提示囊肿即将破裂。囊肿破裂后,病变可形成空腔、脓肿或支气管扩张。

治疗与随访 传统治疗需外科切除肺囊肿,同时伴药物治疗如苯并咪唑。尽管囊肿吸引可能会出现过敏反应,但在影像下仔细定位,其经皮穿刺技术被证明是安全有效的。

关键点

影像学在鉴别儿童肺部感染是病毒还是细菌方面具有局限性,且细菌与病毒感染通常同时存在。

综合患儿年龄,临床表现中突出的细节征象以及疾病的预发性(疾病的季节性变化常识)以鉴别肺部感染时病毒性还是细菌性。

在怀疑肺部感染的患儿胸片描述中,应使用准确、恰当且能相互理解的术语,以制定最优化的治疗方案。

过度解读细菌性肺炎的胸片表现是最常见的阅片误区。

超声室用来观察肺部感染合并胸腔积液的首选检查,CT同来查找基础病因以及并发症。

当诊断肺部感染出现并发症需要进行断层影像学检查时,MRI可以作为CT的替代检查。

通常情况下,肺部感染且无并发症的患儿,没有必要进行胸片检查以观察其恢复情况。

葡萄球菌引起的肺部感染出现栓子时,要从皮肤、关节或骨骼查找其来源。

当患儿近期出现结核菌素皮肤试验阳性时,要进行胸片检查以明确有无急性或慢性结核感染。

尤其当合并有免疫功能不全的情况时,CT可以提高具有症状的肺部结核感染、真菌感染、寄生虫感染的诊断与治疗的准确性。

当AIDS患儿出现磨玻璃密度影合并间质增厚时,可以按耶氏肺孢子虫病予以经验性治疗。

寄生虫感染可以伴有Löffler综合征(急性过敏性嗜酸性肺炎)。

推荐阅读

Bradley JS, Byington CL, Shah SS, et al. The management of community-acquired pneumonia in infants and children older than 3 months of age: Clinical practice guidelines by the Pediatric Infectious Diseases Society and the Infectious Diseases Society of America. *Clin Infect Dis.* 2011; 53(7):e25-e76.

Daltro P, Santos EN, Gasparetto TD, et al. Pulmonary infections. *Pediatr Radiol.* 2011;41(Suppl 1):S69-S82.

Eslamy HK, Newman B. Pneumonia in normal and immunocompromised children: An overview and update. *Radiol Clin North Am.* 2011; 49(5):895-920.

McIntosh K. Community-acquired pneumonia in children. *N Engl J Med.* 2002;346:429-437.

Ventre KM, Wolf GK, Arnold JH. Pediatric respiratory diseases: 2011 update for the *Rogers' textbook of pediatric intensive care. Pediatr Crit Care Med.* 2011;12(3):325-338.

Westra SJ, Choy G. What imaging should we perform for the diagnosis and management of pulmonary infections? *Pediatr Radiol.* 2009;39(suppl 2):S178-S183.

参考文献

Full references for this chapter can be found on www.expertconsult.com.

第 55 章

肺肿瘤

WINNIE C. W. CHU, MONICA EPELMAN, DAVID A. MONG, and EDWARD Y. LEE

肿瘤

与成人相比,儿童肺肿瘤很少见。患儿可出现呼吸道症状或无临床症状,仅在胸片检查时偶然发现。近期一项 204 例儿童肺肿瘤研究中发现,原发良性肿瘤、原发恶性肿瘤与继发恶性肿瘤(如转移瘤)的比为 1.4:1:11.6。原发肺肿瘤仅占儿童全部肿瘤的 0.19%。儿童肺内转移瘤是原发肺肿瘤的近 12 倍。肺部良性、恶性肿瘤总结见表 55-1。

表 55-1 肺良性与恶性肿瘤	
肺良性肿瘤	错构瘤
	软骨瘤
	乳头状瘤
	淋巴管瘤
	淋巴组织增生
	浆细胞肉芽肿或炎性肌纤维母细胞瘤
	黏膜相关淋巴组织
	支气管相关淋巴组织
	淋巴瘤样肉芽肿
	移植后淋巴增殖性疾病
肺恶性肿瘤	原发性
	支气管腺瘤,类癌或唾液腺肿瘤
	支气管源性癌
	胸膜肺母细胞瘤
	上皮样血管内皮瘤
	继发性恶性肿瘤
	转移瘤
	成骨肉瘤
	肾母细胞瘤
	白血病
	淋巴瘤

原发良性肺肿瘤

无论儿童肺肿瘤是原发还是继发,良性肺肿瘤的发病率远少于恶性肺肿瘤。良性肺肿瘤的影像表现总结见表 55-2。

表 55-2 肺良性肿瘤的影像特点(无淋巴组织增生)	
肿瘤	影像表现
错构瘤	光滑或轻度分叶,肿块边界锐利;偶见钙化("爆米花样")
	CT 肺内脂肪与钙化成分的孤立结节具有诊断意义
软骨瘤	孤立性或多发结节;常见钙化(45%);合并 Carney 三联征
呼吸道乳头状瘤	肺内罕见(<1%)
	双侧,多发胸膜下实性或囊性结节,可伴有支气管扩张或肺不张
淋巴管畸形	肺内罕见;边界清晰,不强化囊性包块;可与先天性肺气道畸形表现类似或新生儿膈疝;病变可实性,年长儿病变可为低密度纵隔或肺内肿块

错构瘤

病因 以往认为肺错构瘤是一种先天病变,现在认为该病是一种良性的真性间叶性肿瘤,主要包含软骨、脂肪以及纤维组织。偶有肺错构瘤包含平滑肌、骨骼以及包裹的呼吸道上皮等组织,这些组织生长缓慢。虽然肺错构瘤罕见于儿童(其发病峰值位于 40~60 岁),但它是儿童原发良性肺肿瘤中最常见的病变,占儿童孤立肺结节性病变的 7%~14%。90% 的肺错构瘤位于实质内。尽管较大的肺错构瘤可引起呼吸道压迫症状,但通常本病都是偶然发现。

影像 肺错构瘤典型的胸片表现是光滑或轻度分叶形孤立肺结节或肿块性病变,通常位于肺外带。近 10% 的病例可见点状或爆米花样钙化。CT 表现为边界清晰的直径小于 2.5cm 的肺内结节。肺错构瘤通常包含脂肪或钙化组织,因此当肺内出现此类孤立性结节时,应考虑本病(图 55-1)。

治疗与随访 除非病变生长迅速或由于肿瘤占

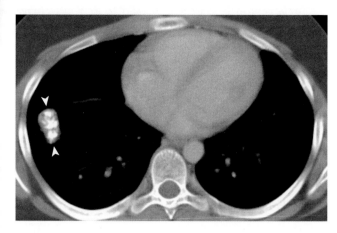

图 55-1 肺错构瘤。14 岁男孩胸片偶然发现钙化病变（胸片未展示）。增强 CT 轴位图像可见肺外周边界清晰的卵圆形光滑肿块（箭头），内有爆米花样钙化

位效应引起反复肺炎或肺不张等症状，否则肺错构瘤患者无需进一步治疗。一些医疗机构采用手术切除进行治疗。

软骨瘤

病因　肺软骨瘤是一种良性肿瘤，由缺乏支气管上皮组织但分化良好的软骨成分构成。肺软骨瘤 30 岁前（82%）多见，主要见于女性（85%）。患儿通常无症状。肺软骨瘤是 Carney 三联征的表现。此综合征主要累及三个器官：①胃（胃肠间质瘤，75%）（图 55-2B）；②肺（肺软骨瘤，15%）；③副神经节系统（副神经节瘤，10%）。也有报道 Carney 三联征可见肾上腺起源病变（肾上腺腺瘤或嗜铬细胞瘤，20%）及食管病变（平滑肌瘤，10%）。大多数患者可见两种或三种肿瘤。75% 的 Carney 三联征患者均出现肺软骨瘤。

影像　肺软骨瘤可单发（40%）亦可单侧多发（25%）或双侧（15%）多发，病变无肺叶或左右肺等好发部位倾向。胸片通常可见边界清晰的多发肺内肿块，伴有中心性或爆米花样钙化（图 55-2A）。当病变出现钙化时（45%），影像学上很难辨别软骨瘤与肺错构瘤。

治疗与随访　尽管可以外科手术切除，但肺软骨瘤可无需治疗，因为病变呈良性表现且多为惰性生长。当副神经节瘤或胃肠间质瘤异时生长时，需定期进行影像学随访。

复发性呼吸道乳头状瘤病

病因　复发性呼吸道乳头状瘤病（recurrent respiratory papillomatosis，RRP）为一种黏膜乳头状瘤，内含纤维血管核的鳞状上皮层向中央气道腔内生长。是累及儿童喉部最常见的肿瘤。RRP 是由人乳头状瘤病毒（human papilloma virus，HPV）6 型与 11 型引起的，在分娩时经阴道感染。原发病变常累及喉部，但也可向肺实质播散（1.8%），尤其是之前有手术或激光治疗病史的患儿。若病变侵犯肺部则预后很差。病变可发生恶变形成鳞状细胞癌。

影像　RRP 胸片表现为双侧、多发结节或囊性病变，大小不一，内含气体或碎屑。还可见阻塞后肺不张、支气管扩张或继发感染征象。CT 可见肺内散在结节（图 55-3），这些结节可增大变成气液填充的囊肿，或形成大的厚壁空腔病变。CT 仿真支气管镜对于观察中央气道内结节病变很有帮助。

治疗与随访　中央气道内 RRP 的典型治疗方法是内镜冰冻、激光或微吸切割治疗。肺内病变可使用西多福韦治疗，但治疗效果结果不一。

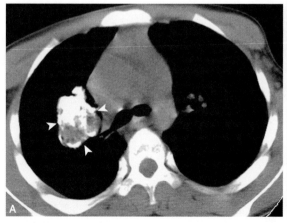
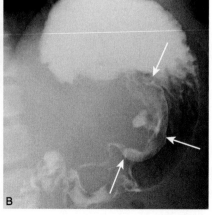

图 55-2 肺软骨瘤。A，14 岁男孩 Carney 三联征。增强 CT 轴位图像显示右肺门旁大肿块（箭头）伴广泛钙化。B，同一病例上消化道造影检查显示胃溃疡外生性软组织肿块（箭号），为胃平滑肌肉瘤

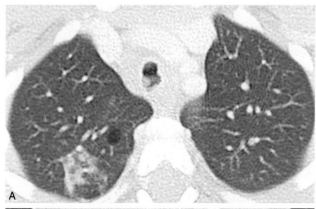

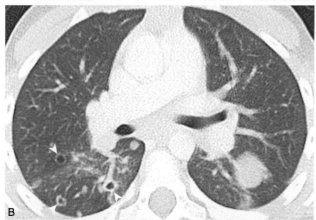

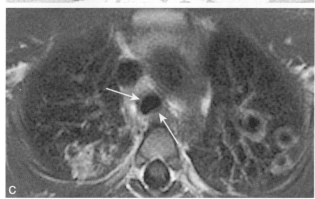

图 55-3 复发性呼吸道乳头状瘤。A,5 岁女孩,患有复发性呼吸道乳头状瘤,CT 轴位肺窗可见支气管内多发软组织结节。B,肺实质内同样可见多发乳头状瘤,部分病变可见空腔改变(箭头)。C,磁共振轴位 T1 加权像可见两肺空腔病变,气管壁轻度增厚(箭号)

淋巴管畸形

病因 淋巴管畸形又叫做淋巴管瘤,是无功能淋巴组织的良性增生,可累及身体所有器官。仅有 1% 的淋巴管畸形可累及胸部。原发肺淋巴管畸形更为少见。受累患儿多无症状,部分可出现压迫症状,如咳嗽、呼吸困难、喘鸣甚至气胸。年龄越小的患儿病变累及肺部的趋势越高。

影像 淋巴管畸形典型的胸片表现是肿块样致密影。CT 最常见表现是光滑的,边界清晰的不强化囊性包块。在新生儿或婴儿中,这种表现与先天性肺气道畸形(congenital pulmonary airway malformation, CPAM)或膈疝表现类似。年长儿病变呈实性低密度肿块影,与肺炎或肿瘤类似。

治疗与随访 目前推荐早期外科切除畸形淋巴管以预防病变生长导致压迫重要结构。

淋巴组织增殖性疾病

近年来,随着儿童器官移植、人免疫缺陷病毒(HIV)感染的增多以及使用越来越强有力的免疫抑制药物,导致淋巴组织增殖性病变的发病率逐渐上升。累及儿童肺部最常见的淋巴组织增殖性疾病包括浆细胞肉芽肿、黏膜相关以及支气管相关淋巴组织、淋巴细胞间质性肺炎以及移植后淋巴组织增殖性疾病。累及肺部淋巴组织增殖性疾病的影像学特点见表 55-3。

表 55-3 肺淋巴组织增生性病变	
病变	**影像表现**
浆细胞肉芽肿或炎性肌纤维母细胞瘤	孤立或多发;边界清晰锐利肿块;可局部浸润;15%～25% 可见钙化;病变可有实性与囊性成分
黏膜相关淋巴组织增生(假性淋巴瘤)	病变大小 2～5cm 可伴有支气管充气相;病变可进展为恶性淋巴瘤;常见胸腔积液
支气管相关淋巴组织增生	胸片可见弥漫性网格结节影;CT 可见小叶中心性结节与磨玻璃密度影
淋巴细胞间质性肺炎	获得性或先天性免疫功能不全患儿多见;胸片可见网格或网格结节影;高分辨率 CT 表现为弥漫性小叶中心与胸膜下结节
淋巴瘤样肉芽肿	见于免疫功能不全患儿多发结节或融合肿块常伴有空腔病变;病变在基底部显著
移植后淋巴组织增生性病变	实质器官或骨髓移植术后数月至数年后出现孤立、多发肺内结节或实变;可伴有纵隔及肺外淋巴结肿大;大病变可有空腔改变

浆细胞肉芽肿或炎性肌纤维母细胞瘤

病因　浆细胞肉芽肿是累及儿童肺部最常见的肿瘤样病变。病变起源自肺实质,但也可侵及纵隔或胸膜。由于其组织学特点复杂多变,因此本病还有很多名称,包括炎性或炎性后假瘤、纤维黄色瘤、肌纤维母细胞瘤、纤维组织细胞瘤、黄色肉芽肿以及组织细胞瘤等等。近期将本病命名为炎性肌纤维母细胞瘤(infammatory myofbroblastic tumor, IMT),因为肿瘤的主要组织成分包括肌纤维母细胞、纤维母细胞以及组织细胞(图 55-5B)。大部分肿瘤存在 ALK1 基因突变。世界卫生组织(World Health Organization, WHO)确认 IMT 为低度间叶性恶性病变。尽管有报道 IMT 可见于幼儿甚至婴儿,但大多数患儿大于 5 岁。60%患儿出现临床症状,典型表现为发热、咳嗽、胸痛、呼吸困难、喘鸣或咯血。

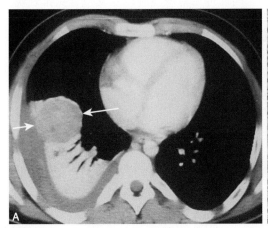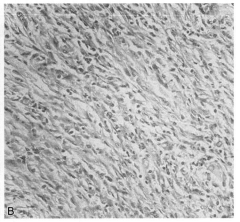

图 55-5　炎性肌纤维母细胞瘤。13 岁男孩,不发热,伴有进行性呼吸困难,右胸痛。A,增强 CT 轴位图像可见肺不张病变旁圆形病变,均匀强化(箭号)。同层胸腔积液密度增高提示血胸。B,外科切除病变显微镜下(苏木精伊红染色)同时可见纺锤形肌纤维母细胞以及炎性细胞,提示肺部病变为炎性肌纤维母细胞瘤

影像　IMT 胸片表现为孤立(95%)或多发(5%)病变。病变为边界清晰锐利的分叶性肿块,大小不一,常见于肺外带。支气管内可偶见 IMT。CT 通常表现为软组织包块,密度可均匀亦可不均匀(图 55-5A)。病变不会全部强化,但有报道病变可见增厚的环形强化影。同时包括实性与囊性成分的病变较少见。IMT 可出现浸润性表现,与恶性病变的组织浸润表现类似。若病变累及纵隔或出现钙化(15% ~ 25%),那么 IMT 可与儿童生殖细胞肿瘤、神经母细胞瘤或者骨肉瘤转移病变表现类似。

治疗与随访　IMT 外科切除治疗效果极好。辅助疗法还包括放疗、化疗以及抗炎治疗,但对大多数患儿来说,上述方法并不有效。

黏膜相关淋巴组织与支气管相关淋巴组织

病因　黏膜相关淋巴组织(mucosa-associated lymphoid tissue, MALT,或假性淋巴瘤)罕见于儿童。受累患儿通常不表现为重病状态,但可出现非特异性呼吸道症状。有报道,部分 MALT 病例可发展为淋巴瘤。即使运用现代免疫荧光技术,也很难鉴别假性淋巴瘤与真性淋巴组织增殖状态。业内专家不同意将MALT 认定为癌前病变或炎症后状态。支气管相关淋巴组织(bronchus-associated lymphoid tissue, BALT)是广泛分布的 MALT 的一个亚组分类。BALT 是指淋巴组织聚集于毛细支气管黏膜下层,慢性抗原刺激可引起增生肥大表现。有提议认为 BALT 与未知抗原的超敏反应有关。BALT 分为两种类型:①淋巴样间质性肺炎;②滤泡性支气管炎或毛细支气管炎。淋巴样间质性肺炎型 BALT 常见于艾滋病(AIDS)或其他免疫功能不全患儿。滤泡性支气管炎或毛细支气管炎型BALT 常见于慢性感染、结缔组织病、免疫功能缺陷以及高敏反应等患儿。

影像　MALT 典型胸片表现为分散的多发病变,常伴有支气管充气相,直径 2 ~ 5cm。常见胸腔积液。BALT 胸片常见弥漫性网格结节影伴有过度充气。BALT 的 CT 图像常见小叶中心性结节(淋巴组织增生灶)以及主要累及下叶的磨玻璃样密度影。晚期BALT 患儿可因反复感染及慢性气道阻塞导致支气管

扩张与支气管血管周围实变。

治疗与随访 目前治疗 MALT 采用积极的治疗方案(如外科完全切除,放疗,化疗或综合上述疗法)。由于病变范围广,且常伴有 BALT,因此外科手术切除只能针对少数患儿。大多数 BALT 患儿的治疗方案还是化疗。

淋巴细胞间质性肺炎

病因 淋巴细胞间质性肺炎(lymphocytic intersti-tial pneumonitis,LIP)是一种淋巴细胞与浆细胞在肺间质内弥漫性多克隆性增殖,可延伸至肺泡壁。它是 13 岁以下感染 HIV 病毒患儿的艾滋病界定性疾病,因为特发性 LIP 极为罕见。

影像 LIP 胸片的典型表现是双下肺网格或网格结节影。高分辨率 CT 表现为弥漫性小叶中心性或胸膜下结节(代表淋巴生发中心局限性增殖),片状磨玻璃密度影,双肺支气管血管以及间质增厚(图 55-7)。同样可见薄壁囊肿以及支气管扩张表现。

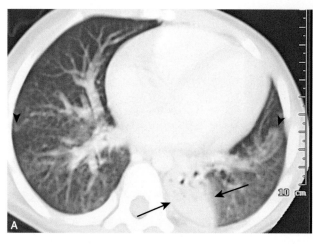
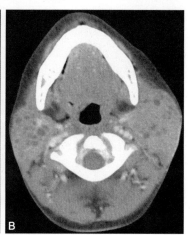

图 55-7 淋巴细胞间质性肺炎。8 岁女孩感染人免疫缺陷病毒(HIV),气短加重。A,轴位 CT 图像可见双肺斑片状磨玻璃密度影,右肺较左肺显著。肺内可见边界模糊的结节影(箭头),左肺下叶出现实变(箭号)。B,轴位增强 CT 可见颈部双侧多发淋巴上皮囊肿合并 HIV 腮腺炎

治疗与随访 类固醇与其他免疫抑制剂可用于治疗 LIP,但疗效不同。LIP 患儿的预后取决于相关基础病情况。进行性蜂窝状纤维化或合并感染可导致病死率增加。极少病例可进展为低级别 B 细胞淋巴瘤。

淋巴瘤样肉芽肿

病因 淋巴瘤样肉芽肿又名假性淋巴瘤、血管中心性淋巴瘤或血管中心性免疫增殖性病变,病理学表现为血管中心性与血管破坏性淋巴细胞浸润性病变。本病累及多系统,预后差。肺通常是本病的原发部位。在免疫功能低下的患儿中,本病可合并 EB 病毒(Epstein-Barr virus,EBV)感染。12% ~ 47% 的进展性淋巴瘤样肉芽肿可转变为淋巴瘤,其病死率超过 50%。

影像 胸片可见边界不清的结节或融合病灶,常见于基底部。淋巴瘤样肉芽肿的典型 CT 表现包括支气管血管周围分布的结节(反应淋巴单核细胞浸润中动静脉血管内膜的趋势),小的薄壁囊肿以及聚集成团的小结节。病变可出现空腔,与韦氏肉芽肿表现类似。

治疗与随访 淋巴瘤样肉芽肿可抵抗传统化疗方案。美罗华结合其他传统化疗药物对病变具有一定效果。

移植后淋巴组织增殖性疾病

病因 移植后淋巴组织增殖性疾病(post trans-plantation lymphoproliferative disorder,PTLD)是实体器官或骨髓移植后免疫抑制状态的结果,后者相对少见。目前认为本病是暴露于 EB 病毒而引起的。病变包括 B 淋巴细胞失控性增殖,其范围可从良性淋巴组织增生至恶性淋巴瘤浸润。PTLD 的发病率因移植器官不同而不同(1% ~ 18%)。最常见于肺移植或心肺移植患儿,可能与移植器官对免疫抑制程度较高有关。与成人移植术后相比,本病多见于儿童,这可能与既往 EB 病毒接触机会少有关。近年来随着检测手段、早期诊断、密切观察免疫抑制状态等措施的完善,PTLD 的发病率逐渐下降,预后也逐渐变好。PTLD 常

见部位有扁桃体、颈部淋巴结、胃肠道以及胸部。与肺外 PTLD 相比,肺内 PTLD 出现更早。PTLD 的发生倾向于同种异体移植物以及周围组织。心脏移植是唯一一个不被累及的器官。PTLD 的临床表现通常不明确,包括嗜睡、发热以及体重减轻。活检可确诊本病。

影像　PTLD 的影像表现不具有特异性,且与很多机遇性感染表现有重叠。最常见的胸片表现是多发边界清晰的肺内结节,伴有或不伴有纵隔淋巴结肿大(图 55-9),CT 可清晰显示这些征象。大的肺内结节及纵隔淋巴结肿大表现为中心低密度,可能代表坏死出现。其他累及胸部但出现较少的征象包括气腔实变,胸膜或胸壁肿块,胸腔积液或心包积液以及胸腺肿大。为了进一步确诊本病,寻找肺外 PTLD 征象很有必要,如肠裥增厚、腹部淋巴结肿大、颈部淋巴结肿大或口咽部淋巴结肿大等。氟 18 脱氧葡萄糖正电子断层扫描或 CT 扫描可增加诊断本病的敏感性与特异性。

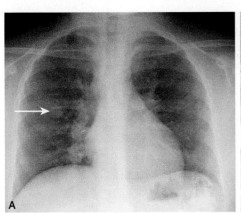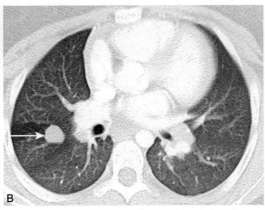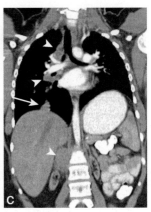

图 55-9　移植后淋巴组织增殖性疾病(PTLD)。11 岁女孩肾移植后表现为 PTLD。A,胸片可见右肺上叶结节影,双侧肺门淋巴结肿大。B,CT 轴位肺窗可见右肺上叶结节(箭号)证实胸片所见。C,CT 冠状位重建图像可见纵隔、肺门以及腹膜后淋巴结肿大(箭头),肺基底部可见另一结节影(箭号)。患儿双侧自体肾脏可见萎缩

治疗与随访　对于 EB 病毒阳性的 PTLD 患儿,降低免疫抑制疗法是主要手段,大部分病例可有效缓解。当降低免疫抑制方法失效时应可使用化疗方法控制病变进展。最新的 PTLD 治疗方法包括 B 淋巴细胞消耗抗体,过继性 T 细胞免疫疗法,即使用同种异体或自体 EB 病毒特异性细胞毒性 T 淋巴细胞。接种 EB 病毒疫苗是预防 PTLD 的有效方法。

原发恶性肺肿瘤

儿童原发恶性肺肿瘤组织学种类多样,且非常罕见。现行的世界卫生组织原发恶性肺肿瘤分类法与既往有很大不同,尤其是加入了新肿瘤(如胸膜肺母细胞瘤),重新对良恶性肿瘤进行了分类(如 IMT)。2008 年颁布的手册显示,儿童最常见的原发恶性肺肿瘤是胸膜肺母细胞瘤与类癌。由于这些恶性肿瘤极为罕见且临床表现不具有特异性,因此当患儿出现顽固性肺炎、咳嗽以及肺不张时,很少将其纳入鉴别诊断。这导致了治疗的延迟,预后通常很差。原发恶性肺肿瘤的影像学表现见表 55-4。

表 55-4　原发恶性肺肿瘤的影像表现

肿瘤	影像表现
类癌或唾液腺肿瘤	中心性病变:腔内软组织肿块伴有远端肺不张或阻塞性肺炎 外周性病变:卵圆形或分叶形腔外或外生性肿块,偶见钙化
支气管癌	中心性病变伴有支气管阻塞,或细小外周性病变。后者较少见
胸膜肺母细胞瘤	胸膜旁囊性、实性或囊实性混合病变;病变通常巨大伴纵隔移位
上皮样血管内皮瘤	直径近 3cm 多发边界清晰或模糊的结节影;儿童极为罕见

支气管腺瘤(类癌或唾液腺肿瘤)

病因　支气管腺瘤一词意味着病变具有良性表现,但最近才被世界卫生组织认定为类癌或唾液腺肿瘤。从历史观点来看,支气管腺瘤包括支气管类癌、黏液表皮样癌以及囊腺瘤。既往分类的儿童支气管腺瘤中 80% 是类癌,是从叶支气管(75%)、主支气管(10%)或肺实质(15%)起源的低级别神经内分泌肿

瘤。黏液表皮样癌以及囊腺癌(圆柱瘤)(图55-11)起源自气管支气管树黏膜下层的涎腺型黏液细胞。儿童囊腺癌非常罕见。类癌以及黏液表皮样癌患儿表现为喘鸣、咳嗽、咯血或肺炎。儿童类癌伴有类癌综合征的更是极其罕见。这些罕见肿瘤的鉴别诊断包括异物吸入、肉芽肿感染以及哮喘黏液栓形成。

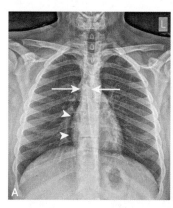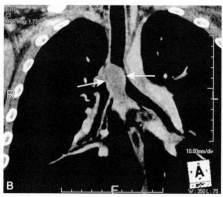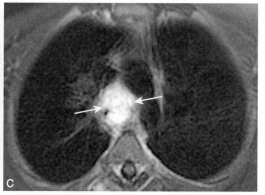

图55-11 囊腺癌。14岁男孩慢性咳嗽,呼吸困难1年进行性加重,伴有声音嘶哑,颈部爆裂音。A,胸片可见纵隔气肿(箭头),隆突内可见软组织密度影(箭号)。B,增强CT冠状位图像近隆突处气道中央可见分叶状软组织肿块(箭号),导致相邻气道狭窄。C,磁共振增强扫描冠状位T1加权像可见肿块显著强化

影像 胸片表现取决于肿瘤在气道或肺内的大小以及部位。位于管腔中心的病变表现为管腔内软组织密度肿块伴有远端肺不张或阻塞性肺炎。位于外周的病变表现为边界清晰锐利的卵圆形或分叶形腔内或外生性肿块。近30%的类癌伴有点状钙化。CT对发现与确认肿瘤的支气管外部分以及相关淋巴结肿大方面很有帮助。

治疗与随访 目前本病的治疗方案是手术切除。对于手术切除不完全的肿瘤采取化疗与放疗方案。类癌与黏液表皮样癌的总体生存率接近90%,由于囊腺癌有很高的可能性出现远处转移,因此其生存率低至55%。

支气管癌

病因 支气管癌传统意义上是指小细胞以及肺小细胞肺癌(包括鳞状细胞癌、大细胞癌以及腺癌)。这些肿瘤在儿童年龄段中非常罕见。在最新的世界卫生组织分类指南中,已停止使用支气管癌一词,每一种类型的肿瘤都有了独立命名。在这些肿瘤中,腺癌是儿童最常见的。患有腺癌的患儿往往处于病变的晚期,具有较高的病死率。小细胞癌、鳞状细胞癌以及大细胞癌在儿童中十分罕见。

影像 胸片可见肿瘤通常表现为孤立性肺结节或中心型肿块,伴有阻塞后肺不张或实变。肿瘤类型不同导致CT上肿瘤强化程度差异很大。病变可伴有纵隔后肺门淋巴结肿大以及恶性胸腔积液。侵袭性肿瘤也可累及相邻纵隔或骨结构。

治疗与随访 外科手术切除后放化疗是目前本病的治疗方案。但遗憾的是,儿童支气管癌通常进展迅速容易早期转移。

胸膜肺母细胞瘤

病因 胸膜肺母细胞瘤(pleuropulmonary blastoma,PPB)是肺的胚胎性肿瘤,仅见于幼儿。超过90%的患儿在6岁以前确诊。它是对胎儿肺脏形成发育过程的重现,与肾母细胞瘤、神经母细胞瘤以及肝母细胞瘤一样被认为是一种个体发育不良。PPB含有原始间叶组织,不同发育程度下的成熟软骨、骨骼、平滑肌以及纤维组织。PPB与肿瘤遗传易感性综合征有关,25%~30%的患儿家属存在其他发育不良或肿瘤性病变的风险。PPB分为三型:①Ⅰ型(纯囊性病变,完整的上皮细胞下方存有原始间叶细胞);②Ⅱ型(囊实性病变,间叶细胞突破分隔过度生长);③Ⅲ型(纯实性病变,复杂的肉瘤样肿瘤)。Ⅰ型病变发生早,中位年龄9个月,预后较好,总体生存率为85%~90%。Ⅱ型与Ⅲ型病变的中位年龄为36~42个月,总体生存率分别为60%与45%。有人认为PPB可能与早先研究报道的起源自儿童先天性肺囊肿或肺母细胞瘤的间叶性肉瘤、恶性间质瘤、胚胎性肉瘤、肺原发横纹肌肉瘤是同一种胚胎肿瘤。现有数据支持先天性肺囊肿不会退变成PPB的论断,但囊性Ⅰ型PPB可进展为更具侵袭性的Ⅱ型或Ⅲ型PPB。PPB可转移至中

枢神经系统、骨以及肝脏。

　　影像　PPB的影像表现取决于病变类型,可出现实性、囊性或囊实混合表现。胸片可见肿瘤表现为结节或小肿块,随后迅速生长占据半侧胸腔。大的PPB对纵隔结构具有占位效应。Ⅰ型PPB典型CT表现为多房性囊性病变(图55-13),而Ⅲ型PPB表现为不均

匀强化的实性肿块。Ⅱ型PPB介于两者之间,呈囊实性表现(图55-14)。仅凭影像学检查很难鉴别Ⅰ型PPB与CPAM。近25%的PPB患儿具有其他胚胎性肿瘤,最常见的是肾脏囊性肾瘤。其他相对少见的肿瘤还包括髓母细胞瘤、甲状腺发育不良、生殖细胞肿瘤及卵巢畸胎瘤。

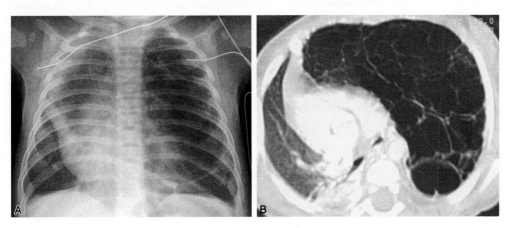

图55-13　囊性胸膜肺母细胞瘤。4个月男孩呼吸窘迫症状加重。A,胸片可见左肺巨大透亮囊性病变,内有清晰分隔,病变引起纵隔移位。B,CT轴位图像可见病变呈多囊性,大小不等,占位效应导致纵隔向右侧移位

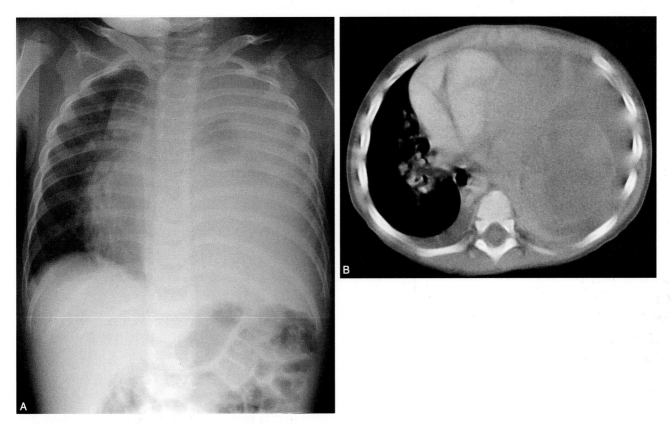

图55-14　2岁男孩囊实混合性胸膜肺母细胞瘤。A,胸片可见左侧胸腔被肿块完全填充,心影纵隔显著右移。B,增强CT轴位图像显示双侧胸腔积液,左肺实性病变,肺、纵隔与肿块不均匀强化

治疗与随访　目前治疗 PPB 的方案是肺叶切除或肺切除。若存在残存病变可辅助化疗与局部放疗。很多先天性肺囊性病变都进行外科切除以防止反复感染以及恶变可能。如若病变未切除,那么需要密切观察。如果囊性病变发展为实性病变或者具有儿童恶性肿瘤家族史应进行外科手术切除。

上皮样血管内皮瘤

病因　肺上皮样血管内皮瘤(pulmonary epithelioid hemnagioendothelioma,PEH)是一种起源自内皮细胞的罕见肿瘤,具有低度恶性。PEH 最早是由 Dail 与 Liebow 在 1975 年报道的,认为是一种血管内支气管肺泡性肿瘤,可累及骨、软组织、肝脏与肺。随后的研究证实,血管内支气管肺泡肿瘤与 PEH 是同种疾病的不同表现。尽管本病多发于成年女性,但也可见于儿童。大部分患者无临床表现,病变多为偶然发现。

影像　PEH 胸片典型表现为双肺多发结节,直径 5mm 至 2cm 不等。部分病例可表现为孤立性病变。不到 10% 的病例伴有肺门淋巴结肿大以及胸腔积液。CT 通常可见中等大小血管与支气管附近多发边界清晰或模糊的血管周围性结节。部分结节可见钙化。

治疗与随访　病变孤立或数量较少且位于一个肺叶内的病变建议外科切除治疗。作为其他治疗方法,化疗、放疗与干扰素的治疗效果不一。对于病变多发但无症状的患儿需密切观察,无需主动治疗。近期,血管内皮生长因子作为治疗 PEH 的方案已被批准。

继发性恶性病变

肺继发性恶性病变包括转移性疾病或系统性疾病如白血病及淋巴瘤。转移性疾病是儿童年龄组肺恶性病变的最常见原因。儿童肺肿瘤病例中近 80% 是转移瘤。骨源性肉瘤以及肾母细胞瘤是儿童肺部最常见转移瘤。白血病或淋巴瘤等全身系统疾病累及肺脏很少见,但也有发生。

转移瘤

病因　肺转移性瘤多通过肺动脉系统血行转移,但也有病变经由淋巴管、气道或直接侵犯而转移。表 55-5 按照解剖系统及发生频率列出具有肺部转移倾向的儿童肿瘤。

表 55-5　可肺部转移的儿童肿瘤	
原发部位	肿瘤
骨	骨肉瘤
	尤文氏肉瘤
	骨软骨瘤(罕见)
	造釉细胞瘤(极为罕见)
骨骼肌	横纹肌肉瘤
	软组织肉瘤(如滑膜肉瘤,恶性纤维组织细胞瘤)
胃肠道	肝母细胞瘤,肝细胞癌
	平滑肌肉瘤(罕见)
	结肠腺癌(罕见)
	肝胚胎性肉瘤(极为罕见)
泌尿生殖系	肾母细胞瘤
	生殖细胞瘤
	肾脏恶性横纹肌样瘤(罕见)
	神经母细胞瘤
	嗜铬细胞瘤
	滋养层绒毛膜癌(罕见)
	肾脏透明细胞肉瘤(罕见)
甲状腺	甲状腺癌

影像　大多数转移性病变影像学表现为圆形或边界锐利的密度均匀的软组织影,多位于肺中外带的胸膜下区。转移病变多与肺动脉直接相连,反映其血行来源。大部分转移性病变位于基底部,肺上叶较少,这可能与基底部血流的重力作用有关。癌性淋巴管炎胸片表现为网格或网格结节影。儿童癌性淋巴管炎播散 CT 图像可见小叶间隔、小叶内间隔以及支气管血管束的增厚。

在观察肺转移时,CT 具有敏感性但无特异性。CT 征象无特异性(如病变部位、密度、大小以及边缘特征)无法区分肺内病变是良性还是恶性。通常肺内孤立结节直径大于 5mm,边界锐利清晰,尤其多发时,病变多为恶性。使用抗肿瘤药物后病变体积变小提示病变恶性,而未经治疗病变体积变小,随访 12 个月无明显变化的提示病变呈良性。

尽管大多数肺转移性结节的影像表现不特异,但一些原发肿瘤的肺内转移表现具有特点。转移性骨肉瘤常出现骨化(图 55-16)、空腔或出现急性气胸。引起儿童淋巴管转移最常见的肿瘤是横纹肌肉瘤、神经母细胞瘤与淋巴瘤。

治疗与随访　首次确诊骨源性肉瘤的病人中 10%~20% 已出现肺转移。无骨源性肉瘤转移的病人中,近 40%~55% 在病变晚期时可出现肺转移。评价预后生存的指标是肺内转移的数量、分布以及转移时

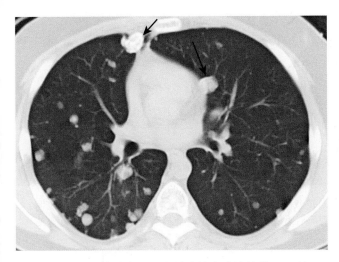

图 55-16　肺转移瘤。17 岁男孩骨肉瘤肺转移。CT 轴位图像可见双肺多发边缘光滑的结节,大小不等,内部可见钙化(箭号)

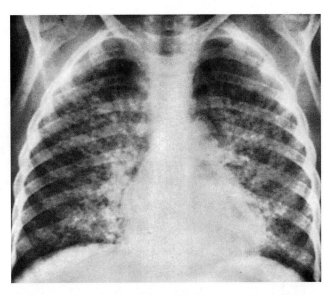

图 55-17　白血病肺浸润。7 岁男孩活检证实白血病肺浸润。胸片可见肺内网格结节影,内带病变有融合。肺尖以及双肺外基底段病变少。胸片未见肿大淋巴结表现

间,而不是转移病变的大小。此类患儿的最佳治疗方案是转移灶切除后联合化疗。

肺是儿童肾母细胞瘤最常见的转移部位。治疗肾母细胞瘤肺转移的传统方案是基于胸片能否发现病变。对于 CT 检查可见小的转移病灶而胸片不能显示的患者来讲,是否进行积极治疗尚有争议,因为治疗的药物对肺部具有潜在毒性。既往的研究表明,具有肺部转移的患儿与无转移的患儿相比,前者需要更强有力的化疗。

白血病

病因　近 20%~60% 的白血病患儿在活检时可见肺部组织学浸润,但胸片出现白血病浸润异常表现的病人不足 5%。累及肺部最常见的白血病类型是急性单核细胞与髓细胞性白血病。

影像　白血病肺浸润的胸片表现是弥漫性网格影(图 55-17)。也有报道白血病肺浸润出现结节与局灶性均匀密度影。CT 的常见表现是支气管旁分布的间质增厚,小叶中心性结节或支气管血管旁结节以及局灶性肺实变。

治疗与随访　白血病肺浸润的患儿需进行肺活检确诊。一旦确诊,治疗白血病肺浸润的方案是化疗。

淋巴瘤

病因　淋巴瘤肺浸润并不常见,12% 的霍奇金淋巴瘤(Hodgkin disease,HD)与 10% 的非霍奇金淋巴瘤(non-Hodgkin lymphoma,NHL)可出现肺浸润。在首次病变时即可出现肺浸润,而不是病变复发时出现。无论 HD 还是 NHL,其肺内浸润的病理基础是血行播散、淋巴管播散及直接浸润,后者相对少见。

影像　儿童淋巴瘤肺浸润的典型表现分为三种:①单发或多发肺内结节,病变形态不规则,可伴有中心空洞。此征象是最常见的影像表现(图 55-18,图 5-19)。②间质网格密度影,其病理基础是肺门纵隔淋巴结肿大或小肠肿瘤聚集引起的静脉或淋巴管阻塞。③肺叶或肺段实变,与感染性病变表现类似。有时 HD 患儿肺内多发微小结节可与粟粒性肺结核表现类似。胸腔积液征象小于 5%。

尽管 HD 与 NHL 肺浸润的影像表现类似,但 HD 多伴随纵隔或肺门淋巴结肿大,而 NHL 肺内浸润多无淋巴结肿大表现。

治疗与随访　目前淋巴瘤肺浸润的治疗方案是化疗。尽管淋巴瘤患儿肺内感染较常见,但当肺内新发病变对抗炎效果差时,需快速活检以明确诊断。通过化疗后,淋巴瘤肺部病变可变小、消失或呈实质瘢痕改变。

✔ 临床医生须知

1. 肺部肿块:大小、数量、部位(实质、间质、管腔外)。
2. 肿块特点:脂肪、钙化、囊性、空腔、强化表现。
3. 间质结节影:分布(小叶中心性、小叶内、支气管旁、血管旁、胸膜下)。
4. 伴有实质改变:实变、肺不张、磨玻璃密度影。
5. 伴随征象:纵隔淋巴结肿大、胸腔积液,肺外表现,伴随肿瘤性病变(综合征)。

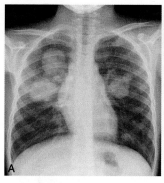
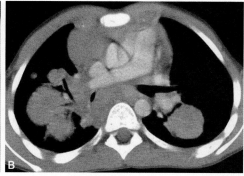
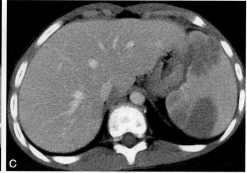

图 55-18　霍奇金淋巴瘤。13 岁男孩持续咳嗽 6 个月。A,胸片可见双肺数个大小不等肿块影,主要位于中内带。B,增强 CT 轴位图像可见双肺数个大小不等的软组织密度肿块,同时伴有前后纵隔淋巴结肿大。C,上腹部 CT 轴位图像可见脾脏内数个低密度病变区,提示病变浸润脾脏

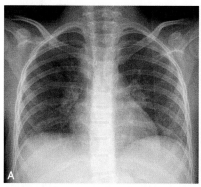
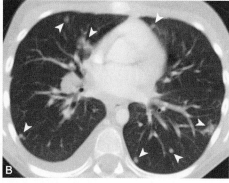
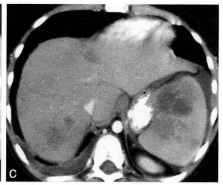

图 55-19　霍奇金淋巴瘤。12 岁男孩患有共济失调毛细血管扩张症,表现为发热及间断干咳。每日发热最高 40℃,夜间加重伴盗汗。A,胸片显示纵隔与肺门淋巴结肿大,CT 得以证实。B,CT 轴位肺窗可见双肺边界清晰的小结节影(箭头),右侧少量胸腔积液并伴有淋巴结肿大。C,增强 CT 轴位图像可见肝脾内大量低密度病变。胸腔积液以及肝脏活检确诊霍奇金淋巴瘤

关键点

儿童肺实质肿块常见于先天病变或感染性病变,肿瘤病变少见。

儿童肺内肿瘤恶性病变多于良性病变。原发良性病变、原发恶性病变与继发恶性病变的比为 1.4∶1∶11.6。

淋巴组织增殖性疾病常见于免疫功能不全患儿,包括移植后患儿。CT 表现包括假性肿瘤、结节、间质网格影,囊性病变。组织活检可明确诊断。

转移性病变是儿童肺部恶性病变的常见原因。最常见的肺内转移病变是骨源性肉瘤及肾母细胞瘤。

诸如白血病或淋巴瘤等系统性疾病引起的继发性肺内浸润在儿童少见。CT 表现不特异,包括结节影、间质网格影,病变为实变则与感染性病变表现类似。需肺活检明确诊断。

推荐阅读

Dishop MK, Kuruvilla S. Primary and metastatic lung tumors in the pediatric population: a review and 25-year experience at a large children's hospital. *Arch Pathol Lab Med.* 2008;132(7):1079-1103.

Do KH, Lee JS, et al. Pulmonary parenchymal involvement of low-grade lymphoproliferative disorders. *J Comput Assist Tomogr.* 2005;29(6):825-830.

McCahon E. Lung tumours in children. *Paediatr Respir Rev.* 2006;7(3):191-196.

Pickhardt PJ, Siegel MJ, et al. Posttransplantation lymphoproliferative disorder in children: clinical, histopathologic, and imaging features. *Radiology.* 2000;217(1):16-25.

Yikilmaz A, Lee EY. CT imaging of mass-like nonvascular pulmonary lesions in children. *Pediatr Radiol.* 2007;37(12):1253-1263.

参考文献

Full references for this chapter can be found on www.expertconsult.com.

第 56 章

弥漫性肺疾病

EVAN J. ZUCKER, R. PAUL GUILLERMAN, MARTHA P. FISHMAN, ALICIA M. CASEY, CRAIG W. LILLEHEI, and EDWARD Y. LEE

儿童间质性肺疾病(childhood interstitial lung diseases, ChILDs)具有较高的发病率和死亡率,是一组罕

见的具有多种病因的慢性弥漫性肺疾病,临床表现为呼吸困难,呼吸急促,爆裂音以及低氧血症。尽管病变命名中含有"间质性"一词,但病变也可累及肺泡、气道、血管、淋巴通道、胸膜腔等等。随着影像学、胸腔镜肺活检技术的进步,重新修订 ChILDs 分类等工作为掌握本组病变迈出了重要一步。本章概述儿童慢性弥漫性肺疾病表现,首先按新修订的 ChILDs(框 56-1)中的分类,论述已知的婴儿期病变,其次有选择性的讨论年长儿 ILDs 相关疾病。尽管按照新的分类系统,本组病变仍然太过繁杂,不能通览全貌。

婴儿期病变

弥漫性发育性疾病

病因　弥漫性发育性疾病是指以肺泡气体交换功能严重受损为特点的胎儿肺早期发育起病的一组病变。本组中最主要的三种疾病分别为腺泡发育不良,先天性肺泡发育不良以及肺泡毛细血管发育不良伴肺静脉错位(alveolar capillary dysplasia with misalignment of pulmonary veins, ACD/MPV)。典型的先天性肺泡发育不良发生于肺发育微管晚期或囊管早期。肺静脉错位与肺动脉分支伴行而未走行在小叶间隔内导致了 ACD/MPV。肺小动脉内壁肥大导致肺泡毛细血管密度降低,可伴有肺小叶发育畸形。部分 ACD/MPV 病例是由 FOXF1 基因或 16q24.1 微缺失导致的。

影像　由于病变危重,通常只能通过床旁胸片予以检查。首次胸片病变不显著,但在随后的检查中可见双肺进行性模糊片影,与早产儿表面活性物质缺乏或新生儿表面活性物质代谢异常表现类似。通常肺容积正常或减小,但使用呼吸机也可使肺容积增加。近半数患儿出现类似气压伤的气漏表现,如气胸或纵

隔积气(图 56-1)。胸片可见患儿肺动脉增粗,提示伴有肺动脉高压(pulmonary hypertension,PHT)。虽然本组病变的影像学表现不特异,但当足月新生儿出现重度呼吸窘迫,在没有胎粪吸入、窒息、早产或败血症等危险因素情况下出现与新生儿 PHT 类似的表现时,应考虑本病。

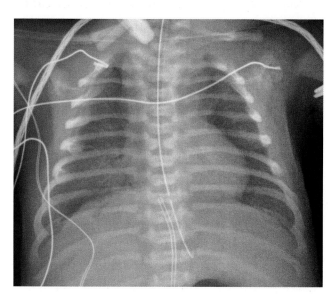

图 56-1 足月儿患有肺泡毛细血管发育不良伴肺静脉错位,胸片可见双肺模糊片影,纵隔积气,右侧气胸

治疗与随访 弥漫性发育性疾病预后极差,基本是致命的。病变在出生后 2 个月内迅速进展,尽管针对 PHT 进行治疗,使用机械通气、体外膜肺氧合等手段,但均无济于事。胸片复查可观察病变进展过程,当出现急性并发症时可延长机械通气时间。唯一可行的治疗方法是肺移植。但遗憾的是患儿很难存活到移植那一刻,大多数家庭在患儿确诊后选择放弃治疗。ACD/MPV 患儿中超过 80% 伴有肺外畸形(如心血管、胃肠道或泌尿生殖系),因此需要进行筛查。有报道 10% 的 ACD/MPV 病例出现家族聚集现象,因此需对家庭成员提供基因学咨询。

肺泡生长性病变

病因 肺泡生长性病变是引起新生儿 ILD 最常见原因,表现为肺泡形成异常伴肺小叶简化,肺泡壁缺乏,气腔增大。弥漫性发育性疾病是在肺自身生长发育过程中出现异常,而本病与之不同,生长性病变源自继发性原因或由影响肺发育的事件而引起。本组病变可分为:①由羊水过少、占位性病变或神经肌肉病变导致的肺发育低下;②产后原因

如早产相关的慢性肺疾病[支气管肺发育不良(bronchopulmonary dysplasia,BPD)],足月慢性肺疾病;③肺结构的改变,见于染色体异常患儿如 21-三体;④无染色体异常的患儿由于先天性心脏病导致的肺结构改变。

影像 胸片及高分辨率 CT(high-resolution computed tomography,HRCT)的表现多样。婴儿经典 BPD 的胸片表现是粗糙的网格影、囊性透亮区、肺泡壁纤维化导致的肺气化异常、过度充气。随着围产期医学的进步,孕 23 周早产亦可存活,此时肺泡管与肺泡刚开始发育,因此 BPD 的影像表现出现改变,继而出现了"新"BPD 这一名词。新 BPD 患儿与其他肺泡发育性病变患儿,病变从基本正常到显著异常,其胸片与 CT 表现为肺小叶大小不定,小叶旁增厚的网格影,胸膜下线影或三角形致密影,磨玻璃密度影,肺组织局部透亮区有时类似囊样表现(图 56-2)。这些表现可被误认为"肺气肿改变"。21-三体患儿胸膜下小囊泡影很常见。(图 56-3)由 X 连锁细丝蛋白 A 基因突变导致的肺泡发育异常患儿,其胸部表现为肺中心动脉增粗,肺不张,进行性重度肺过度充气,肺透亮度增高,肺外周血管密度与先天性大叶或获得性肺气肿类似。

治疗与随访 减少辅助性呼吸支持治疗引起的肺损伤可降低 BDP 的发病率与严重程度。其他治疗方案还包括鼻管呼吸支持、低剂量类固醇、限制液体量、维生素 A。药物或手术治疗动脉导管未闭的效果乏善可陈。CT 线状或胸膜下致密影与间质纤维增生表现一致,且与功能残气量减低,辅助供氧,机械通气有关。但此征象与病变症状的严重程度无关。因为相当比例的发育性病变患儿出现片状肺间质糖原贮积症(pulmonary interstitial glycogenosis,PIG)(稍后论述),激素治疗有效,肺活检有助于诊断本病。细丝蛋白 A 基因突变患儿会出现重度呼吸功能下降需肺移植才能存活。

表面活性物质功能异常性病变及相关病变

病因 表面活性物质功能异常及相关病变是由基因突变导致的表面活性物质功能异常。表面活动物质蛋白 B(SpB)与 C(SpC)以及腺苷三磷酸结合盒式转运蛋白 A3(ABCA3)基因突变直接损害表面活性物质的代谢。SpB 与 ABCA3 突变为常染色体隐性遗传,而 SpC 缺陷是常染色体显性突变引起的功能缺失。其他罕见的遗传病变包括甲状腺转录因子-1 异常(脑-肺-甲状腺综合征)、赖氨酸尿性蛋白耐受不良

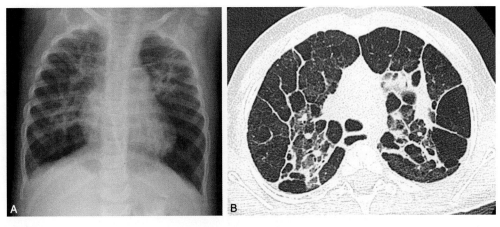

图56-2 21个月婴儿胸片（A）以及2岁时CT轴位图像（B），患儿25周早产患有肺泡生长性病变，可见肺组织结构扭曲，肺叶内可见大小不一的小叶旁网格影，磨玻璃密度影以及类囊样透亮区

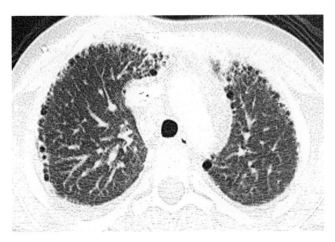

图56-3 10岁21-三体儿童患有肺泡生长性病变，CT轴位图像可见双侧胸膜下大量囊泡影

以及粒细胞巨噬细胞集落刺激因子-Rα也可影响表面活性物质的代谢，因此同被划分在本组疾病分类中。同样还存有其他未被认知的影响表面活性物质代谢的疾病。

影像 表面活性物质异常病变患儿胸片表现为双肺弥漫或片状模糊颗粒影。HRCT表现为弥漫磨玻璃密度影、实变、小叶间隔增厚或肺泡蛋白沉着症（pulmonary alveolar proteinosis，PAP）典型的铺路石征（稍后论述）（图56-5）。随年龄增长，磨玻璃密度影减少，出现广泛薄壁实质囊肿并随时间进展而逐渐增多增大。既往存活的婴儿中常见漏斗胸，这可能与慢性肺疾病影响胸壁发育有关。

治疗与随访 遗传性表面活性物质异常可通过血液或口腔拭子标本进行表面活性物质基因突变检查，从而避免肺活检。呼吸衰竭的患儿主要依靠慢性通气支持治疗。大量实例研究表明，类固醇冲击疗法、羟化氯喹（硫酸羟氯喹片）与阿奇霉素也有一定疗效。患儿胃造瘘置管营养治疗以满足发育需要。帕利珠单抗（单克隆抗体）有助于防止肺感染。病变进展迅速的患儿符合肺移植条件。目前临床工作努力集中在针对特异性基因突变的靶向疗法。

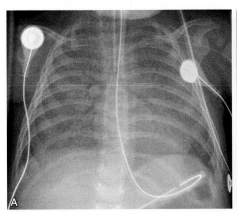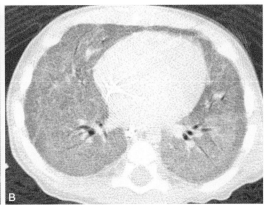

图56-5 3个月足月婴儿患有ABCA3基因突变相关的表面活性物质功能异常，胸片（A）与CT轴位图像（B）可见肺弥漫性磨玻璃密度影

病因未知或缺乏了解的特异性疾病

婴儿神经内分泌细胞增生

病因 婴儿神经内分泌细胞增生(neuroendocrine cell hyperplasia of infancy,NEHI)的病因未知。本病组织病理学(既往归类为婴儿持续性呼吸急促)表现为肺神经内分泌细胞(pulmonary neuroendocrine cells,PNECs)数量增多,以及 PNECs 的支配丛即位于外周气道上皮的神经上皮小体数量增多。PNECs 参与氧感知与胎儿肺发育过程,通常在新生儿期后,其数量迅速减少。尽管有很多肺部病变患儿都会出现PNECs 数量增加,但他们与 NEHI 组织病理表现不同。部分 NEHI 患儿表现为气道轻度炎症改变或纤维化。此外还有部分病例出现家族发病,提示病变有基因参与。

影像 胸片可见肺过度充气以及肺门旁多种致密影提示细支气管炎或气道反应性病变(图 56-7)。HRCT 的特异性表现为气体潴留,马赛克灌注累及至少四个肺叶,地图样磨玻璃密度影主要见于右中叶、舌叶以及肺纵隔旁区(图 56-8)。有报道,经验丰富的儿童胸部影像专家的 HRCT 敏感性与特异性分别为78%~83%与100%。在临床合理安排下,CT 检查可避免肺活检。

治疗与随访 目前 NEHI 的治疗方案为支持疗法,以避免出现低氧血症与感染为方针持续营养治疗。类固醇并无帮助因此不建议使用,如患儿出现病毒感染,可以短期使用糖皮质激素冲击治疗。尽管 NEHI 出现持续性症状需要长期氧疗,但其预后较好,目前尚无死亡病例病变可进展至呼吸衰竭或因本病导致肺移植的相关报道。然而,患儿以后的生活(如青少年)会出现诸如运动不耐受等症状,这是由持续

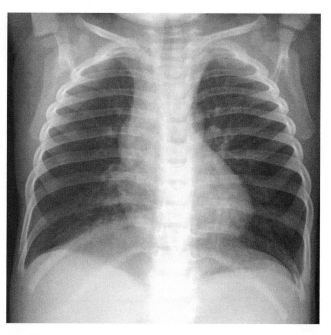

图 56-7　15 个月婴儿患有神经内分泌细胞增生,胸片可见两肺透亮度增高,肺门周围片影类似反应性气道病变或支气管炎表现

性气体潴留所导致,还可反复引起呼吸道感染。

肺间质糖原贮积症

病因 肺间质糖原贮积症(pulmonary interstitial glycogenosis,PIG)又称幼稚细胞间质性肺炎或组织细胞增生性肺炎,病因未知。PIG 的组织病理学特点为间质内浸润未成熟间质细胞,细胞内包含丰富的胞质糖原,波形蛋白染色阳性。炎症与纤维化表现不典型。肺泡生长性病变常伴有片状 PIG。10 个月以上患儿肺活检少见 PIG,提示本病与肺生长及发育有关。

影像 有报道,胸片按表现为进展性过度充气,从边界清晰的间质表现发展为粗糙的间质或肺泡表现。HRCT 表现包括肺结构扭曲,过度充气/过度透亮

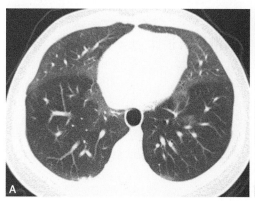
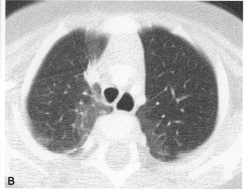

图 56-8　11 月婴儿患有婴儿神经内分泌细胞增生,CT 轴位片可见右肺中叶以及舌叶地图样磨玻璃密度影(A),纵隔旁区亦有表现(B)

区,磨玻璃密度影(弥漫、肺段或亚段),小叶间隔增厚,线状致密影(图56-9)。由于片状PIG常与肺泡生长性病变同时出现,因此"纯粹的"特异性PIC表现很难见到。有一例PIG报道,肺内出现多发、细小、散在的气体填充的囊样病变,而这些病变主要是肺泡生长性病变的表现。

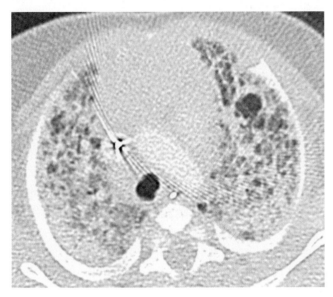

图56-9　5个月婴儿25周早产患有肺泡生长性病变与肺间质糖原贮积症,CT轴位片可见肺叶内囊性透亮度增高影,小叶周围增厚线状致密影,磨玻璃密度影

治疗与随访　大多数患儿需要辅助供氧治疗。PIG对糖皮质激素冲击治疗效果很好,目前被许多ChILD中心推荐使用。总体来讲,单纯PIG的预后良好。尚无因本病致死的报道。但是,合并生长性病变以及PHT的患儿具有较高的发病率和死亡率。尽管过度充气可持续数年,但在生后数月内,临床、影像以及组织学上即可有显著改善。

儿童期病变

肺泡蛋白沉着症

病因　肺泡蛋白沉着症(pulmonary alveolar proteinosis,PAP)是肺泡内表面活性物质异常沉积,脂质蛋白物质阻碍了肺泡正常的换气过程。前文已有讲述,PAP可由遗传性表面活性物质缺乏而发病。获得性PAP常见于年长儿或成年,常由自身免疫过程所导致。细胞集落刺激因子(GM-CSF)产生自身免疫抗体,由于GM-CSF参与肺泡巨噬细胞信号传导,表面活性物质衍生物肺泡内脂质蛋白清除过程受损从而引

发本病。引发PAP的其他原因还包括白血病,化疗,有毒有害烟尘的暴露环境以及其他损害肺泡巨噬细胞功能的原因。

影像　影像学不能鉴别引起PAP的病因。胸片表现为双侧对称的肺门周围向外带延伸的致密影。这些致密影不像细菌性肺炎病变一样实变、致密。HRCT可见双侧磨玻璃密度影伴小叶间隔或小叶内间隔光滑增厚,呈多边形。该表现即"铺路石"征(图56-10)。

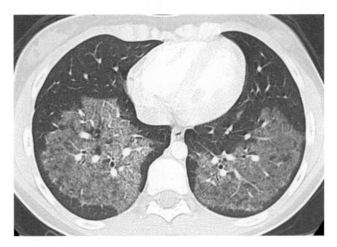

图56-10　11岁儿童抗粒细胞巨噬细胞集落刺激因子抗体形成,导致肺泡蛋白沉着症,CT轴位图像可见铺路石征,磨玻璃密度影伴间隔增厚

治疗与随访　一旦确诊本病,如有必要可经支气管镜进行支气管肺泡灌洗,或经支气管活检,无需外科肺活检。血清学GM-CSF抗体检查很有必要,可鉴别PAP是免疫性还是继发性。继发性PAP的治疗方案是明确基础病,而免疫性PAP的治疗方法是反复全肺灌洗。尽管目前尚无随机性对照,但GM-CSF无雾化疗法在很多观察性研究中显示出极佳的效果。免疫抑制剂利妥昔单抗或吗替麦考酚酯也用于试验,CT检查可用于监测疗效。

肺淋巴管扩张与淋巴管瘤

病因　根据ChILD分类系统,认为淋巴管性病变是"冒充"ILD的病变。但原发性肺淋巴管扩张以及淋巴管瘤可认为是真性ILDs,因为病变累及了肺间质。无论是先天性原因(包括相关遗传综合征)还是获得性原因(肺淋巴管或静脉阻塞引起),肺淋巴管扩张表现为肺间质与胸膜下腔引流淋巴管的扩张。肺淋巴管瘤是淋巴管通道丛增殖引起的继发性淋巴管扩张。两种病变可局限于肺内、累及胸廓或肺外。

影像　具有重度呼吸窘迫经典征象的患儿胸片

表现为肺门弥漫性模糊片影,与早产儿表面活性物质缺乏或遗传性表面活性物质缺乏表现相似。胸部 CT 表现为弥漫性小叶间隔光滑性增厚,支气管血管周围间质增厚,片状磨玻璃密度影以及胸腔积液(常为乳糜性)。存活新生儿或婴儿晚期患者表现为弥漫实变少、小叶间隔重度增厚少,过度充气显著。MRI 肺间质以及胸腔积液在 T2 加权像表现为高信号。肺淋巴管扩张与淋巴管瘤表现非常相似。与淋巴管扩张不同的是,淋巴管瘤常见于儿童晚期,多累及肺外结构,常出现溶骨性表现以及纵隔软组织水肿。

治疗与随访　先天性病变患儿可出现死胎或生后重度呼吸窘迫,导致生后数小时后死亡。机械通气与胸膜腔引流是必行措施。长期存活患儿具有不同程度的呼吸道症状,在家进行辅助氧气治疗、对症疗法,限制液体量以及调理饮食。

闭塞性细支气管炎

病因　小气道损伤后成纤维细胞进行反应性修复导致管腔闭塞,从而引起闭塞性细支气管炎(bronchiolitis obliterans,BO)。这些损伤通常指呼吸道病毒感染(通常为腺病毒或流感病毒)伴有显著的气道黏膜坏死。其他前驱病变还包括移植物抗宿主病、肺移植后同种异体移植物排斥、Swyer-James-Macleod 综合征。Swyer-James-Macleod 综合征是 BO 的一种特殊类型,主要累及一侧肺,首次感染后数月或数年后发病。BO 一词在命名上有矛盾之处,会引起混乱。依据临床表现应命名为"细支气管炎性闭塞性综合征",而组织病理学根据气道管腔阻塞的程度不同应命名为"缩窄性细支气管炎"或"闭塞性细支气管炎"。

影像　胸片表现无特异,也可表现正常。最常见的异常表现是肺过度充气。受累一侧的肺组织透亮度增高,灌注减低,伴有或不伴有容积减少,这些都是 Swyer-James-Macleod 综合征的特征性表现。CT 表现包括呼气相气体潴留加重,实质透亮度增高,马赛克灌注,支气管壁增厚,支气管扩张以及肺血管影减少。同时出现透亮度增高与肺血管影减少高度提示重度/重度非移植性 BO。在提供相关临床病史、肺功能检查固定性阻塞性表现时,CT 即可诊断,而无需进行肺活检。Swyer-James-Macleod 综合征变异型胸片提示单侧异常病变,但实际上 50% 的病例 CT 可见双侧异常病变。

治疗与随访　当 BO 无支气管扩张时,CT 很难与常见的急性病毒性细支气管炎相鉴别。因此影像学随访有助于病变的诊断。急性病毒性细支气管炎在症状缓解后复查无异常(数月后),而 BO 是不可逆的,会在随后的检查中持续出现病变或病变加重。CT 在感染后 BO 预后诊断方面具有重要价值。CT 重度病变的小于 3 岁的幼儿,即使数年后肺功能检查仍然很差。肺移植患儿,CT 在监测移植后 BO 方面同样极具价值。在肺移植相关的 BO 变异型患儿中,类固醇以及阿奇霉素治疗具有很好疗效。

过敏性肺炎

病因　过敏性肺炎又名外源性过敏性肺泡炎,是指由于吸入暴露性抗原而引起的肺部炎症,常见抗原多来自于鸟类,真菌或家庭成员自工作场所携带的粉尘。其他刺激性抗原包括多种高反应性低分子复合物,见于绘画颜料喷剂、胶水、环氧树脂、杀虫剂以及诸如氨甲蝶呤一类的药物。组织病理学表现为细支气管与间质的淋巴细胞浸润,巨细胞与形成不良的肉芽肿包绕细支气管。过敏性肺炎分为三个亚型:①急性型,4~6 小时内出现症状,最多持续至 22 个小时;②亚急性型,数周至数月内反复暴露于低浓度抗原;③慢性型,表现为隐匿性、进展性病程,持续数月至数年,或表现为反复急性发作。

影像　急性与亚急性两型过敏性肺炎的影像表现类似。通常胸片可见弥漫性显著间质性微结节,中下肺实变影,与肺水肿或肺炎表现类似。在部分胸片表现正常的病例中,40% 可在 CT 上观察到异常病变。HRCT 可见小的(1~3mm)边界不清的小叶中心性结节(提示细支气管炎),磨玻璃密度影(提示肺泡炎)以及气体潴留,双上肺病变受累相对较少。无论胸片还是 CT,慢性型病变表现为容积缺失,显著的纤维化改变,伴有不规则线状/网格状致密影,结构扭曲以及蜂窝肺表现。

治疗与随访　最重要的治疗原则是明确与消除暴露的刺激性抗原。急性与亚急性病变在脱离抗原暴露环境时,病变逐渐好转。而慢性病变的纤维化改变将会持续甚至进一步进展。全身性类固醇治疗是目前唯一可靠的治疗方法,但不会影响病变的远期结局。

弥漫性肺出血性病变

病因　弥漫性肺出血性病变的病理学表现为间质毛细血管网的炎性破坏,可依据有无毛细血管炎进行亚分类。伴有毛细血管炎的病变包括:特发性肺毛细血管炎,韦氏肉芽肿(近期重命名为多血管炎性肉芽肿病),显微镜下多血管炎,肺肾综合征,特发性肺肾综合征,系统性红斑狼疮,以及药物引导性毛细血管炎。不伴有毛细血管炎的病变包括:发特性肺含铁血黄素沉着症,婴儿急性特发性肺出血,Heiner 综合征(对食物过敏引起的肺部疾病,通常对牛奶过敏),凝血功能障碍,心血管病变如肺静脉闭塞病,以及肺动静脉畸形。

影像　急性弥漫性肺出血的典型胸片表现包括双侧对称性气腔实变,呈"蝶翼"征或"蝠翼"征。片影可不对称或为单侧表现。HRCT 在显示片状磨玻璃密度以及实变方面具有很高的敏感性。当出血机化或反复出血时,可见小叶间隔增厚,结节影以及铺路石征(图 56-14)。

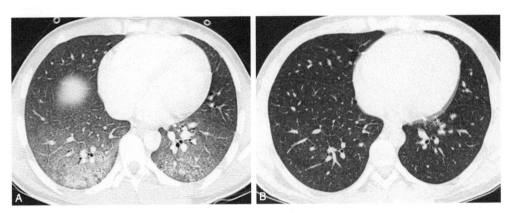

图 56-14　15 岁儿童患肺毛细血管炎,确诊时 CT 轴位图像可见后部磨玻璃密度及实变影(A),类固醇治疗 2 周后病变缓解(B)

治疗与随访　鉴别肺出血是否伴有毛细血管炎极其重要,因为出现肺毛细血管炎时需积极进行免疫抑制治疗。多种原因引起肺出血,其影像表现很相似,因此必要时需进行肺活检以明确诊断。经过治疗的患者,其 CT 表现可显著改善。

非特异性间质性肺炎

病因　非特异性间质性肺炎(nonspeciflc interstitial pneumonia,NSIP)可以为特发性、家族性或多种病变的最终表现,包括自身免疫性结缔组织与胶原血管病,遗传性表面活性物质异常以及过敏性肺炎。组织病理学上其特点为间质淋巴浆细胞炎性表现与纤维化程度在时间与空间的分布一致。细胞型或纤维化型等亚型病变也有报道。

影像　HRCT 的典型表现是磨玻璃密度影与边界清晰的线影、网格影,主要分布于肺外周。随时间进展,可出现牵拉性支气管扩张,容积缺失(主要见于下叶)以及蜂窝肺。

治疗与随访　NSIP 的 HRCT 表现可缓解也可持续存在,主要取决于纤维化的程度。免疫抑制疗法通常有效。但进展性病变患儿需进行肺移植。

结缔组织与胶原血管病

病因　结缔组织与胶原血管病是一组风湿性病变,表现为慢性炎性反应,与自身免疫状态有关。具体病变包括系统性红斑狼疮,类风湿性关节炎,皮肌炎,系统性硬化,干燥综合征以及混合性结缔组织病。通常情况下组织病理学表现为 NSIP 改变(前文已有讨论)。肺淋巴样增生、机化性肺炎(稍后讨论)、血管病变及胸膜炎等病变也可出现。

影像　由于本病与 NSIP 表现一致,因此无法通过影像学表现对其病因进行鉴别。有时其他表现有助于诊断,如系统性硬化患儿会出现食道扩张。与成人表现不同,儿童期发作的系统性红斑狼疮出现血管炎与肺出血表现比 ILD 更常见。

治疗与随访　治疗方案一般为免疫抑制疗法。伴有 NSIP 患儿,临床改善时影像学表现变轻,但纤维化改变持续存在。最新研究致力于炎性通路上特异性靶基因治疗。

机化性肺炎

病因　机化性肺炎组织病理学表现为远端气道与气腔腔内的机化纤维化(细支气管,肺泡管以及肺泡)。机化性肺炎可为特发性,被称作"隐匿性机化性肺炎",也可由多种病因引起,包括哮喘、药物反应、吸入性肺炎、自身免疫性疾病、化疗、骨髓移植以及其他引起肺反应修复的刺激因素。"闭塞性细支气管炎机化性肺炎"一词不再沿用,因为该命名会与 BO 发生混淆。

影像　影像表现多样,CT 最常见外周片状实变影伴有或不伴有磨玻璃密度影环绕。一般情况下,肺实变内可见支气管充气相与轻度支气管扩张。其他机化性表现还包括珊瑚岛征或反晕征(中心磨玻璃密度影周围环绕实变影)(图 56-17),沿支气管血管束分布的细小肺结节,胸膜下线样或带状致密影,小叶旁间质增厚以及进行性纤维化。

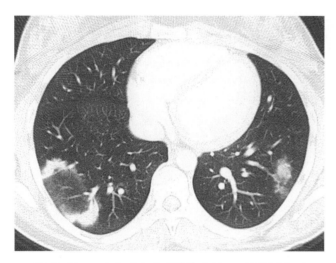

图 56-17　15 岁儿童患有干燥综合征,CT 轴位图像可见下肺叶外周片状实变影,磨玻璃密度影位于中心,轴位环绕实变影("珊瑚岛"征或"反晕"征),提示病变部位机化性肺炎

治疗与随访　尽管引起机化性肺炎的因素有很多,但最佳的治疗方案都是类固醇。本病预后通常良好,有报道其治愈率近 80%。影像随访可见炎性相关表现改善或吸收,但纤维化改变将持续或进一步加重。

嗜酸性粒细胞增多性浸润性肺炎

病因　嗜酸性粒细胞增多性肺疾病是一组疾病,表现为外周或组织嗜酸性粒细胞增多,病理学典型表现为间质与肺泡内出现嗜酸细胞。其亚组包括:未知病因引起的嗜酸性粒细胞增多症,抑制病因引起的嗜酸性粒细胞增多症以及嗜酸性粒细胞增多性血管炎。未知病因的疾病包括单纯性肺嗜酸性粒细胞增多症(或 Löffler 综合征),急性嗜酸性粒细胞增多性肺炎(acute eosinophilic pneumonia,AEP),慢性嗜酸性粒细胞增多性肺炎(chronic eosinophilic pneumonia,CEP)以及特发性嗜酸粒细胞增多综合征。已知病因的疾病包括过敏性支气管肺曲霉菌病(allergic bronchopulmonary aspergillosis,ABPA)、支气管中心性肉芽肿病、寄生虫感染及药物反应。嗜酸性粒细胞增多性血管炎包括过敏性脉管炎以及肉芽肿病,又称为 Churg-Strauss 综合征。

影像　有关间质、肺泡或间质-肺泡混合性实变影均不具有特异性,但有些关键征象可也有助于诊断病变。CEP 与药物诱发的嗜酸性粒细胞增多性浸润性肺炎(pulmonary inflltrate with eosinophilia,PIE)具有特征性表现,即病变分布于外周,而肺中心区域无病变("照相负像"或"反向"肺水肿样表现),此征象是嗜酸性粒细胞增多症外周发作的特异性表现(图 56-18)。AEP 胸片表现为双肺网格影,可伴有实变与胸腔积液。CT 可见双肺片状磨玻璃密度影,常伴有小叶间隔增厚,实变或边界不清的结节影。AEP 的影像表现与肺水肿或急性呼吸窘迫综合征表现类似,因此会延误诊断。ABPA 表现为中央支气管扩张,伴有或不伴有黏液阻塞;黏液阻塞大气道又称为"手套内手指"征。单纯性肺嗜酸性粒细胞增多症与特发性嗜酸性粒细胞增多综合征表现为肺内结节伴磨玻璃密度晕征。支气管中心性肉芽肿病表现为局灶性肿块,结节或大叶性实变伴肺不张。Churg-Strauss 综合征包括胸膜下实变,小叶中心性结节,支气管壁增厚以及小叶间隔增厚。

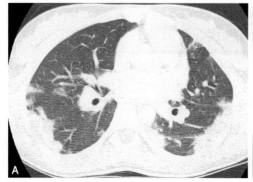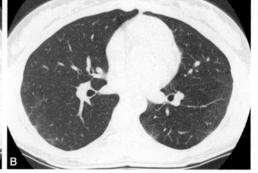

图 56-18　18 岁儿童药物诱发性(二甲胺四环素)嗜酸性粒细胞增多性浸润性肺炎,确诊时 CT 轴位图像可见特征性肺外周病变(A),停止服用刺激药物并予以 2 周类固醇治疗后病变显著改善(B)

治疗与随访　尽管影像表现不特异,但可为肺活检进行定位。治疗方案可选用类固醇治疗,具有反应快、完全等优点。AEP 患儿停止类固醇后不会复发,但 CEP 患儿则会复发。依据基础病因不同,治疗方法也应有所调整,例如,寄生虫引起的 PIE 在治疗时应使用抗寄生虫药物。

贮积症

病因　溶酶体贮积性病变因溶酶体功能受损而引起的一组遗传代谢病。如戈谢病与尼曼匹克病,脂质装载"泡沫样"巨噬细胞(戈谢细胞或尼曼匹克细胞)在组织中贮积。这些脂质装载巨噬细胞可浸润肺组织,导致肺部症状。戈谢病是最常见的溶酶体贮积性疾病。

影像　若戈谢病程晚期,肺内出现病变,则多见于神经病Ⅲ型。胸片可见网格结节影。CT 可见多种表现,包括磨玻璃密度影、实变、间质增厚、支气管壁增厚、胸腺增大及淋巴结肿大。尼曼匹克病B 型胸片与 CT 特征性表现是弥漫性间质增厚(图56-19)。尼曼匹克病 C2 型最常见的表现是铺路石征。

治疗与随访　由美国食品药物管理局批准的酶置换疗法用于目前多种溶酶体贮积症的治疗。戈谢病累及肺部的患儿经治疗后,虽然无法痊愈,但影像学可见病变逐步改善。对于戈谢病患儿建议每两年拍摄一次胸片以检测肺部病变。

慢性肉芽肿病

病因　慢性肉芽肿病(chronic granulomatous disease,CGD)是一种罕见的遗传性免疫缺陷疾病,通常是 4 个编码噬菌体磷酸酰胺嘌呤二核苷酸亚单位中的

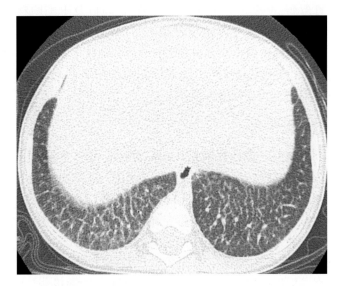

图 56-19　22 个月幼儿患 B 型尼曼匹克病,CT 轴位片可见两肺弥漫间质间隔增厚

一个基因发生突变导致本病。该突变损害了噬菌体磷酸酰胺嘌呤二核苷酸氧化酶的功能,使过氧化物酶生产减少,损害氧化裂解过程,导致细胞内过氧化氢酶阳性的细菌或真菌杀伤机制受损。肺部是最常见的感染部位。组织学可见肉芽肿炎性表现,常伴有坏死,周围环绕慢性炎性表现与纤维化,因此本病得名为慢性肉芽肿病。

影像　慢性反复感染患儿的影像表现多样包括实变、磨玻璃密度影、树芽征、小叶中心性或随机分布(甚至粟粒样分布)锐利结节影,长期病程患儿可伴有支气管扩张、间隔壁增厚、气体潴留、脓肿形成、纤维化、囊变与蜂窝肺。其他常见的胸内表现还包括纵隔和(或)肺门淋巴结肿大,胸膜增厚,脓胸,椎体或肋骨骨髓炎以及胸壁浸润(图 56-21)。

治疗与随访　CGD 的治疗包括亲脂性抗生素、抗

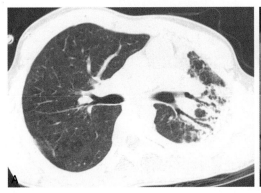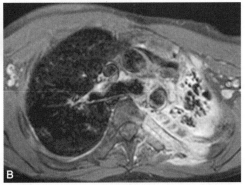

图 56-21　15 岁儿童患有慢性肉芽肿病,CT 轴位图像可见左肺实变、支气管扩张、容积变小并纤维化(A)。同一患儿 18 岁时增强磁共振 T1 加权像图像可见左胸膜及胸壁受累,出现脓胸及椎体骨髓炎(B)

真菌药、干扰素-γ、脓肿引流、外科切除以及干细胞移植。预防性抗生素治疗也很有帮助。在辨别病变是活动期还是静止期方面,氟 18 脱氧葡萄糖正电子断层扫描比 CT 更具优势。随着诊断与治疗水平的进步,CGD 患儿可存活至成人期。

囊性纤维化

病因 囊性纤维化(cystic flbrosis,CF)是引起儿童慢性肺疾病的最常见原因,是由 CF 跨膜调节蛋白基因(CF transmembrane regulator,CFTR)突变导致的,为常染色体隐性遗传。病变进展为慢性反复感染,可伴有肺外表现,如婴儿期胎粪性肠梗阻。进展期病变,慢性炎性表现导致气道壁上皮糜烂,部分黏膜被肉芽组织取代,气道进行性扩张导致支气管扩张,小气道出现纤维化/闭塞性改变。

影像 早期 CF 的胸部影像可正常或出现轻中度气体潴留,伴有或不伴有支气管扩张(图 56-23)。进展期病变,支气管扩张征象主要位于肺上叶,支气管壁增厚,小叶中心性结节,树芽征以及气体潴留黏液栓出现(图 56-24)。黏液栓形成的手套内手指征象与 ABPA 表现类似。由于慢性或反复感染出现,导致纵隔与肺门淋巴结肿大征象很常见。在轻度病变或不病变分布局灶的患儿中,CT 检查比肺功能检查更敏感。尽管 CT 评分系统尚未广泛应用,且其个体化治疗的优势尚不明确,但它在评价 CF 病变范围与程度,尤其临床试验结束时效果方面已经成为有效的替代方法。呼吸道病变加重期患儿的 CT 评分与基线评分、2 年后评分存在显著的统计学差异。

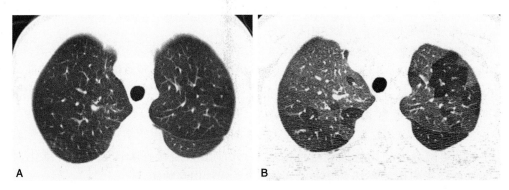

图 56-23 12 岁儿童患有轻度肺囊性纤维化,CT 成对吸气相(A)与呼气相(B)图像可见呼气相时出现气体潴留形成马赛克灌注,而无支气管扩张表现

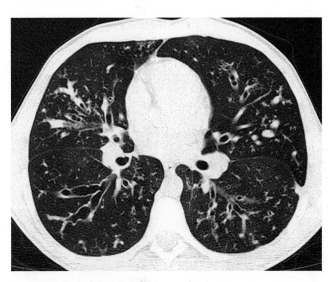

图 56-24 18 岁儿童囊性纤维化进展期,CT 轴位图像可见支气管囊状扩张,支气管壁增厚,气道栓塞

治疗与随访 传统上 CF 的治疗重点放在治疗或预防病变后遗症方面。目前标准的治疗方案包括口服阿奇霉素,吸入妥布霉素、高渗盐水及阿尔法链道酶(百慕时),后者功能为分解浓稠分泌物。依据不同

类型的感染类型额外选择相应抗生素治疗。近期一种新型微小颗粒药物 ivacaftor（商品名 Kalydeco）经美国食品与药品管理局批准用于治疗至少出现一处 *G551D* 基因突变的 CF 患者。该药物直接强化 CFTR，可显著改善肺功能，该药的出现也为治疗 CF 提供了新的方向，使个体化用药成为可能。

✓ 临床医师须知

- 重新修订的 ChILD 使我们对儿童 ILD 的认识更为深入。
- 多数儿童 ILD 病变存在基因学基础伴有相关异常。如果临床怀疑 ILD，需筛查肺外异常并进行基因学检查。此外，应对家庭成员提供基因学咨询。
- 肺泡生长性病变多与片状 PIG 共存；因为病变晚期需进行糖皮质激素治疗，因此应进行肺活检以明确诊断。与此相反，有报道经验丰富的儿科影像医师诊断 NEHI 的特异性为 100%，因此本病无需进行肺活检。
- 临床 BO 综合征的组织病理学基础为狭窄性或闭塞性细支气管炎。与之鉴别的是闭塞性细支气管炎机化性肺炎，本病归为机化性肺炎，当病变为特发性时又称作隐匿性机化性肺炎。
- 对于重度肺泡生长性病变或遗传性表面活性物质缺乏引起呼吸功能衰竭的婴儿，肺移植是唯一的治疗方法。对于多数儿童后发病的 ILD 疾病来说，还有特异性疗法存在，包括雾化 GM-CSF 疗法，此外还有自身免疫性 PAP 的全肺灌洗疗法，停止刺激性抗原暴露联合类固醇治疗过敏性肺炎，免疫抑制剂治疗毛细血管炎肺出血，类固醇治疗嗜酸性粒细胞增多性浸润性肺炎，酶替代疗法治疗溶酶体贮积症，抗生素、干扰素-γ 以及干细胞移植治疗 CGD，抗生素、高渗盐水及阿尔法链道酶治疗 CF，伴有 *G551D* 基因突变的患儿还可使用 CFTR 增强剂 ivacaftor。

关键点

NEHI 的 HRCT 特征性表现包括过度充气，至少累及四个肺叶的马赛克灌注表现，磨玻璃密度影多见于右中叶，舌叶以及肺纵隔旁区。有报道有经验的儿科影像医师诊断本病的敏感性为 78% ~ 83%，特异性为 100%。

铺路石征（磨玻璃密度影与小叶间隔增厚影重叠）提示 PAP 可能但不具有特异性。例如，此征象还可见于弥漫性肺出血。PAP 本身在组织病理学上可由多种病因引起。

乳糜性胸腔积液是肺淋巴管扩张症与淋巴管瘤的典型表现。

结缔组织与胶原血管病的 HRCT 表现类似于 NSIP。表现为磨玻璃密度影，边界清晰的线状或网格状致密影，主要分布于肺外周，伴有牵拉性支气管扩张，肺容积减少（主要为下叶），随病变进展可发展为蜂窝肺。

CEP 与药物诱发性 PIE 最重要的影像学征象为照片负征象或反肺水肿征；机化性肺炎可见珊瑚岛征或反晕征（中心为磨玻璃密度影周围环绕实变影）；ABPA 与 CF 可见手套内手指征（黏液栓子堵塞大气道）。

推荐阅读

Deterding RR. Infants and young children with children's interstitial lung disease. *Pediatr Allergy Immunol Pulmonol*. 2010;23:25-31.

Guillerman RP, Brody AS. Contemporary perspectives on pediatric diffuse lung disease. *Radiol Clin North Am*. 2011;49:847-868.

Guillerman RP. Imaging of childhood interstitial lung disease. *Pediatr Allergy Immunol Pulmonol*. 2010;23:43-68.

Langston C, Dishop MK. Infant lung biopsy: clarifying the pathologic spectrum. *Pathol Int*. 2004;54:s419-s421.

Lee EY, Cleveland RH, Langston C. Interstitial lung disease in infants and children: new classification system with emphasis on clinical, imaging, and pathologic correlation. In: Cleveland RH, ed. *Imaging in pediatric pulmonology*. New York: Springer; 2011.

参考文献

Full references for this chapter can be found on www.expertconsult.com.

第 57 章

累及肺的全身性疾病

JULIE CURRIE O'DONOVAN, EDWARD Y. LEE, and ERIC L. EFFMANN

系统性疾病常累及肺组织。儿科患者在确诊系统性疾病前，通常多进行胸部影像检查。因此影像科医生在识别肺部影像表现，为疾病诊断指明正确方向方面扮演重要角色。出现呼吸道症状的患儿通常首先采用胸片检查。部分患儿如肺水肿、镰状细胞疾病的胸片表现足以诊断，可进一步临床治疗。但大多数病例，其胸片表现不特异，有些能为诊断疾病提供重要线索，而有些则需进一步 CT 检查明确。近年来随着多排螺旋 CT 以及通气控制技术（见第 49 章）的发展，大大提高了累及肺脏的系统性疾病的诊断与辨别能力。

特殊系统性疾病

血管炎与胶原血管病

尽管中等血管炎与大血管炎累及纵隔血管结构更多见，但病变侵及肺实质的较为罕见，引起肺实质病变最常见的是小血管炎。儿童肺血管炎多见于青少年。这些疾病中，以前被称为肉芽肿病的韦氏多血管炎（Wegener polyangiitis, WP）在儿童中最常见。显微镜下多血管炎（microscopic polyangiitis, MPA）及 Churg-Strauss 综合征（Churg-Strauss syndrome, CSS）罕见于儿童。影像学常见表现为肺内结节与气腔实变。

通常累及肺间质的儿童胶原血管病（collagen vascular diseases, CVD）包括幼年型关节炎、皮肌炎、系统性硬化（硬皮病）、系统性红斑狼疮（systemic lupus erythematosus, SLE）以及混合型结缔组织病。与成人相比，儿童胶原血管病累及肺脏的相对较少。与其他 CVDs 相比，系统性硬化是儿童累及肺脏最为常见的疾病（59%~91%），且该病具有显著的发病率和死亡率。近期一项有关肺功能（pulmonary function tests, PFTs）结果异常的研究表明，病变异常的严重程度与高分辨率 CT（HRCH）表现有相关性。因此对于使用 HRCT 进行肺病远期评价的患儿，肺功能检查成为判

断患儿是否有改善的监测工具。幼年型类风湿性关节炎与 SLE 引起肺内病变相对少见，有报道仅占病例的 5%。

无论血管炎还是 CVDs 均可引起肺肾综合征，即同时出现肺出血与肾小球肾炎。这一征象多见于 WP 与 SLE。肺出血既可见于血管炎也可见于 CVDs，且具有较高的发病率及死亡率。

病因　WP 是目前最常见的儿童肺血管炎性病变，与上、下肺呼吸道坏死性肉芽肿以及肾小球肾炎形成典型的三联征表现。MPA 虽伴有肾小球肾炎，但本病是非肉芽肿坏死性血管炎。CSS（又称为过敏性肉芽肿病与脉管炎）典型表现是哮喘与血嗜酸粒细胞增多，但本病罕见于儿童。大多数肺血管炎病变是经免疫介导的。WP、MPA 以及 CSS 与抗中性粒细胞胞质抗体（antineutrophil cytoplasmic antibodies, ANCA）有关，有时亦被称做 ANCA 相关性系统性血管炎。

大多数 CVDs 具有自身免疫性机制，SLE 是经典的与抗核抗体有关的自身免疫性疾病。这些疾病多出现不同程度的包括肺脏在内的多器官炎性表现。依据疾病的不同，患儿可出现关节炎、浆膜炎、血管炎、其他软组织炎性表现或出现上述所有症状。

影像　肺血管炎以及 CVDs 常见影像表现见表 57-1。WP 最常见的影像表现为磨玻璃密度影、气腔实变以及大小不等的结节影，17% 的结节内可见空腔。结节周围多有磨玻璃密度影环绕形成晕征，意味着出血（图 57-3）。气道壁亦可增厚，但儿童气道狭窄表现（3%）明显低于成人（59% 以上）。弥漫性肺泡出血（见于 44% 的 WP 患儿）CT 表现为肺小叶或肺叶区域的磨玻璃密度影或气腔实变影。尤其在病变进展期，CT 亦可见"铺路石"征。

CVDs 患儿中胸腔积液以及心包积液是最常见表现。病变的肺部表现不常见，但大多数表现类似，包括磨玻璃密度影以及小叶间隔增厚。胸片正常或轻度异常的系统性硬化患儿，其 HRCT 可见磨玻璃密度

表 57-1　系统性疾病的肺内影像表现						
	结节(偶见空腔)	磨玻璃密度影	气腔实变	弥漫性肺泡出血*	间质性病变	胸膜/心包病变	肺囊肿
韦氏多血管炎	++++ 90%	++ 52%	++ 45%	++ 44%	−	+	
显微镜下多血管炎	−	+	+	+++ 57%	+	+	
Churg-Strauss 综合征	++ 38%	+++ 75%	+++ 75%	−	−	−	−
幼年型关节炎	+†	++	−	−	++	+++ 60%	
系统性红斑狼疮	−	++	++	++	+	+++	
系统性硬化(硬皮病)	++ 64%‡	+++ 73%	−	−	++++ 91%	+	
混合性结缔组织病	−	++	−	−	++	−	
皮肌炎	−	++	−	−	+	−	
急性胸部综合征	−	−	++++	−	−	++	
朗格汉斯细胞组织细胞增生症	+++	−	−	−	−	++	++++
戈谢病与尼曼-匹克病	+	+	−	−	−	−	

*特异性影像表现为从磨玻璃阴影至气腔实变的系列征象
†脂质肺炎中幼年关节炎的结节
‡所见的胸膜下微结节并非主要表现
　Data from references 1,4,6,7,and 11;and Feng RE,Xu WB,Shi JH,et al. Pathological and high resolution CT findings in Churg-Strauss syndrome. *Chin Med Sci J.* 2011;26(1):1-8.

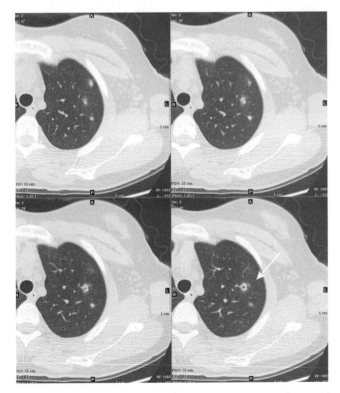

图57-3　韦氏多血管炎。16岁女孩具有血管炎病变以及头痛病史。CT可见鼻窦炎性表现(图中未展示)。CT轴位图像可见左肺上叶空腔病变(箭号),周围可见晕状磨玻璃密度影。数枚实性肺结节周围同样可见晕状磨玻璃密度影。肺活检证实韦氏多血管炎

影以及肺外周纤维化,胸膜下微小结节影(图57-4)。有学者报道,幼年特发性关节炎患儿可伴有类脂质肺

炎,与矿物油摄入无关。SLE肺组织容积变小,又称为"肺萎缩综合征",胸片可见横膈抬高。

治疗与随访　治疗血管炎与CVDs的重点是免疫抑制,多使用类固醇以及化疗药物进行治疗。在血管炎、CVDs或同时患有两者的患儿,出现弥漫性肺泡出血后,CT随访可见病变进展及变化。病变小叶间隔增厚,出现"铺路石"征等线状间质改变表现。若出血病变反复出现,那么肺组织可进展为间质纤维化。CVD累及肺部若不经治疗可进展为肺间质纤维化,终末期表现即蜂窝肺。随病变进展,可出现肺动脉高压,尤其是系统性硬化患儿。

依据临床需要与症状表现进行影像学随访,最好使用HTCT复查,因为疾病变化微小,胸片很难认定。幼年性系统性硬化肺功能检查异常(一秒率,FEV1以及用力肺活量,FVC)的患儿随时间的改变,其恶化程度与HRCT表现相关,因此可以将肺功能作为制定何时进行影像学复查的指标。

镰状细胞疾病

急性胸部综合征(acute chest syndrome,ACS)见于50%以上的镰状细胞疾病(sickle cell disease,SCD)患儿,表现为胸痛、白细胞增多、发热以及肺内新生实变影。它是引起SCD患儿死亡(25%)以及住院的主要原因,常发生于2至4岁。ACS亦可见于其他镰状血红蛋白疾病。若病变未致命,则会发展为慢性肺疾病(4%)以及肺动脉高压。

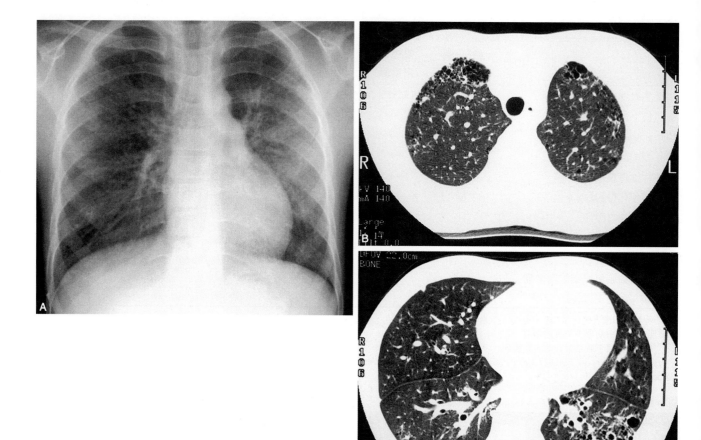

图57-4　8岁女孩,5岁时诊断系统性硬化(皮肌炎)。A,正位胸片可见肺门周围轻度网格影。B,高分辨率CT(HRCT)可见双肺上叶前段小的薄壁空腔病灶。后段散在分布少量胸膜下透亮影与致密影。C,HRCT双下肺可见蜂窝肺改变。右下肺可见更多的磨玻璃密度影(箭号)提示病变处于活跃期

病因　引起ACS的病因复杂且尚未研究清楚。在一项671例多中心大样本的研究中发现,其病因为微血管闭塞与梗死(16%)、感染(29%)、来自骨髓的脂肪栓塞(9%)及其他不明原因(46%)。引起感染的常见病原包括衣原体、支原体与病毒。三分之一的患儿出现长骨疼痛,这是由于血管闭塞等事件引起的,通常2~3天后发展为ACS。

影像　ACS的胸片表现不特异,但是根据疾病的定义,肺内可出现实变影。在一项大样本多中心研究中,90%的患儿实变出现在下肺叶,55%的患儿出现胸腔积液(表57-1)。

尽管ACS发作时不常使用CT检查,但慢性镰状细胞肺病通常使用HRCT检查。异常病变多见于肺基底部,包括实质束,小叶间隔增厚,结构扭曲以及牵拉性支气管扩张。与其他类型的肺纤维化相比,蜂窝肺表现不常见。

治疗与随访　ACS的治疗方案包括水化、止痛、呼吸支持(包括支气管扩张剂)、广谱抗生素、输血及适时类固醇治疗。影像随访取决于临床进展与改善情况或同时考虑两者,胸片复查即可。

朗格汉斯细胞组织细胞增生症

朗格汉斯细胞组织细胞增生症(Langerhans cell histiocytosis,LCH)是目前描述一组朗格汉斯细胞增生病变的常用术语。朗格汉斯细胞起源自髓系树突状细胞,其组织学特征性表现是包涵Birbeck小体。病变首次诊断的峰值年龄为1~3岁,多数患儿出现骨破坏。依据病变侵及范围对LCH进行分类,单部位受累(预后好)以及多部位受累(病程长风险大)。所谓"危险"器官(肝、脾、肺、骨髓)受累预示预后差,需进行积极治疗。

有报道多系统LCH中,23%~50%的患儿累及

肺组织。在一项研究中,肺部病变的患儿平均年龄为 11.9 个月。痊愈存活患儿可占 69%,除肺部以外,四分之三的死亡患儿可见"危险器官"受累。尽管传统上认为 LCH 肺部受累预示预后不良,但近期研究发现,肺部受累不会对预后产生重要影响。原发肺 LCH(单部位)儿童罕见,此型多见于吸烟青年。

病因 LCH 的病因不明。多数学者认为该病是由免疫介导的,朗格汉斯细胞聚集造成炎性反应。在肺内,具有破坏作用的肉芽肿病变在间质、支气管与细支气管上皮以及胸膜下间隔形成,逐渐发展成为囊性病灶。随后 10% 的患儿可发展为肺纤维化,表现为多发小的空腔病灶,呈蜂窝样表现。

影像 LCH 的影像表现依据病变程度不同而表现多样,详见表 57-1。首次胸片表现可正常。肺内可见小结节及囊状病灶,多位于上叶,与下叶病变数量基本相同,多于下叶(图 57-6)。胸片中网格影是由多发小囊变投影造成的。LCH 是引起儿童获得性广泛性囊性肺病的最主要原因。肺部受累的患儿自发性气胸的出现率为 11%,它可能是提示肺部病变最先出现的征象,也可以是进展期病变的表现,尤其是青少年囊腔融合的病人。

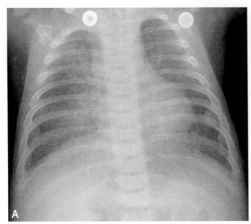
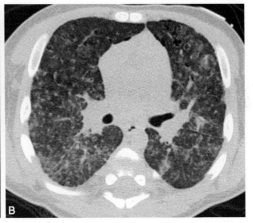

图 57-6 2.5 个月男孩患朗格罕细胞组织细胞增生症,首发表现为皮疹。A,正位胸片可见模糊的网格结节状间质改变。B,CT 轴位图像可见模糊的网格结节状间质改变,双肺前部还可见薄壁囊变

婴儿 LCH 或任何年龄段胸片异常的患儿,均需进行 CT 检查。LCH 的典型 HRCT 征象-为肺上叶、中叶为主的小结节(伴有或不伴有空腔)。胸膜可见增厚或被增厚的层状肉芽肿组织所取代,但胸腔积液罕见。肺 LCH 患儿中纵隔与肺门淋巴结肿大的征象也很罕见。

治疗与随访 肺 LCH 的治疗方案取决于病变的严重程度以及是否累及了"危险"器官。通常一线治疗用药为类固醇、长春碱或根据疗效反应同时使用两种药物。除非治疗非稳定性骨破坏,否则不采用放射疗法。依据肺 LCH 临床表现进行影像学随访,最好使用 CT。

戈谢病与尼曼-匹克病

戈谢病与尼曼-匹克病都属于常染色体隐性遗传的溶酶体贮积症,在不同的器官系统中,病变的病理表现多样。受累患儿出生时通常表现正常,但发病年龄不一,多发生于进展性疾病之后。

病因 戈谢病是由于葡萄糖脑苷脂酶缺乏导致葡萄糖脑苷脂聚集于巨噬细胞。尼曼-匹克病是由于鞘磷脂酶缺乏导致了鞘磷脂的聚集。进行性肺纤维化在尼曼-匹克病中罕有报道。

影像 戈谢病胸片内可见两肺弥漫性网格影。尼曼-匹克病的影像表现类似。有报道尼曼-匹克患儿中出现类脂质肺炎。影像征象总结见表 57-1。

治疗与随访 戈谢病内脏受累的患儿可通过酶替代疗法加以改善,此法可替代肺移植。目前治疗尼曼-匹克病的方法是全肺灌洗。如临床需要,CT 影像随访效果优于胸片。

一般系统性疾病的肺部表现

肺水肿

肺水肿是指肺组织内水与溶质的过多聚集。依据形成机制不同,可将肺水肿分为两类:①由于肺静

脉压增高引起的(心源性或流体力学);②毛细血管通透性增加而微血管压正常(非心源性)。肺水肿还可由多种原因混合引起,而有时其真正的机制尚未弄清。

在儿童人群,心源性肺水肿多见于6个月以内的先心病(congenital heart disease,CHD)婴儿(图57-9和图57-10)。在年长儿中,心肌病是引起心源性肺水肿的原因。受累婴儿症状多无特异性,包括喂养困难、呻吟、出汗、喘鸣及呼吸受限。以肺水肿为表现的先心病较为罕见。

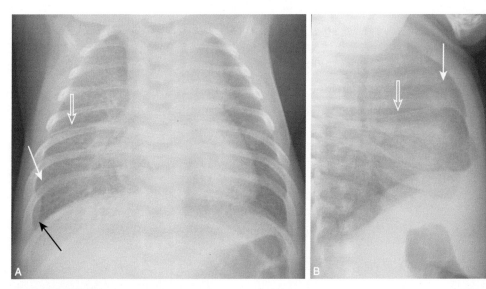

图 57-9　肺静脉回流受阻引起的肺水肿。6 周大小婴儿因呼吸急促、喂养困难就诊于急诊。A 与B,胸片正侧位可见心影大小正常,轻微间质性水肿表现,过度充气、间隔线(白箭号)、叶间裂增厚(空心箭号),右侧少量胸腔积液(黑箭号)。超声心动诊断为三房心畸形

引起儿童非心源性肺水肿的常见原因包括急性呼吸窘迫综合征(acute respiratory distress syndrome,

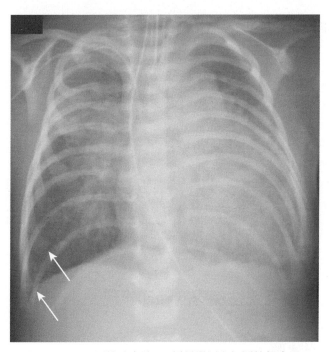

图 57-10　心源性肺水肿。5 周男婴因室间隔缺损表现为呼吸急促、呼吸窘迫进入 ICU。正位胸片可见心影增大,过度充气,肺门周围气腔致密影、肺门血管显著以及间隔线(箭号)提示肺水肿

ARDS)、溺水、神经源性肺水肿、肾脏疾病及上气道阻塞。其他引起非心源性肺水肿的不常见原因包括吸入性肺炎、碳化氢肺炎、烟雾吸入及药物反应。

心源性肺水肿

病因　儿童心源性肺水肿的发生率明显低于成人。引起心源性肺水肿的原因包括左向右分流性病变,左室流出道阻塞,肺静脉回流受阻或心肌病。当肺毛细血管楔压增高时,心源性肺水肿病变加重。

影像　胸片通常表现为心影增大,肺静脉阻塞除外,后者可见间质水肿而无心影增大(图57-9)。

儿童心源性间质性肺水肿的早期表现为血管边界模糊,支气管壁增厚。小叶间隔增厚(间隔线或Kerley B 线),常见叶间裂增厚。在婴幼儿中,叶间裂增厚的征象比 Kerley B 线更好识别,因此可作为儿童心源性肺水肿的重要诊断线索(见图57-9)。另一CHD 患儿的胸片间接征象为过度充气。这对于影像医师来说可能是个陷阱,认为支气管周围增厚、过度充气等征象是气道病变而没有发现这些征象是间质性肺水肿的细微表现(见图57-9)。肺泡水肿通常发生于间质水肿后,也是肺水肿胸片中最好辨别的病变(见图57-10)。经典的急性肺泡性肺水肿表现为中央

或"蝶翼"分布的气腔病变,中央肺水肿向外周分布,常伴有胸腔积液。

尽管 CT 不常用来诊断肺水肿,但它在发现任何病因引起的肺水肿方面均较为敏感。CT 表现为支气管旁套袖征,间隔线影,磨玻璃密度影,随病变严重程度的增加出现气腔实变。

有时肺水肿不对称或单侧出现。这可能与患儿体位(取决于水肿的形成机制)、肺动静脉血供引流不对称有关,尤其是 CHD 患儿。

治疗与随访　心源性肺水肿通常使用支持疗法,包括纠正或姑息治疗 CHD。对于心功能不全的病人应使用强心利尿药物。如若需要应予通气支持治疗。目前在儿童心衰病人中更多使用体外膜式氧合以及其他类型的心室辅助装置。尽管 CT 可用来分辨血管解剖结构,但通常胸片复查已足够。

非心源性肺水肿

病因　许多非心源性肺水肿最终进展为 ARDS。在儿童重症监护室患儿中,ARDS 占 1%～3%,死亡率 40%～60%。败血症,溺水,肺炎以及烟雾吸入是引起儿童 ARDS 最常见的疾病。大多数病例中,ARDS 贯穿包括急性肺损伤、渗出性肺泡炎、纤维增殖性修复在内的各时期,以及幸存者康复期。通气灌注的不均衡导致不同程度的低氧血症。

神经源性肺水肿见于颅内压增高,在此情况下,血液从体循环系统转移至阻力较低的肺循环汇总。肾脏疾病引起的肺水肿(慢性肾衰竭、肾小球肾炎、肾病综合征或上述所有病变)是由多种因素导致的,包括液体潴留以及低蛋白血症。虽然相对少见,但上气道阻塞后可形成阻塞后肺水肿,喉炎、会厌炎、异物阻塞、窒息或上气道阻塞缓解时可出现肺水肿。产生肺水肿的原因是由于上气道闭塞,试图通过吸气而造成胸内压突然的下降,这一过程又叫做负压性肺水肿。

吸入各种有毒物质或气溶胶后也可引起肺水肿。吸入高渗水溶增强剂也可引起肺水肿。

影像　ARDS 的胸片表现是多级连续的(图 57-13)。首先,胸片反映的是最初的损伤,肺内可无病变或两者兼有。12～24 小时,双肺出现实变影,包括非心源性肺水肿,肺内实变逐渐融合。在随后的数日内可见病变好转或出现恶化。在病变进展中,常合并气

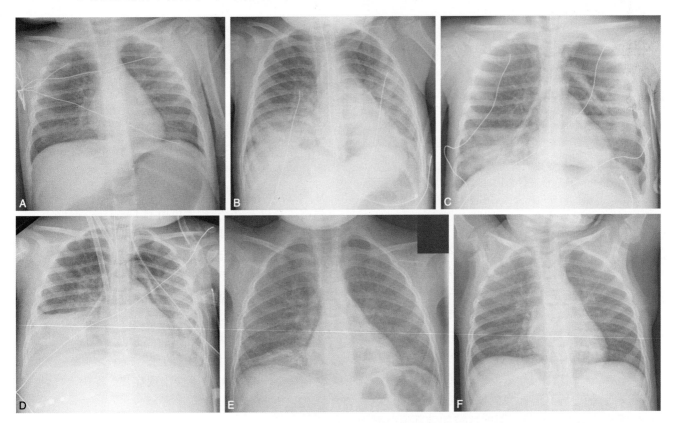

图 57-13　17 个月女婴误食院落灯内的香茅油,后发展为急性呼吸窘迫综合征。A,胸片表现正常。B,第二日双肺基底部气腔实变。患儿临床恶化,低氧血症严重需气管插管。C,短期内出现气漏,第四日出现纵隔积气以及左肺气胸。病情进一步恶化,自气管插管内培养出细菌,出现通气相关性肺炎。D,随后患儿插管第七天进行动静脉体外膜式氧合。最终患儿临床逐步改善并出院。E 与 F,2 个月、4 个月时胸片复查可见双肺基底部间质病变逐渐吸收好转

瘘征象出现(气胸、纵隔积气、间质性肺气肿),伴有或不伴有通气相关性感染。此外,慢性病程远期可出现纤维化改变。

非心源性肺水肿(如 ARDS)的肺部表现与心源性肺水肿表现类似,但胸片不会出现心影增大征象(图 57-14)。胸腔积液可能不是重要征象,但此征象出现的频率较高,尤其是在全身性水肿需临床最大限度支持治疗的患儿。

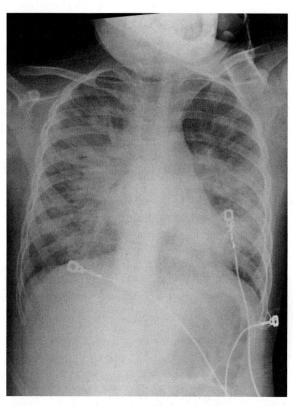

图 57-14 4 岁女孩因哮喘伴低氧血症与喘鸣进入 ICU。患儿某日病情进行恶化,出现阻塞性睡眠呼吸暂停。次日正位胸片可见上气道阻塞引起的肺水肿,积极治疗后症状快速缓解

肾小球肾炎与肾病综合征常具有特征性表现,影像医师可依据如下征象加以正确诊断。无心脏病史的儿童或青少年出现双肺基底部为主的间质性水肿,常伴有胸腔积液。与肾病综合征相比,肾小球肾炎影像表现心影轻度增大,肺血管影略增多。

治疗与随访 非心源性肺水肿的治疗原则是解决基础病、一般性支持疗法或两者同时进行。患儿通常需要通气支持。CT 证实机械通气呼气末正压通气可有效改善 ARDS 受重力影响区域的肺部通气情况。重度呼吸衰竭的患儿使用体膜氧合技术的比例也越来越高。神经源性或上气道阻塞性肺水肿通常 12~48 小时内即可缓解(图 57-14)。如有需要,胸片随访即可。

ARDS 幸存者可出现长期后遗症,需进行肺功能检查。胸片随访可恢复至正常水平的 80%,但多伴有间质影增多,透亮度增高或二者均有(图 57-13E 和 F)。

肺栓塞病变

既往认为肺栓塞病变成人远多于儿童,但目前来看本病儿童的发生率逐渐增加。一项长达 25 年的儿童尸解研究发现,3600 例尸解中,肺栓塞(pulmonary embolism,PE)的发生率为 3.7%。近期更多的研究发现,在怀疑 PE 进行 CT 肺血管造影(computed tomography pulmonary angiography,CTPA)的患儿中,PE 的发生率约 14%~15%。在 95% 的儿童中,静脉血栓形成(包括 PE)成为一种潜在危险因素。但意外的是,近期有研究发现,诊断 PE 的患儿与没有出现 PE 的对照组相比,CTPA 发现在危险因素方面两者无显著差异。PE 的好发年龄有两个高峰,即新生儿期与儿童晚期或青少年期。

目前临床诊断 PE 仍具有挑战性。无论儿童还是成人,很多 PE 发作可无症状,而且当 PE 出现症状与体征时,往往多为非特异性表现。比如患儿可出现胸膜炎胸痛、呼吸困难以及呼吸急促。与成人不同,D-dimer 这个理想指标在儿童中并不适用。有研究发现,诊断高风险 PE 患儿与确诊 PE 的患儿均可出现 D-dimer 增高。此外,目前也尚无儿童研究证明 D-dimer 阴性即可排除儿童 PE。

除了血栓栓子以外,引起儿童肺栓塞病变另一病因是败血症性栓塞。常见的栓子原发部位可来源于骨髓炎、软组织感染、中心静脉导管感染、心内膜炎、扁桃体炎以及咽炎,后者可引起 Lemierre 综合征。

肺脂肪栓塞具有特征性三联征表现,即进行性肺功能不全、脑功能紊乱以及瘀点形成。镰状细胞病变患儿骨髓梗死导致的脂肪栓塞是引起 ACS 的原因。其他引起肺脂肪栓塞的常见原因包括创伤后,尤其是来自股骨与胫骨骨折的脂肪栓子。尸解研究表明脂肪栓塞的发生率为 60%~97%,但仅从一根骨折长骨来源的脂肪栓子引起栓塞的危险概率为 1%~3%。通常伤后 24~48 小时内不会出现症状。

血栓形成

病因 深静脉血栓(deep venous thrombosis,DVT)是儿童 PE 最常见的前驱病变。在一项研究中发现,PE 患儿中,56% 可发现其他部位的静脉血栓。出现

DVT 的患儿往往存在诱因,比如中心静脉导管等等。成人下肢 DVT 多见,而儿童恰恰相反,由于中心静脉置管的缘故,DVT 多见于上肢(约占 DVT 的三分之二)。其他引起血栓栓塞的诱因包括:恶性肿瘤、高凝状态(如 SCD、SLE 或凝血功能障碍),CHD,外伤,感染,近期手术创伤,肾病综合征,以及服用避孕药等(图 57-16)。近期一项研究发现,在肿瘤患儿常规胸部 CT 检查中,有 2% 的 PE 未被诊断。

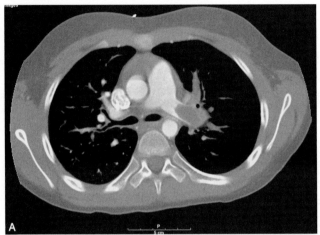

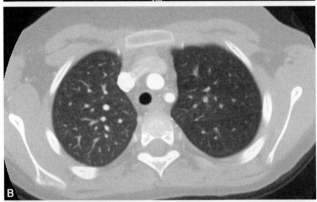

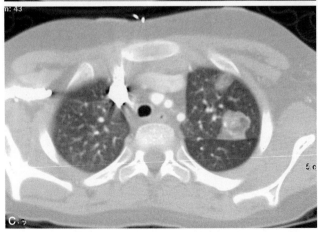

图 57-16 9 岁男孩肾病综合征病史,CT 发现肺栓塞。A,CT 轴位图像左肺动脉干近端管腔内充盈缺损,左肺上叶分支内亦可见病变。B,CT 肺窗显示肺上叶血管数量减少。C,36 小时后 CT 复查可见左肺上叶局灶性肺梗死

影像 遗憾的是 PE 的胸片表现无特异性。如果栓子发作但未造成梗死,则胸片大多数表现正常。如果出现异常,可见局部或广泛肺血减少(Westermark 征),肺动脉增粗或肺容积减小。PE 伴梗死的经典表现为肺外周锥形均匀密度影,与胸膜相邻(汉普顿驼峰),但实际上该征象很少见。

CTPA 在诊断 PE 方面具有较高的敏感性(60%~100%)与特异性(81%~100%),可以直接观察中央或外周细小肺动脉的栓子(图 57-6)。检查的成功需要多排螺旋 CT 配以精确时相的团注增强扫描,才能发现肺动脉内的充盈缺损。如果增强扫描不尽如人意或出现运动伪影,会加大医生对影像判读的难度。相邻的肺门淋巴结可能会被误认为病变,但通常在多平面重建图像中即可明确其部位是位于血管外。除血管直接征象外,CT 还可见病变区肺血减少,肺外周实变(梗死)伴低度强化或不强化或两者兼有(图 57-16)。儿童 CTPA 中,PE 的特征性表现为外周楔形实变影。

核医学检查也是评价儿童 PE 患儿肺通气与灌注(V/Q 扫描)的有效手段。单个肺段或较大的灌注缺损区内出现正常通气,这种不匹配征象高度提示 PE 可能。尽管有人士提倡对胸片正常的患儿进行 V/Q 扫描,但目前多数医疗机构更偏爱 CTPA 检查,这是因为 CT 具有以下几大优势:对患儿配合度的要求很低,检查迅速有效,可筛选其他鉴别诊断。

多数研究选用增强磁共振血管造影(contrast-enhanced magnetic resonance angiography,CEMRA)诊断 PE。此检查极具优势,首先患儿无需接受电离辐射,其次在评价 PE 的同时还能观察上肢血管有无血栓形成。肺栓塞前瞻性调查Ⅲ(Prospective Investigation of Pulmonary Embolism Diagnosis Ⅲ,PIOPED Ⅲ)结果显示 CEMRA 的敏感性为 78%,特异性为 99%,然而遗憾的是,25% 的研究使用技术不当。在评价中央肺动脉时敏感度较高,随着血管向外周分支,其敏感度逐渐下降。随着新一代血池磁共振造影剂的使用会大大提高 CEMRA 的性能。

传统的肺血管造影仍然是诊断 PE 的金标准,但目前已极少使用。

治疗与随访 一般使用抗凝治疗以阻止血栓进一步增大,避免远期并发症(如复发及血栓后综合征)的出现。目前大多数儿童治疗方案是基于成人推荐的方案,有关儿童抗血栓治疗的临床大样本研究尚未进行。传统的抗凝一线用药为普通肝素,但根据儿童人群的不同,其出血的并发症几率为 2%~18%,且需

静脉内注射进行治疗。目前低分子肝素的使用越来越多,因其具有以下几大优势:出血并发症低(0～5%),可皮下注射,可降低监测次数。这些优势使门诊治疗成为可能。

溶栓治疗可快速解决栓子问题,但缺乏有关儿童安全性与疗效方面的数据。最常用的药物是组织纤溶酶原激活物。本疗法具有很高的出血并发症,有报道68%的患儿出血,39%的患儿需输血治疗。考虑这些风险因素,一致认为仅在患儿血流动力学不稳定、PE巨大或两者兼有的情况下再采用溶栓治疗。

PE的影像学随访要基于临床因素与指标,最好采用CTPA。

败血症性栓塞

病因　败血症性栓子由源发感染部位通过血行播散,细菌在终末器官聚集繁殖。败血症性栓子的最常见源发部位是骨髓炎(图57-18)。来自台湾的一项研究,10例败血症性栓塞病人中,有8人的病原是抵抗甲氧西林的金黄色葡萄球菌,多数患儿出现原发皮肤、软组织或骨骼的感染。Lemierre综合征是细菌性咽炎或扁桃体炎引起的继发性颈内静脉败血症性血栓性静脉炎,通常由坏死梭形杆菌引起,继而出现败血症,全身感染播散,97%的病例可累及肺组织(图57-20)。

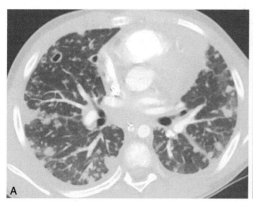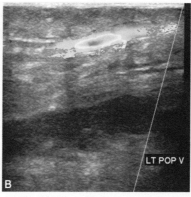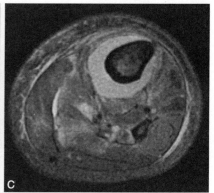

图57-18　败血症性栓塞。12岁男孩败血症休克伴有左肺肿胀病史。甲氧西林抵抗金黄色葡萄球菌培养呈阳性。A,首次检查为CT,可见多发空腔以及实性肺结节影。B,下肢超声腘静脉可见深静脉血栓,认为源自败血症。C,2日后下肢MRI轴位图像(压脂、T2加权像)可见胫骨周围骨膜下脓肿形成。患儿随后出现多部位骨髓炎,包括右髋、髂骨、胸椎、左侧肋骨、左侧锁骨以及肩胛骨

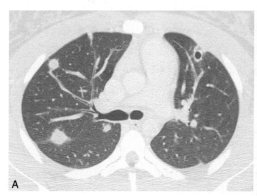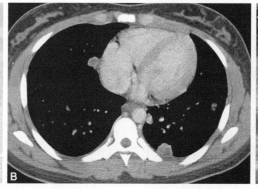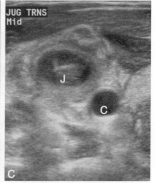

图57-20　Lemierre综合征。16岁女孩咽炎就诊。10日后因发热、夜汗及颈部淋巴结肿大就诊于急诊。胸片可见肺炎(本图未展示)。A,CT轴位可见空腔或实性结节。B,CT轴位纵隔窗可见中心低密度多发结节影。C,颈部超声断层扫描可见右侧颈内静脉(J)栓塞,相邻的颈动脉(C)呈正常的无回声表现

影像　尽管胸片通常可见非特异性气腔实变,但典型的胸片表现是外周一个或多个空腔结节。CT检查敏感性最高,常见空腔结节(85%～100%的病例)及"滋养血管"(50%～71%的病例)。还可见肺门淋巴结肿大及胸腔积液。

治疗与随访　抗生素治疗原发感染是其根本。如果感染源未知,建议超声心动除外心内膜炎。建议对脓肿进行局灶引流。目前在治疗Lemierre综合征是否使用抗凝药物方面尚未达成共识。可选用胸片或CT进行随访。通常情况下,临床改善迅速则胸片随访

已足够。若出现发热或其他症状，则需 CT 检查以评价感染源。

肺脂肪栓塞

病因　脂肪滴多来自骨髓腔，随血液走行可嵌顿于肺毛细血管、脑以及其他器官。临床常见症状包括呼吸困难、青紫、心律失常伴发热咳嗽。在实验室检查中，血液或尿液中可发现脂肪小体。

影像　胸片通常表现正常。如有异常表现也常不特异，包括肺泡出血或水肿形成的气腔实变，多位于肺外周与基底部。影像学表现通常在外伤后 1~2 天延迟出现。这种延迟表现有助于鉴别肺挫伤的脂肪栓塞，后者的胸片往往首先出现异常。

治疗与随访　肺脂肪栓塞的一般治疗方法为支持治疗。脂肪栓塞引起的影像表现通常在 1 周至 10 天内逐渐消失。

外部物质引起的肺损伤

药物诱发性肺疾病

尽管在成人中有大量药物可诱发或加剧肺部病变，但药物作用儿童影响肺部的发生率尚不清楚。引起病变的原因及影响很难明确，服药至出现反应的时间变化也非常大。

病因　化疗药物（如环磷酰胺、博莱霉素、白消安、顺铂、亚硝基脲、丝裂霉素 C 及甲氨蝶呤）包括肺毒性（超过 10% 的患儿）的常见用药。这些药物可引起间质性肺炎或纤维化、高敏性反应、ARDS 或闭塞性细支气管炎伴机化性肺炎。胺碘酮可引起肺间质增厚、闭塞性细支气管炎伴机化性肺炎或两者兼有。

气道高反应性与摄入阿司匹林以及非甾体抗炎药物有关。甲氨蝶呤、磺胺类及呋喃妥英等药物也可引起气道高反应性。海洛因、吗啡、美沙酮及可卡因过量可引起非心源性肺水肿。服用抗凝药物、表面活性物质及青霉胺后还可出现肺出血。

影像　药物诱发反应的影像表现通常不特异，包括肺内密度不均匀片影、密度均匀致密影或两者兼有。

HRCT 对早期诊断肺毒性表现最有帮助。影像表现取决于组织学进展，可包括间质性病变、肺泡病变或两者兼有。间质性肺炎与纤维化、肺实变及不规则网格影多见于下肺。甲氨蝶呤引起的高敏性表现与高敏性肺炎类似，表现为磨玻璃密度影、边界模糊的小叶中心性结节。ARDS 引起的气腔实变多位于受重力区。最不常见的反应，即闭塞性细支气管炎伴计划性肺炎样反应可引起支气管周围或胸膜下区实变。

治疗与随访　当发现药物诱发性肺毒性表现时应立即停药。但遗憾的是，有些药物肺毒性损伤是不可逆的。如果症状持续存在，需胸片以及 CT 随诊观察。

放疗引起的肺损伤

肺部、纵隔、胸壁或全身放疗会引起肺损伤。成人肺癌、纵隔淋巴瘤以及乳腺癌放疗引起肺损伤的发病率为 5%~20%。尽管患儿很少出现症状，但有一大部分患儿可出现肺功能的改变。

在儿科第三次全国肾母细胞瘤研究中使用 12 戈瑞（Gy）进行全肺放疗，有 15 名患儿（近 10%）出现了放射性肺炎。儿童癌症幸存者研究数据发现，在接受肺部放疗、全身放疗或两者兼有的病例中，5 年或 5 年后出现肺纤维化的相对危险值为 4.3。诊断后 20 年时，肺纤维化的累积发病率为 3.5%，且到 25 年时，此发病率逐渐增高。此人群发生其他肺部病变的危险性也同时增高，如额外氧疗、复发性肺炎、慢性咳嗽以及胸膜炎等。

病因　决定是否出现肺损伤的重要因素包括受照组织的范围、辐射剂量以及次数、治疗的相对生物学效应以及合并使用化疗。放疗引起的肺损伤分为早期肺炎（1~6 个月）以及晚期肺纤维化（大于 6 个月）。

影像　如果影像学出现异常改变，也出现在放疗停止数月后。胸片的首要表现为边界清晰的肺泡病变。CT 典型表现为边界清晰锐利的磨玻璃密度影，但病变范围与解剖学边界不符。随病变进展，病变间质改变更为显著，出现放射性纤维化。CT 在观察上述表现方面较胸片更为敏感。如果将进行纵隔照射，通常照射范围内可见纵隔周围边界清晰的线状致密影。

治疗与随访　急性放射性肺炎需类固醇治疗，远期治疗控制症状。影像随访取决于临床因素。CT 在观察与辨别纤维化微小病变方面更为敏感。

吸入性肺损伤

与成人相比，儿童极少暴露于工业气体、化工物质及粉尘环境。儿童吸入性肺损伤通常发生于家庭内继发性损伤，最常见的原因是家庭火灾烟雾的吸入。其他少见原因包括氯气（游泳池消毒剂）、滑石粉及家用清洁剂类物品。

病因   儿童火灾幸存者极少出现吸入性肺损伤，但头颈部烧伤、痰呈黑色或出现呼吸道症状的患儿应怀疑本病。热损伤会引起上气道水肿。外周气道与气腔的损伤通常源于物品燃烧形成的有毒化学物质。

肺灼伤改变具有典型的三个过程：①支气管痉挛期（烧伤 1 ~ 12 小时后）；②肺水肿期（6 ~ 72 小时）；③支气管肺炎期（60 小时后）（图 57-22）。损伤后三至四天很容易继发细菌性肺炎，应予以注意。

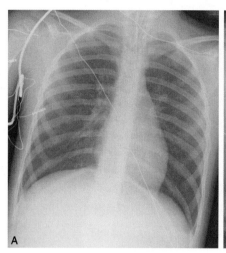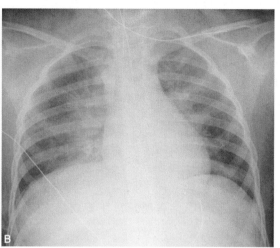

图 57-22   4 岁女孩，火灾幸存儿。A，入院床旁正位胸片可见肺部清晰，过度充气。B，1 日后双肺出现水肿，肺容积略变小

儿童氯气吸入性损伤也有报道。这种刺激性气体见于游泳池消毒剂以及家庭清洁剂。它与组织内的水反应形成盐酸，导致粘膜坏死。其他常见表现还包括上消化道刺激、咳嗽以及喘鸣。

另一引起婴儿吸入性损伤的物质是滑石粉内的水合硅酸镁颗粒（近 5μm）。滑石粉吸入可引起气道阻塞与损害纤毛运动，从而引发炎症。患儿可迅速出现咳嗽、呼吸窘迫等症状。

婴儿与儿童呼吸道疾病的增加也与被动吸烟有关。暴露于危险因素的儿童患反应性气道疾病的几率增加。

影像   早期烟雾吸入的胸片表现可正常，但也可见弥漫性或局灶片状致密影或肺水肿（图 57-22）。通常在潜伏期 12 ~ 48 小时后出现弥漫致密影，消散缓慢。有发现烧伤患儿中近 10% 很快出现全肺或部分肺实变，其早期死亡率很高。ARDS 是吸入性损伤与烧伤常见的严重的并发症。

氯气吸入后很快出现肺水肿。胸片表现可正常或出现过度充气、肺水肿表现。滑石粉吸入胸片表现为过度充气与片状致密影。

治疗与随访   针对非心源性肺水肿需进行支持治疗。晚期后遗症包括中心支气管扩张、哮喘、闭塞性细支气管炎可见于烟雾吸入后。如果患儿临床出现改善，可进行胸片随诊。如果病变延迟发作临床症状持续存在，则需 CT 检查。

碳化氢肺炎

碳化氢肺炎见于 40% 的碳氢化合物吸入患儿，如灯油、打火机油、清洗液、家具与地板抛光剂、煤油以及汽油的吸入。上述低黏度物质多在吞咽时被吸入肺内。在美国，上述物质占小于 5 岁儿童致命性中毒病变的 12% ~ 25%。

病因   物质吸入通常可破坏呼吸道上皮形成严重的化学性肺炎，碳化氢取代肺泡内气体引起青紫。

影像   尽管早在吸入后 30 分钟时即可出现胸片的改变，但影像征象的出现多延迟至数小时后，实际上肺部受累患儿通常在 12 小时出现胸片异常（图 57-13）。碳化氢肺炎的典型表现是片状气腔实变以及肺泡水肿，主要累及双肺内基底段。肺膨出是已知的碳化氢吸入并发症，但仅见于 10% 的患儿。

治疗与随访   支持治疗为主。影像表现的改善滞后于临床，可持续数周或数月。如果病情改善不如预期，需进行 CT 检查。

类脂质肺炎

口服矿物油治疗便秘是引起外源性类脂质肺炎的最常见原因。在巴西的一项研究中，79% 的患儿小于 24 个月。

病因   口服矿物油时类脂质吸入会引起慢性肺

改变导致强烈肺反应、严重肺损伤。肺活检组织学确认肺泡内可找到富脂质的巨噬细胞以及脂质物质。但现今诊断类脂质肺炎的方法是对支气管肺泡灌洗液进行分析。

影像 类脂质肺炎的典型胸片表现是外周以及基底部气腔实变(图 57-24)。CT 可见片状磨玻璃密度影或范围更大的融合气腔病变(图 57-24)。CT 出现脂肪密度的气腔实变提示影像医师诊断类脂质肺炎(见于 71% 的患儿)。无论成人还是儿童类脂质肺炎患者,薄层 CT 可见铺路石征。

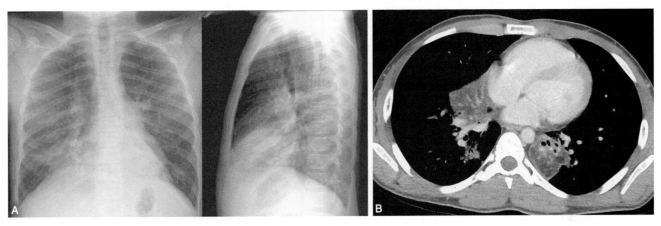

图 57-24 类脂质肺炎。11 岁男孩出现慢性咳嗽与腹泻,近期呼吸困难发作。患儿具有口服矿物油治疗便秘病史。A,首次胸部正侧位可见双肺气腔实变,主要分布于肺基底部。B,CT 轴位图像可见左肺下叶与右肺中叶局灶性实变呈脂肪密度

治疗与随访 停止致病源接触,多次支气管肺泡灌洗进行脂质清除可使肺内实变缓慢消散改善临床症状。CT 与胸片均可用于随诊复查。

溺水

溺水是继车祸后第二大常见的儿童致死性病因。最常见的溺水地点是家庭后院的游泳池。意外落水损伤可见两个年龄高峰,6 个月~2 岁及 18~24 岁。

病因 溺水时间、呛水的量、酸中毒严重程度、心肺复苏操作的延迟都与发病率及病死率息息相关。多数遇难者溺入少量含有呕吐物以及多种污染物质的水。出现喉痉挛时阻止进一步吸入的发生。接近 15% 的患儿出现持续性喉痉挛,由于缺氧导致死亡(即"干性溺水")。

影像 溺水的胸片表现为肺水肿,其严重程度取决于水吸入量的多少。片影通常为双侧对称表现,会出现明显的延迟表现,一般肺水肿出现在溺水 24~48 小时以后(图 57-26)。

治疗与随访 本病需支持治疗,如果出现重症呼吸窘迫需通气支持治疗。胸片随诊复查已足够满足要求。

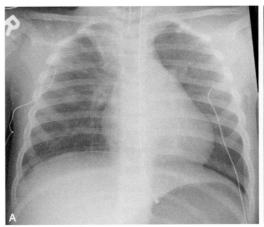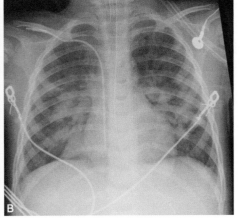

图 57-26 3 岁男孩于小溪内溺水。A,胸片除右肺尖肺不张外无明显异常。B,2 天后肺门周围出现非心源性肺水肿气腔病变

肺钙化性疾病

肺泡微石症

肺泡微石症（pulmonary alveolar microlithiasis，PAM）是一种罕见的肺泡内弥漫磷酸钙微小结石性疾病。多数病变具有家族遗传性，属常染色体隐性遗传。一篇综述内容提到17%的患儿在12岁或更小时发病。

病因 PAM的病因不明。肺泡内的微小结石可见中心钙化环，大小从0.01mm至3mm，组织学成分、影像表现以及代谢特点与骨骼类似。结石的数量与大小，间质改变随年龄增长以及病程的延长而增加。

影像 儿童PAM胸片，弥漫性磨玻璃片影较结节钙化影更为常见。HRCT可见肺、胸膜以及小叶间隔的磨玻璃密度影及钙化影。骨扫描检查肺内钙化病变具有活性。

治疗与随访 除了肺移植，其他所有针对PAM的治疗均无效。CT或胸片可用于随诊，但CT观察钙化的分布与大小更具有可信性。

混杂性肺钙化

多种临床疾病与肺钙化有关，但通常胸片很难见到。

病因 儿童局灶性肺钙化多为肉芽肿感染，最常见于结核或组织胞浆菌病。弥漫性钙化多为营养不良性钙化（由于组织破坏而形成的钙化），最常见于水痘感染。转移性钙化（正常组织内的钙化）是由钙磷代谢异常导致的，常见于以下几种情况：慢性肾衰竭伴继发性甲状旁腺功能亢进、急性肾衰竭、肾移植术后及心脏术后。

影像 首次胸片可见气腔实变或非特异性结节影，病变呈进行增加。但这些致密影可能被误诊为肺炎感染性病变。对于肺钙化性疾病的诊断，CT较胸片更敏感。

治疗与随访 只有当肉芽肿性病变活动时才有必要治疗，其他治疗或随访对大多数肺钙化性疾病均无意义。

关键点

HRCT可清晰显示血管炎，表现为结节（多有空腔）、磨玻璃密度影以及气腔实变。

HRCT可清晰显示胶原血管病，罕见间质性肺致密影。CVD的常见肺部表现为胸腔积液与心包积液。

LCH肺浸润常伴有多系统病变，多表现为上叶囊性与结节影，可进展为蜂窝肺。

婴儿与儿童间质性肺水肿胸片的微小病变包括支气管周围套袖征、肺门周围血管模糊、叶间裂增厚、间隔线影、过度充气以及少量胸腔积液。

儿童肺栓塞多有诱发因素，如中心静脉导管、DVT、恶性疾病、CHD、近期手术病史、外伤、感染、肾脏疾病（肾病综合征）、SCD、SLE或凝血功能障碍等。

碳化氢肺炎患儿，尽管肺膨出是公认的相关并发症，但只有10%进展为肺膨出。

外源性类脂质肺炎通常是由口服矿物油治疗便秘所致，CT可见脂肪密度实变。

推荐阅读

Dinwiddie R, Sonnappa S. Systemic diseases and the lung. *Paediatr Respir Rev.* 2005;6:181-189.

Garcia-Pena P, Boixadera H, Barber I, et al. Thoracic findings of systemic diseases at high-resolution CT in children. *RadioGraphics.* 2011; 31:465-482.

Patocka C, Nemeth J. Pulmonary embolism in pediatrics. *J Emerg Med.* 2012;42:(1):105-116.

Schmidt S, Eitch G, Geoffray A, et al. Extraosseous Langerhans cell histiocytosis in children. *RadioGraphics.* 2008;28:707-726.

Seely JM, Effmann EL. Acute lung injury and acute respiratory distress syndrome in children. *Semin Roentgenol.* 1998;33:163-173.

参考文献

Full references for this chapter can be found on www.expertconsult.com.

纵隔

GERALD G. BEHR, RICARDO RESTREPO, and EDWARD Y. LEE

纵隔位于胸骨后方、脊椎前方,两侧止于壁层胸膜,胸廓入口及横膈分别构成纵隔的上界与下界。人类的纵隔将左右两侧胸膜腔完全分开。纵隔内包含软组织、血管以及神经等结构。儿童多种先天性或发育性疾病、炎症或感染性疾病、良性或恶性肿瘤均可以对这些结构产生影响。以目前对纵隔疾病的认识,实用诊断方法辅以清晰的影像,可有助于病人提供最佳的治疗方案。本章论述多种儿童先天或获得性纵隔病变的病因、影像表现、治疗及随访。

纵隔畸形或病变的疾病谱

纵隔积气

概述

纵隔积气又名纵隔气肿,表现为纵隔内出现气体。与年长儿相比,纵隔积气更多见于婴儿。患儿典型表现为胸骨后胀满、吞咽困难、咽喉痛、胸痛及呼吸困难。

病因　纵隔积气分为自发性或医源性。自发性纵隔积气源于肺泡内压力突然增高,如用力吸气或 Valsalva 动作。此时肺泡破裂,气体在压力的作用下向肺间质等低压处扩散。随后气体沿支气管血管周围间隙扩散至肺门,进入纵隔。有时气体沿淋巴管走行进入脏层胸膜,可伴有气胸形成。医源性纵隔积气多源自腹部或心脏手术、气管内插管或心内导管置入等操作。此外异物吸入、颈胸部外伤、气管支气管树或食管破裂(如 Boerhaave 综合征)也可形成纵隔积气。

纵隔积气合并气胸并不少见。此情形多见于外伤或纵隔积气后气胸形成。此外,纵隔也可通过横膈解剖缺损,如食管裂孔与腹膜腔相通。因此气腹的游离气体也可通过该通路向上走行进入纵隔。纵隔积气可以出现腹膜后扩散。纵隔内游离积气进入椎管的征象较罕见,此征象称为脊柱积气。

影像　纵隔内游离气体多使胸膜及肺组织向外移位(图 58-1)。当气体进入上纵隔沿筋膜扩散至颈部皮下或咽后壁时,可形成减压作用。在婴儿与幼儿中,纵隔内游离气体向上走行使胸腺向外移位,形成"帆征"(图 58-1)。

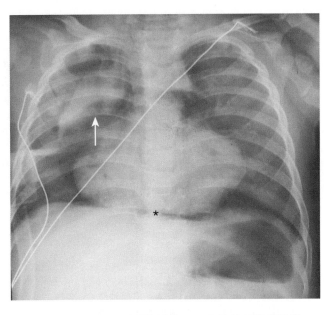

图 58-1　6 个月男孩纵隔积气。正位胸片可见胸腺抬起(箭号),称为"帆征"。横膈中部与心包间可见纵隔积气(星号),心缘轴位可见透亮影

少量的纵隔积气仅表现为心缘旁线状透亮影,多位于左心缘。该透亮线影可清晰勾勒出主动脉弓与降主动脉的边缘。若游离气体位于肺动脉或其分支(尤其位于右侧)旁时,侧位胸片可见"动脉周围环征"。当心包与横膈中间内存有气体,导致横膈边缘正常遮盖征象消失,形成类似单一膈面结构的征象,称为"横膈连续征"。

大量纵隔积气可与气胸相混淆,尤其当患儿仰卧位投照时。此情况下,可加照侧卧位片辅助诊断,纵隔积气不会移动,而气胸的游离气体会发生移动。

有时纵隔积气与心包积气难以鉴别。与纵隔积气相比，心包积气不会出现抬举胸腺的表现，亦不会出现主动脉弓勾勒征。心包内的气体上缘形成穹顶形状。除开心脏切开直视手术外，心包积气多合并纵隔积气。

治疗与随访 治疗纵隔积气的首要目标是解决原发病因。对大多数自发性纵隔积气的病例而言，多为支持治疗，包括休息、缓解疼痛、避免出现 Valsalva 动作。如果怀疑食管破裂，应使用水溶性造影剂进行食管造影，若确认食管破裂，应及时外科手术治疗。极少数情况下出现假性填塞、喉压迫、张力性纵隔积气、张力性气胸或纵隔炎等征象，此时应及时外科介入治疗。

纵隔血肿

病因 儿童纵隔血肿常见于钝器伤静脉出血。纵隔内巨大血肿多见于纵隔血管破裂，多为中心静脉置管或心内手术引起的医源性损伤。当然，儿童纵隔血肿还可见于血友病自发性出血，咽后壁出血向下引流至纵隔。此外，新生儿胸腺血肿虽然罕见，但也有报道，可能与维生素 K 缺乏有关。

影像 尽管纵隔血肿的影像表现不特异，但当纵隔增宽、主动脉边缘模糊不清、鼻胃管位置偏移和（或）胸片出现左肺尖"帽征"（图 58-3A）时，应考虑纵隔血肿可能。在评价胸片纵隔是否增宽时，一定要注意投照的方法（如床旁前后位与标准后前位投照）。床旁前后位投照可使纵隔影放大。在此情况下，应加照侧位片或 CT 断层扫描。CT 中纵隔内液体密度值大于水的密度（>20HU）提示纵隔血肿（图 58-3B）。

治疗与随访 当胸片怀疑纵隔血肿，应进一步影像学检查，如超声心动和（或）增强 CT 血管造影，使用多平面以及三维重建技术对病变进行评价。如果病变恶化迅速，应及时外科手术探查以避免延误治疗。

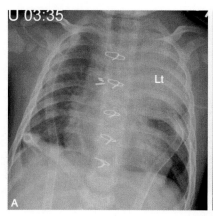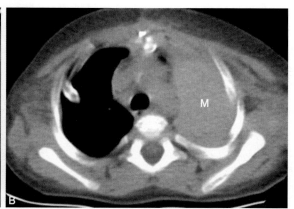

图 58-3 2 岁女孩开胸心脏术后纵隔血肿。A，正位胸片可见左上肺大片致密影（Lt）。纵隔无移位，无证据提示肺不张。双侧胸腔内可见引流管，胸骨切开术后，纵隔内可见外科夹影像。B，上胸廓层面轴位 CT 平扫可见左侧胸膜腔外（纵隔）巨大高密度肿瘤样表现（M），提示术后纵隔血肿

纵隔感染

概述

原发性儿童纵隔感染非常罕见。纵隔感染可分为两类：急性纵隔炎与慢性纤维性纵隔炎。急性纵隔感染常见于食管和（或）气管穿孔引起的蜂窝织炎或脓肿形成。慢性纤维性纵隔炎多见于结核或组织胞浆菌病。

急性纵隔炎

病因 急性上纵隔感染通常是由颈部感染或胸骨锁骨骨髓炎引起的。引起儿童急性前纵隔、中纵隔感染的常见病因包括插管位置错误（如鼻胃管或气管插管）、异物损伤、虐童或手术吻合口渗漏。急性后纵隔炎通常是由椎体骨髓炎扩散所致。患儿表现为疼痛、发热、白细胞计数增高。

影像 急性纵隔炎的胸片表现不特异。但当纵隔增宽，正常纵隔边界模糊消失、气管移位或变窄等同时出现时，应怀疑急性纵隔炎。急性纵隔炎更具特异性的征象是纵隔内存在气体影，CT 可清晰显示。CT 还可显示急性纵隔炎的并发症，如纵隔脓肿或脓胸形成（图 58-4）。

治疗与随访 急性纵隔炎需积极治疗，联合使用

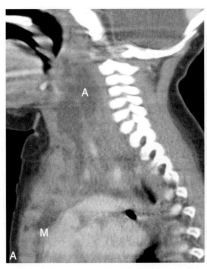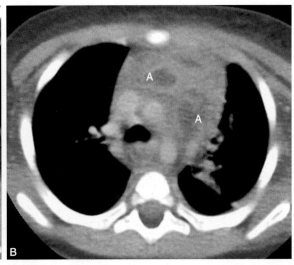

图 58-4　1 岁男孩咽后壁脓肿引起的急性纵隔炎。A,增强 CT 矢状位图像可见颈部大量混杂液体聚集(A)向下延伸至纵隔(M)。B,增强 CT 轴位图像与主动脉弓层面可见前纵隔内两个边界清晰的脓肿病变(A),病变位于肿胀且密度不均的胸腺内

抗生素,外科灌洗。近来,连续性纵隔灌洗与封闭负压引流联合应用越来越多。

慢性纤维性纵隔炎

病因　慢性纤维性纵隔炎又名硬化性纵隔炎,罕见于儿童,表现为纵隔内致密的非细胞胶原蛋白与纤维组织的异常增殖。它也是肉芽肿性疾病的后遗症,如结核分枝杆菌或组织胞浆菌感染,亦或是自身免疫疾病、放疗以及二甲基麦角新碱、美托洛尔等药物引起的后遗症。此外,慢性纤维性纵隔炎还与腹膜后纤维化、硬化性胆管炎、Riedel 甲状腺炎、肺肉芽肿等疾病有关。患儿常因气道狭窄而出现呼吸窘迫,食管压迫则可引起吞咽困难和(或)由于上腔静脉阻塞引起面颈部肿胀。

影像　胸片典型表现为纵隔增宽伴气管旁和(或)隆突下分叶状肿块,可伴有钙化。慢性纤维性纵隔炎 CT 可见两种表现:局灶性或弥漫性。局灶性慢性纤维性纵隔炎患儿常表现为软组织肿块,多伴有钙化(63%),位于气管右侧、隆突下或肺门区(图 58-5)。另一方面,弥漫性慢性纤维性纵隔炎患儿表现为肿块弥漫浸润,不伴钙化,常累及整个纵隔结构。

治疗与随访　急性纵隔炎的治疗包括针对靶病原的抗生素治疗。急性纵隔炎局灶性脓肿形成既可手术切除也可经皮穿刺引流治疗。尽管对于慢性纤维性纵隔炎的治疗尚未达成共识,但目前采用的方法多为全身抗真菌或类固醇治疗、手术切除、并发症局部治疗。手术切除适用于侵袭性慢性纤维性纵隔炎引起的纵隔内部结构堵塞,如中央气道、食管及纵隔

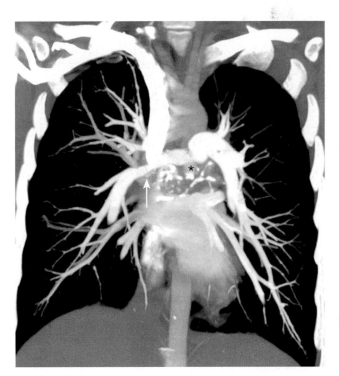

图 58-5　17 岁女孩,慢性纤维性纵隔炎。胸部 CT 冠状位最大密度投影图像可见中纵隔边界清晰的肿块影,右侧肺动脉狭窄(箭号),同时可见钙化(星号)(From Daltro PA,Santos EN,Gasparetto TD,et al. Pulmonary infections. *Pediatr Radiol*. 2011;41(Suppl 1):S69-S82.)

大血管。

纵隔肿物

概述

纵隔是儿童胸内肿物最常发生部位。婴儿与儿

童纵隔肿物可为良性肿瘤、恶性肿瘤、先天畸形、感染、血管异常或假性肿物。与成人一样,纵隔(前、中、后)对肿块定位很有帮助(图58-6)。但这种纵隔定位法也有不足之处。比如,前、中、后纵隔的边界是侧位片通过解剖学标志进行定位的,这些解剖结构没有真正的、明确的筋膜层。此外,有些病变可跨越纵隔分界,或呈多中心起源。尽管如此,将肿块定位于特定纵隔部位的方法仍然十分有效,因为这种方法对鉴别诊断以及远期影像随诊很有帮助,尤其对计划手术的患儿,可提供有价值的信息。

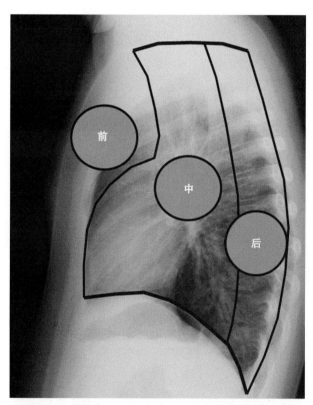

图 58-6　侧位胸片前纵隔、中纵隔、后纵隔的解剖标志。前代表前纵隔,中代表中纵隔,后代表后纵隔

前纵隔肿物

胸腺的先天异常

　　病因　胸腺是 T 细胞的成熟场所,分为两叶。胸腺是由第三咽囊发育而来。在孕第 7~8 周时,咽囊向尾侧与正中腹侧延长伸展,两侧在主动脉弓层面融合。当部分胸腺分下降异常时,形成颈部或上纵隔异位胸腺。胸腺阙如见于 DiGeorge 综合征,其发病率为 2000 至 4000 分之一。

　　影像　正位胸片的胸腺表现多样,且与年龄相关(图58-7)。婴儿期胸腺体积显著,呈四边形,边缘向外凸(图58-8)。在 5 岁时,胸腺外形呈三角形,边界

平直。15 岁时,胸膜边缘平直或内凹(图 58-10)。婴幼儿胸片胸腺阙如可提示 DiGeorge 综合征。但应激状态引起的胸腺萎缩也可出现类似表现。因此临床病史对鉴别这两种情况很有帮助,而无需进行断层扫描检查。

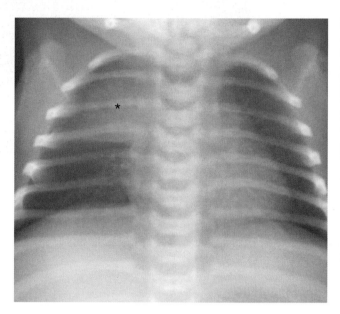

图 58-7　女婴正常胸腺。正位胸片可见胸腺帆征,是由胸腺右叶(星号)与邻近的肺叶裂形成的

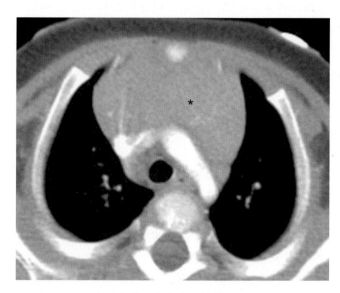

图 58-8　5 个月女孩正常胸腺。轴位增强 CT 图像,本年龄段主动脉弓层面于前纵隔可见胸腺(星号)。胸腺呈四边形,边缘外凸。胸腺密度均匀一致,无囊变、钙化或脂肪成分

　　治疗与随访　DiGeorge 综合征治疗原则是治疗合并症,如低钙血症、感染及圆锥动脉干畸形。由于 DiGeorge 综合征是 22q11 缺失综合征的一部分,故患儿还多合并有心瓣面综合征。

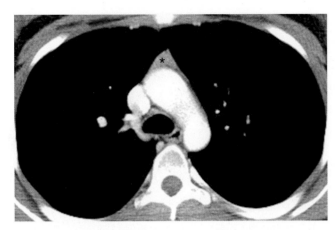

图 58-10　青少年男性正常胸腺。轴位增强 CT 图像，此年龄段主动脉弓层面于前纵隔可见胸腺（星号）。胸腺呈三角形，边缘平直

胸腺正常变异

病因　最常见的两种纵隔解剖变异是纵隔向上或向后的异位扩张（图 58-12）。这种解剖变异常见于 2 岁以内儿童。胸腺可向上扩张至下颈部，或向后扩张至中纵隔甚至后纵隔。在向后扩张的胸腺变异中，右侧可扩张至上腔静脉后方，左侧可扩张至主动脉弓。青春期过后，胸腺缓慢退化。在急性一过性病变引起的应激状态，胸腺可快速变小，但当刺激源消失后（如插管、手术或化疗），胸腺可恢复至原来大小，该表现称为胸腺反弹。

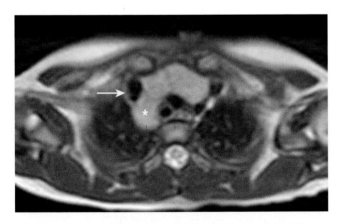

图 58-12　1 岁男孩胸腺正常变异，向后延伸至后纵隔。MRI 轴位 T2 加权像与头臂静脉水平可见胸腺向后伸展（星号）至上腔静脉后方（箭号）

影像　异位胸腺表现为肿块者较罕见，通常是在 CT 或 MRI 横断扫描时偶然发现，扩张的胸腺密度均匀，密度或信号与原位胸腺一致（图 58-12）。在胸片，偶有腔静脉后胸腺被误诊为纵隔肿物。对于胸腺上纵隔扩张的患儿，超声检查应使用高频线控探头予以诊断。异位胸腺应表现为回声均匀一致，与原位胸腺

一样可见内部高亮的反射回声。同时可在原位见到胸腺。胸片在观察胸腺反弹大小的程度与变化速度方面具有优势。一旦胸腺相邻气道或血管出现移位或压迫征象，应考虑肿瘤可能。

治疗　异位胸腺组织或胸腺反弹无需治疗。但明确诊断很有必要，这样可避免不必要的检查。

胸腺囊肿

病因　胸腺囊肿较罕见。残存的胸腺咽管表现为液体填充的囊性病变。尽管胸腺囊肿可发生在梨状窦与前纵隔之间的任意位置，但本病最常见的部位是外侧舌骨下区。胸腺囊可通过纤维索条与纵隔胸腺相连。当囊肿增大，患儿可表现为缓慢增长的颈部肿块，出现呼吸道压迫症状、吞咽困难、或声带麻痹。尽管大多数胸腺囊肿源于残存的胸腺咽管，但也有患儿病变与人免疫缺陷病毒感染或朗格汉斯细胞组织细胞增生症累及胸腺有关。后一类患儿病变可伴有小的钙化。

影像　胸腺囊肿为球形液体填充的病灶或薄壁多腔囊性病变。通常胸片难以发现。在婴幼儿中，超声可证实肿块的囊性表现。胸腺囊肿在 CT 与 MRI 表现为不强化的囊性肿块。胸腺囊肿的 MRI 信号表现多样，取决于囊内成分是蛋白和（或）出血。儿童胸腺囊肿的鉴别诊断包括鳃裂囊肿、淋巴管畸形、甲状舌管囊肿、皮样囊肿、支气管源性囊肿以及畸胎瘤。

治疗　目前，胸腺囊肿尤其是出现症状时，其治疗方案是手术切除，预后极佳。

胸腺脂肪瘤

病因　胸腺脂肪瘤是少见的一种胸腺良性肿瘤，瘤内含有胸腺与成熟脂肪组织。胸腺脂肪瘤占胸腺全部肿瘤的 2% 至 9%。推测其病因包括胸腺瘤的变异型、纵隔脂肪过度增生以及纵隔脂肪肿瘤包绕胸腺组织。患儿通常无症状，因为胸腺脂肪瘤质地柔软，不会引起占位效应。

影像　胸腺脂肪瘤因其脂肪成分，在胸片表现为低密度影。横断面影像检查 CT 可见胸腺内低密度区，MRI T2 加权像可见螺纹表现的高信号区，提示脂肪成分（图 58-14）。

治疗与随访　尽管胸腺脂肪瘤不是恶性肿瘤，但也需外科切除，因为仅仅依靠影像学检查独自诊断是不确定的。

胸腺瘤

病因　胸腺瘤起源自胸腺上皮细胞，占儿童前纵隔肿瘤的近 1%～2%。传统上依据病变有无完整边界、有无突破纤维囊浸润外周将胸腺瘤分为两型（即

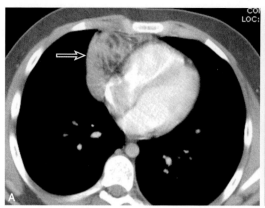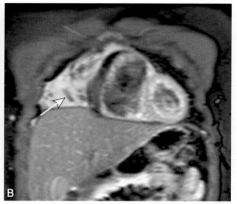

图58-14　8岁女孩胸腺脂肪瘤。A,增强CT轴位图像与心脏中部层面可见前纵隔肿物(箭号),伴有螺纹装低密度区提示脂肪成分。B,MRI冠状位压脂的液体敏感成像序列可见肿块内线状脂肪条纹(箭号)

非侵袭性与侵袭性胸腺瘤)。通常胸腺瘤可局部浸润但无远处转移,因此很多专家认为本病应叫做"侵袭性胸腺瘤",而不应叫做"恶性胸腺瘤"。与成人胸腺瘤表现类似,约15%~30%的胸腺瘤患儿出现肌无力表现。其他相关自身免疫性病变包括单纯红细胞再生障碍以及低丙种球蛋白血症。

影像　胸腺瘤的胸片表现为前纵隔的卵圆形肿块,可伴有外周胶囊状钙化。浸润性胸腺瘤患儿可见胸膜结节。横断面影像检查可见前纵隔增大的密度均匀的软组织肿块,可伴有局部低密度区提示囊性坏死(图58-15)。影像提示侵袭性胸腺瘤的征象包括边界不规则、周围脂肪层模糊不清、病变浸润至胸膜或胸壁。寻找上述征象十分必要,因为除囊状扩张是手术指征外,侵袭性胸腺瘤与非侵袭性胸腺瘤的组织学

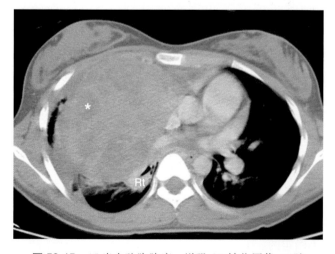

图58-15　15岁女孩胸腺瘤。增强CT轴位图像,于肺动脉干层面可见巨大胸腺,边界不规则,密度不均匀,内可见低密度区(星号)。病变占位效应显著,中间段支气管向后移位,右侧肺不张(Rt),无证据表明血管或软组织受累

表现类似。

治疗与随访　无论何种类型的胸腺瘤都应进行外科切除,且胸腺瘤需要进行放疗和(或)化疗。

胸腺癌

病因　胸腺癌是侵袭性胸腺上皮肿瘤,具有显著的细胞异型性。胸腺癌罕见于儿童人群,通常见于50~60岁的成人。患儿常表现为胸痛以及躯体症状,如疲劳、体重下降及盗汗。与胸腺瘤不同,诸如肌无力等副肿瘤征在胸腺癌中不常见。在新确诊病例中,多可见远处转移。本病预后差。

影像　胸腺癌的典型表现为前纵隔边缘不规则的巨大肿块,不均匀强化,累及周围纵隔结构(图58-16)。钙化与局部坏死常见。尽管胸腺癌与胸腺瘤的鉴别有一定难度,但从病变周围组织浸润、淋巴结肿大以及远处转移的倾向性来看,胸腺癌明显高于胸腺瘤。

治疗　目前儿童胸腺癌的治疗方案包括辅助性化疗、手术以及术后放疗。

淋巴瘤

病因　淋巴瘤是免疫系统淋巴细胞的过度异常增殖。淋巴瘤是儿童最常见的纵隔肿瘤。也是继白血病、中枢神经系统肿瘤之后的第三大儿童恶性肿瘤。淋巴瘤占全部儿童纵隔肿瘤的近46%~56%。传统上将淋巴瘤分为两型:非霍奇金淋巴瘤及霍奇金淋巴瘤。这两种类型的淋巴瘤在内有多种相似之处(包括影像表现),但由于两种类型的病变尤其在临床行为学上具有显著不同,因此我们在此分别论述。淋巴瘤肺浸润在第55章中已有论述。

非霍奇金淋巴瘤多见于5岁以内儿童。男孩多见,男女性别比为3:1。非霍奇金淋巴瘤的四种主要

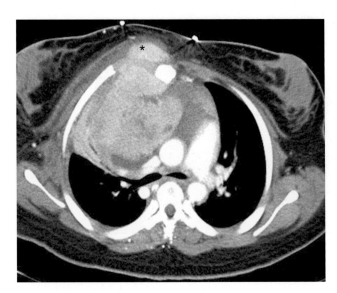

图 58-16　14 岁女孩胸腺癌。增强 CT 轴位图像,于隆突水平可见前纵隔肿块,内见不规则低密度区。肿块累及前胸壁(星号)

类型为:①淋巴母细胞或 T 细胞型淋巴瘤(最常见);②Burkitt 淋巴瘤;③非 Burkitt 淋巴瘤;④大细胞或组织细胞型淋巴瘤。淋巴母细胞或 T 细胞非霍奇金淋巴瘤患儿通常表现为纵隔肿物。大细胞或组织细胞型非霍奇金淋巴瘤既可累及胸部也可侵犯腹部,而 Burkitt 与非 Burkitt 霍奇金淋巴瘤通常只见于腹部。总的来说,超过三分之一的非霍奇金淋巴瘤患儿可表现为纵隔肿物。患儿临床症状与纵隔气道以及血管结构的梗阻或压迫程度有关。

霍奇金淋巴瘤罕见于幼儿,常见于 5 岁以上的年长儿。男孩多见,男女性别比为 2∶1。依据淋巴细胞总数、R-S 细胞以及软组织增殖类型将其分为四个主要类型:①结节硬化型;②混合细胞型;③淋巴细胞衰减型;④淋巴细胞为主型。在这四种类型中,结节硬化型(最常见的亚型)约占纵隔肿物患儿的 75%。尽管患儿在体检时能发现无症状性颈部或腋窝淋巴结肿大,但多数患儿可表现为胸痛或不适。气短或喘鸣提示气道压迫。其他提示霍奇金淋巴瘤的临床症状还包括体重减轻、盗汗以及不明原因的发热。

影像　霍奇金淋巴瘤胸片表现为肺门巨大结节或前纵隔肿块(图 58-17A 与 B)。淋巴结肿大程度轻时,胸片无异常。当怀疑霍奇金淋巴瘤时,需胸部增强 CT 检查,观察肿块或增大结节的表现,评价病变范围用以对疾病进行分期(图 58-17C)。霍奇金淋巴瘤患儿结节常见部位包括血管前上方以及气管前等部位。结节表现差异很大,从小淋巴结至大淋巴结,融合成团淋巴结填充纵隔可导致相邻结构的移位。治疗前病变内罕见钙化。霍奇金淋巴瘤的 MRI 表现为 T1 加权像等信号,T2 加权像高信号。但 MRI 通常在诊断与检查霍奇金淋巴瘤方面不能提供更多额外的有用信息。目前,正电子断层扫描(PET)和(或)PET/CT 扫描应用越来越广泛,并已被证实在评价成人淋巴瘤病变方面具有重要价值。尽管仅有少量研究涉及儿童病例,但数据表明,上述影像检查手段与传统单独 CT 检查比较,具有更高的精确性。

与霍奇金淋巴瘤相比,非霍奇金淋巴瘤在发病部位上变化更多,通常可起源自腹部、胸部或头/颈部。当非霍奇金淋巴瘤发生于胸部时(约占病例数的50%),胸片多表现为前纵隔巨大肿块(图 58-18A)。无论何种前纵隔肿块,出现上述表现均需进行 CT 扫描,典型表现为淋巴结散在或融合成团(图 58-18B)。增强后,常见不均匀强化与低密度坏死区共存,尤其当肿块巨大时。由于病变侵犯或源自胸腺,因此儿童正常增大的胸腺与病变容易混淆难以辨别。影像鉴

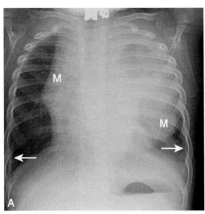
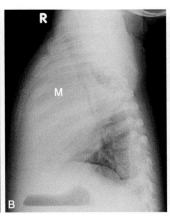
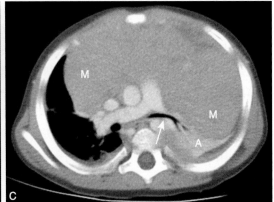

图 58-17　2 岁女孩霍奇金淋巴瘤。A,正位胸片可见纵隔巨大肿块(M),呈分叶状,少量胸膜渗出(箭号)。B,侧位胸片证实肿块位(M)于前纵隔。C,增强 CT 轴位图像,于右肺动脉层面可见前纵隔肿块(M),病变占位效应显著,左主支气管受压(箭号)。左侧肺不张(A)

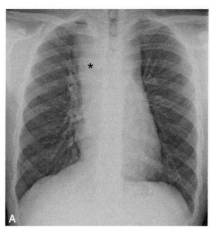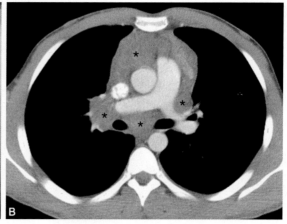

图 58-18　8 岁女孩非霍奇金淋巴瘤。A，正位胸片可见纵隔肿块（星号）。B，增强 CT 轴位图像，于肺动脉层面可见纵隔肿块（星号），累及双侧前纵隔、隆突下以及肺门区

别点包括不规则分叶、边界增大、不均匀及气道或血管等相邻结构移位等，上述表现绝不会出现于正常胸腺中。肺门、隆突下以及气管后部淋巴结链通常受累。与霍奇金淋巴瘤相比，非霍奇金淋巴瘤可出现胸膜病变，表现为胸膜基底部肿块或渗出。MRI 在评价前纵隔与胸壁部位方面具有明显优势。PET 或 PET/CT 联合扫描有助于对霍奇金淋巴瘤进行分期。PET 在辨别肿瘤活性与瘢痕、CT 显示"正常"大小的结节病变活性及发现肝脾肾等肺外结节方面极具优势。但可能将胸腺代谢活动的增加以及褐色脂肪误诊为病变。

治疗与随访　儿童淋巴瘤的预后取决于病变的类型与分期。霍奇金淋巴瘤治愈率接近 90%，高于非霍奇金淋巴瘤的儿童治愈率，后者约 80%。目前采用多种化疗加放疗等方案治疗儿童淋巴瘤。在非霍奇金淋巴瘤患儿中，骨髓移植也是一种可供选择的治疗方案。

淋巴管畸形

病因　淋巴通道形态的先天异常，覆以内皮细胞层则形成淋巴管畸形。常见于颈部（多位于胸锁乳突肌后方），但病变向下生长可至上纵隔和（或）前纵隔。目前淋巴管畸形依据囊的大小分为两型：大囊型与微囊型，两种病变混合出现也较常见。囊性水瘤以及淋巴管瘤（大囊型与微囊型）等名词已经废弃，诊断时应避免使用。"淋巴管畸形"一词是国际血管病变研究组织目前推荐的术语。淋巴管畸形可以"长大"，囊液与囊增多。病变在早期即可被发现，表现为明显的、柔软的软组织肿块，并随患儿生长而长大。病变突然增大可能是因为出血（血管走行于病变中）或感染。

影像　平片在评价淋巴管畸形方面价值不高。

淋巴管畸形的最先表现为纵隔致密、增大（图 58-19A）。CT 可诊断本病，但由于病变内存在蛋白碎片和（或）内部出血，使得病变密度略高于单纯水密度（图 58-19B）。由于本病罕见钙化，因此当 CT 出现钙化时，应考虑其他诊断。MRI 是评价淋巴管畸形最好的方法，因为它对软组织的观察极具优势，同时可进行多方向扫描。淋巴管畸形的间隔能在 MRI 上清晰显示，如果间隔内有血管时，增强扫描可见其强化。囊性成分不会强化。由于病变内含有蛋白成分碎片或出血，T1 与 T2 加权像信号表现可有多种。当出现液/液平面时，强烈提示淋巴管畸形。

治疗与随访　目前并无淋巴管畸形恶变风险的报道，因此在是否治疗小且无症状病变方面存在争议。如果选择治疗，应使用手术和（或）经皮硬化疗法。大囊型淋巴管畸形适合硬化治疗。激光治疗用于更为表浅的病变（尤其是微囊型淋巴管畸形）。

生殖细胞瘤

病因　生殖细胞瘤通常起源自睾丸或卵巢。而原始生殖细胞可在纵隔存留并可恶变。原发纵隔生殖细胞瘤占儿童前纵隔肿瘤的 6%～18%，这些肿瘤中，60% 是畸胎瘤。畸胎瘤又可分为成熟型与未成熟型，后者为恶性。在所有纵隔生殖细胞瘤中，14% 为恶性。婴儿畸胎瘤可出现气道压迫症状，而年长儿通常无症状。其他症状包括：突发疼痛、呼吸困难或咳嗽。肿瘤可以破裂，瘤内组织成分可进入气管支气管束或胸膜腔。

影像　生殖细胞瘤的胸片典型表现为圆形、边界清晰锐利的前纵隔肿块。25%～53% 的畸胎瘤可出现钙化，胸片可以显示。典型的畸胎瘤（无论成熟型还是未成熟型）含有脂肪、液体以及钙化组织，当见到上

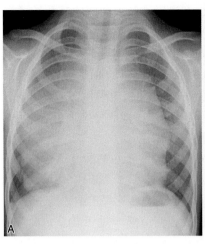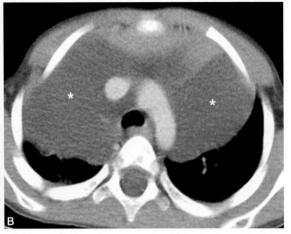

图 58-19　1 岁男孩纵隔淋巴管畸形。A,正位胸片可见巨大纵隔肿块。B,增强 CT 轴位图像,于主动脉弓层面可见前纵隔巨大液性肿块(星号),病变跨越中线达到外侧,为大囊型淋巴管畸形

述表现时,可明确诊断(图 58-20)。但近 15% 的成熟型畸胎瘤影像检查未见脂肪或钙化。尽管 MRI 检查很难发现钙化,但病灶内脂肪、液体可清晰显影。当病变周围组织出现浸润征象时(不是单纯的移位),提示肿瘤为恶性的非成熟型肿瘤。

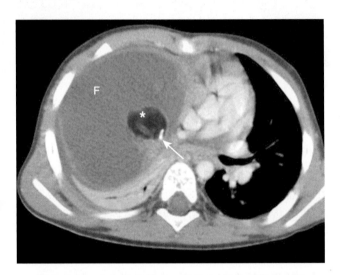

图 58-20　2 岁女孩畸胎瘤。增强 CT 轴位图像于心脏水平可见右侧前纵隔、中纵隔肿块。病变内可见大量液体密度(F)伴有边界清晰的栓状脂肪密度(星号)以及钙化(箭号)。手术病例证实纵隔成熟性良性畸胎瘤

治疗与随访　成熟型、良性畸胎瘤在完全切除后预后极好。然而恶性畸胎瘤在术后还需进行化疗与放疗。

中纵隔肿物

起源于中纵隔的肿物可分为血管性或非血管性病变。大多数儿童中纵隔非血管性病变为胚胎前肠发育畸形、感染后淋巴结炎、原发肿瘤或转移性病变。

前肠重复畸形

病因　前肠重复畸形是由于胚胎前肠发育异常所致,分为三型:支气管源性、食管源性及神经管原肠囊肿。支气管源性囊肿是在孕前期前肠腹侧肺芽发育出现异常所导致。胚胎前肠后部发育出现异常可导致食管重复畸形。神经管原肠囊肿源自胚胎早期胃肠道与原始神经脊分离失败,是裂脊综合征的一种。区别这三种类型的方法是组织学,通过病变是否伴有呼吸道、胃肠道或混合神经/胃肠道层来加以区分鉴别。三种亚型一共占儿童纵隔肿物的 11%。

影像　胸片表现为中纵隔卵圆形或圆形肿块。神经管原肠囊肿通常伴有椎体畸形。囊肿在纵隔内的位置往往提示病变类型。支气管源性重复畸形通常位于中纵隔。食管源性重复畸形多位于中纵隔或后纵隔。神经管原肠囊肿多位于后纵隔,将其列入本节讨论是因为它与另外两种类型的不病变同源且鉴别诊断一致。横断面影像检查通常表现为不强化的、液体填充的囊肿,边界清晰。病变内蛋白成分可使 CT 值增加,T1 加权像信号增高。水成分较高的病变中,若 CT 密度模棱两可,在 MRI T2 加权像病变信号适当增高,可判断囊肿成分性质。无论 CT 还是 MRI,前肠重复畸形病变内部不强化,而且成分均匀,除非合并感染。

治疗与随访　目前治疗前肠重复畸形的方案是手术完全切除,尤其是针对具有症状的患儿。在有些医疗机构中,将超声引导内镜下针吸活检用于术前诊断。虽然有报道此方法会引起诸如感染一类的并发症,但操作还是比较安全的。

淋巴结肿大

病因　淋巴结肿大可见于纵隔任何部位,但中纵

隔最为多见。大多数儿童纵隔淋巴结肿大是反应性的。囊性纤维化患儿可频繁出现显著的纵隔淋巴结肿大。肉芽肿性疾病发病时亦可见肺门区显著的淋巴结肿大,如结核分枝杆菌感染、鸟型分枝杆菌感染、组织胞浆菌病或结节病。

　　本章已有论述的淋巴瘤也是引起淋巴结团块肿大的最常见纵隔原发病变。尽管淋巴结常见于前纵隔,但也可延伸或起源于中纵隔,尤其见于非霍奇金淋巴瘤。少数情况下,淋巴结肿大可能为肿瘤转移性病变,如肾母细胞瘤,尤文氏肉瘤以及骨肉瘤。

　　影像　淋巴结肿大通常由胸片最先发现。表现为肺门受累,双侧对称,应仔细观察有无钙化。除非

怀疑引起淋巴结肿大的原因是急性感染,否则大多数情况下,在胸片发现病变后应进一步 CT 检查。除非出现药物禁忌,都应进行增强检查,因为平扫中淋巴结与血管难以分辨。MRI 对某些病例很有帮助,但也极少使用。T1 加权像中,结节与肌肉信号相同,T2 加权像呈高信号,这种信号表现可将淋巴结与相邻血管轻易地区分开。

　　淋巴结钙化可见于淋巴瘤治疗后或肉芽肿性疾病,如结核杆菌感染、组织胞浆菌病以及结节病。低密度或结节中心坏死提示结核(图 58-22)或鸟型结核杆菌感染。结节病罕见于儿童。肺门淋巴结肿大还可见于淋巴瘤、传染性单核细胞增多症以及 Castleman 病(滤泡血管性淋巴样增生)。

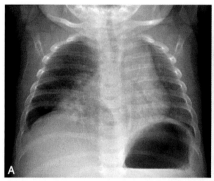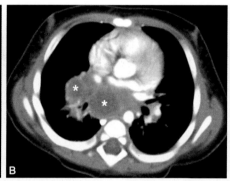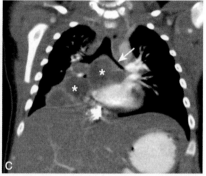

图 58-22　2 岁男孩原发肺结核。痰培养确诊结核杆菌感染。A,正位胸片可见右肺门以及肺门下致密影。此外,气管远端轻度向左移位,提示占位效应。B,增强 CT 轴位图像显示肺门、肺门下以及隆突下低密度影,淋巴结肿大(星号)。C,增强 CT 冠状位图像显示纵隔淋巴结肿大导致左主支气管狭窄(星号)

后纵隔肿物

神经源性肿瘤

　　病因　绝大多数(88%)起源自后纵隔的肿瘤是神经源性的,约占全部儿童纵隔肿物的 34%。椎体旁交感神经链神经节细胞以及后纵隔周围神经鞘是引起后纵隔神经源性肿瘤的常见原因。在儿童纵隔病变中,交感神经链肿瘤较神经鞘瘤更常见。

　　起源于交感神经链的肿瘤按细胞分化以及发病年龄递增的顺序分为神经母细胞瘤、神经节母细胞瘤、神经节细胞瘤。上述肿瘤与起源结构有关,通过组织细胞分化加以鉴别。分化最差的(恶性程度最高的)同时也是最常见的肿瘤是神经母细胞瘤,常见于 5 岁以下的儿童。10%~16% 的神经母细胞瘤起源自纵隔,其临床表现包括全身症状以及部分副肿瘤综合征。如果神经母细胞瘤累及上纵隔可表现为特有的 Horner 综合征。但多数胸部神经母细胞瘤患儿是在拍摄胸片或腹片时偶然发现的。胸部神经母细胞瘤患

儿中,76% 尿儿茶酚胺呈阳性。

　　最常见的两种神经鞘瘤为神经纤维瘤以及雪旺细胞瘤,两种肿瘤均为良性,由纺锤细胞与黏液基质构成。丛状神经纤维瘤多见于 I 型神经纤维瘤病儿童。病变多起源于上/后纵隔,通常是双侧的。后纵隔雪旺细胞瘤常见于成人。

　　影像　但大多数后纵隔神经源性肿瘤是由胸片发现的,表现为软组织致密影(图 58-24 与图 58-25)。伴有相邻骨质破坏或呈扇形遮盖后纵隔结构,如降主动脉。评价有无钙化至关重要,因为钙化的出现提示交感神经链肿瘤如神经母细胞瘤,如果没有则提示神经鞘肿瘤。

　　后纵隔神经源性肿瘤 CT 表现常为强化程度不同的软组织肿块(见图 58-24 与图 58-25)。40% 的后纵隔神经母细胞瘤可见斑点或线状钙化。20% 的神经节母细胞瘤可出现钙化。神经鞘瘤通常不会存在钙化。进一步鉴别后纵隔神经源性肿瘤的类型,则 CT 作用有限。

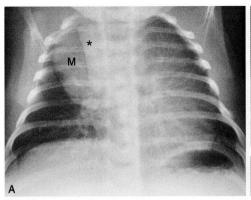
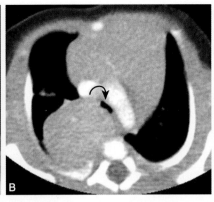
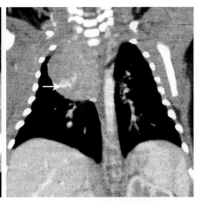

图 58-24 1 岁男孩神经母细胞瘤。手术病理证实神经母细胞瘤。**A**,正位胸片可见右上纵隔肿物(M),并未遮盖上腔静脉(星号)等血管结构边缘,无骨性破坏表现。**B**,增强 CT 轴位图像,于主动脉弓层面可见右后纵隔以及椎体旁巨大肿块,占位效应示推挤隆突(弯曲箭号)。**C**,增强 CT 冠状位图像可见右上区域椎体旁肿块,向上延伸至肺尖,伴有钙化(箭号)

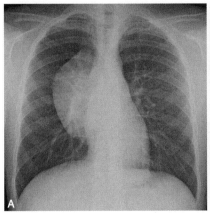
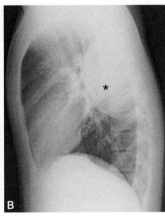
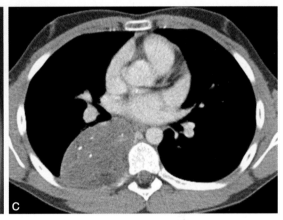

图 58-25 13 岁男孩神经节细胞瘤。手术病理证实神经节细胞瘤。**A**,正位胸片可见纵隔肿块,未遮盖心缘或右肺门区的边缘,可透过肿块观察到血管结构。**B**,侧位胸片证实肿块(星号)位于后纵隔。**C**,增强 CT 轴位图像,于左心房/肺静脉层面可见右侧椎体旁后纵隔肿块伴点状钙化

与前纵隔、中纵隔肿瘤相比,MRI 在评价儿童后纵隔肿瘤方面是目前最佳的检查手段,因为它对脊柱内(硬膜外)病变的观察具有极高的敏感性,且无需接受电离辐射。此外,MRI 还可提供极佳的软组织对比,这对于评价具有软组织与少量脂肪的后纵隔来说极具优势。而且 MRI 对于评价骨髓受累也极为敏感。

交感神经链肿瘤在所有的影像检查中表现类似,均表现为 T2 加权像高信号,边界清晰,脊柱旁交感神经链区域内分布的香肠样结构。椎管内浸润通常可见神经孔增宽。静脉注入对比剂后,可见病变不均匀强化。间碘苯甲胍扫描可确诊神经母细胞瘤,同时可评估远隔部位病变。

神经鞘瘤为后纵隔椎体旁圆形或卵圆形的肿块,边界锐利。神经母细胞瘤可延展至数个椎体,但神经鞘瘤通常位于一至两个椎间隙内。但是,丛状神经纤维瘤可累及多个层面并侵犯至中纵隔。T2 加权像中,丛状神经纤维瘤出现外周显著高信号而中心等信号区,叫做"靶心"样表现(图 58-26)。其他伴随征象包括胸段硬脊膜扩张及椎体后缘贝壳样表现。

治疗与随访 交感神经链神经源性肿瘤与神经鞘瘤的治疗方案完全不同。因为前者呈恶性表现(尽管依据细胞分化程度不同而恶性程度各异)。一旦组织学确诊交感神经链神经源性肿瘤,应先进行化疗以及手术切除。对于交感神经链神经源性肿瘤,放疗无效果。预后好坏取决于患儿年龄。年幼儿(尤其是婴儿)的预后好于年长儿。总的来说,胸部神经母细胞预后好于腹膜后病变。良性神经鞘瘤(如Ⅰ型神经纤维瘤病)无需手术切除。但患儿需影像学随诊以防止病变恶变或出现新的病变。

其他与后纵隔肿物类似的后纵隔病变

病因 某些良性肿块甚至肺实质病变也可与后

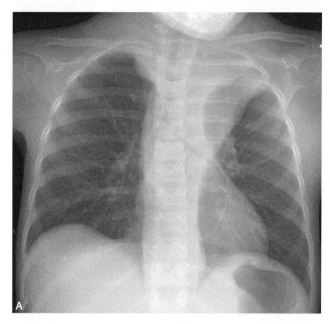

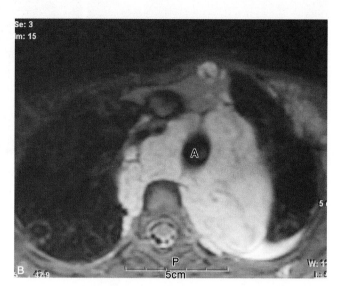

图 58-26 6 岁男孩咳嗽,1 型神经纤维瘤病。A,正位胸片可见左肺尖脊柱旁肿块,脊柱两侧均有阶梯样向下走行趋势。B,MRI 轴位 T2 加权像可见"靶心"征,丛状神经纤维瘤病呈分叶状。神经纤维瘤多层分叶表现呈靶样。A,主动脉;P,脊柱旁肌肉

纵隔肿瘤表现类似。比如,长期重度贫血患儿,髓外造血的部位包括了后纵隔椎体旁间隙。极少数情况下,后纵隔可以出现膈疝异位组织,无论先天性还是获得性。这些结构不仅仅为肠袢,甚至可以为腹膜后组织,如肾脏。本章还讨论了胸腺异位至后纵隔的正常变异表现。后纵隔囊性病变可为神经管原肠囊肿、食管重复畸形(中纵隔病变一节已有论述),或者为脑脊膜膨出,后者常伴有 I 型神经纤维瘤病。最后,肺气腔病变,胸片透过纵隔结构也与纵隔肿物类似,反之亦然。

影像 灶状造血组织常见于椎体旁,表现为异常光滑或分叶状软组织,但骨髓反转或镰状细胞疾病病史等信息可提示本病。肺炎的气腔实变可与后纵隔肿物表现类似,尤其病变位于下叶内基底段,导致正位胸片降主动脉和(或)奇静脉食管裂等后纵隔结构模糊消失。相反,后纵隔肿瘤(如神经母细胞瘤)也可能与肺实变相混淆,尤其病变位于上叶。肠管、肾脏、胰腺以及脾脏等后纵隔腹腔结构异位常伴有较大膈疝。疝通常显示清晰,尤其当肠管内含有气体。在模棱两可的病例中,薄层 CT 冠状位后重建可有帮助。

治疗与随访 类似肿瘤的后纵隔病变,其治疗与随访取决于病变自身的性质,因此,明确病因十分重要。

临床医生须知

- 了解气胸与纵隔积气的影像表现,因为两者的治疗方案不同。
- 如何在侧位片定位纵隔肿瘤部位(前纵隔、中纵隔、后纵隔),这有助于进行鉴别诊断以及下一步影像学评价。
- 儿童前纵隔肿瘤的鉴别诊断。
- 儿童中纵隔肿瘤的鉴别诊断。
- 儿童后纵隔肿瘤的鉴别诊断。

关键点

纵隔积气多由肺泡破裂引起。胸膜抬起征象在胸片诊断新生儿或婴儿纵隔积气中很有帮助。

纵隔是儿童胸部肿瘤的最常见发病部位。

胸腺的大小与外形变化很大,尤其在儿童人群,甚至患儿自身也有很大变化,取决于病变或应激与否、恢复情况以及年龄大小。

大多数儿童中纵隔非血管性病变是胚胎前肠发育畸形或感染、原发肿瘤、转移性病变引起的淋巴结肿大。

大多数后纵隔肿瘤为神经源性,约占整个儿童纵隔肿瘤的 34%。

推荐阅读

Lee EY. Evaluation of non-vascular mediastinal masses in infants and children: an evidence-based practical approach. *Pediatr Radiol.* 2009;39(suppl 2):S184-S190.

Lee EY. Imaging evaluation of mediastinal masses in infants and children. In: Medina LS, Applegate KE, Blackmore CC, eds. *Evidence-based imaging in pediatrics: optimizing imaging in pediatric patient care.* New York: Springer-Verlag; 2010.

Nasseri F, Effekhari F. Clinical and radiologic review of the normal and abnormal thymus: pearls and pitfalls. *Radiographics.* 2010;30(2):413-428.

Toma P, Granata C, Rossi A, et al. Multimodality imaging of Hodgkin disease and non-Hodgkin lymphomas in children. *Radiographics.* 2007;27(5):1335-1354.

Zylak CM, Standen JR, Barnes GR, et al. Pneumomediastinum revisited. *Radiographics.* 2000;20(4):1043-1057.

参考文献

Full references for this chapter can be found on www.expertconsult.com.

第59章

胸壁

RICARDO RESTREPO, DONALD A. TRACY, and EDWARD Y. LEE

胸壁对胸腔内血管及非血管结构起到支撑与保护作用。此外,在肺与气道生理学运动方面还起到重要作用。与成人胸壁质地较为刚硬相比,儿童的胸壁质地更为柔韧。它包括以下重要结构,骨骼(肋骨、胸骨及椎体)、神经、肌肉、血管及皮下软组织。在上述组织结构中,儿童人群可发生各种各样的局部或系统性病变(如先天性与发育性异常、炎性与感染性病变、良性与恶性肿瘤及外伤性病变)。

先天性与发育性异常

概述

儿童期的胸壁先天性与发育性异常多表现为畸形或前胸壁缺损,可以是孤立性病变也可以是某一种综合征的表现。大多数病变不会产生严重的生理学影响,但会引起外观缺陷。严重的儿童胸壁先天性与发育性异常表现为疼痛、呼吸窘迫或心血管病变。无论患儿有无症状,均可以通过整形手术治疗胸壁畸形或缺损。影像学检查能为外科医生提供解剖评价、可能影响手术的相关病变及手术的时间等方面的信息。此外,准确识别胸壁先天性与发育性病变的影像表现,可为明确诊断提供重要线索。

前胸壁畸形

病因　大多数无症状儿童前胸壁病变多为骨或肋软骨的正常解剖变异,包括肋软骨、肋骨及胸骨形态的改变。这些正常解剖变异病例约占儿童病例的三分之一。体检发现无症状前胸壁肿块,其最常见的病因是孤立性肋骨、肋软骨外凸畸形或胸骨倾斜畸形(图59-1)。症状的出现导致患者对病变关注度增加,需进一步评价疼痛性质及包块是否快速生长。

影像　在触诊扪及包块但无症状的胸壁病变患儿中,通常胸片外加铅标记检查足以满足排查潜在侵

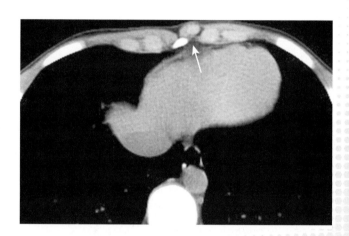

图59-1　男性青少年前胸壁可扪及局灶性无痛性包块,为软骨结节。CT轴位软组织窗可见前胸壁胸骨左缘小圆形结节,边界清晰,与相邻骨软骨交界部密度一致

袭性或恶性病变的要求。当胸片检查模棱两可时,可进一步超声检查。为降低辐射损伤,在胸片和超声都无法确认的情况下再进行 CT 检查。尽管 MRI 比 CT 应用较少,但 MRI 无电离辐射危害,对于明确和发现胸壁先天性与发育性病变方面也具有很大帮助。

治疗与随访　在无症状的婴儿与幼儿中,前胸壁发育性病变影像学一旦确诊,无需进一步治疗或随访。

胸廓畸形

病因　最常见的两种胸壁畸形为漏斗胸与鸡胸,前者是最常见的胸骨先天性畸形,也是需要外科整形的最常见的胸骨畸形。目前漏斗胸的形成机制是误导学说,认为是下段肋软骨快速生长导致的。下段肋骨的异常生长行为在发育期间更为显著,最终导致胸骨向内或向外移位,形成胸廓畸形。漏斗胸的发生率为 1/1000 至 1/400 新生儿之间。漏斗胸患儿,胸骨向内移位,导致胸壁不同程度内凹,肋骨软骨交接部向前突出。尽管大多数漏斗胸病例是孤立散发的,但也有近 45% 的病例具有家族史。

鸡胸也是常见的胸廓畸形,发生率约为 1/1500 新生儿,家族遗传发生率为 25%。鸡胸的患儿胸骨前凸,导致肋骨继发性异常前突。

胸廓畸形可与脊柱侧弯(合并漏斗胸最为常见)、马凡综合征、Ehlers-Danlos 综合征、Poland 综合征及先天性心脏病有关。该外观异常病变,严重时还可引起胸痛、呼吸困难、心悸及限制性肺疾病。

影像　正位胸片,漏斗胸胸骨内凹形成心右缘假浸润征象,心影不同程度左移。侧位胸片,胸骨内凹导致胸廓前后径(AP)减小(图 59-2)。鸡胸通常是由侧位胸片诊断,表现为胸腔前后径增大,胸骨后间隙扩张(图 59-3)。

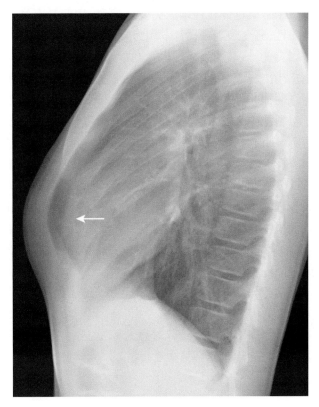

图 59-3　男性青少年,鸡胸。侧位胸片可见胸廓前后径增大,胸骨后间隙延长(箭号)

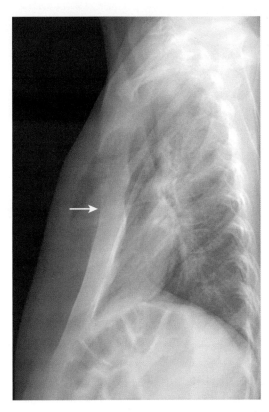

图 59-2　8 岁女孩,漏斗胸。侧位胸片可见胸骨内凹(箭号)导致胸廓前后径变小

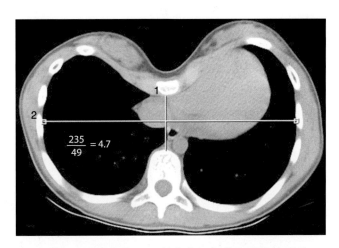

图 59-4　胸廓指数。CT 轴位软组织窗显示胸骨严重内凹,压迫心影移位。胸廓指数 4.7

Haller 指数或者胸廓指数用以评价漏斗胸的严重程度。它是通过轴位 CT 图像胸壁左右肋骨最内缘最大径除以胸腔最小前后径(图 59-4)。有症状的患儿,胸廓指数大于 3.25 应予以手术矫正,而胸廓指数小于 2.56 可认为正常。近期有研究推荐使用胸片替代 CT 用以术前评估畸形的严重程度。在更为严重的病例中,可使用低剂量有限区域扫描,即在畸形部位扫描 5～7 层,算出胸廓指数即可。如果是以计算 Haller 指数为目的,也可以使用 MRI 轴位扫描从而避免电离辐射。

治疗与随访　严重的胸廓畸形,尤其当患儿出现临床症状时,需要手术正畸。漏斗胸 Ravitch 术式包括切除畸形软骨,对上段胸骨皮质楔形截骨进行胸骨矫正。Nuss 术式是在胸骨后植入外凸的金属条,使胸骨得到向前推的力。鸡胸的矫正手术包括肋软骨切除及楔形截骨,但将胸骨向内推。Nuss 术式的并发症发生率为 4%～11%,并需要影像学随访以观察金属条位置及其并发症。Nuss 术式最常见的两个并发症是感染与金属条移位。

颅锁发育不全

病因　颅锁发育不全是一种罕见的综合征,通常是由于常染色体显性基因突变所导致,病变具有高度外显性,病变表现多样。本病为染色体 6p21 的 *CBFA1* 基因突变,该基因用来编码蛋白以激活成骨细胞的分化。当出现锁骨部分或全部阙如、赘生牙、前囟晚闭等三联征时,应高度怀疑本综合征。本病的其他表现还包括脸中央发育不全,身材矮小,骨盆及指/趾骨发育不良引起指/趾过短。

影像 胸片典型表现包括钟形胸廓,肋骨短,锁骨部分或完全阙如。如果锁骨部分阙如,那么通常为锁骨远端的阙如。本病可伴有脊柱侧弯。由于特征性表现在青少年时才得以显现,因此早期诊断颇有难度,常常需要随访骨骼表现。其他表现可有助于本病的诊断。

治疗与随访 颅锁发育不全患儿的治疗需要多方专家通力合作,包括临床专家、基因学专家、骨科专家、口腔正畸专家等。需对患儿家庭进行基因学咨询。一旦确诊无需影像学复查。

Poland 综合征

病因 Poland 综合征表现为胸壁与乳腺发育不全,发生率为 2 万分之一至 3 万分之一新生儿。本病包括胸肌缺如及同侧并指/趾畸形。其他相关病变包括肋骨发育不良、无乳房/无乳头、无腋毛。Poland 综合征通常为单侧病变,病变多为散发,男性多于女性,性别比为 2:1~3:1。病变多发生于单侧(右侧较左侧

多见)的病因,有假说认为本病是由于胚胎第六周肢芽发育血供中断或不足导致的。临床诊断 Poland 综合征包括胸壁显著不对称及并指/趾畸形。尽管心肺功能受损及肩关节功能缺陷较为罕见,但亦有报道。

影像 由于一侧胸大肌与乳腺缺如(图 59-7),胸片可见患侧胸廓透亮度增高。由于病变受累范围难以通过临床检查或胸片得以判断,因此 CT 或 MRI 等横断面扫描检查能起到很大作用(图 59-8)。此外,必须在术前对胸壁与前腹壁肌肉(如背阔肌、腹直肌)进行评估,因为在手术重构中会使用肌瓣。

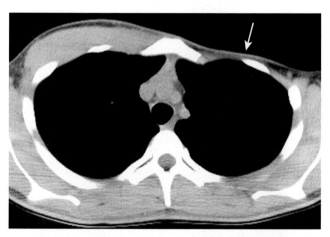

图 59-8 男性青少年,Poland 综合征。CT 轴位软组织窗可见左侧胸壁肌肉缺如(箭号),导致前胸壁不对称

治疗与随访 出于修复外观的目的,尤其是女性患者,应进行外科整形手术。手术应包括:①肋骨轮廓的完整修复;②通过调整肌皮瓣整形胸廓(最常见为背阔肌与腹直肌),同时对女性患者实施乳腺植入。

感染性疾病

概述

儿童的胸壁感染相对罕见。胸壁感染既可见于直接扩散,也可见于相对少见的血行播散。炎性改变可累及软组织、软骨及骨性结构。胸壁感染可为细菌性、结核性或真菌性。病变范围可从表面蜂窝组织炎到深部感染,包括肌炎、脓肿、坏死性筋膜炎及骨髓炎。

细菌性感染

病因 儿童胸壁细菌性感染较罕见。引起胸壁细菌性感染最常见的致病菌为金黄色葡萄球菌及镰状细胞疾病患儿中的沙门氏菌。患有基础病的患儿可出现胸骨骨髓炎,如免疫功能缺陷及血红蛋白病。

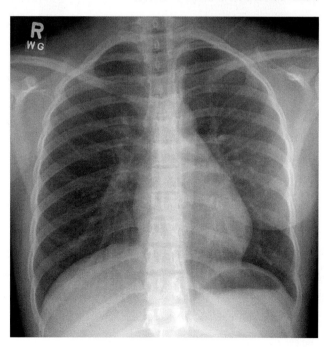

图 59-7 女性青少年,Poland 综合征。正位胸片可见包括乳腺在内的右侧胸壁软组织缺如,右肺透亮度增高

肋骨骨髓炎是胸膜肺感染直接播散最常见的获得性病变,包括重症肺炎或脓胸。自溃性脓胸是脓胸较为罕见的并发症,表现为感染从胸膜腔扩散至胸壁。细菌性胸壁感染患儿常表现为局部软组织红斑、水肿、疼痛。此外,其他常见的感染征象还包括白细胞增多,血沉加快。

影像 蜂窝组织炎或筋膜炎患儿的胸片可见局灶性软组织水肿。骨骼的改变包括骨膜反应、溶骨或硬化性表现亦可见到,尤其是在疾病的后期。同时可合并肺实变、脓胸及皮下积气。在发现胸壁感染方面,超声、CT 及 MRI 均比胸片更为敏感。对于胸壁感染表浅且限局的病例,应使用超声检查,但其观察视野有限(图 59-9A)。观察胸壁感染的范围最好使用 CT 或 MRI。在评价早期胸壁脓肿、骨髓炎骨髓水肿方面,MRI 是最具敏感性的检查(图 59-9B)。CT 可用于合并肺实质的感染病变的评价。

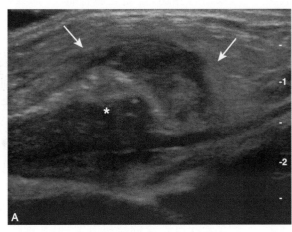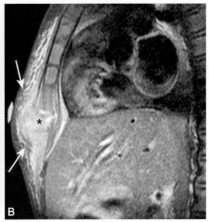

图 59-9 6 岁女孩胸骨骨髓炎,表现为持续发热,胸骨扪及红肿包块伴疼痛。A,超声胸骨下缘长轴图像(星号)显示轴位软组织明显水肿、肿胀(箭号)。B,矢状位 T1 加权像胸部脂肪抑制序列可见胸骨远端骨化中心局部骨质破坏(星号),增强扫描可见轴位软组织水肿(箭号)

治疗与随访 细菌性胸壁感染应使用抗生素治疗。对于局限性胸壁脓肿或脓胸的病例,病灶引流可缓解感染灶,避免远处播散。对于骨髓炎病例,抗生素疗程应延长。骨髓炎患儿通过检测 C 反应蛋白来评价疗效,可大大减少平均疗程时间(现为 3~4 周)及影像复查的需要。

结核

病因 结核(TB)可由多种分枝杆菌引起,人类中常见病原为结核分枝杆菌,结核通常是潜在的致死性感染性病变。胸壁结核感染常为肺结核感染血行播散所致。然而也有胸壁结核感染为孤立原发病灶,且无肺内病变,但这种情况极为罕见。骨结核占肺外结核的 10% 至 20%,占全部结核感染病例的 1% ~ 2%。患儿表现为胸壁生长缓慢的包块,多不伴有疼痛或发热。病变累及肺部时可出现呼吸道症状。

影像 结核感染可累及胸壁任意一处骨骼,肋骨是最常见的受累部位。胸片的骨结核感染常表现为溶骨性破坏,边界清晰锐利。骨膜反应极为罕见。结核胸壁感染在 CT 或 MRI 表现为胸壁环形强化的肿块。在胸壁结核感染骨骼受累方面,CT 与 MRI 扮演重要角色,而平片无法看到相关病变。胸壁结核感染扩散伴骨质破坏及相邻软组织包块,这些征象与恶性肿瘤表现类似。患儿还可表现为肿块环形强化伴中心坏死及死骨,提示脓肿形成,局部可见低密度肿大淋巴结及椎体受累。

治疗与随访 胸壁结核感染的治疗方案目前尚未确立。一些专家建议使用抗痨药物至少 6 个月以上。其他专家则建议使用更为激进的治疗方案,包括手术切除受累骨骼、软组织包块,此外再进行术前、术后抗结核治疗。

放线菌病

病因 在人类中,放线菌病多为衣氏放线菌引起,它是一种分支革兰氏染色阳性、兼性厌氧菌。放线菌病通常感染龋齿患儿的面颈部。除非患有肺部基础病,否则儿童放线菌病累及胸壁的较为少见。放线菌病感染通常首先累及肺部,然后向邻近软组织播散。临床上,患儿可出现咳嗽、间断发热及体重减轻。当病原侵犯胸膜与胸壁时可引起疼痛。

影像 放线菌病感染的典型胸片表现为慢性肺实变,可跨越叶间裂,伴有胸腔积液。由于放线菌病感染无显著边界,因此病变浸润周围组织可形成瘘管及脓肿,CT 或 MRI 可清晰显示这些征象。在进展期病例中还可出现肋骨骨膜炎、肺空腔形成及横膈受累等征象,这些都高度提示放线菌病感染。进展期放线菌病胸壁感染与结核或恶性尤文肉瘤家族肿瘤(Ewing sarcoma family of tumors,ESFT)表现很像。

治疗与随访 镜下找到代表病原菌落的典型硫磺颗粒,以及厌氧环境下放线菌组织培养复苏,当两者满足其一时才能确诊放线菌病胸壁感染。放线菌病的标准治疗方案为长期大剂量青霉素。脓肿形成的病例,影像引导下经皮引流对病变缓解、隔离病原有促进作用。极少情况下,对于治疗无效的患儿可采取手术切除的方法。

胸壁肿瘤

概述

由于组成胸壁的组织成分不同,因此胸壁的良性、恶性肿瘤种类很多,包括血管、软骨、骨、肌肉或者脂肪肿瘤等等。影像学在评价胸壁肿瘤在以下几方面中起到关键作用:①病变首次探查;②观察病变范围;③引导组织活检;④疗效观察;⑤复发监测。

良性肿瘤

软组织肿瘤

婴幼儿血管瘤

病因 婴幼儿血管瘤是一种血管内皮细胞异常增殖形成的良性血管性肿瘤,其临床病程是可预测的。婴幼儿血管瘤是儿童期最常见的肿瘤,有报道其发病率在一般人群中约占 10%。血管瘤的病因至今尚不明确。目前提出的理论有很多,包括胎盘栓子理论,体细胞突变理论及干细胞克隆扩张理论等。婴幼儿血管瘤更常见于白人早产儿,女性更多见,性别比范围为 1.4:1 至 3:1。血管瘤可累及人体的任何部位,包括胸壁与乳房芽。在出生时,病变区通常未发现病灶,仅表现为模糊或变色的"前驱"病变。在生后,婴幼儿血管瘤很快生长,因此又称为增殖期,病变体积增大,颜色变红。生后第一年左右,病变逐渐消失,残存有纤维脂肪疤痕。约有 15% 至 30% 的患儿可见多发病变。

影像 超声检查通常为病变的首选,尤其在评价病变部位及表浅血管瘤方面。当病变巨大、广泛且累

及深部软组织时,MRI 是最好的检查手段。当 MRI 条件不允许时,也可选用 CT,但由于电离辐射与组织特性的原因,CT 检查并不是最好的选择。随着病变的进展,婴幼儿血管的影像学表现可发生变化。超声检查,血管瘤表现为边界清晰、分叶的高回声团块影,在病变消退过程中可表现为多种成分。彩色多普勒超声可见血管增多,包括动脉、静脉及血管分流,病变增殖期上述表现更为显著。MRI 检查,与肌肉的 T1 加权像信号相比,婴幼儿血管瘤 T1 加权像信号相同或略低,T2 加权像呈高信号,内见留空信号,代表动脉或血流速度较快。T1 加权像还可见到高信号的脂肪成分。根据病变时期的不同,增强检查强化特点也不同。增殖期病变强化显著,而病变消退期病灶强化不均匀,提示坏死形成。CT 检查,血管瘤表现为边界清晰的软组织团块,密度与肌肉相仿,增强扫描显著强化。

治疗与随访 大多数婴幼儿血管瘤无需治疗,因为病变会自行消退。对于表浅的病变,出于美容的目的,可以采用脉冲染色激光疗法。在过去,类固醇疗法是治疗血管瘤的经典方案,但其副作用很常见,如类库欣表现等。近期使用普萘洛尔治疗血管瘤取得一定疗效,其副作用包括低血糖及低血压,但发生率低。

淋巴管畸形

病因 淋巴管畸形是慢流速血管畸形的一个亚型。出生时病变即出现,随患儿生长病变也逐渐长大。淋巴管畸形包括扩张的淋巴管道与腔隙,病变内壁衬有成熟的内皮细胞,且细胞代谢更新过程是正常的。病变可发生于身体的任何部位,但面颈部、腋部及胸部区域是最常见的发病部位。淋巴管畸形的发生无性别差异。除非病变特别微小,否则在出生时可发现包块状病灶。病变被覆皮肤是正常的,且透光试验阳性。如果病变发生出血或感染,通常病变体积会突然增大。

影像 在评价儿童胸壁淋巴管畸形方面,胸片无意义。评价淋巴管畸形的影像学检查包括超声与MRI,前者更常用于局灶病变与表浅病变的观察。范围更大的病变则需要增强 MRI 检查,增强 CT 也可作为替代检查。淋巴管畸形的超声表现为多囊性病变,分为大囊或微囊,这取决于囊腔的大小。彩色多普勒超声检查,病变内无血流。一旦病变合并出血或感染,则会出现高回声物质,可见低回声或液液平面(图59-11A)。MRI 检查,囊性病变表现为 T2 加权像高信号(图 59-11B),T1 加权像低信号。除非病变合并感

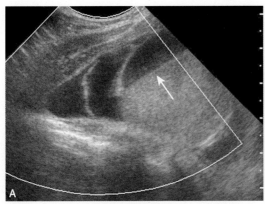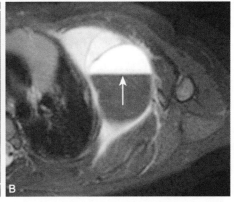

图 59-11 2 岁男孩淋巴管畸形,表现为跌伤后胸壁出现增大包块。A,彩色超声多普勒长轴图像显示前胸壁多囊性、无血管性囊变。部分病变无回声,但在最大的囊中可见液液平面(箭号),提示近期出血可能。B,胸部轴位 T2 加权像可见病变多发分隔,高信号提示淋巴液,内见低信号液液平面(箭号)提示近期出血。轴位软组织少量水肿,病变无软组织成分

染,否则淋巴管畸形无实性成分,仅在病变外周可见少量分隔强化。T1 加权像若出现高信号,提示蛋白成分、出血或感染。由于病变柔软的特性,使得淋巴管畸形移位或迂曲生长,而不是对相邻结构进行浸润破坏。

治疗与随访 淋巴管畸形的治疗方案是经皮硬化治疗、手术切除或两者联合治疗。硬化治疗多用于大囊型淋巴管畸形。微囊型病变治疗难度大,包括观察、硬化治疗和(或)手术切除治疗。用于硬化治疗的药物有很多,包括脱氧土霉素、十四烷硫酸钠及酒精。硬化治疗通常需要多次介入治疗。

婴儿纤维性错构瘤

病因 婴儿纤维性错构瘤见于新生儿、婴儿及幼儿,近 90% 发生于生后第 1 年。男孩儿比女孩儿更常见。最常见的发病部位在肩带附近。肿瘤表现为无痛性、可移动的软组织包块。组织学上,婴儿纤维性错构瘤包含纤维胶原组织、原始间叶组织及成熟脂肪组织。

影像 婴儿纤维性错构瘤边界清晰,超声可见不均匀回声,CT 可见不均匀密度,MRI 可见不均匀信号,这是因为病变内成分复杂多样。超声高回声、MRI T1 加权像高信号提示脂肪组织,这是诊断本病的重要依据。婴儿纤维性错构瘤中纤维成分在 MRI T1 与 T2 加权像均表现为低信号。

治疗与随访 手术切除婴儿纤维性错构瘤具有良好效果,术后复发风险低。无婴儿纤维性错构瘤转移的相关报道。

骨肿瘤

骨纤维发育不良

病因 骨纤维发育不良是一种髓内良性的纤维性病变,是由于原始骨到成熟层状骨发育塑形过程的失败及骨骼在应力下重新排列失败导致的。骨纤维发育不良的病因与编码刺激性 G 蛋白 α 亚单位的基因激活突变有关,该基因位于 20q133.2-13.3。骨纤维发育不良的真实发病率难以估计,但并不少见,多在 30 岁前发现病变。有报道,在胸壁肿块中,有 20%~30% 为骨纤维发育不良,而肋骨是病变最好发的部位。骨纤维发育不良可为单骨性或多骨性,而且单骨性病变不会进展为多骨性病变。尽管骨纤维发育不良可表现为局部肿块或胸壁畸形,但大多数单骨性骨纤维发育不良是在排除其他病变拍片时偶然发现的。病理性骨折或肿块累及胸廓结构的病例会出现局部疼痛症状。

影像 通常平片即可诊断骨纤维发育不良,其影像特点为局灶性、边界清晰的、膨胀性、髓内溶骨性病灶,伴透亮区、磨玻璃密度影或硬化,病变导致骨皮质变薄,骨小梁结构消失。极少数情况下,纤维骨发育不良会引起周围软组织增殖,或表现为囊内液液平面。影像学诊断纤维骨发育不良无需进一步检查。CT 通常可见膨胀性骨改变,其中可见不规则钙化影。CT 还能观察到胸片无法发现的病理性骨折。MRI 在评价病变范围方面具有优势。尽管本病名称含有纤维二字,但其 MRI 信号与单纯的纤维组织信号还有所不同。病变在 T1 加权像与肌肉信号相同。在液体敏感序列中,病变呈显著高信号,同时伴有低信号、等信号或显著低信号灶。这种 MRI 混杂信号的形成是由于纤维骨发育不良中钙化、脂肪、囊变或分隔成分所致。增强扫描病变强化形态多样,可片状、外周或均匀强化。

治疗与随访 胸壁纤维骨发育不良通常无需治

疗,除非出现神经或血管压迫症状。此类患儿需要切除受累骨骼,通常是肋骨,可缓解症状。濒临骨塌陷也是预防性骨切除或骨移植的指征。出现症状的多发骨改变患儿,可使用二磷酸盐治疗,以抑制骨的再吸收。如果病变为偶然发现,且影像征象典型,则无需活检,每半年随访一次观察病变是否稳定即可。

骨软骨瘤

病因 骨软骨瘤是一种良性软骨帽样发育性病变,并非真正的肿瘤。它累及骨的骺与隆突。病变是因为骨骺生长板软骨脱落的碎片,疝出于骨袖之外,停留在骨骺附近生长而导致的。骨软骨瘤多在30岁前确诊,本病为常染色体显性遗传病,可遗传,呈多灶性、家族性。孤立性病变男性多见,约占影像检查人群的1%~2%,约占整个骨肿瘤的10%~15%。骨软骨瘤也是累及胸壁的最常见的良性骨肿瘤。大多数孤立性骨软骨瘤无症状。年轻患者具有临床症状的趋势较高,此类患者大约有75%~80%在20岁前确诊。胸壁病变通常表现为可扪及的无痛性包块,或局部畸形。在机械性刺激、骨折、神经或血管压迫时可出现疼痛症状。

影像 通常平片即可诊断骨软骨瘤。多发骨软骨瘤患儿,通常需进行骨骼检查以明确病变在全身的分布情况。胸壁病变多起源于肋骨或肩胛骨(图59-13)。病变可无柄或蒂,这取决于病变基底部的蒂是宽大还是纤细。骨软骨瘤的影像特点是病变的骨皮髓质与正常骨质相连续,但该征象在平片中很难完全看到。尽管CT与MRI都可以显示骨皮髓质的连续情况,但MRI在显示软骨帽厚度方面优于CT,软骨帽应呈菲薄、均一表现,液体敏感序列呈高信号。此外,MRI在评价周围软组织水肿与囊形成方面很有帮助,上述征象多为骨软骨瘤刺激周围组织而形成。有报道,CT三维重建对制定术前计划很有帮助。

治疗与随访 骨软骨瘤外科切除指征包括疼痛、外观畸形及神经损害。遗传性多发外生骨软骨瘤的治疗较为复杂,一般以矫正骨骼畸形为主。孤立性病变中软骨帽恶变为软骨肉瘤的发生率不到1%,而遗传性多发外生骨软骨瘤的恶变比例则上升至25%。恶变的危险因素与病变大小、数量及仅发生于成年期呈正相关。除非病变快速生长,否则儿童孤立性骨软骨瘤无需定期随访。在多发病变患儿中,需密切进行临床与影像学随访,以评价畸形进展情况及有无并发症出现。

间叶性错构瘤

病因 胸壁间叶性错构瘤是一种罕见的良性病

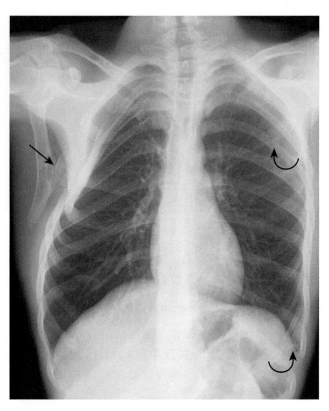

图 59-13 男性青少年,遗传性骨软骨瘤,胸壁可见多发骨软骨瘤。正位胸片右侧肩胛骨下缘内侧可见巨大花梗样骨软骨瘤(直箭号),病变引起右侧肋骨形态重塑,导致胸廓畸形。左侧腋中线肩胛骨、第十肋骨可见细小病变(弯箭号),病变导致局部肋骨畸形

变。典型表现为出生即可发现的起源于肋骨的巨大胸膜外包块,其占位效应多导致胸壁畸形或呼吸窘迫。间叶性错构瘤不是真性肿瘤,它包含成熟的、正常增殖骨成分,显著软骨成分,以及动脉瘤样骨囊肿(aneurysmal bone cyst,ABC)囊腔出血成分。至今尚无胸壁间叶性错构瘤恶变的报道。

影像 尽管间叶性错构瘤是良性肿瘤,但其影像表现类似恶性病变。胸片通常表现为胸膜外部分钙化性包块,常侵犯一个或多个肋骨。病变占位效应明显,常推挤周围肺组织与纵隔。CT与MRI可见间叶性错构瘤边界清晰,含有实性与囊性成分,后者即为ABC,这是本病的一大特征(图59-14)。病变周围可见骨皮质,亦可见钙盐沉积。在一项有关间叶性错构瘤研究中,发现病变100%出现钙盐沉积,且超过一半患儿出现动脉瘤骨囊肿的囊性出血表现。间叶性错构瘤的MRI信号复杂。液体敏感序列中高信号代表ABC形成及软骨成分,而T1加权像及液体敏感序列低信号则代表钙盐沉积。多发性间叶性错构瘤也有报道。

治疗与随访 对于间叶性错构瘤瘤体占位效应

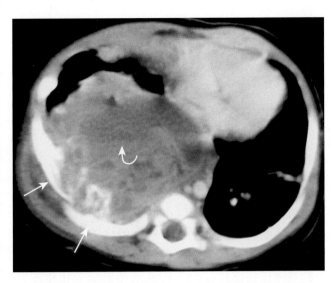

图 59-14　女婴间叶性错构瘤,表现为右侧胸壁肿块伴呼吸困难。增强 CT 轴位软组织窗可见右侧后胸廓巨大圆形肿块,伴有两根肋骨骨质破坏(直箭号)。病变实质密度不均匀,伴有液液平面(弯箭号)提示含有动脉瘤样骨囊肿成分

引起心脏呼吸道症状或出现胸壁畸形的患儿,建议进行手术切除,包括肋骨切除及胸壁重建。间叶性错构瘤为良性肿瘤,在完全切除后即治愈。小病变可通过胸片与超声进行随访观察,因为有报道病变会自发退化,通常在生后 1 岁后瘤体停止生长。

其他骨肿瘤(朗格汉斯细胞组织细胞增生症、内生软骨瘤及动脉瘤样骨囊肿)

病因　儿童胸壁肿瘤中,还有一些其他的良性肿瘤,包括嗜酸细胞肉芽肿(eosinophilic granuloma,EG)、内生软骨瘤及 ABC。上述肿瘤可起源于胸壁的任意一处骨骼,包括肋骨、肩胛骨及胸骨(发生率较少)。

骨 EG 多由朗格汉斯细胞组织细胞增生症引起。EG 的特点为朗格汉斯细胞增殖,它是一种起源自骨髓的组织细胞,在免疫系统中起着重要作用。胸壁 EG 最常见的累及部位是胸椎椎体,可导致扁平椎。病变可累及任何骨骼。胸壁 EG 患儿表现为骨破坏、疼痛、局灶性肿胀与包块。

内生软骨瘤在儿童中要少于外生骨软骨瘤,它是一种起源于骨髓腔的良性透明软骨瘤。大多数内生软骨瘤为孤立性病变,多偶然发现,但也有多发病变见于 Ollier 综合征或 Maffucci 综合征。

ABC 为良性、膨胀性、溶骨性病变,包括多发大小不等的空腔,内有血液填充,病变内衬纤维母细胞、巨大的破骨细胞类型的细胞。ABC 在骨膜下及骨内出血的反应下增生肥大。引起 ABC 出血的病因目前尚不清楚。尽管本病为良性病变,但病灶生长迅速,可造成骨破坏、

病理性骨折、形成可打及的包块。ABC 可见于原发溶骨性病变或者是其他病变的反应性过程。原发 ABC 多见于 20 岁前,女性多见,性别比为 2:1。胸壁 ABC 的最常见部位是位于后部的骨骼,即脊柱与肋骨。

影像　EG 的典型表现为胸椎扁平椎,即椎体变扁。当病变累及胸壁其他骨骼时,EG 的影像表现则变化多样。病变急性期,生长迅速,浸润表现显著。此时病变为边界不清的溶骨性表现(图 59-15)。病变累及骨皮质时可见骨膜反应。EG 可伴有软组织成分,可被 CT 或 MRI 清晰显示。病变晚期,病灶可呈溶骨性或硬化性表现,泡状伴周围锐利的硬化缘。

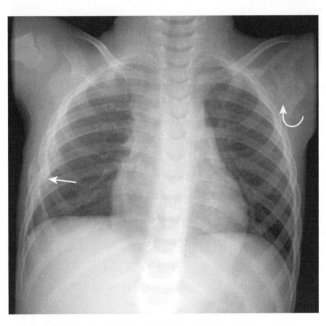

图 59-15　男孩肋骨与左肩胛骨嗜酸性肉芽肿,表现为胸痛。正位胸片可见右侧第六肋骨(直箭号)溶骨性改变,肋骨轻度膨胀伴有骨皮质破坏。左侧肩胛骨体部可见边界清晰的溶骨性病变(弯箭号)

内生软骨瘤起源自骨髓腔内,病变边界清晰,边缘呈分叶状,可见扇形骨内膜影。内生软骨瘤多为局灶性膨胀性改变,内有软骨基质(图 59-16)。动脉瘤样骨囊肿边界清晰,是一种溶骨性、膨胀性的髓腔内病变。在短状骨与扁平骨(如肋骨)中,病变为偏心性溶骨性囊肿,向内累及骨松质,同时伴有骨皮质变薄。由于病变生长迅速,骨皮质破坏等侵袭性表现很明显(图 59-17A)。CT 或 MRI 中,典型的 ABC 表现为多房性囊,伴有液液平面,提示病变内出血(图 59-17B)。病变内液液平面很常见,但它不是诊断 ABC 的特异性征象。ABC 病变无软组织成分。

治疗与随访　目前尚无 EG 的标准治疗方案。孤立性 EG 保守治疗伴密切影像随访即可,因为病变可

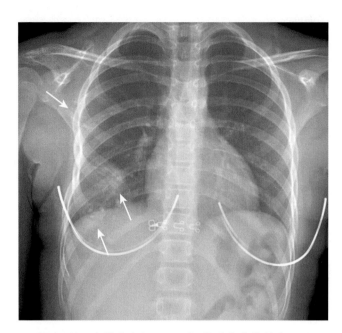

图 59-16 女性青少年 Ollier 病，胸壁内生软骨瘤。正位胸片右侧第六、第七肋骨肋软骨交界部及右肩胛骨中部、肩胛骨上缘（箭号）可见多个边界清晰的溶骨性病变。肋骨病变可见较为明显的软骨基质

自愈，骨骼可重塑。或者可采用骨剔除术、骨嫁接移植术。弥散性病变应进行全身化疗。内生软骨瘤，尤其是单发病变多为偶然发现，无需治疗。有症状的病变通常伴有病理性骨折，可采用骨剔除术、骨嫁接移植术治疗。ABC 的病变进展表现多样。有些病变表现为侵袭性生长，而有些病变生长缓慢，成熟且自发

性缩小。ABC 可使用选择性动脉栓塞、经皮硬化或者病灶切除外加骨移植进行治疗。对于肋骨小的 ABC 病灶建议全部切除。对于大的病灶，必要时可选择切除后骨移植。

恶性肿瘤

软组织肿瘤

横纹肌肉瘤

病因 横纹肌肉瘤（rhabdomyosarcoma，RMS）是第二常见的儿童胸壁恶性肿瘤。RMS 起源于发育成横纹肌的原始间叶细胞。病变可起源于除骨皮质以外的身体任何部位。RMS 的儿童年龄标准化年度发病率为每百万分之 4～7。躯体部位的肿瘤占全部 RMS 的 7%。在一项 303 例 RMS 研究中，胸壁肿瘤为 15 例，平均确诊年龄为 16 岁。患儿的典型表现为疼痛，胸壁肿块生长迅速。当 RMS 巨大，占位效应显著时，压迫周围肺组织或出现胸腔积液可导致患儿出现呼吸窘迫症状。

影像 超声的 RMS 表现为质地不均的软组织肿块，病变内血管增多。病变边界可清晰亦可模糊不清。为了全面评价病变的范围，应进行 CT 或 MRI 检查。尽管 CT 在评价儿童 RMS 骨骼异常及肺部转移方面较 MRI 敏感，但 MRI 在评价病变范围方面优于 CT，因为病变在 MRI 上表现为高信号。无论 CT 还

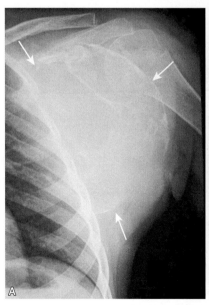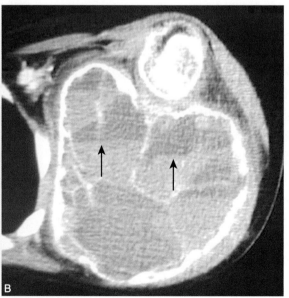

图 59-17 巨大动脉瘤样骨囊肿，左肩部缓慢生长肿块。A，左肩部正位片可见起源自左肩胛骨的巨大膨胀性溶骨性病灶（箭号）。病变内可见菲薄的骨性分隔。病变下缘骨质消失。B，增强 CT 轴位软组织窗可见左肩胛骨巨大膨胀性溶骨性病变，内见多发骨性分隔。图像显示病变与肋骨、肱骨的关系。在部分囊内可见高密度液液平面

是 MRI,胸壁 RMS 表现为较大的、质地不均的软组织包块伴胸腔内扩张。病变在 MRI T1 加权像及液体敏感序列中呈不均匀高信号。RMS 增强扫描,肿瘤坏死的病例中强化不均匀。与 ESFT 相比,儿童 RMS 累及骨骼相对较少,如果出现,也是病变的晚期表现(图 59-18)。

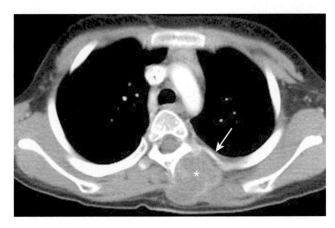

图 59-18　14 岁女孩左脊柱旁肌肉内横纹肌肉瘤,表现为可扪及的软组织肿块,伴有疼痛。增强 CT 轴位软组织窗可见左侧脊柱旁区边界清晰的稍低密度肿块(星号)。病变引起周围骨质形态重塑,但未见骨质破坏(箭号)

治疗与随访　目前治疗胸壁 RMS 的方案是化疗,用以控制局部病变,使瘤体变小以便外科手术切除。如果病变边缘清晰,则术后也可选择放疗。由于 PET-CT 对于发现病变残留、复发或转移的敏感性很高,因此建议联合 MRI 进行影像学随访。

骨肿瘤

尤文肉瘤家族肿瘤

病因　尤文肉瘤家族肿瘤(Ewing sarcoma family of tumors,ESFT)是儿童与青年最常见胸壁原发恶性肿瘤。它们包括经典尤文肉瘤、不典型尤文肉瘤、原始神经外胚层肿瘤及 Askin 瘤。上述肿瘤属于小圆蓝色细胞肿瘤,起源于一种具有多种分化能力的间叶细胞。基于病变具有相同的分化特性,免疫组化、细胞基因及分子构成一致,且都对尤文肉瘤化疗方案敏感,因此将上述疾病归结为肉瘤。最常见的染色体异位类型是(t11;22)(q24;12),见于 80%~95% 的病例。有报道 ESFT 可发生于任何年龄段,但大多数病例在 20 岁前确诊,平均年龄 15 岁。ESFT 多见于男性,性别比为 1.3:1~1.5:1。此外,本病好发于白人。患儿通常表现为胸壁快速生长的可扪及的包块,伴有疼痛。若病变出现胸腔积液,占位效应压迫肺组织,则

呼吸困难将成为主要症状。ESFT 病变位于脊柱旁的患儿会出现神经损害征象。诸如发热等全身性症状,以及白细胞增多、血沉加快等实验室检查异常与骨髓炎等感染性病变类似。

影像　ESFT 胸片通常表现为实质外的溶骨性肿块,伴有骨质破坏与侵袭性骨膜反应。与胸片相比,CT 或 MRI 可更好地显示软组织成分(图 59-19)。近 10% 的病例可见瘤体钙化。由于 MRI 具有较高的组织对比,MRI 能清晰显示软组织与骨髓的破坏、局部播散、脊柱旁病变是否侵犯椎管及病变与周围器官、神经血管等结构的关系。CT 与 MRI 表现为溶骨性骨质破坏,伴有侵袭性骨膜反应,软组织成分质地不均(图 59-20)。ESFT 软组织成分在 MRI 液体敏感序列中表现为与肌肉相等的信号或轻度高信号。增强扫描除坏死区外,病变多不均匀强化,胸腔积液可使软组织包块显示不清。ESFT 病变很少出现局部淋巴结肿大征象。

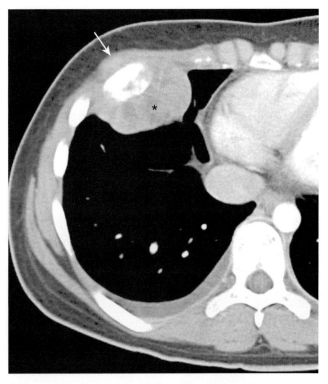

图 59-19　11 岁男孩肋骨尤文肉瘤,表现为前胸壁可扪及的肿块,伴有疼痛。增强 CT 轴位软组织窗可见右侧肋骨前端局部增厚(箭号),周围包绕软组织肿块(星号)

治疗与随访　目前,胸壁 ESFT 的治疗方案是化疗减小肿瘤体积,避免病变镜下转移,随后外科切除。PET-CT 可用于肿瘤分期与病变监测。CT 在患儿随访中发现有无肺部转移有重要作用,因为手术切除肺部转移灶并进行化疗是有效的。氟 18 脱氧葡萄糖

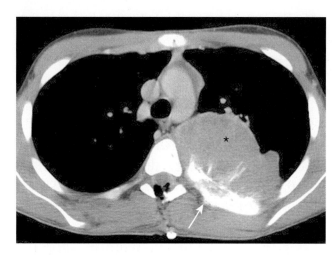

图 59-20 10 岁男孩肋骨原始神经外胚层肿瘤,后背痛。增强 CT 轴位软组织窗可见左侧肋骨近端巨大胸膜外软组织肿块(星号)。患儿肋骨出现侵袭性骨膜反应,硬化及增厚(箭号)

PET 扫描在发现肺部微小转移方面作用有限。

骨肉瘤

病因 胸壁骨肉瘤较罕见。在此范围内的骨肉瘤常见于年幼儿。胸壁骨肉瘤可起源自肋骨、肩胛骨、锁骨或者为转移病灶。儿童骨肉瘤的发病率为百万分之 4.8,其中 1% 的病例位于胸壁或脊柱。骨肉瘤的发病峰值年龄为 20 岁左右。与其他胸壁恶性肿瘤类似,骨肉瘤也表现为生长快速的具有疼痛症状的胸壁肿块。

影像 在所有影像学检查中,新骨形成往往成为骨肉瘤最重要的表现。胸片可见溶骨性或成骨性病灶,伴有软组织肿块,可见钙化。CT 可见新骨形成的特点多位于病变中心,而不在病变外周(图 59-21)。MRI 新骨形成 T1 加权像表现为比肌肉低的信号。液

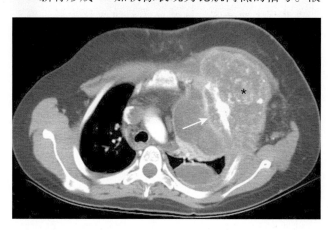

图 59-21 男性青少年骨肉瘤,表现为前胸壁不对称,疼痛。增强 CT 轴位软组织窗可见左侧肋骨侵袭性骨膜反应(箭号),巨大软组织团块,局部钙化(星号),病变导致左前胸壁畸形

体敏感序列肿块表现为混杂高信号。增强扫描软组织肿块不均匀强化,提示病变坏死。

治疗与随访 目前治疗胸壁骨肉瘤的方案是化疗加手术切除,本病对放疗不敏感。患儿手术切除是否完整决定病变的预后。

胸壁外伤

概述

与成人相比,儿童的胸壁具有更多软骨成分,使得胸廓更柔韧有弹性。正因如此,在外力作用下,胸壁吸收的力较少,更多力的会通过胸壁传导至胸腔内器官。因此儿童胸腔内损伤,胸壁可无损伤。外伤是导致儿童死亡的主要原因。尽管胸部损伤不常见,但也是继颅脑损伤之后第二常见的引起儿童死亡的原因。在小于 12 岁的儿童中,60%~80% 的胸部损伤是钝伤,一半以上来自车祸。但在婴幼儿中,辨别非意外损伤引起的肋骨骨折十分重要。

病因 肋骨骨折是儿童胸壁损伤的最重要表现。在一项 80 例胸部创伤儿童的前瞻性研究中,28 例(35%)出现肋骨骨折,1 例(1%)出现胸骨骨折。肋骨骨折是钝伤造成的,包括跌落或车祸意外。儿童创伤中,肋骨骨折的部位,其损伤机制比受力的大小更重要,但肋骨骨折的数量与创伤的严重程度有关,并有可能合并多系统损伤。这是因为在儿童患者中,较大的力会引起多个肋骨变形、骨折。

在没有代谢性骨病的婴儿或幼儿(<3 岁)中,肋骨骨折很少见,因此应高度怀疑非意外性损伤,即虐童。虽然虐待可引起肋骨任意部位的损伤,但位于后部的骨折往往具有高度特异性,提示为非意外性损伤。这是因为,在施虐者使劲挤压胸廓时,其外力在杠杆效应作用下横行向后传导至后部肋骨,从而引起骨折。除虐童外,产伤、骨骼脆性病变如佝偻病、成骨不全及其他少见原因均可引起婴幼儿肋骨骨折。

影像 在急性期,首先进行胸片检查以除外患儿有无胸壁损伤。平片检查可床旁进行,且迅速快捷。平片检查除了能提供创伤严重程度、骨骼情况以外,同时还能明确各种插管的位置情况。一旦确诊肋骨骨折,应仔细检查以除外胸内相关损伤。无骨骼损伤的胸壁伤,最常见合并损伤是肺挫伤(图 59-22),其次是气胸。当然,诸如血胸、其他骨骼骨折等征象,胸片可以明确诊断。在无意识、血流动力学不稳定的患儿,应进行 CT 增强检查,利用 CT 血管造影进行胸内

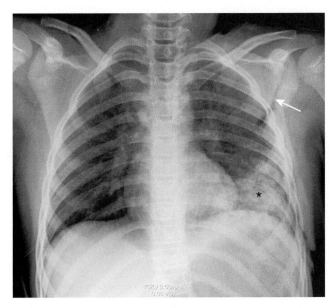

图 59-22　男孩多发左侧肋骨、肩胛骨骨折,高速水上摩托艇事故。正位胸片可见左侧第七至第九肋骨后外侧骨折,左侧第十与第十一肋骨细微骨折。左侧肩胛骨颈部与体部轻微骨折移位(箭号)。左侧胸壁皮下可见积气,同时可见左下肺模糊实变影(箭号),提示肺挫伤

血管与肺血管结构的评价。第一肋骨骨折不常见,一旦出现提示损伤程度严重,伴有胸内血管损伤的风险大大增加。儿童连枷胸损伤与成人一样罕见。当肋骨骨折时,骨折肋骨脱离胸壁,使胸壁失去支撑而形成连枷胸。下段肋骨损伤多见于上腹部脏器损伤,如肝脏、脾脏、肾脏。

在怀疑虐童的病例中,还需进行骨骼检查。婴幼儿急性无移位性肋骨骨折平片很难发现。这类骨折在恢

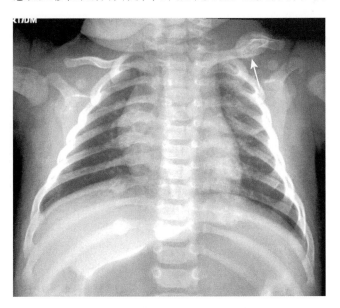

图 59-23　女婴多发双侧肋骨骨折,持续性非意外性损伤。正位胸片可见双侧后肋连续骨折,骨折恢复期表现。左侧锁骨骨折恢复期表现(箭号)

复形成骨痂时更易被发现(图 59-23)。肋骨前、后末端的骨折在斜位片上显示清晰。新旧肋骨骨折同时存在的患儿高度提示虐童。虐童病例可见第一肋骨骨折。由于并不是所有的胸壁骨折都能被胸片发现,因此还有必要进行骨扫描检查。胸壁肌肉、肌腱损伤的评价可通过超声或 MRI。超声还可动态评价肌肉功能。

治疗与随访　肋骨骨折的治疗方案是支持治疗,给予止疼药,并积极呼吸治疗以防止肺炎肺不张的发生。连枷胸的病例在整个恢复期间使用通气支持治疗。由于无移位的肋骨骨折胸片很难发现,因此胸片或骨扫描随访很有必要,应在一周后进行,这样也可以增加怀疑虐童病例骨折的检出率。目前,低级别的胸壁肌肉、肌腱损伤无需治疗,保守治疗即可。对于肌腱完全撕裂或与骨骼撕脱的患儿建议早期手术治疗。

✓ 临床医师须知

- 儿童常见的先天性与发育性病变,包括其诊断与治疗。
- 感染病变可累及胸壁,包括细菌、分枝杆菌及真菌感染。
- 儿童良、恶性胸壁肿瘤的临床表现、诊断及随访。
- 胸部外伤机制、可能的病因及虐童。

关键点

　　儿童胸壁包块但无其他症状的,通常为先天或发育性骨软骨解剖变异。

　　胸壁先天性畸形可为孤立性病变,或者为某个综合征的表现。这些畸形在外观上的异常要大于其生理上的异常。胸壁最常见的两种畸形为漏斗胸与鸡胸。

　　儿童胸壁感染罕见,通常为血行播散或局部浸润所致。引起儿童胸壁感染的少见病原包括放线菌病、结核,其影像表现与恶性病变表现类似。

　　儿童恶性胸壁肿瘤较少见,通常表现为生长迅速、具有疼痛症状的肿块。恶性胸壁肿瘤包括多累及软组织的 RMS、ESFT 及骨肉瘤,通常只累及一根肋骨。

　　与成人相比,儿童胸壁更柔韧有弹性。因此在外力作用下,胸壁吸收的力较少,更多的力会通过胸壁传导至胸腔内器官。因此儿童胸腔内损伤,胸壁可无损伤。儿童肋骨骨折提示受到明显的外伤作用力,因此应仔细检查除外内脏是否受损。

推荐阅读

Donnelly LF, Taylor CN, Emery K, et al. Asymptomatic, palpable, anterior chest wall lesions in children: is cross-sectional imaging necessary? *Radiology*. 1997;202:829-831.

Fefferman NR, Pinkney LP. Evaluation of chest wall disorders in children. *Radiol Clin North Am*. 2005;43:355-370.

Glass RB, Norton KI, Mitre SA, et al. Pediatric ribs: a spectrum of abnormalities. *Radiographics*. 2002;22:87-104.

Groom KR, Murphey MD, Lonergan GJ, et al. Mesenchymal hamartoma of the chest wall: radiologic manifestations with emphasis on cross-sectional imaging and histopathologic comparison. *Radiology*. 2002;222:205-211.

La Quaglia MP. Chest wall tumors in childhood and adolescence. *Semin Pediatr Surg*. 2008;17:173-180.

Laffan EE, Ngan BY, Navarro OM. Pediatric soft tissue tumors and pseudotumors: MR imaging features with pathologic correlation. Part 2. Tumors of fibroblastic/myofibroblastic, so called fibrohistiocytic, muscular, lymphomatous, neurogenic, hair matrix and uncertain origin. *Radiographics*. 2009;29(4):e36.

参考文献

Full references for this chapter can be found on www.expertconsult.com.

第 60 章

胸膜

RICARDO RESTREPO and EDWARD Y. LEE

胸膜为浆液性膜状结构,分为脏层胸膜与壁层胸膜等两层。壁层胸膜覆盖胸壁内侧及横膈。脏层胸膜紧密附着于肺与叶间裂表面。在健康人群中,两层胸膜中间仅由少量糖蛋白液体分隔开。正常情况下,任何影像学检查均不能观察到胸膜腔,因为胸膜的厚度仅为 0.2~0.4mm,而生理容积下胸膜液体仅形成为 5~10μm 的薄层。在儿童人群中,多种疾病可引起胸膜腔的改变,因此需要影像学对其进行评估观察。本章讨论胸膜病变的病因、影像学表现、治疗、随访及病理学表现。

胸腔积液

病因 作为免疫系统的重要组成部分,网状淋巴系统在维持胸膜液体平衡方面扮演重要角色。淋巴液增多或吸收减少都会引起胸腔液体量的增加。系统性疾病或局部感染/炎性病变都可引起胸腔积液的发生。

传统上将胸腔积液分为两类:漏出液与渗出液。漏出液通常是由于系统性疾病引起胸膜液的形成与吸收过程失衡导致的。漏出液性质的胸腔积液多见于肾病综合征、心衰、肝硬化。渗出液通常是由于感染或炎性表现引起的胸膜液体生成增多。渗出液性质的胸腔积液多见于肺部感染、肿瘤、血胸及胶原血管病。

儿童胸腔积液的病因与成人大相径庭。引起成人胸腔积液的最常见病因是充血性心力衰竭,而引起儿童胸腔积液的最常见病因是胸膜肺部的感染(表60-1)。少量胸腔积液的患儿通常无症状,当大量胸腔积液时,由于胸膜牵拉可出现呼吸窘迫或吸气性胸痛等症状。如果感染是基础病变,那么其主要症状包括咳嗽、呼吸困难、发热及白细胞计数增高。

表 60-1 胸膜感染阶段

阶段	表现
渗出	胸膜炎症导致游离清亮液体聚集
纤维化脓	胸膜腔纤维蛋白聚集形成分隔或小腔,限制液体流动;胸膜腔内积脓
机化	纤维母细胞浸润胸膜,形成胸膜壳,阻碍肺膨胀

影像 作为一线的影像学检查,胸片在首次诊断儿童胸腔积液方面具有重要作用。胸腔积液的胸片表现取决于积液的量、病人体位、有无分隔及有无小腔形成。游离积液的胸片表现为平行于胸壁的内缘凹陷的致密影,侧卧位时其形态发生变化。仰卧位胸片,游离的液体平铺在一侧胸廓内,导致一侧胸廓密度弥漫性增高。凸透镜样即边缘外凸形的液体影提示包裹性胸腔积液。

当胸片发现一侧胸廓密度增高时,可进行胸部超声检查(图 60-1)。超声是诊断与评价胸腔积液最佳

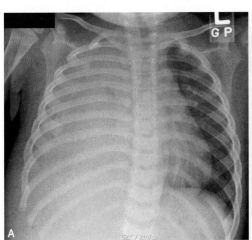
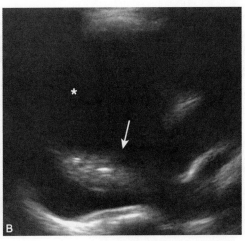

图 60-1 2 岁男孩单纯性胸腔积液。A,右侧胸廓完全致密,右侧纵隔与右侧膈面模糊消失。心影、气管向左移位提示胸腔积液。B,右侧胸腔超声提示大量单纯性胸腔积液(星号)。亦可见到患侧肺实变(箭号)

的检查手段。在观察胸腔积液方面,尤其当积液量较少时(少于5mL),超声比胸片更敏感。

胸腔积液内部的回声特点可分为四型(表60-2):①均匀无回声型(图60-1B);②内部低回声且无分隔型(图60-2);③分隔型(图60-3A);④均匀回声型(图60-4A)。无回声及游离积液称为"单纯型胸腔积液",其他被称为"复杂型胸腔积液"。

表 60-2 超声的胸腔积液表现

类型	表现
单纯性	均一无回声
复杂性	内部低回声且无分隔
	多发分隔
	均匀回声

在少量胸腔积液的病例中,CT敏感性要胜于胸片。CT的优势在于全面显示肺实质、纵隔及胸壁,但它也存在电离辐射危害。增强扫描有助于观察胸膜及肺实质(图60-4B)。与超声相比,CT在观察胸腔积液及内部分隔方面效果受限(图60-3)。

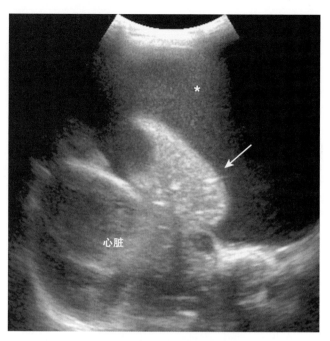

图 60-2　9岁女孩细菌性肺炎,复杂性胸腔积液呈低回声。左侧胸腔超声检查可见大量胸腔积液,可见漂浮物低回声提示碎片形成(星号),肺实变(箭号)

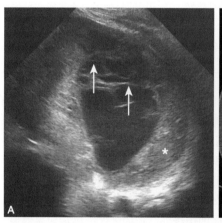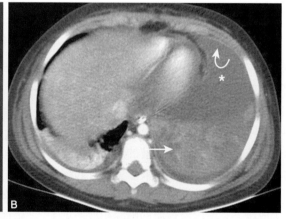

图 60-3　6岁患儿细菌性肺炎,复杂胸腔积液可见分隔形成。A,左侧胸腔超声检查可见大量肺炎旁胸腔积液伴多发分隔(箭号)。相邻肺组织实变(星号)。B,增强CT轴位图像可见左肺基底部前方胸腔积液(星号)。超声可见积液内分隔,而CT显示不清,但可见胸膜强化(弯箭号)。同时可见相邻肺组织实变(直箭号)

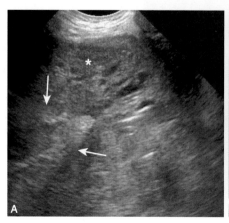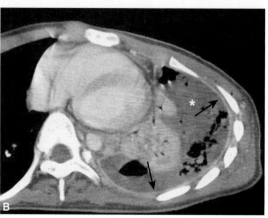

图 60-4　6岁患儿细菌性肺炎,复杂性胸腔积液。A,超声图像显示肺炎旁胸腔积液几近实性表现(箭号)。同时可见肺组织实变(星号)。B,增强CT轴位图像可见大量胸腔积液(星号)同时伴有胸膜强化(箭号)

治疗与随访　治疗胸腔积液的主要方法是胸腔穿刺,在评价基础病变的同时可缓解症状。儿童胸腔穿刺的适应证包括持续发热、呼吸困难、纵隔移位、胸痛及肺内基础病变。有关肺炎旁胸腔积液的治疗将在下文中加以讨论。

肺炎旁胸腔积液与脓胸

病因　肺炎旁胸腔积液是指与肺炎相关的胸腔积液,脓胸是指胸膜腔内集聚了脓液。尽管金黄色葡萄球菌病例逐渐增多,但引起儿童肺炎旁胸腔积液的主要病原仍是肺炎链球菌。近年来,在口咽部、上气道、胃肠道发现的米氏链球菌组被认为是引起化脓性胸膜肺感染的重要病原,尤其是在免疫抑制状态的患儿中。

根据感染的进程可将胸膜感染分为三个阶段:渗出阶段、纤维化脓阶段及机化阶段(框60-1)。在渗出阶段,与肺炎基础病相关的炎性反应导致胸膜腔内聚集清亮的游离液体。到纤维化脓阶段,胸膜腔内纤维蛋白沉积形成分隔与包裹,使游离积液受到限制。纤维化脓阶段又可分为两期:①纤维化脓早期A;②纤维化脓晚期B。纤维化脓早期A表现为白细胞增多,使得胸腔积液变黏稠。纤维化脓晚期B是指胸膜腔内聚集了脓液。机化阶段是指纤维母细胞浸润胸膜腔,形成增厚的僵硬的胸膜壳。这种胸膜壳影响肺的再膨胀,使肺功能受损,同时形成一个固定的胸膜腔可引起潜在的感染出现。到此时,机体会出现自发性修复过程,或者形成慢性脓胸。

框60-1　引起儿童胸腔积液的常见原因
细菌性肺炎
肾脏疾病
创伤
病毒感染
恶性疾病
先天性心脏病
肝衰竭
镰状细胞疾病

影像　胸片是评价肺炎旁胸腔积液的首选检查。其次是超声检查,可观察肺炎旁胸腔积液的特点。肺炎旁胸腔积液中,大多数病例为渗出液,尽管病变早期超声表现会很简单明确,除此以外超声表现还很复杂。作为基础病感染过程,肺炎旁胸腔积液内可见低回声与碎片漂浮(图60-2),病变内可见分隔与小腔

(图60-3A),限制了液体的自由流动。液体内回声增高提示细胞成分增多,此时的胸腔积液多为渗出液但还不是脓胸。最终,肺炎旁胸腔积液在超声下进展为半实性表现(图60-4A)。胸膜增厚提示出现纤维包膜。

肺炎旁胸腔积液的评价无需常规CT检查,尤其是在儿科人群,因为患者会受到电离辐射的损害。但如果怀疑诸如支气管胸膜瘘等肺实质病变或鉴别肺炎旁胸腔积液与肺脓肿时,应进行增强CT检查(图60-5)。CT提示脓胸的征象包括凸透镜样液体聚集且胸膜增厚,伴有或不伴有强化。肺脓肿呈类圆形且伴有环形强化,是位于肺实质内的,而并非取代置换肺组织。肺炎旁胸腔积液内的小腔结构超声显示最佳,在CT上可通过间接征象显示,即纤维条索引起胸膜粘连使得肺表面形成光滑的压迹,或者积液表现为凸透镜样。当影像出现病变区气体影时,也提示积液内小腔形成(图60-4B)。当肺炎患儿未进行胸腔穿刺或胸膜造瘘,但胸膜腔内却出现气体平面或气液平面时,可诊断为支气管胸膜瘘(图60-5)。如果支气管胸膜瘘位于肺外周,那么CT检查偶能见到肺与胸膜腔的通道显影。

治疗与随访　单纯型无回声性胸腔积液可通过胸腔穿刺或经皮胸腔置管引流。肺炎旁胸腔积液患儿积液吸引术后,50%的病例可出现积液复发,因此目前推荐吸引术后常规放置引流管。与成人相比,区分儿童肺炎旁胸腔积液或是脓胸意义不大,因为临床怀疑胸膜肺感染的患儿,在明确诊断前极少进行诊断性胸腔穿刺。目前治疗儿童肺炎旁胸腔积液与脓胸的最理想方案尚未确立。

目前,儿童复杂性胸腔积液尤其是多房性胸腔积液的治疗方案存有争议。部分学者建议使用经皮穿刺胸内置管,缓慢滴注纤溶蛋白药物,而有人选择电视胸腔镜(video-assisted thoracoscopy,VATS)治疗。多房性胸腔积液或复杂性胸腔积液并不是经皮穿刺引流的禁忌证。但纤溶蛋白的使用要及时,以便使上述操作的疗效最大化。在一项54例儿童肺炎旁胸腔积液的回顾性研究中,胸腔置管并缓慢滴注纤溶蛋白药物的方法较VATS相比更为有效、安全且花费更少。近期一项儿童脓胸治疗的成本效益分析研究发现,通过贝叶斯树法得出的结论,在住院时间方面,胸腔置管伴缓慢滴注纤溶蛋白治疗儿童脓肿是最具成本效益的疗法。支气管胸膜瘘的治疗包括胸廓切开胸膜腔减压及营养支持治疗。当保守治疗无效时,需通过VATS进行外周瘘口封闭,或胸廓切开术进行中央部

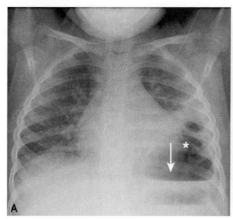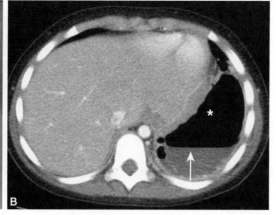

图 60-5　4 岁男孩坏死性肺炎,支气管胸膜瘘。A,正位胸片可见左侧胸膜腔胃泡上方积气(星号),内见气液平面(箭号)提示液气胸。B,同一病人增强 CT 轴位图像证实胸膜腔内积气(星号),可见气液平面(箭号)

位的瘘口闭合术。

　　当儿童肺炎旁胸腔积液或脓胸治愈后,大多数胸片在 3~6 个月恢复正常。英国胸科学会目前推荐,肺炎旁胸腔积液或脓胸治疗后 4~6 周进行胸片随访。若胸片无改善,需进行超声或 CT 检查用以排查并发症。

气胸

　　病因　气胸是指壁层胸膜与脏层胸膜间出现气体。根据其病因可将气胸分为两类:自发性与创伤性。自发性气胸又可进一步分为原发性与继发性。原发自发性气胸多见于健康儿童,一般是由已存在的肺尖部肺大泡破裂而引起。继发性自发性气胸多为肺部病变的并发症,最常见的是儿童哮喘与囊性纤维化。在美国,自发性气胸的发生率为男孩每十万分之 1.8~7.4,女孩每十万分之 1.2~6。发病平均年龄为 14~15.9 岁。患者多为瘦高体型,体质比指数小的男性。儿童原发性自发性气胸的典型表现为突发一侧胸痛,静息状态下呼吸困难。继发性自发性气胸的患儿往往表现为心肺病变。创伤性气胸多为钝器伤或穿通伤所致,其中由医疗操作引起的气胸又称为医源性气胸。创伤性气胸最严重的后果是进展为张力性气胸。此现象的出现是由于肺组织或气道损伤形成活瓣结构,胸膜腔内气体只进不出。张力性气胸的诊断要同时基于影像学与临床表现。在心肺萎陷时会出现血流动力学与通气的改变。查体可见颈静脉怒张,气管偏离患侧向健侧移位及发绀。在无创伤病史的儿童病例中罕见张力性气胸,仅占病例总数的 1%~3%。

　　影像　胸片是诊断气胸的首要检查,表现为脏层胸膜显影伴无肺纹理区(图 60-6A)。为了观察气胸情况,应立位胸片投照,或辅以侧卧位片。有报道在发现气胸方面,吸气相与呼气相的敏感性相等,因此没有必要将呼气相投照作为常规检查。张力性气胸的胸片表现为大量气胸导致患侧肺萎陷,纵隔、气管向健侧移位。患侧胸廓肋间隙增宽及横膈扁平也是张力性气胸的表现之一。

　　虽然超声极少用于评价气胸,但我们也要认识气胸的超声表现,因为在临床工作中,我们可能在评价其他儿科胸部疾病中遇到气胸的病例。在没有气胸时,胸膜与含气肺组织交界面后方形成强烈的声学反射,肺部的正常呼吸运动也可显示。当气体进入胸膜腔,胸膜层之间的正常张力消失,壁层胸膜与脏层胸膜间形成间隙,导致正常的声学界面消失。患侧肺部的正常运动消失,正常的声学反射被静止的均匀一致声影所取代。近期一项综述报道,在超声与仰卧位胸片发现气胸方面,前者的敏感性为 86%~98%,特异性为 97%~100%。

　　在原发性自发性气胸病例中,CT 在发现既往胸膜下大疱方面具有重要作用(图 60-6B)。肺大泡与气胸两者间的确切关系尚不清楚。但在 CT 检查中,我们发现原发性自发性气胸患儿存在胸膜下肺大泡的比例增多,尤其是在复发性气胸的患儿中。

　　治疗与随访　目前,在原发自发性气胸治疗方面,尚无儿科特异性治疗指南。在现行的国际治疗指南中,尚未把儿童治疗独立出来。在出现原发自发性气胸时,对无症状的、闭合性气胸且气胸边缘距离胸壁小于 2cm 的患儿,应首先予以观察。可进行氧疗,有助于气胸的再吸收。当气胸出现症状时,无论原发

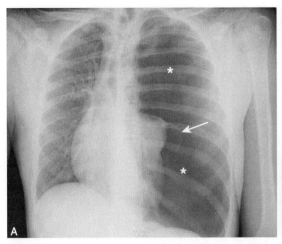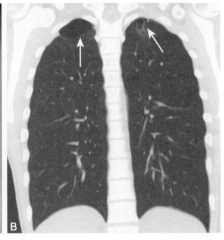

图 60-6　自发性气胸。高个且体型偏瘦少年出现呼吸急促、心动过速,但血压正常。A,正位胸片可见左侧大量气胸占据胸腔(星号),心影纵隔轻度右移。萎陷的左肺表面可见大泡(箭号)。B,胸廓切开置管治疗,拔管 1 个月后 CT 复查,冠状位图像肺窗可见双侧肺尖区大泡(箭号),右侧大。右侧肺大泡胸片未能显示

还是继发均应予以介入治疗,包括单纯抽吸或胸廓造瘘植入引流管,以防止出现大量气胸。若出现张力性气胸,应及时在患侧第二肋间隙插入大孔径针头或留置针,以达到减压的目的。

单次自发性气胸发作保守治疗引起复发的危险性为 16%~52%。原发自发性气胸在单纯抽吸外加留院观察下可成功治愈。自发性气胸患儿出院后且无治疗的,应在 2 周后复查胸片。继发性气胸的患儿在单纯抽吸之后应住院 24 小时,复查胸片以明确有无复发。儿童人群自发性气胸何时需要进行 CT 检查,目前尚未明确。我们推荐 CT 有限的肺尖区扫描外加冠状位重建即可,这是肺大泡的常见部位,同时还能降低辐射剂量。

胸膜肿瘤

病因　儿童胸膜肿瘤很罕见,较成人明显减少。继发性肿瘤(如转移瘤或直接侵犯)比原发性肿瘤更常见。转移可累及胸膜的肿瘤包括淋巴瘤、神经母细胞瘤、肾母细胞瘤、横纹肌肉瘤及其他肉瘤。肾母细胞瘤转移瘤可累及腹膜、胸膜、心包腔,是引起儿童恶性渗出性病变的最常见原因。

胸膜原发恶性肿瘤包括促结缔组织增生性小圆细胞瘤及间皮瘤。前者多见于腹膜腔,也可起源于胸膜。间皮瘤被认为是一种成人型肿瘤,罕见于儿童,多发生于 20 岁左右。儿童间皮瘤的临床表现与成人相仿,好发于胸膜,男性多见,预后差。恶性胸膜肿瘤通常表现为胸痛、呼吸窘迫,尤其在出现大量胸腔积液时。

胸膜良性肿瘤最常见的包括钙化性纤维性肿瘤、肌纤维瘤病及脂肪瘤。钙化性纤维性肿瘤多见于皮下或深部软组织,有报道极少数情况下可发生于胸膜。

影像　恶性胸膜肿瘤,无论原发还是继发,胸片最先发现的通常为胸腔积液。随后超声检查可用于明确胸膜肿瘤及观察肿瘤特点。胸膜转移可引起大量血性胸腔积液,细胞成分增多,超声表现为低回声。超声发现胸腔积液应仔细查找粘连于壁层或脏层胸膜的结节或肿块(图 60-7)。CT 与 MRI 有助于观察肿瘤的范围及其与相邻气管的关系。原发胸膜肿瘤与继发胸膜肿瘤的影像征象有明显的重叠现象,因此明确诊断还需依靠病理。如果瘤体在超声下显影,可在超声引导下活检以明确诊断。

治疗与随访　目前,原发恶性胸膜肿瘤的治疗方案是手术切除伴化疗。当发现胸膜转移时,病变往往处于末期,应将重点放在原发肿瘤的治疗上。在顽固性复发性胸腔积液患儿中,可行胸膜固定术予以姑息治疗。

> **临床医生须知**
>
> - 胸片是评价儿童胸腔积液的首要影像学检查。
> - 超声是诊断与观察胸腔积液的最佳影像学检查。
> - 无需将 CT 作为评价肺炎旁胸腔积液的常规检查,尤其是儿童患者,因为 CT 具有电离辐射。
> - 支气管胸膜瘘是肺炎旁胸腔积液的并发症。
> - 应掌握气胸的病因及类型。

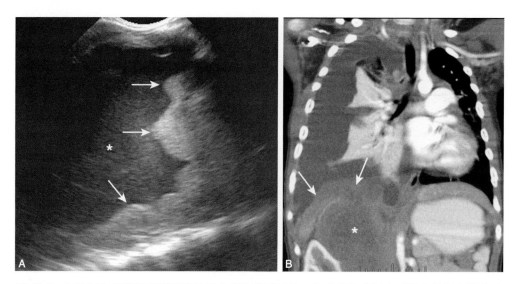

图 60-7　3 岁女孩,原发性腹膜后横纹肌肉瘤伴胸膜转移。A,右侧胸腔超声可见大量复杂性胸腔积液,呈低回声(星号),胸膜可见结节(箭号)。B,增强 CT 冠状位图像显示右侧肾上腺区巨大横纹肌肉瘤(星号)。右侧膈面与胸膜的软组织影提示病变转移(箭号)。右侧大量继发性胸腔积液导致右肺萎陷

关键点

　　无论单纯性胸腔积液还是复杂性胸腔积液,超声都能很好地显影。单纯性胸腔积液无回声,而复杂性胸腔积液内可见漂浮物,呈低回声,可有分隔,可见半实性成分。

　　肺炎旁胸腔积液与脓胸都是胸膜的感染。

　　胸腔积液的三个阶段分别为渗出阶段、纤维化脓阶段及机化阶段。

　　张力性气胸的诊断要同时基于影像学与临床表现,大量气胸时出现心肺功能恶化。

　　原发自发性气胸多见于健康儿童,一般是由已存在的肺尖部肺大泡破裂而引起。

推荐阅读

Balfour-Lynn IM, Abrahamson E, Cohen G, et al. BTS guidelines for the management of pleural infection in children. *Thorax.* 2005;60:i1-i21.

Calder A, Owens CM. Imaging of parapneumonic effusions and empyema in children. *Pediatr Radiol.* 2009;39:527-537.

Chen HJ, Tu CY, Ling SJ, et al. Sonographic appearances in transudative pleural effusions: not always an anechoic pattern. *Ultrasound Med Biol.* 2008;34:362-369.

Coley BD. Chest sonography in children: current indications, techniques, and imaging findings. *Radiol Clin N Am.* 2011;49(5):825-849.

Johnson NN, Toledo A, Endon EE. Pneumothorax, pneumomediastinum and pulmonary embolism. *Pediatr Clin N Am.* 2010;57:1357-1383.

参考文献

Full references for this chapter can be found on www.expertconsult.com.

第 61 章

横膈

RICARDO RESTREPO, KARUNAMOY DAS, and EDWARD Y. LEE

概述

横膈是一层穹顶样肌纤维膜状结构,将胸腔与腹腔分隔开。同时它在呼吸运动中起到重要作用。横膈中心为纤维组织(即中心腱),周围围绕肌肉组织。依据其起源不同,横膈具有三个主要的肌纤维部位:胸骨、腰椎及肋骨。横膈上有三个裂孔,内有重要结构穿行而过:腔静脉孔(下腔静脉及部分右膈神经穿行);食管裂孔(食管、迷走神经前后干及部分小食管动脉穿行);主动脉裂孔(主动脉、奇静脉及胸导管穿行)。C3、C4 及 C5 的中枢神经组成膈神经,横膈受其支配。横膈病变多样,可分为先天性、外伤性、感染性及肿瘤性病变,下文将逐一论述。

先天性病变

膈重复畸形(副膈)

病因 膈重复畸形又称副膈,是一种罕见的先天畸形。几乎所有病变均位于右侧,多伴有肺叶发育不良或未发育畸形。目前引起膈重复畸形的确切病因尚不清楚,但推测是由于横膈尾侧与支气管系统发育不同步造成的。两者的发育不是各自独立的,而是相互影响的。副膈在大体病理上是一层分界清晰的肌纤维膜,经浆膜与横膈前部相连。副膈向上向后走行与胸壁相连,将右侧胸腔分为两个部分。副膈呈新月形,裂孔通常位于内侧(即中央裂孔),内有血管与支气管结构穿行。患儿可无症状,但多数患儿存在不同程度的呼吸困难。

影像 无论胸片还是 CT,副膈均可见两种表现。若中央裂孔显著狭窄,受累肺组织未充气,则有类似肿块样表现。但如果受累肺组织正常含气,那么副膈呈肺叶间裂样表现,自右侧膈面前部向头侧向后胸壁走行。CT 可见副膈呈束带样表现,支气管与血管穿过

中央裂孔时结构聚拢(图 61-1)。

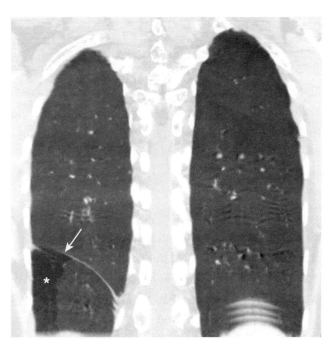

图 61-1 副膈。12 岁女孩以咳嗽为首发症状。CT 冠状位肺窗可见右肺基底部束带样结构(箭号)伴右肺下叶外侧过度充气(星号),提示气体潴留

治疗与随访 大多数膈重复畸形无需外科治疗。当出现呼吸困难或反复呼吸道感染时,才有必要进行外科修复治疗。对无症状的患儿,无需任何治疗。

先天性膈疝

概述

传统上先天性膈疝(congenital diaphragmatic hernias,CDHs)按其病变解剖部位进行分类。90% 的 CDHs 位于横膈的后外侧,又称为 Bochdalek 疝。非后外侧 CDHs 多位于横膈前部,又称为 Morgagni 疝。但是横膈缺损绝不仅仅限于这两个部位,因此一些横膈缺损类型并不在这一分类中。在更为复杂的分类系统中,部分横膈呈囊样表现,其病理基础是横膈内肌

肉组织菲薄所致。因此囊性膈疝或膈膨升目前的定义尚不准确。尽管按解剖部位进行分类具有局限性，但目前仍然沿用这一分类方法(框61-1)。

框61-1　先天性膈疝的解剖部位分类
后外侧(Bochdalek)
胸骨旁(Morgagni)
中央
后内侧
前外侧

先天性膈疝：Bochdalek 疝

病因　Bochdalek 疝属于出生时的横膈缺陷，具有很高的发病率与死亡率。一项依据16个临床组资料的 Meta 分析得出，新生儿 CDH 的发病率为 1/4000。Bochdalek 疝是最常见的一种亚型，占全部 CDHs 患儿的90%至95%。近85%的患儿发生于左侧，右侧或双侧病变的发生率分别占患者总数的13%与2%。基于合并其他畸形与否，Bochdalek 疝可分为两个重要类型：孤立型与复杂型。

有关 CDH 的基础病因尚不清楚，但目前越来越多的证据证明，细胞学与分子学层面控制着横膈的分化。横膈首先在心脏与肝脏之间发育，呈横板状，并逐渐向后外侧生长。在孕第8至10周行 Bochdalek 孔处闭合。研究证明，Bochdalek 疝是由于孕第8周胸腹膜褶与横膈及肋间肌肉融合失败或延迟导致的。越来越多的证据表明，膈疝与肺发育低下相关，但两者无明确因果关系。

影像　生后 Bochdalek 疝可表现为患侧胸腔致密影，伴心纵隔向对侧移位。随着婴儿吞咽空气，位于胸腔内的含气肠管使病变更为清晰(图61-2)。如果腹腔实质脏器如肝、脾疝入，则胸腔内仍然保持密度均匀一致的致密影。如果大量肠管疝入胸腔，腹腔内少气，则腹部 X 片称征象为"舟状腹"。鼻胃管偏离正常位置，位于疝对侧的胸腔。如果胃也疝入胸腔，则鼻胃管末端位于胸腔内。脐静脉插管的位置也受肝脏位置的影响，可位于胸腔或腹腔内。与此相反，脐动脉插管因位于腹膜后，位置固定而不受影响。手术后患侧常见气胸表现，但不能快速引流。因为如果快速引流，气胸会导致纵隔旋转，新生儿纵隔移动增加会引起腔静脉阻塞。胸内气体会被重吸收或被液体所取代。超声有助于观察腔静脉及肝血管结构，并且能够在术前判断有无实质脏器疝入。CT 与 MRI 可观察有无其他肺内畸形，如先天性肺气道畸形或肺隔离症。

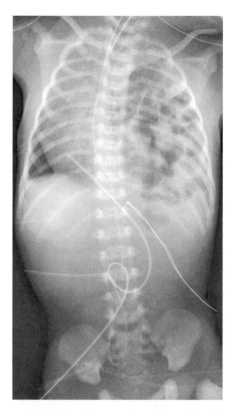

图61-2　新生儿 Bochdalek 疝。胸腹联合片可见多发含气肠襻疝入左侧胸腔，伴心影纵隔右侧移位，腹腔内含气肠管明显减少

治疗与随访　包括 Bochdalek 疝在内的 CDHs，其治疗方案包括药物治疗及外科治疗。CDH 的药物治疗集中在可引起婴儿死亡的基础病方面，如肺发育低下及肺动脉高压。使用体膜氧合、高频通气及 NO 吸入治疗。CDH 的外科修复需经胸腹联合进行。目前腹腔镜与胸腔镜的应用越来越多。将疝入胸腔内的脏器移回腹腔并重新固定。横膈后外侧缺损如果较小，可用不被吸收的缝线进行缝合。如果缺损面积大于5cm，则需使用补片进行修补。目前对 CDH 修复术后患儿尚无随访的指导性意见。但通常需进行胸片检查以观察横膈的完整性，或早期发现 CDH 复发。随访的胸片中异常表现包括肺发育低下，肺血管减少及纵隔移位。

先天性膈疝：Morgagni 疝

病因　Morgagni 孔位于横膈前部，延伸至胸骨内侧与第八肋外侧间。Morgagni 疝又叫做胸骨后疝，它是纤维腱成分与横膈胸骨及肋骨部分融合失败形成的先天性缺损，占婴儿膈缺损病例的9%~12%。90%的病变位于右侧且多为单侧。Morgagni 疝是 Cantrell 五联征的征象之一，该五联征包括：脐膨出、膈前部疝、胸骨分裂、心脏异位及心内病变(如室缺或左室憩室)。Morgagni 疝可合并先心病、肠旋转不良及染色体异常病变,最常见的是唐氏综合征。

影像　Morgagni 疝多是年长儿或成人在胸片观察其他病变时偶然发现。侧位胸片可见肠管疝入膈前从而确诊(图 61-3)。如果肝脾等实质器官疝入,则影像表现不特异,与局限性膈膨升、淋巴结肿大及前肠重复畸形表现类似。若出现实质脏器的疝入,超声、CT 及 MRI 检查有助于诊断。

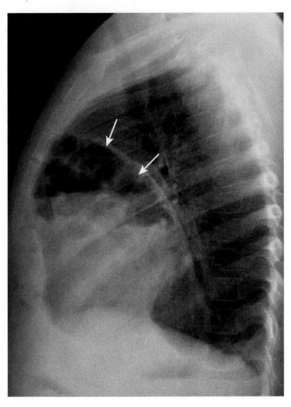

图 61-3　Morgagni 疝,8 岁男孩临床表现为咳嗽发热。侧位胸片可见胸前部多发肠袢(箭号)影

治疗与随访　一旦确诊 Morgagni 疝,无论出现症状与否都需进行外科修补,因为本病增加肠梗阻及肠嵌顿的风险。大多数 Morgagni 疝可通过腹腔镜进行修补治疗。

迟发性先天性膈疝

病因　近 5% 至 20% 的患儿会出现迟发性 CDH。尽管目前尚不明确横膈缺损是先天性还是后天获得性。假设新生儿期出现横膈缺损,但可能因缺损较小或者被肝脾等实质脏器临时性填堵而未出现膈疝症状。近期一项由先天性膈疝研究组发起的多中心回顾性研究发现,新生儿 CDH 与婴儿或儿童迟发性 CDH 的发病部位、男女性别比、出生体重及孕期等指标均相近。这一发现支持迟发性 CDH 是先天性的这一观点。由于病变临床表现极为丰富且变化多样,因此迟发性 CDH 可能被延迟诊断或被漏诊。

迟发性膈疝可分为两类:①婴儿期伴有呼吸道症状的;②年长儿伴有消化道症状的。婴儿型迟发性 CDH 多在生后数月内发病,通常伴有 B 组链球菌感染的右侧肺炎,肺实变使膈疝病变模糊不清。与此相反,年长儿组更为多见的是生后出现腹痛或反复呕吐。近三分之二的迟发性 CDH 患儿发生于右后外侧(即 Bochdalek 疝)。偶然可发现无症状的病例。

影像　部分研究发现,首次胸片可漏诊迟发性CDH。患本病的新生儿在新生儿期胸片可表现正常。当仅有实质性脏器疝入时,可见到密度均匀的致密影。但遗憾的是,这一致密影可被误认为肺炎或胸腔积液(图 61-4)。肠管疝入的病例,管状的气体影在胸内呈透亮结构与肺大泡或气胸表现类似。这些情况会导致选用错误的治疗方法。比如胸内置管引流气胸,这些操作会增加消化道穿孔与出血的风险。含气的胃疝入胸腔与气胸或肺脓肿表现类似。迟发性Morgagni 疝如果无气体填充,可被误诊为心影增大或纵隔肿物。插入胃管进行胸片检查对诊断迟发性膈疝具有重要的帮助作用。也可使用其他检查手段对胸片诊断膈疝进行补充,但这一方法使用较少。如果当肠管疝入胸腔,则需进行上消化道检查。仅有实质性脏器疝入的患儿会出现假阴性结果。结肠疝入的患儿应在上消化道检查后再修正诊断。对于仅出现实质性脏器疝入胸腔或与胸腔积液表现类似的患儿,超声检查对明确诊断很有帮助。CT 与 MRI 对观察横膈缺损、肠系膜疝入及肠管方面极具优势。

治疗与随访　迟发性膈疝需外科治疗。将脏器重新固定于腹腔内,闭合原发缺损。当缺损较大时应放置补片。病变预后良好,但误诊会增加其致残率与死亡率。新生儿期可因为内脏嵌顿而导致消化道梗阻。修补术后常规胸片随访的效果尚不明确,但它对评价复发的作用高于对评价肺发育低下的作用。

膈膨升

病因　膈膨升是指部分或全部膈面的膨隆,虽然其投影会衰减变模糊,但膈面仍是完整的。膈膨升可为先天性或由麻痹引起,但前者更多见。先天性膈膨升是由于胎儿横膈肌肉形成失败所导致的,仅在该区域内留有一层胸膜与腹膜。在由麻痹引起的膈膨升病例中,多与脊髓灰质炎、带状疱疹、白喉、铅中毒、多种感染及婴儿骨皮质增生症有关。病变可局限亦可

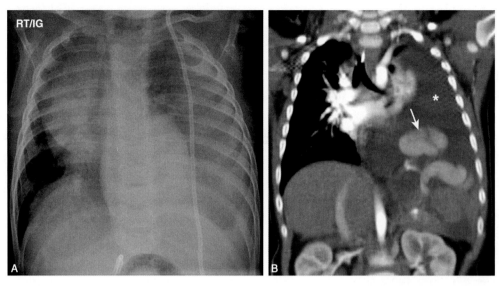

图61-4 迟发性先天性膈疝。16个月男孩脑积水分流术后，呕吐。A，正位胸片可见左侧胸廓致密影，左侧膈面模糊消失。心影纵隔右移。左侧可见引流管影。B，CT冠位软组织窗可见左侧胸腔积液（星号），脾脏（箭号）疝入左侧胸腔，左侧膈面模糊不清。左侧胸腔积液是由于引流管失效导致的

弥漫，前者更多见。局限性膈膨升多位于右膈的前内侧，而弥漫性膈膨升多见于左侧。局限性膈膨升通常无临床症状，而弥漫性膈膨升多伴有呼吸功能不全，这些症状在新生儿与婴儿中更为常见，因为纵隔移动导致的内脏上抬会压迫肺组织与血管。

影像 局限性膈膨升多在拍摄胸片时偶然发现，表现为右膈前内侧局限性膨隆（图61-5）。胸片可见膈面抬高，这一征象可与部分CDH相鉴别，因为CDH患儿的膈面位置正常，肠管通过缺损的膈面疝入胸腔。胸片检查完毕后，还应进行超声检查以除外肿块，并使用M超评价膈面抬高的情况。年长

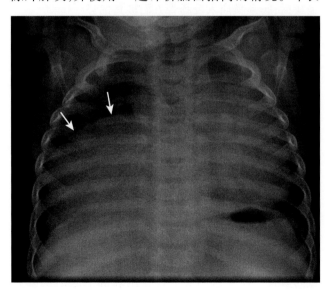

图61-5 膈膨升。2岁男孩表现为发热咳嗽。正位胸片可见右侧膈面膨隆（箭号）

儿与成人胸片弥漫膈膨升与膈麻痹很难鉴别。有一征象有助于两者的鉴别，即膈膨升不会引起相邻肺组织不张，而膈麻痹周围会有不张表现。在透视检查时，膈膨升患儿在吸气时会出现膈面下降运动延迟。但在某些膈膨升病例中，也会出现膈面轻度反常运动、运动幅度极小或不运动等征象，这使得鉴别膈麻痹更为困难。

治疗与随访 局限性膈膨升无需治疗或随访，其表现无临床意义。引起呼吸困难的局限性膈膨升患儿，需进行横膈折叠手术治疗。横膈折叠缝合治疗可减少过多的膈组织。尽管横膈折叠手术十分简单，但其缺陷及手术远期表现尚存有争议。

横膈损伤

膈麻痹

病因 膈神经损伤或异常会导致横膈单侧或双侧运动异常，见于产伤或外科手术后损伤，后者多见于心脏手术。膈麻痹的发生率为0.03%~0.5%。有报道胸部手术患儿的发生率为0.5%~10%。膈麻痹会引起婴儿呼吸功能不全及通气衰竭，可致命。患儿出现不明原因的无法脱离机械通气或需氧增加时，应考虑膈麻痹的可能。

影像 有数种影像检查手段可诊断膈麻痹。通常对患侧膈面固定性抬高的患儿进行胸片检查。但

在新生儿期横膈的位置并不可靠。既往诊断膈麻痹的金标准是透视下观察膈面运动情况,但目前大部分已被超声所取代。M超诊断膈麻痹优于透视,表现在

其便携性、无电离辐射及可观察全部膈面(图61-6)。吸气时膈面向探头运动,运动幅度大于4mm且膈顶运动幅度差小于50%,可认为膈运动正常。

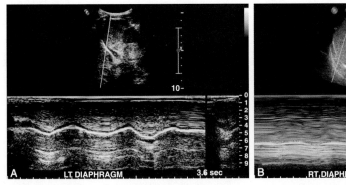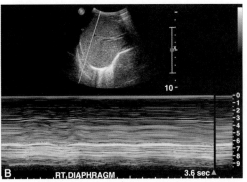

图61-6 膈麻痹。10个月男孩法洛四联症修补术后无法脱离呼吸机。A,M超发现左膈波形正常。B,右侧膈面M超发现波形平直,提示麻痹

治疗与随访 膈麻痹的首要治疗方案是支持治疗,包括对患儿患侧进行定位,并进一步给氧及机械通气以免发生呼吸衰竭。若非侵入性治疗30天仍无效果,则需进行横膈折叠手术,尤其是小于1岁及医源性膈神经损伤的患儿。

膈破裂

病因 膈破裂罕见于儿童,常发生于钝伤或穿通伤后。在一项20 500名外伤患儿的研究中,外伤性膈破裂的发生率为0.07%,其平均年龄为7.5岁。男孩发生率略高,钝伤发生率略高于穿通伤。在伴随损伤中,头颅损伤、骨盆骨折及脾脏肾脏损伤更常见。有报道,儿童孤立性膈损伤多于成人。膈破裂损伤左侧多于右侧,左侧病变多见可能是因为右侧膈面受肝脏保护的原因。由于本病罕见,因此诊断膈破裂往往有延迟或漏诊,这常导致肠梗阻或出现肠缺血。

影像 除非高度怀疑膈破裂,否则本病无论临床还是影像均很难发现。一些研究显示64%~77%病例的胸片提示本病,但最终获得诊断的只占病例的25%~50%。对诊断膈破裂具有提示性但不具有特异性的影像征象包括:①下胸部拱形软组织密度影;②由于肠管疝入引起的异常密度影或气泡影;③肺不张,胸腔积液及纵隔向健侧移位。考虑外伤后膈破裂的表现包括腹腔器官疝入胸腔(肠袢或实质器官)及鼻胃管位于胸腔(图61-7)。CT检查尤其冠状位重建可确诊膈破裂,表现为膈面不规则、增厚及腹腔器官的疝入。透视与造影检查对急性期病变作用有限。

治疗与随访 膈破裂无论急性还是迟发性,均

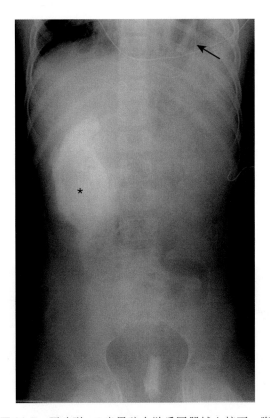

图61-7 膈破裂。5岁男孩自游乐园器械上摔下。腹片可见左侧膈面模糊,左肺基底部可见致密影及透亮影。鼻胃管末端(箭号)位于胸腔内,证实左膈破裂。右侧腹部致密影为肾破裂肾周静脉内造影剂渗漏所致(星号)

需外科治疗。在急性外伤时可对创伤性膈破裂进行修补,小的缺损直接缝合,大的损伤需放置补片。尽管透视在术前评价膈破裂方面作用有限,但它在术后评价膈修补、横膈运动及膈疝复发等方面具有优势。

膈肿瘤

病因 原发性膈肿瘤极为罕见。Cada 的一项研究中,41 例小于 18 岁的膈肿瘤患儿男女性别无差异,平均确诊年龄为 10 岁。大多数膈肿瘤为恶性,最常见的是横纹肌肉瘤。其他儿童膈恶性肿瘤包括未分化肉瘤、生殖细胞瘤及尤文肉瘤家族肿瘤。邻近区域的恶性肿瘤继发累及横膈也可出现。良性肿瘤包括神经纤维瘤、脂肪瘤、肌纤维母细胞瘤及血管瘤。累及横膈的囊性病变(不算肿瘤性病变)包括间皮性囊肿、支气管源性囊肿、囊性畸胎瘤及包虫囊肿。

受累患儿尤其是良性病变患儿通常无症状,往往是在其他检查、手术甚至尸检时才偶然发现。肿瘤较大或恶性膈肿瘤患儿出现临床症状,包括胸痛、咳嗽、呼吸困难、恶心、呕吐及吞咽困难。体格检查触诊时可扪及大的外生性膈肿瘤。

影像 评价膈肿瘤的最大难点是明确其起源部位。尤其是右侧病变,多数病变都被错误定位成肝脏来源。没有一项影像检查显示对膈肿瘤的诊断具有优势,需超声、CT 及 MRI 联合检查才能做出正确诊断。多数恶性肿瘤瘤体大且伴有局部进展期病变或转移至肺和胸膜。鳌征、脏器异位及肿瘤与横膈呈钝角等征象有助于确认肿瘤起源自横膈(图 61-8)。化疗后瘤体变小这一现象在横膈来源肿瘤中较常见。在临床触诊扪及肿块或胸片腹片发现肿块时,应首先

进行超声检查。超声可证实肿瘤是否存在,明确有无胸腔积液,这是进行鉴别诊断的重要步骤。进一步准确评估肿瘤精确大小,包括邻近器官介入检查,CT 或 MRI 二维或三维重建检查具有重要作用。

治疗与随访 影像检查后,病变活检经组织病理学评价后可确诊膈肿瘤。一旦经组织病理学诊断,应术前进行化疗以缩小瘤体。术前辅助放疗对于侵袭性肿瘤有帮助。生殖细胞瘤化疗后可不予放疗,因其对化疗高度敏感。

> ✓ **临床医生须知**
> - CDHs 的分类,影像表现与临床检查诊断。
> - 迟发性 CDH、膈麻痹及膈破裂的临床表现与影像征象。
> - 迟发性 CDH 与膈破裂的潜在并发症。
> - 膈肿瘤的分类及其临床检查诊断。

> **关键点**
>
> Bochdalek 疝位于膈后外侧,是最常见的亚型,占 CDHs 总数的近 90%~95%。
>
> 迟发性 CDH 临床表现多样,需多种影像检查共同诊断。
>
> M 型超声用于评价膈麻痹。
>
> 膈破裂的诊断往往被延迟,因为本病极为罕见且多合并多发损伤,需高度怀疑才能注意。
>
> 原发膈肿瘤极为罕见。大多数膈肿瘤为恶性,最常见的是横纹肌肉瘤。

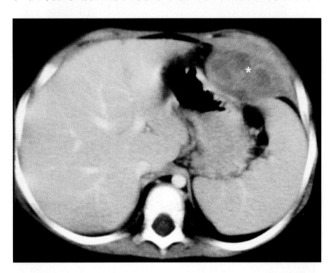

图 61-8 膈生殖细胞瘤。7 岁男孩触诊包块。CT 轴位图像可见胸腹交界前部密度不均匀包块影(星号),与膈呈钝角

推荐阅读

Baglaj M, Dorobisz U. Late presenting congenital diaphragmatic hernia in children: a literature review. *Pediatr Radiol.* 2005;35:478-488.

Chavhan GB, Babyn PS, Chohen RA, et al. Multimodality imaging of the pediatric diaphragm: anatomy and pathologic conditions. *Radiographics.* 2010;30:1797-1817.

Mata JM, Caceres J. The dysmorphic lung: imaging findings. *Eur Radiol.* 1996;6:403-414.

Ramos CT, Koplewitz BZ, Babyn PS, et al. What have we learned about traumatic diaphragmatic hernias in children? *J Pediatr Surg.* 2000;35:601-604.

Schumpelick V, Steinau G, Schluper I, et al. Surgical embryology and anatomy of the diaphragm with surgical applications. *Surg Clin North Am* 2999;80:213-239.

参考文献

Full references for this chapter can be found on www.expertconsult.com.

第五篇

心脏和大血管

胚胎学

JAMES RENÉ HERLONG

心脏发生

心脏发生的主要任务在于,由一个仅有蠕动功能的直管发育成为一个在功能上可相互协调的四腔室心脏。心脏发生被认为是一个依照时间循序渐进的过程:心肌和心内膜在心管腹侧中线融合构成简单管腔,开始具有功能;心管向右折叠,心腔形成并分化,特殊传导组织发生,冠状动脉循环,心脏神经支配以及瓣膜形成。心脏形成过程中各种变化所出现的时间见表62-1。

表 62-1　心血管发育各阶段时间表	
阶段	**孕龄(周)**
心管形成	3
主动脉弓形成	3
功能出现	4
心环形成	4
心腔分隔出现	5
传导组织发育	5
冠脉循环形成	5~6
心脏神经分布出现	7~8
瓣膜形成	10
静脉系统确立	12

三组重要细胞参与了心脏的形成,他们分别为:构成原始心脏(位于双侧中胚层外侧板的内脏层面)的,构成心脏第二部分(位于咽部间充质)的,以及心脏神经束(神经束颅侧部分的进一步分化)的中胚层细胞。本章后面将对这些组织及两个重要的心外细胞群进行介绍。

心脏发生的第一个阶段为,双侧心脏起源区域形

成一个独立且位于中线的心管。心跳即起始于该独立心管期。随后,细胞在心管两端逐渐增多,心管开始折向右侧。在折叠过程中,源于第二心脏区的细胞使心管进一步延长,形成流出孔。这种折叠和聚拢使心脏的流入和流出孔位于近端(图62-3),并为心腔分隔和各腔室最终形成做好了准备。折叠后心脏的不同节段的传统命名见图62-4。值得注意的是,此时心脏形态已经成为左室双入口和右室双出口,如果分隔适当,则可避免该类型先心病的发生。四腔心的形成需要右室具有一个入口,同时左室具有一个出口。

心脏房室管进一步被心内膜垫分隔为左右两侧,心内膜垫起源于房室交界部,并最终成为房室通道间隔以及房室间瓣膜(图62-5)。右侧房室通道和右心室向右侧延伸,并且心房与心室结构分开。原始间隔(原始心房间隔)受前庭脊引导并最终与心内膜垫相融合以关闭房间第一交通孔(原孔)。由于第一间隔持续增长,故其中可见开窗。这些开窗相互融合则构

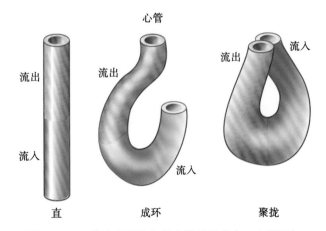

图62-3　心管流入道流出道直管折叠融合。心管最初是一个笔直的导管,血液由一侧尾部流入道进入,由一侧流出道流出。在正常情况下,心管向右侧折叠,形成流入道(蓝色)和流出道(红色)。流入道的远侧与流出道相互接近的过程称为心管融合,它是原始间隔形成四腔心的必要阶段。(From Kirby ML. *Cardiac development.* New York:Oxford University Press;2006.)

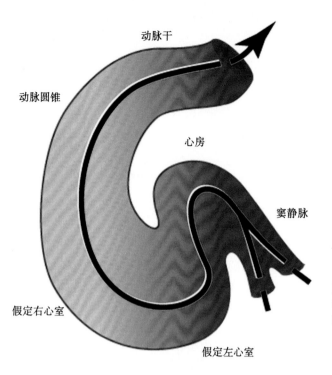

图 62-4 心管各部分的传统命名。(From Kirby ML. *Cardiac development*. New York：Oxford University Press；2006.)

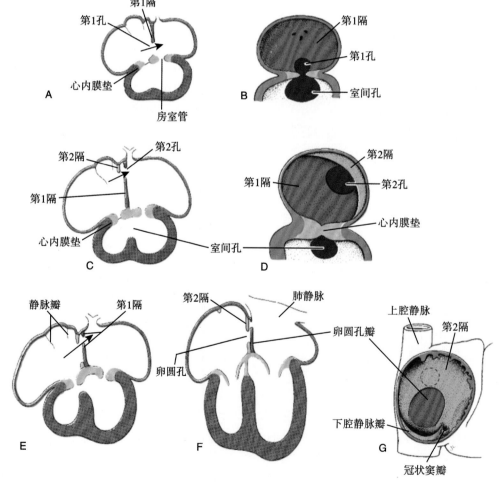

图 62-5 A~G，心房间隔的发育。A（横断面观）和 B（右心房内面观），显示妊娠第 30 天的心房分隔。C（横断面观）和 D（右心房内面观）显示妊娠第 33 天的心房分隔。E（横断面观），显示妊娠第 37 天的心房分隔。F（横断面观）和 G（右心房内面观），显示出生时的心房分隔。(From Sadler T. *Langman's medical embryology*. 10th ed. Philadelphia：Lippincott Williams & Wilkins；2004.)

成心房间第二交通,被称为"继发孔"或"第二孔"(见图62-5)。以后,在原始心房间隔右侧出现第二隔或继发隔,两个间隔于生后闭合则完全阻断了心房间的任何交通。值得注意的是,原始间隔最终成为左房结构,而继发间隔则被认为是右房结构,虽然其表现为左侧分子标记物。进一步应该注意的是,通常所讲的房间隔缺损的是指胚胎性空洞持续开放,而不是胚胎组织缺损。这样,例如房间隔第二孔缺损是指胚胎性第二孔持续开放,其实真性缺损最常见于原始间隔。这种命名方法为先天性心脏病命名中更易引起混淆的地方。

心房以及房室通道被分隔的同时,心室也出现了类似变化。肌性室间隔起源于心脏襻最下部分的凸面,并向房室间隔方向生长。两种间隔间的空隙最终将由膜性隔膜所弥补。流出孔、圆锥或漏斗部间隔(如位于半月瓣和两个流出道以下的间隔部分)均源于圆锥垫。最初该结构为间充质组织,以后发育为肌性组织。室间隔缺损易发生于室间隔原基融合的部位。

主肺动脉间隔源于心脏神经束,其功能为将主动脉囊分隔为主动脉和肺动脉,并将主干分为主动脉和肺动脉瓣口。该间隔与圆锥间隔近端相延续。正如房室管间隔分隔出两个心室流入道一样,主肺动脉间隔复合体也分隔出两个心室流出道。

心电系统由起搏细胞和特殊传导系统组成,起源于特殊心肌细胞区域,后者被认为是为该目的而从工作型心肌中分离出来的细胞。心电协调过程中最重要的过程之一为心脏纤维性支架使心房与心室间形成心电隔离。只有具有穿透性的希氏束才能完成心房与心室间的正常心电连接(通过心肌至心肌)。房室交界部内的非心肌性组织不协调则形成房室联系中断。

心外膜来源于心脏外细胞群,被称为前心外膜。这些细胞来源于横膈或肝脏的间充质组织,然后直接从体腔移行至心脏。前心外膜组织不仅构成最终的心外膜,同样还构成冠状动脉内膜和平滑肌以及心脏结缔组织。冠状动脉和心脏结缔组织的形成可能被称为"上皮向间充质转换"的过程。流出道上皮与心脏其他部分不同,它源于咽部腹侧的内脏中胚层。由于前心外膜组织的细胞具有分化多样性的潜能,故许多研究者认为,前心外膜组织是构成心脏干细胞的重要潜在来源。

冠状动脉发生前,血窦腔滋养胚胎期心脏的疏松心肌组织。随着心肌组织逐渐致密,心外膜层出现动脉和静脉,并在心肌内形成"心肌内循环"。然后,动脉进一步向主动脉瓣膜窦内生长,最终形成发源于主动脉的真正冠状动脉。

心脏神经发育较晚,直到出生后才发育完全。副交感神经节是心脏所固有的,源于心脏神经束。交感神经节则来源于躯干神经束,位于脊柱两旁。所有的节后神经元均来源于心脏神经束。

心脏发生的最后步骤为心内膜垫在心室流入与流出道水平塑形以形成功能性瓣膜。房室交界部心腔细胞下方出现细胞层侵蚀,使瓣膜瓣叶从心肌中游离出来并形成瓣膜的支持结构(乳头肌和腱索)。在心室动脉交界部的塑形过程远离心内膜垫,且无支持性结构形成。

血管发生

"血管发生"和"血管生成"的联合作用产生了动脉和静脉。首先出现"血管发生",形成大动脉和大静脉,而从这些大血管中发芽产生血管的过程,则称为"血管形成"。胚胎血管始于一套两侧对称的动静脉系统,这种对称性血管结构持续存在于头颅、四肢以及体节和脊髓的衍生物中。

但是,中央血管则丧失对称性,并发生显著重新塑形。大动脉起源于双侧对称成对的动脉弓,这些动脉弓连接腹侧主动脉囊和双侧背侧主动脉。这些对称性的弓形动脉最终萎缩并重新塑形为主动脉弓、弓形血管、肺动脉主干和分支,以及动脉导管。源于心脏神经束的细胞支持这种模式。动脉塑形异常将导致弓形动脉起源异常和血管环形成。为了进一步理解各种弓动脉畸形的胚胎学起源,建立一种包含所有相关弓动脉的"全能弓"概念并想象某弓被异常切断后会产生怎样的畸形非常实用。"全能弓"是一种理论性结构。该弓从未现于胎儿期。由于退化和重塑的发生,所代表的成分从未同时出现。但是,这个概念有助于理解不同动脉弓畸形的发生及其所产生的血管环(图62-7)。

胚胎静脉系统也发生了显著重塑形。最初具有双侧对称的卵黄囊、脐带和主干系统。原始系统引流至发育中的心脏的同侧静脉窦角内。由于左侧窦角退化,体静脉则单独汇入右心房,左侧静脉系统则可消失或形成与右侧系统的交通。下腔静脉由四个相互分离的部分组成。当下腔静脉中断时(如在内脏异位的多脾综合征病例中),除肝静脉外的所有静脉均保持为双侧对称性扩张。而下部静脉则通过奇静脉或半奇静脉引流至一侧或双侧上腔静脉。

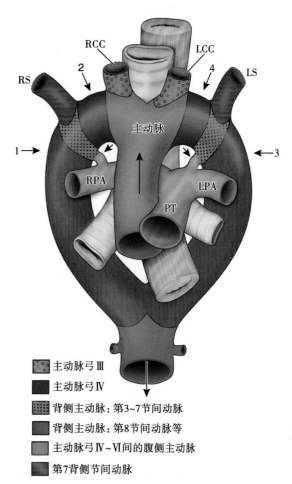

图 62-7 腹侧观：Dr. Jesse Edward"全能弓"或假定双主动脉弓和双侧动脉导管。编号箭头指向了 4 个位置，它们是各种异常退化发生的关键位置。箭号 1 代表右侧背侧主动脉第 8 节间动脉；箭号 2 代表右侧第 4 主动脉弓；箭号 3 和 4 代表左侧相应的背侧主动脉第 8 节间动脉和第 4 主动脉弓。小黑箭号指向双侧动脉导管。长黑箭号代表血流方向。LCC，左颈动脉；LPA，左肺动脉；LS，左锁骨下动脉；PT，肺动脉干；RCC，右颈动脉；RPA，右肺动脉；RS，右锁骨下动脉。（From Stewart JR, Kincaid OW, Edwards JE. *An atlas of vascular rings and related malformations of the aortic arch system.* Springfield, IL：Charles C. Thomas；1964.）

头颈静脉来源于前部主干静脉。左前部主干静脉萎缩，左侧头、颈和上肢静脉通过吻合支引流至右前部主干静脉系统，并最终经右上腔静脉流入心脏。左

上腔静脉未闭合为一种常见的正常变异。此时，该静脉则引流至冠状窦，后者为残存的左静脉窦角。

发生于支气管芽周围中胚层组织内的静脉相互融合形成肺静脉，而发育中的左心房部分外翻则形成肺静脉总干。在融合前，发育中的肺静脉已经与体静脉相通。当肺动脉总干闭锁时，这些交通支则成为"关键静脉"，肺静脉总干闭锁是一种较为常见的完全型肺静脉连接异常。

对于了解先天性畸形中常见的联合畸形，认识到心脏与前脑、面部和前颈部几乎同时经历着发生过程至关重要，这些器官的发生过程均出现于所谓"心脑面区域"中。所以，先天性心脏缺损患儿同时存在其他器官系统畸形也就不值得惊讶了。

> **关键点**
>
> 原始心管的折叠和聚拢为心腔分隔和各腔室最终形成做好了准备。
>
> 心房间隔缺损是因胚胎性孔洞持续存在而被命名，而非胚胎性组织出现缺损。
>
> 前心外膜可发育为多种细胞群，是心脏干细胞的一个重要潜在来源。
>
> 头、四肢以及体节衍生物的血管依然保持其胚胎时期的对称性，而中央血管则显著重新塑形。

推荐阅读

Bogers AJJC, Gittenberger-de Groot AC, Poelmann RE, et al. Development of the origin of the coronary arteries, a matter of ingrowth or outgrowth. *Anat Embryol (Berl).* 1989;180:437-441.

Harvey RP, Rosenthal N, eds. *Heart development.* San Diego, CA: Academic Press; 1998.

Horsthuis T, Christoffels VM, Anderson RH, et al. Can recent insights into cardiac development improve our understanding of congenitally malformed hearts? *Clin Anat.* 2009;22:4-20.

Hutson MR, Kirby ML. Neural crest and cardiovascular development: a 20-year perspective, *Birth Defects Res.* 2003;69:2-13.

Kirby ML. *Cardiac development.* New York: Oxford University Press; 2007.

Moorman AFM, Christoffels VM. Cardiac chamber formation: development, genes and evolution. *Physiol Rev.* 2003;83:1223-1267.

Wessels A, Pérez-Pomares JM. The epicardium and epicardially derived cells (EPDCs) as cardiac stem cells. *Anat Rec A Discov Mol Cell Evol Biol.* 2004;276(1):43-57.

第 63 章

心血管解剖和先天性心脏病影像学的节段分析法

RAJESH KRISHNAMURTHY

由于本质上人类心脏的解剖变化多样,故需要建立一种标准化的分析方法和命名学方法以理解和描述先天性心脏病的心脏解剖和生理。目前最常被使用的针对心脏病的分析方法是节段法,该方法是 1972 年由 Richard van praagh 首先提出,而后为其他研究者所修订的方法。该方法主要源于心脏的胚胎原则以及对心脏形态学和生理学进行的一系列逻辑评价,用于决定治疗方案。

心脏病节段分析法的胚胎学基础

第 62 章已叙述了心脏的胚胎发育,在本章中,我们将对于影响心脏病分析法的重要的某些胚胎节段进行重述。

心脏来源于两个单纯的上皮管腔,这两个管腔融

合成一个管腔,随后发生以下结构:

静脉窦:由左右心角构成。每侧心角接受来自三支主要动脉的血流:脐静脉、主静脉和卵黄静脉。

成对的原始心房:以后将融合形成一个总心房。

房室沟:分隔左心房和原始心室。

原始心室:主要为左心室。

室间沟:分隔原始心室及心球。

心球:可被分隔为以下部分:近端 1/3 形成右心室体部。远端 1/3 部分形成动脉总干、将进一步发育成为主动脉根部和部分肺动脉。中间剩余的部分形成心脏圆锥,连接原始右心室与动脉圆锥,心脏圆锥最终形成左心室和右心室的流出道。

虽然心管两端依然保持相对固定,但中间部分的迅速生长导致出现大 S 形的曲线,被称为心室球帕(见图 63-1)。随着心管的生长和变长,心管通常趋向右侧,被

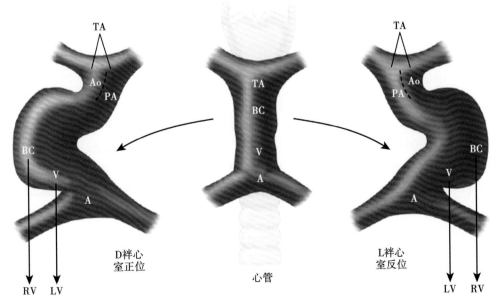

图 63-1 原始心管的心室球可以发生在右边(D 襻)或左边(L 襻)。Ao,主动脉;BC,心球;LV,左心室;PA,肺动脉;RV,右心室。(Modified from Van Praagh R,Weinberg PM,Matsuoka R,et al. Malposition of the heart and the segmental approach to diagnosis. In:Adams FH,Emmanouilides GC,eds. *Moss' heart diseases in infants,children and adolescents*. 3rd ed. Baltimore:Williams & Wilkins;1983.)

Vanpraagh 称为 D 祥。D 祥结构使得近端心球(右室)位于原始心室(左室)的右前方。如果心管祥趋向左侧,则命名为 L 祥,此时右心室将位于左心室的左前方。

在心管节段中,原始左心室和心球近端(原始右心室)将被圆锥或漏斗部与动脉主干(将发育大血管)分隔开。圆锥包含了肺动脉下和主动脉下圆锥垫。正常情况下,肺动脉下圆锥将呈膨胀性生长,导致其左侧向前凸出,牵拉肺动脉瓣向前上方移动并位于主动脉瓣左侧。而主动脉下圆锥则逐渐吸收。这样,主动脉瓣则位于右侧后下方,与二尖瓣形成直接的纤维连接(图 63-2)。前方肺动脉则超出右心室并通向后方的第 6 动脉弓,后者形成肺动脉分支。后方的主动脉则起源于左心室后部,与前方的第四动脉弓相通(后者形成主动脉弓)。

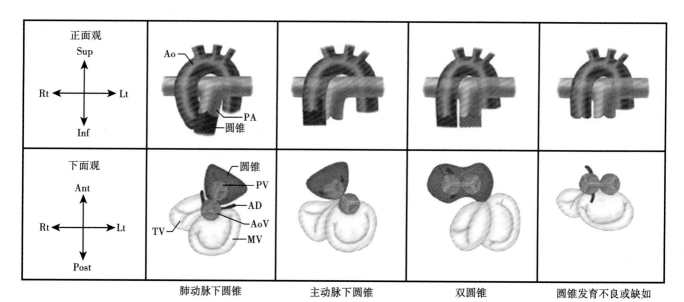

图 63-2　圆锥的正常和异常发育。A,肺动脉下圆锥见于血管位置关系正常。B,主动脉下圆锥见于典型的大动脉转位。C,双圆锥见于右室双出口。D,圆锥发育不良或缺如:见于左室双出口。在圆锥一侧,半月瓣位于肌性漏斗部的上方,并且半月瓣与房室(AV)瓣间无直接的纤维连接。在缺少圆锥的一侧,房室瓣与半月瓣间常存在直接的纤维连接。Ant,前方;Ao,主动脉;AoV,主动脉瓣;Inf,下方;Lt,左侧;MV,二尖瓣;PA,肺动脉;Post,后方;PV,肺动脉瓣;Rt,右侧;Sup,上方;TV,三尖瓣。(Modified from Van Praagh R,Weinberg PM,Matsuoka R,et al. Malposition of the heart and the segmental approach to diagnosis. In:Adams FH,Emmanouilides GC,editors:*Moss' heart diseases in infants,children and adolescents.* 3rd ed. Baltimore:Williams & Wilkins;1983.)

节段分析法涉及三个主要的节段——心房、心室和大动脉,以及两个连接部分——房室通道和圆锥动脉瓣。心脏的这些节段可在胚胎极早期就相互分离。一些重要的胚胎学概念是对心脏病进行节段分析的基础:

1. 下腔静脉肝上部分的发育是与肝脏发育密切相关的,因此右心房解剖以及肝脏几乎完全是在身体的同一侧固定发育的。内脏心房窦的概念对节段分析法非常重要。

2. 心室祥独立于内脏心房窦之外。该现象导致的"一致性"概念(右房-右室和左房-左室)以及不一致(右房-左室和左房-右室)概念的出现。

3. 心室祥和大动脉的关系是相互独立的结构,心室球祥的和圆锥动脉干的发育方向最终决定了大动脉间以及大动脉与已存在的心室和右心室瓣膜间的最终关系。

节段分析法诊断先天性心脏病

先天性心脏病中内脏、心房、心室和大血管可发生任何状态的改变。一种简单、符合逻辑的,一步一步进行分析的方法被用于临床以做出诊断和对治疗做出的决断,并且要保证先天性心脏病患儿的看护者。对于疾病有相似的理解和使用统一的描述,需要建立一种统一的命名方法。

我们可以把心脏想象为一个三层的房屋(图 63-3)。第一层是内脏心房窦,中间一层是心室祥,第三层是圆锥动脉瓣。为了能够简便的描述他,三层为心房、心室和大动脉。心脏还有两个楼梯:房室交通和室动脉交通。每一层代表着主要的心脏节段,而楼梯代表了节段间相连的部分。

心脏疾病的节段分析法包括以下步骤:

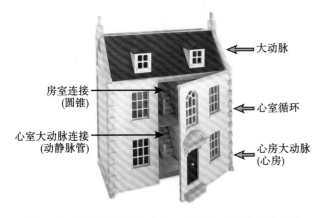

图 63-3 "房屋"模型和心脏。房屋的三层(三层心脏节段)分别是心房、心室和大动脉。房屋由两层有门的墙相连(代表节段的连接):房室连接和心室大动脉连接。房屋有两个入口:体静脉和肺静脉

1. 心脏的三个主要节段中每一节段的解剖类型是什么? 这三个主要节段分别为心房、心室和大血管。

2. 每一节段间是怎样联系的?

3. 合并了哪些畸形,包括瓣膜、心房和心室间隔、大血管及体肺静脉?

4. 各节段间是怎样联系的、是否合并有相关畸形或功能异常?

节段分析法三个步骤最重要的首先要关注形态学改变,最后一步是要关注生理学变化。

Van Praagh 利用节段开始建立一种心脏心底平面的速记性描述,第一步是针对内脏心房窦,第二步针对心室祥,以及第三步针对大血管关系。对于一个内脏和心房正位的患儿而言,心室 D 祥以及大血管正位关系和节段关系可以确立。

主要心脏节段的确定

心脏疾病节段分析法的第一步是要通过独特的形态学特点明确心脏各腔室。重要的是要记住,此时的右侧和左侧并不涉及身体的右侧和左侧(心脏房室所居的),而是指在特异性形态学标准情况下确定心脏的每一个部分。

例如,右心房并不代表心房居于身体的右侧,而是指接受下腔静脉和冠脉窦血流的心房,它具有宽基底和三角形附件结构。这样,形态学右心房在内脏正位的人群中居于身体右侧,而在内脏反位的人群中则居于身体左侧。

心房的确定

形态学右心房(体静脉心房)和左心房(肺静脉心房)的确定特点是基于其静脉连接,以及他们的附件和束状肌形态。采用静脉心房连接方式以明确形态学方法是基于以下事实,即窦静脉(收集体静脉回流)是形态学右心房的组成部分。这样,形态学右心房接受下腔静脉和上腔静脉血流且冠状窦也开口于此。但是,上腔静脉和冠状窦变异度很高,可以造成诊断混淆。这些变异包括左上腔静脉,以及双侧上腔静脉伴左上腔静脉均可引流入无顶部冠状窦。在这些病例中,上腔静脉貌似引流入左房。在罕见情况下,下腔静脉也可引流入冠状窦,后者仍为无顶部冠状窦,或冠状窦间隔缺损。尽管存在这种罕见的例外,形态学右心房在绝大多数情况下还是可通过在横断面图像中发现其与下腔静脉相通而得到确认(图 63-4)。甚至在某些下腔静脉中断的病例

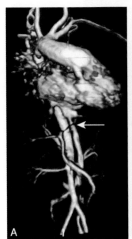
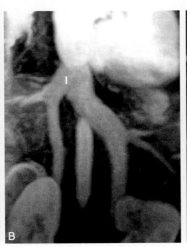
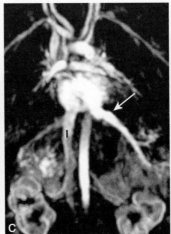
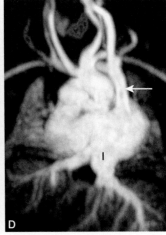

图 63-4 下腔静脉(IVC)作为形态学右心房(RA)的标记。A,IVC(箭号)和主动脉位于左侧,并且 IVC 进入左侧的心房,标志着后者为形态学 RA。B,双下腔静脉汇合(I)后进入右心房。C,肝右静脉汇入 IVC(I)并进入 RA,余肝静脉(箭号)进入左心房。D,左侧 IVC 中断由奇静脉延续。此例患者心房反位,IVC 肝上段进入左侧的心房。并同时见左侧上腔静脉存在(箭号)

中,下腔静脉肝上段仍表现为进入右房,使得医师可以做出准确的判断。

形态学左心房是通过心房接受全部或部分肺静脉而得到确定的,而无体静脉接入(除了单支上腔静脉进入无顶部的冠状窦)。左心房也可不接受静脉引入(在肺静脉完全型畸形引流的病例中)。当所有体静脉和部分或全部肺静脉引流至一个心房时,这个心房则代表了形态学右心房。

Anderson描述形态学右心房(体心房)具有以下特点,出现广基的三角形附件以及延续至房室交界部的梳状肌。形态学左心房特点为管状窄基底附件以及缺乏齿状肌的特征。由于齿状肌形态学不能够通过MRI或CT确定,故可以通过静脉心房连接以及附件形态对心房做出判断。如果这种方法并不能明确左心房或右心房,则可以主观地做出心房窦的诊断。甚至在内脏窦模糊的病例中,仍有80%的患儿可以明确其心房窦的类型。

心室的判定

心室是通过其形态学特点,而不是通过其空间

关系进行判定的。形态学右心室是通过以下特点判定的:

1. 连接游离壁和心室间隔的肌肉连接(隔缘肉柱)(图63-5A)。

2. 右心室房室瓣乳头肌(三尖瓣)较左心室更纤细(图63-5B)。

3. 圆锥或漏斗的出现;漏斗是指将右心房室瓣与半月瓣分隔开的肌肉圆锥组织,后者引起两个瓣膜间纤维连接缺乏(图63-5C)。

形态学左心室则是通过以下特点确定的:

1. 室间隔面光滑,且无任何肌性结构使其与游离壁相连(图63-6)。

2. 左心室房室瓣(二尖瓣)的间隔附件较右心室更靠近头侧(见图63-6B)。

3. 无圆锥或漏斗结构使房室瓣与半月瓣间出现纤维连接(见图63-6)。

房室瓣归属心室而非心房。这样,三尖瓣则与形态学右心室相关,二尖瓣则与形态学左心室相关。多数情况下,三尖瓣乳头肌连接到右心室间隔面(间隔瓣膜),而二尖瓣仅与左心室游离壁相连。

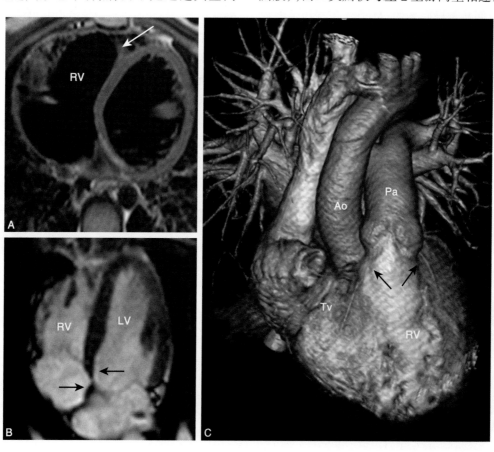

图63-5 判定右心室。**A**,右心室(RV)调节束(箭号)。**B**,右心室的房室(AV)瓣(三尖瓣)比左心室(LV)房室瓣(二尖瓣)位置更高(箭号)。**C**,圆锥(箭号)作为RV的标记,它是分隔同侧房室瓣(Tv)和半月瓣(肺动脉)的肌性圆锥形组织。Ao,主动脉;Pa,肺动脉

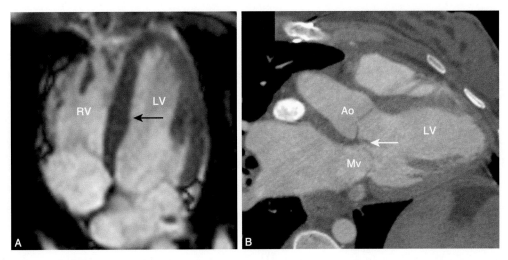

图 63-6　判定左心室。A,室间隔左心室面光滑(箭头)。B,LV 无圆锥存在,而二尖瓣(Mv)与主动脉(Ao)间为纤维连接(箭头)。RV,右心室

心室外形或小梁形成或肥厚的程度均不应被认为是判断心室的可靠指征,因为它们经常受到心室内压力和容量变化的影响。

大动脉的判断

肺动脉发出分支进入肺,而不发出分支进入体部。主动脉发出分支进入体部和冠状动脉。总血管干起源于心室,后者发出冠状动脉并向体部和肺部发出分支则被称为总动脉干,该节段关系一般不会出现(标为 X 以显示无法确定)。在横断的断层图像中流出道水平,冠状动脉起源被用于确定主动脉环。主动脉瓣与冠状动脉间接合处指向肺动脉左右瓣,并成为确定大动脉关系的重要标志(图 63-7)。在大动脉位置关系中,主动脉环位于肺动脉瓣环的右后方。

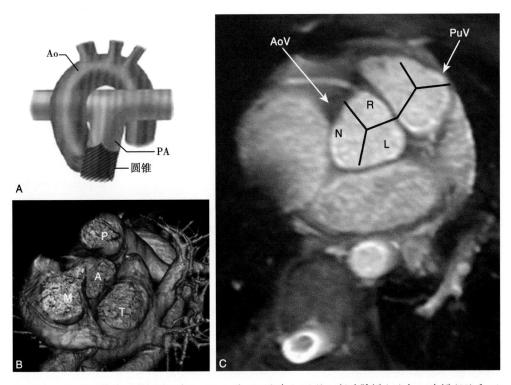

图 63-7　A,大动脉位置关系(正常)。B,心脏 3D 重建上面观。主动脉瓣(A)与二尖瓣(M)和三尖瓣(T)之间存在直接的纤维连接,而肺动脉瓣(P)位于腹侧,由圆锥将其与房室瓣分隔开。C,主动脉瓣环(AoV)位于肺动脉瓣环(PuV)右后方。主动脉瓣的冠状动脉间联合指向肺动脉瓣的左右间联合。Ao,主动脉;L,左冠窦;N,无冠窦;R,右冠窦

心脏三个主要节段的分析

第一个主要节段:内脏心房位置

所谓"位置"是指心房和内脏相对于中线位置而言,这些位置有3种类型:正位(S)、反位(I)和位置不清(A)(图63-8)。内脏移位是心房内脏"位置不清"的同义词。

内脏"正位"包括以下特点,右位肝、左位脾、右肺分为3叶且支气管位于动脉上,左肺分为2叶且支气管位于动脉下。心房正位特点为体静脉心房位于中线右侧而肺静脉心房位于中线左侧。"反位"定义为正位的镜像位置。这样,内脏"反位"包括左位肝、右位脾、左肺分为3叶且支气管位于动脉上,以及右肺分为2叶且支气管位于动脉下。心房位置相反则表现为体静脉心房位于中线左侧,而肺静脉心房位于中线右侧。虽然在正位人群中,心尖和胃泡

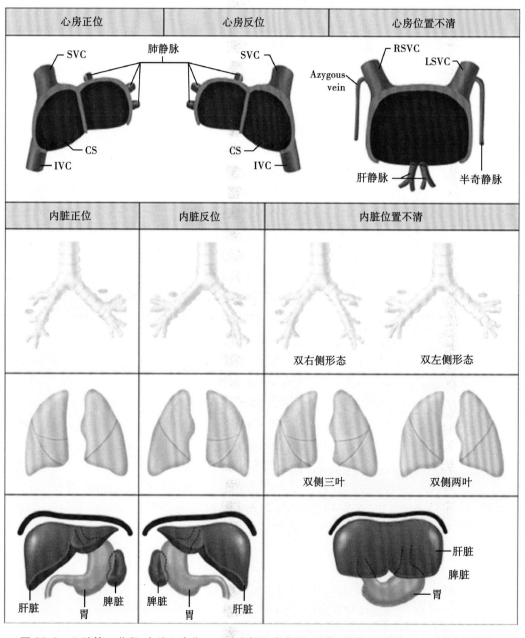

图63-8 心脏第一节段:内脏心房位。三种内侧心房位置:正位、反位、不定位。CS,冠状静脉窦;IVC,下腔静脉;LSVC,左侧腔静脉;RSVC,右侧腔静脉;SVC,上腔静脉(Modified from Van Praagh R,Weinberg PM,Matsuoka R et al. Malposition of the heart and the segmental approach to diagnosis. In Adams FH,Emmanouilides GC,editors:*Moss' heart diseases in infants,children and adolescents*,ed 3. Baltimore:Williams & Wilkins;1983.)

通常位于左侧,但对于反位的人群来讲,心尖和胃泡均位于中线右侧,但它们通常不作为内脏位置判断的可靠标志,因为正常位置情况下发生变异的概率较高。

由于内脏异位既非正位也非反位,所以它并不是特异性疾病,而是心脏、血管和内脏的一组畸形,包括内脏位置不定、肺对称性分叶,心耳呈对称性形态、体静脉畸形引流、肺静脉引流异常以及合并心内缺损。其中没有任何一个单独的畸形是可供明确诊断的。根据这种异常是以左侧结构还是以右侧结构为主,可以出现两种综合征的倾向:

1. 无脾复合畸形:表现包括双侧肺均为三叶且支气管位于肺动脉上方,肝脏呈水平状或两侧均具有肝脏,双侧上腔静脉、双侧广基三角形心耳。脾缺如。

2. 多脾复合畸形:表现包括双侧肺均为两叶且支气管位于肺动脉下方、水平肝、脾脏呈多发团块状及双侧管状型心耳。下腔静脉的肾脏至肝脏段常缺如,伴有奇静脉异常交通。

3. Van Praagh 增加了第三种内脏异位综合征,表现包括左位心、单独右位脾脏。该综合征的特点与右侧构象异常相似。

以前所使用的心房异构现象、双侧右方向或双侧左方向来描述这些位置异常的综合征是不适当的,异位在语义上是不能完全代表在这些患儿中所发现的解剖异常。

第二个主要节段:心室袢

根据心室袢发育过程中心室袢的方向,右心室应该在空间上居于心脏的右侧或左侧(图 63-9)。如果心球心室袢向右侧发生,则被命名为 D 袢,此时形态学右心室居于形态学左心室的右前方。如果心球心室袢发生在左侧,则被命名为 L 袢,此时形态学右心室居于形态学左心室的左前方。

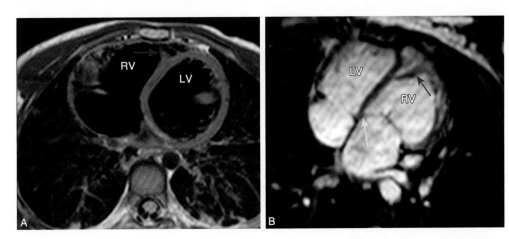

图 63-9 心脏第二节段:心室袢。A,D 袢为右心室(RV)位于左心室(LV)右前方。B,L 袢为 RV 位于 LV 左后方。RV 由调节束(红箭)、房室瓣上方位置(黄箭),以及圆锥(未显示)来判定

第三个重要节段:大动脉关系

正常情况下,主动脉环位于肺动脉瓣环右侧,在其后下方。这一位置被称为正位(S)(图 63-10A)。在反位中,主动脉位于肺动脉左后方,称为反位(i)(图

63-10B)。其他任何主动脉与肺动脉的相对位置关系均非正位,亦非反位,被命名为位置异常。如果主动脉位于肺动脉右侧,则被称为 D-位置异常(图 63-10C)。如果主动脉位于肺动脉左侧,则被称为 L-位置异常(图 63-10D)。

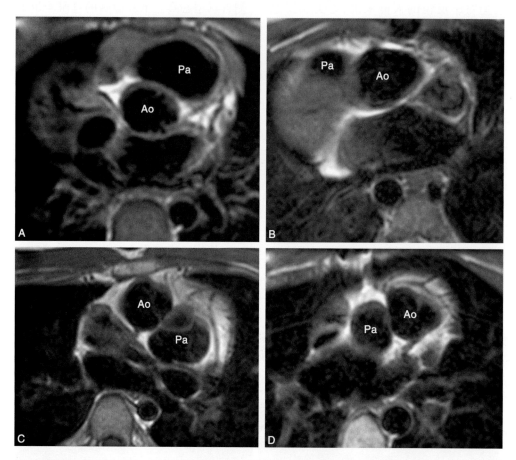

图 63-10 心脏第三节段:动脉位置关系。A,正位:主动脉瓣环(Ao)位于肺动脉瓣环(Po)的右后下方。B,反位:主动脉位于肺动脉瓣的左后方。C,D 型大动脉转位:主动脉位于肺动脉的右前方。D,L 型大动脉转位:主动脉位于肺动脉的左前方

人类心脏的不同类型

在每个水平上,节段的可能性包括:

心房:正位(S)、反位(L),位置不清(A)

心室:D 和 L

大血管:正位(S)、反位(I)以及位置异常和 L 位置异常

基于心房、心室和大血管关系的各种排列组合,以及圆锥的解剖情况,Van Praagh 提出了对于人类心脏可能出现的一个概况(图 63-11)。目前比较明确的是,基于模式的分析方法或基于血流方向和连接的分析方法不足以对心脏解剖的复杂程度做出准确的判断。节段分析法不仅可以计算出每一水平下的形态变异,还能够提供区分各种畸形的结构性标志,以及明确他们对生理学的影响,因此可以有助于对治疗做出判断和决定。

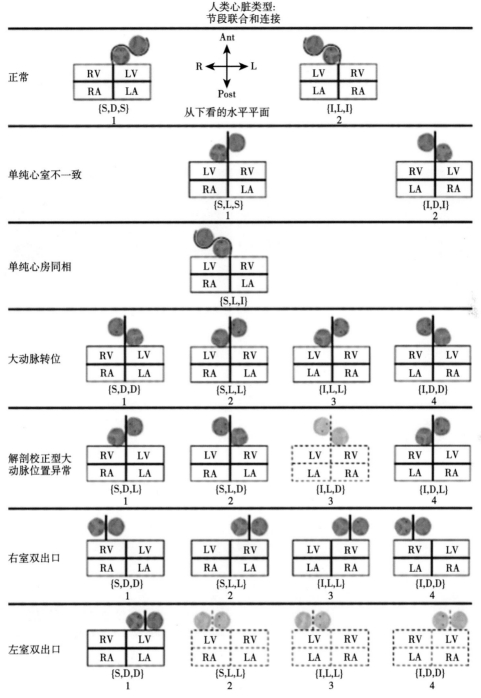

图 63-11 人心脏基于内脏心房位置、心室袢及大动脉位置的节段组合的不同 Van Praagh 类型。节段组合用一组大括号表示,例如一个正常的心脏可以用｛S,D,S｝来表示内脏心房正位,心室右袢,以及大动脉位置关系正常。节段连接及相关的异常在大括号外表示,例如生理上矫正的转位可以用｛S,L,L｝大动脉转位来表示心房正位,心室左袢和 L 型大动脉转位。如果该患者同时患有房室瓣跨越和流入道室间隔缺损(VSD),则可以用｛S,L,L｝大动脉转位,三尖瓣跨越,流入道 VSD 来表示。Ant,前方;LA,左心房;LV,左心室;Post,后方;R,右侧;RA,右心房;RV,右心室。(Modified from Van Praagh R,Weinberg PM,Matsuoka R,et al. Malposition of the heart and the segmental approach to diagnosis. In:Adams FH,Emmanouilides GC,editors:*Moss' heart diseases in infants*,*children and adolescents.* 3rd ed. Baltimore:Williams & Wilkins;1983.)

连接节段的分析

第一个连接节段:房室交界

基于心室数量的房室交界水平的解剖变异可能包括以下几种:

1. 双心室房室交界
2. 单侧心室房室交界

双心室房室交界的类型(图63-12)包括:

1. 一致性房室交界(RA-RV)(LA-LV)
2. 非一致性房室交界(RA-LV 和 LA-RV)
3. 房室瓣骑跨,房室瓣张力肌异常附着于对侧心室
4. 优势房室瓣膜,房室瓣环跨过室间隔,部分覆盖于对侧心室
5. 优势和骑跨房室瓣膜
6. 平衡的共同房室通道伴两个心室大小均等

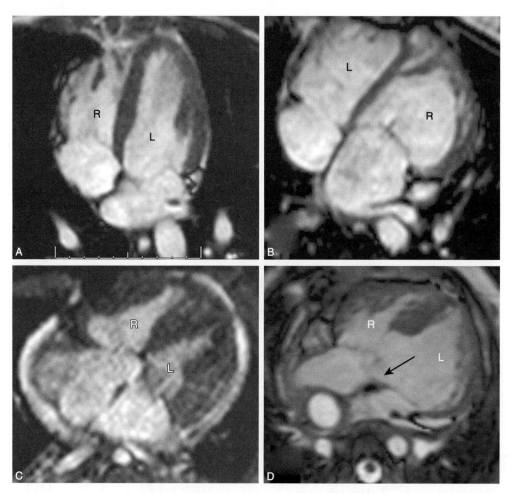

图63-12　双侧房室连接类型。A,房室连接一致[右房右室(RA-RV)和左房左室(LA-LV)]。B,房室连接不一致(RA-LV 和 LA-RV)。C,双侧心室大小对称并平衡型共同房室通道。D,心室右祥患者的三尖瓣跨越。L,左心室;R,右心室

单心室房室交通的类型(图63-13)包括:

1. 单独左侧心室瓣膜闭锁(二尖瓣闭锁)
2. 单独右侧房室瓣膜闭锁(三尖瓣闭锁)
3. 左心室双入口
4. 右心室双入口
5. 以左侧为主的非均衡房室共同通道
6. 以右侧为主的非均衡房室共同通道

在单心室房室交通病例中,一侧房室瓣为闭锁状态,或房室瓣部分开放或同时进入同一心室,另外一个心室腔非常小或仅有一个流出腔且几乎没有功能,或根本不能成为一支大血管的通道。单心室可为单独左心室、右心室或不能确定形态的心室。功能性单独左心室包括球心室孔,后者将左心室腔与其前方的右心室流出道的小漏斗部连接。右心室窦(流入部分)多缺损。功能性单独右心室则以出现间隔带和在绝大部分病例中右心室后外侧出现几乎未发育的左

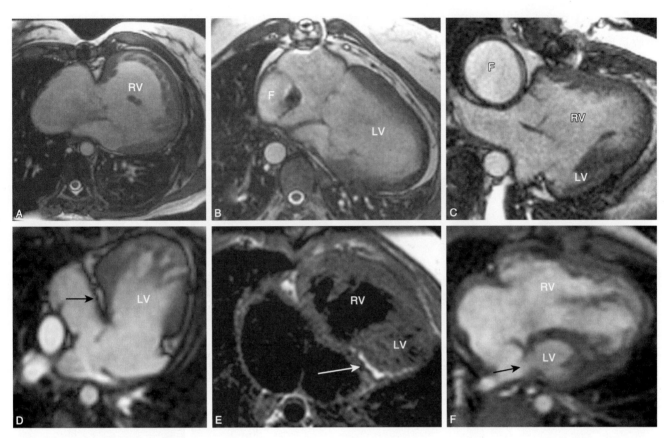

图63-13 单心室房室连接类型。A,右室(RV)双入口。B,左室(LV)双入口。C,右室优势型非平衡共同房室通道。D,三尖瓣闭锁(箭号显示三尖瓣闭锁平面)。E,二尖瓣闭锁(箭号显示脂肪化的二尖瓣闭锁平面)。F,左心发育不良综合征患者中的重度二尖瓣狭窄(箭号)。F,Fontan

心室腔为特点。

第二连接节段:圆锥动脉干或心室动脉交界

圆锥动脉干的发生在流出道畸形的起源中是最重要的变异。肺动脉下和主动脉下圆锥垫的分化发育对半月瓣间、半月瓣与心室间,以及半月瓣和房室瓣间关系起到决定作用,它同时和决定了漏斗部远端狭窄是否出现,以及在流出道畸形中室间隔缺损的位置。在圆锥发育学的基础上,动脉圆锥的解剖类型可归纳为以下几种(图63-14):

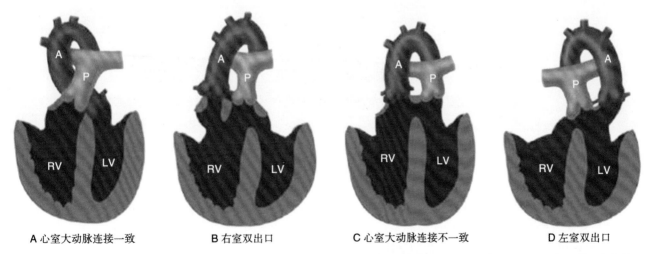

A 心室大动脉连接一致 　　B 右室双出口 　　C 心室大动脉连接不一致 　　D 左室双出口

图63-14 心室大动脉连接类型。A,心室大动脉连接一致:大动脉正位伴肺动脉下圆锥。B,右室(RV)双出口伴双侧圆锥。C,心室大动脉连接不一致:D型大动脉转位伴主动脉下圆锥。D,左室(LV)双出口伴圆锥缺如。A,主动脉;P,肺动脉。(From Krishnamurthy R. Embryologic basis and segmental approach to imaging of congenital heart disease. In:Ho V,Reddy GP,eds. *Cardiovascular imaging*. 1st ed. Philadelphia:Saunders Elsevier;2010.)

1. 肺动脉下圆锥的发生以及主动脉下圆锥的再吸收造成心室动脉一致以及大动脉间关系正常。主动脉位于 D 祥心脏的右下部分,位于 L 祥心脏的左下部分。

2. 主动脉瓣下圆锥的发生和肺动脉下圆锥的再吸收则造成心室动脉位置不一致及大动脉转位。转位意味着左心室与肺动脉主干相连,右心室与主动脉相连。此时,主动脉位于 D 祥心脏的右前方(D-位置异常)(图 63-15),以及 L 祥心脏(L-位置异常)的左前方。

3. 主动脉瓣下和肺脉瓣下圆锥共同发生且持续存在将导致右室双出口,意味着所有大血管均起源于右室(图 63-16)。肺动脉和主动脉圆锥发育情况的不同,导致了室间隔缺损相对于大动脉位置的差异。

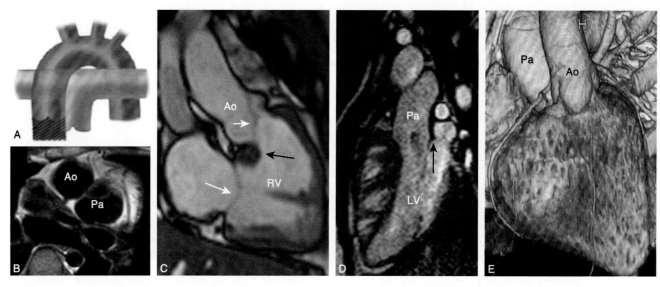

图 63-15 D 型大动脉转位(D-TGA)中圆锥位置。A 和 B,主动脉(Ao)位于肺动脉右前方(D 型异位)。C,右心室(RV)与主动脉通过肌性漏斗(黑箭)相连,导致三尖瓣(白色长箭)与主动脉瓣(白色短箭)间缺少纤维连接。D,左心室(LV)与主肺动脉(Pa)间无圆锥,使得主动脉与肺动脉瓣间纤维连接(箭号)。E,D-TGA 患者心脏 3D 容积重建。H,心脏

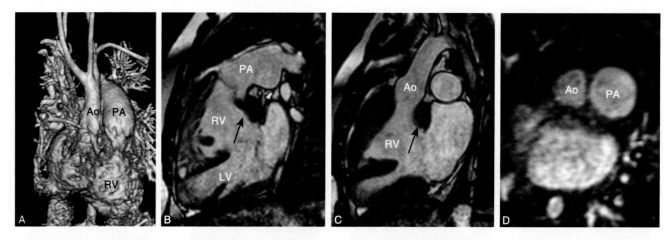

图 63-16 右室(RV)双出口伴双侧圆锥和平行大动脉。A,右室双出口 3D 容积重建展示大动脉均发自右心室。B 和 C,肺动脉下和主动脉下圆锥(箭号)。D,平行大动脉。Ao,主动脉;LV,左心室;PA,肺动脉

4. 肺动脉下和主动脉下圆锥均再吸收则导致左室双出口,意味着所有大血管均起源于左心室。

圆锥发育异常的一个罕见类型是解剖学矫正大动脉位置异常。在该病中,主动脉异常起源于左心室上方,而肺动脉异常位于右心室上方。圆锥间隔排列紊乱也是法鲁氏四联症中漏斗部狭窄的原因(前排列紊乱),以及主动脉瓣下狭窄合并主动脉弓离断(后排列紊乱)的原因。

合并畸形的评估

出现的合并畸形包括心房和心室间隔、房室和半

月瓣、主动脉、肺动脉、肺静脉及体静脉均影响患者功能性预后,对于这些情况的筛查是先天性心脏病节段分析的一个重要部分。

功能评估

对于心脏疾病的节段性分析中最后一步是确定节段间连接的情况、相关的畸形及功能。从广义上来讲,先天性结构畸形心脏的功能异常可分为以下几种情况:

1. 与瓣膜狭窄、主动脉离断和肺动脉分支狭窄有关的压力过高。

2. 与瓣膜反流和左向右分流有关的容量过大。

3. 混合型,即氧和血与脱氧血在进入体循环前有所混合。这种现象多发生于共腔、共血管和瓣膜或右向左分流的病例中。

4. 与心肌病或缺血有关的心肌收缩无力。

当关于形态学和功能方面的所有信息被收到一起以后,临床医生可以做出有关治疗的决定,这些决定包括内科治疗、外科治疗或两者同时进行。

对显示病例的讨论

针对先天性心脏病影像学的节段性分析法的有关解说见图 63-17。

- 心房正位(S):冠状窦和下腔静脉进入右侧心房,故它代表形态学右心房。肺静脉进入形态学左心房。右心房与右肺动脉经房肺动脉吻合腔沟通、上腔静脉同时也与右肺动脉沟通。

- 房室交界:右心室瓣膜(三尖瓣)闭锁,被脂肪所替代。左心室瓣膜(二尖瓣)正常。

- D-祥心室:巨大左侧心室间隔面光滑,符合形态学

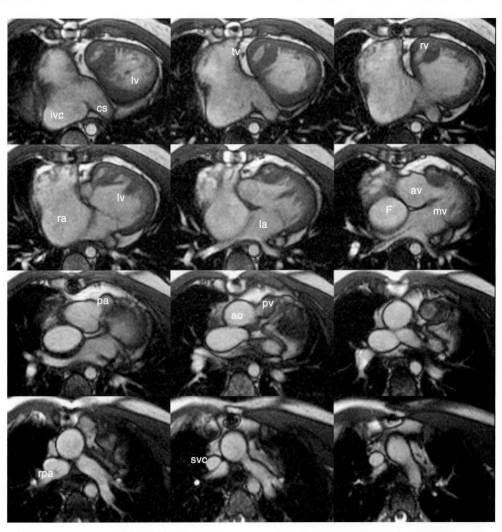

图 63-17 先天性心脏病影像节段性分析的病例解释。ao,主动脉流出道;av,主动脉瓣;cs,冠状静脉窦;F,Fontan;ivc,下腔静脉;la,左心房;lv,左心室;mv,二尖瓣;pa,肺动脉;pv,肺静脉;ra,右心房;rpa,右肺动脉;svc,上腔静脉;tv,三尖瓣

左心室。右侧较小的盲端腔室是右心室漏斗流出腔，并经球心室孔充满血液。

- 心室动脉连接：RV-PA 流出道闭锁，主动脉血流正常来源于左心室。
- 大血管位置正位（S），主动脉瓣位于闭锁的肺动脉瓣的右后方。

最终诊断为{S,D,S}三尖瓣闭锁、肺动脉闭锁、Fontana 完全型矫正术后位置。

结论

总之，针对心脏病的节段分析法在横断位图像中把复杂先天性心脏病分解为简单的各个部分（它创造了在先天性心脏病中建立标准正常化模板，保证了诊断医生对各种不同畸形的正确理解，该方法源于胚胎发育原则，因此是根据胚胎起源进行判断。MRI 和 CT 都可以充分显示心血管形态学的病理改变。另外，MRI 能够提供有关功能，血流和组织特点的信息，且无需进行介入性诊断。因此，MRI 和 CT 均成为心脏病节段分析法的理想载体。

关键点

节段分析法是诊断先天性心脏病的一种简便的、符合逻辑的、一步一步的分析方法，它源于胚胎发育的概念，并可有助于临床医生对治疗做出决定。

节段分析法包括对心脏三个主要节段的分析（心房、心室和大动脉），以及两个连接节段（房室通道和圆锥动脉干），还包括合并畸形（累及心房和心室间隔、大动脉及体和肺静脉）。本方法中最后一步

是对心脏生理和功能的评估，它为临床医生做出有关治疗的决定铺平了道路。在特殊形态特点基础上的心室腔判断原则是心脏病节段性分析的第一步。这些特点可在断层图像中较早被发现。

心房内脏位置类型的特点，心室祥和大动脉位置的判断是第二步。基于心房、心室和大动脉关系的不同排列和组合，van Praagh 创造了一个包括新人类心脏所有心脏类型的表格。

连接部——房室交界和心室动脉交界节段联系的分析，使得人们对于单心室和流出道畸形的理解得到加深。节段分析法的最后一步是确定节段间联系和联合的情况、合并畸形及功能状况。这些判断为临床医生对治疗采取适当措施铺平了道路，这些措施包括内科、手术或两者皆使用的方案。

推荐阅读

Colvin EV. Single ventricle. In: Garson Jr A, Bricker JT, McNamara DG, eds. *The science and practice of pediatric cardiology*. Philadelphia: Lea and Febiger; 1990.

Krishnamurthy R. Embryologic basis and segmental approach to imaging of congenital heart disease. In: Ho V, Reddy GP, eds. *Cardiovascular imaging*. 1st ed. Philadelphia: Saunders/Elsevier; 2010.

Shinebourne EA, Macartney FJ, Anderson RH. Sequential chamber localization-logical approach to diagnosis in congenital heart disease. *Br Heart J.* 1976;38:327-340.

Van Praagh R. Diagnosis of complex congenital heart disease: morphologic-anatomic method and terminology. *Cardiovasc Intervent Radiol.* 1984;7:115-120.

Van Praagh R. The segmental approach to diagnosis in congenital heart disease *Birth Defects.* 1972;8:4-23.

Van Praagh S, Kreutzer J, Alday L, et al. Systemic and pulmonary venous connections in visceral heterotaxy, with emphasis on the diagnosis of the atrial situs: a study of 109 postmortem cases. In: Clark E, Takao A, eds. *Developmental cardiology, morphogenesis and function*. Mt. Kisco, NY: Futura; 1990.

儿科超声心动图

JAMES RENÉ HERLONG

超声心动图是儿科用于评价心脏及周围大血管结构的最基本的影像学方法。血管超声多用于评价剩余的血管结构。对绝大多数先天性心脏病患儿而言,超声心动图足以成为手术修复前评价心脏解剖的唯一的影像学检查方法。这样,掌握超声心动图对于任何需要对儿科人群心脏疾病做出诊断的医生而言均非常重要。

技术

经胸超声心动图检查是一种对于运动着的心脏成像的最佳超声学检查技术。标准成像窗是不受肺脏影响的,如图 64-1 所述。这些声窗允许在多平面内显示心脏。这些平面是沿心脏各个轴观察,而非身体的轴位(图 64-2)。

在每一个声窗中,心脏均在正交平面上成像。由于心脏是一个三维结构,且由于超声图像是一种断层成像技术,缓慢地在每一个观察方向上扫视对于理解不同心脏分段间的复杂关系是非常必要的。三维和四维超声心动图目前已经变得更加先进,但它们对于整体心脏还不能做到高分辨率成像。最近,这些技术已经在心脏瓣膜(特别是房室瓣)的评价中得到更多的应用。

在每一次超声心动检查中,都应该对心室收缩功能进行评价。在众多定量评价左心室收缩功能的技术中,左心室收缩分数是最易获得且得到广泛应用的参数。图 64-3 阐明了这种技术。在标准的参考资料中,根据体表面积所获得的左心室容积和收缩分数具有临床价值。左心室舒张功能的评价相对不那么精确,并且正在发展相关的技术以评价这个较难测的结构。最有希望的技术是组织多普勒成像,该技术采用多普勒原理测量由心肌运动产生的高振幅低流速信号。

多普勒超声心动图与血管超声成像类似,采用彩

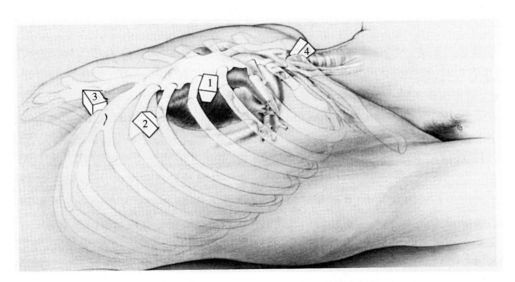

图 64-1　用于经胸超声心动图的四个标准窗口的探头位置。位置 1,胸骨旁区;位置 2,心尖区;位置 3,剑突下区;位置 4,胸骨上区。(From Snider AR,Serwer GA,Ritter SB:*Echocardiography in pediatric heart disease*. 2nd ed. St Louis:Mosby-Year Book;1997.)

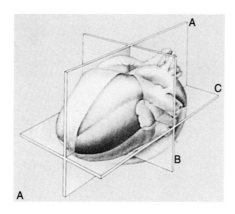
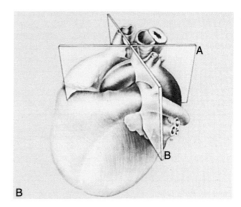

图 64-2   A,三个标准的心脏成像平面。平面 A 是与左心室长轴平行的心脏长轴切面。平面 B 是与左心室长轴垂直的心脏短轴切面。平面 C 是经心尖的心脏冠状切面,即标准四腔心切面。B,两个标准的胸骨上区成像平面。平面 A 是与主动脉弓平行的长轴切面。平面 B 是与主动脉弓垂直的短轴切面。(From Snider AR,Serwer GA,Ritter SB:*Echocardiography in pediatric heart disease*. 2nd ed. St Louis:Mosby-Year Book;1997.)

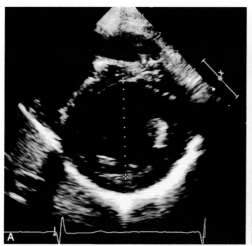
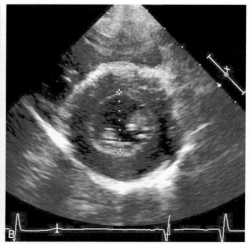

图 64-3   左心室中部水平的胸骨旁短轴图像。A,舒张末期结构。B,收缩末期结构。图中画出了左心室舒张末期径线(LVEDD)(A)和左心室收缩末期径线(LVESD)(B)。测量游标垂直放置于室间隔和左心室游离壁间。左心室缩短分数为(LVEDD−LVESD)/LVEDD×100

色和频谱多普勒成像。两者之间一个重要的区别在于,当使用彩色多普勒时,彩图始终被设置为流向探头的血流显示红色,而背向探头的血流则显示蓝色。彩色多普勒成像对于筛查瓣膜狭窄和反流、间隔缺损和动脉及静脉狭窄非常有用。由于彩色多普勒的解剖结构显示模糊,所以它应该用于补充二维成像,而不是取代它。

在一个典型的超声心动图检查中,采用频谱多普勒评估所有的心脏瓣膜、主动脉弓峡部及任何确认的间隔缺损。如同所有的多普勒技术一样,通过沿血流方向准确的调节观察角度以获得最准确的评估。简化的伯努利方程告诉我们,通过一个区域的压力阶差大约等于所测量最大流速平方的 4 倍($4v^2$)。使用这个方程,通过频谱多普勒可以评估在每一位置所计算得

的压差。通常,跨半月瓣和动脉系统内的压力阶差瞬间峰值应小于 15mmHg,而静脉和跨房室瓣的平均压差则应小于 3mmHg。

与非心脏超声检查相比,其他不同包括镇静和影像归档。因为需要对心脏的解剖和功能做出精准的评价,故患儿不能在检查期间活动,并且因为需要对心内压力阶差进行精准评估,患儿需在安静状态下接受检查,所以经常有必要对小于三岁的婴幼儿进行检查前镇静。由于对心脏复杂解剖和功能的评估需要观察动态图像,超声心动图的存档通常是以视频方式而不是固定帧数图像保存的。

在儿科人群中,经食管超声心动图检查主要应用于手术室内的先心病手术中,以及介入心导管室。检查方法与前面所介绍的超声心动图技术相似。

做出诊断

当得到图像后,就应根据心脏解剖的节段分析法(见第 63 章)得到一个综合的诊断。有关超声心动图所见的报告常用模板见于框 64-1。应知道该模版是符合逻辑并且是主要依据血液流动到不同心脏节段得到的结果。

框 64-1　超声心动图报告格式

心脏位置
描述腔静脉和右心房节段
描述房室通道,包括房室瓣
描述心室
描述圆锥动脉干
描述半月瓣
描述冠状动脉
描述主动脉,包括弓的位置和分支,以及是否存在缩窄
描述肺动脉干及分支
描述动脉导管
描述心室功能
描述心包和心包积液
描述任何肿块、赘生物或血栓
是否存在胸腔积液
评估横膈运动

关键点

绝大多数先天性心脏病的患儿仅经过超声心动图的诊断后就进行了手术治疗。

超声心动图的标准图像切面与心脏轴向有关,与体轴无关。

通过理解心脏的节段解剖可以更好地了解心脏。

推荐阅读

Ayers NA, Miller-Hance W, Fyfe DA, et al. Indications and guidelines for performance of transesophageal echocardiography in the patient with pediatric acquired or congenital heart disease: a report from the Task Force of the Pediatric Council of the American Society of Echocardiography. *J Am Soc Echocardiogr.* 2005;18:91-98.

Eidem BW, Cetta F, O'Leary PW, eds. *Echocardiography in pediatric and adult congenital heart disease.* Philadelphia: Lippincott Williams & Wilkins; 2010.

Lai WW, Geva T, Shirali GS. Guidelines and standards for the performance of a pediatric echocardiogram: a report from the Task Force of the Pediatric Council of the American Society of Echocardiography. *J Am Soc Echocardiogr.* 2006;19:1413-1430.

Lai WW, Mertens L, Cohen MS, et al, eds. *Echocardiography in pediatric and congenital heart disease: from fetus to adult.* Hoboken, NJ: Wiley-Blackwell; 2009.

Lopez L, Colan SD, Frommelt PC, et al. Recommendations for quantification methods during the performance of a pediatric echocardiogram: a report from the Pediatric Measurements Writing Group of the American Society of Echocardiography Pediatric and Congenital Heart Disease Council. *J Am Soc Echocardiogr.* 2010;23:465-495.

第 65 章

儿科心血管病的胸片

J. A. GORDON CULHAM and JOHN B. MAWSON

胸片在诊断和评估先天性心血管病中的作用不断发展,它曾作为评估心脏病的主要技术方法,随着超声心动图成为体格检查后的主要的首选检查方法,特别是在新生儿期,X 线检查目前已成为辅助检查方法。但是,胸片仍可以对疑似心血管病的患儿提供筛查线索,并且对已知患有心脏病的婴幼儿的心肺循环提供重要征象。而且,胸片在术后早期和心脏病随访中均发挥着重要作用。后面的这些问题超出了本章所应叙述的内容。

心脏病患儿胸片的主要表现包括心脏增大、肺血管的变化(循环显著增加或减少),以及肺静脉高压和肺水肿。但是,尚有一些情况需要强调。首先,具有相对较轻结构缺陷的患儿,甚至某些严重或复杂的先心病患儿,其胸片可表现正常,这种情况常见于新生儿期。其次,胸片通常不能提供关于特定腔室大小、心肌肥厚、心内连接或畸形的有用信息,需要进行超声心动图检查、MRI、CT 或血管造影以准确评价心内结构和功能。另外,某些表现(如靴形心或蛋形心)为法洛氏四联症或完全性大动脉转位的非特异性征象。在另一方面,平片表现也可以为心外病变提供特异性征象(如心上型完全性肺静脉异位引流、主动脉弓异常、肺动脉狭窄和主动脉缩窄)。

胸片的系统评价包括心脏的大小、外形和位置,肺血管、气道及纵隔,以及内脏位置和骨骼异常的评价。应用这样的方法通常可以诊断诸如分流性或是左侧或右侧梗阻性心血管疾病,而这些疾病可能引出不同的鉴别诊断及有非特异性临床表现的病因鉴别,比如充血性心衰或发绀(框 65-1)。

框 65-1　心脏明显增大的鉴别诊断
容积负荷,见于严重瓣膜反流(如 Ebstein 畸形或肺动脉闭锁伴室间隔完整)或存在巨大分流的患者。
泵衰竭,见于心肌病(包括左冠状动脉异常起源于肺动脉)的患者
心包疾病
心脏或纵隔肿瘤

技术

像所有医学影像检查方法一样,医生应将注意力放在优化检查和读片中。适当的曝光条件、中心线、准直、患者的体位以及吸气相都是非常必要的影响因素。

许多婴儿的胸片是在前后投射位以及仰卧位下获得的,由于胸部较小,这种技术常使心脏较少被放大,而在较大儿童中可见放大。射线束入射角也可以影响心脏和大血管的影像。在躯体前倾时,心脏显示更趋向于球型;在中心线靠上时,肺动脉流出道则显得突出;当躯体后倾时,心脏的绝大部分被半侧横膈所掩盖。斜位像对于观察心脏作用不大,吞钡像可用于怀疑存在血管环或肺动脉吊带(当可疑出现这种表现时,应该进行断层成像以完成评估)。胸部透视很少使用,除非是为了要评价人工瓣膜功能、横膈或气道动力。

系统读片

正常解剖和生理

阅读小龄儿胸片的挑战之一是患儿解剖和生理的多样性。例如,胸腺大小和位置的变化,可类似于心脏增大、异位血管、心包积液或是纵隔肿物。

胸腺极少向后延伸。在大于 6 岁的儿童中,胸腺通常不会在阅读胸片时引起疑问。

新生儿存在生理性肺动脉高压,因此在出生后 4~6 周,肺血管阻力下降之前不会出现巨大的分流(图 65-3)。同样,如果动脉导管未闭合,新生儿胸片也可以不显示严重肺动脉狭窄或闭锁的预期表现。

婴幼儿(0~2 岁左右)的小气道生理学特点导致了该年龄段患儿肺水肿的特异表现。具体而言,当出现间质性肺水肿时,婴幼儿特异的表现为肺充气过度,这种情况通常见于气道炎症合并毛细支气管炎时(图 65-3 和图 65-4)。

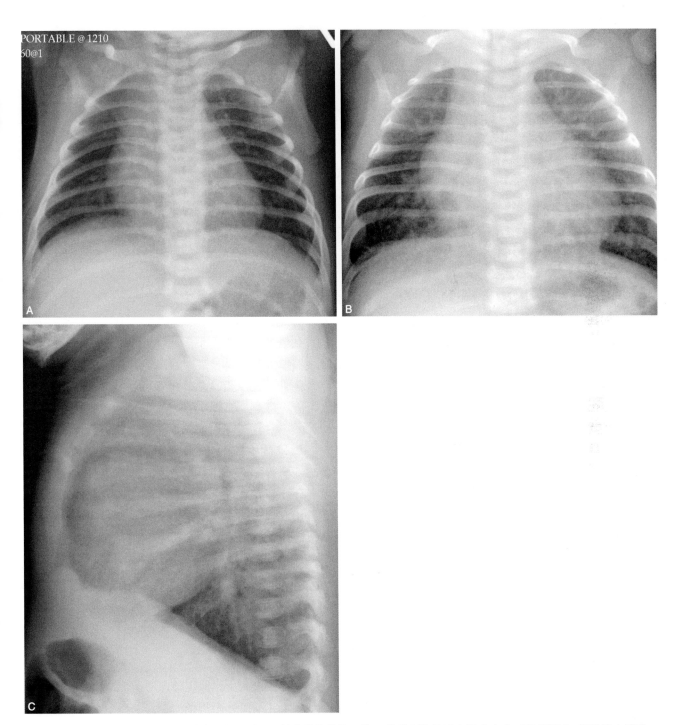

图 65-3　新生儿完全性大动脉转位。出生后 1 天的患儿的胸部正位 X 线片（**A**）显示心脏大小在正常范围内，以及肺血管分布正常。该患儿在 7 周大时（**B** 和 **C**）心脏增大，肺血管增多。随着肺血管阻力的降低，心脏和肺循环的容积负荷发生变化

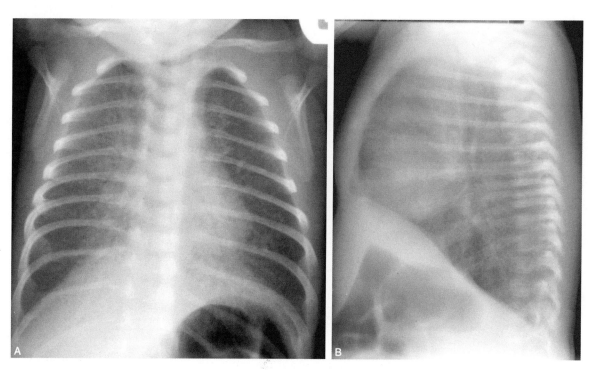

图 65-4　婴儿完全型肺静脉异位引流合并梗阻。胸部正(A)侧(B)位 X 线片显示心脏大小正常,肺过度充气,以及肺间质增厚伴肺水肿

作为间质性肺水肿的适应性反应,肺过度充气可阻止小气道闭塞。在缺乏呼吸系统感染的临床表现的情况下,肺过度充气是早期肺水肿的重要征象。

心脏大小

由于婴幼儿胸腺相对较大且吸气不足,故难以在前后位胸片中准确评价心脏大小。心胸比率的测量没有实际意义。在侧位片中没有胸腺的影响,通过对心脏前后径的评估,可以为判断心脏实际大小提供可靠参考。但是,胸腺可完全填充胸骨后间隙,遮挡右心室流出道。在年长儿中,前后位胸片则更有用,放射医师可以通过正侧位评估心脏的三维容积。在漏斗胸患儿中,心脏可在前后位胸片中显示增大,但在侧位片中显示受压。有严重瓣膜反流的患儿可见心脏明显增大,特别是三尖瓣疾病(埃布斯坦畸形)、心包渗出和心肌病,而心脏明显增大较罕见于心脏肿瘤病例。纵隔肿块有时表现可类似于心脏增大。

肺血管系统

胸片为我们观察肺循环提供了一个途径,胸片所提供的相关信息可以弥补超声心动图的不足。肺血管在胸片中可以表现为肺血流增多、血流减少、正常血流或肺静脉高压。在 Fallot 四联症、肺动脉闭锁或其他罕见病例中,胸片可发现肺血流不对称。对于肺血管的评估既非常重要也非常困难。体位不正或呼气相等低质量胸片难以满足观察肺血管的需要。大多数小儿胸片为仰卧位照相,故从肺底到肺尖血流分布对称。

肺血增多

当肺血流量增加一倍时(即肺循环血流量/体循环血流量为 2:1),肺血管显著增粗。

基于这种现象,小的分流在胸片中不能被发现。胸片中发现中度血流量增加需要非常丰富的经验。一个有用的征象是比较肺动脉末端与伴行支气管,如果肺动脉横径大于伴行支气管则提示血流增加。但是,肺动脉横径轻度增宽时,胸片可以表现为正常。增粗的血管向肺外带进一步的延伸。肺血流量增加应伴随心脏增大,因此此时心脏容量也增加。

肺血减少

确定肺血减少比确定肺血增多更加困难。

新生儿期以外出现的青紫型患儿,肺血流表现为正常限度内,极有可能存在一个右向左的分流,见框 65-2。

肺血正常

肺血管分布在无分流或充血性心力衰竭的瓣膜病变、少量到中等量分流、甚至在某些缺损平衡的复杂性先心病时,胸片可以表现正常。例如,在单心室伴中度肺动脉狭窄的病例中,进入肺脏的血流既不增多也不减少。

框 65-2 肺血减少伴发绀影像表现的鉴别诊断
Fallot 四联症
三尖瓣闭锁
Ebstein 畸形
重度肺动脉狭窄或肺动脉闭锁伴室间隔完整
复杂先天性心脏病伴肺动脉明显狭窄或闭锁

肺静脉高压和肺水肿

在年龄小于 2 岁的婴幼儿中,肺静脉高压早期通常表现为肺过度充气(见图 65-4)。随着间质积液聚集,肺周围支气管和血管变得模糊。间隔线(如柯雷氏线)在儿童中少见。最终可出现肺泡性肺水肿。在严重心力衰竭病例中,难以确定心力衰竭是由肺静脉高压单独引起或是合并已存在的巨大右向左分流所致(框 65-3)。肺水肿可使肺血管细节模糊,同时左心衰竭可使血管纹理增粗。对于患有急性病毒性呼吸道疾病的儿童来讲,由于炎症可导致肺纹理模糊和肺过度充气,这与充血性心力衰竭的表现相类似,故难以发现心脏疾病。在仰卧位的病人中,胸膜渗出将位于胸廓背侧。与存在巨大分流的儿童不同,患有左侧梗阻或泵功能不良的患儿,心脏通常表现为与血管纹理不成比例。

框 65-3 肺静脉淤血影像表现的鉴别诊断
完全型肺静脉异位连接伴梗阻
肺静脉闭锁
重度肺静脉发育不良或狭窄
三房心
二尖瓣闭锁
左心发育不良综合征
心肌病
重症主动脉狭窄
重度主动脉缩窄
大分流伴充血性心力衰竭

中央肺血管

外周血管明显突然变细是肺动脉高压的一种征象,而后者在儿童中罕见。在 Fallot 四联症合并肺动脉瓣缺如(不要与肺动脉闭锁相混淆)的罕见病例中,即使在新生儿期也可以发现肺门血管增粗,但是这些增粗并非由于肺动脉高压所致。

肺血流不对称

必须对胸片进行仔细观察以发现不对称血流,后者可能为肺动脉狭窄或发育不良所致,肺静脉阻塞或机械通气时出现继发性血管收缩紊乱以及手术后也可出现这种征象。必须认真阅读胸片以避免对旋转胸片做出错误诊断。在 Fallot 四联症或肺动脉闭锁、肺动脉狭窄(通常位于插管左侧)而出现肺血流减少的患儿中,肺血流不对称是较常见的问题。

左侧肺动脉可变为孤立型,同时出现左肺发育不良。早期认识这种并发症可及时进行修复,使肺脏得到正常发育。

气道和纵隔

胸片还能够显示胸腺、纵隔肿物、主动脉弓位置以及血管环的存在,气管的大小和位置对于弓畸形是一个非常重要的指征。仔细阅读前后位及侧位胸片可发现气管狭窄或移位。

当出现主动脉弓、肺动脉异常,以及其他更严重的心脏增大型疾病时,患儿胸片中可见大气道机械性梗阻和移位。同时应仔细观察降主动脉的位置和轮廓。对主动脉弓离断的病人而言,婴幼儿中可见的征象可能仅为降主动脉向左侧突出。这种走形通常见于中老年人,是与年龄相关的胸主动脉扩张所致,但在儿童中该征象为异常表现。

位置

除非腹部和胸部位置异常(即在腹部中非对称性分布的脏器解剖位置异常)以及心脏相对于内脏的位置得到确定,否则胸片对于心脏的评估是不完整的。在内脏正位中出现右位心强烈暗示合并有心脏复杂畸形。心脏位置异常可以具有正常表现的肝脏和胃。气道解剖和肺形态是内脏位置的可靠指征。对称性支气管几乎见于所有右位异构(无脾综合征),以及68%的左位异构(多脾综合征)的患儿中。脾脏功能障碍及小肠旋转不良可见于这些患儿。

骨骼畸形

一张完整的胸片阅读必须应包括对胸廓骨骼的观察。先天性心脏病虽然几乎不合并骨骼畸形,但脊柱畸形和胸骨畸形可以发生(包括脊柱侧弯、半椎体畸形和肋骨畸形,以及胸骨骨化中心数目异常和胸骨短小)。在极少数主动脉弓缩窄的婴幼儿中可见肋骨切迹,但它可见于青少年和学龄儿中,出现肋间动脉发育。在胸部手术后常可见骨骼改变。

结论

胸片的作用随着超声心动图的发展而有所变化，既往的文献和研究可能夸大或贬低了胸片的应用。对胸片仔细和全面的阅读仍然在先天性心血管疾病的患儿诊疗中发挥着重要作用。

关键点
新生儿期肺血管阻力的改变影响了心血管疾病的临床表现。 肺过度充气是婴幼儿充血性心力衰竭的一个征象。 即使患有严重心脏病的儿童,胸片表现也可正常。

推荐阅读

Donnelly LF, Gelfand KJ, Schwartz DC, et al. The "wall to wall" heart: Massive cardiothymic silhouette in newborns. *Appl Radiol.* 1997;26: 23-28.

Kellenberger CJ. Aortic arch malformations. *Pediatr Radiol.* 2010;40: 876-884.

Laya BF, Goske MJ, Morrison S, et al. The accuracy of chest radiographs in the detection of congenital heart disease and in the diagnosis of specific congenital cardiac lesions. *Pediatr Radiol.* 2006;36:677-681.

Markowitz RI, Fellows KE. The effects of congenital heart disease on the lungs. *Semin Roentgenol.* 1998;33:126-135.

Strife JL, Sze RW. Radiographic evaluation of the neonate with congenital heart disease. *Radiol Clin North Am.* 1999;37:1093-1107.

第 66 章

儿科心胸 CT 血管成像

DONALD P. FRUSH

针对儿科心胸血管疾病的无创性影像诊断技术得到巨大发展，其中一个技术进步是多排探测器 CT（multidetector array computed tomography，MDCT）的产生。MDCT 采用 CT 的血管成像术已经成为对心血管结构进行评价的首选影像学检查方法，并可在新生儿期尽早的开展相应检查。目前业内人士越来越多的将这项技术作为儿科 CTA 的基础。如果检查的技术操作没有达到最优化则将影响诊断。有关 CTA 的技术操作（不只是诊断阅读和对结果的沟通）已经成为影像专家的一项能力。因此，本章的目的是对儿科胸部 CTA 检查提出技术性指南，本章还会提供一些临床病例以进一步说明这些技术的要点。

利与弊

儿科 CTA 可实现较其他一些现代化影像检查技术为优的能力，包括超声心动图、MRI 和传统心导管和血管成像技术。首先，CT 可以提供针对肺和气道以及其他一些局限性结构的最为全面的检查，这些检查既可用于先天性血管疾病也可用于获得性血管疾病。

先天性血管疾病可造成气管受压或移位从而影响呼吸系统（如血管环或肺动脉吊袋），导致肺组织阻塞性效应，或造成肺实质内的气体滞留，如心源性肺水肿导致的弥漫性肺通气不足或磨玻璃征。另外，CT 可提示或证实合并的原发性呼吸系统疾病，如肺发育不良或气管软化症。虽然传统血管造影可提供有关肺和气道的信息，但该方法主要集中于对血管腔内解剖的评价。此外，比起磁共振血管成像、超声心动图或传统血管造影技术，婴幼儿进行 CT 检查需要更少镇静。

采用新的技术，对婴幼儿进行整个胸部完整检查所耗时间小于 1 秒，如使用容积 MDCT（如 320 排探测器一圈扫描采集）或双源 MDCT（图 66-3）。而无论采用超声心动图、MRI 血管成像或血管造影术，完成检查所需时间多超过 20 分钟，有些甚至超过 1 小时。检查时间的缩短意味着 CT 更容易被婴幼儿、儿童以及在ICU 中的患儿所接受，后者需保持静止固定或因其他原因需要迅速完成检查。就质控（包括显示）而言，CT 与其他影像相比也具有优势，与超声心动图相比，后者是具有更加明显的操作者依赖性检查；与 MRI 检查相比，后者操作员选择的参数和序列不同将直接影响着检查质量。在患者监护方面，CT 也同样优于 MRI。另外，许多 MRI 的禁忌证（如起搏器、管腔支架和某些手术装置）均非 CTA 的禁忌证，且 CTA 检查较 MRI 血管成像产生的伪影更少。与传统血管造影不同，CTA 的多平面重建和三维成像能力使诊断者几乎可以非实时回顾任意方向的图像。而在传统血管造影中，观察图像的层面仅限于特定程序选择的层面，并且在超声心动图中，记录的检查层面或视图是可用于非实时回顾的唯一信息。CT 的检查费用与多普勒超声心动图相差不大，总数少于 MRI，较传统血管造影也很低廉。

CTA 也具有某些弊端。CTA 具有电离辐射，这同样存在于传统血管造影，但 MRI 或超声心动图则无此缺点。CT 射线剂量的大小取决于所使用的扫描技术。总的来讲，CTA 检查的剂量可与常规胸部 CT 扫描的剂量相当或较其更低。据计算，幼儿进行 CTA 检查的剂量可小于 1.0msv。通过门控技术，利用前瞻性门控技术和更新的容积扫描，剂量可以较传统 CT 扫描技术和回顾性门控技术显著降低。绝大多数情况下，正确执行的儿科 CTA 检查剂量可低于传统诊断性血管造影剂量。传统心电门控 CTA 检查剂量通常大于限制性诊断性常规血管造影或非门控 CTA 剂量。CTA 与传统血管造影和 MRI 血管成像同样需要静脉注射对比剂。主要副作用（气管痉挛和心血管衰竭）的危险来源于静脉注射碘对比剂，但其风险在儿科中非常低。与超声心动图检查、MRI 和传统血管造影成像不同，儿科胸部 CTA 多用于心血管形态学的评估，虽然心脏功能和其他血流动力学信息也可通过该项检查获得。针对心血管评价的 CT 同样是非便携式的。

在选择适当的影像检查方法时应考虑多种因素，个人经验是非常重要的影响因素，因为需要有能力对

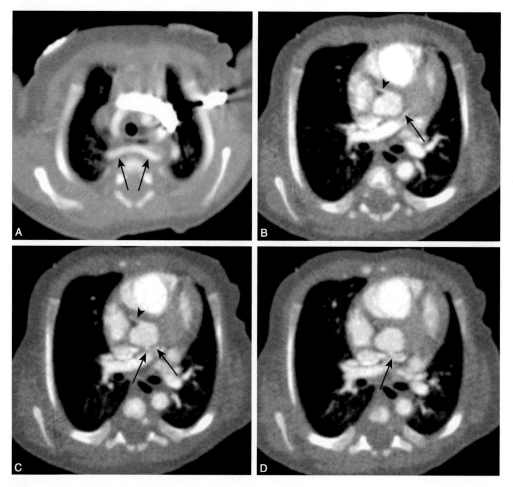

图66-3 新生儿呼吸困难。超声心动图不能完整评估主动脉弓解剖。非门控双源心脏 CT 血管造影采用大螺距 3.2、80kVp、60 有效 mA，以及 6.0ml 碘造影剂（300mg/ml），预计辐射剂量约为 1.4mSv，扫描时间约为 0.6 秒。**A**，右侧锁骨下动脉（箭）异常走行于气管后方，气管管腔大小正常，未发现呼吸困难原因。**B~D**，大螺距扫描难以很好的描述小的结构，展示右冠状动脉的正常起源（**B 和 C**）（箭头）以及相对靠后的左冠状动脉起源（**B~D**）（箭）

该方法进行解读。患者个体必须能耐受所选择的检查，同时影像专家如放射科医生也推荐使用该项检查。在小于 16 排的 MDCT 上进行 CTA 检查（如 4 排和 8 排 MDCT）是存在问题的，影像质量（包括对比增强以及多层面重建）受限。与需要等待数日的 MRI 检查相比，CT 检查可以在当天完成或短期内完成。通常，超声心动图是首选的检查方法，除非出现禁忌证则 MRI 作为二线检查方法。

技术

框 66-1 显示了进行儿科 CTA 检查的步骤。

儿科心血管 CT 评价较成人心血管 CT 评价相对简单。儿科 CTA 在获得有关诊断信息的同时要尽量减少辐射剂量。患者的准备工作包括了对检查的临床适应证有所了解，以及对所发生问题的解剖结构有所了解。最理想的血管显影和最小的条形伪影部分依赖于操作者对

于异常先天解剖的了解，而了解对于心血管疾病所采用的姑息性和矫正性手术后解剖结构的变化也至为重要。

受检患儿应保持静止状态，这就需要对婴幼儿进行镇静。在 CTA 检查过程中最好保持屏气状态，但这并非强制性要求，特别是在采用容积扫描以及其他快速扫描技术时（如双源，大螺距扫描）。如患儿处于插管状态，在进行 CTA 扫描时最好使患儿吸气后屏气。金属器物（如起搏器、心脏内导线、胸骨缝合线、支架、金属夹和人工瓣膜）及手臂（图 66-5）均可引起条形伪影。监护仪及其附属导线应被置于扫描野之外，以最大程度减少穿过胸部的条形伪影。了解用于静脉注射对比剂的留置针位置和管径有助于确定注射速率以及对比剂到达心脏的时间。最后，由于心脏 CT 检查可能在具有左向右分流或复杂性先天性心脏病患儿中进行，故应在检查过程中给予特别注意，以避免在注射对比剂时注入空气或栓塞物。虽然这种情况非常罕见，如果出现将为成人心脏检查中的一个问题。

框 66-1　儿童计算机断层摄影血管造影的步骤

　　检查对象为无其他异常的 4 周龄男婴,体重 4.0kg,患有先天性喘鸣。超声心动图显示存在血管环(见图 66-6)。

　　规划计算机断层摄影血管造影

　　1. 确定计算机断层摄影血管造影(CTA)是适宜的检查。超声心动图不能提供确定性诊断。磁共振需要镇静和 2 到 3 周的预约周期。CTA 当天即能完成检查。

　　2. 确定要解答的疑问。主动脉弓和气道。不需要非常详细的检查(如小血管)。胸主动脉的中下段不是必需成像的(可因此降低辐射剂量)。

　　3. 熟悉解剖。血管环,包括无名动脉压迫;肺动脉吊带并不出现喘鸣。

　　4. 患者禁忌。基本上没有。患者可以在准备好静脉通道后,CTA 检查开始前进食。

　　执行 CTA 检查

　　1. 静脉注射造影剂

　　类型:低渗非离子碘对比剂,300mg/ml。

　　剂量:总量 6.0mL(4.0kg,1.5ml/kg)。

　　速率和注射部位:24G 留置针穿刺手部静脉;尽可能快的速度,手动触发。

　　开始扫描:用结核菌素注射器小剂量团注 0.6mL 对比剂。短连接管。每隔 2 秒开始监测图像,当第一幅监测图像出现时开始小剂量团注对比剂。对比剂在 5 秒内达到右心室,在 6~7 秒内到达左心室。再加上 2 秒,因此在注射对比剂后的扫描执行的时间约为 8~10 秒。

　　2. 选择扫描参数:16 排探测器

　　扫描野:小

　　探测器厚度:16mm×0.625mm,预期多平面和 3D 重建,特别是气道重建。

　　轴位图像的层厚和层间隔:2.5mm,2.5mm 重建间隔。

　　管电流:60mA

　　峰值电压:80kVp

　　机架旋转时间:0.5 秒

　　螺距:1.375

　　3. 扫描补充

　　轴位重建 0.625mm 层厚;0.5mm 层间隔;软算法。

　　冠状位和矢状位重建 2.5mm 层厚和 2.5mm 层间隔;轴位重建数据也可用于容积 3D 重建。

From Frush DP. Technique of pediatric thoracic CT angiography,*Radiol Clin North Am*. 2005;43:419-433

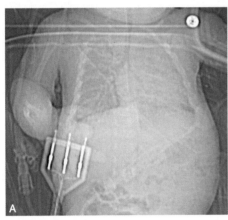
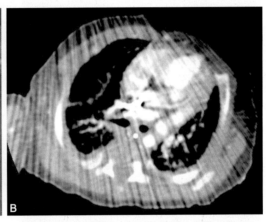

图 66-5　导线产生的伪影。**A,**CT 定位相显示导线位于扫描范围内。**B,**注意大量条形伪影。(From Frush DP:Thoracic cardiovascular CT:technique and applications,*Pediatr Radiol*. 2009;39(3):464-70. Reprinted with permission.)

　　关于静脉注射对比剂的技术问题应该包括对比剂的类型和浓度,剂量,注射速率和注射后开始扫描的时间。通常来讲,儿科人群的增强 CT 扫描推荐使用低渗透压、非离子型对比剂。碘离子浓度不同的造影剂有很多,但通常采用 300mg/ml 浓度左右。对新生儿和婴幼儿而言,高浓度对比剂(如 370mg/ml)将更好的显示小血管。剂量通常采用 1.5mg/kg,最大剂量为 125ml。使用心电门控检查时,对比剂剂量还可以进一步减少(如小于 100ml)。当患儿躺在扫描床上需进行第二次 CT 扫描时,则追加造影剂剂量为 1~1.5mg/kg。在这种情况下,最大剂量应为 3.0mg/kg。对于单次检查来讲,这种剂量仍是合理的。

　　注射速率依赖于采用人工推注,还是高压注射器注射,也同样取决于留置针的粗细。绝大多数经外周静脉置入中心静脉导管不能够允许进行 CTA 检查中的对比剂注入。建议使用 24 号留置针,注射速率为 1.5ml/s,22 号留置针,注射速率则为 2.0~2.5ml/s,以及 20 号留置针,注射速率为 3.0~4.0ml/s。在可能情况下,应采用高压注射器注射对比剂,它可提供更理想的增强曲线。但是,当无法采用高压注射器而使用手工推注对比剂时应尽量加快推注速度,以获得更好的对比效果。使用高压注射器通过中心静脉导管推注对比剂时,要依据个人经验和参数选择调节注射速度。

　　造影剂注射后开始扫描的时间是 CTA 检查的重要影响因素。一般来讲,扫描可以在造影剂注射过程中开始或注射结束后立即开始。扫描时间的选择依赖于需要显影的结构的显影程度。延迟扫描通常用于观察胸主动脉及其大分支以及体静脉结构,而早期扫描则适用于观察右心结构,特别是肺动脉结构。但是由于在儿童中 CTA 检查对象的身体大小差别很大(如 1.0~100kg),不可能进行单一方案的推

荐,故可以采用经验性的延迟扫描。可通过注射速率确定延迟扫描的时间范围。一般来讲,绝大多数 CTA 检查,即使是最小的儿童,也不会在开始注射造影剂后 5s 内进行扫描。对于较大儿童,经验性延迟时间可以达到 50 秒。团注追踪技术可以用于激发 CTA 检查的开始,这样就避免了预估延迟扫描的时间。或者,可以采用小剂量团注测试技术,使被检查区域在造影剂到达后显影(心脏 CT 而言心脏右侧与左侧对比)(图 66-6)。

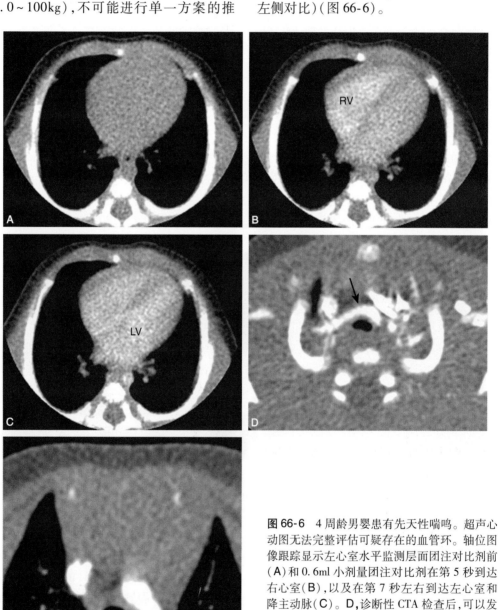

图 66-6　4 周龄男婴患有先天性喘鸣。超声心动图无法完整评估可疑存在的血管环。轴位图像跟踪显示左心室水平监测层面团注对比剂前(A)和 0.6ml 小剂量团注对比剂在第 5 秒到达右心室(B),以及在第 7 秒左右到达左心室和降主动脉(C)。D,诊断性 CTA 检查后,可以发现胸廓入口处水平气管狭窄,约为正常头臂动脉(箭头)前后径的 50%,但不存在气管远端或主动脉分支异常(E)。(From Frush DP. Technique of pediatric thoracic CT angiography, *Radiol Clin North Am*. 2005;43:419-433. Reprinted with permission.)

甚至在新生儿中也可以采用这种小剂量团注测试技术。注射造影剂总量的 10% 需要使用结核菌素注射器以及最小的连接管和连接管内死腔所存储的团状注射剂量小于 1ml。小剂量团注造影剂到达左、右心的时间被记录，这一时间可以用于设置延迟扫描。在新生儿中，通常在到达时间上再加 2~3 秒可获得理想的增强效果。没有测试团注的追踪操作很简单，小剂量测试团注技术几乎不用于儿童非门控的 CTA 检查。Fontan 术后可能要求特殊的对比剂注射技术。

扫描技术包括调整扫描参数，如探测器排数、探测器厚度、机架旋转时间、管电流（毫安）以及管电压（kVp）。扫描参数如层厚和层间距可以在容积扫描结束后进行调节（这些参数通常包括在扫描协议中）。对于 CTA 检查的建议见表 66-1。

表 66-1	儿童心血管多探测器阵列 CT 血管造影技术指南									
体重（lb）	kVp	mA*	层厚（mm）†	螺距‡			探测器厚度（mm）		重建间隔（mm）
				4	8	16,64	4,8	16,64	
10~19	80~100	60	1.25~2.5	1.5	1.35	1.375	1.25	0.625	1.0~2.5
20~39	80~100	70							
40~59	100	80							
60~79	100	100							
80~99	120	120							
100~149	120	140~160							
>150	120	≥170							

所示的技术基于 GE 的 CT 设备。相似的参数可用于其他 CT 设备的参考。

* 略高于体部 CT 扫描协议。使用最快腭架旋转时间。

† 显示的厚度。对于冠状位和矢状位重建以及三维重建，选择 0.5~1.0mm 间隔的探测器厚度（如 16 层扫描仪选 0.625mm）重建轴位图像数据，软件算法。多平面厚度和间隔应与轴位相似。为评估较大的结构（如主动脉），尤其是在大孩子中，可以使用更大的探测器（8 层扫描仪 2.5mm 和 16 层扫描仪 1.25mm）和更大的重建厚度和间隔。

‡ 对于较大的儿童和血管，多探测器阵列 CT 成像可以使用最大的螺距。

Modified from Frush DP. Evidence-based principles and protocols for pediatric body multislice computed tomography. In Knollman F, Coakley FV, editors: *Multislice CT: principles and protocols*, Philadelphia: Elsevier; 2005.

从 16 排或更高级 MDCT 检查中所获得的一组各向同性的图像可提供出色的多层面重建和三维重建图像，后者可以以熟悉的方式为临床医生（如心脏外科医生）显示复杂的解剖结构。由于薄层图像可提高重建质量，故在儿科 CTA 中推荐使用薄层扫描。应尽量采用最快的机架旋转时间以减少运动伪影的产生并获得尽可能短的扫描时间以保证患儿可忍受检查。对于非门控 CTA 而言，螺距范围通常是 1~1.5，其本质是进床速度（mm/s）除以准直宽度（mm）。管电流（包括管电流调节技术）变化依赖于患者大小（推荐值参考表 66-1）。

由于心胸 CTA 检查对比度相对较高，故可以考虑适当降低管电压。这可改善图像对比，尽管增加了一些噪声，但对婴幼儿而言，对比度增加的程度远大于噪声增加的程度，故可提高对比噪声比而获得更好的图像质量。所以，对于新生儿至学龄早期儿童应使用 80kVp（图 66-10），对于稍大的学龄早期儿童（年龄至约 10 岁左右，身体发育正常）应使用 100kVp。对年长儿可使用 120kvp。

随着图像处理的速度、存储及离线工作站实用性的进步，现在可以快速地实现儿科心脏大血管的多角度评估。图像重建时应尽量使用窄层厚以及间距。这些图像重建过程通常是在使用低噪声内核情况下完成的。

16 排探测器技术的产生以及空间分辨率提高之后，心脏门控 CTA 变得越来越流行。如前所述，前瞻性门控技术可降低辐射剂量。最近对该技术进行了回顾；门控技术的详细叙述已超出本章内容。即使对于采用非门控血管成像技术而言，也需要影像专家在扫描机旁确定增强扫描的细节，特别是对比剂的团注时间和扫描参数（如扫描范围、管电流和管电压），以及后处理表现。检查还应包括改善大血管的显影程度（如主动脉夹层）。但是，对于儿童的 CTA 评估常关注于冠状动脉的解剖，最近，双源 CT（即两个 X 线球管）已提高了时间分辨率（取消使用 β 受体阻滞剂控制心率），甚至心率可达 120 次/分钟（见图 66-10 和图 66-11）。冠状动脉 CTA 的儿科应用包括冠状动脉的先天畸形，如数目、起源或走行的异常，以及冠状动脉的术

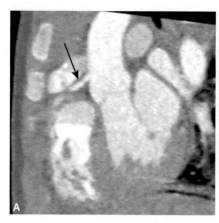
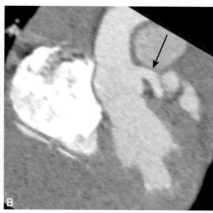
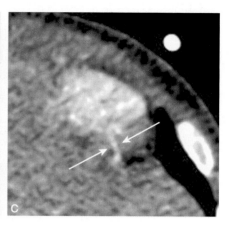

图66-10　10月龄男孩冠状动脉瘘。斜位重建最大密度投影图像显示右冠状动脉(A)(箭号)及左冠状动脉(B)(箭号)的起源,发现左冠状动脉稍粗大。C,沿心轴向下发现左冠状动脉远端冠状动脉瘘(箭号)穿过心肌进入右心室。(From Lerner C,Frush DP,Boll DT. Evaluation of a coronary-cameral fistula:benefits of coronary dual source MDCT angiography in children, *Pediatr Radiol*. 2008;38;874-878. Reprinted with permission.)

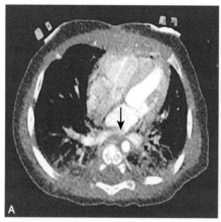
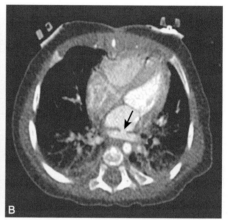

图66-11　婴儿完全型肺静脉异位引流的评估。超声心动图检查后怀疑肺静脉狭窄。行心电门控CT检查,不使用β受体阻滞剂(心率大约120次/分),使用的管电流为110mA(约为成人的一半)。可以发现右上肺静脉进左心房处(箭号)(A)和其余肺静脉汇合处(箭号)(B)发生狭窄。术中遇到肺静脉汇合处的扭转,并给予纠正。(From Frush DP,Yoshizuma T. Conventional and CT angiography in children:dosimetry and dose comparisons,*Pediatr Radiol*. 2006;36:154-158.)

后改变(如大血管转位纠正后)。另外,采用心脏门控技术观察系统性疾病(如 Kawasaki 病)对冠状动脉的影响(继发性狭窄或动脉瘤),这类报道在逐渐增多。像在成人中一样,尽管双源大螺距扫描可较非大螺距单源CT扫描机提供更好的心内解剖结构,使用心电门控技术可以更好地显示心内解剖。简单地将成人扫描技术应用于儿童将导致辐射剂量的明显升高,达到30msv,大约是儿童常规胸部CT扫描剂量的10~20倍。在婴幼儿和儿童中,使用较低的管电流和管电压,采用心电门控技术评估心脏的辐射剂量和图像质量可反映出该技术较其他部位的检查为低剂量技术(见图66-6)。

采用乳腺含铋防护罩可有效降低乳腺接受的辐射剂量同时还可保持儿科胸部CT扫描的图像质量,但是这种遮挡防护相对于其他降低剂量的技术而言具有

多少益处,目前尚存在争论。采用以器官为基础的剂量调节技术,即根据所检查器官大小而调节管电流以降低皮肤摄入剂量的技术(如针对乳房),尚未在儿童胸部CT检查中系统的研究。另外,迭代重建技术似乎也可以为降低剂量或提高儿科胸部心血管CTA图像质量提供新的机遇。

结论

在过去十年,胸内心血管解剖的 CT 评估在成人和儿童中均显著增加,在某些儿科人群中,包括非常小的婴儿,在进行心脏 CT 血管成像检查前或检查过程中均应考虑到技术调节。这些技术调节包括适当的患者准备和扫描技术的个体化方案以解决具体的临床问

题,以及儿童所独有的技术因素(如大小)。这些技术调节同样要尽量减少辐射剂量。尽管存在这些挑战,在绝大多数复杂病例中仍然可获得质量极佳的心脏血管成像。

关键点

扫描技术对于优化儿科心血管 CTA 至关重要。

儿科 CTA 扫描协议较成人相对简单。

如果操作得当,儿童进行非门控或门控 CTA 检查的剂量可达到或低于 1.0msv。

掌握临床需求和先天性疾病的解剖将有助于进行安全和高质量的儿科检查。

由于高对比血管增强,儿科心血管 CTA 可较其他部位成像使用低管电压(如 80 和 100kvp)。

推荐阅读

Frush DP. Thoracic cardiovascular CT: technique and applications. *Pediatr Radiol.* 2009;39(3):464-470.

Frush DP. Evidence-based principles and protocols for pediatric body multislice computed tomography. In: Knollman F, Coakley FV, eds. *Multislice CT: principles and protocols.* Philadelphia: Elsevier; 2005.

Siegel MJ. Computed tomography of pediatric cardiovascular disease. *J Thorac Imaging.* 2010;25:256-266.

Young C, Taylor A, Owens C. Paediatric cardiac computed tomography: a review of imaging techniques and radiation dose consideration. *Eur Radiol.* 2011;21:518-529.

参考文献

Full references for this chapter can be found on www.expertconsult.com.

第 67 章

先天性心脏病磁共振成像

SADAF T. BHUTTA and S. BRUCE GREENBERG

心电门控的自旋回波和梯度回波脉冲序列是评估先天性心脏病解剖和功能的主要序列。磁共振硬件和软件技术上的创新一直提高着心血管成像的技术水平。针对心脏多方向上的稳态自由进动电影成像序列目前已经成为评估先天性心脏病解剖和功能的重要序列。并行成像协议减少了扫描时间，从而减少了儿童长时间镇静的需要。磁共振血管成像（MRA）的新序列实现了多时相成像或非静脉内注射对比剂成像。灌注成像也变得越来越普遍。

脉冲序列

心脏评估使用的是自旋回波和梯度回波序列。自旋回波，又称"黑血序列"，获得的图像能够在心内膜或血管壁与血液填充的内腔间形成良好的对比。双反转恢复序列附加了非选择性或选择性 180 度脉冲进一步使血流信号流空。双反转恢复脉冲序列是目前用于青少年和成人心脏解剖形态成像的最主要的自旋回波序列，但它需要患者屏气配合检查（图 67-1）。对于不能配合或镇静的儿童，常使用传统的 T1 加权序列。虽然 T1 加权序列耗时较长，但无需患者屏气配合。

血液在梯度回波序列中表现为高信号，是"白血"或"亮血"成像的基础。平衡稳态自由进动序列（b-SSFP）是最先进的"亮血"成像的梯度回波序列。b-SSFP 序列较以前的梯度回波序列扫描时间更短，且在心肌与血液之间可形成更好的对比。由于采用双反转恢复成像，b-SSFP 序列在屏气的情况下可以得到更理想的图像。对于需要镇静或不能配合的患儿，通过提高激励次数可最大限度减少呼吸运动伪影。该项技术是评估心脏运动和量化心脏功能的首选序列。在梯度回波成像中，狭窄或湍流造成的血液流动表现为在白血中的黑色射流（图 67-2）。

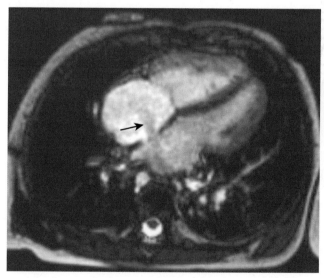

图 67-2 房间隔缺损。四腔心层面的稳态自由进动图像显示了右心房和右心室的轻度增大。可以见到一个小的房间隔缺损以及左心房到右心房的血液射流，提示了一个左向右分流（箭号）

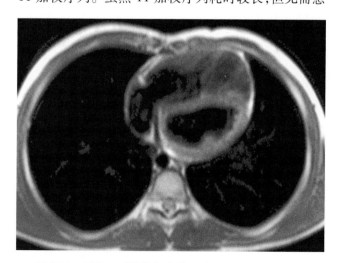

图 67-1 轴位双反转恢复自旋回波序列显示双侧心室和右心房。血液信号的流空很好地显示了心肌组织

功能评估

MRI 是心肌功能评价的金标准，在评价右心室功能方面也明显优于超声心动图检查。分别在收缩

末期和舒张末期通过一组心室短轴位的电影图像测量心室容积。截断层面的心内面积与断层厚度的乘积为断层容积,各断层容积求和便可分别得到左、右心室在舒张末期和收缩末期的容积大小。在心室短轴位的电影图像上分别勾画心外膜和心内膜,还可以得出左心室的心肌质量。心外膜和心内膜所包围的容积差值为左心室心肌容积,进而得出心肌质量。

因为儿童的身体大小差异较大,不同个体的心脏测量需要进行个性化的修正,通常采用患者体表面积作为参数。测量心室舒张末期和收缩末期可以计算出患儿的射血分数和每搏输出量。心输出量是每搏量和心率的乘积。心脏指数是心输出量除以体表面积所得的商。左心室心肌质量除以体表面积为心肌指数。对于左心室功能较差的年长的婴儿和儿童,心肌指数对于动脉转换手术的术前评估很有帮助。

在结构正常的心脏中,左、右心室心搏量一致。当出现左右分流及瓣膜反流时,心搏量可有差异。使用MR可以通过心搏量来计算分流大小和反流分数。通过较大心搏量除以较小心搏量可以得到分流大小或肺体循环血流量比(QP∶QS)。通过反流量(即心室搏出量的差异)除以较大心搏量可以得到瓣膜反流分数(图 67-3)。反流量也可由房室瓣或半月瓣或两者共同所得到。

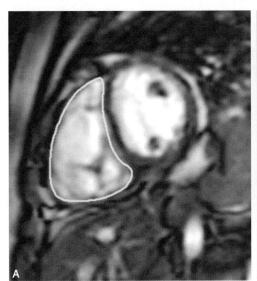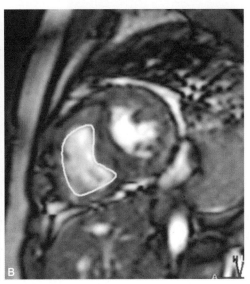

图 67-3 肺动脉反流。该病人在肺动脉瓣膜切除术后存在肺动脉狭窄,目前合并肺动脉反流,在右心室短轴位的稳态自由进动序列图像上,由心底至心尖方向分别勾画舒张末期(A)和收缩末期(B)的心内膜轮廓。通过右心室和左心室每搏量差异计算出肺动脉反流分数为 37%

$$QP∶QS = 心室搏出量1/心室搏出量2$$
$$瓣膜反流分数 = (心室搏出量1-心室搏出量2)/心室搏出量1$$

此处搏出量 1 为两心室搏出量中较大的一个。

定量相位对比成像采用梯度回波序列测量相位移位。血量定量是使用垂直于感兴趣血管或瓣膜的成像平面,定量测量流经的血流量和速率。血流定量既有幅度也有方向(图 67-4)。分流容积和反流分数也可定量算出。反流定量是通过:

$$血管反流分数 = 反流量/心搏量$$

使用改进的 Bernoulli 公式可计算出经过狭窄平面的压力差:

$$\Delta P = 4v^2$$

此处 ΔP 为通过狭窄层面的压力梯度瞬时峰值,v 为通过血流分析测得的经过狭窄平面的血流速度。

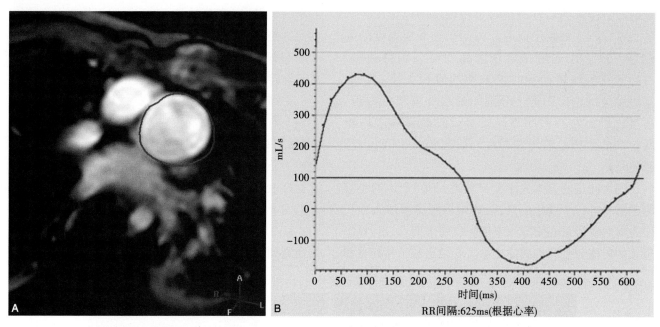

图 67-4　Fallot 四联症。15 岁 Fallot 四联症患者行肺动脉下补片治疗肺动脉流出道梗阻,使用 PC 法测量肺动脉流速。在肺动脉流出道周围画出感兴趣区(**A**)。流量曲线显示 34% 的中度肺动脉反流(**B**)

磁共振血管成像(MRA)

对比增强的磁共振血管成像(contrast-enhanced magnetic resonance angiography,CE-MRA)是在静脉团注钆对比剂后进行扫描的检查方法。该技术依赖于血液的短 T1 信号以及需要快速成像,使用的是短回波时间的时间飞跃扰相梯度序列。常规情况下,CE-MRA 是一种非心电门控技术,但屏气时可得到理想图像。近来,在高心率患儿中,使用锁孔技术和并行成像技术可以实现自由呼吸时间分辨率 CE-MRA 技术。

CE-MRA 可应用在镇静和无法屏气的婴幼儿中。虽然呼吸运动可导致一些图像质量下降,但通过并行成像技术缩短采集时间,或者通过减少激励次数来减少 MRA 采集时间,这样可以减小呼吸运动的影响效果。

CE-MRA 生成了一组高度比分辨率的容积数据(图 67-5),可在任意平面上进行三维容积再现及多平面重建,可以消除重叠结构。一次注射对比剂使得多

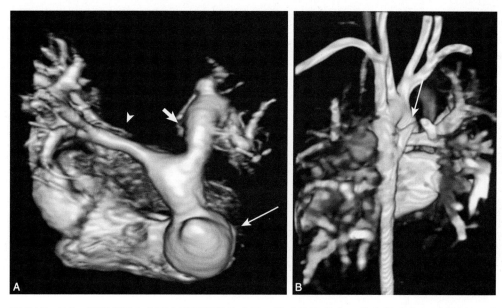

图 67-5　Fallot 四联症行右室流出道梗阻补片术后。肺动脉及分支三维容积重建上面观(**A**),可见右室流出道假性动脉瘤(箭号),右肺动脉发育不良(箭头),左肺动脉扩张(短粗箭号)。同一病人后面观(**B**)显示右肺上叶肺动脉与主动脉间侧支循环(箭号)

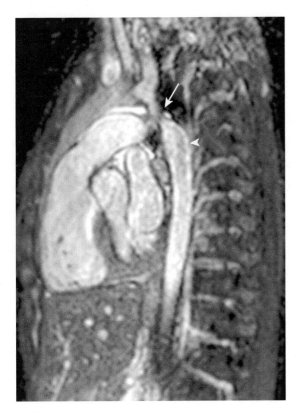

图 67-6 主动脉缩窄。3 岁患儿新近诊断主动脉缩窄，术前行磁共振检查。根据扫描协议，对胸部行非增强磁共振三维血管成像。箭所指的是动脉导管后主动脉重度狭窄的区域，而箭头所指的是狭窄远端血管内湍流，这与血流动力学上的明显梗阻一致

个血管同时成像是该项技术的另一个优势。

多时相 CE-MRA 可在儿科人群中不同的身体部

分实现血管成像，它与传统 CE-MRA 相比，具有更好的时间分辨率。通过 K 空间中心区域相对周边区域的过度采样，使一部分共用的 K 空间较螺旋式 K 空间填充实现更高的时间分辨率。在注射对比剂之前，应先获得一个蒙片，然后注射对比剂并开始扫描，以每个后续的容积减去之前的蒙片，获得一系列随时间发展得到的最大信号强度的投影图像。

呼吸门控和心电门控、脂肪抑制加三维 MRA 的技术（b-ssfp 序列）已被用于整个心脏的成像检查，它可以为评估心内解剖和冠状动脉提供高分辨图像（图 67-6）。该技术可在有或无对比剂注射的情况下进行，且对于患有严重肾衰竭以至于不能进行钆对比剂增强检查的患儿而言极为重要，因为他们在进行对比剂注射后有出现肾源性全身纤维化的危险。

灌注和延迟强化

不管有没有使用血管扩张剂，首次通过对比增强灌注成像均可评估心肌灌注储备。灌注显像在儿童中的使用受到限制。延迟增强成像提供了有关心肌缺血和非缺血性心肌病的异常心肌的信息，并且可以频繁用于儿科心脏 MRI 的常规扫描中。使用电影扰相梯度回波序列或 SSFP 序列负荷成像评估冠状动脉血流减少。比较静息状态下及药物负荷状态下的心室功能。梗死总是出现于心内膜下，缺血区可见显著的延迟强化（图 67-7）。在多个心动周期内，通过快速成像

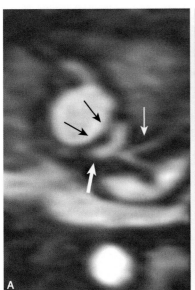
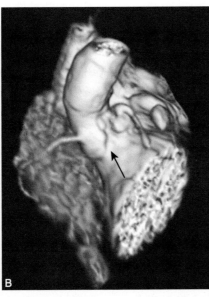
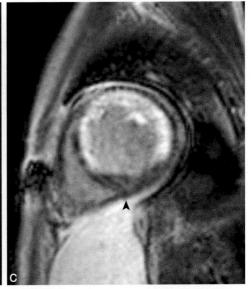

图 67-7 非增强三维磁共振血管成像多平面重建图像（A）显示低信号的心包组织（细黑箭号）将左冠状动脉（粗白箭号）局部隔离。左冠状动脉主干、左前降支和左回旋支可以很好的显示（细白箭号）。主动脉三维容积成像（B）显示了主动脉根部（箭号）缺陷，与多平面重建图像显示的心包组织相一致。钆对比增强成像延迟 10 分钟（C）可见左心室游离壁、前壁和室间隔的延迟强化。应注意右冠状动脉（箭头）分布

获得心肌灌注,由此显示对比剂团通过心脏的过程。冠状动脉狭窄的心肌区域由于造影剂进入减少而出现灌注延迟。注射钆对比剂后 10 分钟开始延迟强化。依据延迟强化出现的范围以及分布的特异性征象,可在引起心肌病的非缺血性原因中做出鉴别诊断。例如,肥厚性心肌病的延迟强化为片状而非融合状,且主要位于室间隔区域。非缺血性扩张型心肌病的病因较多,其延迟强化的表现也是多种多样。这种延迟强化具有两个相独立的征象:斑片状的室间隔延迟强化或者是透壁或心内膜下的延迟强化,后者无法与缺血性心肌病相鉴别。致心律失常性右心室心肌病可表现为右心室壁纤维脂肪浸润,局部出现延迟强化(见第 80 章)。

方案

术前成像

扫描方案应该根据患者的不同需要而个体化。MRI 是超声心动图在评价心血管畸形和功能方面的补充。例如,超声心动图可提供有关儿童 Fallot 四联症足够的心脏信息,但它不能充分显示肺动脉分支。肺动脉 CE-MRA 可补充超声心动图在这方面的不足,而且与数字血管成像相比,为非侵入性检查。

由于 MRI 检查包含大量图像,因此在读片时需进行有条理的节段性分析。形态学评价包括确定心房、支气管和腹部脏器的位置。心脏的位置和节段,包括评估房室连接和心室大血管的连接(见第 63 章)。也应注意肺静脉的数量和连接方式。间隔缺损、肺动脉畸形、主动脉畸形、分流及瓣膜和血管的狭窄或反流也应仔细评估。

罕见畸形或复杂畸形可能从 MRI 检查中获益,但绝大多数单发的心脏畸形不需要在最初诊断和治疗时进行 MRI 检查。通常使用轴位的自旋回波成像显示心脏和血管形态,而冠状位和矢状位成像也有助于观察心脏形态。长轴和短轴梯度回波电影成像有助于分析心脏功能,以及发现与间隔缺损或瓣膜反流有关的异常血流。短轴电影成像用于测量分流大小和反流分数,但较少在手术前使用。对怀疑有致心律失常性右心室心肌病的患儿,需要对心肌进行高质量的 T1 加权成像以评估脂肪沉积、局限性心肌变薄或小动脉瘤形成。长、短轴电影成像是观察右心室节段性室壁运动异常和右心室容积的必要方法。

主动脉和肺动脉的心外畸形可通过结合自旋回波和 CE-MRA 来评估。像其他类型血管成像一样,CE-MRA 提供管腔内结构信息,或管腔图。自旋回波序列通过显示血管壁对 CE-MRA 序列进行补充。CE-MRA 成像可以很好的显示主动脉瓣和肺动脉瓣狭窄导致的狭窄后扩展。马凡氏综合征或主动脉瓣膜狭窄合并的进行性升主动脉扩张很难由超声心动图测量,但很容易在 CE-MRA 图像中得到准确评估。CE-MRA 可以很好的显示血管环,还需要进行自旋回波成像确定合并气道狭窄的程度。气管的矢状位自旋回波成像可有帮助。虽然 CE-MRA 可显示主动脉弓缩窄以及侧支循环,其血流分析在确定相关压力梯度中有实用意义。降主动脉的侧支血流可通过测量主动脉近缩窄处和横膈水平的血流来进行定量分析。

术后成像

在儿童中,心脏手术后使用 MRI 检查较手术前更多。SSFP 心脏成像和大血管的 CE-MRA 成像联合应用于评估复杂性先心病姑息手术的单心室生理功能,如 Blalock-Taussig 分流术、中央分流术、腔静脉-肺脉分流术及 Fontan 手术。也可以用于评估狭窄、动脉瘤和侧支循环,但规划 CE-MRA 扫描时应注意可能因血液流动造成图像中的假象。CE-MRA 可评估分流的通畅或狭窄情况。分流血流可经血流分析得到定量评估。通过分析上腔静脉和下腔静脉的血流方式评估 Fontan 导管内的血流(如血流是否持续存在或者减少,甚至出现反向流动)。

因肺动脉瓣反流导致的右心室扩张患儿的心脏评估,是随访 Fallot 四联症修复术后或肺动脉瓣狭窄术后(见第 76 章)行心脏 MRI 检查最常见的适应证。心脏 MRI 检查可向心胸外科医生提供必要的定量数据及预后信息,而这些信息是超声心动图和心脏 CT 检查或心导管检查所无法提供的。

术后 MRI 评价同样有助于大动脉转位术后的评估。过去,通过心房水平的纠正手术对大动脉转位进行姑息治疗,但是目前首选动脉调转术。安装心房补片的患儿会出现补片狭窄或补片漏,这些情况均可以通过自旋回波和白血技术评估。作为体心室功能的形态学右心室易发生衰竭。经历动脉调转术的患儿有出现肺动脉及分支肺动脉狭窄的倾向,这些均可被 CE-MRA 很好的显示。

MRI 检查还有助于评估其他先天性心脏病矫正术后所发生的合并症。应根据每位患者的临床需要去设计 MRI 检查方案。通常来讲,血管狭窄和动脉瘤需要进行某些 MRA 检查,瓣膜反流至少需要一种方法来显示血流特点,手术后发生的心肌病需要对心室功能进行测量,并可从灌注及延迟强化中得到帮助。

关键点

多时相 MRA 扫描方法较传统对比增强 MRA 具有更好的时间分辨率。并行成像技术缩短了检查时间使得该项检查成为儿科心血管成像的理想选择。

B-SSFP 非增强三维 MRA 技术可提供良好的心内和冠状动脉的细节,该技术特别适用于严禁使用钆对比剂的肾衰竭患儿。

延迟强化成像可用于评估缺血性或非缺血性心肌病,并且可作为儿科心脏成像检查的常规序列。

推荐阅读

Chung T. Magnetic resonance angiography of the body in pediatric patients: experience with a contrast-enhanced time-resolved technique. *Pediatr Radiol*. 2005;35:3-10.

Krishnamurthy R, Slesnick T, Taylor M, et al. Free breathing high temporal resolution time resolved contrast enhanced MRA (4D MRA) at high heart rates using keyhole SENSE CENTRA in congenital heart disease. *J Cardiovasc Magn Reson*. 2011;i12(suppl 1):O31.

Lim R, Srichai M, Lee V. Non-ischemic causes of delayed myocardial hyper-enhancement on MRI. *AJR Am J Roentgenol*. 2007;188:1675-1681.

Varaprasathan GA, Araoz PA, Higgins CB, et al. Quantification of flow dynamics in congenital heart disease: applications of velocity-encoded cine MR imaging. *Radiographics*. 2002;22(4):895-905.

Vasanawala SS, Chan FP, Newman B, et al. Combined respiratory and cardiac triggering improves blood pool contrast-enhanced pediatric cardiovascular MRI. *Pediatr Radiol*. 2011;41(12):1536-1544.

参考文献

Full references for this chapter can be found on www.expertconsult.com.

第 68 章

心脏病核医学

S. TED TREVES and JAN STAUSS

心血管核素检查对解剖性影像方法是一种补充，它可在无创情况下评估患儿先天性或获得性心脏大血管疾病的心肌血流灌注、心肌活性、心肌功能（包括射血分数和室壁运动）、心脏分流以及局部肺血管血流。在不同的核心脏病学技术中，儿童常使用的是心肌和肺血流灌注成像。

心肌血流灌注

心肌血流灌注成像是在静脉注射示踪剂后，分别于最大负荷和静息状态时，由单光子发射断层扫描仪获得的。最大负荷可通过使患儿在跑步机上行走或骑固定自行车运动来达到。对于年龄太小不能配合运动试验的患儿（通常年龄小于 4 或 5 岁），可采用药物负荷试验，包括血管扩张剂（如双嘧达莫和腺苷）或增强心肌收缩力的药物（如多巴酚丁胺）均可安全使用。在儿童心肌 SPECT 检查中可使用不同的放射性示踪剂，包括锝-99m 甲氧基异丁基异腈（^{99m}Tc-MIBI）、^{99m}Tc-tetrofosmin 和 ^{201}Tl。^{99m}Tc-MIBI 和 ^{99m}Tc-tetrofosmin 均可以被心肌迅速摄取，在注射时即可反应局部灌注状态，与 ^{201}Tl 相比无"再分布"现象。与 ^{201}Tl 相比，在儿童核心脏病学中更多使用锝标记化合物进行检查，因为它具有更低的辐射剂量、更好的示踪性和光子能量，及更长的心肌滞留时间，以帮助进行门控心肌断层显像评估心室壁运动。^{99m}Tc 标记的化合物（MIBI 和 tetrofosmin）在极大程度上替代了 ^{201}Tl 在儿童心肌血流灌注检查中的使用。

心肌血流灌注 SPECT 的检查有助于发现多种疾病患儿在静息或运动状态下所出现的心肌灌注异常，这些疾病包括 Kawasaki 病、大动脉转位动脉调转术后、心脏移植、心肌病、胸痛、胸部创伤、左冠状动脉异常起源于右侧 Valsalva 窦、右冠状动脉异常起源于左侧 Valsalva 窦及左冠状动脉起源于肺动脉。其他较少见的检查适应证还包括高脂血症、主动脉瓣上狭窄、晕厥、主动脉缩窄和室间隔完整的肺动脉闭锁。在 Kawasaki 病和冠状动脉瘤的患儿中（在美国儿童获得性心脏病因中已超过急性风湿热成为首位），心脏负荷试验检查可逆性缺血用于评估冠状动脉异常是否存在及其功能性后遗症（图 68-1 和图 68-2）。结果表明，心肌血流灌注 SPECT 检查是发现儿童冠状动脉狭窄的一种安全且灵敏的诊断学方法。

由于 ^{99m}Tc-MIBI 没有"再分布"现象，故需要在患儿静息和最大运动负荷状态下两次注射放射性药物以获得心肌灌注图像。对于单次检查而言（静息状态或运动负荷状态），使用剂量应为 0.25mCi（9.25MBq）/kg，最小剂量为 2mCi（74MBq），最大剂量应为 10mCi（370MBq）。如果静息状态和运动负荷状态检查是分不同日期完成的（如 2 日法或隔日法），则两次检查均可使用上述剂量的 ^{99m}Tc-MIBI。对于静息状态和运动负荷状态检查是在同一天进行的（如 1 日法），在患儿静息状态时使用剂量为 0.15mCi（5.55MBq）/kg，最小剂量为 2.0mCi（74MBq）以及最大剂量为 10mCi（370MBq）。在静息状态检查完成后 2~4 个小时，进行运动负荷状态检查记录最大运动负荷，所使用的剂量应为 0.35mCi（12.95MBq）/kg，最小剂量和最大剂量为 4mCi（148MBq）和 20mCi（740MBq）。在注射示踪剂后 0.5~1 小时开始采集图像。扫描协议应该适用于个体的 SPECT 系统。SPECT 通常需要使用 120 次投影以及 128×128 矩阵采集 30 分钟。应该依据患儿心脏大小采用适当的放大倍数。

心肌灌注还可以使用正电子发散断层扫描（PET）进行评估，该设备使用的示踪剂有很多，如铷-82、氮-13（^{13}N）氨及氧-15。目前在儿科中心脏 PET 还没得到充分使用。采用 ^{13}N-NH$_3$ PET 所获得的心肌灌注异常与冠状动脉造影结果的一致性提示，可以将 ^{13}N-NH$_3$ PET 作为有效的无创性筛查工具以及介入性血管造影的重要补充。但是，PET 成像所需的短半衰期放射示踪剂（如 ^{13}N-NH$_3$）需要经过回旋加速器获得，这影响了该项检查的应用推广。

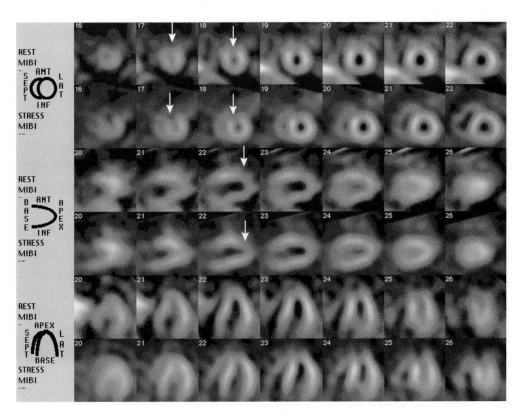

图 68-1　川崎病患者的单光子发射断层成像。20 岁男性川崎病患者伴巨大冠状动脉瘤使用运动负荷试验的^{99m}Tc-MIBI 检查。静息时注射示踪剂后获得单光子发射断层图像,同日内负荷试验后重复检查过程。静息时可见一小的固定灌注缺损,运动负荷试验后可见左心室前壁远端和心尖处缺损(箭号),和可能是梗死前预兆。无发现额外负荷诱导缺血的证据。Ant,前侧;Inf,下方;Lat,侧面;MIBI,甲氧基异丁基异腈;Sept,室间隔

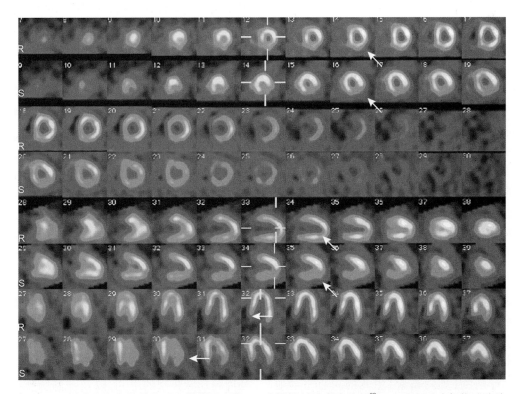

图 68-2　川崎病患者的单光子发射断层成像。4 岁男性川崎病患儿行^{99m}Tc-MIBI 运动负荷试验检查。短轴位、垂直和水平长轴位负荷试验图像(S 行图像)显示下侧壁灌注缺损(箭号),静息时图像显示缺损是可逆的(R 行图像),这与负荷诱导缺血一致。MIBI:甲氧基异丁基异腈

心肌活性

在 ^{201}Tl 或 ^{99m}Tc-MIBI 四小时显像中出现的固定缺损代表了心肌瘢痕或可恢复的慢性缺血性(冬眠)心肌。为了区分以上两种病变,需要在检查后 12~24 小时延迟显像或采用传统 ^{201}Tl 再次注射技术以最大限度得到示踪剂在成活心肌细胞内的再分布情况。或者,可采用氟-18-氟代脱氧葡萄糖(^{18}F-FDG)心脏 PET 成像检测心肌活性。

^{18}F-FDG 是一种磷酸化的葡萄糖类似物,它可特异性的存在于心肌细胞而无需进一步代谢。^{18}F-FDG PET 成像反映了局部心肌的葡萄糖代谢状况,该物质仅存在于成活的心肌细胞中而不出现于瘢痕组织。与 ^{18}F-FDG PET 相比,^{201}Tl 成像技术可低估存活心肌的范围。在成人核心脏病学中,^{18}F-FDG PET 已经成为诊断心肌活性的金标准。迄今为止,^{18}F-FDG PET 在儿科心脏病中的应用是有限的。在儿童中,^{18}F-FDG PET 的用处主要是评估动脉调转术后和怀疑心肌梗死后的心肌活性。在这些儿童中,^{18}F-FDG PET 可提供进一步治疗的相关信息,通过识别患儿的心肌活性确定是否需要进行血管重建。

心肌功能

核医学检查技术(包括心电门控心肌灌注 SPECT、门控心肌代谢 PET、门控心血池显像以及首次通过法放射性核素血管成像技术)可以用于评估心室功能。这些检查的主要目的是评估心室功能,如左、右心室射血分数,以及发现室壁运动异常。

门控显像是基于与患儿心电图同步记录数据,该方法允许随心动周期重复采集直到获得适当的密度记录。每一个 R-R 间期内采集的数据被细分为很多帧影像数据。每一心动周期至少需要 16 帧影像数据来计算出准确的射血分数。在门控血池显像中,自体红细胞在体内或体外被 ^{99m}Tc 所标记,并使用 SPECT 进行成像。由于 SPECT 检查不同观察者及同一观察者测量差异极小,它可以临床用于对左心室射血分数连续变化的定量追踪。在儿科,该方法还用于监测服用高心脏毒性化疗药物(如阿霉素)患儿的左心室射血分数,以通过早期发现心功能下降来减少化疗相关的发病率和死亡率。

分流

左向右分流

首次通过法放射性核素心血管成像技术是一种诊断和定量左向右分流的快速准确且无创的方法。静脉"弹丸"式注射 ^{99m}Tc-高锝酸盐,在 128×128 矩阵上以每秒钟摄取 2-4 帧图像,连续采集 25 秒。在正常的放射性核素心血管成像中,示踪剂循环的顺序应为上腔静脉、右心房、右心室、肺动脉、肺、左心房、左心室和主动脉。示踪剂在肺内放射性减至最小时即能看见左心室和主动脉清晰显示。在左向右分流的病例中,放射性核素心血管成像显示肺内放射性活性持续存在,这是由心内分流产生的早期示踪剂肺内再循环所致。因此,在这些患儿中左心和主动脉显示不清。肺内示踪剂活性的量取决于分流的大小。对肺野绘制感兴趣区,肺时间放射性曲线可以用来计算肺-体循环血流比(Qp/Qs)。放射性核素方法在 Qp/Qs 比率在 1.2~3.0 范围内可以比较准确的发现和定量分析左向右分流。

右向左分流

目前有两种核医学技术用于发现和定量分析右向左分流。心血管成像技术是基于如前所述的左向右分流原理。或者,可使用大分子量放射性粒子,如 ^{99m}Tc-大颗粒聚合白蛋白(MAA)。该技术是基于以下假设,即大分子颗粒在通过肺或体循环毛细血管床时可被完整的提取出来。给怀疑存在右向左分流的患儿静脉注射 ^{99m}Tc-MAA 后,大分子颗粒进入肺和体循环的比与肺循环和体循环血流的比相等,并可通过显像定量。虽然目前没有出现有关在右向左分流患儿中静脉注射大分子颗粒的不良反应报告,但仍应使用相对少的颗粒(<10 000)来减少全身血管床微栓塞的发生。

局部肺血流

在儿科核心脏病学中,使用 ^{99m}Tc-MAA 肺成像更多的是用于评估患儿先天性或获得性心脏大血管异常的局部肺血流。这种快速而安全的技术经常被用于定量评估介入治疗肺栓塞前后,左、右肺血流总量的分布状况(图 68-3)。例如,该技术可用于 Fallot 四联症和外周肺动脉狭窄的患儿,以及肺静脉狭窄患儿行导管或外科动脉成形术前或术后,以评估血管内支架的放置效果和血管连接部弹簧圈是否出现梗阻。

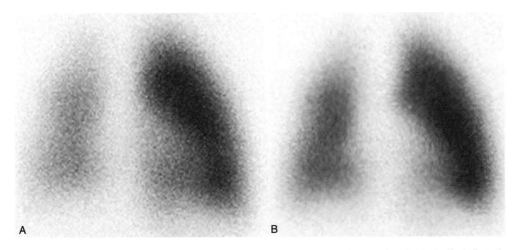

图 68-3 Fallot 四联症患者肺灌注成像。Fallot 四联症患儿手术修复后肺灌注扫描，评估肺灌注分布。近期的超声心动图显示该患儿的肺动脉分支有轻度的大小差异。**A**，该患儿第一次肺灌注扫描显示双肺灌注不对称，左肺80%，右肺20%，因此她需要行心脏导管介入检查和右肺动脉球囊扩张术。**B**，术后第二次肺灌注检查显示右肺相对灌注增加，右肺34%，左肺66%

推荐阅读

Agarwala S, Kumar R, Bhatnagar V, et al. High incidence of Adriamycin cardiotoxicity in children even at low cumulative doses: role of radionuclide cardiac angiography. *J Pediatr Surg.* 2000;35:1786-1789.

Askenazi J, Ahnberg DS, Korngold E, et al. Quantitative radionuclide angiocardiography: detection and quantitation of left to right shunts. *Am J Cardiol.* 1976;37:382-387.

Hernandez-Pampaloni M, Allada V, Fishbein MC, et al. Myocardial perfusion and viability by positron emission tomography in infants and children with coronary abnormalities: correlation with echocardiography, coronary angiography, and histopathology. *J Am Coll Cardiol.* 2003;41:618-626.

Hurwitz RA, Treves S, Kuruc A. Right ventricular and left ventricular ejection fraction in pediatric patients with normal hearts: first-pass radionuclide angiocardiography. *Am Heart J.* 1984;107:726-773.

Jan SL, Hwang B, Fu YC, et al. Usefulness of pharmacologic stress 201Tl myocardial tomography: comparison of 201Tl SPECT and treadmill exercise testing in patients with Kawasaki disease. *Nucl Med Commun.* 2000;21:431-435.

Kondo C, Hiroe M, Nakanishi T, et al. Detection of coronary artery stenosis in children with Kawasaki disease. *Circulation.* 1989;80:615-624.

Maltz DL, Treves S. Quantitative radionuclide angiocardiography: determination of Qp:Qs in children. *Circulation.* 1973;47:1049-1056.

Miyagawa M, Mochizuki T, Murase K, et al. Prognostic value of dipyridamole-thallium myocardial scintigraphy in patients with Kawasaki disease. *Circulation.* 1998;98:990-996.

Newburger JW, Takahashi M, Gerber MA, et al. Diagnosis, treatment, and long-term management of Kawasaki disease: a statement for health professionals from the Committee on Rheumatic Fever, Endocarditis and Kawasaki Disease; Council on Cardiovascular Disease in the Young; American Heart Association; American Academy of Pediatrics. *Circulation.* 2004;110:2747-2771.

Quinlivan RM, Robinson RO, Maisey MN. Positron emission tomography in paediatric cardiology. *Arch Dis Child.* 1998;79:520-522.

Rickers C, Sasse K, Buchert R, et al. Myocardial viability assessed by positron emission tomography in infants and children after the arterial switch operation and suspected infarction. *J Am Coll Cardiol.* 2000;36:1676-1683.

Treves ST, Blume ED, Armsby L, et al. Cardiovascular system. In: Treves ST, ed. *Pediatric nuclear medicine.* 3rd ed. New York: Springer-Verlag; 2007.

第 69 章

儿科心脏导管介入术和电生理学

JOHN F. RHODES and RONALD J. KANTER

儿科心脏导管介入术

简介

在过去几十年中,非介入性影像技术包括超声心动图、MRA 和 CTA 技术在对复杂性先天性心血管病解剖结构显示方面得到显著的发展。因此,导管介入室的使用也发展为两个方面,一个是术前评估复杂性先天畸形的诊断技术,一个是可进行治疗的介入技术,后者避免了外科手术治疗。

技术规范

导管介入技术通常经股动脉或经股静脉采用标准经皮穿刺插管法(Seldinger 法)进行。可选择的其他静脉入路还包括颈内静脉、锁骨下静脉或经肝途径。动脉入路有时也可经上肢动脉或颈动脉途径,但是这些多数限于较大患儿或紧急情况下使用。根据所选择的程序,选用肝素抗凝血,剂量为 $80 \sim 100U/kg$ 或对 50kg 以上者使用 5000U,控制凝血时间在 $200 \sim 250$ 秒。对于接受埋置装置的患儿应给予抗生素。正常环境下,任何时候都可获得有关血流动力学基线(包括血压和氧饱和度),以及进行血管造影术。随后,计算相对血流和血管阻力。根据公式: $Qp/Qs = [(AO_2 - MvO_2)/(PvO_2 - PaO_2)]$ 可计算出肺循环血流与体循环血流之比,这里 AO_2 是指主动脉血氧饱和度, MvO_2 是指混合静脉血氧饱和度, PaO_2 是指肺动脉血氧饱和度以及 PvO_2 是指肺静脉血氧饱和度,依据这些资料确定是否需要进一步的信息或干预。

半月瓣狭窄和球囊瓣膜球形术

自 20 世纪 80 年代初首次报道在婴儿中应用经导管球囊肺动脉瓣成形术治疗肺动脉瓣狭窄后,该技术已成为一线治疗方法。推荐的球囊/瓣环直径比为 120%。据报道,该项治疗的成功率超过 90%,其主要

副作用发生率低于 1%。血流动力学测量包括右心室压力与体动脉压和通过肺动脉瓣的峰值间收缩压梯度之间的比较。进行球囊肺动脉瓣成形术的适应证是至少存在中度的肺动脉瓣狭窄。我们通常使用"50 规则"作为指南,即右心室收缩压峰值超过 50mmhg,右心室收缩压峰值超过体动脉收缩压的 50%,或经肺动脉瓣的峰值间收缩压梯度超过 50mmhg。

主动脉瓣膜狭窄可被分为两种类型:一种是非常严重的类型,生后即出现症状或生后 1 年内出现症状者(10%~15%);另一种是直到 2 岁以后才得到诊断,且进展缓慢者。对婴儿组患儿,该病的死亡率和干预需求明显较高。像肺动脉狭窄一样,无创性影像检查方法已经发展到几乎所有的瓣膜解剖和功能信息都可以不需要导管介入术来获得。只有在介入价值非常明确或临床症状和影像表现不完全或容易混淆时才使用导管介入技术来评估瓣膜情况。

主动脉瓣膜狭窄被分为以下类型:可忽略的、轻度的、中度的、重度的和危重的。其中危重型主动脉瓣狭窄不是通过特异的压力梯度或瓣膜口大小来诊断的,而是基于患儿的生理表现。如果狭窄的程度导致患儿不能够产生和维持适当的心排血量,则狭窄是危重型的。由于这类患儿的心功能减弱且心输出量下降,通过超声心动图所测量的瓣膜压力梯度可能较低。虽然目前对于这类患者何为最优化治疗方法尚存争议(如外科瓣膜切开术,还是经皮球囊瓣膜成形术),但大多数医院均将球囊瓣膜成形术作为首选治疗方法。这类患者也无法耐受手术带来的压力,而且导管介入术与那些外科手术相比能达到直接的效果(如减少压力梯度和瓣膜反流),并且缩短了患儿术后在 ICU 的时间以及整体住院时间。

与外科瓣膜切开术相比,由于治疗后患者再次发生狭窄或产生严重的反流,球囊瓣膜成形术的再次治疗率高。考虑到残余主动脉瓣疾病(特别是主动脉瓣反流)可于术后一直进展,因此推荐的瓣膜成形术相对更保守,与肺动脉成形术所推荐的尺寸(瓣环的

100%~120%)不同,在主动脉瓣膜成形术中应采用较小的最大球囊直径(瓣环的 80%~100%)。使用软头 J 型导线通过狭窄的瓣膜口并经股动脉(较常见)或颈动脉进入,然后以从主动脉中退缩方式经过瓣膜,另外,也可以通过顺行方式接近瓣膜,即通过一个存在的心房间交通或经间隔缺损进入左心达到主动脉瓣膜附近。一旦将导管置入左心室,应进行血管造影以测量瓣膜环的大小并对瓣膜成形术做出标记。选择的球囊直径最大不应超过瓣膜环的 80%~90%。较小的球囊直径(与大小相似的肺动脉瓣膜环相比)有助于降低瓣膜撕裂及继发的急性反流。

许多医院在球囊充气时采用快速右心室起搏。这种快速起搏可以在球囊经过瓣环充气时,瞬时降低心输出量以及向充气球囊传递的剪切力。目的在于减少脆弱的瓣叶运动,预防过度损伤和反流发生。充气后再次进行血管造影和超声心动图检查对于评估瓣膜成形术是否成功至关重要,可同时监测反流或其他合并症是否出现。

通过无创性超声心动图测量瓣膜面积和多普勒测量压力梯度可区分非危重型狭窄的类型。正常瓣膜面积应为 $2cm^2/m^2$。中度梗阻与瓣膜面积小于 $2cm^2/m^2$,大于 $0.7cm^2/m^2$ 一致,重度梗阻与瓣膜面积小于 $0.5cm^2/m^2$ 一致。平均超声心动图多普勒梯度是导管介入术测量峰值间压力梯度良好的预测因子,当梯度小于 25mmHg 时考虑为极轻微,25~50mmHg 为轻度,50~75mmHg 为中度,大于 75mmHg 则为重度。这些测量是基于对于心功能和心输出量正常情况下作出的。

对于极轻微或轻度狭窄并不推荐使用导管介入术治疗,中度和重度狭窄需要进行球囊瓣膜成形术进行治疗。

球囊或支架血管成形术

自 20 世纪 80 年代晚期,当球囊血管成形术仍使用低压球囊(小于 5 个大气压)时,引入了能够在高压状态下扩张的球囊。自从引入高压球囊以后,采用标准化球囊血管成形术进行肺动脉血管成型的成功率已经超过 70%。至于缩窄或再缩窄病例,球囊血管成形术的应用也取得了一些成功。严重肺动脉发育不良伴多发狭窄的患儿采用高压血管成形术难以治愈,同样也不能使用目前可采用的内科、手术或导管技术治愈。在这些病例中,由于血管壁的拉伸或撕裂不充分,在进行球囊血管成形术过程中缩窄形态持续存在,即便充气压力达到了最大值或甚至超过了最大值。对于这一患病群体而言,切割球囊血管成形术成为一种有治疗

意义的操作,术中使用的球囊直径通常达到 8mm。在切割球囊血管成形术之后,通常还要进行标准血管成形术以求取得最佳结果。球囊扩张支架可提高肺动脉近端血管的预后效果,消除绝大多数病人手术的需要,但它们在远端肺血管的应用价值有限。此外,非顺应性血管不能使用高压球囊扩张,放置支架是其禁忌证。术后出现的和先天性的主动脉缩窄也可使用支架血管成形术进行治疗。

肺动脉狭窄是先天性心脏病中的一种,可以单独发生,也可作为复杂畸形的一部分发生(如 Fallot 四联症)。虽然定位于肺动脉主要的或近端的分支梗阻可以进行手术修复,但大多数病人可以通过介入性球囊血管成形术得到足够的缓解。另外,多数远端梗阻不能通过手术修复,而需要血管成形术将球囊输送到远端狭窄段。如果球囊充气的最大直径达到病变直径的两到三倍将造成狭窄段血管壁撕裂,造成管腔直径增加。虽然目前球囊导管还未经 FDA 正式批准成为治疗肺动脉狭窄的手段,但经导管技术目前已经成为治疗远端血管梗阻的主要方法。

通常,主动脉弓峡部的端端吻合修复术后,主动脉横弓狭窄会导致主动脉的梗阻。这些梗阻性病变进一步被界定为横弓近端的梗阻,即无名动脉与左颈总动脉之间,或横弓远端的梗阻,即左颈总动脉和左锁骨下动脉之间的区域。虽然目前很少有文献报道支架血管成形术治疗横弓远端狭窄,但一般经验认为这一方法是安全有效的。动脉监测导管应置于右上肢,从右侧桡动脉至主动脉置入 4Fr 猪尾巴导管及 4Fr 管鞘。该导管用于在横弓远端行支架血管成形术时监测血压,并用于电影血管造影确定支架放置的远端距离左颈总动脉根部的合适距离。

经导管支架血管成形术治疗手术后主动脉弓峡部再缩窄被证明是安全且有效的。该技术通常采用股动脉穿刺。在降主动脉或右锁骨下动脉内放置一个交换长度导丝。血管成形术球囊所使用的最大直径应等于或小于狭窄段相邻的正常主动脉段的直径和(或)横膈水平胸主动脉的直径。支架被放置于球囊上,穿过一个至少比球囊大 1~2Fr 的导管鞘。支架的长度取决于病变长度,但成人通常至少为 36mm。在绝大多数病例中,支架是完全扩张的,但有时认为连续 2 次操作扩充病变段更安全。

间隔和血管封堵装置

虽然诊断房间隔缺损并不需要进行心脏导管介入术,但今天许多病人进行心脏导管介入术对缺损进行

治疗性封堵。这些病人需要对可能合并的其他畸形（如肺静脉连接畸形）进行评估。右心房血氧饱和度和肺动脉血氧饱和度升高是房间隔缺损的特点，由此可确定左向分流的程度或肺循环与体循环血流量比（Qp:Qs）。进行选择性房间隔缺损封堵的理想年龄为2~5岁，或诊断后6~12个月。很少情况下，房间隔缺损患儿会出现严重的充血性心力衰竭并要求在生后1岁以内进行干预治疗。

经皮房间隔缺损封堵术是一种安全有效的手术修复方法，该技术为在透视和超声心动图指导下经股静脉插管，并经导管释放一个可伸缩的装置。超声心动图引导在婴幼儿中可采用经胸方式，对于年长儿童可采用经食管、心内甚至三维超声。目前最常使用的封堵装置是由镍和钛（镍钛合金）构成的双圆盘设计，在房间隔左心房面放置第一个圆盘，然后在右心房壁放置第二个相反的圆盘。两个扩张的圆盘紧密相连，封堵了缺损处。在接下来的3~12个月内，患儿接受抗血小板药物治疗，该装置发生内皮化。该技术的禁忌证包括某些非常大的缺损、缺少足够的房间隔组织边缘、缺损处与心脏重要结构过近以及非常年幼的患儿。房间隔缺损封堵装置需要足够的组织边缘（最少7~8mm）来放置。房间隔缺损必须足够小以满足封堵装置在心房间隔的放置和固定（除了有主动脉的前上缘外，在缺损的其他边缘处还应保留足够的边缘，因为主动脉周围的一些可扩张的装置将会占用一部分边缘），以及避免撞击邻近的结构或对房间隔施加重大压力。进入左、右心房的静脉血流必须不受影响，且三尖瓣和二尖瓣瓣叶必须不与封堵装置接触。

根据全世界有关经导管房间隔缺损封堵术的报道，使用FDA批准的伞形间隔封堵器（AGA Medical Co.,

Golden Valley, Minnesota）可到达立即治愈的效果超过97%。封堵率三年内达到100%。不良反应总的发生率为2.8%，无术中死亡病例。有学者针对封堵器封堵与外科手术封堵效果进行前瞻性对比研究。这些报告包括了Amplatzer和Helex封堵器（W. L. Gore & Associates, Flagstaff, Arizona）。研究发现采用封堵器成功封堵的病人较手术治疗者具有以下优点，住院时间更短，不适感更少以及恢复期更短。两者住院费用相似。两组患者扩张的右心室回缩程度相似。但是，其效果依赖于患儿进行封堵治疗时的年龄，越早治疗右心室回缩越好。

手术不良反应少见，但是包括了右或左心房、肺动脉、左心室和主动脉的栓塞，如出现血凝块或气体栓子则可导致卒中，以及出血性并发症。急性和迟发性栓塞均有报道，因此放射科医师了解房间隔的部位并通过正侧位胸片确定正确的封堵位置是至关重要的。图69-1A展示了在房间隔置放封堵器的正确位置，图69-1B展示了房间隔封堵器异位于左肺动脉内。

最早使用的经导管介入治疗术是用于关闭动脉导管未闭（PDA）的，该手术由Portsmann于1967年完成。从那时起，一大批各种PDA封堵装置被研发出来，其中有些目前已不再使用。该手术的目标是100%封闭PDA而不引起相邻血管（如主动脉和左肺动脉）发生梗阻，且并发症的风险最小。最大的困难是PDA的大小和形状变化较大，Krichenko等根据后来的动脉血管造影将PDA分为五个解剖类型，最常见的（A型）导管为肺动脉端窄小而主动脉端成壶腹状的漏斗形。其他类型包括主动脉端窄小的、两端均窄小的以及呈管状的类型。早期的导管封堵术由于缺乏对不同大小和形状血管的选择而变得复杂。早期封堵

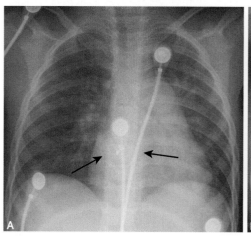
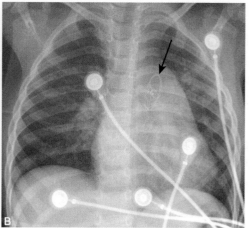

图69-1 A, X线胸透前后位显示房间隔缺损封堵器（箭号）在房间隔内正确位置。B, 房间隔缺损封堵器（箭号）异位于左肺动脉近端

器的并发症和残余分流发生率不令人满意,已经被放弃。1992 年,有人首先报道采用 Gianturco 栓塞弹簧圈(Cook Medical,Bloomington,Indiana)对小型 PDA 进行封堵。Gianturco 栓塞弹簧圈有多种长度和直径可供选择,目前已经在血管封堵中使用超过二十年,所使用的领域包括意外的侧支血管的封堵、血管瘘的封堵及动静脉畸形的封堵。结合技术人员放置多个弹簧圈的巧妙技术以及放置弹簧圈前的安全保护,弹簧圈在PDA 封堵中的成功应用为成功关闭 PDA 提供了多种方法。目前,全球有数以万计的患者使用栓塞弹簧圈的方式封堵 PDA。

如人们所愿,根据 PDA 的大小和形态不同可使用不同的弹簧圈进行封堵。既可通过静脉也可通过动脉进入血管,既可自由放置弹簧圈也可通过改良的导管或活检刀固定弹簧圈。较小的弹簧圈(如 FLIPPER 弹簧圈)也可用于封堵术中,这些弹簧圈被连接到一个

交付系统,一旦到达适当位置时就被释放。

介入心脏科医生最近使用的用于封堵 PDA 的设备是 Amplatzer 封堵器。PDA 封堵器是一种自行扩展的网丝结构装置,被安装于释放器的线缆上并通过一个长的管鞘经静脉系统释放。图 69-2A 展示了血管造影侧位中的胸主动脉和一个左向右分流的 PDA。图69-2B 展示了 PDA 的一个封堵装置。该装置具有一个居于主动脉壶腹部的固定裙且向肺动脉远端逐渐变细。该装置由聚酯网所填充,后者可刺激 PDA 腔内形成栓子结构。该装置的形状和自行扩张的特点使其向PDA 的壁释放垂直压力,从而保持位置固定直至内皮化发生。使用这种方法进行封堵的,术后一个月封堵成功率几乎为 100%。该方法的主要局限性在于装备的大小和体积。PDA 必须具有一个动脉壶腹适于保存裙的安装而不产生主动脉梗阻。此外,一旦该封堵装置被释放则可能压迫相邻结构,造成左肺动脉狭窄。

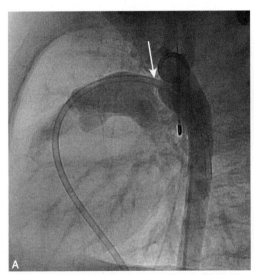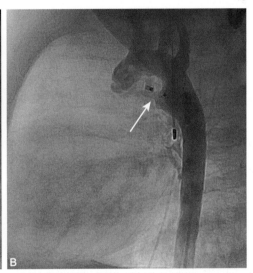

图 69-2　A,患者侧位显示动脉导管未闭(PDA)放置封堵器前。猪尾导管位于主动脉弓水平远端。一支静脉导管伸出肺动脉流出道,穿过 PDA(箭号)进入降主动脉。B,侧位显示在动脉导管处放置 Amplatzer 封堵器

侧支血流/血管是介入放射科医生和介入心脏科医生共同关注的要点。这些侧支血流/血管可包括主肺动脉侧支或静脉静脉侧支,动静脉瘘以及动静脉畸形,手术所产生的分流以及经肝穿刺通道。对这些结构的封堵与在 PDA 中的技术相似,主要使用 Gianturco弹簧圈或相似的弹簧圈,伞状导管封堵器或伞状血管栓子。血管栓子与导管封堵器相似,它也具有自动扩展的网丝结构设计。它的不同之处在于其形状为圆柱形,无固定裙,整个全长无变细,以及内部无聚酯网结构。虽然该装置有良好的封堵效果,但对短动脉血管的封堵效果并不满意(如主动脉肺动脉侧支和 PDA)。

目前认为该装置中心部分缺乏封堵物质,不能提供对动脉血流足够的限制以刺激栓子形成并封堵血管。

儿科电生理

简介

在影像方面,儿科放射医生和儿科电生理医生的临床实践在两个方面出现重叠;两个亚专业医生都对解剖细节感兴趣,并且都涉及采取治疗性的措施。特别是影像学发展对几乎所有心律失常病人进行导管消

融术的预后的提高发挥了重大作用。

本节分为两个部分：一是有关放射科医生感兴趣的电生理实验室方面的知识，特别是新的影像技术指导导管消融以及在导管消融过程中所发生的辐射损伤的风险，二是心脏节律装置治疗和放射科特别关注的问题。

儿童导管消融

历史和适应证

1968 年，通过手术消除房室旁路传导开创了对于心动过速患者进行有效治疗的先河。1983 年，首次报道了经血管内导管释放直流电阻断房室间通路治疗成人难治性心房颤动。然而，现代导管消融技术始于 1987 年，当时采用交流电在一定的射频范围（约 550kHz）消除房室间旁通路。与直流电不同，射频电流可引起电阻加热，从而造成一个边缘相当清晰的损伤，并将间接损害降至最低。这项技术迅速扩展应用于儿童及先天性心脏病患者。几乎所有心动过速的病人目前都可以进行导管消融治疗，这要感谢新的导管设计，新型电解剖图技术以及增加的新的能源，特别是冷冻能源。在儿童中进行导管消融手术的适应证目前受到一些因素的限制，包括部分心动过速患儿的良性自然病程、对可能损及周围组织的关注以及对随身体增长瘢痕组织扩张的危险性的关注。

技术因素

电生理检测和导管消融的指导原则涉及解剖结构与电现象的结合。在大多数病例中，可通过标准透视以及在右心室、右心房、冠状动脉窦和三尖瓣环的希氏束区放置多个多电极导管来完成，其中一个是为了获得电解剖图和完成消融（图 69-3）。在正常心脏中，可以很容易经股静脉、颈静脉和锁骨下静脉联合穿刺将导管放置入正常位置。但是，在某些患有复杂性先天性心血管畸形的患儿（如患有内脏异位合并下腔静脉离段的患儿）和一些接受过某些先天性心脏手术的患儿（如针对生理性单心室患儿进行的腔静脉肺动脉吻合术或埋置心外导管），这些静脉中的部分或全部将不能进行穿刺以使导管进入心脏。而且，患儿之前如果进行了多次手术，很可能这些通路中的某些静脉会永久性堵塞。在这些情况下，可选择的入径包括肝静脉、动脉-主动脉后以及经胸穿刺。此外，偶尔的心律失常主要发生在心外膜，此时则需要经心包穿刺进入。经胸或心内超声心动图检查有助于了解解剖细节以及导管定位。

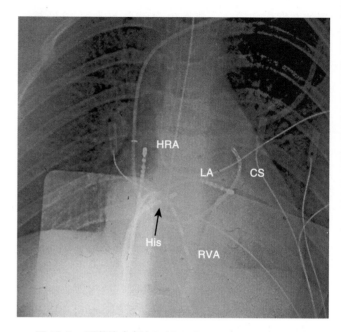

图 69-3 预激综合征（Wolff-Parkinson-White syndrome）青年患者的导管射频消融术中胸部 X 线前后位投影显示，以及左侧副通路。标准多电极导管放置于高位右心房（HRA），通过三尖瓣放置于希氏束区（His），右心室心尖处（RVA），冠状静脉窦处（CS），以及沿二尖瓣环的副通路的映射部位［从左心房（LA）经房间隔穿刺进入］

即使使用高分辨率的透视多角度投射也不能很好的显示复杂先心病术后的心内结构。因此，利用数学推导的重建方式发展为可以实时显示 3D 心脏腔室及附属结构。

CARTO 系统（Biosense Webster, Diamond Bar, California）可以绘制出一个心内结构图，该系统使用一个低能的三源发射装置放置于患儿的身体下面，而接收器则位于特殊改造的用以获得电解剖图-消融的导管顶端以及全局定位系统技术。另一个电极导管置于心脏中固定位置作为时间参考，从而允许操作电解剖图导管获取感兴趣腔室解剖信息时，可以同时获得耦合的电解剖图。它们可以产生激动等时图、等势图。

Ensite 系统（St. Jude Medical, St. Paul, Minnesota）将一个被固定于球囊导管的无触点多电极阵列放置于感兴趣腔室内。该导管上的环形电极，即阵列的近端和远端，作为接受来自于任何另一标准电极导管发射的低电流定位信号的接收器。当另一导管快速扫过心内感兴趣腔的表面时，可出现心腔内部的 3D 计算机模型。每个阵列中的电极所记录的远场电活动均通过 Laplace 方程反解得到增强和求解。这一反解方式考虑了在阵列远点检测到的一个信号是如何出现在心内表面的，从而即使只在单次心跳中，也将实时等势图叠加在几何矩阵上。

这两种系统目前都有能力将之前获得的数字图像和医学格式化的患者心腔的 CT 或 MRI 图像与先前描述的实时解剖图结合起来。

这项技术对于映射和消融心房或心室肌心动过速具有重要价值,其病变主要是位于心腔壁而且可通过发现传导系统缓慢或缺如而得到确定,而不只是通过结构性传导边界(如静脉口或瓣膜环)。每个系统都具有其特性和局限性,需要额外的设备和相应的支出。

辐射危害

在多数医院里,透视仍然是心脏导管消融技术的主力。在 John Kugler 的指导下,儿科电生理学会在 1990 年开始进行了儿科射频登记,该登记结果显示射频消融过程中所经历的透视时间从 1994 年的 61.5 分钟降至 2004 年的 38.3 分钟,至少在室上性心动过速的患儿中是这样的结果。大多数操作者通过降低采集图像帧数至 15 帧甚至 7.5 帧/秒和通过减少放大的应用来降低 X 线的射线暴露。也就是说,对于电解剖图系统的合理使用也可明显缩短透视时间。St. Jude Medical's Ensite Nav X 系统允许持续的、实时的、三维渲染的电极导管、解剖特点的,以及类似于全球定位系统技术标记结构(包括以前进行消融的病变位置),后者定位技术由皮肤表面设置的三对标记作为标记 XYZ 轴的短能传感器构成。使用连续阻抗测量,电极导管为接收器。有报道本系统可在简单导管消融术中虚拟消除电离辐射。

目前所得到的有关导管消融术的实际电离辐射的资料绝大部分来源于成人人群,其中使用了热释光剂量计和(或)放射用仿真体模。如果透视时间从 41 分钟到 60 分钟,则单侧手术可能导致致命性恶性肿瘤的风险为 0.03%～0.13%,可能引起出生缺陷的风险为 0.00012%。这些数据分别近似等于自然发病概率的 1% 和 0.1%。Geise 等报道了在 9 名儿童中进行射频消融手术时皮肤表面暴露的辐射计量为 6.2～49mGy/min,计算得出的总计量为 0.09～2.35Gy。在我们的实验中,我们的透视时间的中位数为 32 分钟/例,我们对透视时间的限制设为 120 分钟,即使对于复杂病例而言也是如此。

儿童器械治疗

起搏器硬件基本原理

心动过缓装置(如起搏器)和抗心动过速装置[如

植入型心率转复除颤器(ICDs)]均需要两个基本的硬件部件,脉冲发生器和导体(主要是"导线")。脉冲发生器由一个能量源(电池)、微型电路、钛合金外壳以及一个与导体相连的塑料连接块组成。另外,ICD 还包括一个电容以储存释放的能量。导线由 1 根(单极)或 2 根(双极)线构成,由硅或聚氨酯绝缘物质包绕,由一个接线插脚(或多个插脚)插入脉冲发生器连接块,另一端固定于心肌(通过一个细微的螺旋针、鱼钩、小斑块或其他装置)。经静脉的双极导线通常有一个不透 X 线的远端电极和一个稍微近些的环形电极,而单极导线仅有一个远端电极。心外膜导线多为单极,但也有分叉的斑块电极和串联的双极电极。另外,用于 ICD 的心室导线可有一个或两个额外的与外界绝缘的导体,被安装于导线的外表面(所谓的线圈)并参与电击。阵列和贴片对于优化心脏电复律和去纤颤可能是必要的,它们被插入皮下或是在心包内,图 69-7 和图 69-8 显示了这些装置在 X 线下表现。目前一种完全皮下心脏复律除颤器正处于临床试验阶段。

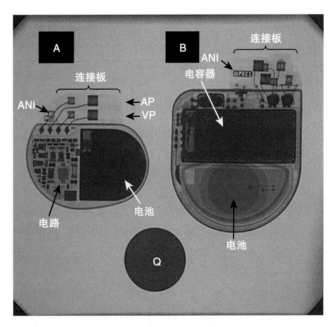

图 69-7 现代双腔起搏器(A)和植入型复律除颤器(B)透视图。ANI,字母数字识别码;AP,心房端口(接受心房导线连接针的一部分连接板);Q,25 美分硬币(用于比较大小);VP,心室端口(接受心室导线连接针的一部分连接板)

起搏系统的放射学

在起搏器安装完成时、常规随访时以及怀疑部件故障时,放射科医生会被叫来阅读这些装有起搏器患儿的 X 线片。

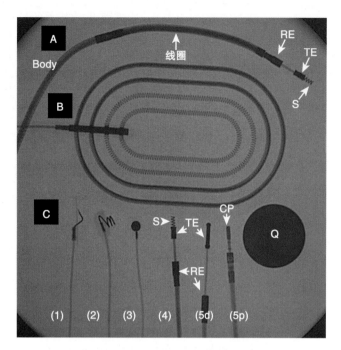

图 69-8 用于儿童和青少年心脏装置治疗的导管类型的透视图。A,与植入型心脏复律除颤器(ICDs)一起使用的经静脉的、可主动固定的、双极的心室导线,以及一个参与电击的线圈。B,放置于心包或皮下的贴片,与ICDs 一起参与电击。C,起搏器或 ICDs 中使用的各种导线。1,远端(心脏端)单极,主动固定(鱼钩)于心外膜的导线。2,远端单极,主动固定(螺旋形)于心外膜的导线。3,远端单极,被动固定(斑块状、缝合)于心外膜的导线。4,远端双极,经静脉主动固定(可伸缩螺旋)导线。5d 和 5p,显示了双极、被动固定导线的两端,分别是远端(心脏端)和近端(起搏器连接板)。CP,连接针。Q,25 美分硬币(用于比较大小)。RE,环形电极。S,螺旋形。TE,尖端电极

有一个系统的方法供放射科医生阅读这些装置的影像表现。第一步是确定脉冲发生器的位置。当装置位于锁骨下时,导体通常在走形于静脉内的。心外膜导线通常与位于腹部皮下的装置相连,但也可位于肋骨下和侧腹部(特别是在早产儿中)。混合系统则意味着联合使用经静脉、心外膜和(或)皮下导体,其配置应适用于受限的静脉入口,以及贵重的先存导线和(或)ICD 中的电击载体。脉冲发生器应该装在导体的复杂结构最优化的位置。第二步是描述每一导体,包括类型(如导线、线圈导线、阵列或贴片),这些导体从脉冲发生器至心脏或胸部其他位置的走行,如果是导线的话它们连接心脏的方式,以及该导线为单级或双极导线。导线的尖端可能需要被放大。在安装心外膜导线的婴幼儿中,多余的导线长度盘绕在心脏前方。如果是经静脉的导线,部分导线可于右心房内成环状(所谓的生长环)。第三步是将先天性和手术解剖与导线的位置和走行联系起来。要了解每一导线的走行方式通常需要了解手术解剖。图 69-9 和图 69-10 显示了一个复杂心脏装置治疗后患儿的影像学表现。最后,导线与左、右心室相连提示术者在努力使心室再同步,以挽救心室功能障碍。左心室导线可以是经静脉至冠状窦或在心外膜表面。

在进行慢性装置治疗的患儿中,可有症状提示装置出现故障,如晕厥、骨骼肌抽搐、打嗝、新出现的疲劳、心悸,以及 ICDs 安装后出现的不适当的电击。此时放射学检查所见的异常表现可包括导线传导断裂、导线移位(特别是当症状在安装装置后不久即出现)、导线因患儿生长而拉伸,以及导体插脚与脉冲发生器分离。经静脉导线通常在锁骨下位置发生断裂,而心外膜导线则倾向于在横膈水平或在固定部件处发生断裂(特别是螺旋针形的)。注意:美敦力4968 型(Medtronic, Minneapolis, Minnesota)分叉形心外膜双斑块导线常在两个导体中间出现近似于折断

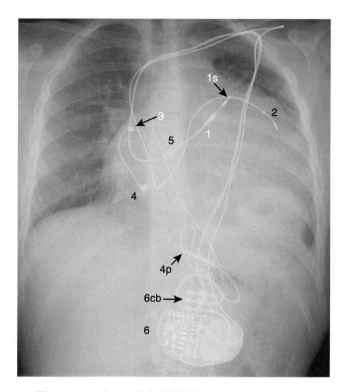

图 69-9 11 岁女孩儿房室间隔缺损矫正术后胸部 X 线正位片,该患儿术后出现房室传导阻滞、重度二尖瓣反流和左心室功能不全。1,经静脉双极主动固定(1s,螺旋形)导线放置于右心室流出道。2,经静脉双极被动固定导线通过冠状静脉窦放置于心脏后外侧静脉,以同步心室搏动。3,心外膜单极被动固定(斑块状电极)导线放置于右心房。4,未被使用的心外膜单极主动固定(螺旋形)导线放置于右心房,与腹部起搏器袋处的导线近端末端(4p,连接针)。5,心外膜单极螺丝片放置于右心室。6,起搏器(6cb,起搏器连接板)

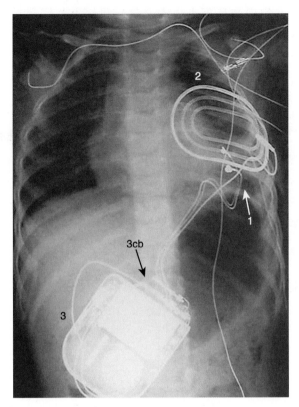

图 69-10　患有室性心动过速伴 Brugada 综合征的 3 月龄男婴的胸部 X 线正位片。1，心外膜分成两支（双极）的被动固定（斑块状电极）导线放置于左心室，用于心室起搏和传感。2，在后方皮下放置一个贴片用于参加可能的电击传递。3，位于左腹部皮下袋内的植入型心脏复律除颤器（ICD）（3cb，ICD 连接板）

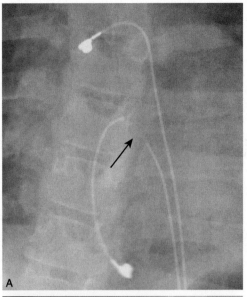

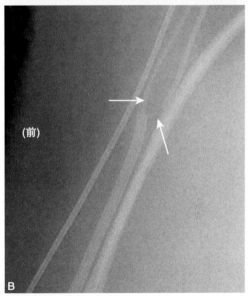

图 69-12　A，正位胸片显示心外膜导线断裂（箭号）。B，另一患儿的上腹部侧位片显示美敦力 4968 型心外膜导线的假断裂线影。位置稍高于连接处的白色箭头为近端导线，位置稍低的箭头代表了导线最小的管径。该图显示的是此导线的正常表现

的状态（图 69-12）。最后，放射科医生可能会被要求辨认患儿体内种植装置的类型（如生产厂家和产品型号）。每一个脉冲发生器均具有一个不透 X 线的由字母数字组成的标识符（通常为产品型号），这个产品型号可以在任何主要公司的产品序列中找到（见图 69-7）。不幸的是，如果装置表面面对后方或者倾斜过多，我们将无法识别该型号。

在放射科对安装起搏器患儿的关注

　　心脏装置开始与第一代需求电路（产生于 1965 年，允许感知内在电活动）形成交互作用。我们现在与这些装置通信的目的是为了能够重新编程、测试功能以及使用计算机程序和射频信号遥测。所以，尽管这种装置具有各种形式的保护屏蔽以及电子过滤器，但所有装置都可能被放射科的某些电磁干扰所影响。需要强调的是，用于诊断工作的电离辐射通常不是电磁干扰的来源。CT 检查中高剂量的 X 线仅在直接作用于该装置时才能导致过度传感。这种作用从理论上讲可以抑制设备，导致输出损耗。但是，当射线离开该

装置时则该作用消失。

　　反复进行高辐射剂量治疗可损害硅和硅氧化物的绝缘材料，而这些绝缘材料是心脏装置中金属氧化物半导体芯片技术所必需的材料。设备制造商提供了指导方针用于尽量减少因放射治疗造成 ICD 损害的风险。电磁干扰与心脏装置间的相互作用可以来源于 MRI、心脏除颤、电凝技术、外周神经刺激、经皮电神经刺激、透热疗法、射频消融和碎石术。心脏装置的副作用则包括过度传感、噪声逆转、加电复位、永久电路故障以及导线与组织交界面的损害，导致刺激阈值的永久升高。某些有潜在损害的医学行为，特别是对电磁

干扰的反应。从理论上讲,MRI 由于静态磁场、梯度场和射频场的存在可能导致心脏装置故障,并可能导致导体和心脏组织的相邻面产热。然而在进行非胸部MRI(1.5T)检查中,患儿戴有起搏器或 ICD 已经不是绝对检查禁忌证了。由美敦力公司生产的一款 MRI兼容的起搏器(并非 ICD)近期已上市。

总结

先天性心脏病的心脏导管介入技术已经从早期的单纯诊断工具发展为一个动态的、持续增长的介入治疗技术,用于治疗儿童和成人心脏畸形。临床医生和行业对于共同努力推动这一领域的发展有紧密的关系,在实现产品更小更安全这一目标上共同寻找解决办法。介入心脏病专家和心胸外科医生已真正成为一个有组织的团队,治疗曾经一定致命的疾病,以为不同的患者群体提供更好的生活质量和更长的生命周期。

推荐阅读

Burney K, Burchard F, Papouchado M, et al. Cardiac pacing systems and implantable cardiac defibrillators (ICDs): a radiological perspective of equipment, anatomy and complications. *Clin Radiol*. 2004;59:1145.

参考文献

Full references for this chapter can be found on www.expertconsult.com.

第 70 章

先天性心脏病的外科注意事项

ASVIN M. GANAPATHI and ANDREW J. LODGE

先天性心脏病可以有不同的分类方法。其中一种分类是基于患儿在儿科心脏病专家或心脏外科医生处就诊时有无青紫。青紫型心脏病通常与脱氧血液分流进入体循环或出现严重的肺动脉血流减少有关。这类病变包括大动脉转位、Fallot 四联症（tetralogy of Fallot, TOF）、永存动脉干、完全型肺静脉异位引流以及左心发育不良综合征（hypoplastic left heart syndrome, HLHS）。非青紫型心脏病则包括：①左心室流出道横阻（如主动脉狭窄或主动脉缩窄）；②体循环向肺循环分流的缺损，包括房间隔缺损、室间隔缺损和房室间隔缺损及动脉导管未闭（patent ductus arteriosus, PDA）。这些病变常混合存在，必须通过适当的术前影像学检查明确相关的畸形。本章将回顾先心病患儿的病理生理学、临床和影像学检查方面的内容，因为这些与制定外科手术方案有关。讨论部分将涉及治疗，特别是与手术方式选择相关的部分，同时还将涉及与放射医生有关的术中和术后的注意事项。

一般注意事项

许多先天性心脏病如得不到有效的手术治疗将成为致命性疾病，另一些先心病如没有及时进行外科手术治疗可能导致长期的并发症或预期寿命缩短。在过去的几十年中，先天性心脏病的外科手术治疗迅速发展，这些发展与手术技术、手术器械以及在麻醉、重症监护和影像诊断学方面的进步具有密切关系。因此，许多先天性心脏病可得到有效治疗，预后得到持续改善。

手术方法

先天性心脏病的手术大多是通过中位胸骨切开术进行，它是一个前胸部正中切口，自皮下组织向下切开至胸骨。一旦暴露出胸骨，则采用胸骨锯劈开胸骨，并放置牵引器以显示手术野，手术野内可见心包囊（图 70-1）。

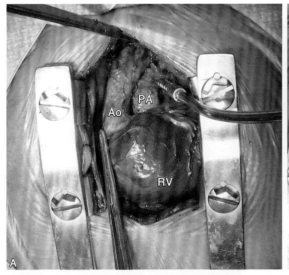
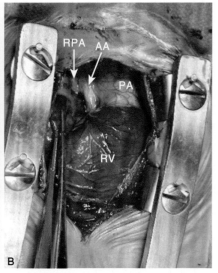

图 70-1　正中胸骨切开术。A，大动脉转位患者身上的胸骨牵开器。打开心包，缝合切口边缘，暴露心脏。可以见到右心室发出主动脉（Ao），左心室发出肺动脉（PA）。可以见到左冠状动脉及其部分分支。应注意左心室是一个后部结构，并没有很好的暴露出来。B，左心发育不良综合征患者的心脏暴露。PA 增大，升主动脉（AA）小。右肺动脉（RPA）从主动脉后方显露出来。用镊子夹住右心耳。右心室（RV）暴露出来。在该图中更容易见到切开的心包边缘与皮缘缝合

由于这种切口为手术提供了极佳的入径,在手术野内包含了所有纵隔内结构,包括心脏所有的腔室,心室的流出道以及静脉回流,因此该切口非常适用于多发畸形以及复杂的修复手术。

目前也出现了一些微创的手术修复方法,如部分中位胸骨切开术或胸廓切开术。在部分中位胸骨切开术的病例中,皮肤切口较小,并且仅分离胸骨的上部或下部。依据手术暴露的需要,胸廓切开术的切开可以位于胸廓的前部、侧方或后部。过去,胸廓切开术切口通常要切断肋骨,但目前这些切口仅是将肋间肌分离同时保证肋骨的完整性。

病变的类型决定了所选择的外科切口。如果是对心外病变的直接修复,如主动脉缩窄、血管环或 PDA,通常采用左侧胸廓切开术。此外,在某些简单的心内结构修补术中,如房间隔缺损(atrial septal defect,ASD),即使术中需要使用心肺旁路(cardiopulmonary bypass,CPB),也可以采用微创手术。随着近些年技术的改进,对某些简单的缺陷使用微创手术的意愿增加了,如二尖瓣、三尖瓣和主动脉瓣缺陷。另外,相对可以直接修复的手术包括某些心脏瓣膜手术,使用胸腔镜或机器人技术的意愿增加了。在这些手术中,一般需要几个非常小的切口用来放置特殊设计的手术器械并执行手术操作。这种手术方法所带来的优点包括外形上的效果以及缩短了院内、外的预期恢复时间。

对于大多数复杂性先天性心脏病,如房室间隔缺损,通常采用中位胸骨切开术。在这一病例中,修补包括右心房切开术、室间隔缺损修补术、房间隔缺损修补术,以及将房室瓣叶分离为左右两部分,同时需要关闭左侧房室瓣裂。另外,青紫型心脏病的修复大多需要采用中位胸骨切开术,因为这些病变通常需要充分暴露心内和心外需要修复的结构。需要进行中位胸骨切开术的一个例子是对 TOF 患儿的修复,该手术需要经右心房和肺动脉关闭室间隔缺损并解除右室流出道梗阻。在某些肺动脉瓣环非常小或漏斗部显著狭窄的病例中,切口甚至要一直延续到右心室腔。

手术方法的选择对于某些需要分期手术的患者也同样重要。一个患有 HLHS 的患者通常需要进行三期手术使病情完全缓解,而重复的胸骨切开术同时具有手术和影像意义。从放射学影像讲,胸片有助于术者的手术规划,因为重复的中位胸骨切开术可能会因术后形成的粘连对胸腔内容物造成极大的危险。例如,主动脉及其他结构可能与胸骨非常接近,并且可能在胸骨切开时造成极大危害,需要进行急诊 CPB。仔细阅读胸部影像及替代性外周导管的使用(稍后讨论)

可能有助于再次手术的安全性。通常需要进行多次手术修复的病变包括 HLHS、TOF 和永存动脉干。

其他影响手术方案制定和手术切口选择的情况还包括存在多个病变,或当不能进行完全修复而需要进行姑息手术时。许多先天性心脏病变可同时出现,如主动脉缩窄和 VSD。在这样的病例中,需要中位胸骨切开术解决两个病变,而只有单独主动脉缩窄存在时可能只需要胸廓切开术。因此,术前进行影像学检查以发现所有病变对手术至关重要。或者对于某些患者,需要进行的是姑息手术而不是完全性修复。这些情况都影响着手术必须要暴露的视野范围。这种情况的一个例子是复杂性 TOF,首先要放置一个 Blalock-taussig 分流管,随后再进行最终的修复。

外科手术切口具有很多临床和放射学后遗表现。采用中位胸骨切开术的患者通常会使用金属线来缝合胸骨,虽然在儿童中通常采用不透 X 光的缝合线。偶尔,行胸骨切开术的患儿随着生长会出现胸壁畸形。接受过先天性心脏病手术的患儿发生脊柱侧凸的风险也较正常的人群高,胸廓切开术可产生手术侧的肋骨扭曲,并导致儿童出现脊柱侧凸。当下,在进行胸廓切开术时肋骨通常不被切断或分割断,但是有时可在术后的胸片中发现肋骨的意外骨折。

心肺旁路和体外膜氧合

绝大多数先天性心脏病手术需要使用 CPB 来支持循环。该系统的主要部分为一个血液泵,通常是一个滚柱或离心泵,以及人工肺(图 70-11)。在现代 CPB 中,人工肺(又称氧合器)包含一个网状的微孔

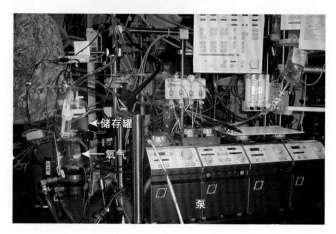

图 70-11　儿科心肺转流机。血袋、氧合器和泵如图所示。可以见到流通血液的导管连接到各部件。氧合器下方是一个连接水管的用来控制患者体温的温度线圈。右上角可见部分监控设备

膜,氧气和二氧化碳可经过微孔膜进入血液或从血液中分离。通过动脉和静脉插管建立 CPB,管位通常是放置在降主动脉和右心房,以输送血液至心肺机并将其回输至患者。但是,股动脉、髂动脉或腋窝动脉也可作为动脉插管的替代,而在手术中需要切开心脏时,静脉插管也可由插入分开的上腔或下腔静脉完成。CPB是通过清空心脏中的血液,停止通气来替代心脏和肺,而且必要时,还可以使心脏停歇。这种设备已经变得越来越精细,并包含了许多安全装置,比如持续在线的血气监测仪、气泡探测器、生物可溶性表面以及用于减少 CPB 相关并发症的过滤器。该技术的发展降低了CPB 相关性疾病的发病率,如全身性炎性反应、致命性气体栓塞、心肌损害和肺功能障碍。

当需要进行心内缺损的修补时,需要通过使用心脏停搏液完成舒张期停跳,心脏停搏液是一种富含钾的溶液,在夹闭冠状动脉与 CPB 流入动脉间的主动脉之后,它可以在冠状动脉血管内循环。这种溶液可以是晶体的或以血液为基础的。在严重的左心室功能障碍病例中,有报道采用血液心脏停搏液可能提供更好的预后。由于心脏停搏可减少约90%的心脏耗能,故该方法是一种有效的保护心脏的方法。另外,心肌冷却也可以大约减少心肌能量需求的10%。

某些心外结构的手术,比如改良的 Blalock-taussig 分流术和肺动脉 Banding 术,可以在患者血流动力学稳定的情况下不使用 CPB 进行。在这些病例中,CPB通常在循环发生变化时使用。心内缺损时需要使用CPB。有时术后的体外循环支持也是必要的,比如对于手术持续时间较长的心脏恢复,或是对于手术修复失败后的移植。在这些情况下,一个改良的 CPB 循环被用于体外膜氧合(ECMO)(图 70-13)。如有必要,ECMO 可持续使用数天至数周。术后需要使用 ECMO的患儿生存率为 38%～53%。

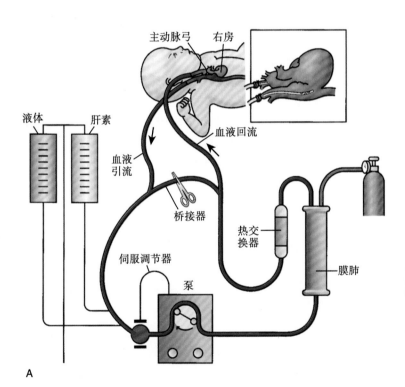
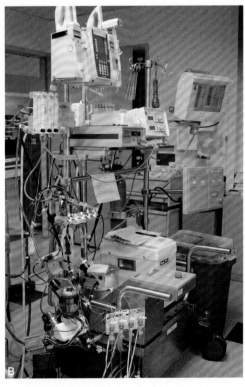

图 70-13　体外膜氧合(ECMO)。A,ECMO 循环原理图。B,临床使用的 ECMO 照片。(A,From http://www.nichd.nih.gov/publications/pubs/images/Efig1p26.gif. Accessed April 2,2012.)

循环停止和局部脑灌注

在非常复杂的手术中,比如涉及非常小的新生儿或复杂的主动脉弓重建,有时需要在一个短暂的时期内停止整个循环。这种技术被称为深低温停循环技术(DHCA),是将全身冷却至大约18℃左右,从而使整个循环安全的暂停约 30～45 分钟。停循环技术的安全性及其对长期神经系统的影响目前尚处于争论中。波士顿停循环研究小组的一项里程碑式的研究结果显示,在 DHCA 超过 41 分钟以后发生神经发育异常很明显会变得更普遍。但是,应该指出的是,来自其他的研究资料显示 DHCA 几乎没有或根本没有影响。所有这些研究都有一个共同的局限性,就是研究样本数量相对较小。

手术中很可能需要使用 DHCA 的病例包括用于 HLHS 的 Norwood 手术,或完全型肺静脉畸形引流的修复术。随着技术的发展,DHCA 的使用减少了,许多外科医生更喜欢使用局部脑灌注,这项技术使用选择性的流入动脉在低流速情况下进入无名动脉或颈动脉,从而限制了整体缺血的时间。这项技术的一个优点在于,血流不只是进入脑组织而且还进入膈下器官。在某些手术中,可以联合使用所有上述的灌注技术。

胸部 X 线片

胸部 X 线片在心脏手术前或术后都是至关重要的。从术前的立场而言,胸部 X 线片可以被用于诊断目的是由于许多疾病具有典型的影像表现,同时还可以判断疾病的严重程度。关于疾病的严重程度,胸部 X 线片还因为它经常可以显示充血性心力衰竭、肺水肿或心房/全心增大而非常有用。这些影像表现可影响术前的临床管理或有助于预测术后病程。另外,胸部 X 线片还可以为术后影像提供对比资料。

胸部 X 线片是心脏手术后最常见的 X 线检查技术。心脏术后的在患儿应在回到病房或 ICU 后立即进行胸部 X 线片检查。这些胸片被用于查看中心静脉管、胸部引流管、气管内插管、胸骨线和人工血管的位置,还可以用来评估肺膨胀的程度以及排除未知的胸腔积液或气胸。在局限性经皮血管通路的婴幼儿中,压力监测线有时会被直接插入到心腔内(随后在床边移除)。最常见的是插入到右心房内,其次为左心房内(通常是经右上肺静脉,但也可以经左心耳),以及肺动脉内。

心脏术后及时进行胸部 X 线片检查并解读是非常重要的,因为任何延迟都有可能危及生命。例如,纵隔增宽(主动脉缩窄修复术后周围出现的新的或扩大的阴影)可能代表着术后出血。如不及早发现,意外的气胸也可能是致命性的。经左侧胸腔切开行 PDA 结扎术而未在术后放置引流管(常见情况)的患儿,可能会发生气胸。另外,如果患者进行的手术需要行左侧胸廓切开,则可能发现由于右肺阻塞或不张伴左肺过度充气导致的肺野充气不均匀。这种不对称发生的原因是患儿长时间的右侧卧位,以及左肺在术中为视野暴露需要而部分或全部塌陷。许多患儿会出现轻度肺水肿或少量胸腔积液,这与 CPB 的炎性反应有关。这些表现一般通过利尿剂治疗可以恢复。由于在缝合圈、支架或瓣膜本身中存在着不透 X 光的物质,所以大多数目前使用的人工瓣膜可以在胸片上显影。但是,一些生物瓣膜包括同种移植物和自体移植物在胸片中并不显影(表 70-1)。

表 70-1 心脏人工瓣膜

人工瓣膜类型	其他名称	定义	特征
生物瓣膜	Xenograft, heterograft	异种移植物人工制造的瓣膜,使用的是其它物种的组织,如猪或者牛	不需要长期抗凝;发生结构退化
机械瓣膜	—	人工制造的瓣膜,一般由金属和热解碳合成	需要长期抗凝;最耐用的人工瓣膜;可以行磁共振检查
同种移植物	同种异体移植物	冷冻的人体瓣膜或带瓣管道	包括部分主动脉或肺动脉提供了更大的重建潜力;发生结构退化;主动脉瓣易发生钙化
自体瓣膜	—	患者自体组织	Ross 手术中用自体肺动脉瓣替换主动脉瓣
无支架瓣膜	—	没有硬质塑料或金属支架	技术上更难植入;可能存在更大的生物瓣膜有效的通过孔径大小

心脏术后的患儿应每天进行胸片检查。对那些病情稳定足以到放射科检查的患儿,包括安置胸腔导管等留置设备的患儿,通常倾向于到放射科行胸正侧位检查。但是,当患儿需要在 ICU 监护时通常每日行 X 线床旁片。使用小口径气管插管的新生儿和婴儿有发生肺不张的风险,这是临床护理的主要障碍。肺不张的存在、范围及分布和气管内插管的位置是观察胸片至关重要的组成部分,可能需要每天进行评估。通常应在胸腔引流管拔除后立刻进行胸片随访,但是在心内导线、起搏器导线及心包(纵隔)引流管移除后不需

要常规检查。虽然这些胸片首先是用来观察胸腔引流管移除后是否存在气胸，但它们也有助于确定其他情况是否存在，如胸前积液或心包积液。

其他注意事项

在许多其他情况下，由放射科医生进行的影像学检查对先天性心脏病的评估和外科手术治疗是非常重要的。许多患有复杂性先天性心脏病的患儿可能出现相关的症状或异常，特别是那些需要干预的患儿，如新生儿或婴儿。在这些病例中，常会进行影像学检查以建立基线诊断，如手术前进行脑或肾脏的超声检查。越来越多的人认识到，患有复杂性先天性心脏病的新生儿往往在新生儿期进行手术纠正之前就存在脑部病变，在某些医院中，术前进行头颅磁共振检查已成为这类患儿的常规检查。当考虑使用或正在使用 ECOM 时，脑部的影像检查也很重要，因为严重的神经系统缺陷将影响手术方案的制定。

接受先天性心脏病手术患儿的喂养问题也常见，并且需要放射科检查。在某些特定的病人中，如患有 HLHS 的病人，胃食管反流特别常见，这些患儿可能需要放射科检查，如上消化道检查和胃排空试验，以帮助确立诊断或制定防反流的手术方案。还有可能需要在透视下放置胃管或重新定位胃管。

其他一些检查可用于帮助评估术后并发症。术后较常见的并发症是肾功能不全，多普勒超声有助于评估这些患儿的肾动脉和静脉血流。许多需要持续机械通气的患儿会出现肺和胸膜腔的混合病变，胸部超声检查非常有助于鉴别这两个病理过程。有时，使用超声或是计算机断层扫描（CT）引导有助于引流合并的胸腔积液。需要 ECOM 并且有凝血功能障碍的患儿需要持续颅脑超声检查监测是否发生颅内出血。

在复杂的病例中，影像检查对术前制定手术方案也非常有意义。CT 和 MRI 在这种情况下发挥着越来越重要的作用。对于曾进行过心脏手术的患儿而言，再次进行胸骨切开术有损伤心脏的风险，而 CT 扫描可通过显示心脏大血管与胸骨的关系来帮助评估手术风险及制定手术方案。CT 血管造影对具有复杂解剖或晚期诊断的主动脉缩窄的患儿同样有益，对手术方案制定和评估选择支架的放置有所帮助。CT 或 CT 血管造影样在诊断和描述复杂的肺动脉或静脉解剖时也很有用，比如在肺静脉畸形引流、TOF 或大动脉转位矫正后的患儿中。心脏 MRI 被更为普遍的应用于具有相同适应证的先心病中，如主动脉缩窄（图 70-17）。另外，心脏 MRI 也可用于评估心内分流以及制定治疗计划，如经导管器械封堵 ASD 的病例。在 TOF 修复后的患儿中，MRI 对于评估右心室功能以及肺功能不全也很有帮助。CT 和 MRI 是诊断绝大多数血管环的最佳影像学方法。有些患儿不但需要通过外周血管穿刺置管建立 CPB，还可能需要多次行心导管术和切开术。在这些病例中，多普勒超声影像检查有助于判断周围血管的开放，如股动脉和股静脉。

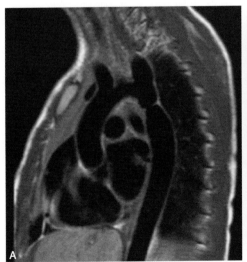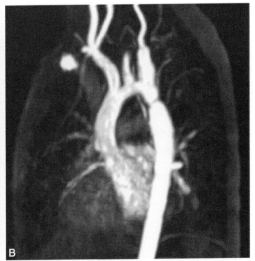

图 70-17　主动脉缩窄磁共振成像显示缩窄段到头臂动脉与主动脉弓的关系。这些图像对规划外科手术入路或放置支架有所帮助。（From Atilli AK，Parish V，Valverde I，et al. Cardiovascular MRI in childhood，*Arch Dis Child* 2011；96：1147-1155.）

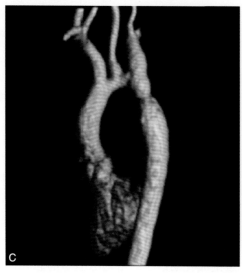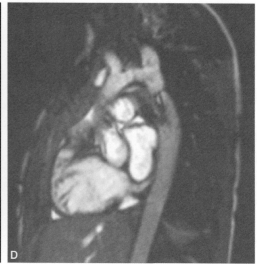

图 70-17(续)

总结

先天性心脏病可见于任何年龄的患儿,并具有多种症状。在过去的 30 年里,外科手术、导管技术以及儿科心脏麻醉学都在不断地发展,已经可以在较小的年龄段进行干预,切口也变得更小,使得短期或长期存活得到提高。在大多数情况下,可以通过超声心动图确立诊断,而 MRI 和 CT 可以对一些术前和术后的病例有所帮助。治疗方案的确定是基于整体的临床情况,它包括要考虑到患儿的症状、阳性体征及影像检查结果。手术前后由放射科医师执行和判读的影像检查对于这些患儿的治疗成功与否至关重要。

关键点

儿科心脏手术的切口范围选择从微创切口如微小的机器人手术切口和胸廓切开术,到中线的大切口,如胸骨切开术需要劈开胸骨。

影像学检查对于先天性心脏病的诊断和手术方案制定都至关重要,这些检查主要包括胸部 X 线片、CT 检查以及 MRI。超声心动图检查在诊断中也发挥着举足轻重的作用。

胸部 X 线片在行先天性心脏病手术的患儿中可能是最重要的检查。它们提供了重要的诊断性的、术前及术后的信息。此外,这些胸片还可以用于确定术中放置的各种管线、胸部引流管和气管内插管的位置。

由于许多患有先天性心脏病的儿童合并有其他器官系统的疾病,影像学检查对于这些疾病的诊断和治疗是非常必要的,如肾脏和血管超声、脑部成像以及各种胃肠检查。

推荐阅读

Castaneda AR, Jonas RA, Mayer JE, et al. *Cardiac surgery of the neonate and infant*. Philadelphia: W. B. Saunders; 1994.
Jonas RA. *Comprehensive surgical management of congenital heart disease*. London: Hodder Arnold; 2004.
Mavroudis C, Backer C. *Pediatric cardiac surgery*. 3rd ed. St Louis: Mosby; 2003.
Selke F, del Nido P, Swanson S. *Sabiston and Spencer surgery of the chest*. 7th ed. Philadelphia: Saunders; 2004.
Stark JF, de Laval MR, Tsang VT, eds. *Surgery for congenital heart defects*. 3rd ed. Hoboken, NJ: John Wiley & Sons; 2006.

参考文献

Full references for this chapter can be found on www.expertconsult.com.

第 71 章

先天性心脏病的产前影像学和治疗

ANITA KRISHNAN and MARY T. DONOFRIO

先天性心脏病是最常见的出生缺陷,在新生儿中发病率为3‰~8‰。这些发病率在产前更高一些,大约5.8%~16.9%的胎儿在进行筛查超声心动检查时可被发现。尽管影像技术不断进步,但常规产科超声对先天性心脏缺陷的显示的敏感度也仅为30%~50%。如果特别注意流出道的结构,敏感度还可以得到显著提高。产前最难以诊断的畸形是大动脉转位和流出道的畸形。完整的胎儿超声心动图检查应包括二维超声、M型超声和彩色多普勒成像以评估胎儿的心脏结构、心率和功能。新技术包括组织多普勒和应变分析。

胎儿生理和血流

胎儿心脏循环已在人类和动物模型中有所研究(图71-1),胎儿产前和产后的心血管生理特点具有显著差异。其关键的不同点包括以下内容:

1. 右心室输出大于左心室输出。

2. 流向脑的血液氧饱和度高于流向躯体的血液,因为母体的血液是直接由脐静脉经腔静脉瓣流经卵圆孔进入静脉导管的。

3. 动脉导管存在。脱氧血从上腔静脉进入右心室,然后进入动脉导管,最后到达胎盘。

4. 肺血管阻力增加导致流入肺的血流减少。生后这种情况发生的变化使得肺血流增加。

5. 在宫内时,左心室后负荷降低,但使用脐带夹后左心室后负荷迅速增高。

患有先天性心脏病的胎儿具有不同的胎儿生理改变。他们可以出现宫内生长受限、神经系统畸形和神经发育不良。伴随特殊心脏缺陷的循环改变可导致血流再分布以影响正常发育。结合对胎儿生理的了解,大脑中动脉、脐动脉、脐静脉和静脉导管多普勒超声检查可以为临床提供有用的信息。

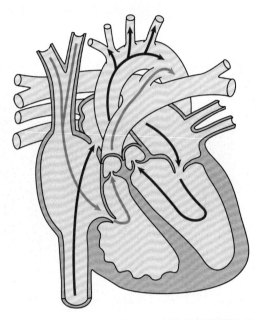

图71-1 正常胎儿心脏循环图。氧合的脐静脉血液经下腔静脉进入右心房,并直接穿过卵圆孔,进入左心房,然后进入胎儿体循环。不含氧的胎儿体静脉血液经上腔静脉进入右心房,然后直接进入右心室,再进入主肺动脉。高肺血管阻力和未闭的动脉导管使得血液先流入降主动脉

脑血管阻力

胎儿脑血管在压力下可以出现血管舒张,使大脑中动脉的阻力降低,舒张期血流增加。外周血管收缩使血液直接流向大脑,这导致了降主动脉的阻力增加和舒张期血流减少。这种现象是一种自我调节机制(图71-2)。大脑血流增加的这种现象见于生长受限的胎儿,提示围产期预后不良(图71-3)。该现象同样见于患有先天性心脏病的胎儿(表71-1),但是依其判断预后的临床意义尚存疑问。

脐动脉血流模式

脐动脉血流用于评估胎儿和胎盘的发育状况。它可以在高危妊娠、胎儿水肿和某些类型的先天性心脏

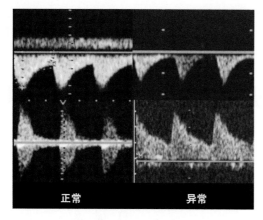

脐动脉

大脑中动脉

正常　　　　　　　　异常

图 71-2　脐动脉和大脑中动脉正常和异常的频谱多普勒信号。胎儿受累导致外周和胎盘血管阻力增加(脐动脉舒张期血流减少),而大脑血管阻力减少(大脑中动脉舒张期血流增加);这就是脑保护效应

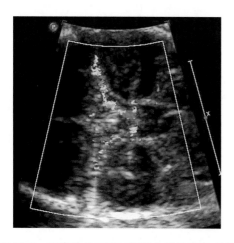

图 71-3　正常胎儿 Willis 环脑血流的彩色多普勒图像

表 71-1　特定先天性心脏缺陷假设存在的循环血动力学改变与正常者的对比

缺陷	脑血流阻力	脑血流氧含量	心室数
左心发育不良综合征	↑↑	↓	1
左室流出道梗阻	↑	正常	2
大动脉转位	正常	↓↓	2
法洛四联症	正常	↓	2
右心发育不良	正常	↓	1

病中发生改变。在脐动脉中没有舒张期血流是预后不良的标志。

静脉血流模式

　　脐静脉和静脉导管的血流方式可用于评估右心室

充盈。舒张受损合并胎盘功能不良和心脏功能障碍时,可导致舒张期静脉血流下降或反转,特别是在心房收缩的时候(图 71-4)。静脉导管中血流缺乏或反转以及脐静脉血流搏动,伴随心房压增高,被认为是胎儿水肿预后不良的标志。

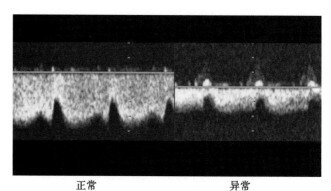

正常　　　　　　　　异常

图 71-4　静脉导管正常和异常的频谱多普勒信号。晚期胎儿受累或心脏充盈受损或两者同时导致静脉导管舒张末期血流减少或反转

胎儿解剖

　　一个完整的胎儿超声心动图检查应该包括心房、心室、房室瓣和半月瓣、卵圆孔、肺静脉(至少是两支)、动脉导管和主动脉弓、肺动脉分支,以及心脏节律和功能方面的影像检查。测量结果常随胎龄不同而发生变化,应该与同龄正常值范围比较。应对每一结构进行多普勒和彩色成像。

位置

　　应评估心脏和腹腔脏器的位置,并描述体静脉的正常引流方向。腔静脉正常应进入形态学右心房,并且至少应见到有两支肺静脉进入形态学左心房。原发隔表面覆盖的活瓣组织与形态学左心房有关,可有助于确定位置异常。心耳的形态(广基底的右侧心耳与指状的左侧心耳)有助于判断心房位置。

房室瓣膜和半月瓣膜

　　与二尖瓣和主动脉瓣相比,三尖瓣和肺动脉瓣环的测量值分别要稍大些。右侧和左侧瓣环结构大小差异(比值大于 1.5)提示疾病存在。与二尖瓣环相比,三尖瓣环的位置更靠近顶部。应识别左心室内的两个乳头肌。在彩色多普勒检查中,应看到三尖瓣和二尖瓣出现双相血流。

主动脉和动脉导管

应分别确定主动脉流出道和肺动脉流出道与心室的关系,并测量主动脉与动脉导管处的血流峰速。从三血管平面可以确定弓的方向。可以观察到主动脉、肺动脉主干及上腔静脉与气管的关系(图 71-5)。如主动脉位于气管右侧则提示右主动脉弓,此时应该注意观察有无血管环和先天性心脏病的存在。

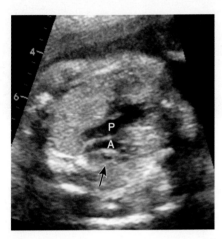

图 71-5 三血管平面,显示肺动脉、主动脉和上腔静脉与脊柱的关系,应注意气管(箭号)与主动脉(A)和肺动脉(P)的位置关系

右心室和左心室

右心室的形态学特征是具有调节束、三尖瓣与室间隔连接的乳头肌结构、三尖瓣环平面较二尖瓣环低以及粗糙的肌小梁。相对于右心室而言,左心室具有光滑的肌小梁以及二尖瓣乳头肌不与室间隔相连。

胎儿影像:时机和适应证

胎儿超声心动图检查开始于 20 世纪 80 年代末期。对胎儿心脏进行经腹超声检查的最佳时间是在妊娠 20~28 周之间。而经阴道超声检查在妊娠第 8 周即可进行,并在第 11 周时就可以成功诊断出心脏缺陷。虽然妊娠晚期也可以进行影像检查,但是受到羊水减少以及胎儿体位的限制。胎儿超声心动图检查的适应证包括母体和胎儿的危险因素(框 71-1)。最常见的原因是先天性心脏病家族史、胎儿心律失常、母亲糖尿病,以及心外缺陷。最能提示心脏疾病的标志是常规超声检查中发现四腔心平面异常(30%~50%)、胎心不稳(30%)、胎儿水肿(30%)及羊水过多(25%)。

框 71-1　胎儿超声心动图检查适应证

母体危险因素

- 母亲患有先天性心脏病
- 哥哥或姐姐患有先天性心脏病
- 母亲患有系统性疾病(糖尿病、系统性红斑狼疮)
- 母亲有致畸接触(药物、环境)

胎儿危险因素

- 胎儿染色体异常
- 胎儿遗传基因缺陷疾病
- 胎儿心外畸形
- 胎儿窘迫或水肿
- 常规胎儿超声发现心脏异常
- 胎儿心律失常
- 多胎妊娠伴双胎输血综合征
- 体外授精
- 单绒毛膜双胎
- 不明原因的羊水过多
- 颈部透明带增厚

心脏缺陷

间隔缺损

房间隔缺损

最常见的房间隔缺损是继发孔型缺损。静脉窦型缺损(上型或下型)常伴发右肺静脉畸形引流。原发孔型缺损是一种心内膜垫缺损,常伴发唐氏综合征。卵圆孔未闭是胎儿和新生儿的正常结构(图 71-6 和图 71-7);有时在产前难以区分正常卵圆孔与继发孔型房间隔缺损。继发孔型缺损适合进行导管封堵术,而其他类型缺损则需外科手术矫正。

室间隔缺损

室间隔缺损是最常见的先天性心脏病。它们可以发生于膜部、房室管、肌部或管状间隔(流出道)。膜部周围缺损(膜性间隔周围)为最常见的类型。在出现充血性心力衰竭的婴儿中,中等和大缺损需要外科治疗,小缺损常可自己关闭。肌部缺损是第二常见的类型,小缺损常可自行闭合,但是多发缺损可引起充血性心力衰竭(图 71-8)。

房室管缺损

房室管(心内膜垫)缺损易于产前诊断(图 71-

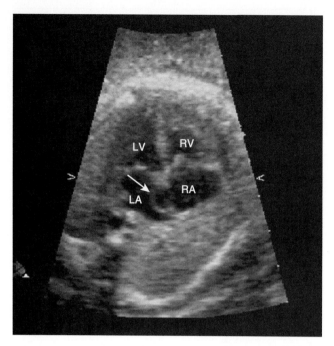

图71-6　胎儿四腔心声像图显示正常的卵圆孔未闭和房间隔膨出（箭号）进入左心房（LA）。RA,右心房;LV,左心室;RV,右心室

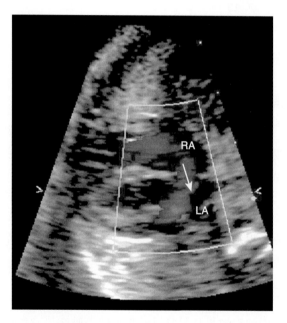

图71-7　胎儿彩色多普勒四腔心声像图显示心房水平正常的右向左分流（箭号）。LA,左心房;RA,右心房

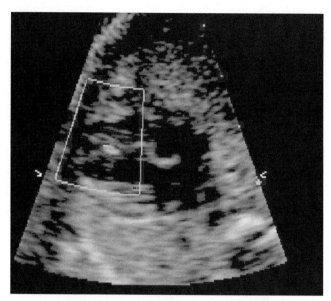

图71-8　胎儿彩色多普勒四腔心声像图显示小的中部肌部室间隔缺损伴小的左向右分流

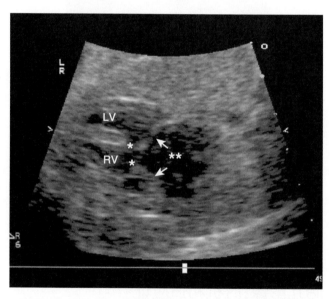

图71-9　胎儿四腔心声像图显示完全性房室间隔缺损,存在一个大的房间隔缺损（双星号）和一个室间隔缺损（星号）。箭号所指为共同房室瓣。LV,左心室;RV,右心室

流入道和流出道

右侧流入道病变

9)且与唐氏综合征有关。它们包括原发孔型房间隔缺损、流入道室间隔缺损以及共同房室瓣,室间隔缺损可孤立存在。在短轴位图像中可清晰显示共同房室瓣的解剖截面。部分型房室间隔缺损具有原发孔型房间隔缺损和二尖瓣叶裂缺。过度型房室间隔缺损具有房间隔缺损、共同房室瓣和限制性室间隔缺损。

　　右心室流入道病变包括 Ebstein 畸形,三尖瓣发育不良以及三尖瓣狭窄或闭锁。在 Ebstein 畸形中,三尖瓣下移,同时伴有隔瓣位置异常以及三尖瓣反流(图71-10)。轻微的病变可能直到生后10岁才会表现出心律失常或三尖瓣反流;严重病变则可引起胎儿水肿、死亡或新生儿发绀。Ebstein 畸形可合并肺动脉狭窄或闭

锁,导致青紫,并需要前列腺素治疗使动脉导管保持开放。三尖瓣发育不良具有相似的表现,但没有三尖瓣环的移位。三尖瓣闭锁或狭窄可合并右心室发育不良以及肺动脉流出道梗阻;如果不合并室间隔缺损,则该病变需要在新生儿产后单心室修复手术前使用前列腺素治疗以保持动脉导管开放。

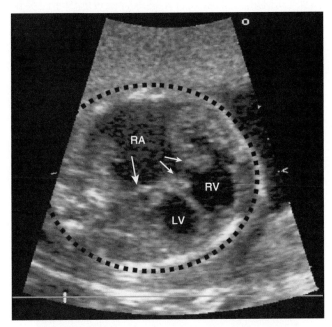

图 71-10 胎儿四腔心声像图显示高度增厚并向下移位(Ebstein 畸形)的三尖瓣(短箭号)。三尖瓣反流导致重度心脏肥大,并且心脏质量占据大部分胸空间(黑点圆圈)。通常情况下,心胸面积比小于 33%。右心房(RA)重度扩张,压迫房间隔(长箭号)和左心房。LV,左心室;RV,右心室

右侧流出道病变

肺动脉流出道梗阻可分为瓣下型、瓣膜型以及瓣上型。本病临床表现范围可从严重青紫和新生儿肺动脉闭锁至血氧饱和度正常和婴儿期肺动脉流出道几乎正常。胎儿超声心动图检查可显示肺动脉瓣下和肺动脉瓣的狭窄程度。

单纯肺动脉瓣狭窄可表现为肺动脉瓣叶增厚并呈圆顶状。肺动脉瓣环可发育低下。胎儿多普勒超声心动图检查可能不能准确的提示产后的肺动脉瓣的跨瓣压力阶差。产前及产后的肺动脉瓣的跨瓣压力阶差的差异是由于子宫内的生理状态,肺血管阻力增高以及心房水平的右向左分流所致。肺动脉瓣上狭窄常见于 Williams 综合征。而肺动脉瓣下梗阻通常与其他缺陷共同存在,如法洛四联症(图 71-11)。

左侧流入道病变

左心室流入道病变包括三房心、先天性二尖瓣狭

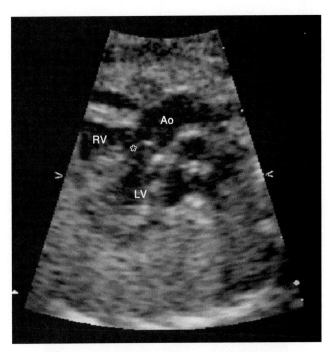

图 71-11 胎儿法洛四联症声像图显示对位不齐的室间隔缺损伴主动脉骑跨(星号)。Ao,主动脉;LV,左心室;RV,右心室

窄以及先天性二尖瓣关闭不全。在三房心病例中,左心房内存在一隔膜样结构引起肺静脉回流受阻,并常合并房间隔缺损。先天性二尖瓣畸形可以单独发生或与主动脉瓣畸形及主动脉弓畸形合并存在。Shone 综合征是一组包括二尖瓣瓣上环、降落伞样二尖瓣、主动脉瓣下狭窄以及主动脉缩窄的疾病。

左侧流出道病变

左侧流出道梗阻可发生于瓣下、瓣膜或瓣上水平。母亲患有糖尿病的婴儿,特别是母亲血糖控制不佳的患儿,有患肥厚型心肌病的风险(合并或不合并梗阻)。即使在严重的病例中,肥厚通常在生后 3 个月内退化。宫内瓣膜水平的主动脉狭窄可以合并有左心室功能不全和进行性水肿。瓣上型狭窄通常合并于 Williams 综合征,也可与右侧流出道梗阻同时存在。左侧流出道梗阻病变可见于 Turner 综合征。

圆锥动脉干畸形

圆锥动脉干畸形包括心室和大血管的连接畸形,如 Fallot 四联症、大动脉转位、永存动脉干以及右心室双出口。病变与染色体 22q11 缺失有关[DiGeorge 综合征、腭心面综合征、CATCH22q11 综合征(心脏畸形、面相异常、胸腺发育不良、腭裂、低钙血症)]。

法洛四联症(右心室流出道梗阻、右心室肥厚、主动

脉骑跨和大的前部室间隔缺损)是最常见的青紫型先天性心脏病,而大血管转位则是第二常见的青紫型先天性心脏病。在大动脉转位中,主动脉发自右心室,而肺动脉则发自左心室。超声心动图检查显示,大血管呈平行排列,主动脉位于肺动脉的右前方(图71-12)。大动脉的一个横向分支血管(左肺动脉)可见与左心室相连。也可以发现其他的畸形,如室间隔缺损(1/3 的病例可见)。如果四腔心平面正常,则难以做出诊断。

小变化较大,起源于共干动脉的流出道,共干动脉的瓣膜可以从单瓣叶到四瓣叶,常有狭窄或关闭不全。

心室发育不良

任何一侧心室发育低下都可以导致单心室心。出生后,患儿需要进行阶段性外科手术缓解,甚至在后期需要心脏移植。右心发育不良综合征可起因于三尖瓣闭锁或合并室间隔完整的肺动脉闭锁(图71-13)。左

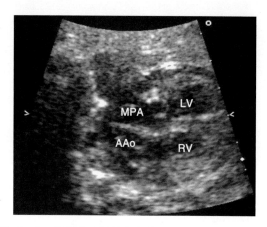

图71-12 胎儿大动脉转位声像图显示右心室(RV)发出主动脉,左心室(LV)发出肺动脉。AAo,升主动脉;MPA,主肺动脉

在右心室双出口的病例中,主动脉瓣下圆锥的存在使主动脉向前移位。可见室间隔缺损。该疾病可包含一系列的生理变化,从单心室病变到法洛四联症或大动脉转位。在永存动脉干中,从心脏中发出了单一的流出道,合并错位性室间隔缺损的发生。肺动脉大

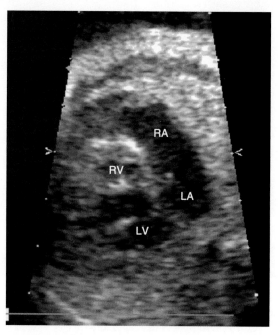

图71-13 胎儿四腔心声像图显示合并室间隔完整的肺动脉闭锁和发育不良并肥厚的右心室。LA,左心房;LV,左心室;RA,右心房

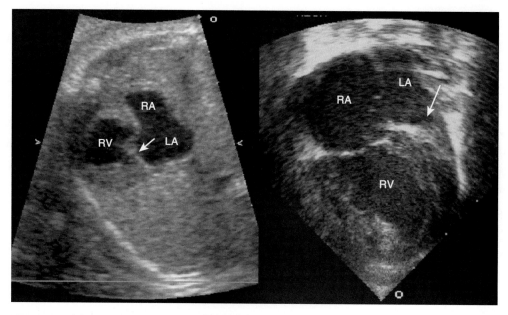

图71-14 胎儿(左)和该胎儿产后(右)的四腔心声像图显示左心发育不良综合征,可见二尖瓣闭锁(箭号)。LA,左心房;RA,右心房;RV,右心室

心发育不良综合征可有严重的主动脉瓣和二尖瓣狭窄或闭锁(图71-14),并需要在新生儿期行介入或外科手术治疗。左室双入口并右室单出口是另一种更复杂类型的单心室心(见图71-14),可合并流出道正常或发育低下。

弹力纤维增生症

心内膜弹力纤维增生症是一种心内膜表面异常的疾病。在产前,心内膜由于炎症或缺氧可出现增厚和纤维化,导致心内膜呈高回声表现。这些病变既可以是局限的也可以是弥漫的。本病见于有母体 Sjogren 抗体暴露的胎儿,结构畸形(如左心发育不良综合征),冠状动脉异常,主动脉狭窄,胎儿感染(如细小病毒感染),代谢性疾病,以及心肌病(图71-15)。一旦诊断为本病,应

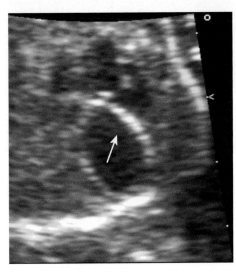

图71-15 主动脉狭窄胎儿的心内膜弹力纤维增生症。缺血损伤左心室导致心内膜瘢痕和纤维化。箭号表示心内膜纤维弹性组织增生

针对心室功能、静脉血流方式以及瓣膜反流情况进行一系列检查,以评估胎儿水肿的发展情况。

静脉和主动脉弓畸形

体静脉畸形常无临床表现。最常见的体静脉畸形是双侧上腔静脉并左上腔静脉引流至冠状静脉窦,其发生率大概是正常人群的3%。当出现冠状静脉窦扩张时可怀疑左上腔静脉的存在,而它更常见于患有先天性心脏病的患儿。部分或全部肺静脉可异常引流至体循环系统(右侧系统),进入心上(通过垂直静脉进入无名静脉)、心内(直接进入右心房或冠状静脉窦),或心下(通过肝或下腔静脉)。在梗阻型完全性肺静脉异位引流中,新生儿可以病情危重,需要立即进行手术治疗。当发现左心室小而合并右心增大时可怀疑此病。由于肺静脉回流血流少,故本病在产前难以诊断。

主动脉弓畸形包括血管环、主动脉缩窄和主动脉弓离断。血管环可合并右位主动脉弓、迷走左侧锁骨下动脉和 Kommerell 憩室或动脉导管韧带。根据血管环的类型不同,患者可无临床表现,或出现气道狭窄,或出现喂养困难。一旦发现右位主动脉弓则应进一步评估相关的畸形。主动脉缩窄在婴儿早期动脉导管关闭后可表现为心源性休克,或在晚期表现为高血压。胎儿期动脉导管处于开放状态,此时主动脉缩窄难以诊断。主动脉弓离断是一种严重型的主动脉缩窄,表现为升主动脉和降主动脉不连续,降主动脉由动脉导管供血。当合并室间隔缺损时,该病被认为是一种动脉圆锥干畸形。动脉导管是胎儿的正常结构,它的提前关闭可导致子宫内的右心衰竭(图71-16)。吲哚美辛和其他非甾体抗炎药可以导致该情况的发生。在

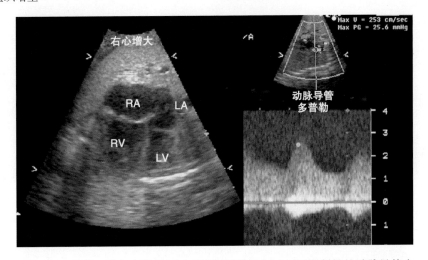

图71-16 胎儿四腔心声像图(左)和频谱多普勒(右)显示限制性的动脉导管未闭导致右心系统显著增大。多普勒速度和舒张期"阻力"增加与限制性流动模式一致。LA,左心房;LV,左心室;RA,右心房;RV,右心室

出生时心脏是正常的。

内脏异位综合征:位置/心脏肿块/心律失常

通过仔细观察腹部和心脏的位置以及心内各腔室的关系可诊断位置异常和复杂性先天性心脏病(图71-17)。正确判断腹部脏器和心脏的位置取决于胎儿体位和左右方向的判断。右室双出口、房室间隔缺损以及静脉畸形是最常见的合并腹腔脏器位置异常的畸形,导致无脾综合征(双侧均为右侧结构)或多脾综合征(双侧均为左侧结构)。在这些患儿中,胎儿心管的异常卷曲将导致心室反位(形态学左心室位于右侧而形态学右心室位于左侧)。

心脏肿块

在胎儿超声心动图检查时经常可以发现左心室乳头肌处的微小回声物体(图71-18),并被认为是正常变异。如果这些回声变大或数目增多则提示心脏肿瘤。最常见的胎儿心脏肿瘤是横纹肌瘤(图71-19),它们常合并结节性硬化。虽然它们是良性肿瘤并常在生后自行消退,但它们也可引起梗阻或心律失常。

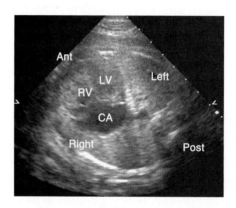

图71-17 胎儿声像图显示右位心伴内脏反位及部分型房室间隔缺损。心脏位于右侧胸腔,心室反位,存在共同心房。Ant,前方;CA,共同心房;LV,左心室;Post,后方;RV,右心室

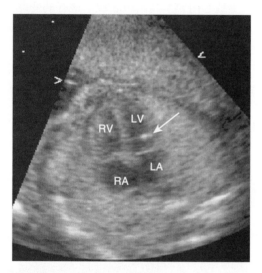

图71-18 胎儿四腔心声像图显示左心室(LV)乳头肌的良性钙化(箭号)。LA,左心房;RA,右心房;RV,右心室

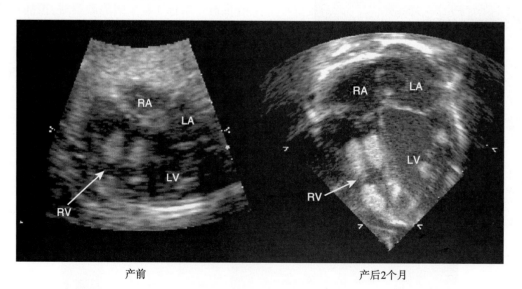

产前　　　　　　　　　　　　　产后2个月

图71-19 胎儿(左)和该胎儿产后(右)的四腔心声像图显示右心室(RV)较大的横纹肌瘤和左心室(LV)较小病变。LA,左心房;RA,右心房

胎儿心律失常

超声心动图检查可对胎儿心律失常提供准确诊断。房性期前收缩（图 71-20）常见，且常为良性。通过 M 型超声和多普勒超声可明确诊断室上性心动过速和心房扑动（图 71-21 和图 71-22）。心动过缓可为良性，并常由阻滞型房性期前收缩引起。完全性房室传导阻滞是一种母体 Sjogren 抗体暴露的罕见并发症，可通过 M 型超声和多普勒超声诊断（图 71-23）。在母体 Sjogren 抗体携带者中，应使用多普勒超声连续评估心房心室收缩间期，以跟踪胎儿传导系统（图 71-24）。

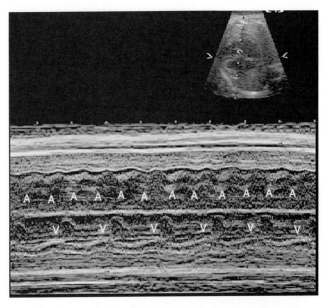

图 71-22 胎儿心房和心室收缩 M 型超声显示心房扑动伴 2∶1 传导。心房率大约每分钟 400 次，心室率大约每分钟 200 次。A，心房壁收缩；V，心室壁收缩

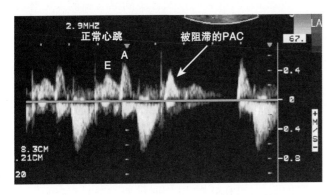

图 71-20 胎儿二尖瓣和主动脉血流频谱多普勒显示被阻滞的房性 PAC（箭号）。A，二尖瓣 A 峰；E，二尖瓣 E 峰

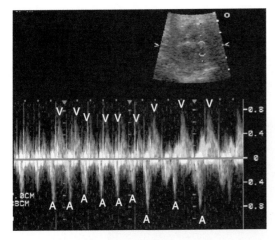

图 71-21 胎儿二尖瓣和主动脉血流频谱多普勒显示一个短暂的 1∶1 传导的室上性心动过速。A，二尖瓣 A 峰；V，心室流出道

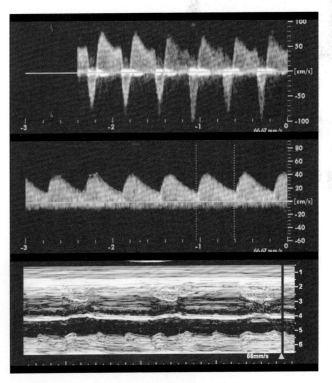

图 71-23 胎儿心房和心室收缩 M 型超声显示完全性心脏传导阻滞伴房室分离。心房率大约每分钟 150 次，心室率大约每分钟 55 次

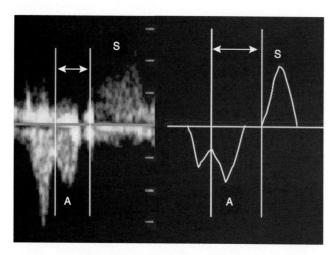

图71-24 胎儿频谱多普勒超声以及舒张期心房收缩（A）和收缩期心室收缩（S）曲线图。机械性房室传导周期（类似于心电图的 P-R 间期）是测量 A 峰到 S 峰间距离（双箭头号）

胎儿治疗

胎儿超声心动图检查可以提供关键信息，以改善患有某些类型的先天性心脏病新生儿的预后，这对于咨询家庭以及指导产前和产始对结构性心脏病和心律失常的治疗具有非常重要的价值。

胎儿最常见的心律失常是不需要治疗的。持续的室上性心动过速和心房扑动如不治疗可导致心功能不全和胎儿水肿。对母亲使用地高辛作为一线治疗方案对室上性心动过速的胎儿是有效的，但对心房扑动或水肿的胎儿效果很差。由于母体分布体积增加，在妊娠期需要给予更高剂量的地高辛。索他洛尔可被作为

心房扑动的一线治疗药物。室上性心动过速的二线治疗药物（不同于心房扑动）包括索他洛尔、氟卡尼或胺碘酮。对母亲和胎儿需进行严密监测，并需要在住院情况下开始使用药物治疗。对于严重受累的室上性心动过速患儿可考虑通过脐带注射腺苷。完全性房室传导阻滞很难治疗。在这些患病人群中，母亲使用激素和 β 受体激动剂治疗已取得成功。如果出现水肿和患儿严重受累，可考虑提前分娩。

如胎儿出现导管依赖性体循环或肺循环血流，则需要生后立刻使用前列腺素治疗。如果诊断不明确且动脉导管关闭，则可出现严重的青紫、酸中毒以及心输出量严重受累，从而导致潜在的多系统脏器损伤。左心发育不良综合征的患儿以及伴房间隔完整的大动脉转位的患儿，在出生时受累风险很高。他们可能需要生后立即进行介入心导管术开放心房间交通以维持生存。应该考虑到这类患儿在分娩后可以立即送至儿科心导管室，并能够在分娩后立即或不久后实施介入手术。

虽然在妊娠第 8 周时心脏开始发生，但胎儿的血流模式可以在整个妊娠期内影响心脏的发育。血液循环一侧的血流不成比例可导致心脏任意一侧发育低下。妊娠第 18～20 周时如出现主动脉瓣或肺动脉瓣狭窄的胎儿，可在妊娠 30 周时进展为左心或右心发育不良（图71-25）。胎儿行导管介入治疗可以缓解主动脉瓣狭窄、肺动脉瓣狭窄或限制性房间隔。在 2004 年，有人报道了在患有严重的主动脉瓣狭窄的胎儿中成功实施了胎儿球囊主动脉瓣膜成形术，这些胎儿不经治疗很有可能进展为左心发育不良综合征。在一些成功的病例中可以看到左心发育得到改善，且生后双室循环接近正常（图71-26～图71-28）。

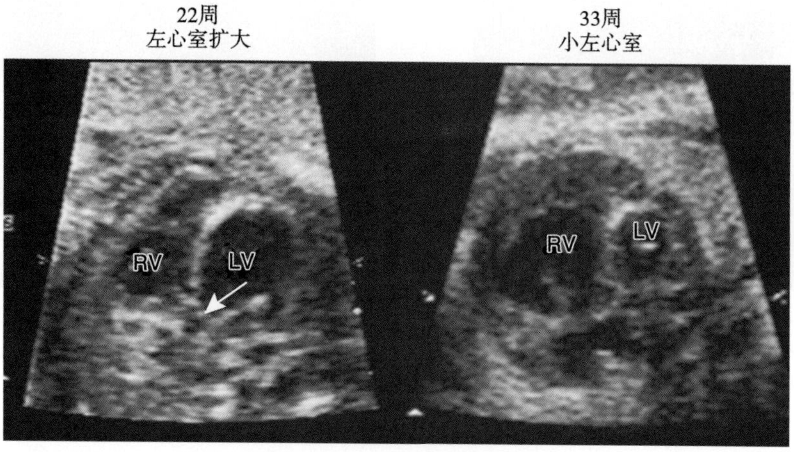

图71-25 同一胎儿在孕 22 和 33 周并排四腔心声像图显示重度主动脉瓣狭窄。在第 22 周时，左心室（LV）扩大，心室尖形成；在第 33 周时，左心室发育不良。箭号表示主动脉瓣。RV，右心室。（Courtesy Wayne Tworetzky，MD，Division of Cardiology，Children's Hospital Boston，Boston，MA.）

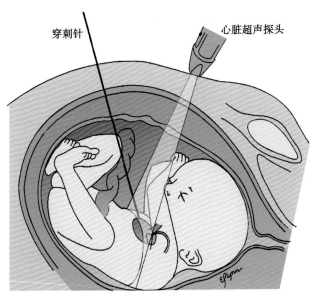

图 71-26 超声引导下,经母体腹部、子宫壁、胎儿胸壁和心脏穿刺。(Courtesy Wayne Tworetzky, MD, Division of Cardiology, Children's Hospital Boston, Boston, MA.)

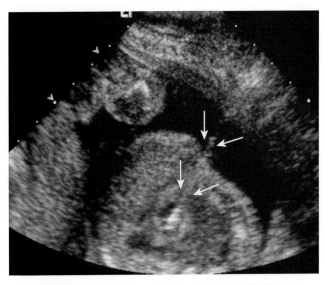

图 71-28 胎儿超声显示穿刺针(箭号)穿过子宫壁、胎儿胸腔和心脏。(Courtesy Wayne Tworetzky, MD, Division of Cardiology, Children's Hospital Boston, Boston, MA.)

总结

胎儿超声心动图检查是其他产前评估的重要补充,包括胎儿超声和基因筛查。放射医师、心脏病医师、围产期医师、新生儿科医师以及其他儿科医师需一起合作为复杂病情的患者提供多学科治疗和咨询(图71-29)。新型的胎儿心脏成像方法,包括三维超声心动图和磁共振成像,都将进一步为胎儿心脏治疗做出贡献。随着技术和治疗方法的不断发展,胎儿心脏病学代表了一个在早期诊断和宫内治疗畸形中具有广大

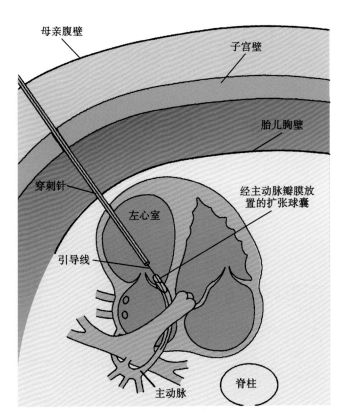

图 71-27 超声引导下,经胎儿左心室和主动脉瓣穿刺。(Courtesy Wayne Tworetzky, MD, Division of Cardiology, Children's Hospital Boston, Boston, MA.)

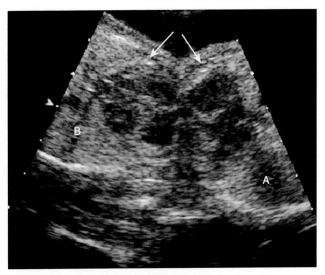

图 71-29 胎儿超声显示连体双胞胎共享一个心脏(箭号)。A,双胞胎 A 胎;B,双胞胎 B 胎

潜力的领域。在未来,在胎儿期间进行干预可以使内科医生真正地改变结构性心脏疾病的进展,从而帮助改善远期预后。

关键点

先天性心脏病是常见的出生缺陷,其在新生儿中的发病率约 0.3%~0.8%。

胎儿心血管生理具有独特的右向左分流,为胎儿脑部提供高氧饱和度的血液。

胎儿心脏影像检查的最佳时机是妊娠第 20~28 周。

胎儿超声心动图检查的适应证包括家族史、胎心心律不齐、母亲患有糖尿病、胎儿心外结构缺陷,或以上所有因素。

推荐阅读

Allan LD. Fetal cardiology. *Ultrasound Obstet Gynecol.* 1994;4:441-444.

Ferencz C, Neill CA. Cardiovascular malformations: prevalence at live birth. In: Freedom RM, Benson LN, Smallhorn JF, eds. *Neonatal heart disease.* London: Springer-Verlag; 1992:19-29.

Rychik J, Ayres N, Cuneo B. American Society of Echocardiography guidelines and standards for performance of a fetal echocardiogram. *J Am Soc Echocardiogr.* 2004;17:803-810.

Simpson LL. Fetal supraventricular tachycardias: diagnosis and management. *Semin Perinatol.* 2000;24:360-372.

参考文献

Full references for this chapter can be found on www.expertconsult.com.

肺静脉异位引流和体静脉异位引流

CYNTHIA K. RIGSBY，ANGIRA PATEL，BRIAN REILLY，and GRACE R. CHOI

部分性肺静脉异位引流和弯刀综合征

概述　一条或多条肺静脉异常汇入体静脉,即称为部分性肺静脉异位引流(partial anomalous pulmonary venous connection,PAPVC)。由于单条肺静脉血管的异位引流可不出现明显症状,因此很难准确统计部分性肺静脉异位引流的发生率,既往报道其在尸检中的发生率为1/200。

病因学、病理生理学和临床表现　一侧肺部分或所有肺静脉均可出现异位引流,这些异位引流的肺静脉可汇入相同或不同的体静脉。左侧肺静脉异位引流多汇入无名静脉或冠状窦,而右侧肺静脉异位引流多汇入上腔静脉、右心房及下腔静脉。当整个右肺静脉或右中叶、右下叶肺静脉异常汇入下腔静脉时,可表现为弯刀综合征。弯刀综合征可合并其他畸形,如右肺及支气管发育不全、右肺动脉发育不全、右下肺由体动脉供血以及肺隔离症。

近67%的部分性肺静脉异位引流患者出现心房水平的缺损,静脉窦缺损最常见(见第73章)。静脉窦缺损并不是真正意义上的房间隔缺损,由右上肺静脉与上腔静脉之间,或右上、下肺静脉与右心房间的血管壁缺损形成。因此,虽然静脉窦缺损并不代表异常肺静脉与体静脉相通,但是,上静脉窦缺损常伴有右肺静脉异常汇入上腔静脉或右心房。

当房间隔完整时,通过异位引流静脉的血流量取决于异位引流血管的数量、心房的顺应性和肺血管床的阻力。单条肺静脉异位引流的患者在儿童期常无临床症状,但随着肺循环阻力的增加,这些患者在30或40岁时出现发绀。如果除一条肺静脉以外,其余肺静脉出现异位引流,则其临床症状与完全性肺静脉异位引流相似。如果伴有静脉窦间隔缺损,则其症状及体征与通过缺损的分流量有关。由于右下肺动脉供血、异常

肺静脉狭窄以及肺内感染的发生,使得弯刀综合征患者可在婴儿期出现肺动脉高压。否则,没有明显症状的患者可能在成年时才会被检查出患有弯刀综合征。

影像　当有多条异位引流静脉时,胸片可见以右心增大为主的心影增大和肺血增多。弯刀综合征可见与心影右下缘并行的弯月形异常肺静脉(类似土耳其剑或弯刀)(图72-1)。患者常伴有右肺发育不全、右肺动脉细小和不同程度的心脏右移。

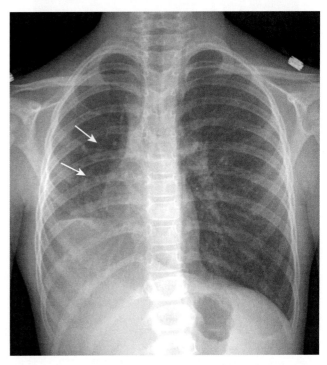

图72-1　弯刀综合征。正位X线胸片显示由于右肺发育不全所导致的纵隔右移;右肺内的索条状高密度影即为异常引流的"弯刀"静脉(箭号)

横断位成像的目的在于识别异常肺静脉汇入体静脉的途径、确定每条肺静脉及其引流血管与左心房的关系、可能发生静脉梗阻的位置。评估房间隔缺损或静脉窦缺损的发生及大小很有必要。观察心脏及大血

管以发现有无其他异常。当发现弯刀综合征时,需观察上腹部,以明确肺的异常静脉引流和体动脉供血(图72-5)。CT 和 MRI 对于评估肺静脉异位引流均有很高的敏感性和特异性,而 CT 和 MRI 血管造影的三维成像有助于观察异位引流静脉与左心房的关系。MRI 还可用于观察房间隔缺损并测量体-肺分流量。CT 和 MRI 可准确评估术后肺静脉的梗阻或狭窄。

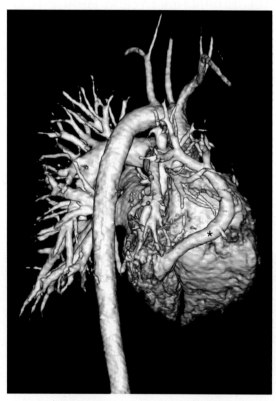

图72-5 弯刀综合征。右后斜位的 MRI 造影的三维重建图像显示异常引流的右肺"弯刀"静脉(星号)汇入下腔静脉

治疗　肺动脉与体动脉血流量的比率大于 1.5∶1 时,建议外科手术矫正,通常预后极佳。对于弯刀综合征患者,可选择肺切除或导管封堵异常供血动脉。弯刀综合征患者的异位静脉可直接吻合至左心房。

上静脉窦缺损可通过上腔静脉与右心房连接处的进行补片关闭,并对肺静脉血流汇入左心房进行节流。另外,在肺静脉以上水平将上腔静脉截断,将上腔静脉与右心耳吻合,将由右肺静脉汇入的上腔静脉段与左心房连接。术后上腔静脉或肺静脉狭窄的发生率小于10%。

完全性肺静脉异位引流

概述　完全性肺静脉异位引流(total anomalous pulmonary venous connection,TAPVC)为先天性畸形,指所有肺静脉与体静脉循环相连,而非汇入左心房。完全性肺静脉异位引流约占所有先天性心脏病的 1%~5%,门静脉异常连接多见于男性。完全性肺静脉异位引流患者常伴有内脏异位、无脾和单心室。

病因学、病理生理学和临床表现　无正常肺静脉汇入左心房导致完全性肺静脉异位引流。在Ⅰ型或心上型 TAPVC(占49%)病例中,四条肺静脉于左心房后方融合成肺静脉干,随后常与永存左垂直静脉相连,进而汇入左侧无名静脉及右侧上腔静脉,或通过右侧上行静脉汇入右侧上腔静脉。在Ⅱ型或心内型 TAPVC(占16%)病例中,肺静脉汇合成静脉干后直接汇入右心房或冠状窦,而冠状窦正常也汇入右心房。在Ⅲ型或心下型 TAPVC(占26%)病例中,肺静脉汇合后下行至膈下,汇入门静脉、静脉导管、肝静脉或下腔静脉。Ⅳ型 TAPVC(占9%)为混合型肺静脉异位引流,分别汇入至少两个不同的体静脉,最常见的是心上型和心内型的组合(图72-8)。

46%的心上型 TAPVC 患者会发生血管梗阻,梗阻常发生于左肺动脉与左主支气管间的左垂直静脉、右肺动脉与右主支气管间的右垂直静脉或汇入右上腔静脉的开口部位。心内型 TAPVC 的血管梗阻发生率只有20%。而心下型 TAPVC 的血管梗阻则很常见(87%),可发生于横膈水平和(或)异常体静脉汇入部,包括静脉导管或肝窦。

肺静脉梗阻会影响其临床表现和生理学改变。无肺静脉梗阻的患者通常可于新生儿期、婴儿期或儿童期出现症状,出现症状相对较晚。症状无特异性,包括呼吸急促、喂养困难、反复呼吸道感染和发育迟滞。异常的静脉分流引起大量左向右分流从而导致肺血流量增加,尤其在生后肺循环阻力正常下降后。所有患者或存在卵圆孔未闭,或存在房间隔缺损。心房间的交通可以很小,但也会引起静脉梗阻。当肺静脉血流受阻时,肺内血流受限,导致肺静脉高压和肺淤血。由于通过肺循环的血流量并未增加,因此血液会出现氧合不足。这类患者在新生儿期即可出现典型症状,通常在出生后不久即出现明显发绀和心肺功能衰竭。

影像　无静脉回流受阻的 TAPVC 由于左向右分流明显,因而胸片可见肺血增多,同时伴肺动脉和右心扩大。少数情况下可见异常走行的肺静脉或扩张的左侧垂直静脉(图72-9)。伴有肺静脉血流受阻的患者,其胸片可见肺静脉瘀血,由于左心流入量减少,其心影

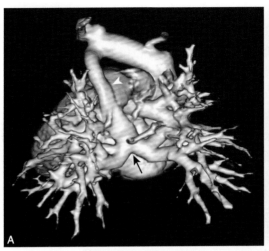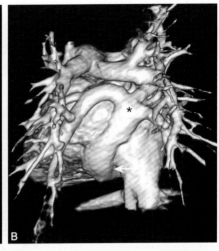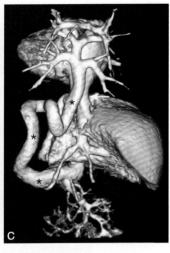

图 72-8 不同类型的完全性肺静脉异位引流（TAPVC）的 CT 血管造影三维图像后视图。A，心上型 TAPVC。肺静脉汇合部（箭号）与上行的垂直静脉（白箭头）、头臂静脉和扩张的上腔静脉相连。B，心内型 TAPVC。肺静脉汇合部（星号）与冠状窦（白箭头）相连。C，心下型 TAPVC。肺静脉汇合部通过下行的垂直静脉（星号）进入膈下与门静脉（箭号）下腔静脉相连

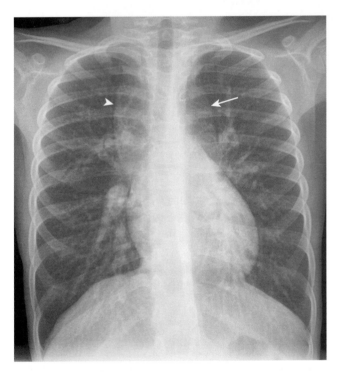

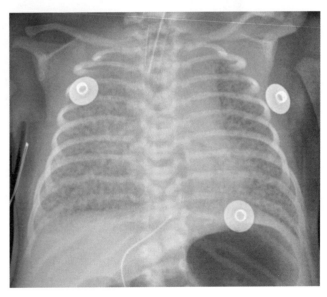

图 72-10 梗阻性完全性肺静脉异位引流。患有梗阻性 TAPVC 的新生儿胸片显示心影大小正常，静脉阻塞所导致的肺水肿

图 72-9 完全性肺静脉异位引流（TAPVC）。非梗阻性心上型 TAPVC 的 12 岁患者的胸片显示雪人征样改变，这是由于扩张的垂直静脉（箭）和上腔静脉（箭头）所导致

常不增大（图 72-10）。横断位影像的目的在部分性肺静脉异位引流一节中已有介绍。

治疗 TAPVC 患者如果存在静脉梗阻和血流动力学不稳定，则药物治疗无效，需急诊手术予以纠正。无静脉梗阻的患者，可择期手术。外科手术的目的在于使肺静脉接入左心房、切除异常连接血管、关闭房间隔缺损。手术后的远期疗效极好，5 年生存率大于97%。术后的主要并发症为持续性或进展性肺静脉梗

阻，发生率约为 15%～19%。

三房心和其他肺静脉畸形

概述 三房心或"双左心房"较罕见，仅占先天性心脏病的 0.1%～0.4%；12%～50% 的患者合并其他心脏异常。

病因学、病理生理学和临床表现 三房心患者的肺静脉直接与副左心房相连，副左心房与真正的左心房被异常纤维肌性隔膜分开，典型的隔膜内有小的、具有阻力的孔道。患者可伴有房间隔缺损。从胚胎学角

度来说,肺总静脉未能与左心房融合导致疾病的发生,副房就是胚胎发育中的肺总静脉。异常肺静脉汇入左心房,可伴有单条或所有肺静脉的局限性狭窄、发育不全及闭锁。这些变异类型中,副左心房并不存在,但是会出现邻近左心房连接处的肺静脉局限性狭窄、弥漫性长段发育不全、单条肺静脉狭窄,个别情况下可出现单侧或双侧肺总静脉或单条肺静脉的闭锁。

由于副左心房和真左心房间的通道一般较小、血流通过受阻,其主要生理学改变为肺静脉回流受阻。在通道细小、梗阻严重的病例中,患者在新生儿期即可出现心输出量减低和右心衰竭。当通道较大、血流受阻较轻时,患者可能在儿童期甚至成年后才出现症状。单条或全部肺静脉的发育不全、狭窄或闭锁的病理生理学改变与三房心相似。所有肺静脉完全闭锁的患儿无法存活,除非存在大量的支气管肺静脉侧支循环。

影像　胸片可见右心室扩大、肺静脉回流受阻所致的肺水肿。左心房也可增大,它代表所有左心房腔。

横断位成像的目的在于观察两个左心房腔及其中间的隔膜,准确判断肺静脉及其与隔膜的位置关系(图 72-13)。CT 为评价肺静脉狭窄和肺部情况的理想方法。

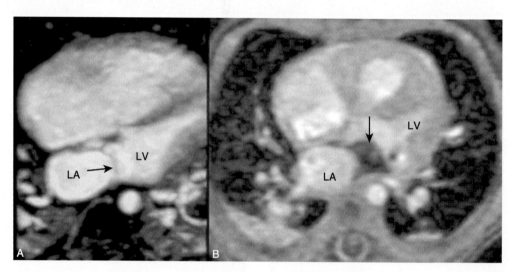

图 72-13　三房心的磁共振成像。**A,**四腔心的稳态自由进动成像显示邻近二尖瓣的左心房内的线样隔膜(箭)。**B,**梯度回波电影显像可见隔膜远端阻碍肺静脉血回流(箭)。LA,左心房;LV,左心室。
(Courtesy Rajesh Krishnamurthy,Texas Children's Hospital,Baylor College of Medicine,Houston,Texas.)

治疗　一旦确诊三房心后应尽快手术。切除左心房腔内的隔膜,修补可能存在的房间隔缺损。围术期存活且不伴有其他心脏病的患者预后良好。治疗单条肺静脉发育不全、狭窄或闭锁的方法有很多,但预后并不理想,球囊血管成形术的效果不佳。肺总静脉闭锁的患者,需重新建立肺静脉回流通路,这与完全性肺静脉异位引流相似。

体静脉异位引流

体静脉异位引流为具有不同临床症状,包含多种畸形的一类疾病的总称,临床表现可从无到重。此类疾病可累及从头颈部及下半身回流的静脉。

上腔静脉畸形

永存左上腔静脉由左前和左总主静脉未能闭塞所致。在先天性心脏病的患者中,其发生率为 11% ~ 34%。双上腔静脉的引流多无异常,右上腔静脉回流入右心房,左上腔静脉回流入冠状静脉窦和右心房(92%)。但 8% 的患者因伴有无顶冠状动脉窦综合征而出现异常回流至左心房。虽然静脉回流正常的双上腔静脉无异常血流动力学改变,但会影响心脏导管或外科手术。异常上腔静脉回流入左心房会导致发绀。胸片中左上纵隔边缘的阴影应怀疑左上腔静脉的可能。影像学检查可显示扩张的冠状静脉窦,而无名静脉的直径与左上腔静脉的直径成反比(图 72-15)。

下腔静脉和肝静脉畸形

下腔静脉畸形包括下腔静脉的中断,由下腔静脉肝内段或肝下段缺如所致。通过奇静脉或副奇静脉汇入右上腔静脉或左上腔静脉,86% 以上的患者可出现内脏异位和多脾。无脾的患者通常伴有正常的下腔静脉,但可能伴有明显增粗的奇静脉,将肝静脉的血流分开直接汇入右心房。

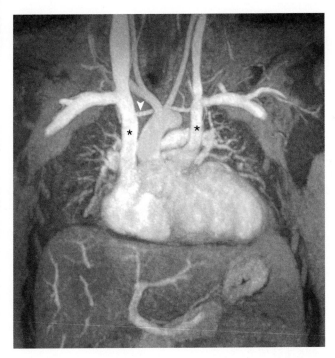

图 72-15　左侧上腔静脉（SVC）的磁共振血管造影（MRA）。MRA 冠状位最大密度投影显示双侧上腔静脉（星号），并可见小的桥静脉（箭头）

无名静脉畸形

　　正常的左无名静脉斜向右下走行，经过主动脉弓前方。主动脉后无名静脉则异常走行于升主动脉后方。食管后无名静脉异常走行于食管和气管的后方，与奇静脉相连后汇入上腔静脉。

关键点

　　部分性肺静脉异位引流及部分肺静脉异位引流伴右心负荷增大与房间隔缺损相似。评估左向右分流程度及相关的心血管疾病很重要。

　　完全性肺静脉异位引流在婴儿早期就会出现不同程度的发绀，胸片显示肺水肿。应精确上行或下行静脉的走行，评估任一肺静脉的回流受阻情况。

　　体静脉异位引流既可无症状，也可出现发绀，这取决于其回流路线。正确诊断对于外科手术十分重要，比如在心肺旁路术时确定中心置管的位置。

推荐阅读

Dillman JR, Yarram SG, Hernandez RJ. Imaging of pulmonary venous developmental anomalies. *AJR Am J Roentgenol.* 2009;192(5):1272-1285.

Kafka H, Mohiaddin RH. Cardiac MRI and cardiac MR angiography of sinus venosus defect and partial anomalous pulmonary venous connection in cause of right undiagnosed ventricular enlargement. *AJR Am J Roentgenol.* 2009;192(1):259-266.

Martinez-Jimenez S, Heyneman LE, McAdams HP, et al. Nonsurgical extracardiac vascular shunts in the thorax: clinical and imaging characteristics. *Radiographics.* 2010;30(5):e41.

参考文献

Full references for this chapter can be found on www.expertconsult.com.

第73章

间隔缺损

JOSHUA D. ROBINSON, CYNTHIA K. RIGSBY, and DARSHIT THAKRAR

房间隔缺损

概述 房间隔缺损(atrial septal defect, ASD)指房间隔存在缺损造成右心房与左心房交通。房间隔缺损可单独存在,占所有先天性心脏病的6%~10%。

病因学 原发性房间隔缺损依据与卵圆窝的关系可分为两型。继发孔型缺损(占房间隔缺损的80%~90%)位于卵圆窝区域。虽然卵圆孔未闭的发生部位与之相似,但它并不属于房间隔缺损,而是胎儿卵圆孔的残留,是胎儿期心房间的正常交通,见于27%~34%的人群(图73-2)。原发孔型发生于房间隔基底部、卵圆窝的尾端。其缺损通常较大,并多伴有其他结构性心脏病。另外两种缺损病变,即静脉窦间隔缺损和无顶冠状静脉窦综合征,虽并不属于房间隔病变,但均可发生左向右分流,这与房间隔缺损的生理学改变相同。静脉窦间隔缺损位于卵圆窝后方,由静脉窦间隔的缺损所导致。静脉窦间隔将右肺静脉与上腔静脉、右心房后缘隔开。此型缺损多见于上腔静脉与右心房交界处的后下缘,常伴有右上、中或下肺静脉异常回流至右心房或上腔静脉(见第72章)。无顶冠状静脉窦综合征较罕见,为冠状静脉窦顶部与左房下缘间部分或完全性的壁缺损。无顶冠状静脉窦通常伴有左上腔静脉回流至冠状窦或左心房。

病理生理学和临床表现 小的继发孔型房间隔缺损可自行闭合,而原发孔型房缺、静脉窦间隔缺损以及冠状静脉窦缺损通常不会减小。分流量取决于缺损的大小、左右心的顺应性及肺循环血流阻力。分流量较大时,右心房、右心室和肺动脉扩张。随时间延长,出现肺动脉压升高。

大多数ASD的婴儿和年幼儿无临床症状。ASD常于6个月时被发现,多是因为心脏杂音或拍胸片时偶然发现。中到重度ASD的年长儿可出现易疲劳及呼吸困难等症状。除肺动脉高压以外,ASD年长儿可发生房性快速性心律失常或隐源性脑卒中,此风险随年龄增加而增加。

影像 新生儿胸片的心影大小正常,肺血流量正常。婴儿期及儿童期可见心影轻度增大,主要为右心房和右心室扩张(图73-3),而左心房不扩张。此特点可鉴别ASD与其他左向右分流性病变。如果肺/体血流量的比值大于2时,常会出现肺动脉主干扩张和肺血增多。如果患者有明显的肺动脉高压,即可见中心肺动脉扩张和外周肺动脉血管逐渐变细。

超声心动图可确定缺损位置、明确血流穿过缺损部位时的方向、测量心房和心室大小及心室功能,并观察有无合并其他心血管畸形。当患者的透声窗较差,或疑似静脉窦缺损时,也可通过MRI或CT观察房间隔或肺静脉。超声心动可定量测量左右心室的大小和收缩功能。当右心室容量过大时,舒张期可见室间隔平直,当右心室负荷过重时,舒张期可见室间隔从右向左凸起弯曲。比较左、右心室的每搏输出量可用来计算肺动脉动脉与体动脉血流量的比值(Qp:Qs)。通过评估三尖瓣反流程度和室间隔的收缩位置可评价右心室的压力。收缩期室间隔平直提示右心室压力增高。MRI相位对比成像可通过计算Qp:Qs用以于评价房间隔缺损的大小、测定心房水平分流的方向和分流量的大小。

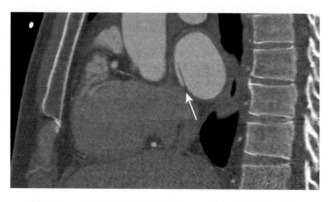

图73-2 心脏的短轴造影图像在心房水平显示未闭卵圆孔的瓣膜(箭)(Courtesy B. Kelly Han, Minneapolis Heart Institute/Children's Hospitals and Clinics of Minnesota.)

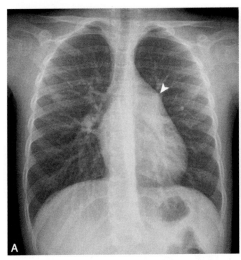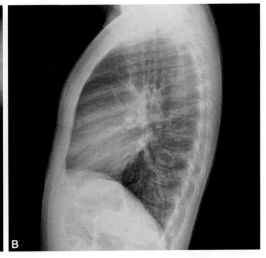

图 73-3　房间隔缺损,继发孔型,7 岁。正位(A)和侧位(B)胸片显示心影轻度增大、肺动脉段突出(箭头)和不伴有左心房扩大的肺血增多

治疗　儿童期应关闭缺损以避免心律失常、右心室功能不全、肺动脉高压及逆向性栓塞等并发症。房间隔缺损的封闭可通过外科手术或导管治疗,后者很大程度上成为继发孔型的主要疗法。缺损闭合后,患儿的预后极佳。

房室间隔缺损

概述　房室间隔缺损(atrioventricular septal defects,AVSDs)占所有先天性心脏病的 4%。大多数完全性 AVSD 的患儿为 Down 氏综合征患者。房室间隔缺损也常伴有内脏异位综合征。

病因学　房室间隔缺损为胚胎时期心内膜垫发育异常所致的一组疾病(图 73-6)。在轻型或部分性房室间隔缺损中,在紧邻房室(AV)瓣的房间隔下部出现新月形缺损,伴二尖瓣裂开,且二尖瓣和三尖瓣开口分开。完全性房室间隔缺损具有原发孔缺损,在房室瓣水平下方出现大口径流入道室间隔缺损(VSD),单一或共同房室瓣,房室瓣的瓣叶大小、位置和形态各不相同。最重要的是,共同房室瓣由两个组成部分桥接室间隔,它可附着于间隔表面和(或)心脏的左右两侧。在大多数情况下,共同房室瓣等分左、右心室,但左、右心室的瓣口大小并不相同,任意一侧均可大于对侧。

病理生理学和临床表现　完全性房室间隔缺损的左向右分流量通常较大,分流量与房间隔及室间隔大小、左右心的顺应性和肺血管阻力有关。分流可发生于心房间或心室间。二尖瓣裂可导致明显的二尖瓣关闭不全,并恶化出现充血性心力衰竭。

完全性房室间隔缺损婴儿可出现呼吸急促、心动过速,新生儿期肺阻力下降引发的充血性心力衰竭表现。部分性房室间隔缺损的患者在婴儿期及幼儿期和年幼儿童期可无临床症状。但当出现明显的二尖瓣反流时,患儿可在早期出现症状。

影像　胸片能够反映左向右分流的量,也能发现房间隔缺损、室间隔缺损或两者并存的生理改变。完全性房室间隔缺损表现为中到重度心影增大,为右心房及右心室扩大,同时伴肺血增多(图 73-7)。如存在二尖瓣关闭不全,则可见左心房扩大。左向右分流严重的患儿常可见肺过度充气,这与扩张的肺动脉和肺静脉所导致气道阻力增加或血流量的增加所导致的肺容积增加有关。

超声心动为房室间隔缺损的首选检查,MRI 可作为复杂病例的辅助检查,尤其对于需要准确评估左右心室大小的病例。需要观察的内容还包括房间隔原发孔部、室间隔流入道部、房室瓣瓣叶的形态及附着处、乳头肌结构、分流的水平与方向、心室大小与收缩功能,以及是否存在流出道梗阻或其他心血管畸形(图 73-8)。

治疗　部分性房室间隔缺损的患儿常在 1 岁和 4 岁间接受外科手术进行彻底修补。对于完全性房室间隔缺损的患者,为了避免发生重度肺动脉高压,建议于生后 2 到 4 月内早期接受手术修复。手术目的包括封闭房间隔缺损和室间隔缺损、修复两个房室瓣、保护传导系统。部分性和完全性房室间隔缺损修补术后患者远期预后良好。

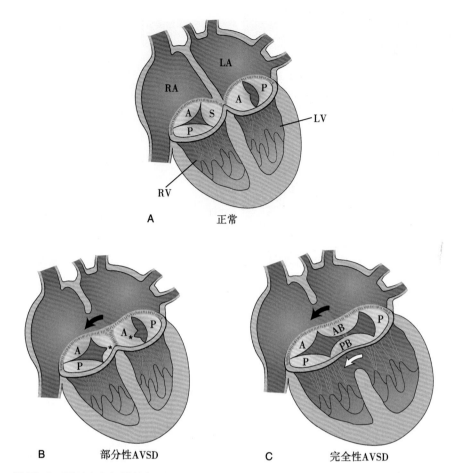

图73-6 图示房室间隔缺损(AVSD)的分型。**A,**正常的三尖瓣有三个瓣叶,前瓣(A)、后瓣(P)、隔瓣(S),正常的二尖瓣有两个瓣叶,前瓣(A)、后瓣(P)。**B,**部分性房室间隔缺损显示三尖瓣隔叶、二尖瓣前叶的裂缝(星号)、原发孔型房间隔缺损(ASD)(箭)。**C,**完全性房室间隔缺损显示具有前桥接瓣(AB)和后桥接瓣(PB)的共同房室瓣、原发孔型房间隔缺损(黑箭)、流入道型室间隔缺损(白箭)。LA,左心房;LV,左心室;RA,右心房;RV,右心室。(Modified from Park MK. Left-to-right shunt lesions. In Park MK, editor:*Pediatric cardiology for practitioners*,St. Louis:Mosby Elsevier;2002.)

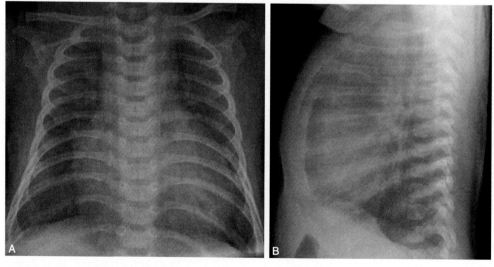

图73-7 房室间隔缺损,6周。正位(A)和侧位(B)胸片显示右心房和右心室增大引起的心影中度增大、肺血增多和肺过度充气

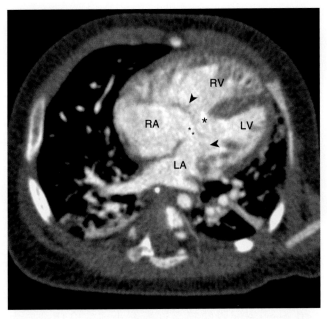

图 73-8 完全性房室间隔缺损（AVSD）。完全性房间隔缺损婴儿的 CT 的四腔心位图像显示原发孔型房间隔缺损（双星号）、流入道型室间隔缺损（单星号）和桥接左右心的共同房室瓣（箭头）。LA，左心房；LV，左心室；RA，右心房；RV，右心室

室间隔缺损

概述　孤立性室间隔缺损约占所有先天性心脏病的 20%，其发生率约为新生儿的 2/1000，女孩略多于男孩。室间隔缺损可单独发生，也作为复杂先天性心脏畸形的一部分。

病因学　室间隔可分为四个组成部分，室间隔缺损可累及一个或多个部分（表 73-1）。心室入口部间隔由三尖瓣环延伸至三尖瓣腱索的室间隔附着处。房室间隔缺损与此部分间隔的缺损有关。肌间隔包括右心室小梁部，由三尖瓣附着处延伸至心室尖并止于隔束。单一或多个肌性缺损可见于此部分。心室出口部或室间隔圆锥部分隔心室流出道，从右心室来看，该部由隔束延伸至肺动脉瓣。膜部隔较薄，位于右心邻近三尖瓣的前间壁联合处与左心主动脉瓣无冠瓣的右侧。大约 80% 的室间隔缺损累及膜部周围的区域。

表 73-1　室间隔缺损的分类

类型	同义词	发生率	相关特点
膜部	膜周型	80%	缺损累及三尖瓣附着处伴有左心室-右心房分流
	膜旁型		缺损可扩展至肌部、入口部或出口部
	圆锥隔心室型		圆锥隔异常前移引起主动脉骑跨
	嵴下型		室间隔异常后移引起主动脉瓣下狭窄
			小孔缺损可能自发性闭合
入口型	房室隔缺损	5%~8%	——
	房室管缺损		
出口型	圆锥隔型	5%~7%	经过缺损的右冠状瓣脱垂
	肺动脉下型		主动脉瓣反流
	双动脉瓣下型		右主动脉窦扩张
	嵴上型		
	漏斗部型		
肌部	小梁部型	5%~20%	小孔缺损可能自发性闭合
	边缘型		缺损可多发

病理生理学和临床表现　室间隔缺损的生理学改变由其大小、左右心的顺应性和肺血管阻力所决定。小的缺损对血流的阻力较大，大的缺损对血流的阻力较小。大缺损使得肺血管承受高血流量和高压力，常导致肺动脉高压。

室间隔缺损的症状差异很大，取决于缺损的大小以及左向右分流的程度。在出生时，肺阻力较高，限制了左向右的分流。在婴儿早期，肺阻力逐渐减低，左向右分流增加。当分流明显时，可出现发育停滞、呼吸困难和充血性心力衰竭。2~3 年内即可出现不可逆的肺动脉高压，多见于青年人群。

影像　胸片表现差异很大，取决于室间隔缺损的

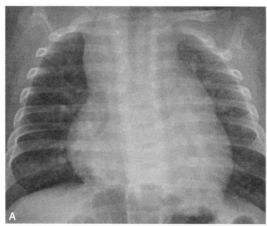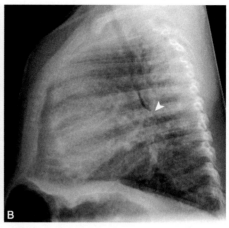

图73-10　室间隔缺损,3月。正位(A)和侧位(B)胸片显示右心房、右心室和左心房的增大,左心房增大引起左主支气管的后移(B图中的箭头),肺血增多

大小。小孔的室间隔缺损表现为正常胸片。中等到较大的室间隔缺损表现为左心房、左心室、肺动脉的扩张及肺血流量增加(图73-10)。中等到较大室间隔缺损的婴幼儿患者,常出现充血性心力衰竭。年长儿与青年可见明显的肺动脉高压。

超声心动可用于评价室间隔缺损。影像检查的目的在于确定室间隔缺损大小、数量、位置以及左向右分流的水平。并评估右心室及肺动脉压力以及左右心容量。观察三尖瓣和主动脉瓣以评估瓣膜是否陷于缺损边缘。MRI和CT可无创性评价室间隔缺损及其血流动力学改变,有报道其准确性高达90%(图73-11)。MRI相位对比成像测量主动脉、肺动脉或对左右心室每搏输出量进行比较可评价Qp:Qs,间隔位置定量评价可用于测量心室容积和(或)压力负荷。

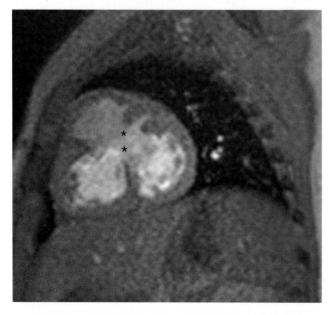

图73-11　室间隔缺损,2岁。短轴稳态自由进动MRI图像显示一个大的肌部室间隔缺损(星号)

治疗　在生后的第一年中,80%~90%的小孔(<0.5cm)室间隔缺损会逐渐缩小或完全闭合。为了减少不可逆性肺动脉高压的发生,应在6月前进行修补手术。为了避免主动脉窦脱垂和渐进性瓣膜反流的发生,建议早期闭合流出道缺损。手术修补的效果良好,术后发病和死亡的风险极低。室间隔缺损的闭合手术常通过右心房通路,但也可经肺动脉和经主动脉。单发或多发室间隔缺损,特别是肌部间隔缺损,可经导管封堵缺损替代外科手术,也可在术中采用。

动脉导管未闭

概述　动脉导管未闭(patent ductus arteriosus,PDA)约占所有先天性心脏病的10%。近20%至30%的早产儿患有动脉导管未闭,其发生率随着早产的增加而增加。复杂性先天性心脏病可包含动脉导管未闭及导管依赖性肺或全身血流。

病因学和病理生理学　动脉导管未闭为持续存在的胚胎第六动脉弓,位于左锁骨下动脉起点的远端,通常连接左肺动脉和降主动脉(见第62章)。右位主动脉弓时,动脉导管可位于右侧。在胎儿期,前列腺素保持动脉导管开放。出生时,血液中氧浓度逐渐增高引起动脉导管功能性收缩,此过程通常发生于生后数小时内。早产儿呼吸窘迫和缺氧导致动脉导管延迟闭合,是因为未成熟的动脉导管组织对氧介导的收缩并不敏感。对于大多数足月儿动脉导管未闭患者,其病因尚不明确。

临床表现　左向右分流量取决于动脉导管的长短、直径和肺动脉高压的程度。如果较大的动脉导管未闭未经治疗,则可发展为肺动脉高压。在无其他肺部疾病的早产儿中,动脉导管未闭在生后24到72小时可出现临床症状。如果分流量较大,可发生充血性心力衰竭。患有明显肺部疾病的早产儿,动脉导管未闭的发病率超过80%。对于这些婴幼儿,超声心动可在临床症状出现前发现动脉导管未闭。对于动脉导管口径较小的足月儿,一般无临床症状,通常因心脏杂音而被发现。中度到重度动脉导管未闭的足月儿,可出现拒食、烦躁、发育停滞,并可出现充血性心力衰竭。

影像　肺水肿和心脏增大可作为动脉导管未闭的胸片征象。当早产儿在出生后的最初数日内,出现肺浸润、特别是伴有心影增大时,应考虑动脉导管未闭。足月儿分流量大时,胸片可见肺血增多和心影增大。

超声心动为评价动脉导管未闭的标准方法。其目的在于测量动脉导管的大小和直径、评估左向右分流或右向左分流的流量、评估肺动脉高压的程度、确定有无并发症,如导管动脉瘤。CT或MRI可结合超声心动检查用于确定复杂病例的解剖改变,测定 Qp:Qs(图73-14)。

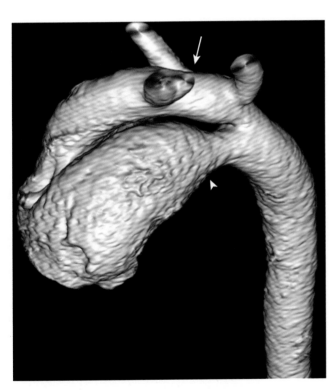

图73-14　动脉导管未闭(PDA)。前斜位的CT容积成像显示主动脉弓(箭)和未闭的动脉导管(箭头)几乎平行

治疗　吲哚美辛和(或)布洛芬常可成功治疗早产儿动脉导管未闭,如果药物治疗无效,可进行手术结扎。在大多数足月儿中,轻度至中度口径的动脉

导管闭合可采用非手术的经导管封堵术来治疗。大口径动脉导管未闭的足月儿患者一般会安排外科手术治疗。如果在6~24个月内关闭动脉导管,患者的预后极佳。

主-肺动脉窗

主-肺动脉窗较罕见,仅占所有先天性心脏病的0.2%。主-肺动脉窗由主肺动脉隔的不完整引起的升主动脉和肺动脉间的异常交通。该病引起大量、高压性左向右分流,常在生后第一周即出现明显的临床症状,其病理生理学改变与重度动脉导管未闭相似。

影像　胸片可见左心房和左心室扩大所致的心影增大、肺血增多、升主动脉和肺动脉突出,与大血管水平的左向右分流有关。影像检查用来确定主-肺动脉窗的解剖结构及其与主动脉瓣和肺动脉瓣的关系、确定冠状动脉的解剖结构、评估肺动脉压和心室功能、计算 Qp:Qs、观察有无其他心血管疾病。与永存动脉干的鉴别尤为关键,可通过识别两个独立的半月瓣进行鉴别(图73-15)。

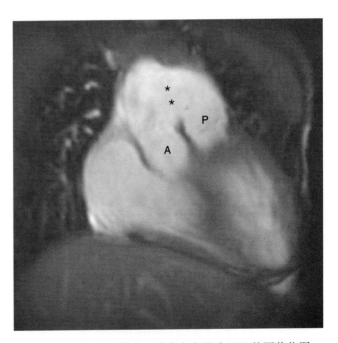

图73-15　主-肺动脉窗。稳态自由进动MRI的冠状位图像显示分别起源于主动脉根部(A)和肺动脉干(P)的异常交通支(星号)连接升主动脉和肺动脉干。(Courtesy Deborah L. Thompson, MD, Dalhousie University.)

治疗　在出现肺动脉高压前应早期手术将大血管分隔开,口径较大时可使用补片修补,口见较小时可缝合修补,预后良好。

关键点
引起肺血增多的非发绀性先天性心脏病，室间隔缺损最常见。鉴别诊断包括房间隔缺损、房室间隔缺损、动脉导管未闭和主-肺动脉窗。 　　房间隔缺损不会引起左心房扩大，此特点可鉴别房间隔缺损与其他左向右分流疾病。 　　MRI 相位对比成像通过计算肺/体血流比率（Qp∶Qs）评估分流的方向和分流量。

推荐阅读

Rojas CA, El-Sherief A, Medina HM, et al. Embryology and developmental defects of the interatrial septum. *AJR Am J Roentgenol*. 2010;195(5):1100-1104.

Van Praagh R, Geva T, Kreutzer J. Ventricular septal defects: how shall we describe, name and classify them? *J Am Coll Cardiol*. 1989;14(5):1298-1299.

Wang ZJ, Reddy GP, Gotway MB, et al. Cardiovascular shunts: MR imaging evaluation. *Radiographics*. 2003;23(Spec No):S181-S194.

参考文献

Full references for this chapter can be found on www.expertconsult.com.

第74章

右心疾病

ANDRADA R. POPESCU，DARSHIT THAKRAR，STANLEY T. KIM，EMMA E. BOYLAN，R. ANDREW DEFREITAS，and CYNTHIA K. RIGSBY

Ebstein 畸形

概述 Ebstein 畸形发病率不到所有先天性心脏病的 1%。其合并的畸形包括室间隔缺损（ventricular septal defect，VSD）、肺动脉狭窄和闭锁、法洛四联症、先天性矫正性大动脉转位、动脉导管未闭（patent ductus arteriosus，PDA）或房间隔缺损（atrial septal defect，ASD）。22%~42% 的患者可出现传导系统异常和心律失常，包括 Wolff-Parkinson-White 综合征和右束支传导阻滞。

病因学、病理生理学和临床表现 本病以 Wilhelm Ebstein 命名，因其于 1866 年首次报道该畸形。该畸形的特点为三尖瓣瓣叶的发育和位置异常，隔瓣和后瓣向右心室尖部下移进入右心室（right ventricle，RV）内。此种改变将右心室分为房化右心室和功能右心室两部分。下移的瓣叶可附着于也可不附着于右心室壁。前瓣位置正常，一般体积较大且冗长，有时附着于右心室游离壁而成"帆"样改变。

本病的病理生理学改变多样，取决于三尖瓣发育不良和瓣叶下移的程度以及伴发疾病的严重程度。发育不良及下移的程度越大，三尖瓣关闭不全也就越严重，导致右心房压力升高，从而通过房间隔缺损（ASD）或卵圆孔未闭（patent foramen ovale，PFO）右向左分流。轻度 Ebstein 畸形患者在儿童期可无临床症状，于成年期出现发绀、右心衰竭或心律失常。重度 Ebstein 畸形患者在新生儿早期就会出现重度发绀伴酸中毒，依赖动脉导管维持循环。

影像 胸片表现取决于三尖瓣发育不良和下移的程度。胸片的典型表现为右心房增大导致心影成球形或盒形，肺血可正常或减少（图 74-1）。严重的三尖瓣发育不全和重度的三尖瓣关闭不全可导致右心明显扩大伴肺血流量减少。轻度三尖瓣移位和发育不全时，仅表现为心影轻度增大。

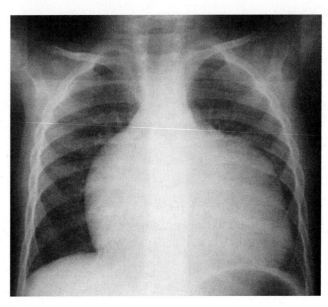

图 74-1 Ebstein 畸形的典型 X 线表现。正位胸片显示呈球形盒状增大的心影和肺血减少

产前及产后超声心动图均可诊断 Ebstein 畸形。心脏 MRI 检查同时评价右心室的解剖和功能改变。本病特点包括三尖瓣隔瓣及后瓣的下移栓系、右房增大及房化右心室（图 74-3）。影像检查的目的在于：评估三尖瓣外观以及三尖瓣反流的严重程度；确定经房间隔缺损或卵圆孔未闭右向左分流的程度；评测房化右心室、功能右心室的容积及右心室的收缩功能；根据钆剂延迟增强扫描显示房化右心室薄壁及间隔的纤维化；评估肺动脉瓣及肺动脉分支的狭窄情况；确定左心室的大小和收缩功能；判断有无其他先天性心脏和大血管疾病。

治疗 轻度 Ebstein 畸形无需外科手术治疗，当出现右心功能不全时再行外科手术治疗。手术治疗/干预和（或）药物治疗的指征包括运动能力受限（超过纽约心脏协会分级 Ⅱ 级）、心脏增大（心胸比>65%）、发绀（静息血氧饱和度<90%）、重度三尖瓣反流症状、短暂性脑缺血发作或脑卒中。

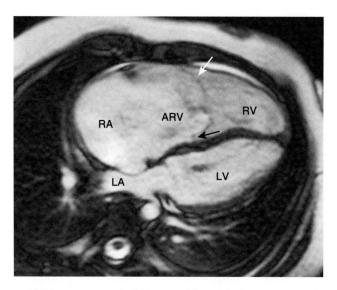

图 74-3 Ebstein 畸形的 MRI 图像。稳态自由进动 MRI 横断位图像显示右心增大,三尖瓣前瓣肥大(白箭号)、三尖瓣隔瓣(黑箭号)下移至右心室(RV),形成了大的房化右心室(ARV)。LA,左心房;LV,左心室;RA,右心房

外科手术可采用 Carpentier 三尖瓣成形术或锥形三尖瓣成形术。Carpentier 法将三尖瓣前瓣和后瓣再植于正常三尖瓣环水平,形成一个单尖或二尖瓣结构。在最近发展的锥形三尖瓣成形术中,三尖瓣瓣叶及附属结构被游离并再吻合从而形成圆锥形瓣,改善了三尖瓣的通过和关闭功能。其他治疗方法包括三尖瓣置换术,极少数是在婴儿期缝合三尖瓣并行中央分流术。

在无三尖瓣关闭不全且需进行三尖瓣修补的患者出现严重发绀时,可考虑经导管封堵房间隔缺损。极少数情况下可考虑心脏移植。当患者出现严重的心律失常临床症状时,需要通过介入或手术消融治疗。

三尖瓣闭锁

概述 三尖瓣闭锁以三尖瓣缺失为特点,导致右心房和右心室不能直接连通。三尖瓣闭锁大约占先天性心脏病的 3% ~ 4%。多数三尖瓣闭锁病例为散发,但也有与 22q11 染色体微缺失相关的家族性病例的报道。

病理生理学和临床表现 本病为右心房底部三尖瓣缺失,通常由肌肉组织所替代,少数情况下由纤维组织所替代。由于右心房和右心室间缺乏连通,为使血流由右心进入左心,必然伴随房间隔缺损或卵圆孔未闭。此表现导致体静脉和肺静脉混合,造成不同程度的发绀。室间隔缺损也可存在,且右心室的发育程度与室间隔缺损的大小有关。70%患者的心室与大动脉连接正常,但通常伴有重度肺动脉瓣或肺动脉瓣下狭窄。30%患者的心室与大动脉连接不正常(大动脉转位),并伴有轻度肺动脉狭窄和主动脉流出受阻。最常用的分类系统由 Tandon 和 Edwards 提出,将三尖瓣闭锁分为 I、II 和 III 型(表 74-1)。

表 74-1 三尖瓣闭锁的解剖分类

类型	A	B	C
I. 大动脉关系正常型(70%)	肺动脉闭锁	小室间隔缺损,肺动脉发育不全	大室间隔缺损肺动脉正常
II. 右型大动脉转位(25%)	肺动脉闭锁/狭窄	肺动脉或肺动脉瓣下狭窄	肺动脉扩张
III. 左型大动脉	肺动脉或肺动脉瓣下狭窄	主动脉瓣下狭窄转位(25%)	

本病临床表现多样。其发绀程度与右心室流出道梗阻程度、室间隔缺损的大小、大动脉的起源、有无动脉导管未闭、肺血管阻力等因素有关。以上所有因素将决定肺循环和体循环血流量的比。如果婴幼儿室间隔缺损较大,且无肺动脉流出受阻或大孔径动脉导管未闭,则肺循环的血流量相对体循环明显增大。此现象导致肺充血,引起轻度发绀。相反,肺血流量减低导致重度发绀。

影像 胸片的心脏大小形态取决于三尖瓣闭锁的类型,心影通常显示正常或轻度增大。当肺动脉流出受阻时,肺血正常或减少。当肺动脉流出未受阻时,一般可见心影增大、肺血增多。

三尖瓣闭锁的特点为增大的右心房和发育不良的右心室间由脊状的肌肉和脂肪组织代替三尖瓣(图

74-5)。合并室间隔缺损的大小、肺动脉与主动脉的关系可作为判定三尖瓣闭锁类型的要点。超声心动图可用于婴儿期,而 MRI 和 CT 可用于观察复杂病例中心脏和大血管的解剖。虽然传统上在第二期和第三期单心室修补术前需进行心脏导管造影检查,但 MRI 在术前评估方面起到越来越重要的作用,对于一些特定患者(见治疗部分)已可代替术前心脏导管造影检查。Glenn 或 Fontan 术前进行横断位影像检查主要用来评估腔静脉-肺动脉的血流和解剖结构、房室瓣的功能、量化心室的大小和收缩功能。除了受限于体内植入铁磁性器具或起搏器外,MRI 也能够对整个 Fontan 手术路径在解剖学结构和功能上进行完整的评估。因此 MRI 是评价 Fontan 手术无效的有效方法。

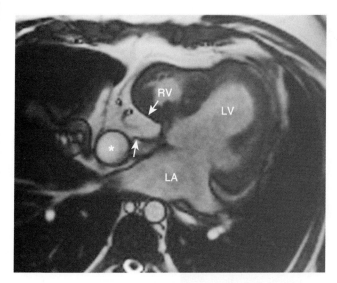

图 74-5 24 岁，三尖瓣闭锁经心外型 Fontan 术（星号）。MRI 的横断位图像显示在右心房底部三尖瓣闭锁部位可见脊状脂肪组织（箭号），并可见右心室（RV）口径小。LA，左心房；LV，左心室

治疗 由于发育不良的右心室无法为双心室心脏提供所必需的心输出量，因此三尖瓣闭锁在根本上需进行单心室姑息修补手术。新生儿三尖瓣闭锁伴肺动脉闭锁或狭窄时，在外科手术前需静脉输入前列腺素以保持动脉导管开放。伴有较大室间隔缺损而无肺动脉狭窄时，婴幼儿需给予利尿剂以减低肺循环负荷。

单心室修补术的目的在于消除发绀，将体静脉血流绕过无功能的右心室直接汇入肺动脉、由单一的左心室维持体循环来完成。单心室第一期手术应在婴儿早期进行，以保证肺血流充足而不过量。伴肺动脉狭窄或闭锁的婴儿在单心室修补第一期手术时，应行改良型 Blalock-Taussig 体肺循环分流术以确保充足的肺循环血流（见第 75 章）。相反，如果患儿室间隔缺损较大、无肺动脉发育不良和狭窄而导致肺血流量过多时，需行肺动脉束扎术。

第二期手术一般在患儿 3～9 个月大时进行，双向 Glenn 分流术将上腔静脉与右肺动脉相吻合。如存在改良型 Blalock-Taussig 体肺循环分流，应将其消除。在 1～5 岁时经改良型 Fontan 手术完成全腔静脉-肺动脉吻合，由心外管道或心内横行隧道将下腔静脉与肺动脉吻合来实现，后者常在心房侧面使用补片来完成（图 74-6）。此手术将体循环和肺循环完全分开从而消除发绀。在过去，也采用其他连接腔静脉与肺动脉的手术方法，如将右心房与肺动脉直接吻合（图 74-7）。改良型 Fontan 手术的死亡率为 1.1%～2.7%。其术后急性并发症包括胸腔积液和腹水，这些症状需长时间缓解。术后远期并发症包括腔静脉-肺动脉通路血栓形成，特别是经典 Fontan 手术后右心房成为 Fontan 通路的一部分而导致扩张的右心房内血栓形成；还包括腔静脉-肺动脉通路狭窄、由肺动静脉畸形或体静脉向肺静脉的侧枝分流形成的发绀、心律失常、充血性肝病或肝硬化和蛋白丢失性肠病（图 74-8）。对于那些无法行 Fontan 术的患

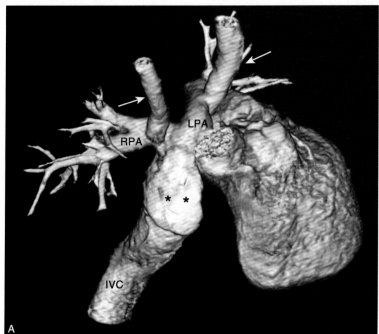

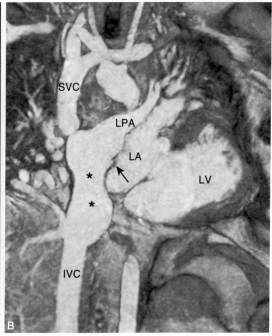

图 74-6 Fontan 术。**A，**心脏外 Fontan 补片由下腔静脉（IVC）至右肺动脉（RPA），伴有扩张的双向 Glenn 吻合（白箭号）。为了显示解剖结构，左右心房被删除。**B，**横行 Fontan 隧道（星号）由下腔静脉至左肺动脉（LPA），在上腔静脉（SVC）和右肺动脉间见经典的 Glenn 吻合。LV，左心室；箭号，补片

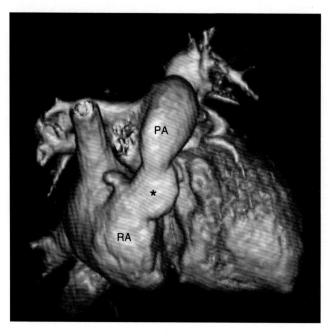

图 74-7　右心房（RA）与肺动脉（PA）Fontan 吻合术。星号标记吻合区域

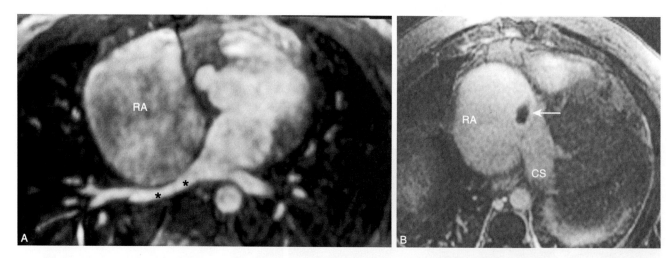

图 74-8　Fontan 术并发症。**A**，25 岁，三尖瓣闭锁经右心房与肺动脉 Fontan 姑息吻合术治疗后。稳态自由进动 MRI 的四腔心图显示明显扩张的右心房（RA）压迫右肺下静脉（星号）。**B**，27 岁，三尖瓣闭锁经右心房与右心室 Fontan 姑息术治疗后。MRI 增强延迟期四腔心图显示明显扩张的右心房（RA）和冠状窦（CS），在右心房（RA）中可见血栓（箭号）

者来说，心脏移植是唯一有效的办法。

室间隔完整型肺动脉闭锁

　　概述　室间隔完整型肺动脉闭锁为心血管罕见疾病，其临床表现多样，约占所有先天性心脏病的 1%～3%。由于肺动脉瓣或肺动脉漏斗部闭锁以及完整的室间隔，导致右心室流出道受阻。由于右心流出受阻，室间隔完整型肺动脉闭锁患者必须伴有左右心房间交通或动脉导管未闭，才可允许肺血流通过。

　　病因学、病理生理学和临床表现　与合并室间隔

缺损的肺动脉闭锁患者相比，室间隔完整型肺动脉闭锁患者的中心性肺动脉通常发育良好。此类患者的三尖瓣发育程度不一，但均重度狭窄和明显的关闭不全。右心室具有不同程度的发育不全（右心发育不良综合征）。当出现重度三尖瓣反流时，其右心室发育不全较轻。右心室肥大较常见。伴发的冠状动脉畸形可包括右心室与冠状动脉异常交通。部分患者甚至可出现右心室依赖性冠状动脉循环。在这种情况下，血液由压力较高的右心室进入冠状动脉。右心室压力减低（如进行肺动脉瓣切开术）会导致心肌缺血和血流动力衰竭。右心室依赖性冠状动脉循环通常见于右心室

较小、无严重三尖瓣反流的患者(其右心室收缩压较低)。最主要的临床症状为发绀,一般出生后不久于动脉导管闭合时出现。如果出现重度三尖瓣反流或小的限制性房间隔缺损,可合并肝静脉淤血。

影像 在婴儿期,胸片中心影的大小与三尖瓣关闭不全的程度有关,三尖瓣反流越重,心影增大越明显。在重度三尖瓣反流时,心影显著增大出现"胸壁至胸壁"表现(图74-9)。

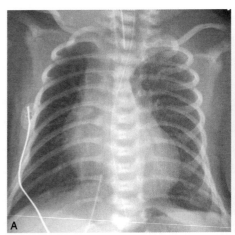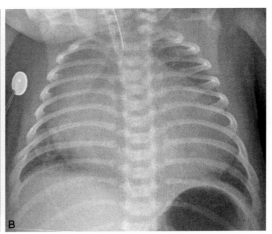

图74-9 室间隔完整型肺动脉闭锁(PA/IVS)。**A.**正位胸片显示出现发绀的新生儿的心影轻度扩大。此外,右侧肺血较左侧减少,这与邻近永存动脉导管汇入部的右肺动脉狭窄有关。**B.**出现发绀的新生儿正位胸片显示严重的三尖瓣反流所致的明显心影增大,从而出现"壁到壁"的心影改变

超声心动图在婴儿期即可明确诊断,心脏MRI可用于复杂病例。室间隔完整型肺动脉闭锁的影像学特点包括肺动脉瓣或漏斗部闭锁、完整的室间隔、右心室和三尖瓣发育不全、左右心房间异常交通、动脉导管未闭等。术前影像的检查目的在于详细评估右心结构。我们必须了解发育不全的三尖瓣以及右心室的解剖和功能。MRI可精确定量评价右心室形态、体积和收缩功能(图74-10)。冠状动脉解剖形态以及右心室-冠

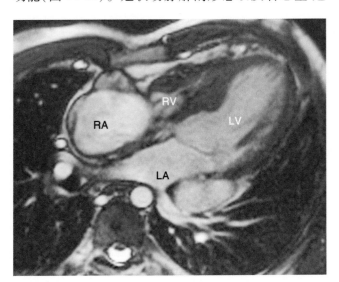

图74-10 21岁,室间隔完整型肺动脉闭锁经右侧经典Glenn术和右心房(RA)与肺动脉Fontan术治疗后。稳态自由进动MRI四腔心图显示右心室(RV)发育不全。右心房轻度扩张。LA,左心房;LV,左心室

状动脉交通在超声心动图中可能观察不清,因此需要心血管造影、心脏CT或心脏磁共振血管造影(MRA)进行进一步评价。CTA和MRA均可无创性评估肺动脉解剖及其与右心室流出道的关系。术后影像检查方法将取决于手术的修补类型。由于超声心动图对评价右心室的作用有限,因此术后MRI检查十分重要。

治疗 室间隔完整型肺动脉闭锁的新生儿患者最初应给予前列腺素以维持动脉导管开放,保证肺血流量。患儿的治疗方法取决于当时右心室和肺动脉的发育程度以及冠状动脉的循环方式。右心室依赖性冠状动脉循环为肺动脉瓣切开术的禁忌证。如果闭锁的肺动脉瓣形态良好、右心室流出道与肺动脉干间距极小时,可进行经导管肺动脉瓣切开术和球囊扩张术。如果肺动脉解剖不利于经导管介入治疗,则可实施外科瓣膜切开术。当右心室发育不全严重时,可考虑进行一个半心室矫治。在此类心室修补术中,使用双向Glenn分流器使得上腔静脉直接汇入肺动脉。这样,发育不良的三尖瓣和右心室仅从下腔静脉血流接受静脉回流。重度冠状动脉畸形可考虑进行单心室修补或心脏移植。

肺动脉瓣狭窄

概述 肺动脉瓣狭窄约占所有先天性心脏病的8%~10%,占右心室流出受阻病例侧80%~90%。肺动脉狭窄较少发生于瓣下、瓣上或外周肺动脉水平。

儿童外周肺动脉狭窄可见于孕妇风疹感染、Noonan 综合征、Alagille 综合征和 Williams 综合征(见第 79 章)。

病因学、病理生理学和临床表现 在大多数肺动脉瓣闭锁病例中可见瓣叶增厚,瓣叶融合形成穹顶状伴有中心或偏心性小开口。瓣膜狭窄可为三瓣叶、双瓣叶、单瓣叶或发育不良。重度可见于 10%~20% 病例以及伴有相关综合征时,肺动脉瓣发育不良并显著增厚,瓣尖未融合,瓣环发育不全。Williams 综合征和 Alagille 综合征患者可见外周肺动脉狭窄,肺动脉狭窄可单发或多发。

婴儿期出现严重肺动脉瓣狭窄时,右心室输出量减少。右心室和三尖瓣可发育不全,这是由流经血流减少对其发育的刺激所致。右心房压力增高,心房水平的右向左分流导致发绀。肺血流量依赖于动脉导管的开放。动脉导管关闭会导致肺血流量减低、发绀、低氧血症,甚至死亡。

患儿的临床症状取决于右心室流出受阻的程度。大多数轻至中度肺动脉瓣狭窄患儿无临床症状,仅有收缩期杂音。在肺动脉瓣重度狭窄和发育不良时,可出现呼吸困难、疲劳和右心衰所致的胸痛等症状。

影像 当患有明显的肺动脉瓣狭窄时,婴儿期即可见右心房和左心扩张所致的心影明显增大。在中至重度肺动脉瓣狭窄中,主肺动脉和左肺动脉可出现狭窄后扩张(图 74-11)。轻度肺动脉瓣狭窄患者的胸片可正常。主肺动脉和左肺动脉的扩张由受阻的血流经肺动脉干向后喷射进入左肺动脉所致。如果右心室输出量充足,则肺血正常。同时还可见右心室增大,心尖抬升伴胸骨后上间隙减小。与三尖瓣关闭不全有关的右心房扩张亦可存在。

超声心动图为肺动脉瓣狭窄的首要影像学检查。然而,在过去十余年内,心脏 MRI 的作用不断增加,尤其对于成年患者,因为此类患者的超声心动图检查往往受限。肺动脉瓣狭窄的影像表现包括收缩期瓣膜增厚、狭窄后主肺动脉和左肺动脉扩张所致的凸起(图 74-12)。发育不良的肺动脉瓣瓣环较小。影像检查目的在于评价肺动脉流出受阻的程度、明确肺动脉瓣的解剖学改变、测定跨肺动脉瓣收缩期峰值血流速度,因此计算最大瞬时梯度。通过相位对比图像得到通过肺动脉瓣的血流量,使用改良 Bernoulli 方程 $\Delta P = 4V^2$ (ΔP 即压力梯度,V 即跨肺动脉瓣峰值流速 m/s)估算跨瓣梯度。此估值可评价狭窄的严重程度。与超声心动图相比,MRI 相位对比图像可获得较低的峰值流速。右心形态学的评估、右心室大小和收缩功能的定量评价以及左心的评估均很必要。MRA 和 CTA 可诊断外周肺动脉狭窄。在介入治疗后,影像检查可用来判断残存肺动脉狭窄的程度、肺动脉瓣反流的严重程度,以及评价右心室大小和收缩功能。

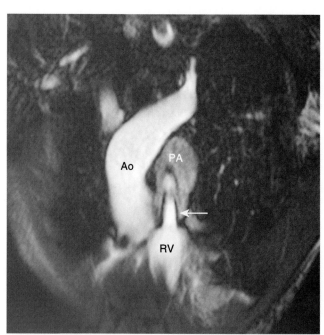

图 74-12 肺动脉瓣狭窄。稳态自由进动 MRI 的右心室流出道(RV)冠状位图像显示通过肺动脉瓣的狭窄后的血液湍流(箭号)。Ao,主动脉;PA,肺动脉

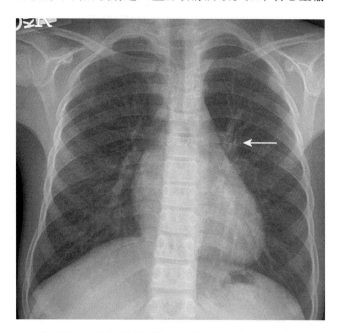

图 74-11 肺动脉瓣狭窄。10 岁患儿的胸部正位片显示心影大小和肺血正常,并可见肺动脉干和左肺动脉的轻度扩张(箭号)

治疗 肺动脉瓣狭窄的婴幼儿应给予强心药和气管插管。静脉输入前列腺素 E1 以维持动脉导管持续开通。无瓣膜发育不良的单纯肺动脉瓣狭窄可选择球

囊瓣膜成形术治疗,疗效佳。体-肺动脉分流较少用于持续性发绀。球囊瓣膜成形术常用于瓣膜发育不良的肺动脉瓣狭窄的初始治疗,但其效果较差,常需要进行外科手术治疗。由于血管成形术的成功率较低,外周肺动脉狭窄常需反复行血管成形术和(或)支架置入术。

再次介入治疗或外科治疗的指征包括重度漏斗部增大导致残余右心室流出道受阻、残余肺动脉瓣狭窄或外周肺动脉狭窄。肺动脉瓣置换术的指征包括有症状的严重肺动脉瓣关闭不全、右心室功能不全或扩张、重度室性心律失常。

关键点

主肺动脉和左肺动脉扩张而不伴有肺血增加表示肺动脉瓣狭窄。但是,青春期主肺动脉突出也可为正常表现,因此,相关影像检查和临床检查可将两者鉴别开来。

使用超声心动图或相位对比 MRI 得到的峰值血流速度以及改良的 Bernoulli 方程、$4V^2$(V = 肺动脉瓣后峰值血流速度 m/s)可计算出肺动脉瓣压力梯度的峰值(mmHg)。

推荐阅读

Attenhofer Jost CH, Connolly HM, Dearani JA, et al. Ebstein's anomaly. *Circulation*. 2007;115(2):277-285.

Fredenburg TB, Johnson TR, Cohen MD. The Fontan procedure: anatomy, complications, and manifestations of failure. *Radiographics*. 2011;31(2):453-463.

Kawel N, Valsangiacomo-Buechel E, Hoop R, et al. Preoperative evaluation of pulmonary artery morphology and pulmonary circulation in neonates with pulmonary atresia—usefulness of MR angiography in clinical routine. *J Cardiovasc Magn Reson*. 2010;12:52.

参考文献

Full references for this chapter can be found on www.expertconsult.com.

第75章

左心疾病

CYNTHIA K. RIGSBY, JOSHUA D. ROBINSON, and DARSHIT THAKRAR

左心发育不良综合征

概述 左心发育不良综合征(hypoplastic left heart syndrome, HLHS)为一组疾病,以左心室发育不良并伴有流入道和流出道梗阻或狭窄为特点。左心发育不良约占所有先天性心脏病的2%~3%,男性略多见。与左心发育不良有关的染色体疾病包括特纳综合征、13三体综合征、18-三体综合征及11长臂终端缺失。

病因学和病理生理学 左心发育不良综合征的结构异常包括不同程度的左心结构发育不良,如升主动脉与主动脉弓发育不良、主动脉瓣闭锁或狭窄、左心室发育不全、二尖瓣闭锁或狭窄、动脉导管未闭(patent ductus arteriosus, PDA)、卵圆孔未闭或房间隔缺损(atrial septal defect, ASD)(图75-1)。大多数情况下,室间隔完整,在重症病例中,可出现左心室内膜增厚或心内膜弹力纤维增生症。约80%的患者合并主动脉缩窄。右心结构多为增大表现。

在此类疾病的患者中,体循环及肺循环均依赖于右心室。富含氧气的肺静脉血回流至左心房,由于左心室流入道梗阻及顺应性下降,于心房水平出现左向右分流,大多通过卵圆孔未闭或房间隔缺损实现。在右心房,富含氧气的肺静脉血与乏氧的体静脉血相混合并流入右心室。血液被泵入肺动脉,同时体循环血流通过动脉导管未闭实现右向左流动。经动脉导管进入主动脉弓和升主动脉的逆行血流灌注头臂血管和冠状动脉。降主动脉的血流来自动脉导管的顺行血流。

临床表现 出后数小时至2天内常可出现发绀和呼吸急促。异常的心房间交通导致动静脉血混合,从而引起左心房和肺静脉压早期升高、肺水肿以及右心衰竭。当肺血管阻力开始下降、动脉导管开始自发关闭后,左心发育不良综合征患儿会出现严重的血流动力学改变。肺血管阻力减低,肺血流量增加而体循环血流量减低,导致全身的血流灌注减少。

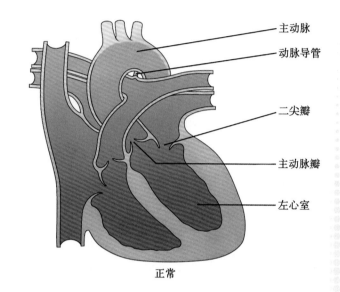

正常

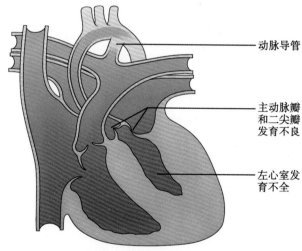

左心室发育不全综合征

图75-1 左心发育不良综合征图示。与正常心脏相比较,二尖瓣和主动脉瓣严重发育不良或闭锁,左心室和主动脉发育不良、体循环血流由未闭的动脉导管提供。(From American Heart Association. Hypoplastic left heart syndrome. www. americanheart. org. © 2006, American Heart Association, Inc.)

动脉导管收缩导致依赖于动脉导管的体循环和冠状动脉循环进一步减低,进而引起全身灌注减少、心肌缺血、休克和死亡。

影像　胎儿期即可发现左心发育不良综合征。目前约 60% 的患儿由产前超声心动图所发现。胸片表现多样。心影大小可正常，多个心腔增大也可致心影球形表现。生后第 1 小时内，肺血管纹理可正常，如心房水平的血流量不受限，肺血管纹理会逐渐增加。限制性房间隔可出现肺血管模糊，肺静脉淤血伴肺间隔线或胸腔积液。

超声心动图为首选检查，通常可观察所有与手术相关的术前解剖结构。在复杂病例中，横断位成像可作为超声检查的辅助方法。当左心室发育不良轻微，可能需双心室外科修复时，MRI 检查很有帮助（图 75-3）。上述病例中，MRI 可评估左心房、房间隔、二尖瓣口、左心室和主动脉根部的大小，有助于规划最适宜的外科手术修复方案。MRI 越来越多的用于一期单心室姑息手术后的评估，在二期双向腔肺动脉吻合术前定量评价右心室收缩功能、三尖瓣反流和残余或复发性狭窄、肺动脉狭窄或发育不良。

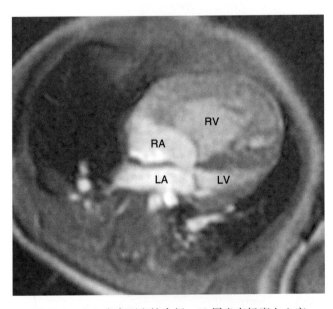

图 75-3　左心发育不良综合征。12 周患有轻度左心室发育不良患儿的稳态自由进动 MRI 四腔心图评估两心室与单心室修复的比较。左心房（LA）和左心室（LV）体积小，左心室容积为 24.2ml/m²。该检查表明二尖瓣和主动脉瓣大小合适。基于 MIR 的测量结果，患儿成功的接受了双心室修补

治疗　首要的内科治疗包括静脉给予前列腺素 E1 保持动脉导管开放。治疗方法包括使用呼吸机、吸入药物和药物治疗等内科治疗用于优化肺-体血流量比，减低功能性单心室的容量负荷以保持足够的体循环灌注。

外科分期手术进行重建修复（图 75-4）。由于新生儿肺血管阻力较高，手术重建分为三期，其目的在于建立由右心室所支持的独立的肺循环和体循环，随后减低肺血管阻力。Norwood 手术的一期手术常于生后第一周完成。术中将肺动脉主干近端与左右肺动脉分支离断，并将肺动脉主干与主动脉相吻合。使用三角补片以扩大发育不良的升主动脉、主动脉弓。随后，冠状动脉可通过细小的升主动脉逆行血流得以灌注。结扎动脉导管，切除全部房间隔。Blalock-Taussig 分流（BT 分流）由锁骨下动脉或头臂动脉分流至肺动脉，从而获得肺血流量（图 75-5）。此外，可于右心室至肺动脉（RV-PA）放置导管。RV-PA 导管的好处在于可消除 BT 分流所产生的舒张期径流。舒张期径流可导致冠状动脉和体循环动脉血流减少或肺-体血流比增加。RV-PA 导管的缺点在于心室切开可导致右心室功能不全，导管插入部位可形成动脉瘤，由于导管内无阀门所致肺动脉反流从而引起右心室容量超负荷。

约 3~6 个月时，肺血管阻力生理性减低，可进行二期手术，即双向腔静脉肺动脉吻合术（双向 Glenn 术）或 hemi-Fontan 术，将上半身静脉回流直接导入肺内。双向 Glenn 术将上腔静脉与右肺动脉吻合。Hemi-Fontan 术将肺动脉与上腔静脉-心房连接部相吻合，并在右心房上部放置补片以隔离上腔静脉血流反流至肺动脉。此时，可离断 BT 分流或关闭 RV-PA 导管，必要时可行三尖瓣修补术和肺动脉血管成形术。

近期，将外科手术绑扎肺动脉分支以限制肺血流量的方法与经导管置入支架以提供体循环血流相结合的"杂交"方法，被认为可获得与一期手术相似的生理学改变，而无需对左心发育不良综合征的脆弱新生儿进行体外循环（图 75-6）。全面的二期手术包括体外循环、去除 PDA 支架、绑扎肺动脉、修补主动脉弓及肺动脉、分离小主动脉弓并再植于肺动脉根部、主肺动脉与主动脉吻合重建、房间隔开口术、和双向 Glenn 术或 hemi-Fontan 术。三期手术即 Fontan 术，通常于 18~36 个月完成。该期手术将下腔静脉血流导入肺动脉，即可通过心外导管或心内右心房挡板（横向隧道）来实现。如果二期手术时于右心房放置了补片，则需将其移除。三期手术会实现体循环和肺循环分离。如果压力较高，在 Fontan 回路中可进行开窗术将 Fontan 回路的部分血流导入心房内以减低 Fontan 回路的压力，从而使术后更加稳定。多数开窗可自发闭合，也可通过心导管手术将其关闭。

三期姑息手术的生存率稳步提高，目前已接近 70%。Ⅰ 期 Norwood 手术的死亡率最高，从 7% 至 19% 不等。既往心脏移植被认为是 Norwood 术的替代方

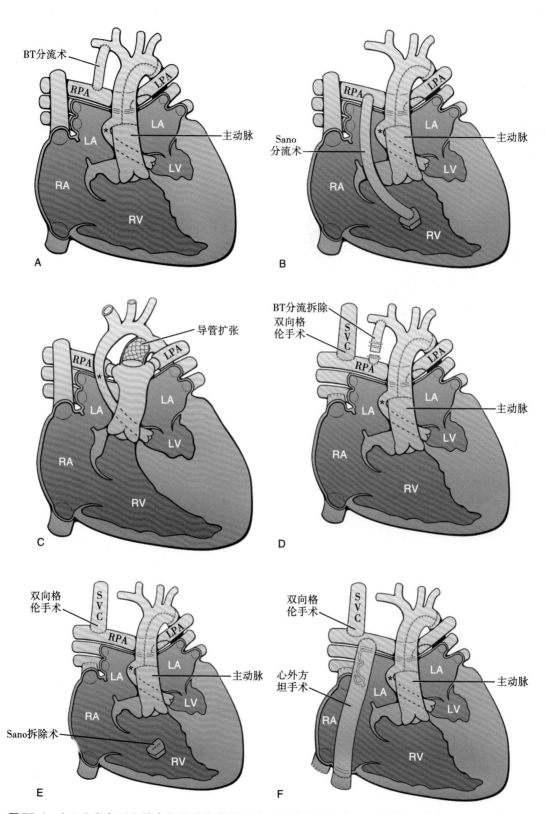

图 75-4　左心室发育不良综合征的多期修复重建。**A**,采用改良的 BT 分流的 I 期 Norwood 重建术。**B**,采用 Sano 修改术的 I 期 Norwood 重建术。**C**,复合治疗过程。**D**, II 期 Norwood 重建术。**E**,采用 Sano 修改术的 Norwood 重建术。**F**,Fontan 术。星号,原生升主动脉;LA,左心房;LPA,左肺动脉;LV,左心室;RA,右心房;RPV,右肺动脉;RV,右心室;SVC,上腔静脉

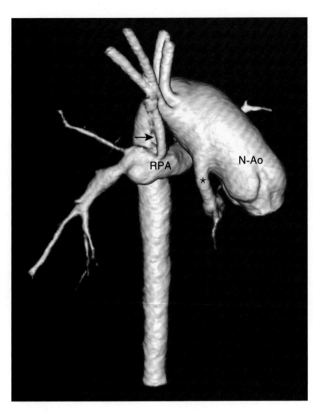

图 75-5　6 个月，左心发育不良综合征 I 期 Norwood 术后。后斜位 CTA 图像显示发育不全的原生主动脉（星号）与原生肺动脉（现在的 Neo-主动脉）吻合，从右头臂动脉向右肺动脉走行的 Blalock-Taussig 分流。N-Ao，Neo-主动脉；RPA，右肺动脉

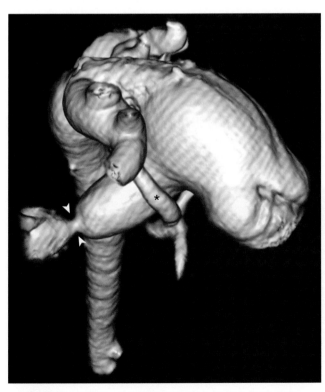

图 75-6　5 个月，左心发育不良综合征复合治疗术后。后斜位 CTA 图像显示发育不全的原生主动脉（星号）。放置支架（蓝色）以保持动脉导管的开放，肺动脉绷带（箭头）被用于限制肺内血流

法，但由于供体有限以及近年来 Norwood 术后生存率的改善，目前心脏移植用于多期姑息手术治疗失败的患者。

主动脉狭窄

概述　左心室流出道（left ventricular outflow tract，LVOT）梗阻可发生于主动脉瓣水平，也可发生于瓣下或瓣上区。此类疾病约占先天性心脏病的 10%。主动脉瓣狭窄为目前最常见的左心室流出道梗阻性病变，男性多发，约占 80%。瓣上型主动脉狭窄占儿童主动脉狭窄的 1%～2%，可散发，也可家族遗传，多为常染色体显性遗传。超过 50% 的瓣上型主动脉狭窄患者患有 Williams 综合征。瓣下型主动脉狭窄较瓣上型更常见，亦多见于男性，并可合并复杂疾病，如右心室双出口、大动脉转位等。

病因学和病理生理学　成人的主动脉瓣狭窄多为退行性病变，而先天性主动脉瓣狭窄多由瓣膜发育异常所致。狭窄的主动脉瓣解剖结构多样，可见环状发育不良、瓣叶增厚或融合、和（或）闭合发育不全。通过瓣膜形态可预估其临床的严重程度或伴发的疾病。新生儿危重病例常与单瓣型和偏心小瓣口有关，双瓣型占先天性主动脉瓣狭窄的 95%，高达 30%～60% 的患者可出现主动脉缩窄。除双瓣畸形外，上述患者的主动脉根部组织异常可导致主动脉瓣狭窄水平以上的主动脉明显扩张。既往认为主动脉扩张为狭窄后扩张，但在没有明显瓣膜狭窄或反流的情况下升主动脉也可出现组织学异常。该组织学改变与 Marfan 综合征相似，包括平滑肌、细胞外基质、弹性蛋白及胶原蛋白的异常。

瓣上型主动脉狭窄多为漏斗状，病变多位于主动脉窦上方的窦管交界处，可伴有主动脉狭窄后扩张、弥漫性主动脉发育不良、主动脉瓣畸形、冠状动脉口狭窄或左心室肥厚。瓣上型主动脉狭窄常为广泛性动脉病的一部分。

瓣下型主动脉狭窄可局限亦可广泛，局限型多见，为薄纤维隔膜环绕左心室流出道。广泛型更严重，主动脉瓣下沿左心室流出道长轴分布纤维肌性束带，形成隧道样狭窄。纤维化常可累及主动脉瓣膜或二尖瓣前叶。更严重的广泛型病变常合并其他左心疾病，如二尖瓣狭窄、二尖瓣上环、二尖瓣降落伞状畸形、瓣膜型主动脉狭窄或主动脉缩窄。

临床表现　重度或危重的主动脉狭窄产前即可诊断，于婴儿早期即可出现严重的左心梗阻、充血性心力

衰竭、呼吸困难以及外周循环不良。危重症主动脉狭窄的病例，其体循环血流依赖于动脉导管。婴幼儿主动脉狭窄的临床表现取决于瓣膜梗阻的程度，同时还取决于二尖瓣关闭不全、左心房高压、左心室功能不全、心房与动脉导管分流量及其他相关的左心梗阻性病变的程度。重度梗阻的病例，左心室可重度发育不良、扩张或功能不全。

儿童主动脉狭窄多由双瓣型主动脉瓣所致，通常梗阻并不严重。心室的梗阻程度随着年龄增加而加重。轻中度主动脉狭窄的患儿可无临床症状，常可见特征性收缩期喷射样杂音。当梗阻严重时，可出现胸痛、呼吸困难、运动耐力减低、晕厥等症状。

瓣上型主动脉狭窄与主动脉膜狭窄的血流动力学改变相似。如不伴有 Williams 综合征，则罕见心血管症状。但瓣上型主动脉狭窄可出现与左心室流出道梗阻程度相关的左心衰竭、呼吸困难、心绞痛和晕厥等。伴有外周体动脉或肺动脉狭窄的患者可相应出现左心室或右心室高压。

瓣下型主动脉狭窄一般为渐进性。湍急的主动脉瓣下射流对主动脉产生剪切力，导致瓣膜变形和进行性关闭不全。婴儿期极少发现瓣下型主动脉狭窄，但可于儿童期检出。患儿无症状，具有收缩期喷射样杂音。随着年龄增加，年长儿可出现舒张期杂音，由主动脉关闭不全所致的反流逐渐加重所致。中重度的大龄患者可出现左心室衰竭、胸痛、晕厥和呼吸急促等症状。

影像 重度主动脉狭窄的婴儿胸片可见心脏增大和肺静脉淤血。轻度狭窄的年长儿胸片表现多无异常。中至重度狭窄和左心室肥大时，心尖下移指向膈下、位于下腔静脉后侧。重度狭窄时可见左心房增大。升主动脉狭窄后扩张罕见于幼儿（图 75-7）。

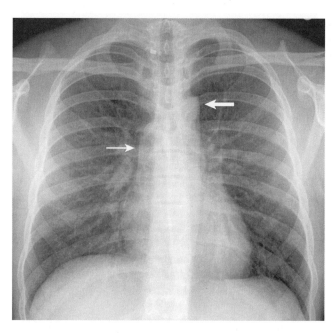

图 75-7　主动脉瓣狭窄。18 岁患者的正位胸片显示升主动脉（细箭号）和主动脉弓（粗箭号）的狭窄后扩张

超声心动图可用于评估主动脉瓣狭窄。当声窗差或需要大范围观察时，心脏 MRI 可作为超声心动图的补充。影像检查的目的在于显示梗阻的程度和位置、瓣膜的形态、瓣叶的活动性和有效瓣口面积。MRI 与经食管超声心动图、心导管置入术相结合可测量计算收缩瓣膜的面积（图 75-8）。瓣膜可见增厚、隆起，伴有不对称或限制性瓣叶移位。跨主动脉瓣压力梯度的毫米汞柱数值可通过修正的 Bernoulli 方程计算（$4V^2$，V 为流经主动脉瓣的多普勒速度峰值，m/s）。通过相位对比 MRI 计算主动脉瓣反流分数。评价左心室的大小、收缩功能和舒张功能不全很有必要。评价婴儿重度主动脉狭窄的主动脉根部、升主动脉以及主动脉弓大小至关重要。因为此类患者可伴有心内膜异常，

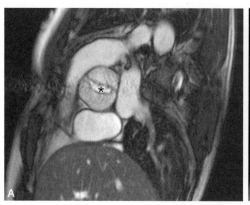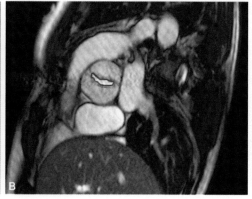

图 75-8　25 岁，二瓣型主动脉瓣，主动脉缩窄病史。A，稳态自由进动（SSFP）横断位收缩期图像显示右冠瓣和无冠瓣融合形成的严重狭窄的二瓣型主动脉瓣（星号），形成"鱼嘴"样外观。B，主动脉瓣区（用红线标出）的测量面积为 1.18cm²

可提示心内膜弹力纤维增生症的存在。观察胸主动脉目的在于评价合并主动脉瓣疾病时主动脉根部扩张及主动脉夹层的发展情况。

瓣上型主动脉狭窄，影像学检查用以评价升主动脉、冠状动脉开口的局限性或弥漫性瓣上型狭窄、左心室增大的程度、心室功能、瓣上型肺动脉狭窄以及临床症状所提示的其他部位的血管病变（图 75-12）。对于瓣下型主动脉狭窄患者，评估局限性瓣下薄膜或长段瓣下隧道样狭窄的范围很有必要（图 75-13）。

治疗 患有重度或危重的主动脉狭窄婴儿需急诊治疗。患儿需静脉给予 PGE 1 以维持动脉导管开放，并给予机械通气和正性肌力药物等支持治疗。此外可选择急诊经皮球囊瓣膜成形术。当患者主动脉瓣发育不良或瓣环狭小时，部分学者建议选择新生儿 Ross 手术（如自体肺动脉瓣置换术、冠状动脉移植术）进行治疗。但是，儿童比成人的死亡率和自体移植失败率更高，因此其他学者并不主张选择该治疗方法。随着导管介入治疗的开展，重度或危重主动脉狭窄的患儿早期死亡率已从 43% 降至 4% 到 13%。

在导管检查时，收缩期射血梯度大于等于50mmHg 以上时，可考虑进行球囊成形术。此外，心绞痛、晕厥或充血性心衰患者，以及有志于竞技体育或备

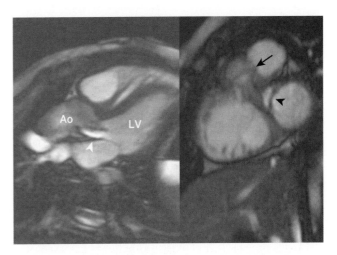

图 75-13 瓣下型主动脉狭窄（AS）。左心室流出道（LVOT）的稳态自由进动 MRI 长轴（左）和短轴图像（右）显示主动脉瓣下薄膜（黑箭头）导致横跨主动脉瓣平面（箭号）下左心室流出道起始段（白箭头）的喷射血流的速度加快。Ao，主动脉；LV，左心室

孕的患者均可考虑该手术。需进行常规术后随访以评价有无主动脉瓣功能不全及复发狭窄。约 25%~35% 的患者需进行后续瓣膜修补术或置换术。当患者瓣膜置换时，可置入生物或机械瓣膜，也可行 Ross 手术。

主动脉狭窄患者的猝死和感染性心内膜炎的风险会有增加。猝死的风险被认为与症状的严重度有关，但通过积极有效的心导管治疗可降低其风险。亚急性细菌性心内膜炎较少见，但其发生率亦为正常人群的 35 倍，而且发生率的增高与主动脉狭窄的程度有关。

瓣上型主动脉狭窄的介入治疗指征并不明确，手术治疗用于具有症状的患者。如果病情可能进展，应考虑主动脉成形术或左心室流出道重建。伴肺动脉狭窄时，需进行球囊血管成形术或支架植入术。主动脉瘤、感染性心内膜炎等并发症以及手术死亡率较低。由于广泛型具有易复发和进行性加重的特点，因此需长期随访。

无症状的瓣下型主动脉狭窄患者，对其手术时机的选择尚存有争议。手术时机与左心室流出道梗阻的程度、进展情况及其他相关心脏疾病有关。对于广泛型瓣下型梗阻的患者，需切除纤维肌性束带或同时切除房间隔，手术死亡率较低。对于隧道样狭窄的患者，治疗方案多样，与主动脉瓣大小和功能有关。可进行 Konno 手术（如主动脉心室成形术，包括主动脉瓣置换术）、瓣膜修补术或 Ross 手术（前文已有讨论）。有报道术后复发或出现主动脉反流等并发症的发生率较高。广泛型瓣下型主动脉狭窄修复术后的死亡、复发以及主动脉狭窄病情进展等情况更为常见。

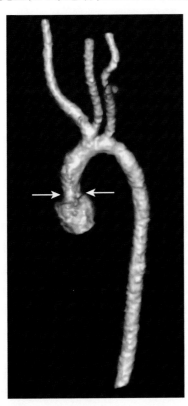

图 75-12 瓣上型主动脉狭窄（AS）。CTA 的三维容积成像显示瓣上型主动脉瓣狭窄，近端升主动脉（箭）的直径明显改变

主动脉缩窄

概述　主动脉缩窄约占先天性心脏病的 7%，男女性别比约为 1.5：1。主动脉缩窄可单独出现，或伴有动脉导管未闭，见于 82% 的病例。30%～60% 的患者中可见二瓣型主动脉瓣，11% 的患者可伴有室间隔缺损。其他相关疾病包括房间隔缺损、左侧阻塞性病变、大血管转位、右心室双出口，7% 的患者伴有房室间隔缺损。11%～15% 的 Turner 综合征的患者可出现主动脉缩窄。约 10% 的患者可见颅内动脉瘤。15% 的 PHACES 综合征患者可出现主动脉缩窄（后颅窝畸形、血管瘤、动脉畸形、心脏畸形和缩窄、眼畸形以及胸骨裂或脐上裂）。

病因学和病理生理学　主动脉缩窄为胸主动脉的狭窄，常发生于左锁骨下动脉远端、动脉导管连接部附近。主动脉缩窄大多单发于动脉导管周围，但主动脉弓和峡部的管状发育不良程度不同，多见于婴儿。主动脉缩窄的胚胎学病因目前尚不明确，目前存有两种理论。第一个理论被称为导管吊带理论，认为动脉导管收缩性组织呈环形异常分布于主动脉壁内。动脉导管闭合后此组织的收缩导致动脉导管相邻主动脉的板样狭窄。第二个理论被称为血流理论，推测左心梗阻性病变引起主动脉弓峡部的血流减少，进而导致主动脉缩窄。胎儿时期，主动脉峡部的血流量相对较低。降主动脉的血流大多由右心室经未闭的动脉导管而来。左心室为升主动脉和头臂动脉提供富氧血。左心梗阻性疾病减少了峡部血流，从而促进了峡部异常的发生并导致主动脉缩窄的出现。

主动脉缩窄的病理生理改变与主动脉弓的堵塞程度、侧支血管出现及合并的心脏疾病有关。首先，主动脉缩窄新生儿的动脉导管未闭合，使得血流绕过梗阻部位。重度梗阻时，动脉导管闭合后左心室后负荷迅速增加，患者可出现充血性心力衰竭和休克。主动脉梗阻不严重时，会逐渐出现侧支血管绕行梗阻部。足够的侧支血管出现可掩盖主动脉缩窄的表现，直到儿童期或成年后才会出现相关症状。90% 的儿童会出现上肢高血压，这与三种机制有关，即主动脉机械性梗阻、梗阻近端的压力感受器设定异常，以及肾脏低灌注导致肾素-血管紧张素系统过度激活。左心梗阻性病变可进一步增加左心室后负荷，室间隔缺损可进一步增加左心室容量负荷，导致肺静脉高压、动脉高血压以及心力衰竭。

临床表现　患有严重主动脉缩窄的婴儿，尤其合并其他心脏疾病时，通常于 7～14 天即动脉导管关闭后出现症状，表现为充血性心力衰竭以及全身灌注减少。临床症状包括呼吸困难、营养不良、心动过速，以及少尿、无尿、严重酸中毒等的休克症状。股动脉搏动微弱或缺失，上下肢血压不一致。

无症状或轻型主动脉缩窄的患者可于婴幼儿至成年时确诊，报道的平均年龄为 10 岁（从 1～36 岁）。一些患者症状出现较晚，是因为主动脉缩窄不严重或有充足的侧支血管出现。通常于常规体检时发现本病，如偶然发现的心脏杂音、高血压以及下肢脉搏减少或缺失。

影像　重度主动脉缩窄的婴儿可见心脏中重度增大以及肺纹理增多，这是由梗阻所致的静脉淤血或合并室间隔缺损导致的分流所致。生后第 1 周至第 4 周间出现充血性心力衰竭强烈提示主动脉缩窄。1～5 岁的患儿胸片心影大小正常，但也可见左心室肥厚所致的心脏增大。扩张的侧支肋间动脉在肋骨后段下缘所形成血管沟，即肋骨压迹，多见于 5 岁以后。第四至第八肋骨后段受累最为明显。肋骨压迹一般见于双侧，如果仅见于单侧，应考虑缩窄远端起源的迷走锁骨下动脉。缩窄段远端的主动脉常出现狭窄后扩张。左上纵隔边缘常可出现"3 字"征，由主动脉缩窄近端的主动脉结和左锁骨下动脉的突出、缩窄处内凹以及主动脉狭窄后扩张形成（图 75-16）。吞钡时，主动脉对相邻的重影食管产生的压迹形成"E"字征或"反 3"字征，这是由缩窄近端和远端扩张的主动脉压迫食管所致。

超声心动图可用于显示婴儿期主动脉缩窄。年长儿或成人的声窗较差，可通过 CT 和 MRI 观察主动脉缩窄的详细结构（图 75-17 与图 75-18）。MRI 可用于评估主动脉缩窄的血流动力学改变。完整的影像检查包括左心室收缩功能、体积和质量；房室瓣和半月瓣特别是主动脉瓣的评估；同时还要包括主动脉根部、升主动脉、主动脉弓、缩窄部、升主动脉至肾动脉的图像。MRI 相位对比序列可评估缩窄远端主动脉最大血流速度、血流量和血流方式。获取缩窄处最大血流速度，通过 Bemoulli 方程（见主动脉狭窄）可估算跨缩窄的压力梯度。横膈处的主动脉血流量也可经相位对比序列评估。重度主动脉缩窄，横膈处的血流量较缩窄远端相对增加，这是由侧支肋间动脉血流汇入所致，可反映主动脉缩窄的严重程度。

治疗　新生儿期主动脉缩窄伴充血性心力衰竭应给予正性肌力药物和 PGE1 以维持动脉导管开放，增

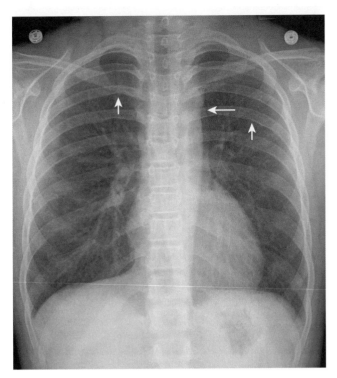

图 75-16 主动脉缩窄，10 岁。正位胸片中的"3 字"征（长箭号）显示了主动脉缩窄，双侧肋骨压迹（短箭号）显示了侧支血管的形成

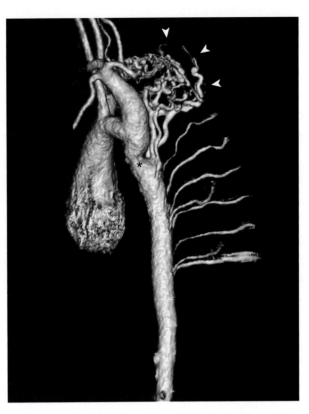

图 75-18 主动脉缩窄，14 岁。磁共振血管成像三维重建矢状位图像显示左锁骨下动脉远端的主动脉缩窄（星号）、缩窄近端多发迂曲扩张侧支血管（箭头）为缩窄远端的降主动脉供血

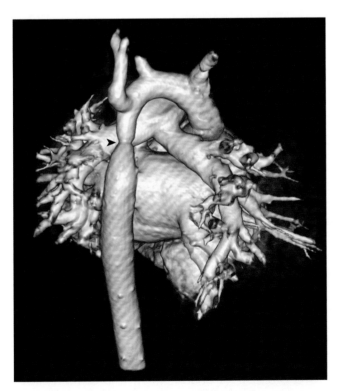

图 75-17 主动脉缩窄，3 岁。MRI 血管造影的后位容积成像显示了左侧锁骨下动脉远端的单发主动脉缩窄（箭头）。没有看到明显的侧支血管形成

加升主动脉的血流量。在药物治疗稳定后，可选择紧急外科手术治疗。新生儿手术风险较高时，可考虑先行球囊血管成形术。

与危重新生儿相比，手术修复治疗更适用于婴儿期或儿童期即出现心脏杂音和上肢高血压的患儿。主动脉缩窄的常规治疗为外科手术。目前，应用于婴儿和儿童的最常见手术为缩窄段切除，随后进行端-端吻合术或扩大的端-端吻合术。其他手术方式包括补片主动脉成形术和锁骨下动脉瓣主动脉成形术，但在儿童中较少应用，原因在于补片主动脉成形术后补片位置的形成主动脉瘤的风险高，锁骨下动脉瓣主动脉成形术后的易出现左上肢并发症及动脉导管残余。球囊血管成形术对于婴幼儿和儿童先天性主动脉缩窄的疗效尚有争议，因为主动脉瘤和髂股动脉损伤的发生率高达 68%，术后再狭窄的干预率超过传统手术。体重大于 10 ~ 15kg 的先天性主动脉缩窄患儿可考虑支架植入。经导管治疗再缩窄可应用于所有年龄段患者。手术或血管内介入治疗后的晚期并发症包括缩窄复发、主动脉瘤或假性动脉瘤形成、主动脉夹层以及高血压。

主动脉弓离断

概述 主动脉弓离断(interrupted aortic arch, IAA)较罕见、仅占先天性心脏病的 1.5%。主动脉弓离断指升主动脉与降主动脉间的连续性中断,根据主动脉弓中断的位置进行分类。A 型为第二常见类型(占 42%),主动脉弓中断部位在峡部,即左锁骨下动脉起始部的远端,主肺动脉窗可见室间隔完整、大动脉转位或室间隔缺损。B 型为最常见(占 58%),主动脉弓中断部位在左锁骨下动脉和左颈总动脉之间,常伴有圆锥动脉干畸形、连接不良型室间隔缺损和瓣下型主动脉狭窄。B 型常合并右锁骨下动脉异常起源于降主动脉。DiGeorge 综合征在 B 型主动脉弓离断的患者中较常见,常合并右主动脉弓。C 型最少见(占 4%),发生于左、右颈总动脉之间。几乎所有的主动脉弓离断患者均可见动脉导管未闭。其他合并症包括孤立性室间隔缺损(73%)、房间隔缺损、前后连合主动脉瓣、主动脉狭窄,以及永存动脉干、Taussig-Bing 型右心室双出口(见第 76 章)等复杂畸形。

病因学、病理生理学和临床表现 主动脉弓离断的胚胎学与中断类型有关。A 型为发育晚期第四弓远端退化异常所致。B 型为第四弓退化早于左锁骨下动脉移位。C 型为左侧第三弓和第四弓部分退化异常所致。

主动脉弓离断的病理生理学改变与其他左心室梗阻病变如主动脉缩窄相似。患者依赖动脉导管的血流。一旦动脉导管开始闭合,患者即可出现明显的酸中毒、无尿以及腹腔脏器与下肢的缺血性损伤。如果侧支血管建立充分,则临床表现可延迟出现。

影像 主动脉弓离断可产前诊断。产后影像检查的目的在于确定主动脉弓的位置、分支形态、主动脉弓中断的位置、主动脉弓近端和远端大小、中断的距离、主动脉瓣环的大小和动脉导管的存在(图 75-20)。同时还要筛查其他心血管畸形。超声心动图足以满足术前评估需求。在必要时,横断位成像可更好地确定主动脉弓分支及其他心血管畸形。

治疗 静脉输注 PGE1 以保持患儿动脉导管的开放。对症治疗代谢异常,当婴儿临床状态稳定时,应尽快进行手术修复。

新生儿期内完成全部修复术,术后效果取决于合并的心血管病变。升主动脉与降主动脉间直接进行主动脉弓吻合,同时结扎动脉导管为首选的手术方法。如果主动脉弓发育不良,可行同种异体移植、心包补片或自体颈动脉扩大术。除非合并其他病变,否则无需

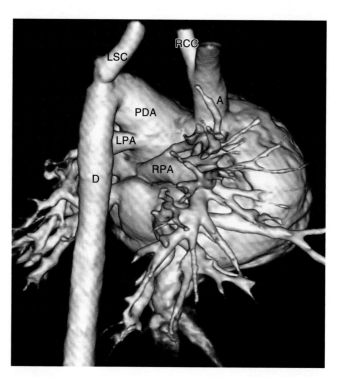

图 75-20 新生儿 B 型主动脉弓离断和动脉导管未闭。CT 三维重建右后位图像显示右颈总动脉(RCC)和左锁骨下动脉(LSC)间的主动脉弓离断。右肺动脉(RPA)和左肺动脉(LPA)起源于肺动脉干。巨大的动脉导管未闭(PDA)为降主动脉(D)供血,左锁骨下动脉起源于该降主动脉。并没有显示主动脉和肺动脉共同起源于单一动脉瓣。A,升主动脉

放置导管。应基于患者的解剖学改变制定个体化外科手术方式。

术后需监测吻合口有无主动脉弓阻塞或扩张。术后主动脉弓堵塞的发生率很低,有报道 74% 的患者 15 年内不会因为主动脉弓堵塞而再次手术。对于其他心血管疾病引起的并发症,如复发性左心室流出道梗阻也需进行评估。术后影像学检查一般采用超声心动图,必要时也可行横断位成像检查。

> **关键点**
>
> 左心发育不良综合征的外科姑息手术包括三期手术,其最终目的在于建立右心室支持的各自独立的肺循环和体循环。
>
> 双瓣型主动脉瓣为先天性主动脉狭窄的最常见原因,常伴有主动脉根部扩张和主动脉壁异常。
>
> Ross 术包括自体肺动脉瓣主动脉瓣移植术、冠状动脉移植术、肺动脉瓣同种异体移植术,其优点在于使用自体肺动脉瓣。
>
> 生后第一周至第四周出现充血性心力衰竭强烈提示主动脉缩窄。

推荐阅读

Abbruzzese PA, Aidala E. Aortic coarctation: an overview. *J Cardiovasc Med (Hagerstown).* 2007;8(2):123-128.

Egan M, Holzer RJ. Comparing balloon angioplasty, stenting and surgery in the treatment of aortic coarctation. *Expert Rev Cardiovasc Ther.* 2009;7(11):1401-1412.

Fernandes SM, Sanders SP, Khairy P, et al. Morphology of bicuspid aortic valve in children and adolescents. *J Am Coll Cardiol.* 2004;44(8):1648-1651.

Konen E, Merchant N, Provost Y, et al. Coarctation of the aorta before and after correction: the role of cardiovascular MRI. *AJR Am J Roentgenol.* 2004;182(5):1333-1339.

Ohye RG, Sleeper LA, Mahony L, et al. Comparison of shunt types in the Norwood procedure for single-ventricle lesions. *N Engl J Med.* 2010;362(21):1980-1992.

参考文献

Full references for this chapter can be found on www.expertconsult.com.

第76章

锥干畸形

MARYAM GHADIMI MAHANI, PRACHI P. AGARWAL,
JIMMY C. LU, and ADAM L. DORFMAN

锥干畸形是一组累及心脏流出道及大血管的先天性心脏病。锥干畸形包括法洛四联症（tetralogy of Fallot, TOF）、大动脉转位（transposition of the great arteries, TGA）、双心室流出道及永存动脉干。B型主动脉弓离断也是一种锥干畸形，其将与其他主动脉弓异常一起讨论（见第75章）。

锥干畸形是胚胎发育过程中圆锥动脉干的异常分隔或旋转所引起。胚胎心脏单心室的共同流出道在经过一系列复杂的发育过程被分隔为右心室流出道（right ventricular outflow tract, RVOT）和左心室流出道（left ventricular outflow tract, LVOT）、主动脉和主肺动脉。这一发育过程需要多基因控制及胚胎神经嵴间充质细胞的迁移。在人类及动物模型中发现锥干畸形与许多基因的突变有关。

超声心动图是临床诊断的主要依据。传统的血管造影术主要用于冠状动脉解剖及主动脉肺动脉侧支的评估。磁共振（MRI）和计算机断层扫描（CT）偶尔用于观察超声心动图未完全确定的解剖细节；这些细节多与主动脉弓、肺动脉及其供血、肺静脉等有关。MRI和CT常用于锥干畸形患者的常规随访，特别是当患者长成为青少年和成年时。

法洛氏四联症

概述　TOF是最常见的发绀型先天性心脏病。TOF在美国的发病率中位数为356∶1 000 000活产儿。其典型的表现包括RVOT梗阻、室间隔缺损（ventricular septal defect, VSD）、主动脉根部骑跨VSD和右心室（RV）肥大（图76-1A）。这些表现是肺下漏斗部发育不良的结果，而漏斗部发育不良则是与圆锥间隔前移有关。TOF的圆锥间隔通常与隔缘小梁的前支相融合，而不是位于隔缘小梁的前支和后支之间（沿室间隔右侧的Y形肌束），这导致主动脉骑跨于室间隔上方及连接不良型室间隔缺损的发生。圆锥间隔的偏

移及漏斗部游离壁小梁的肥大导致RVOT梗阻（图76-1B）。TOF中的VDS位于异位的圆锥间隔上方与肌隔下方之间（即室间隔缺损），VSD通常较大、为非限制性且位于主动脉下方。隔缘肉柱在本章中的右心室双流出道中进一步讨论。

TOF的解剖学表现多变，包括TOF合并肺动脉闭锁及TOF合并肺动脉瓣发育不良（缺如）综合征。右心室流出道梗阻程度严重不一，可从较小的梗阻到严重的肺动脉闭锁。肺动脉瓣常常增厚或与穹隆小叶相融合、各种瓣环发育不全引起瓣膜狭窄。肺动脉主干及分支的大小也各不相同。肺动脉闭锁的患者缺乏正常肺动脉血量供血，肺内血流来自开放的动脉导管、主动脉肺动脉侧支或两者。中央肺动脉可缺如、不连续或细小。TOF合并肺动脉瓣发育不良的患者会出现严重的先天性肺动脉瓣反流，这通常与中央肺动脉的明显扩张有关，并导致压迫气道的发生。

病因、病理生理与临床表现　基因异常比如可导致DiGeorge或心外膜综合征的染色体22q11缺失在本病部分患者的发病起着重要作用。但许多病例为散发的，没有任何特定的基因异常。临床表现多样，大多数患者出生时肺血流量充足，出生后早期就可逐渐出现发绀。如果右心室流出道梗阻严重、发生右向左分流会导致发绀的发生。如果右心室流出道梗阻轻微，分流以左向右分流为主（所谓的粉红色TOF）；此类患者由于巨大的室间隔缺损可出现充血性心力衰竭。TOF合并肺动脉闭锁患者的肺动脉血流依赖于开放的动脉导管或主动脉肺动脉侧支。如果其依赖于动脉导管的开放，则需要输注前列腺素E1以保持动脉导管的开放，直到能够建立更稳定的肺血流供应。TOF合并肺动脉瓣发育不良综合征的患者主要表现为气管支气管软化症、气体滞留以及发绀。

其他先天性心脏病可合并TOF。这些异常包括右主动脉弓（25%）和冠状动脉异常，比如起源于右冠状

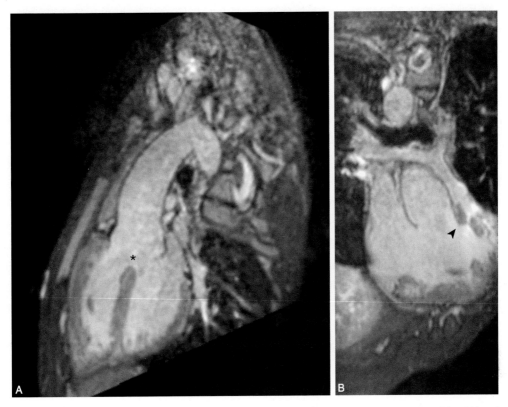

图76-1 18岁TOF患者的三维稳态自由进动成像。A,矢状位图像显示主动脉骑跨于前部连接不良型室间隔缺损(星号)。B,冠状位图像显示圆锥间隔(箭头)偏移导致瓣下型和瓣膜型肺动脉狭窄

动脉的左前降支(LAD)(5% ~ 6%)或双LAD冠状动脉。起源于右侧冠状动脉的LVD在到达其正常供血区域前需通过RVOT。

影像学 右心室肥厚可导致心尖部的抬高。由于肺动脉发育不全引起主肺动脉段的凹陷,这就形成了TOF在正位胸片上"木鞋"或"靴形"样的典型心脏外观(图76-5)。主肺动脉阴影缺如,肺血管减少。偶尔动脉瘤或不对称肺血管可引起肺动脉扩张的发生,这是由不一致的肺动脉狭窄及其侧支所引起。如果胸腺缺失,应考虑DiGeorge综合征的可能。在正位胸片也可见到右侧主动脉弓(见图76-5)。

新生儿TOF的确定诊断通常由超声心动图做出,很少需要横断位成像。CT或MRI通常被用来确定肺动脉解剖和肺血流来源,包括中央肺动脉、动脉导管未闭和主动脉肺动脉侧支等。CT血管造影是观察肺动脉及其侧支的有效方法,但其具有使用电离辐射的缺点。MRI也可以准确观察这些解剖细节,并且不存在电离辐射的风险。快速自旋回波序列可清楚的显示血管,并具有显示气道解剖的优点。MRI解决这些解剖学问题有赖于三维磁共振血管造影,与诊断性介入造影相比,其具有很高的准确性。

治疗和随访 目前TOF在大多数医院采用早期

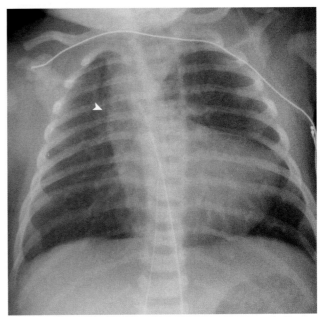

图76-5 1天大女孩患有TOF合并肺动脉闭锁。正位胸片显示心尖上翘及肺动脉段凹陷(靴形心)。注意器官右侧的阴影(箭头)为右主动脉弓

一期重建手术治疗,手术通常在3~6个月大的时候进行。如果存在明显的中央肺动脉发育不良,则需进行分期重建手术;为了提供稳定的肺血流供应会在体循环与肺循环之间建立姑息性分流。当肺血流来自多个

主动脉肺动脉侧支时,分阶段手术将单一侧支与分流血管或中央肺动脉相连,最终使得主要大血管与右心室相连。在这一亚组的患者中,在今后的生活中不能耐受关闭VSD。

TOF修复手术的目的在于关闭VSD并减轻RVOT梗阻,从而为肺血管提供通畅的来自右心室的血流。手术入路取决于包括肺动脉瓣环发育不良的程度及肺动脉的解剖情况等患者的解剖细节。整个修复过程可在体外进行,包括VDS的关闭和在RVOT内分隔肌束以解除梗阻,而无需右心室切开。如果肺动脉瓣环发育不良,可能需要特定的跨环补片以减轻梗阻。在这一过程中,不可避免的导致严重的肺动脉瓣反流的发生。过去这一手术需要在右心室切开术后进行,现在通常无需右心室的切开。对于TOF合并肺动脉的患者,特定的跨环补片就足以减轻ROVT的梗阻。对于长段闭锁,需要右心室至肺动脉的导管。当LAD来源于有冠状动脉并跨越RVOT,则偶尔需要RV至肺动脉的导管以避免损伤血管。

使用跨环补片的患者以后可能需要肺动脉瓣替换术以消除来自右心室的肺动脉瓣反流的容量负荷。瓣膜置换的合适时机是一个有趣的话题。对于使用右心室至肺动脉导管的患者,由于患者体格的生长,导管需要及时更换。近来,可采用经皮肺动脉瓣置入术以减轻狭窄和反流。

TOF修复术后需要经常进行心脏MRI检查以做出诊断。慢性重度肺动脉瓣反流可导致RV病理改变。心脏MRI被广泛认为是评估RV大小和功能的金标准,使得MRI在该群患者中特别有用。该群患者需要关注的问题包括RVOT的解剖改变、肺动脉瓣反流量(图76-6A)、对肺动脉各段及分支的解剖评估、肺动脉分支血流量的测量、主动脉肺动脉侧支的解剖情况、左心室和主动脉根部的病理改变等。

这些观察通常在心室垂直和水平长轴、短轴及平行RVOT的稳态自由进动成像的图像中进行。钆增强三维MRI血管造影可提供肺动脉远端的高分辨率评估,并可评估主动脉肺动脉侧支。速度编码相位对比成像可评估肺循环与体循环的血流量比值、肺动脉血流的改变、肺动脉瓣反流。延迟增强图像可现实心脏瘢痕或纤维增生(图76-6B)。

CT在TOF修复术后的应用局限于观察肺动脉解剖和主动脉大小,特别是MRI禁忌的患者(例如,植入除颤器的患者)。心电门控多排CT可观察RV的大小和收缩功能,当然其时间分辨率低于MRI。

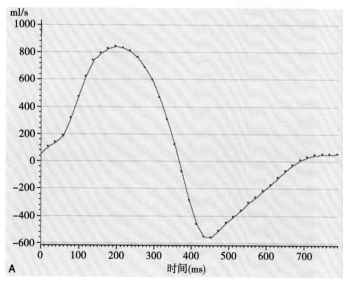
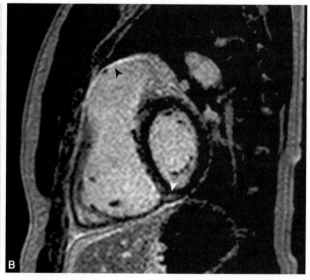

图76-6 31岁的TOF修复术后患者进行MRI检查。A,图示(流量-时间)主肺动脉的顺行血流及反流。患者有严重的肺功能不全,反流分数为57%。B,心室短轴晚期MRI增强检查显示沿右心室流出道和室间隔下部附着点走行的线样强化(箭头)

大动脉转位

概述 TGA被定义为心室与大动脉的链接异常;主动脉连接至右心室,肺动脉连接至左心室。按照心脏解剖学改变所定义的TGA最常见类型是{S,D,D}转位,也就是内脏和心房正位(S)、心室D环、主动脉瓣右旋错位(D)(见第63章)。主动脉瓣通常与肺动脉瓣并列或位于其前右方(图76-7A),并通过圆锥组织与三尖瓣分离。术语上可称为"D环TGA"。

{S,D,D}TGA 是第二常见的发绀型先天性心脏病。其发病率中位数为 303∶1 000 000 活产儿。

病因、病理生理与临床表现　TGA 通常不合并心外异常或综合征。约 40%～45% 的患者合并 VSD。TGA 患者可伴有的其他畸形包括 LVOT 梗阻、主动脉缩窄或主动脉弓离断、三尖瓣畸形或不常见的二尖瓣畸形、左心耳并置及右心室发育不良。

由于体循环系统与肺循环系统并行导致患者出现发绀。缺氧血通多体静脉回流至右心房，然后通过右心室进入主动脉。肺静脉血回流至左心房和左心室，随后返回肺动脉。患者生存取决于体循环和肺循环之间存在连接，通常经房间隔缺损、动脉导管未闭和（或）室间隔缺损实现。

影像学　放射学表现是多变的。TGA 的典型正位胸片表现为"鸡蛋挂线征"（图 76-7B），其由狭窄的上纵隔和心影所组成。纵隔狭窄是由于压力相关的胸腺萎缩和大血管并行所引起，肺动脉影为主动脉所遮挡。心脏可从正常到扩大。

横断面成像很少用于 TGA 的评估，但对于超声心动图无法回答的问题可提供帮助，特别是伴有主动脉或肺动脉畸形时。为了避免电离辐射的风险，通常首选 MRI 而不是 CT。由于 CT 更方便、且由于扫描时间较短而减少了麻醉或镇静的需要，在一些医院会首选 CT 检查。CT 检查应优化扫描参数以尽量减少患者的电离辐射。

治疗和随访　对于患有{S,D,D}TGA 的新生儿来说，肺循环与体循环之间充足的交通是至关重要的。输注前列腺素 E_1 以维持动脉导管的开放。如果房间隔完整，通常需要紧急行心导管介入术以完成球囊房间隔造口术。在此过程中，球囊造口导管穿过房间隔进入左心室，球囊充气后迅速向后拉回导管、破裂房间隔并扩大开口，从而更多的将富氧血与乏氧血混合。

在早期 TGA 修复术采用心房转位术（即"Mustard"或"Senning"术）。在心房转位术中，使用心包或天然心房组织建立心房内挡板，引导体循环静脉回流至左心室和肺动脉、肺静脉回流至右心室和主动脉（图 76-8A 和 B）。

自 20 世纪 80 年代中期至 80 年代末动脉转位术已取代心房转位术在美国得到了广泛应用。在此手术中，升主动脉和肺动脉在窦管交界处被切断，肺动脉置于主动脉前方后分别与相应的心室吻合、形成主动脉在左肺动脉在右的解剖结构（Lecompte 法）（图 76-9A）。冠状动脉由原主动脉移至新主动脉（图 76-9B）。

存在 VSD 和 LVOT 梗阻时，可采用 Rastelli 术治疗，封堵 LV 经室间隔缺损与原始主动脉的交通，同时在右心室与肺动脉间放置导管。

这些手术都会合并早期或晚期并发症。在影像学随访中有必要注意这些并发症。

心房转位术可能发生的早期和晚期并发症包括：

1. 体静脉挡板梗阻，最常累及上肢，挡板位于右心房与上腔静脉的交接部。

2. 挡板泄漏（约 20% 的患者）。

3. 肺静脉梗阻（少见）。

动脉转位术后早期或晚期常见的并发症是体循环右心室建立失败和三尖瓣反流。不常见的并发症包括

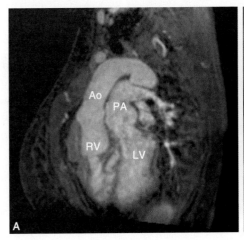
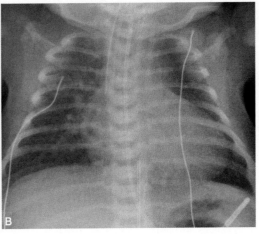

图 76-7　大动脉转位的影像表现{SDD}。**A**，女，29 岁。大血管转位{SDD}，心房转位术后进行的稳态自由进动三维成像斜矢状位显示，流出道呈平行状态，主动脉（Ao）起自右心室（RV），肺动脉（PA）起自左心室（LV）。**B**，新生儿，大动脉转位{SDD}（TGA）修补术前，胸片显示，流出道平行造成大动脉呈前后排列关系，大动脉转位患儿{SDD}纵隔变窄，心脏增大以及血流增加造成典型的"坐蛋征"

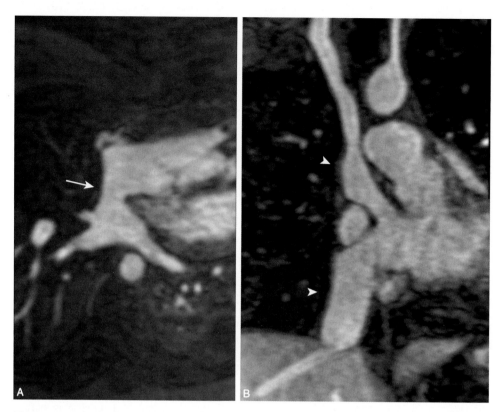

图76-8 29岁,女,{S,D,D}TGA心房转位术后MRI。A,斜横断位图像显示肺静脉通道(箭)至三尖瓣通畅。B,斜冠状位图像显示由上、下腔静脉(箭头)至二尖瓣通畅

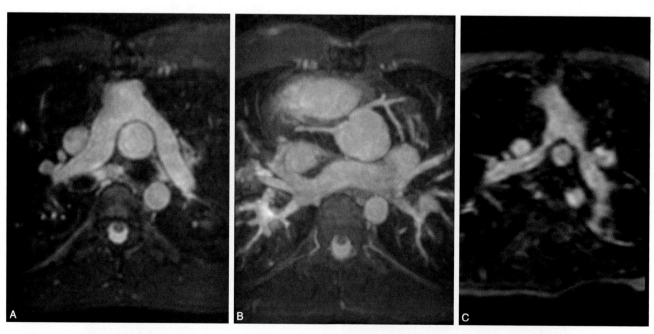

图76-9 动脉转位术后MRI的评估。A,横断位图像显示肺动脉于升主动脉前方分支,肺动脉分支近端无狭窄。B,16岁{S,D,D}TGA男孩动脉转位术后,三维稳态自由进动序列斜横断位最大强度投影显示冠状动脉近端无狭窄,冠状动脉已移位至原始肺动脉(新主动脉)的根部。C,19个月的{S,D,D}TGA男孩动脉转位术后MRI血管造影斜横断位图像显示肺动脉左、右支近端狭窄

心电传导和节律紊乱,这可能需要进行机械起搏,甚至会导致猝死。

MRI 检查常用来评估动脉转位术后情况。MRI 序列是专门用来评估上述并发症的。具体来说,MRI 用于以下情况的评估:

1. 心室大小和功能的评估。

2. 评价体静脉和肺静脉通路的梗阻情况和(或)板障的泄漏。

3. 三尖瓣反流的评估。

4. LVOT 和 RVOT 梗阻的评估。

5. 延迟增强扫描对右心室纤维化的评估。

动脉转位术由于采用 LV 作为体循环心室而得到青睐。以下为动脉转位术后可能出现的并发症:

1. RVOT 梗阻。

2. 动脉吻合部狭窄,肺动脉狭窄最常见。

3. 肺动脉分支梗阻。

4. 主动脉根部扩张。

5. 新主动脉瓣反流。

6. 冠状动脉开口狭窄。

MRI 也常用于动脉转位术后的评估,由上述并发症所引起的临床问题包括:

1. RV 和 LV 的大小和功能。

2. RVOT 和 LVOT 梗阻及瓣膜反流的评价。

3. 大动脉的评估。

4. 冠状动脉的评估。

Rastelli 修复术的导管无法随着患者的生长而生长从而变得狭窄和(或)反流。此外,从左心室到主动脉的通道可发生堵塞,常位于室间隔缺损的水平,从而

导致主动脉瓣下狭窄。Rastelli 修复术后 MRI 主要回答以下问题:

1. LV 和 RV 的大小与收缩功能。

2. 左心室至主动脉的解剖通路及可能梗阻情况。

3. 右心室至肺动脉的导管的狭窄与反流。

虽然常常需要一些额外的扫描序列,MRI 扫描序列与先前 TOF 的扫描序列相似。比如轴位自由进动序列有助于观察 Lecompte 术后肺动脉的解剖及心房转位的静脉挡板。沿 LVOT 的斜位稳态自由进动序列可以用于除外 Rastelli 通路有无梗阻。

术后 CT 检查主要用来解决一些病例的解剖结构问题,特别是当 MRI 禁忌时。CT 特别有助于心外解剖结构的评估,比如术后主动脉狭窄、动脉吻合部的位置、动脉转位后肺动脉分支情况和心房转位术后静脉挡板的情况。与 MRI 相比,CT 对心脏功能的评估作用有限。

生理矫正型大动脉转位

概述 生理矫正型或{S,L,L}型 TGA 罕见,其发生率约为 30∶1 000 000 活产儿。该病变的解剖学改变为内脏和心房正位(S)、L 心室环(L)、主动脉瓣左旋错位(L)。在 L-TGA,在心室-大动脉连接不相适应时同时存在房室转位。形态学 RV 接受肺静脉血流通过左心房连接到主动脉(图 76-15A)。LV 通过右心房接收体循环静脉血并连接至肺动脉。以上流出道并行,主动脉位于肺动脉的左前方。

病因、病理生理和临床表现 生理矫正型大动脉

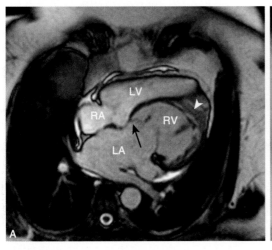
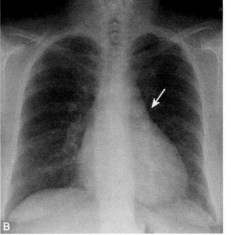

图 76-15 56 岁,女,未经治疗的{S,L,L}先天矫正型大动脉转位的影像学特征。**A**,稳态自由进动序列于四腔心层面图像显示左位房室瓣(黑箭)向顶端移位、隔缘肉柱(白色箭头)、与左位形态学右心室一致的左位心室的粗糙小梁。注意室间隔偏向右侧、即形态学左心室。**B**,胸片显示主动脉左旋导致的左上心缘(箭头)变直。LA,左心房;RA,右心房

转位源于胚胎发育过程中的异常心脏循环。其特征为心室反转以及与之相适应的体循环和肺循环。大多数患者伴有其他心脏疾病，但如果无其他并发症，患者早期无发绀、通常无明显症状。患者可在成年期首次出现相关症状，虽然这些临床表现并不典型。

超过 90% 的生理矫正型 TGA 患者伴有其他解剖畸形。相关畸形包括右位心、Ebstein 畸形等三尖瓣畸形、VSD、右心室发育不良、瓣下型及瓣膜型肺动脉狭窄以及包括完全性传导阻滞在内的传导异常。

影像学 在右侧看不到升主动脉，而在左侧也可能看不见降主动脉和肺动脉。主动脉位于左前方导致上纵隔血管阴影狭窄而左心缘拉直。心脏轮廓出现"驼峰"样外观且比正常更陡直（图 76-15B）。当体循环房室瓣反流和心室功能障碍时，心脏可能扩大。{S,L,L} TGA 可出现右位心或中位心；如果胸片显示胃泡位于左侧（腹部内脏正位）而心尖位于右侧时，应考虑到此类病变。VSD 和肺动脉闭锁等相关心脏畸形也可被发现。

MRI 检查对于未进行手术修复的 {S,L,L} TGA 很有价值，主要用于体循环右心室功能和三尖瓣反流的评估。术前 MRI 可评估右心室的大小及心腔的形态，特别是准备进行复制的心室内隔板修复时可观察 VSD 和大动脉的关系。

CT 可观察冠状动脉及心外解剖情况。由于完全性传导阻滞接受起搏器治疗的患者，心电门控多排 CT 扫描可用于评估右心室的大小及其收缩功能。

治疗和随访 是否对不伴有其他结构畸形的生理矫正型 TGA 进行早期手术治疗仍然存在争议。因为此类患者无发绀且通常是无症状的，因此可以进行内科治疗。但是部分医生认为应该尽早进行手术治疗，特别是存在三尖瓣（体循环）反流时。

直到 20 世纪 90 年代早期，生理矫正型 TGA 修复术的目的仅在于修复包括室间隔缺损、肺动脉狭窄或闭锁、三尖瓣畸形等相关畸形以将右心室作为体循环心室。但是，许多生理矫正型 TGA 患者随着时间进展逐渐发生体循环（右心室）心室衰竭。三尖瓣（体循环房室）反流也与右心室功能不全和心力衰竭有关。除右心室衰竭和三尖瓣反流以外，许多患者可发生完全性传导阻滞。随着患者年龄增长这些并发症发生随着增加，这使得人们对早期进行左心室作为体循环心室的解剖学矫正术更感兴趣。取决于个体解剖结构，这一矫正手术可见将心房转位和动脉转位结合进行，或者在存在 LVOT 梗阻和 VSD 时进行 Rastelli 手术。在没有明显的 LVOT 梗阻时，左心室并不适应在体循环压力下进行工作。此时可首先放置肺动脉缩窄带以"训练"左心室在较高的压力进行泵出工作，在大约 6 个月后进行完全修复。

这些手术的并发症与之前详细描述的各种术式的并发症一致。MRI 和 CT 可用于评估先前所述的心房转位和动脉转位或心室内隧道（Rastelli 手术）。

右心室双出口

概述 根据先天性心脏病命名和数据库项目，右心室双出口（double-outlet right ventricle，DORV）是两支大动脉完全或主要源自右心室的一种心室动脉异常连接。部分研究者曾依据主动脉的骑跨程度定义 DORV，如果主动脉骑跨右心室大于 50% 就可诊断。但是，这一定义实际应用困难，因为在不同解剖平面的骑跨程度并不一致导致难以清晰区分 DORV 和 TOF。主动脉瓣和二尖瓣缺乏纤维连接也曾作为诊断 DORV 的标准；但是，根据先天性心脏病命名和数据库项目，这一改变不应作为诊断 DORV 的绝对先决条件。虽然定义可能存在问题，DORV 的发病率中位数为 127：1 亿活产儿。

DORV 患者的解剖和生理性改变可按照 VSD 的位置、圆锥形态和大血管之间的关系进行分类。对这些解剖及生理学改变的评估对于手术入路的选择和治疗十分重要。VSD 通常位于隔缘小梁的分支之间（图 76-17）。主动脉可位于肺动脉的右后方、右侧、右前方、正前方或左前方（图 76-18A）。由于大动脉起自一个心室，因此大动脉位置异常被称为错位而不是转位。

根据房间隔缺损与圆锥间隔和大动脉的位置关系将 DORV 分为 4 种解剖亚型在临床中应用最为广泛。这一临床分类是由 Lev 等于 1972 年首次提出：

1. DORV 伴有主动脉瓣下 VSD（最常见）：圆锥间隔（出口隔）附着于隔缘小梁的前支。

2. DORV 伴有肺动脉瓣下 VSD：圆锥间隔附着于隔缘小梁的后支。

3. DORV 伴有双瓣下 VSD：圆锥间隔发育不良或缺失。

4. DORV 伴有远离双瓣 VDS：缺损部位在心室入口或室间隔的小梁区，通常为房室通道型或肌型。

病因、病理生理和临床表现 在一篇综述中阐述了包括 13 和 18-三体及 22q11 染色体缺失在内的染色体异常是最常见的细胞遗传学改变。

DORV 也可按照生理亚型进行分类，其确定了临床表现：

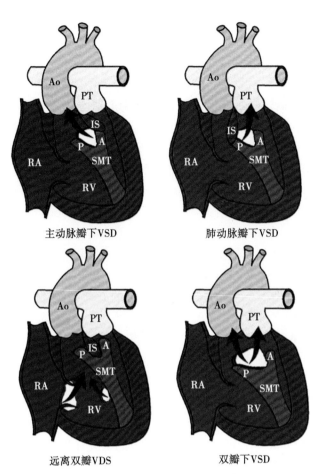

图 76-17　按照室间隔缺损与大动脉的位置关系对右心室双出口进行的分型。A,前支;Ao,主动脉;IS,圆锥间隔;P,后支;PT,肺动脉干;RA,右心房;RV,右心室;SMT,隔缘小梁;VSD,房间隔缺损。(来自 Peixoto LB, Leal SMB, Silva CES et al. Double outlet right ventricle with anterior and left-sided aorta and subpulmonary ventricular septal defect, Arq Bras Cardiol. 1999;73:446-450.)

1. VSD 生理型:主动脉瓣下型 VSD,无肺动脉狭窄。
2. TOF 生理型:主动脉瓣下型 VSD,肺动脉狭窄。

3. TGA 生理型:肺动脉瓣下型,有或无体循环流出道梗阻。

4. 单心室生理型:DORV 合并二尖瓣闭锁、不平衡房室通道、或某一心室窦严重发育不良(常伴有内脏异位综合征)。

DORV 可合并一些心脏畸形。VSD 几乎都会发生。肺循环或体循环血流受阻常见。主动脉缩窄在肺动脉瓣下型 VSD 患者最常见,特别是当主动脉血流受阻时。冠状动脉的异常常与生理性改变相一致。比如伴有主动脉瓣下 VSD 和肺动脉狭窄(TOF 型)DORV 可出现起自右冠状动脉的 LAD 穿过肺动脉瓣下流出道。伴有肺动脉瓣下 VSD(TGA 型)DORV 可出现其他畸形,比如冠状动脉回旋支起自右冠状动脉。

影像学　由于 DORV 不同亚型具有不同的解剖和生理学改变,因此 DORV 的胸片没有特定的形态。DORV 胸片上的改变与解剖生理学类型有关,比如伴有 VSD 的患者出现心影的增大和肺血管的增加,TOF 型患者出现肺血管减少、肺动脉段凹陷及心尖上抬,而 TGA 型患者则会出现心影增大和肺血管增加等不同改变。

超声心动图检查可满足 DORV 新生儿或婴幼儿患者的诊断和手术方案的制定。心脏 MRI 或 CT 有助于评估主动脉弓、肺动脉、主动脉肺动脉侧支等的复杂畸形,也可用于观察超声心动图无法完全确定的体静脉或肺静脉异常。CT 与 MRI 之间的比较在之前已经讨论过。明确与圆锥间隔有关的大血管与 VSD 之间的位置关系可通过心脏 MRI 来完成(图 76-18B),这有助于建立左心室至主动脉通道这一复杂手术方案的制定。此外,当右心室的大小是否满足双心室修复存在疑问时,MRI 可准确测定右心室的大小。

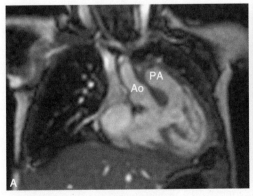
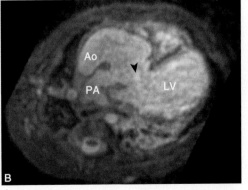

图 76-18　右心室双出口畸形的病例。A,DORV 的 5 个月女孩的稳态自由进动斜冠状位图像显示大动脉并列(主动脉在右)、无主动脉瓣下及肺动脉瓣下狭窄,其需要之前所说的肺动脉缩窄。B,DORV 的 4 个月男孩的三维稳态自由进动的斜横断位图像显示大动脉前后排列(主动脉在肺动脉前方)、肺动脉瓣下室间隔缺损(箭头)、瓣下和瓣膜型肺动脉狭窄。该患者随后接受了 Rastelli 手术修复,血流经室间隔缺损进入主动脉、经右心室进入肺动脉。Ao,主动脉;PA,肺动脉;LV,左心室

治疗和随访　DORV 的手术治疗的目的在于将左心室与体循环相连、右心室与肺循环连接。较好的术式是采用心室内通道修复，但是由于解剖学问题可能阻碍两心室的循环从而无法进行这种修复。这种情况下可采用其他的手术术式。

对于主动脉瓣下室间隔缺损的患者通常采用心室内补片引导左心室血流进入主动脉。与 TOF 修复类似，右心室流出道梗阻切除术可能是必要的，可使用或不使用流出道补片。对于肺动脉瓣下室间隔缺损的患者可使用心室内补片引导左心室血流进入肺动脉，并进行动脉转位术。除此之外，也可将闭合肺动脉近端使得左心室血流通过室间隔缺损进入主动脉，同时在右心室和肺动脉远端之间放置有瓣导管（Rastelli 术）。伴有内脏异位综合征、心室窦严重发育不良或缺如、房室瓣跨度大或二尖瓣闭锁的复杂 DORV 可采用单心室姑息性手术。

MRI 是用于 DORV 术后评估的重要方法。MRI 所要解决的问题取决于 DORV 的解剖-生理亚型，并与之前章节所描述的 TOF 和{S,D,D}TGA 的 MRI 检查类似。此外，对左心室至主动脉通路潜在梗阻的评估至关重要，类似于上述 Rastelli 修复术。关于单心室生理型患者的影像学检查可在第 74 章关于 Fontan 术的内容找到。

CT 也可同样用于 DORV 修复术后的评估，相关问题与之前所描述的 TOF 和{S,D,D}TGA 类似。

永存动脉干

概述　永存动脉干被定义为心脏发出一支大血管，冠状动脉、主动脉、至少一支肺动脉起自该血管。永存动脉干少见，其报道的发病率约 94:1 亿活产儿。

永存肺动脉干按照肺动脉分支的起源进行分类。Van Praagh 和 Van Praagh 对源自 Collett 和 Edwards 的分类进行了修正：

- Ⅰ型：肺动脉分支源自较短的主肺动脉。
- Ⅱ型：肺动脉分支通过单独开口直接源自动脉干（图 76-19A 和 B）。
- Ⅲ型：一支肺动脉源自主动干的升部；对侧肺多由侧支血管供血。
- Ⅳ型：动脉干与主动脉弓发育不全、缩窄或离断（通常为 B 型，位于颈总动脉与锁骨下动脉之间）（见第 75 章）。

病因、病理生理、临床表现　永存动脉干是由于圆锥动脉干未能正常分隔为主动脉和肺动脉所致。它与 DiGeorge 综合征和染色体 22q11 的缺失有关。

动脉干半月瓣也就是动脉干瓣通常是由三个瓣叶组成。两个瓣叶或三个瓣叶组成的少见。动脉干瓣由于瓣叶变形导致其增厚从而引起狭窄或关闭不全。多

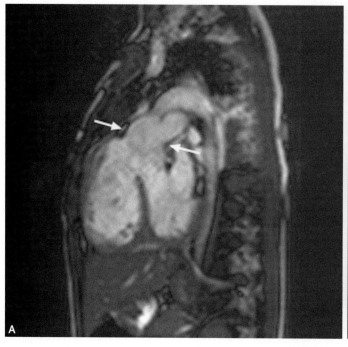
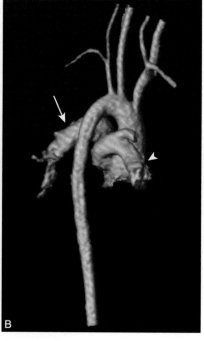

图 76-19　3 岁女孩未经修复的 Ⅱ 型永存动脉干心脏核磁图像。**A**，稳态自由进动序列的斜矢状位图像显示动脉干根部（箭号）骑跨室间隔缺损，肺动脉起源自动脉干根部。**B**，磁共振增强造影后三位重建（后视图）显示肺动脉左支（箭号）和右支（箭头）起自动脉干根部

数患者缺乏圆锥间隔,几乎所有的患者(80%)都存在室间隔缺损。主动脉弓离断是永存动脉干常见的并发症(发生率在 11%~14%)。二尖瓣、冠状动脉和肺静脉连接畸形也是常见的相关心脏畸形。

永存动脉干的新生儿患者虽然肺血管阻力增高,但其通常没有临床症状。在生存早期随着肺内血管阻力的减低,会逐渐导致肺血流的过度增加和充血性心力衰竭。如果这些患儿在 3 至 6 个月内没有得到治疗,那么患有肺血管疾病的风险就会很高。

影像学　永存动脉干会出现心脏增大、肺血管增多及右位主动脉弓(30%的患者),此外还可出现膈肌凹陷和胸腺萎缩。

对于大多数新生儿患者来说,超声心动图检查就可满足解剖诊断和手术计划的需要。MRI 和 CT 有助于评估超声心动图难以观察的心外解剖情况,比如复杂的主动脉弓或肺动脉畸形。

治疗和随访　外科学修复应在出生后的最初几周内进行。1968 年 McGoon 等首次报道了永存动脉干修复术。在此报道中,肺动脉与主动脉分离,来自右心室的同种异体瓣膜被植入肺动脉。室间隔缺损采用补片关闭,使得动脉干瓣与左心室相对应。这一与 Rastelli 术相似的技术仍然是修复永存动脉干的主要方法。主动脉弓离断和缩窄可同时进行修复。严重的瓣膜畸形也可通过修复得到解决。

如果没有其他相关并发症,在新生儿期或婴儿早期进行修复手术可以获得很好的生存率。永存动脉干的新生儿患者在伴有主动脉弓离断时,其预后较差。

永存动脉干修复术后重要的并发症包括右心室-肺动脉导管的狭窄或反流、肺动脉分支狭窄、新主动脉瓣(动脉干瓣)功能不全或狭窄、残余室间隔缺损、主动脉弓梗阻。随着身体的生长需要更换相关导管。近来经皮肺动脉瓣置入可通过心脏介入术的方法去减轻导管的梗阻和反流。

MRI 和 CT 可用于永存动脉干修复术后的评估。永存动脉干修复术后所需观察的解剖结构和功能变化与 TOF 修复术后相似,特别是右心室至肺动脉置入导管的者。此外还需进一步评估有无新主动脉瓣功能障碍和主动脉弓梗阻。术后 MRI 应解决以下问题:

1. 左心室与右心室体积、功能和质量的定量评估。

2. 肺动脉(导管)和新主动脉瓣反流的测量。

3. 右心室流出道、导管及肺动脉的图像。

4. 残余分流的评估。

5. 主动脉弓和峡部的图像。

✓ 临床医生须知

- 心室的大小和收缩功能
- 右心室流出道和左心室流出道的情况,包括结构性或功能性梗阻、瓣膜反流
- 手术建立的通路是否存在梗阻,比如心房转位术中的静脉通路或 Rastelli 术中的心室内导管
- 肺动脉和主动脉的解剖
- 自上次 MRI 或 CT 后发生的改变

关键点

超声心动图是新生儿锥干畸形术前的主要影像学诊断方法。横断面成像用来阐明超声心动图无法明确的解剖结构、通常是心外血管结构。

MRI 在锥干畸形的术后日常随访中起着至关重要的作用,特别是患者成长为青少年和成年时。

对右心室的评估是影像学随访中很重要的部分,比如是否存在体循环右心室(比如经过心房转位术后的 {S, D, D} TGA 或未修复的 {S, L, L} TGA)、压力或容量负荷异常的肺循环右心室(比如存在肺动脉反流、导管狭窄和反流、残余流出道梗阻)。

推荐阅读

Lai WW, Mertens LL, Cohen MS, et al. eds. *Echocardiography in pediatric and congenital heart disease: from fetus to adult.* Chichester, UK: Wiley-Blackwell; 2009.

Lewin MB, Salerno JC. Truncus arteriosus. In: *Echocardiography in pediatric and congenital heart disease: from fetus to adult.* Chichester, UK: Wiley-Blackwell; 2009.

Lopez L. Double outlet ventricle. In: *Echocardiography in pediatric and congenital heart disease: from fetus to adult,* Chichester, UK: Wiley-Blackwell; 2009.

Jonas RA. *Comprehensive surgical management of congenital heart disease.* London: Arnold; 2004.

Mertens LL, Otto Vogt M, Marek J, et al. Transposition of the great arteries. In: *Echocardiography in pediatric and congenital heart disease: from fetus to adult.* Chichester, UK: Wiley-Blackwell; 2009.

Oechslin E. Physiologically "corrected" transposition of the great arteries. In: *Echocardiography in pediatric and congenital heart disease: from fetus to adult.* Chichester, UK: Wiley-Blackwell; 2009.

Srivastava S, Parness IA. Tetralogy of Fallot. In: *Echocardiography in pediatric and congenital heart disease: from fetus to adult.* Chichester, UK: Wiley-Blackwell; 2009.

参考文献

Full references for this chapter can be found on www.expertconsult.com.

第 77 章

先天性胸部大动脉畸形

FRANDICS P. CHAN

本章涵盖主动脉及肺动脉的先天畸形,重点介绍可致气道或食管梗阻并出现临床症状的相关畸形。胸部大动脉畸形可大致分为起源异常、连接异常、梗阻及主动脉弓结构异常。框 77-1 中列出每种类别中的主要疾病。本章将重点介绍主动脉弓结构异常及肺动脉吊带。

框 77-1　先天性胸部大动脉畸形
起源异常
主动脉
大动脉转位
肺动脉
大动脉转位
永存动脉干
半共同动脉干
肺动脉吊带
副肺动脉分支
肺动脉闭锁合并大主肺侧支动脉
主动脉和肺动脉的异常连接
永存动脉干
主肺动脉窗
动脉导管未闭
主动脉弓的结构异常
双主动脉弓
右主动脉弓,迷走左锁骨下动脉,左动脉导管
右主动脉弓,镜像分支,左动脉导管
右主动脉弓,旋主动脉,左动脉导管
右颈位主动脉弓
左主动脉弓,迷走右锁骨下动脉,右动脉导管
左主动脉弓,旋主动脉,右动脉导管
左颈主动脉弓
阻塞异常
主动脉
主动脉闭锁
主动脉弓离断
主动脉缩窄
肺动脉
肺动脉狭窄
肺动脉闭锁
肺动脉分支缺如

血管环

概述　主动脉弓及颈部血管畸形相对常见,其发病率估计约为 0.5%~3%。大多数病变极少或不会出现临床异常,如左主动脉弓伴有迷走右锁骨下动脉、左颈总动脉和右无名动脉共同起源(牛型主动脉弓)、左椎动脉异位起源于主动脉弓等。

"血管环"指主动脉弓胚胎发育异常导致异常包绕气管和食管。血管环的主要结构来自单个主动脉弓或多个主动脉弓、锁骨下动脉、旋支主动脉段、动脉导管、动脉吊带。Jesse Edwards 提出的理论认为主动脉结构异常为"全能主动脉弓"异常分裂所致(图 77-1)。主动脉弓发育异常病变中,仅一小部分形成血管环,不到先天性心脏病的 1%。但本组病变包括十余种不同类型的血管环,其中 90% 为双主动脉弓、右主动脉弓伴左动脉韧带。

报道表明,孤立主动脉弓畸形患者中,24% 存在染色体 22q11 缺失。该染色体的缺失首先发现于 DiGeorge 综合征,该综合征包括不同程度的免疫缺陷、胸腺发育不良或缺如、甲状旁腺功能减退、心脏流出道缺陷及外观异常。目前已发现染色体 22q11 缺失为许多先天性心脏病的主要发病因素。比如,近一半的主动脉弓离断或共同动脉干患者可检测出该缺失。可利用荧光原位杂交法检测该染色体异常。

临床表现　症状的严重程度和发病年龄取决于对食管和气管的压迫程度。由于不同的血管环具有不同的压迫效果,并不是所有的血管环都产生相同程度的症状。实际上,有些血管环并无任何临床症状。与此相反,对气管和食管造成压迫也无需完整的血管环,无名动脉压迫、无名动脉动脉瘤、食管后锁骨下动脉均可引起压迫症状。大多数血管环病例中,当出现症状时,多见于婴儿期或幼儿期。

与气管狭窄的相关临床症状包括喘鸣、运动后呼

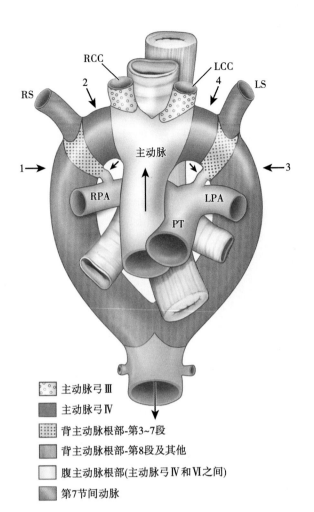

图 77-1　Jesse Edward 博士的"全能主动脉弓"或虚拟双主动脉弓和双动脉导管的腹面图。数字箭指向了四个关键的位置,在不同畸形中会发生相应位置的异常退变。箭 1 表示第 8 段右背主动脉根部;箭 2,右侧第 4 弓;箭 3 和 4,左侧的相应部位;最短的黑箭指出了双侧动脉导管,最长的黑箭表示血流方向。LCC,左颈总动脉;LPA,左肺动脉;LS,左锁骨下动脉;PT,肺动脉干;RCC,右颈总动脉;RPA,右肺动脉;RS,右锁骨下动脉(From Stewart JR, Kincaid OW, Edwards JE: *An atlas of vascular rings and related malformations of the aortic arch system*, Springfield, IL, 1964, Charles C Thomas.)

图例:
- 主动脉弓 III
- 主动脉弓 IV
- 背主动脉根部-第3~7段
- 背主动脉根部-第8段及其他
- 腹主动脉根部(主动脉弓IV和VI之间)
- 第7节间动脉

吸困难、发绀、呼吸窘迫、反射性呼吸暂停和慢性咳嗽。重度阻塞病例可见肋间凹陷和肺过度充气。部分患者可反复出现呼吸道感染。其病理生理学改变包括血管外缘性压迫直接引起气管管腔横截面积减少。同时,慢性搏动性机械压迫也导致软骨破坏、气管软化和狭窄。与食管狭窄有关的临床症状包括吞咽困难、反复呕吐、喂养困难和发育停滞。由于气管和食管共同位于血管环中,因此在喂食时呼吸道症状可加重。在所有类型的血管环中,双主动脉弓引起的临床症状最为严重。在婴幼儿和儿童中,将血管环病变误诊为反应性气道疾病的并不少见。

影像　胸片可见血管环造成的气管受压,但胸片本身不能确认或除外血管环。因为血管环的表现类似于右主动脉弓,因此,在当出现类似右主动脉弓压迫气管出现症状时,应考虑血管环可能。

当患者出现非特异性症状时,应首先进行食管钡剂造影检查。钡剂食管造影正常可排临床上显著的血管环。正位像典型的 S 形状压迹高度提示双主动脉弓。血管环或非血管环都可引起食管后血管压迹,多见于右主动脉弓中。食管造影异常也可发现导致患者症状的其他病因,如胃食管反流、误吸或食管气管瘘等。

由于新生儿和婴儿的声窗较好,可通过纵隔超声或超声心动图的灰度和彩色多普勒图像直接发现血管环。对于年长儿或青少年。超声心动图的帮助不大。此外,由于超声主要为二维成像,因此难以辨别扭曲异常连接的血管结构,尤其当韧带或血管中断存在时。目前,可经胎儿超声检查于宫内诊断血管环。

当患者症状严重、食管造影、胸片或纵隔超声检查异常时,应进一步血管造影检查以明确有无血管异常,并为手术收集所需信息。传统的经导管血管造影已被造影剂增强的 CTA 或 MRA 所替代。两者均可较好的观察主动脉弓和颈动脉。MRA 不会对患者造成电离辐射,因此常作为首选检查。但是,当需要评价血管畸形与气道以及肺部情况时,CTA 为更好的选择,因为一次扫描即可完成。

治疗　需手术解除梗阻。双主动脉病例,可离断颈动脉与降主动脉之间的非优势主动脉。如果血管环由动脉导管或动脉韧带形成,可将其结扎以解除压迫。应在计划进行结扎术一侧进行开胸手术。气管受限可导致持续性狭窄或气管软化,应进一步修补。

各型主动脉弓畸形的解剖、临床和影像表现将在下面的章节中讨论。

重点疾病

双主动脉弓

双主动脉弓可被分为两类,一类为双弓通畅,一类为一侧弓闭锁,多见于左侧弓。双弓通畅或完全性双主动脉弓为胚胎第四对主动脉弓的左右两侧持续存在。在 80% 的病例中,两根血管起源于升主动脉并向背侧走行,分别位于气管和食管的两侧,从后方汇入左侧降主动脉。在此型中,左主动脉弓常位于前部,而右主动脉弓位于后部。在 20% 的病例中,降主动脉位于右侧,双侧主动脉弓的前后关系刚好相反。较大的主动脉弓为优势主动脉弓,73%的病例为右侧主动脉弓优势。通常右主动脉弓位置较左侧高,食管钡剂造影可见右侧主动脉弓的食管压迹较左侧高(图77-2)。双主动脉弓通常不伴有其他心血管畸形。

双主动脉弓伴左主动脉弓闭锁由左主动脉弓不同部位的退化发展而来,该部位的纤维组织参与完整血管环的形成。闭锁段可位于左锁骨下动脉和降主动脉之间(图77-3)或左颈总动脉和左锁骨下动脉之间。前者的结构类似于具有镜像分支的右主动脉弓,后者的结构与右主动脉弓伴左迷走锁骨下动脉表现类似。食管后方可见主动脉憩室,为左主动脉弓远端、连接迷走左锁骨下动脉前的一部分。双主动脉弓伴右弓闭锁理论上存在,但十分罕见,相关病例极少。临床表现、影像检查以及外科手术与双主动脉弓其他类型无区别。

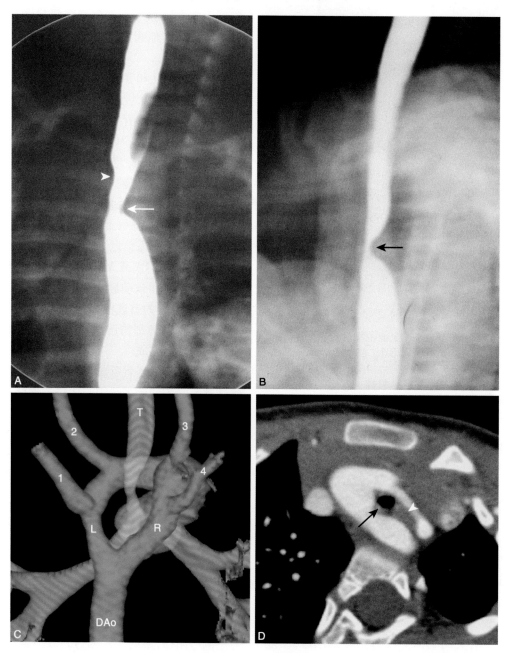

图77-2　双侧通畅的双主动脉弓,7岁男孩。A,钡剂食管造影的正位像显示双侧食管压迹,右侧主动脉弓压迹(箭头)较左侧(箭号)高。B,钡剂食管造影的侧位像显示与后方右主动脉弓相对应的后压迹(箭号)。C,CTA容积成像从背面显示主动脉。优势的右主动脉弓(R)和非优势的左主动脉弓(L)都汇入降主动脉(DAo)。四根颈部动脉起源于主动脉弓:左锁骨下动脉(1)、左颈总动脉(2)、右颈总动脉(3)、右锁骨下动脉(4)。血管环环绕气管(T),导致气管隆嵴上方气管狭窄的形成。D,横断位CT扫描显示完全性双主动脉弓压迫气管(黑箭号)和食管(白箭头)

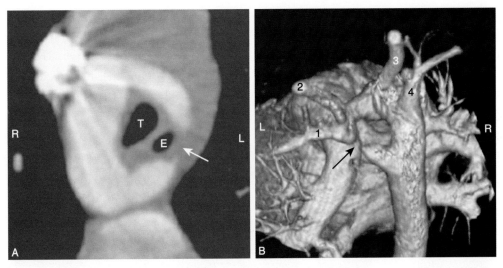

图 77-3　双主动脉弓伴左主动脉弓闭锁,2 岁女孩。A,CTA 的横断位图像显示右主动脉弓通畅而左主动脉弓不完整。通过左主动脉弓的外形轮廓可推断韧带连接(箭号),其形成了血管环的左侧边界、压迫气管(T)和食管(E)。B,CTA 的容积成像显示左主动脉弓的闭锁段(箭号)。左锁骨下动脉(1)和左颈总动脉(2)由左主动脉弓的近端供血。右主动脉弓发出右颈总动脉(3)和右锁骨下动脉(4)。患者的右侧和左侧被标记

　　食管造影或胸片不能区别双主动脉弓是否伴有左弓闭锁。超声检查,闭锁的主动脉弓无多普勒血流。CTA 和 MRA 能发现连接相邻血管结构的闭锁段,亦可识别主动脉憩室。

右主动脉弓伴迷走左锁骨下动脉

　　右主动脉弓伴迷走左锁骨下动脉为形成血管环的常见原因。退化的左主动脉弓的远端部分可作为

Kommerell 憩室而长期存在,并成为左锁骨下动脉的起始部。与双主动脉弓伴有左弓闭锁不同,左颈总动脉和左锁骨下动脉之间无纤维连接。相反,血管环的左侧边界由左侧动脉导管韧带构成,由左锁骨下动脉延伸至肺动脉(图 77-4)。在 10% 的病例中,动脉导管韧带位于右侧,因此也就无法形成血管环。与双主动脉弓不同,此型血管环通常较松散,多数患者无症状或人生中后期出现轻微症状。

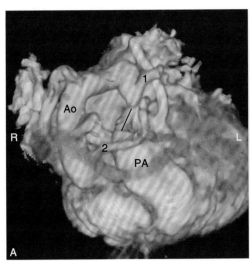
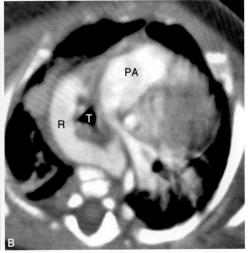

图 77-4　右主动脉弓伴迷走左锁骨下动脉,1 岁女孩。A,CTA 容积成像的前上位图像。右主动脉弓(Ao)发出左颈总动脉(2)作为第一分支、发出左锁骨下动脉(1)作为最后的分支。Kommerell 憩室和左锁骨下动脉间扭曲提示动脉导管韧带的附着。动脉导管韧带的可能连接被画成黑色的线,形成了左侧血管环的边界。患者的右侧(R)和左侧(L)被标出。B,同一患者的 CTA 横断位图像。右主动脉弓(R)形成了血管环的右侧和后侧边界,动脉导管韧带形成其左侧边界,包绕气管(T)。PA,肺动脉

右主动脉弓伴镜像分支

90%的右主动脉弓伴镜像分支患者伴有先天性心脏病,通常为法洛氏四联症和永存动脉干。在大多数情况下,主动脉于右侧下行。如果动脉导管位于左侧,动脉导管常连接前部的无名动脉和肺动脉,无法形成血管环也不会引起食管后压迹。少数情况下,动脉导管韧带由左肺动脉延伸至主动脉憩室时形成真性血管环,可引起较大的食管后压迹。

右主动脉弓伴旋主动脉

与典型的右主动脉弓不同,前者降主动脉位于右侧,而旋主动脉自左侧向下走行。正因如此,主动脉弓远端在向下走行前,自右向左走行,位于食管后方(图77-5)。左侧动脉导管韧带连接肺动脉和降主动脉形成血管环。颈部分支呈镜像改变或见迷走左锁骨下动脉。两者类型均可影响血管环的形成。迷走左锁骨下动脉常起源于主动脉憩室,且起始部常出现狭窄。

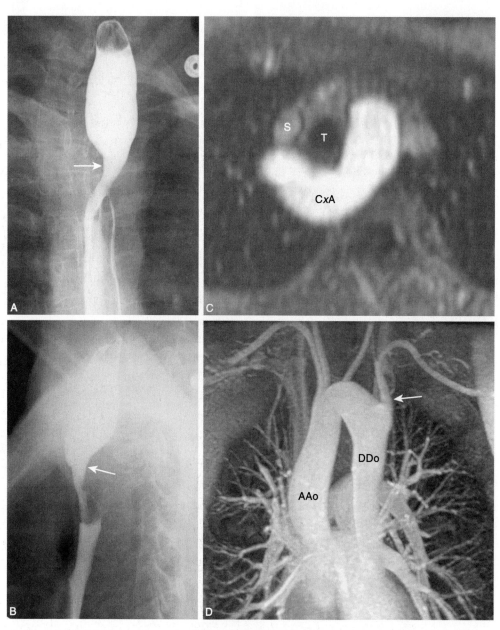

图77-5 旋主动脉弓。**A,**18岁女性患者的食管造影正位图像显示与右主动脉弓相对应的右侧巨大压迹(箭号)。**B,**侧位食管造影显示后方压迹,其大于左迷走锁骨下动脉所形成的压迹。**C,**MRA横断位重建图像显示主动脉(CxA)于气管(T)和食管后方通过。上腔静脉(S)被标记作为参考。**D,**MRA的最大密度投影显示右升主动脉(AAo)和左降主动脉(DAo)。迷走左锁骨下动脉(箭号)是主动脉弓的最后分支

右颈位主动脉弓

当主动脉弓异常向头侧移位进入锁骨上和颈部区域时即为右颈位主动脉弓。胚胎学上，颈位主动脉弓由第三弓形成而并非正常情况下的第四弓。右侧颈位主动脉弓较左侧更常见。颈部血管分支发生改变，颈内和颈外动脉分别单独起源于颈位主动脉弓。颈动脉的异常也是可以理解的，因为它们也源自第三弓。右颈位主动脉可形成血管环，与其他类型的右主动脉弓表现相似。临床可见锁骨上区域搏动性包块。平片可见右上纵隔增宽、气管向左前移位、食管从右头侧向左尾侧的巨大斜行压迹和左降主动脉（图77-6）。

左主动脉弓伴迷走右锁骨下动脉

与右主动脉弓相比，左主动脉弓形成血管环较罕见（图77-7），因为动脉导管和动脉导管韧带通常位于左侧。如需形成血管环，左主动脉弓应伴随右侧动脉导管。特殊情况下，左主动脉弓伴迷走右锁骨下动脉，此型血管环病例很少。位于食管后放的右锁骨下动脉 Kommerell 憩室虽然不是血管环的组成部分，但亦能引起吞咽困难，被称为"食管压迫性吞咽困难"。尽管迷走右锁骨下动脉较常见，约占人群的 0.5%，但此型病变很难发现，极少患者可出现临床症状。

左主动脉弓伴旋主动脉

左主动脉弓伴旋主动脉与右主动脉弓伴旋主动脉类似，在主动脉弓下行成为右降主动脉前，主动脉弓远

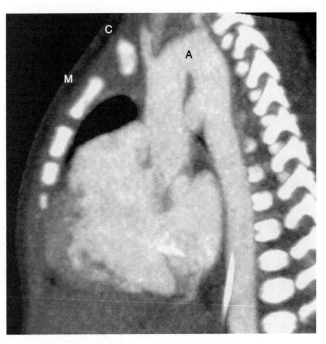

图 77-6　颈位主动脉弓，1 个月男孩。胸部 CTA 的矢状位重建图像显示主动脉弓高位、其顶点位于胸骨柄（M）以上水平、在 T3~T4 椎体水平。C，锁骨

端于食管后方由左向右走行。为形成血管环，右动脉导管韧带必须连接肺动脉与降主动脉。

左颈位主动脉弓

左颈位主动脉弓较右侧少见，同样为主动脉异常升高于气管左侧的上纵隔-颈根部区域。其症状取决于颈部分支的方式和血管环存在与否。患者可出现左锁骨上搏动性包块。除方向相反以外，其食管造影和

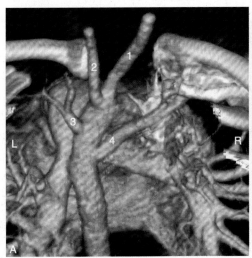
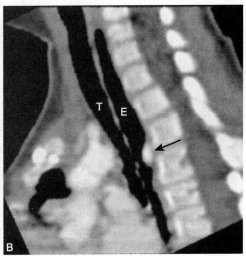

图 77-7　左主动脉弓伴迷走右锁骨下动脉，4 岁男孩。**A**，CTA 容积成像的背面观显示颈部动脉：右颈总动脉（1）、左颈总动脉（2）、左锁骨下动脉（3）、迷走右锁骨下动脉（4）。患者的右侧（R）和左侧（L）已标记。**B**，矢状位重建显示充满空气的气管（T）和食管（E）。迷走右锁骨下动脉（箭号）造成食管后方的压迹

血管造影的结果与右颈位主动脉弓类似。

无名动脉压迫综合征

无名动脉对气管前壁的压迫很少引起呼吸道阻塞症状。虽然此压迫并非血管环所致,但其症状与血管环要表现相仿。婴幼儿可出现频繁的呼吸道感染、喘鸣、呼吸骤停,常被误诊为气管软化。支气管镜检查于气管嵴上方 1~2cm 的气管前壁发现搏动性压迹即可诊断本病。CTA 和 MRA 可确认诊断。

肺动脉吊带

概述 肺动脉吊带(pulmonary artery sling, PAS)为罕见的先天性肺动脉畸形,可引起上气道梗阻。正常情况下,左肺动脉起源于肺动脉干,起始部略高于右肺动脉,随后走行于左主支气管的上方。而出现肺动脉吊带时,左肺动脉起源于右肺动脉后方,随后于气管后方或邻近隆突水平向左走行至左肺门。左肺动脉与右肺动脉间的气管受迫(图 77-8)。与血管环患者不同,食管走行于左右肺动脉的后方而无阻塞改变。

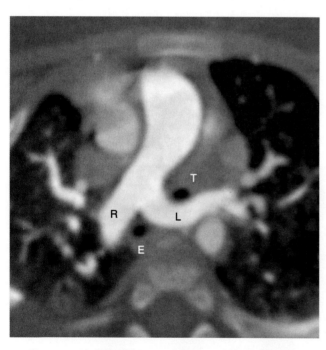

图 77-8 肺动脉吊带,6 月女孩。CTA 的横断位图像显示迷走左肺动脉(L)起源于右肺动脉(R)。其走行于气管(T)和食管(E)之间。气管被左、右肺动脉包绕

肺动脉吊带的发病率目前尚不明确。在一个超过 180 000 名学龄儿童的大规模超声筛查中,发现 11 名患者,代表其发生率为 1/17 000。男性略多见。患者于儿童期出现临床症状,90% 的患者在 1 岁前就可出现症状。非特异性的呼吸道症状包括咳嗽型哮喘、急性和复发性支气管肺部感染。在肺动脉吊带被发现前,一些患者多年来会被误诊为哮喘。症状的严重程度取决于气道的受压程度和是否伴有气道畸形。气道长期受压可引起气管支气管软化。与血管环不同,肺动脉吊带患者往往无食道梗阻症状轻微或无症状。

超过一半的患者可伴有其他气道畸形,包括气道异常分支、完整的气管环和气管狭窄。根据左肺动脉起始部的垂直位置和气管的分支方式对肺动脉吊带进行分类。1 型肺动脉吊带,左肺动脉起始于 T4~T5 椎体水平,略高于正常隆突水平。1A 型的气管分支正常,1B 型具有气管支气管。2 型肺动脉吊带,左肺动脉起始部低于 T5 椎体水平,低于正常隆突水平。2A 型的右主支气管仅连接右肺上叶,起源于左主支气管的"桥支气管"于迷走左肺动脉的下方进入右肺中叶和下叶(图 77-9A)。2B 型中,右主支气管缺如,2A 型中的桥支气管维持整个右肺通气。除左肺动脉的位置不同以外,2A 型的右主支气管与 1B 型表现类似的。无论何种类型,均常出现完全性气管环和狭窄(图 77-9B)。

大约 1/3 的肺动脉吊带患者可伴有其他心血管畸形,包括室间隔缺失、房间隔缺损、动脉导管未闭、法洛氏四联症、单心室和主动脉缩窄。相关的遗传性病变还包括 18 三体和 21-三体。

影像 当左肺动脉环绕右侧气管时,右主支气管或支气管桥可出现阻塞。在新生儿期,此改变表现为右肺含液增多。在年长儿,此改变表现为气体滞留所导致的右肺过度充气。最特异的表现为中央气道结构异常,常被描述为气管隆突低位或倒 T 形中央气道(图 77-9A)。该表现为 2 型肺动脉吊带气道结构异常所致。隆突位置显著降低为支气管桥起源位置较低所致。支气管桥横行导致隆突扁平,因此类似倒 T 形。

食管钡剂造影可用于筛查肺动脉吊带。与血管环时所见的后壁压迹不同,气管隆突水平食管可见前壁压迹(图 77-10)。此外,侧位像上左肺动脉干将气管和食管分开。

CTA 和 MRA 可直接发现异常的左肺动脉。由于对肺动脉吊带的气道和肺部评估十分重要,因此 CTA 为首选影像检查。CTA 可进行后重建仿真支气管镜检查以观察局部狭窄、外源性血管压迫和气管环(图 77-9B)。支气管镜可用于评估气管支气管软化所致的动态气道梗阻,明确完整气管环或狭窄的范围以用于手术方案的制定。

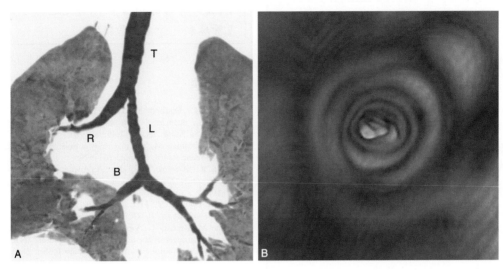

图 77-9 肺动脉吊带伴有气道异常,40 岁,女。**A**,冠状位最小密度成像显示 2A 型的结构,即气管(T)分叉为右主支气管(R)和左主支气管(L),右主支气管仅连接右肺上叶,桥支气管(B)连接其余右肺。从表面上看,右主支气管与气管支气管类似,除了其起源于隆突以下而不是隆突以上外。**B**,虚拟支气管镜显示气管内完整气管环

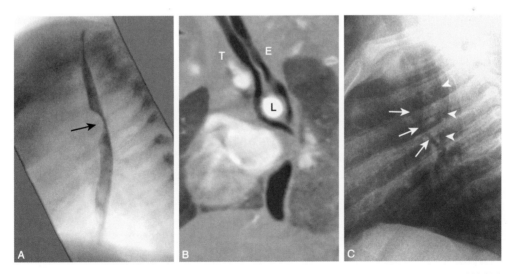

图 77-10 肺动脉吊带,6 个月,女孩。**A**,食管造影侧位像显示前壁压迹(箭号)。**B**,CTA 的同层面重建图像显示左肺动脉(L)在气管隆突水平分隔气管(T)和食管(E)。食管造影中的前壁压迹是由左肺动脉压迫所致。**C**,侧位胸片显示气管(箭号)与含气食管(箭头)的分离

治疗 左肺动脉再植或移位手术为最终治疗方法,以释放被环绕气管。许多患者的气管狭窄需进行气管成形术或利用补片以扩大狭窄段。气管直径小于3mm时常需气管成形术治疗,否则预后较差。累及隆突或细支气管的气道狭窄修复困难。

关键点

22号染色体长臂11区的基因缺失与一系列大动脉的发育异常有关。按照相关性从高到低的顺序包括主动脉弓离断、永存动脉干、法洛四联症和其他主动脉弓畸形。

食管造影正常而无异常血管压迹时,可排除有临床上重要的血管环病变。最终的诊断依赖于CTA和MRA。

在食管造影中,后壁压迹与双主动脉弓、食管后锁骨下动脉、或旋主动脉有关,而前壁压迹与肺动脉吊带有关。

临床重要的右主动脉弓可有以下变异:

- 迷走左锁骨下动脉,左动脉导管
- 镜像分支,左动脉导管
- 旋主动脉,左动脉导管
- 颈位主动脉弓

临床重要的左主动脉弓可有以下变异:

- 迷走右锁骨下动脉,右动脉导管
- 旋主动脉,右动脉导管
- 颈位主动脉弓

肺动脉吊带的影像检查必须包括对气管的观察,因为肺动脉吊带多伴有气道的分支异常、完整气管环和气管支气管狭窄。

推荐阅读

Hellinger JC, Daubert M, Lee EY, et al. Congenital thoracic vascular anomalies: evaluation with state-of-the-art MR imaging and MDCT. *Radiol Clin North Am*. 2011;49:969-996.

Hernanz-Schulman M. Vascular rings: a practical approach to imaging diagnosis. *Pediatr Radiol*. 2005;35:961-979.

Momma K, Matsuoka R, Takao A. Aortic arch anomalies associated with chromosome 22q11 deletion (CATCH 22). *Pediatr Cardiol*. 1999;20:97-102.

Newman B, Cho Y. Left pulmonary artery sling-anatomy and imaging. *Semin Ultrasound CT MR*. 2010;31:158-170.

Oddone M, Granata C, Vercellino N, et al. Multi-modality evaluation of the abnormalities of the aortic arches in children: techniques and imaging spectrum with emphasis on MRI. *Pediatr Radiol*. 2005;35:947-960.

参考文献

Full references for this chapter can be found on www.expertconsult.com.

第 78 章

儿童冠状动脉疾病

FRANDICS P. CHAN

儿童冠状动脉疾病大多数为先天性。冠状动脉结构异常很多,但只有少数具有临床意义。在儿童获得性冠状动脉疾病中,川崎病最为常见。其他获得性冠状动脉疾病包括创伤后遗症、血管炎(见第 82 章)、肿瘤放疗后损伤、罕见的家族性高脂血症和特发性婴儿动脉钙化。框 78-1 列出冠状动脉疾病的两个主要表现以及儿童常见病。在临床实践中,当患者出现晕厥、心律失常或猝死时,应建议进行冠状动脉 CT 或 MRI 检查以诊断冠状动脉病变,通过超声心动征象明确冠状动脉病变,为制定外科手术计划提供资料,评价冠状动脉分支明确有无动脉瘤和狭窄。

框 78-1 冠状动脉疾病的主要表现及例子

冠状动脉瘤或扩张

- 高流量瘘
- 冠状动脉异常起源于肺动脉(ALCAPA)伴大流量侧支形成
- 川崎病
- 白塞病
- 结节性多动脉炎
- 创伤(假性动脉瘤)

冠状动脉狭窄

- 川崎病
- 白塞病
- 结节性多动脉炎
- 术后
- 创伤(切开)
- 辐射
- Willams 综合征
- 先天性冠状动脉发育不良
- 纯合子家族性高胆固醇血症
- 婴儿特发性动脉改变

影像检查比较

导管造影为诊断冠状动脉腔内异常的金标准,如冠状动脉狭窄。在导管介入术中,通过血管内超声可了解动脉壁情况,通过血流储备分数技术可测量冠状动脉狭窄对心肌灌注的血流动力学影响。在婴幼儿中,经胸超声心动图为评价冠状动脉近端结构异常的一线影像检查。通常情况下,超声心动图足以除外主要类型的致命性冠状动脉病变。超声心动图对于年长儿的作用有限,因其不能观察整个冠状动脉血管。

心脏门控多排螺旋 CT 造影(CCTA)和心脏磁共振造影(CMRA)为替代冠状动脉导管造影的重要的、非侵入性检查。两种技术均可记录心脏的三维图像,文中所提及的冠状动脉及其心脏的相邻结构。三维后处理技术有利于观察病变。这些功能使得 CCTA 和 CMRA 成为诊断和确定冠状动脉病变的首选检查。

CCTA 需要静脉注入碘造影剂。心脏同步图像可通过两种方法获得:前瞻性或回顾性心电(ECG)门控技术。前瞻性心电门控技术对预先确定的心脏时相进行抓拍,而回顾性心电门控技术扫描整个心动周期,并产生心脏电影图像。回顾性门控技术的辐射剂量为前瞻性门控技术的 4 至 5 倍。64 排螺旋 CT 扫描仪,上述任一方法的扫描时间不超过 20 秒。对无法控制呼吸的儿童,可采用麻醉诱导产生短时间的呼吸暂停。随着探测器排数的增加,机架旋转速度和 X 线射线源增多,扫描时间将会缩短至无需屏气或麻醉。

CCTA 最大的问题在于电离辐射(见第 66 章)。必须采取一切措施以减低对患者的电离辐射。首先,只有当诊断切实可行且诊断结果影响患者病情时才可进行 CCTA 检查。检查时应尽可能一次扫描心脏。根据患者大小,在保证图像质量的情况下,应尽量减小管电压和管电流。如可能,应根据心率调整扫描参数。适宜情况下,应采用前瞻性心电门控技术和心电门控自动毫安技术。通过以上手段,回顾性心电门控CCTA 的辐射的剂量当量不超过 10mSv,前瞻性心电门控或非门控 CCTA 不超过 3mSv。目前正在研究使用迭代重建算法降低噪声,在获得诊断性图像的情况下进一步降低辐射计量。前瞻性门控或非门控 CCTA 的剂量当量小于 1mSv 是可以实现的。

无电离辐射使得 CMRA 成为极具吸引力的影像检查。在大多数临床应用的 MRI 扫描仪，全心 CMRA 建立在三维、心电门控、导航回波、T2 预备、稳态自由进动序列的基础上。检查取决于扫描范围、空间分辨率、心率和呼吸方式，检查时间多为 10～20 分钟。在这段时间里，保持屏气是不切实际的。使用导航回波技术，实时监测横膈位置，当横膈处于预定位置时获得特定信息以消除呼吸运动的影响。冠状动脉造影检查基于血液固有的长 T2 特点，无需钆造影剂。优点在于可避免钆造影剂所致的肾衰竭和肾源性系统性纤维化的风险。但是，T2 对比机制没有选择性，所有的血管均为亮信号。而且，其他高 T2 的物质如心包积液和胸腔积液与血液亮度一致。这种差异的缺乏有时可混淆诊断。

与 CCTA 相比，CMRA 的缺陷在于空间分辨率较低。此外，CMRA 对于外科手术夹和缝线等金属材料十分敏感，特别是铁磁性材料。由于 CMRA 扫描时间长，因此对于不能配合的患者需进行麻醉。与其他检查相比，CMRA 的复杂性更高，要求操作者具备更多经验技术以完成检查，且不能像 CCTA 那样始终如一的获取高质量的图像。然而，由于 CMRA 无电离辐射且无需静脉注射造影剂，因此对于无需麻醉的患者来说，CMRA 比其他检查更安全。对于可配合且具有更大冠状动脉的青少年和年轻人来说，首先尝试 CMRA 检查为合理的方案。如果 CMRA 无法解释临床问题，可再进行 CCTA 或导管造影检查。对于必须麻醉的婴儿和年幼儿来说，CCTA 为更可靠的选择。

冠状动脉正常解剖

冠状动脉的解剖变异很多，正常解剖变异与异常的分界较模糊（图 78-1）。冠状动脉常规解剖中，两支冠状动脉起源于三个主动脉窦中的两个，且最接近于肺动脉干。三个主动脉窦根据所连接的冠状动脉来命名：右冠状窦发出右冠状动脉（RCA），左冠状窦发出冠状动脉左总干（LMCA），无冠状窦不发出冠状动脉。

从右冠状窦发出后，右冠状动脉向前走行于右房室沟内。50% 会发出动脉圆锥支作为第一分支。此

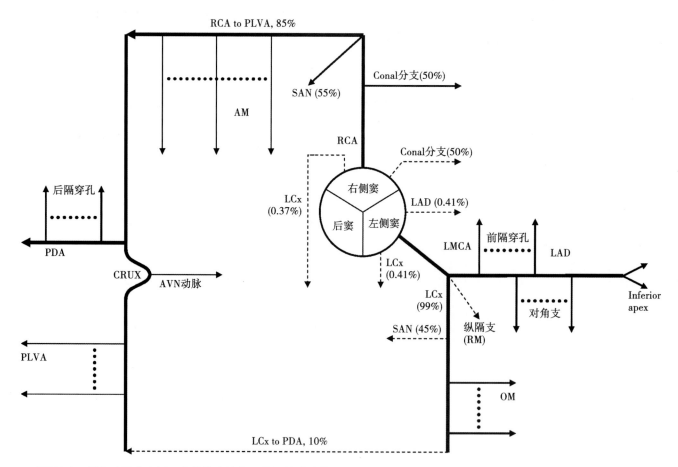

图 78-1　冠状动脉分布图。实线代表最常见的冠状动脉模式。虚线代表常见变异（发生率）。AM，锐缘支；AVN，房室结支；LAD，左前降支；LCx，左旋支；LMCA，左冠状动脉主干；OM，钝缘支；PDA，后降支；PLVA，左室后动脉；RCA，右冠状动脉；RM，正中支；SAN，窦房结支

外,右动脉圆锥支可直接起源于右冠状窦。圆锥支动脉为右心室流出道心肌供血。大多数情况下,窦房结支来源于右冠状动脉近端(图78-2A)。此外,它可来源于左旋支(LCx)近端。右冠状动脉中间段会发出一条或多条右心室分支(图78-2B),这些分支被称为锐缘支,与来源于左旋支动脉的钝缘支类似。右冠状动脉的远端部分包绕心脏的下表面。多数人的右冠状动脉发出后降支(PDA)(图78-2C)。随后右冠状动脉进入后十字交叉,即室间沟和房室沟的交叉点。在后十字交叉处,右冠状动脉弯曲呈倒U型,随后于心底部进入左房室沟,在此发出多条左心室后动脉为左心室下壁基底部供血。此右冠状动脉远端分支方式被称为右优势型冠状动脉系统,发生于85%的人群。房室结

支常由右冠状动脉倒U的顶点附近发出(图78-2D)。后降支发出多条下间隔穿支为室间隔下部供血,与起源于左前降支(LAD)的前间隔穿支类似。

左冠状动脉主干起源于左冠状窦,并向左走行较短的距离。多数人的左冠状动脉主干分支为左前降支和左旋支。在其他人中,左冠状动脉主干分支为左前降支、左旋支及其之间的正中支(图78-3A)。这些分支为左心室前壁供血。左前降支分为两组血管:心外膜组被称为对角支,肌内组被称为前间隔穿支。对角支负责灌注左心室前壁,而前间隔穿支为室间隔前部供血。左前降支通常包绕心尖并终止于心尖下壁(图78-3B)。少数情况下,左旋支在进入左房室沟前发出窦房结支(图78-3)。随后左旋支发出多条钝缘支为

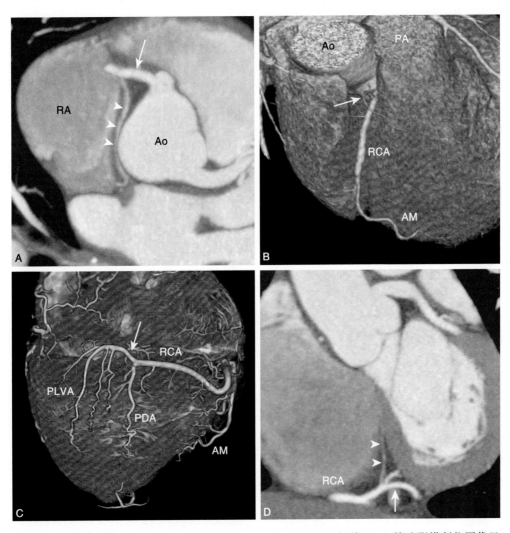

图78-2 正常右冠状动脉(RCA)的主要分支。A,心电门控多层螺旋CT血管造影横断位图像显示右冠状动脉(箭号)起源于主动脉(Ao)并延伸至右房室沟。它发出窦房结支(箭头)并止于房间隔附近的右心房(RA)。B,容积成像显示锐缘支(AM)在右心室游离壁起始于右冠状动脉。圆锥支(箭号)是右冠状动脉的第一条分支。PA,肺动脉。C,容积成像显示心脏下表面。右冠状动脉连续发出锐缘支、后降支(PDA)和左室后动脉(PLVA),位于后十字交叉(箭号)的左侧。D,短轴位图显示右冠状动脉在后十字交叉发出房室结支(箭头)

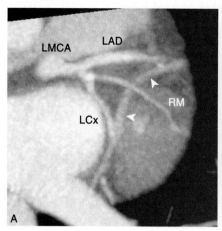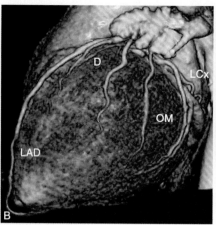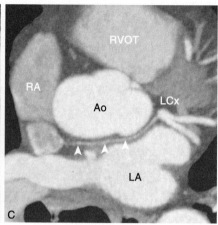

图78-3 正常左冠状动脉干（LMCA）的主要分支。A，心电门控多层螺旋CT血管造影斜轴位图像显示左冠状动脉主干发出左前降支（LAD）、正中支（RM）和左旋支（LCx）。与之检查的血管（箭头）是心大静脉。B，容积成像显示左前降支和数条对角支（D）。左前降支包绕心尖并止于心尖下面。左旋支发出数条钝缘支（OM）。C，横断位图像显示左旋支发出窦房结支（箭头）并走行于主动脉（Ao）后方止于房间隔附近的右心房（RA）。LA，左心房；RVOT，右心室流出道

左心室侧壁供血（图78-3B）。10%的人群中，左旋支代替右冠状动脉发出左室后支和后降支。此方式被称为左优势型冠状动脉系统。5%的人群，右冠状动脉发出后降支，左旋支发出左室后支，该方式被称为均衡型冠状动脉系统。

当存在心室畸形时，冠状动脉的命名是混乱的。总的来说，冠状动脉的命名与形态学有关而与位置无关。比如，在形态学上左心室位于右侧的左祥型心室中，右侧房室沟内的冠状动脉被称为左旋支。当心室畸形严重以致心室形态无法清楚识别时，冠状动脉应根据身体标志来命名，比如左房室支代替左旋支、右房室支代替右冠状动脉、前室间隔支代替左前降支、后室间隔支代替后降支。

先天性冠状动脉畸形

流行病学

先天性冠状动脉畸形的真实发病率并不明确。根据成人导管造影资料，0.6%～1.5%的患者出现冠状动脉畸形。一项研究本病的最大样本量超过126 000例，显示其发病率约为1.3%。上述病例中，80%无临床意义。预计主动脉窦异位起源和走行异常会对1%的人群产生影响。最常见的类型为左前降支和左旋支分布开口于左冠状窦（0.41%）。其次，最常见的畸形为左旋支异位起源于右冠状窦或右冠状动脉，随后走行于主动脉后方（0.37%）。以上的两种畸形均为良性病变。其他良性病变还包括左旋支缺如伴过度优势的右冠状动脉分布至房室沟前部；右

或左冠状动脉异常起源于后冠状窦；左或右冠状动脉异常起源于升主动脉。有临床意义的冠状动脉畸形详见框78-2。

框78-2　有临床意义的冠状动脉畸形及其走行

动脉间型冠状动脉
- 左冠状动脉干起源于右冠状动脉或右冠状窦
- 右冠状动脉起源于左冠状动脉干或左冠状窦

冠状动脉起源于肺动脉（PA）
- 左冠状动脉干起源于肺动脉（ALCAPA）
- 右冠状动脉起源于肺动脉（ALCAPA）
- 左前降支起源于肺动脉
- 左旋支起源于肺动脉

大冠状动脉瘘
- 来源于右冠状动脉＞左前降支＞所有
- 至右心室＞右心房＞肺动脉＞左心室＞上腔静脉

冠状动脉相关的心脏畸形
- 永存动脉干
- 法洛四联症
- 大动脉转位
- 伴完整室间隔的肺动脉闭锁
- 冠状动脉发育不全

ALCAPA，左冠状动脉异常起源于肺动脉；ARCAPA，右冠状动脉异常起源于肺动脉；LAD，左前降支；LCx，左旋支；LMCA，左冠状动脉干；LV，左心室；PA，肺动脉；RA，右心房；RCA，右冠状动脉；RV，右心室；SVC，上腔静脉

动脉间型冠状动脉

概述　左冠状动脉干可异常起源于右冠状窦或右冠状动脉。在分支为左前降支和左旋支前，左冠状动脉干向左走行必经以下三条路径之一：右心室流出道

前、主动脉与肺动脉间以及主动脉后。同样,右冠状动脉可异常起源于左冠状窦或左冠状动脉干。必通过上述三条路径之一走向右房室沟。对于所有的冠状动脉,经前、后路径行走的临床上属于良性,而行走于动脉之间,即主动脉和肺动脉之间(图78-5)的与猝死有关。动脉间型左冠状动脉干畸形估计可影响0.03%~0.05%的人群。动脉间型右冠状动脉畸形更加常见,其发生率估计约为0.1%。冠状动脉的动脉间走行段可位于主动脉壁内、心肌内或游离于主动脉和肺动脉间。

尸检中发现动脉间型冠状动脉畸形与年轻运动员的猝死有关。动脉间型冠状动脉患者中,猝死发生率可高达20%,而其他健康人群则较罕见,其猝死发生率约为每年百万分之五。多数尸检报告显示左冠状动脉干畸形的数量较右冠状动脉畸形为多,约为3:1。鉴于右冠状动脉畸形更常见,其发生率3倍于左冠状动脉干,因此尸检结果表明左冠状动脉干畸形更为致命。由于多数患者未被诊断和进行前瞻性随访,这些病变的死亡率并不明确。

致命性冠状动脉畸形的患者,其猝死几乎均发生于劳累期间。大多数患者死前均无前驱症状。30%的病例在死亡前2年出现晕厥或胸痛,但静息心电图和负荷心电图检查正常。猝死的病理生理学改变目前尚未最终明确。主动脉和肺动脉压迫所致的裂隙样冠状动脉或冠状动脉狭窄管腔导致血流不足会引起短暂性缺血发作,从而诱发致死性心律失常。

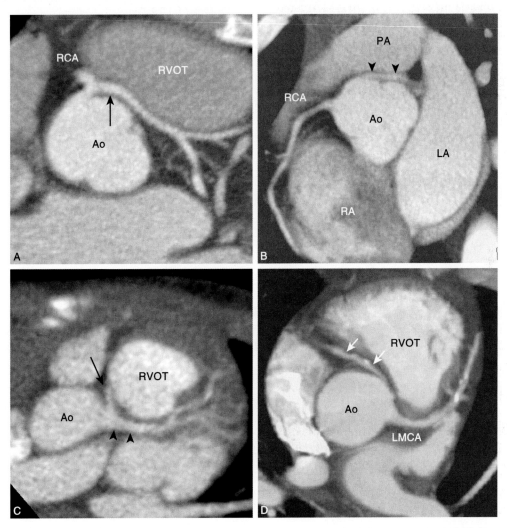

图78-5 动脉间型冠状动脉畸形。**A**,10岁男孩的心脏CT造影横断位图像显示右冠状动脉(RCA)和左冠状动脉干(LMCA)(箭号)共同起源于主动脉(Ao)的右冠状窦。左冠状动脉干有长段走行于主动脉和右心室流出道(RVOT)之间。**B**,在20岁的男性,左冠状动脉干(箭头)独立于右冠状动脉起源于右冠状窦,随后走行于主动脉和肺动脉(PA)之间。**C**,在2岁的男孩,右冠状动脉(箭号)起源于左冠状动脉干(箭头)。**D**,右冠状动脉(箭号)独立于左冠状动脉干起源于左冠状窦,该成年患者有钙化的冠状动脉斑块。在右冠状动脉近端动脉间段存在渐进性狭窄。LA,左心房;RA,右心房

除动脉间型冠状动脉畸形外,猝死还与左冠状动脉干异常起源于无冠状窦且不伴有动脉间路径有关。由于左冠状动脉干起始段走行笔直,前方为房室沟,此结构导致左冠状动脉干从无冠状窦发出时的角度更锐利。起始部呈锐角导致开口狭窄,被认为是引起缺血和猝死的原因。

影像 在新生儿和年幼儿中,超声心动图有时可足以满足观察近端冠状动脉,显示之前讨论的致命性冠状动脉畸形。对于此类患者,应进行 CMRA 或 CCTA 检查以明确诊断并为外科手术计划标出冠状动脉的走行。对于青少年和青年人,超声心动图无法充分评估冠状动脉。基于临床症状可疑的冠状动脉畸形多无特异性。本病的验前概率通常较低。为避免对大量正常患者产生辐射,因此应首选 CMRA 检查。如果

CMRA 无法明确诊断,CCTA 可作为二线检查。在此情况下,诊断性导管造影无过多作用。

治疗 由于大多数死亡者为 10~30 岁,因此被诊断为动脉间型冠状动脉畸形或罕见的左冠状动脉干异常起源于无冠状窦的患者,应考虑外科手术治疗以避免猝死的发生。在此年龄组以外的患者行预防性手术尚有争议,因为猝死的风险并不明确。外科手术方法取决于动脉间段是否位于动脉壁内。如果位于壁内,需要修进行主动脉和冠状动脉共同壁去顶术以扩大其口径。否则,冠状动脉必须进行再植或建立侧支循环。CCTA 和 CMRA 较难确定是否走行于壁内段。相关手术病理结果表明 CCTA 发现狭缝状开口、血管起始部呈锐角以及椭圆形横截面等表现与壁内段冠状动脉有关(图 78-7)。

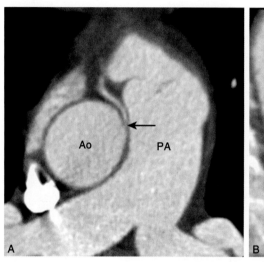 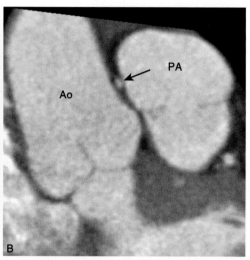

图78-7　8岁女孩,手术证实壁内段右冠状动脉(RCA)起源于左冠状窦,冠状动脉CT造影。A,短轴位图像显示动脉间右冠状动脉(箭号)以锐角起源于主动脉(Ao)。右冠状动脉近端逐渐狭窄呈狭缝状开口。B,纵轴图显示主动脉和肺动脉(PA)压迫右冠状动脉(箭号)。右冠状窦的横断面呈椭圆形

肺动脉源型冠状动脉

概述 肺动脉源型冠状动脉包括左冠状动脉干、左前降支、左旋支或右冠状动脉异常起源于肺动脉干或主肺动脉。最常见且临床最重要的类型为左冠状动脉异常起源于肺动脉(anomalous left coronary artery from the pulmonary artery,ALCAPA)(图 78-8)。其发生率约每 30 万活婴中出现 1 例。约占先天性心脏病的 0.24% 至 0.5%。右冠状动脉异常起源于肺动脉的发生率为 ALCAPA 的四分之一。临床表现取决于有多少流向左心室的冠状动脉血流受阻。

在胎儿循环中,由于肺的阻力较高导致肺动脉压力高于主动脉。而且,肺动脉和主动脉内均为富氧血。

因此,异常左冠状动脉干的冠脉血流基本正常,胎儿发育不受影响。出生后,肺阻力降低,动脉导管闭合,肺动脉压和左冠状动脉干压力一并降低。左冠状动脉干的血流减慢,心肌灌注减少。最后,高压的右冠状动脉和低压的左冠状动脉干之间的压力差有利于形成从右冠状动脉流向左冠状动脉干的侧支血流。左冠状动脉干的血流逆行进入肺动脉。冠状脉"窃血"使左冠状动脉干分布区域心肌灌注不足,导致心肌缺血。

此类患者中,九成的右冠状动脉向左冠状动脉干侧支血流不足以维持心肌活性。心肌缺血、心肌梗死、充血性心力衰竭、心室扩张、二尖瓣反流、肺水肿会在生后早期约第六至第八周时出现,即 ALCAPA 婴儿型。相关临床综合征被称为 Bland-White-Garland 综

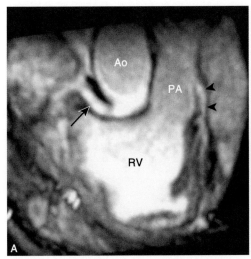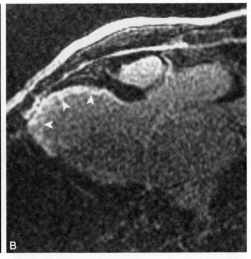

图78-8 12岁,男孩,左冠状动脉异常起源于肺动脉(PA),MRI。**A,**无对比剂冠状动脉磁共振血管造影的斜位图显示右冠状动脉(箭)起源于主动脉(AO)的正常部位,左冠状动脉干(LMCA)(箭头)起源于肺动脉。**B,**延迟增强的三腔心图像显示由左冠状动脉干的心肌灌注不足所引起的左心室前壁和心尖的心内膜下梗死(箭头)。RV,右心室

合征。无干预时其死亡率高达90%。剩余的一成ALCAPA患者,右冠状动脉至左冠状动脉干的侧支血流可维持心肌活性。由于分流量高,冠状动脉可异常增粗。此类患者可无症状或症状轻微,可生存至成年。此为成人型ALCAPA。ALCAPA通常孤立发生,但也可合并室间隔缺损、房室管畸形、法洛四联症、永存动脉干以及主动脉狭窄。与之相反,右冠状动脉异常起源于肺动脉,生后2年内常无症状,随后于青春期或成年时出现劳力性胸痛。

影像 婴儿型ALCAPA患者的胸片常见心脏增大及肺静脉淤血或肺水肿征象。心电图和其他实验室检查可见心肌缺血和梗死。选择性冠状动脉造影时,导管无法进入左肺动脉干开口。主动脉造影于早期可见造影剂填充右冠状动脉,随后左冠状动脉干显影,造影剂逆行进入肺动脉。超声心动图常可见异常冠状动脉和肺动脉相连接,并可通过多普勒成像观察冠状动脉的逆行血流。在观察困难的病例中,异常冠状动脉和肺动脉的连接可通过CCTA或CMRA得以观察。

治疗 外科手术为最终的疗法。最直接的方法为再植肺动脉至主动脉的异常冠状动脉。ALCAPA的患者,左冠状动脉干再植术较为困难,因为左冠状动脉干较短难以连至位于中心部的主动脉。Takeuchi手术可解决此问题。首先创建主动脉肺动脉窗,随后在肺动脉干中建立带挡板的管道将主动脉肺动脉窗与异常左冠状动脉干开口相连。来自于主动脉的血管通过主动脉肺动脉窗进入带挡板的管道中,随后进入异常左冠状动脉干开口。

冠状动脉瘘

概述 冠状动脉瘘为常见的冠状动脉畸形,在心导管造影时,其发生率约为0.3%~0.8%。它是正常冠状动脉与其他心血管结构之间的异常连接。本病通常为先天性,但也可见于外伤后或如子宫肌瘤切除术等外科术后。从解剖上看,冠状动脉瘘最常起源于右冠状动脉(55%),随后依次为左前降支(35%)、两个动脉(5%)及其他冠状动脉(5%)。冠状动脉瘘终止于心脏右侧远超心脏左侧。终止部位最常见于右心室(41%)(图78-9),随后依次为右心房(26%)、肺动脉干(17%)、左心室(3%)和上腔静脉(1%)。

冠状动脉瘘多孤立发生而不伴其他心脏畸形。但是,在室间隔完整的肺动脉闭锁(pulmonary atresia with intact ventricular septum, PAIVS)中,与右心室相连的冠状动脉瘘为疾病的一部分。对治疗方案的选择有重要影响。PAIVS中的冠状动脉瘘将于复杂性先天性心脏病中加以论述。

冠状动脉瘘的临床意义取决于瘘管连接的大小及其终止的部位。大多数瘘管较小,其血流量少无法产生临床意义。小冠状动脉瘘的患者通常无症状,也可出现持续性心脏杂音。与右心脏相连的大冠状动脉瘘实际上为左向右分流。其临床表现与室间隔缺损反流相似,通常也伴有室间隔缺损相关的并发症,如感染性心内膜炎和肺动脉高压。相反,与左心脏相连的大冠状动脉瘘形成左向左分流。其临床症状与主动脉瓣相似,其症状和体征与左心室超负荷有关。随时间的推

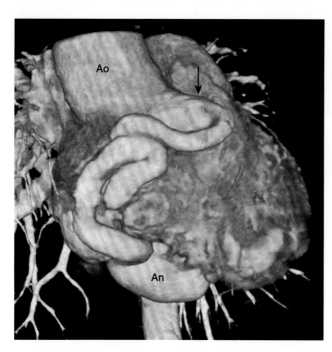

图78-9 与右心室相连的冠状动脉瘘。A,22岁女性的冠状动脉CT造影的容积成像显示起源于主动脉(Ao)的增大、迂曲的右冠状动脉(箭号)。在心脏的膈面,该冠状动脉瘘连接至一个巨大的动脉瘤(An),其流入右心室(未显示)

移,左心室扩大并功能减退导致心力衰竭,如疲劳、呼吸困难和端坐呼吸。此外,大的冠状动脉瘘可转移大量的冠脉心肌灌注血流导致心肌缺血和梗死。最后,大的冠状动脉瘘可像动脉瘤一样扩大并形成血栓或破裂。

影像 对无法解释的杂音或因其他症状进行超声心动图检查时,可偶然发现小的冠状动脉瘘。如果冠状动脉瘘较大,应进行导管造影、CCTA或CMRA以确定冠状动脉瘘的走行、连接以及动脉瘤样扩展段或狭窄段。此外,利用相位对比技术可量化分流量和分流比率。

治疗 无论冠状动脉瘘大小如何,均应给予患者抗生素治疗预防感染性心内膜炎的发生。当分流率大于1.5时,应关闭瘘口以预防肺动脉高压的发生。某些学者主张选择性关闭瘘口以避免心肌缺血、感染性心内膜炎以及动脉瘤的形成。导管栓塞术可关闭相应连接和形状的瘘口。否则,需进行外科结扎术以关闭瘘口。动脉瘤段需切除以防止破裂。

结构性心脏病中的冠状动脉畸形

在患有心脏畸形基础病的患者中,患有冠状动脉畸形的几率更高,尤其见于圆锥动脉干畸形,如永存动脉干、大动脉转位(transposition of the great arteries, TGA)和法洛四联症(Tetralogy of Fallot, TOF)等。冠状动脉畸形的起源及走行会严重影响外科手术的制定,特别是TOF、TGA和室间隔完整的肺动脉闭锁的修复。影像医生责任在于描绘冠状动脉的类型及其与其他心血管结构的关系以帮助外科医生制定手术计划。应解释特定的冠状动脉畸形在外科手术修复TOF、TGA和室间隔完整的肺动脉闭锁中的重要性,而并非描述与心脏畸形相关的所有可能的冠状动脉畸形。

法洛四联症

概述 法洛四联症(TOF)为最常见的发绀型先天性心脏病,占所有先天性心脏病的10%(见第76章)。目前的标准疗法为3~12个月时行早期根治术。外科修复包括两部分:补片封闭室间隔缺损以及跨环补片扩大右心室流出道及肺动脉主干。4%的TOF患者在进入前室间隔沟前,异常起源于右冠状动脉的左前降支呈十字形位于右心室流出道前方(图78-11)。该左前降支位于跨环切口的路径中,可能不小心被横断。如果左前降支无法充足移位,会限制右心室流出道的扩大。

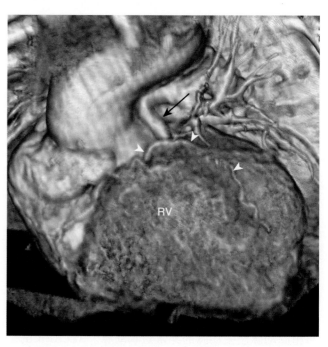

图78-11 法洛四联症患者中的异常左前降支(LAD)。1岁男孩的容积成像从前面可见左前降支(箭头)走行于狭窄的肺动脉干(黑箭号)前。该左前降支可使外科修复变得复杂。RV,右心室

影像 诊断TOF通常超声心动图即可,但某些医疗结构主张导管血管造影筛查。目前,CCTA亦可准确评估TOF。

大动脉转位

概述 大动脉转位（TGA）占所有先天性心脏病的 5%（见第 76 章）。大多数 TGA 患者有正常的心室位置（右襻）、房室一致、心室大血管不一致伴肺动脉干右前方主动脉（图 78-12）。

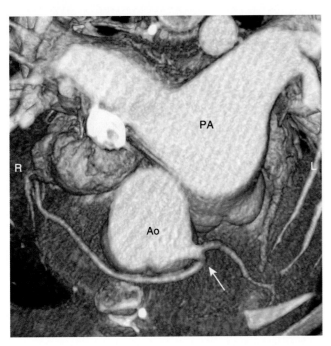

图 78-12 右襻大动脉转位（d-TGA）的冠状动脉的分布。A，12 岁女孩的冠状动脉 CT 造影的容积成像显示主动脉（Ao）位于肺动脉（PA）的右前方，与 d-TGA 相一致。冠状动脉单一开口（箭号），右冠状动脉走行于主动脉的前方。该冠状动脉分布房室不利于大主动脉调换术

影像与治疗 完全性大动脉转位的首选手术治疗为动脉调换术或 Jatene 术。该手术为根治手术，调换主动脉和肺动脉干，从而将循环结构恢复至"正常"状态。在此手术中，必须将冠状动脉由主动脉窦再植于肺动脉窦。正常解剖的左、右冠状动脉起源于近肺动脉干的主动脉窦。即使当主动脉和肺动脉发生先天性转位时，还常维持此解剖关系。冠状动脉起源位置与两大动脉接近使得外科手术再植冠状动脉具有可行性。但是，冠状动脉起源和走行的多变使得手术困难甚至无法完成。因此，通过 CCTA 或 CMRA 描绘冠状动脉的解剖结构对外科制定手术计划十分有用。

大动脉调转术后，外科手术处理的冠状动脉存在狭窄甚至闭塞的风险。既往接受该手术的患者会常规采用导管冠状动脉造影术以评估该并发症。如今，CCTA 和 CMRA 作为非侵入性检查已替代导管检查，而导管造影应用于出现心肌缺血症状和体征的患者。

室间隔完整型肺动脉闭锁

概述 室间隔完整型肺动脉闭锁（pulmonary atresia with intact ventricular septum，PAIVS）被认为系宫内肺动脉漏斗部和中央肺动脉形成后的肺动脉瓣梗阻所致（见第 74 章）。右心室血流减少抑制右心室和三尖瓣的正常生长，引起上述两者结构的发育不良。由于无血流出口，右心室收缩压会高于左心室收缩压和冠状动脉压。这一改变反过来打乱胚胎时心外膜冠状动脉与右心室之间连接的正常退化，导致 75% 的患者在出生时于两者间出现冠状动脉瘘。

出生后，右心室压力仍然很高，血液由右心室进入冠脉系统。如果通过外科手术解除肺动脉梗阻为右心室减压，冠状动脉瘘的血流会突然逆转，分流的血液从心肌进入右心室，导致心肌缺血和梗死。那么正常的冠脉循环就会依赖于增压的右心室。反过来，增压的右心室妨碍恢复右心室肺循环泵功能的手术。这在生理学上被称为"右心室依赖性冠状动脉循环"。

影像与治疗 冠状动脉导管造影为检测室间隔完整型肺动脉闭锁相关冠状动脉瘘的标准影像检查。冠状动脉造影的典型表现包括右心室造影时收缩期造影剂逆行充满右冠状动脉和左前降支（图 78-13）、冠状动脉造影时舒张期右心室充满造影剂。该型冠状动脉瘘在 CCTA 时很容易发现，但在 PAIVS 手术制定中，

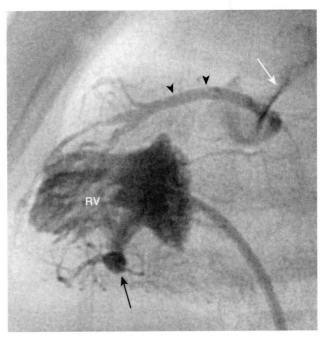

图 78-13 1 岁男孩，室间隔完整型肺动脉闭锁，右心室导管造影。注入右心室（RV）的造影剂经血窦（黑箭号）进入冠状动脉系统（箭头），随后逆流入肺动脉（白箭号）。这一冠脉循环被判断为右心室依赖性冠脉循环

其作用尚不确定。

冠状动脉发育不全

概述　冠状动脉发育不全(coronary artery hypoplasia,CAH)较罕见,以弥漫性狭窄、冠状动脉主干或分支未充分发育为特点。基于成年人冠状动脉造影推测 CAH 的发病率约为 0.03%,占所有冠状动脉畸形的6%。大多数报告的病例累及左冠状动脉(图78-14)。本病的发病机制尚不明确,但宫内冠状动脉的栓塞可能为一个原因。CAH 的临床意义也尚不明确。少数病例与猝死有关,但其他具有该畸形的人可正常生存,均因死于其他疾病后尸检而诊断。

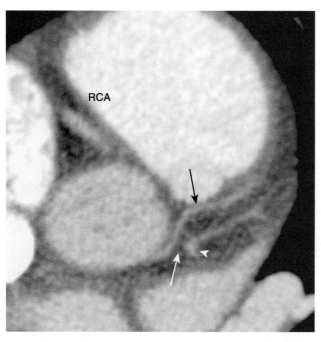

图 78-14　15 岁,女孩,伴有劳力型心绞痛的冠状动脉发育不良。冠状动脉的 CT 造影横断位图像显示与右冠状动脉(RCA)相比,左冠状动脉弥漫性细小。起源于左冠状动脉干(黑箭号)的左旋支(箭头)出现闭塞(白箭号)

影像和治疗　CCTA 可用于观察细长的心外膜冠状动脉。但是,需进行导管血管造影观察所有的侧枝血管。最佳的治疗方法尚未确定,但对出现心律失常或晕厥的 CAH 患者来说,适宜植入除颤器。

获得性冠状动脉疾病

川崎病

川崎病(Kawasaki disease,KD)或皮肤粘膜淋巴结综合征由 Tomisaku Kawasaki 于 1967 年首先报道。为一种急性发热性、多系统血管炎,其病因不明,多见于5 岁以下儿童,男性略多见。本病最常见于日本,但美国的病例也在不断增加。在美国,川崎病的住院儿童数量估计约为每年 3000 人。川崎病为儿童最常见的获得性冠状动脉疾病。本病可根据其临床特点作出诊断,即长期高热、结膜炎、嘴唇发红干裂、口腔黏膜发红、杨梅舌、各种皮疹、颈部淋巴结肿大、手掌和脚底的红斑、手足肿胀、症状出现 1 到 2 周后手指和脚趾脱皮。本病常具有自限性,但 3% 的患者可复发。

影像　川崎病最重要的并发症为冠状动脉瘤。在未接受丙种球蛋白治疗的患者中,15%～30%可出现冠状动脉瘤,多见于发病后 1～4 周。在这些患者中,冠状动脉瘤的血栓栓塞和冠状动脉狭窄为导致心肌缺血、梗死、心脏衰竭和猝死的原因。扩大的动脉瘤可能破裂。超声心电图为川崎病患者的首选影像检查。超声心动图在年幼儿检查冠状动脉瘤中十分有效。巨大冠状动脉瘤(直径>8mm)与心肌梗死和猝死的风险增加有关。在年长儿及青年人中,超声心动图的作用有限,需进行多次血管造影以监测冠状动脉瘤及狭窄的发展。作为非侵入性检查,CCTA 和 CMRA 均可用于此检查。此外,MRI 可用于评价心肌缺血、梗死和心室功能。

治疗　多项研究表明,静脉注射丙种球蛋白可使冠状动脉瘤形成的风险降低 5%～15%。高剂量阿司匹林在急性期可作为辅助治疗以降低凝血活性。1970年川崎病的病死率约为 2%,主要为心脏并发症所致,但随着治疗方法的进步,其病死率已降至 0.1%。

外伤

概述　儿童胸部外伤较常见,但冠状动脉损伤极少报道。儿童外伤最常见的原因为机动车交通事故所致的钝挫伤。在城区中,袭击和其他暴力所致的穿通伤较多见。冠状动脉顿挫伤会引起内膜撕裂、剥离和急性血栓形成导致心肌梗死和心律失常。钝挫伤和穿通伤可引起冠状动脉破裂导致出血、心包填塞和心肌梗死。心脏震荡可导致健康儿童在玩耍时猝死。其病理生理学机制尚不明确。推测其机制包括在复极化时对心肌的机械冲击造成室颤或冠状动脉痉挛或夹层所致心肌缺血造成室颤。随时间推移,薄弱或破裂的冠状动脉壁可形成假性动脉瘤。曾有报道外伤导致与心室相连形成冠状动脉瘘。心肌梗死和挫伤可形成动脉瘤(图 78-15),如果心肌损伤广泛,可导致心力衰竭。

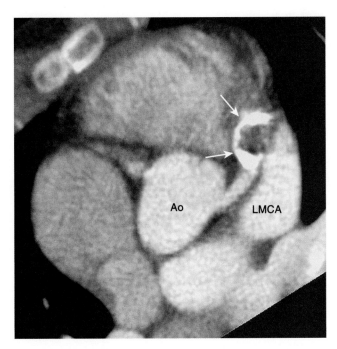

图 78-15　川崎病。冠状动脉 CT 造影的横断位图像显示川崎病的慢性该病,包括左冠状动脉干(LMCA)的钙化、血栓形成的动脉瘤(箭号)。Ao,主动脉

影像与治疗　应将处理胸部外伤的重点放在致死性损伤的治疗,如气道狭窄、气胸、主动脉破裂和心包填塞。常规进行 CT 血管造影检查以观察上述病变。如发现心电图异常、血流动力学不稳定、心肌酶升高等心脏损伤等情况,应予以超声心动图检查以评估有无室壁运动异常、心脏瓣膜功能异常、心肌血肿、心包积液或积血。在评估急性冠状动脉损伤时,导管造影为首选检查。在非急性冠状动脉损伤时,CCTA 可用于评估心脏的结构性损伤,如外伤性室间隔缺损和心肌动脉瘤。MRI 有助于评价心肌梗死和心室功能。

外伤性冠状动脉损伤的治疗取决于损伤的类型和程度以及心肌损伤的程度。治疗重点在于保护心肌活性。冠状动脉的急性夹层、内膜瓣或狭窄可经支架植入以保持冠状动脉的通畅。冠状动脉瘤、外伤性冠状动脉瘘及心室动脉瘤、室间隔缺损、瓣膜受损等继发性心脏疾病则需手术修复。

治疗并发症累及冠状动脉

冠状动脉的手术操作总伴随术后动脉狭窄或闭塞的风险。实际上,在早期大动脉转换术中,该风险备受关注。其他影响冠状动脉的小儿心脏手术包括冠状动脉畸形再植术、ALCAPA 的 Takeuchi 术、瓣上型主动脉狭窄的扩张术、Marfan 主动脉瘤的复合瓣膜修复术(Bentall 术)及自体肺动脉瓣主动脉瓣置换术(Ross 术)。结缔组织病如 Marfan 综合征患者在主动脉根部置换术后可出现冠状动脉开口动脉瘤。最后,主动脉根部斗篷野放疗时,可引起冠状动脉近端和开口部进行性动脉粥样硬化和狭窄。通常于治疗后 10 年及以上出现症状。

累及冠状动脉的代谢性疾病

家族性高胆固醇血症

家族性高胆固醇血症(familial hypercholesterolemia,FH)为常染色体显性遗传病,可导致总胆固醇和低密度脂蛋白(low-density lipoprotein,LDL)水平显著升高。本病由 19 号染色体上 LDL 受体基因突变所致。杂合子型 FH 的患病率约为 1/500,纯合子型 FH 的患病率约为 1/1 000 000。杂合子型的患儿通常无症状。纯合子型患儿较罕见,且临床症状严重,冠状动脉早期出现动脉粥样硬化导致患儿在 1~2 岁时出现急性心肌梗死和猝死。这些患者也会出现外周血管疾病、脑血管疾病、主动脉血症、皮肤黄色瘤、角膜弓及 LDL 水平大于 600mg/dl。除了超声心动图筛查主动脉狭窄外,对此罕见病的影像学检查作用并不明确。主要的治疗方法为积极降低胆固醇水平,治疗动脉粥样硬化相关的并发症。由于 FH 为肝内 LDL 受体异常所致疾病,因此已尝试进行肝移植治疗。

冠状动脉钙质沉着

虽然冠状动脉钙化罕见于儿童,但它可见于慢性血管炎患儿,还可见于川崎病、放疗、终末期肾病、I 型糖尿病。冠状动脉钙化也可视为特发性婴儿动脉钙化的一部分,该病十分罕见,包括以冠状动脉在内的大中型肌性动脉的弹力纤维层羟基磷石灰广泛沉积为特点。血管内膜增生可引起冠状动脉狭窄,特发性婴儿动脉钙化的患者可在婴儿期出现心肌梗死。同样,肾动脉狭窄可引起高血压,颈动脉狭窄可引起脑梗死。患儿极少活过婴儿期,多于胎儿期内死亡。放射检查弥漫性动脉钙化、动脉活检或产前超声显示心室扩张、胎儿水肿、大血管高回声可诊断本病。患者可采用依替膦酸钠治疗,该药除抑制骨吸收外还可抑制钙质沉着。治疗后可见动脉钙化吸收,但无法解决血管的狭窄。

关键点

通常建议患者进行 CT 或 MR 冠状动脉成像以诊断冠状动脉疾病；确诊和分析超声心动图发现的冠状动脉异常；为外科手术描绘冠状动脉走行；评估冠状动脉瘤或狭窄。

以下措施可减少 CCTA 的辐射剂量：遵循适应证；应单次扫描且无需平扫；尽可能使用最低管电压；根据身体大小采用最小管电流；采用非门控或前瞻性门控模式；根据心电图调整剂量。

以下冠状动脉畸形可能是致命的：起源于右冠状窦的动脉间型 LMCA；起源于 RCA 的动脉间型 LMCA；起源于左冠状窦的动脉间型 RCA；起源于无冠状窦的 LMCA。

对以下先天性心脏病的评估应包括冠状动脉：法洛四联症术前、大动脉转位、动脉移位术后、室间隔完整型肺动脉闭锁以及 Williams 综合征。

川崎病的诊断标准为：发热持续 5 天及以上，伴有以下症状中的四项：手足改变：红斑、水肿、脱皮；双侧结膜炎；多种皮疹；颈部淋巴结肿大；口腔改变（如嘴唇干裂、黏膜发红、杨梅舌）。

推荐阅读

Basso C, Maron BJ, Corrado D, et al. Clinical profile of congenital coronary artery anomalies with origin from the wrong aortic sinus leading to sudden death in young competitive athletes. *J Am Coll Cardiol.* 2000;35: 1493-1501.

Frommelt PC, Frommelt MA. Congenital coronary artery anomalies. *Pediatr Clin North Am.* 2004;51:1273-1288.

Hellinger JC, Pena A, Poon M, et al. Pediatric computed tomographic angiography: imaging the cardiovascular system gently. *Radiol Clin North Am.* 2010;48:439-467.

Stuber M, Weiss RG. Coronary magnetic resonance angiography. *J Magn Reson Imaging.* 2007;26:219-234.

Tacke CE, Kuipers IM, Groenink M, et al. Cardiac magnetic resonance imaging for noninvasive assessment of cardiovascular disease during the follow-up of patients with Kawasaki disease. *Circ Cardiovasc Imaging.* 2011;4:712-720.

参考文献

Full references for this chapter can be found on www.expertconsult.com.

第 79 章

综合征和染色体疾病

BEVERLEY NEWMAN，ALEXANDER J.TOWBIN，and FRANDICS P.CHAN

大量的综合征、发育不良和染色体疾病与先天或获得性心血管疾病有关。本章将讨论一些常见病变的心血管特点。详细内容请见表 79-1 至表 79-3。

表 79-1 综合征、发育不良及其相关心血管疾病	
综合征	**心血管疾病**
软骨发育不全	PDA，ASD，VSD，COA
Alaglile 综合征（肝动脉发育不良）	PA，PPS，ASD，VSD，TOF，PDA，PAT，PAPVR，主动脉瓣发育不良，COA
Apert 综合征（尖颅并指畸形）	ASD，PDA，VSD，PS，TOF，EFE，DEXTRO，COA
关节挛缩症	CMY
Beckwlth-Weldemann 综合征（EMG 综合征）	CM.CMY.ASD.PDA，TOF，HPLH，瓣下型 AS，心肌纤维瘤
感觉神经性耳聋综合征	LVH，RVH
Cantrell 综合征（Cantrell 五联症）	胸骨、心包、心脏、膈肌、前腹壁缺陷 影像学表现：胸骨缺损、心脏异位、CHD，ASD，VSD，PS，TOF，APVR，DEXTRO，心室憩室，腹部器官心包疝；与特纳综合征、18-三体综合征、并腿畸形和羊膜带综合征有关
心脾（内脏异位）综合征（图 79-1 和图 79-2）	
右侧异构（图 79-1）	TAPVR，AVSD，肺动脉流出道梗阻或 PAT，DORV，TGA，单心房（R），单一共同心室，DEXTRO，TAT，TRU（罕见），AO-IVC 并位，双侧右 Pas，双侧 SVC，IVC 中断
左侧异构（图 79-2）	心脏异位，单心房（L），单心室，VSD，AVSD，DORV，APVR，IVC 中断、双侧左 Pas，双侧 SVC
Cayler 综合征（心面综合征）	ASD，PDA，VSD，AVSD，TOF，RAA，COA
CHARGE 联合畸形	ASD，VSD，圆锥动脉干畸形，PDA，TOF，降落伞型二尖瓣
Cayler 综合征（恶性萎缩性丘疹病）	MI，心包炎，缩窄性心包炎，心肌纤维化，以及肾脏、脑、冠状动脉、内脏和外周动脉病
Dlamond-Blackfan 综合征（先天性红细胞发育不全）	VSD，ASD，二尖瓣关闭不全
Ehlers-Danlos 综合征（见图 79-3）	MVP，主动脉根部扩张，冠状动脉和主动脉瘤、夹层或破裂，AS，AR，TR，PS，ASD，VSD，TOF，DEXTRO，左心室破裂，动静脉瘘
Ellls-van Creveld 综合征（软骨外胚层发育不良）	共同心房，ASD，AVSD
Fryns 综合征	间隔缺损、主动脉弓异常、TOF，囊状水瘤
Hallermann-Strelff 综合征（眼下颌面骨综合征）	PS，TOF，ASD，VSD
Holt-Oram 综合征（心手综合征）	ASD，VSD，MVP，PDA，HPLH，TAPVR，TRU，传导障碍，外周血管发育不良

表 79-1　综合征、发育不良及其相关心血管疾病(续)

综合征	心血管疾病
Jeune 综合征(窒息性胸廓发育不良)	CHF
Kartagener 综合征(原发性纤毛运动障碍)	DEXTRO,CHD
Kllppel-Trenaunay-Weber 综合征(血管骨肥大综合征)	CHF,心包积液,浅静脉曲张,器官血管瘤,淋巴管阻塞
LEOPARD 综合征(心脏雀斑综合征)	CMY,传导异常,PS,瓣下型主动脉狭窄
Marfan 综合征(见图 79-4)	MVP,MR,主动脉根部扩张,AR,CHF,动脉瘤(主动脉、肺动脉、动脉导管),主动脉夹层,MI,心律失常,TR,ASD,TOF
MELAS 综合征	CMY,CHF,传导异常
Mucollpldosis Ⅲ	AR
黏多糖症	
Ⅰ H(Hurler 综合征)	与 EFE 有关的急性 CMY,AR,MR,MS,动脉病(冠状动脉、肾动脉、主动脉、肠系膜动脉)
Ⅰ S(Schele 综合征)	AS,MS
Ⅱ(Hunter 综合征)	AR,CHF,瓣膜增厚,CMY
Ⅲ(Sanflllppo 综合征)	CMY,MR,AR
Ⅳ(Morqulo 综合征)	AR,CMY,AS,MR,CAD
Ⅵ(Maroteaux-Lamy 综合征)	AS,MS,CMY
神经纤维瘤病 Ⅰ 型(图 79-6)	PS,COA,ASD,VSD,CMY,MVP,AS,TOF,PDA,血管病变(冠状动脉、肺动脉、肾动脉) 心脏神经纤维瘤,动静脉瘘,淋巴管畸形
Noonan 综合征(正常核型的特纳表型)	PS,肺动脉瓣发育不良,肥厚型 CMY,淋巴管畸形,PDA,ASD,COA,二尖瓣异常,AS,心包炎,APVR,冠状动脉畸形
眼耳脊椎发育不良(Goldenhar 综合征)	TOF,VSD,DORV,PAT,TAPVR,RAA,COA 无脾主动脉弓闭锁,锁骨下动脉异常起源,降主动脉发育不良、双主动脉弓,COA,主动脉和颈动脉狭窄和动脉瘤形成,脑卒中
早老症(Hutchinson-Gllford 综合征)	动脉粥样硬化,CM,MI,CHF,脑卒中
Proteus 综合征	CHD,CMY,心肌肿物,传导异常,静脉扩张,血管瘤、淋巴管瘤
Ravltch 综合征(胸腹壁缺损)	心脏异位,Cantrell 五联症,TGA,PDA,ASD,VSD,PS,TOF
Roblnow 综合征(胎儿面容综合征)	CHD(右心病变)
Rublnstein-Taybl 综合征	ASD,VSD,PDA,COA,PS,二叶主动脉瓣
Sllver-Russell 综合征	CHD
Smith-Lemli-Opitz 综合征	ASD,复杂心脏疾病
血小板减少-桡骨缺失(TAR)综合征	COA,ASD,VSD,PDA,AVSD,TOF
结节性硬化(Boumeville-Pringle 综合征)(图 79-7)	横纹肌瘤,错构瘤,CHF,CMY,COA,心律不齐,动脉瘤和狭窄(主动脉,大脑,肾,外周)
VATER/VACTERL 联合畸形(图 79-9)	VSD,ASD,PDA,TOF,TGA,单心室
腭心面综合征(Shprintzen 综合征)	TOF,TRU,PA,VSD,肺动脉瓣缺如,TGA,AS,主动脉弓离断。RAA

表 79-1 综合征、发育不良及其相关心血管疾病(续)	
综合征	**心血管疾病**
Williams 综合征	瓣上型 AS,PPS,MR,ASD,VSD,TOF,MI,COA,主动脉弓离断,AO 发育不良,动脉瘤或狭窄(主动脉,系统性、肾脏、脑动脉)
Zellweger 综合征(脑肝肾综合征)	CHD,PDA,VSD,DiGeorge 症

AO,主动脉;APVR,肺静脉异位引流;AR,主动脉瓣反流;AS,主动脉狭窄;ASD,房间隔缺损;AV,房室;AVSD,房室间隔缺损;CAD,冠状动脉疾病;CHARGE,眼组织缺损,心脏缺陷,后鼻孔闭锁、生长和发育迟缓、泌尿生殖疾病,耳畸形;CHD,冠心病;CHF,充血性心力衰竭;CM,心脏肥大;CMY,心肌病;COA,主动脉缩窄;DEXTRO,右位心;DORV,右心室双出口;EFE,心内膜弹力纤维增生症;EMG,脐疝,巨舌,巨人症;HPLH,左心发育不全;IVC,下腔静脉;L,左;LEOPARD,雀斑,心电传导异常,眼距过宽,肺动脉狭窄,生殖器异常,生长迟缓,耳聋;LV,左心室;LVH,左心室肥厚;MELAS,线粒体肌病,脑病,乳酸酸中毒,心肌梗死,中风;MI,心肌梗死;MR,二尖瓣反流;MS,二尖瓣狭窄;MVP,二尖瓣脱垂;PA,肺动脉;PAPVR,部分肺静脉异位引流;PAT,肺动脉闭锁;PDA,动脉导管未闭;PHACES,后颅窝畸形,面部血管瘤,动脉畸形,心脏畸形,眼畸形,胸骨裂或肚脐上方缝;PPS,周围肺动脉狭窄;PS,肺动脉狭窄;R,右;RAA,右主动脉弓;RVH,右心室肥大;SVC,上腔静脉;TAPVR,完全性肺静脉异位引流;TAT,三尖瓣闭锁;TGA,完全性大动脉转位;TOF,法洛四联症;TR,三尖瓣反流;TRU,永存动脉干;VACTERL,脊椎,肛门闭锁,心脏,气管,食管,肾,四肢;VATER,椎体缺损,室间隔缺损,肛门闭锁,气管食管瘘,桡骨和肾发育不良;VSD,室间缺损

表 79-2 主要累及心血管系统的综合征	
综合征	**心血管缺陷**
肺动脉瓣叶缺如综合征	中央肺动脉动脉瘤样扩张的发育畸形的结节样黏液状肺动脉瓣叶伴 TOF,气道压迫,大叶性肺气肿和异常 PA 分支,CM,RAA,ASD,VSD,PDA,DORV,AVSD,Marfan 综合征,18q 缺失
Berry 综合征	伴有主动脉异常起源于右肺动脉和主动脉弓离断的远端型主肺动脉窗
Bland-White-Garland 综合征	左冠状动脉异常起源于肺动脉
先天性心肌病:肥厚型心肌病	不对称性室间隔肥厚,二尖瓣收缩期前向运动,左心室流出道梗阻,心肌瘢痕性心律失常
致心律失常性右心室发育不良	右心室心肌纤维脂肪浸润,右心室运动障碍/动脉瘤,心律失常
Elsenmenger 综合征	伴有心房、心室或 AP 水平的双向或反向分流的肺动脉高压;发绀;呼吸困难;猝死;围产期 CMY 的 X 线表现:中心肺动脉的锥形扩张,PA 钙化
松弛性二尖瓣综合征	MVP,其他瓣膜下垂,CAD,充血性或肥厚性 CMY,ASD,MR,AR,乳头肌或腱索断裂
左心发育不全综合征	二尖瓣和主动脉梗阻(狭窄或闭锁),未充分发育的 LA 和 LV,升主动脉发育不全±主动脉闭锁或主动脉离断;可能伴有右侧膈疝、脐疝、颅脑异常;放射学表现:CM 和肺水肿
Lutembacher 综合征	ASD 伴有 MS
心肌梗死后综合征(Dressler 综合征)	胸痛,发热,多发性浆膜炎-梗死后几周;放射学表现:心包或胸腔积液,非心源性水肿
心包切开术后综合征	胸痛,发热,关节痛-关闭或开心手术后数周或数月;放射学表现:心包或胸腔积液,非心源性肺水肿,缩窄性心包炎
Romano-Ward 综合征	家族性 Q-T 间期延长,心律失常,晕厥
Shone 综合征	合并多发左侧梗阻,降落伞型二尖瓣,左心房瓣上环,瓣下型 AS,COA
法洛四联症(图 79-9)	合并 VSD,主动脉骑跨,RVH,右心室流出道梗阻;可能 PS 和 PPS
法洛氏三联症	PS,ASD(或 PFO),右向左分流
Uhl 综合征(畸形)	先天性右心室心肌发育不全,RV CMY
Wolff-Parkinson-White 综合征	心内心电途径异常产生心律失常;伴有 Ebstein 畸形,IHSS,左旋 TGA,巨大 RA 憩室

AO,主动脉;AP,主动脉肺动脉;AR,主动脉瓣反流;AS,主动脉狭窄;ASD,房间隔缺损;AVSD,房室间隔缺损;CAD,冠状动脉疾病;CM,心脏肥大;CMY,心肌病;COA,主动脉缩窄;DORV,右心室双出口;ECG,心电图;IHSS,特发性肥厚性主动脉瓣下狭窄;LA,左心房;LV,左心室;LVOT,左心室流出道;MR,二尖瓣反流;MS,二尖瓣狭窄;MVP,二尖瓣脱垂;PA,肺动脉;PDA,动脉导管未闭;PFO,卵圆孔未闭;PPS,周围肺动脉狭窄;PS,肺动脉狭窄;RA,右心房;RAA,右主动脉弓;RV,右心室;RVH,右心室肥厚;TGA,大动脉转位;TOF,法洛四联症;VSD,室间隔缺损

表 79-3 染色体疾病及其相关心血管疾病

染色体疾病	心血管疾病
脆性 X 染色体综合征	MVP,MR,TR,主动脉根部扩张,COA
13-三体综合征(Patau 综合征)	PDA,VSD,ASD,DEXTRO,毛细血管瘤,颈部囊状水瘤
18-三体综合征(Edwards 综合征)	VSD,多瓣膜心脏病(肺动脉或主动脉瓣),ASD,PDA,COA,TOF,TGA,HPLH,VACTERL,Cantrell 五联症
21-三体综合征(Down 综合征)	AVSD,VSD,ASD,TOF,PDA,PS,MVP,异常右锁骨下动脉,动脉内膜纤维发育不良,淋巴管畸形,上呼吸道阻塞和 CHF
猫眼综合征(22-三体或四体)	TAPVR,TOF
单体 X,XO(Turner 综合征)(见图 79-19)	COA,二叶型主动脉瓣,主动脉夹层,间隔缺损,二尖瓣异常,瓣下型 AS,PS,APVR,Cantrell 五联症,DEXTRO,RAA,血管瘤,淋巴管扩张,静脉畸形
XXY(Klinefelter 综合征)	MVP,多发性大动脉炎,颅内动脉瘤,静脉曲张
缺失综合征	
染色体 1p36 综合征	扩张型心肌病,PDA
22q11[主要是 DiGeorge 综合征(CATCH22),也可是心瓣面综合征](见图 79-17)	B 型主动脉弓离断,RAA,VSD,TOF,COA,右锁骨下动脉;孤立性锁骨下动脉
5q:猫叫综合征	CHD
4p:Wolf-Hirschhorn 综合征	ASD,VSD,瓣膜异常,复杂性 CHD,永存左上腔静脉
17p:Miller-Dieker 综合征(无脑回 1 型)	ASD,CHD,传导异常
18q 综合征	肺动脉瓣缺失,PDA,AS,升主动脉扩张

AO,主动脉;APVR,肺静脉异位引流;AR,主动脉瓣反流;AS,主动脉狭窄;ASD,房间隔缺损;AVSD,房室间隔缺损;CATCH22,心脏畸形,面容异常,胸腺发育不良,腭裂,低钙血症,22q11 缺失;CHD,先天性心脏病;CHF,充血性心力衰竭;CMY,心肌病;COA,主动脉缩窄;DEXTRO,右位心;HPLH,左心发育不全;L,左;MR,二尖瓣反流;MVP,二尖瓣脱垂;PDA,动脉导管未闭;PS,肺动脉狭窄;RAA,右主动脉弓;SCA,锁骨下动脉;SVC,上腔静脉;TAPVR,完全性肺静脉异位引流;TGA,大动脉转位;TOF,法洛四联症;TR,三尖瓣反流;TRU,永存动脉干;VACTERL,脊椎,肛门闭锁,心脏,气管,食管,肾,四肢;VSD,室间隔缺损

综合征

内脏和心脾(异位)综合征

概述 异位综合征即左右异构,以内脏位置异常为特征。在活婴中该综合征的发病率估计约为 1/6000~1/20 000,占先天性心脏病的 1%。虽然内脏异位多为散发,但亦有家族性病例报道。

内脏和心房的位置并不总是一致,按内脏位置一般可分为三种类型:正位、反位、不定位。正位指内脏位置排列正常(见第 63 章)。反位为正常位置的镜像,人群发生率约 0.01%,其先天性心脏病的发生率(3%~5%)与内脏正位人群(0.6%~0.8%)相比略增高。内脏反位患者最常见的心脏畸形为右位主动脉弓、房室连接异常和大血管转位。内脏不定位或异位包含了其他类型的内脏心房排列。按照定义,内脏不定位病例,可伴有心房不定位合并内脏错位和畸形。

右侧异构或双右位的内脏异位综合征通常伴有无脾,但并非总是如此。此情况男性多见,具有双体心房伴宽大心耳(图 79-1)、双肺呈三叶伴双侧叶间裂短小及短动脉上支气管、肝脏置于中心水平位、肠旋转不良以及胃位置不确定(见图 79-1)。腹主动脉与下腔静脉多位于脊柱同侧,多为前后排列。其他偶见的合并畸形包括气管食管瘘、肛门闭锁、胆囊缺如、胰腺畸形、融合肾上腺以及泌尿生殖系畸形。由于免疫状态(无脾)异常和心脏的复杂畸形,导致右侧异构的预后差。

本病均会伴有心脏畸形,引起的最常见症状为发绀和呼吸窘迫。"右侧异构心"常由房室共同通道、单心室、大室间隔缺损(VSD)、右心室双出口和(或)大血管转位组成,伴有肺动脉流出道梗阻或闭锁及完全性肺静脉异位引流(多被阻塞)(见图 79-1)。心血管畸形谱包括心脏位置异常(右位或中位心)、三尖瓣闭锁、永存动脉干、主动脉弓、体静脉回流异常以及双侧上腔静脉。

左侧异构或双左位的内脏异位综合征常伴有多

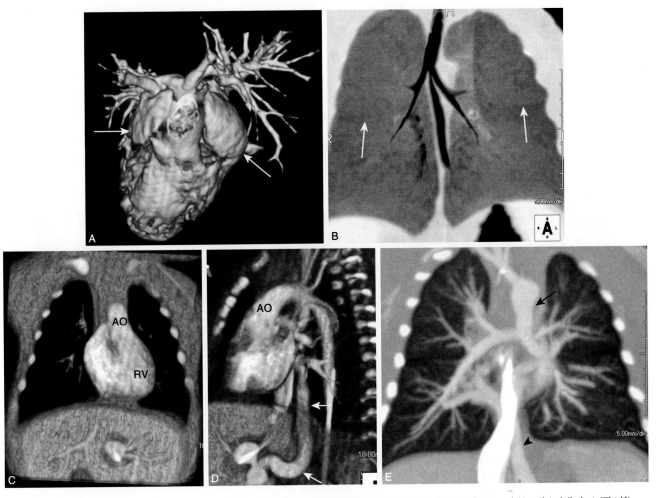

图 79-1 A,3 岁女孩,右侧异构。CT 血管造影的三维容积重建左前斜位显示与右心房形态相一致的双侧对称大心耳(箭号)。注意前方转位的升主动脉。B~E,患有复杂先天性心脏病和右侧异构的新生儿。B,冠状位最小密度重建显示与双侧右支气管相一致的对称短主支气管。双侧叶间裂可见(箭号)。C,冠状位容积成像显示水平肝而无脾。患者具有复杂先天性心脏病,由共同房室通道(未显示)、左转位和肺动脉闭锁、完全性肺静脉异位引流所构成。在该图像中,左位升主动脉(AO)是起源于左形化的右心室(RV)。D,矢状位容积重建显示前位的升主动脉(AO)、肺动脉缺如和延伸至膈下汇入门静脉的异常肺静脉异位引流。E,薄层最大密度投影显示大的未闭动脉导管(箭号)是肺动脉分支(主肺动脉缺如)血流的唯一来源。下肺静脉的异位引流(箭头)可见,部分被下腔静脉致密造影剂遮挡

脾。具有窄指状心耳的双肺心房、双肺呈二肺叶、双侧长动脉下支气管、中位肝、胃位置不确定、肠旋转不良、多脾(无论右侧或左侧)(图 79-2)。左侧异构均会出现的腹部改变为下腔静脉中断与奇静脉相连续(图 79-2)。左侧异构女性略多见,通常预后好于右侧异构,复杂心血管疾病较少。其他相关畸形包括纤毛运动障碍、胆道闭锁以及包括肠旋转不良、胰腺畸形在内的其他胃肠道畸形,也包括先天性门体分流(见图 79-2)。

左侧异构的内脏异位综合征患者中,超过 50% 可见心脏畸形。常见的心血管畸形包括上腔静脉和下腔静脉畸形、心脏异位、房间隔缺损(ASD)、VSD、共同房室通道、右心室双出口和肺静脉异位引流(多为部分性)。

影像 评价内脏异位综合征内脏位置的八个主要结构:

- 心房形态
- 心尖
- 主动脉位置
- 胃肠位置
- 肝脏和胆囊位置
- 脾脏位置和形态
- 腹部静脉引流
- 支气管和肺解剖结构

右侧异构患者胸片的最典型表现为肺动脉流出受阻所致的肺血流量减少或肺静脉受阻所致的肺水肿。左侧异构患者胸片的常见表现为左向右分流所致的心脏肥大和血管增多(见图 79-2)。内脏异位综合征的

其他胸片表现与重复的结构有关,如叶间裂和支气管以及异常的心脏和内脏位置。

超声心电图可用于评估与内脏异位有关的异常心内解剖结构,为主要影像学检查方法。MRI 和 CT 均可明确复杂的解剖结构。MRI、MRA 以及功能磁共振可部分替代基于导管的血管造影来评估上述畸形,特别是心外血管、气道和内脏畸形(见图 79-1 和图 79-2)。

由于无电离辐射和简单易用,超声常为观察腹部解剖的首选。评估肠旋转不良应进行上消化道造影检查。小肠走行结合上消化道造影可用于确定小肠和大肠的相对位置,将未旋转和旋转不良区别开。超声、CT、MRI、锝-99m 硫胶体肝脾扫描可用于判断脾脏组织的存在和位置,评估其他器官/畸形,帮助诊断胆道闭锁(伴有多脾)。有时需要多种影像学检查以明确与内脏异位相关的其他不常见畸形,如先天性门体分流、门静脉发育不良或缺如(Abernethy 畸形)及其引起的高氨血症性脑病或肝肺综合征(与左侧异构有关;见图 79-2)。

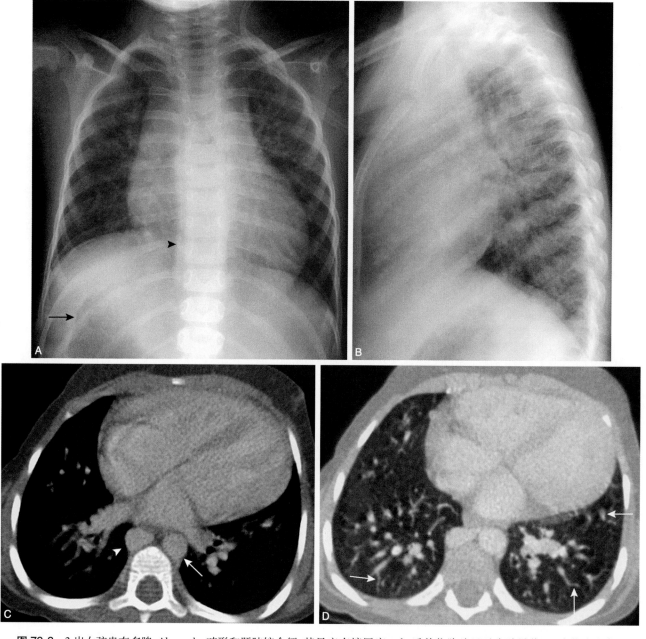

图 79-2　3 岁女孩患有多脾、Abernethy 畸形和肝肺综合征,其母亲有糖尿病。**A**,后前位胸片显示内脏异位,心尖指向左侧、右侧胃(箭号)、左侧肝。存在心脏肥大和肺血管的增多(小房间隔缺损和肺动静脉分流)。难以看到双侧左支气管。明显的右侧脊柱旁线是扩大的奇静脉(箭头)所致。**B**,侧位胸片可明显发现下腔静脉影的缺如。**C**,胸部增强 CT 扫描显示心脏肥大、左位主动脉(箭号)、肺静脉突出、奇静脉增大(箭头)。**D**,胸部增强 CT 扫描肺窗显示多发扩张的肺外周血管(箭号)。

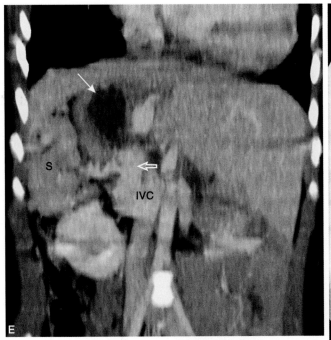

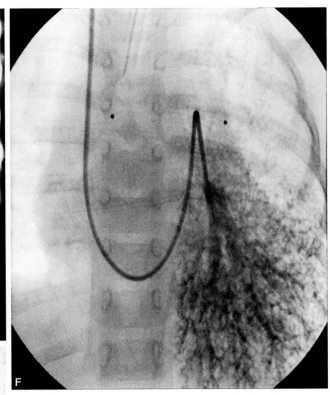

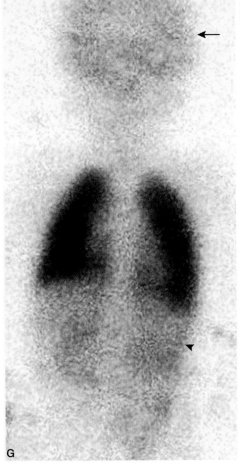

图 79-2(续) **E**,上腹部增强 CT 冠状位重建显示右侧多脾(S)、右侧胃(白箭号)、左肝脏。一个大的右侧门体分流(脾静脉汇入肾静脉)存在(空心箭号)。下腔静脉中断及奇静脉连接(未显示)。**F**,经右侧静脉通路的左肺动脉造影显示扩张的外周肺动脉和微小动静脉连接,与肝肺综合征相一致,其为先天性门体分流的结果。该儿童没有肝脏疾病,肝内门静脉存在但细小(Abernethy Ⅱ 型)。**G**,患者在关闭房间隔缺损后使用锝-99m 大颗粒白蛋白进行核素扫描显示肺灌注正常。在脑(箭号)和肾脏(箭头)有异常的放射性摄取。系统性示踪剂摄取率为 44.7%。这些结果是典型的右向左分流,确认了肝肺综合征的存在

Ehlers-Danlos 综合征

概述 Ehlers-Danlos 综合征（Ehlers-Danlos syndrome，EDS）为一组遗传性结缔组织病，影响皮肤、韧带、关节、血管和内脏器官。特点为皮肤和关节过度伸展、易瘀血、血管脆弱和伤口愈合不良。发生率约为 1/5000。虽然对 EDS 并不完全了解，但基于基因学、生化结构和临床表现可将其分为六个不同的类型。二尖瓣脱垂为最常见的畸形。其他心血管畸形包括主动脉根部扩张、动脉瘤、主动脉夹层或破裂（图 79-3）。也可发生乳头肌功能障碍和左心室破裂。

血管或动脉瘀血型 EDS 为临床最严重的类型。它是 2 号染色体 *COL3A1* 基因的常染色体显性遗传病，该基因编码Ⅲ型前胶原。患者可出现肠管和其他器官的自发性破裂。血管并发症既可自发也可继发于轻微外伤后，包括主动脉和中型动脉的动静脉瘘与动脉瘤，变性后可破裂或夹层（见图 79-3）。一半病例出现胸腹部动脉受累，四肢和头颈部血管则各占 25%。常见的神经血管并发症包括颈动脉海绵窦瘘形成、颈动脉夹层、动脉瘤形成和破裂。

影像、治疗和随访 超声心电图为评价心脏和瓣膜功能的主要检查。超声、CT、MRI 血管成像主要用于确定动脉瘤、夹层和断裂的区域。应对每个动脉瘤的大小和增长率进行定量分析。由于神经血管系统可能受累，因此有必要对脑循环和颈动脉进行影像学检查。

EDS 患者的动脉瘤分布模式不同于 Marfan 综合征患者。典型 Marfan 综合征导致主动脉根部和主动脉窦的扩张，而 EDS 可导致主动脉、髂动脉、颈动脉及其分支不同位置的不连续梭形动脉瘤。EDS 患者的动脉夹层多形态复杂（图 79-3）。无创的 CTA 和 MRA 检查可清晰显示异常血管。基于导管的血管造影对患者有显著的危害，有报道其并发症发生率达 67%。

由于血管型 EDS 少见，因此缺乏相关患者的治疗数据。由于血管壁基质异常，因此手术修复后常并发新动脉瘤、破裂或夹层的形成。所以，手术为最后的治疗手段。

Marfan 综合征

概述 Marfan 综合征为编码细胞外基质蛋白原纤蛋白 1 的基因突变所引起的结缔组织常染色体显性遗传病。其发病率约为 1/3000～1/5000，常可出现骨骼、眼、心血管症状。Marfan 综合征的诊断基于临床标准（2011 年修订的 Ghent 疾病分类）。

Marfan 综合征常见心血管病变包括二尖瓣脱垂、二尖瓣反流、主动脉瓣反流、主动脉根部扩张和升主动脉瘤（图 79-4）。主动脉夹层和主动脉破裂为 Marfan 综合征最危及生命的并发症。

二尖瓣脱垂可累及 35%～100% 的 Marfan 综合征患者，以妇女和儿童多见。超过 80% 的 Marfan 综合征患儿可出现主动脉根部扩张、二尖瓣脱垂或 18 岁以前的儿童均可出现，动脉瘤可见于年幼儿。儿童或青年患者可出现与瓣膜功能不全有关的心衰症状。

影像 胸片除心脏肥大和升主动脉扩张外，可见漏斗胸畸形、脊柱侧后凸、偶尔可见囊性肺疾病（见图 79-4）。MRI 和超声心电图可用于初步评估心脏和主动脉。两者均为具有相对无创和无电离辐射的优点。Marfan 综合征扩张的主动脉/动脉瘤通常为梨形，因为扩张最明显的部位位于主动脉窦水平（见图 79-4）。

应通过 MRA 或 CTA 完成主动脉根部的长期监测，其优点在于可从整个主动脉的视角来进行观察。重建和三维技术可获得任一平面图像，且显示优异，可提供准确的长期测量（图 79-4）。

治疗和随访 主动脉根部的测量和主动脉瓣反流的评估为 Marfan 综合征的诊断标准。受累患者需长期随访以确定主动脉根部的进行性扩张并选择合适时机进行外科干预。在年长儿和青少年中，主动脉根部直径一旦大于 5cm，出现夹层和破裂并发症的发生率将会升高。主动脉壁的病理学改变为囊性中层坏死。目前，Bentall 手术或复合主动脉瓣移植置换术为标准的外科治疗方法，已证明术后生存率明显提高。某些医疗机构的 Bentall 手术已被 Tirone David 手术所替代，后者使用自体主动脉瓣，从而避免抗凝治疗。

目前公认转化生长因子 β（transforming growth factor-β，TGF-β）以及细胞因子可调控改变细胞功能从而导致诸多 Marfan 综合征的临床表现。治疗用 TGF-β 拮抗剂具有良好的前景。

Loeys-Dietz 综合征

概述 Loeys-Dietz 综合征（Loeys-Dietz syndrome，LDS）为 TGF-β 受体基因突变导致 TGF-β 调节异常所引起的罕见疾病。LDS 可分为两种类型；1 型 LDS 患者具有颅颌面畸形（例如悬雍垂裂、腭裂、眼距过宽、颅缝早闭和颈椎不稳）和广泛的血管异常（图 79-5）。2 型 LDS 患者一般临床表现并不严重。可出现悬雍垂裂但通常无其他颅面畸形。

LDS 的血管病变包括长而迂曲的大动脉、动脉瘤形成和狭窄（见图 79-5）。相关异常婴儿期即可出现。与典型的 Marfan 综合征患者相比，LDS 患者发生动脉夹层和动脉瘤破裂的年龄通常较早，相关的动脉瘤体

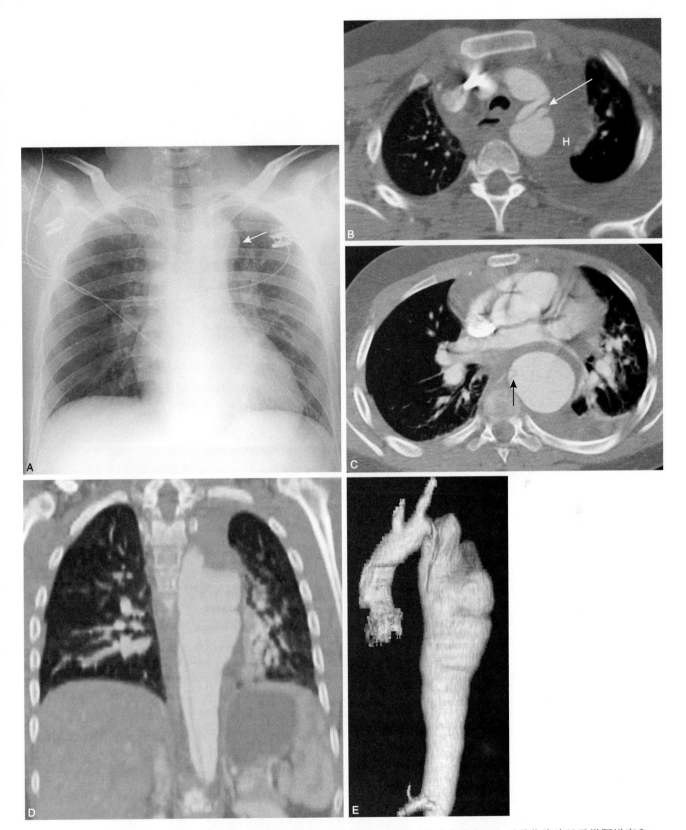

图 79-3　Ehlers-Danlos 综合征。14 岁男孩来急诊科就诊,胸痛并有夹层主动脉瘤家族史。**A**,后前位胸片显示纵隔增宽和主动脉结突出(箭号)。**B**,CT 血管造影(CTA)的上胸部图像显示主动脉弓内存在内膜瓣,这代表夹层的存在。其他发现包括纵隔血肿(H)和左侧胸腔积液。**C**,胸部 CTA 于降主动脉水平显示降主动脉扩张并伴有小内膜瓣(箭号)、中量的主动脉周围血肿、少量左侧胸腔积液。CTA 的冠状位重建(**D**)和三维重建(**E**)显示夹层主动脉瘤和主动脉不规则扩张

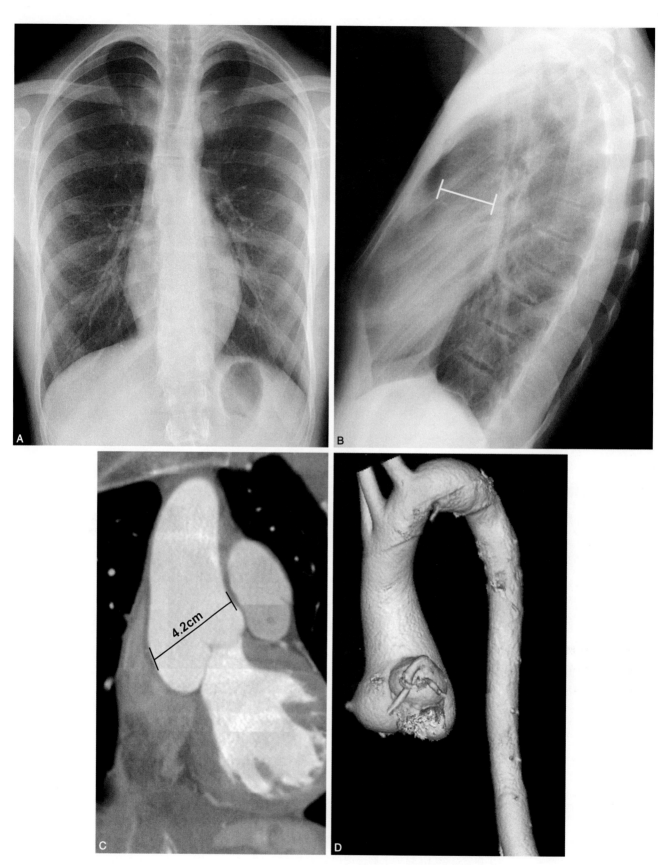

图 79-4 18 岁, 男, Marfan 综合征病史。**A**, 后前位胸片显示马凡样外观, 即细长的胸部和较少的皮下组织。前肋走向垂直, 提示漏斗胸畸形。**B**, 胸部侧位图证实漏斗胸, 显示升主动脉扩张(线)。胸部 CT 血管造影的冠状位重建(**C**)和斜矢状位重建(**D**)显示主动脉根部扩张, 其在主动脉窦水平最大(在 **C** 测量)

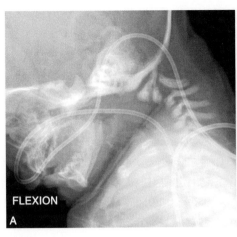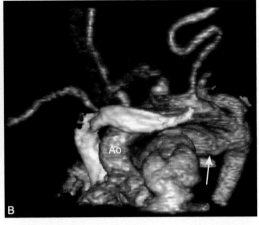

图 79-5 患有 Loeys-Dietz 综合征婴儿。A,颈椎屈侧图像显示颈椎不稳定,C2-C3 明显半脱位、后发育不良及后凸畸形。B,CT 血管造影斜冠状位容积重建。注意到明显迂曲的主动脉(AO)弓及其所有颈部分支、动脉瘤样动脉导管未闭(箭)(Courtesy Ron Cohen,Oakland Children's Hospital.)

积较小。虽然 LDS 患者可出现自发性内脏穿孔(与血管型 EDS 患者相似),但血管和内脏病变的手术治疗良好(与 EDS 不同)。

神经皮肤综合征

影响儿童心血管系统的神经皮肤疾病包括神经纤维瘤病 I 型、结节性硬化症和最近讨论的 PHACES 综合征(见下文)。

神经纤维瘤病 I 型

概述 神经纤维瘤病 1 型(neurofibromatosis type 1,NF1)为多系统受累的常染色体显性遗传病。发生率约为新生儿中 1/3500。其典型的临床表现包括牛奶咖啡斑、腋窝斑点、真皮和丛状神经纤维瘤以及学习障碍。

NF1 患者中 2% ~ 4.3% 可出现先天性心血管畸形。最常见的畸形为肺动脉狭窄。其他异常包括法洛四联症、主动脉狭窄、主动脉缩窄、ASD、VSD、动脉导管未闭(PDA)以及二尖瓣脱垂。有报道少数 NF1 患者可出现肥厚型心肌病。神经纤维瘤可偶见于心内,通过压迫和浸润可阻塞心血管血流或侵蚀血管导致出血。

血管的相关病变包括狭窄、动脉瘤、动静脉瘘、动静脉畸形、体动脉或静脉自发破裂(图 79-6)。肾血管狭窄和高血压尤为常见。另一血管病变称为中主动脉综合征,由胸或腹主动脉远端狭窄所致,导致肾血管性高血压和内脏器官及下肢缺血(见图 79-6)。

影像和治疗 除心血管病变外,NF1 患者胸片可见肋骨畸形("铅笔绘图征"及"纽带征")、神经孔扩大、肋间、纵隔、胸膜和软组织神经纤维瘤以及纤维性肺泡炎。如果出现高血压,NF1 型患者通常需要进行频繁的血压测量和动脉影像学检查(即 CTA 或

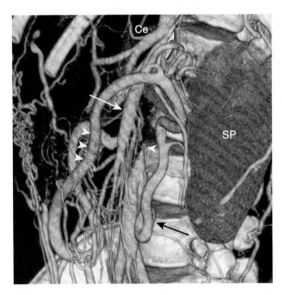

图 79-6 14 岁男孩,神经纤维瘤病 1 型导致主动脉梗阻。腹部 CT 血管造影容积成像显示腹腔干(Ce)和肠系膜上动脉(白箭号)起始部远端的主动脉完全阻塞。远端主动脉(单箭头)通过肠系膜上动脉、Drummond 边缘动脉(三箭头)和肠系膜下动脉(黑箭)而重建。SP,脾脏

MRA)。血管病变可采用药物、血管成形术或外科手术治疗。有报道支架或支架植入术后可发生动脉瘤,这与对血管壁的潜在损伤一致。

结节性硬化

概述 结节性硬化以多器官错构瘤、室管膜下结节、巨细胞星形细胞瘤、肾血管平滑肌脂肪瘤为特点的疾病。为常染色体显性遗传,活产儿的发生率约为 1/6000。其典型的临床三联征为癫痫、精神发育迟缓和皮肤病变。由于结节性硬化的改变和表现多样,因此可造成长时间漏诊。

心脏横纹肌瘤为儿童最常见的心脏肿瘤,51% ~

86%的心脏横纹肌瘤与结节性硬化有关(图79-7)(见第81章)。

结节性硬化的其他心血管改变包括中枢和外周动脉瘤、主动脉缩窄以及血管狭窄-闭塞性疾病,如肾动脉狭窄。腹部动脉瘤的出现早于胸部,其病理过程为血管壁中层的萎缩和破裂。

影像、治疗和随访 横纹肌瘤为胎儿结节性硬化最早的临床表现,产前或新生儿超声即可诊断。产前多发心脏肿瘤足以确诊结节性硬化。在超声检查中,横纹肌瘤表现为心肌内圆形、均匀的高回声区(见图79-7)。

心脏肥大伴肺纹理正常或减少为生后胸片的最常见表现。横纹肌瘤的 MRI 信号特征多变。相较心肌层呈 T1 等至稍高信号(见图79-7),T2 高信号。横纹肌瘤在增强后信号较心肌低。增强 CT 通常表现为低密度肿块(见图79-7)。

横纹肌瘤可引起心室血流受阻、心律失常、功能性心肌受损,从而导致心输出量减低、充血性心力衰竭甚至心肌梗死。横纹肌瘤可出现于心肌的任何区域,但与其他心脏肿瘤相比,起源于瓣膜的情况更多见。通常病变多发并可侵犯心包。病变可存在中央坏死区。

横纹肌瘤不被认为是真正的肿瘤。至妊娠32周时,病变倾向于逐渐增大,随后逐渐减小,尤其在生后第一年。患儿可进行系列超声心电图监测,多数患者病变于6岁时完全萎缩。

不论诊断基础病还是频繁定期复查,均建议进行主动脉瘤的筛查(超声、MRA 或 CTA)。发现动脉瘤后,手术选择性修复尤为重要,因为结节性硬化和动脉瘤患者中三分之一可出现动脉瘤破裂。

PHACE 综合征

概述 PHACE 综合征包括颅后窝畸形、血管瘤、动脉畸形、心脏畸形、眼部异常、胸骨裂或脐上缝,近来被认为是神经皮肤综合征,女性明显多发。其表现与 Sturge-Weber 综合征相重叠,因此易混淆其疾病的特点和相关血管病变。

超过30%的 PHACES 患者出现主动脉缩窄或其他先天性主动脉畸形,如主动脉弓闭锁、锁骨下动脉起源异常、胸降主动脉发育不良和双主动脉弓。对于进展性病变应予以特别关注,如主动脉和颈动脉狭窄或动脉瘤形成。PHACES 患者罹患卒中(渐进性动脉血管病变的后果)和脑血管畸形的风险异常增高。目前影像学的检查策略在于血管病变的识别、治疗计划、监测疾病进展。

Noonan 综合征

概述 Noonan 综合征为常染色体显性遗传病,男女婴均可患病,发病率约为 1/1000~1/2000。本病也被称为假性 Turner 综合征,因为其部分表型与 Turner 综合征一致。Noonan 综合征具有特征性面容、蹼颈、身材矮小、心脏异常、耳聋、动作迟缓和精神发育迟滞。根据 Marino 及其同事研究,Noonan 综合征为继唐氏综合征之后第二常见的与先天性心脏病有关的遗传性疾病。

Noonan 综合征报道最多的心脏畸形包括伴有或不伴有肺动脉瓣发育不全的肺动脉狭窄、伴有或不伴有左心室流出道梗阻的肥厚型心肌病,上述畸形的出现率分别为 38.9% 和 9.5%。其他异常包括 ASD、VSD、PDA、TOF、肺静脉异位引流、主动脉缩窄、部分型房室间隔缺损、二尖瓣畸形和冠状动脉畸形。淋巴系统畸形尤为常见,包括淋巴水肿、淋巴管扩张、囊状水瘤和乳糜胸。

术语"神经纤维瘤病-Noonan 综合征"已被用于具有 Noonan 综合征特点的 NF1 患者,如漏斗胸、宽颈和先天性心脏病。Noonan 综合征与 LEOPARD 综合征具有等位基因,可合并 LEOPARD 综合征(雀斑、心电图异常、眼距宽、肺动脉狭窄、生殖器异常、生长迟缓、失聪)。

VATER/VACTERL 联合畸形

概述 VATER(脊椎缺损、室间隔缺损、肛门闭锁、食管气管瘘、肢体和肾发育不良)或 VATERL(脊柱畸形、肛门直肠闭锁、心脏畸形、食管气管瘘、肾脏畸形、肢体缺陷)联合征为非随机性共同出现的生后缺陷。VATER/VACTERL 联合征的新生儿发病率约为 2/10 000~13/10 000,糖尿病母亲所产婴儿以及 18-三体综合征患儿更常出现。如果患儿具有至少两个以上的特征即可诊断本病。

对于本病的大样本人群研究发现,心脏畸形与 VATER 其他畸形的相关性并未高于其他出生缺陷。与 VACTERL 有关的心脏畸形包括 VSD、ASD、PDA、右位心、TOF、主动脉缩窄、单心室、和大动脉转位(见第74、75、76 章)。

与 VACTERL 相似,除支气管气管瘘外,支气管前肠畸形也与一系列畸形有关。这些畸形包括气管发育不全、肺发育不良和发育不全、肺动脉吊带、弯刀综合征、先天性大叶肺气肿、先天性肺气道畸形、支气管闭锁、肺隔离症。各畸形的确切发生率和出现频率有所不同。例如,与气管食管瘘相比,气管未发育的患儿心脏畸形更复杂。而与气管未发育相比,气管食管瘘更常合并肛门闭锁。

影像和随访 超声可进行产前诊断。产前发现包括桡肢体畸形、脊柱畸形、羊水过多、单脐动脉、胎儿宫内发育迟缓、肾脏和心脏畸形。分娩后,超声心电图、平片、透视、CT 以及 MRI 可补充临床发现并确定诊断(图79-9)。

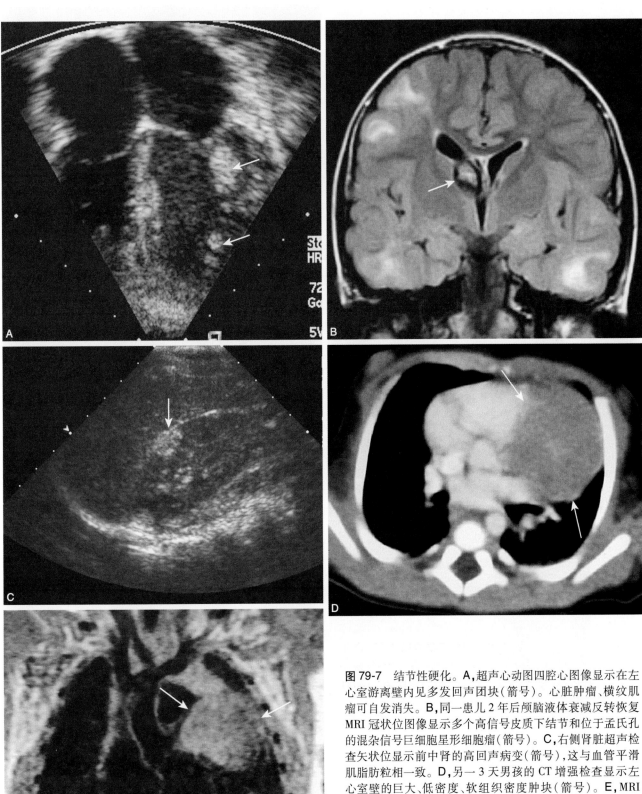

图 79-7 结节性硬化。**A**,超声心动图四腔心图像显示在左心室游离壁内见多发回声团块(箭号)。心脏肿瘤、横纹肌瘤可自发消失。**B**,同一患儿 2 年后颅脑液体衰减反转恢复 MRI 冠状位图像显示多个高信号皮质下结节和位于孟氏孔的混杂信号巨细胞星形细胞瘤(箭号)。**C**,右侧肾脏超声检查矢状位显示前中肾的高回声病变(箭号),这与血管平滑肌脂肪粒相一致。**D**,另一 3 天男孩的 CT 增强检查显示左心室壁的巨大、低密度、软组织密度肿块(箭号)。**E**,MRI 的 T1 冠状位图像显示在左心室游离壁巨大、与肌肉等信号的横纹肌瘤(箭)。(**A**,Courtesy Lizabeth Lanford, MD, Children's Hospital, Pittsburgh, PA.)

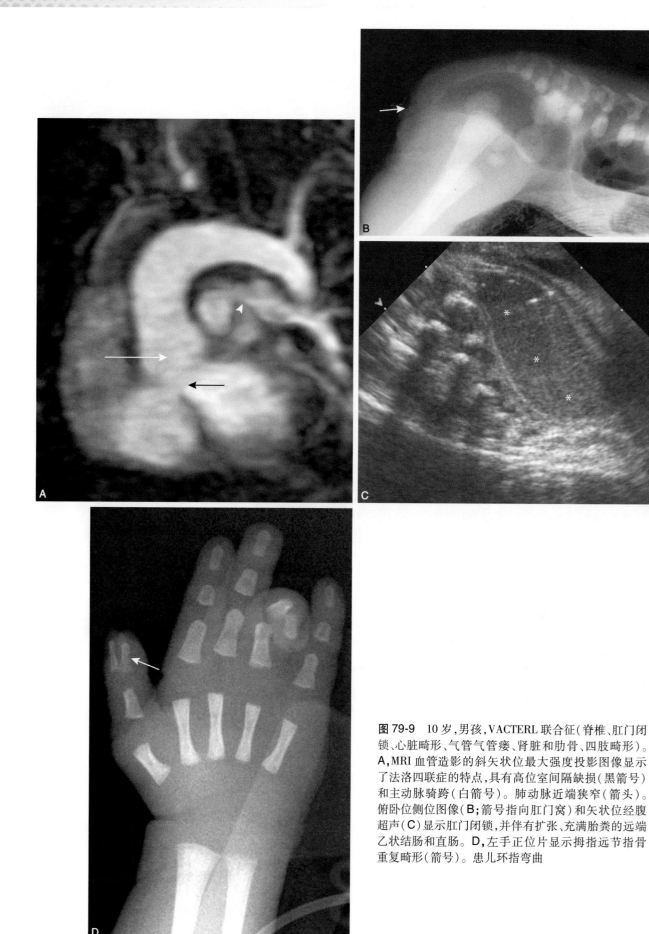

图 79-9 10 岁,男孩,VACTERL 联合征(脊椎、肛门闭锁、心脏畸形、气管气管瘘、肾脏和肋骨、四肢畸形)。A,MRI 血管造影的斜矢状位最大强度投影图像显示了法洛四联症的特点,具有高位室间隔缺损(黑箭号)和主动脉骑跨(白箭号)。肺动脉近端狭窄(箭头)。俯卧位侧位图像(B;箭号指向肛门窝)和矢状位经腹超声(C)显示肛门闭锁,并伴有扩张、充满胎粪的远端乙状结肠和直肠。D,左手正位片显示拇指远节指骨重复畸形(箭号)。患儿环指弯曲

识别该联合征相关畸形的重要性在于出现一个或多个畸形后,应寻找其他畸形。因此,食管闭锁、肛门闭锁或脊柱畸形的婴儿应接受肾脏和心脏超声筛查。肛门闭锁的患儿应进行脊髓超声检查以寻找隐匿性脊柱裂和脊髓栓系。

　　诊断为 VATER/VACTERL 的患儿预后情况不同,取决于疾病的严重程度。Tongsong 等人的研究表明具有三个以上的畸形的新生儿死亡率约为 28%。由于预后情况不同,因此所有畸形的早期诊断和明确识别尤为重要。

其他综合征

　　其他少见的综合征及其相关心血管畸形已于表79-1 中列出(见图 79-8)。首先列出的为最常见的相关心脏畸形。有许多罕见的综合征可合并心脏畸形,

但因其太多而无法具体提及。表 79-2 几乎完全囊括了具有心血管畸形的综合征。此表虽不完整,但包括了较常见和重要的疾病。

染色体异常

22Q11 缺失-DiGeorge 综合征

　　概述　　22q11 缺失为 DiGeorge 综合征与腭心面综合征最常见的染色体缺失。可通过首字母 CATCH22 记忆本病,代表其主要表现:心脏缺陷、面容异常、胸腺发育不良、腭裂、低钙血症(甲状旁腺缺如)和 22q11 缺失。DiGeorge 综合征的缺陷由第三和第四咽囊发育障碍所致。最常合并的心脏畸形为永存动脉干(图79-17)和主动脉弓离断(通常为 B 型)(见图 79-17),

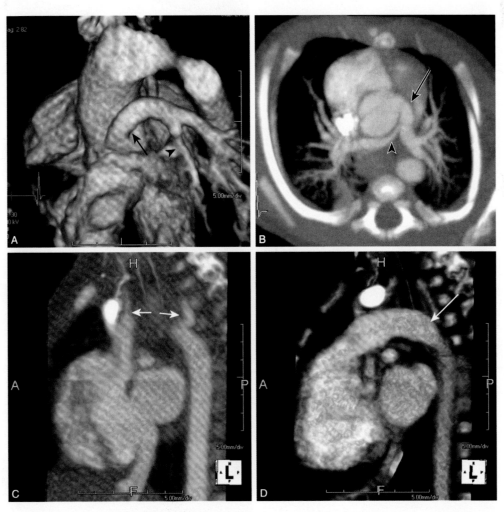

图 79-17　两个 22q11 缺失的新生儿(DiGeorge 综合征)。A 和 B,永存动脉干 1 型。容积成像的三维重建后斜位图像(A)和轴位薄层最大密度投影(B)显示起源于心脏的单一大动脉。主肺动脉(箭号)起源于该动脉,该动脉随后继续走行形成升主动脉。右肺动脉分支狭窄(箭头)。C 和 D,矢状位三维容积重建显示主动脉弓离断(B 型)。升主动脉和降主动脉之间间距明显,伴有左颈总动脉和左锁骨下动脉(C 中箭号)之间的离断。大的未闭动脉导管由肺动脉中央发出并为降主动脉供血(D 中箭号)

以及 TOF 和迷走或孤立锁骨下动脉。

DiGeorge 综合征与其他综合征有关,包括胎儿酒精综合征、Noonan 综合征和 Zellweger 综合征。它还与婴儿母亲患糖尿病有关。

生后第一周胸片可见胸腺影缺如并伴心脏疾病的应高度疑似 DiGeorge 综合征。但是,胸腺无需完全缺如,也可为发育不良。

影像学检查和治疗取决于心脏病变和其他畸形的严重程度。感染易感性可增加,特别是呼吸道感染,对于免疫抑制宿主的少见病原体应予以足够重视。

脆性 X 综合征

概述 脆性 X 综合征为最常见的遗传性智力障碍性疾病。人群中约 1/850 携带该 X 连锁疾病的基因,但在具有该基因的男性中,20% 不受影响。受累患者可出现大头和面容异常,合并学习障碍和行为问题。相关心脏畸形包括二尖瓣脱垂、二尖瓣反流、主动脉瓣反流、三尖瓣反流、主动脉根部扩张和主动脉缩窄。

21-三体(唐氏综合征)

概述 唐氏综合征为最常见的染色体异常,活产儿的发病率为 1/1600~1/1700。本病是与先天性心脏病相关的最常见的遗传性疾病。约 40%~70% 的唐氏综合征患者具有先天性心脏畸形,因此可导致生后两年内出现死亡。

唐氏综合征最具特点的畸形为合并共同房室交界区的 ASD,也被称为共同房室通道、房室间隔缺损或心内膜垫缺损(图 79-18)(见第 73 章)。大于 70% 的

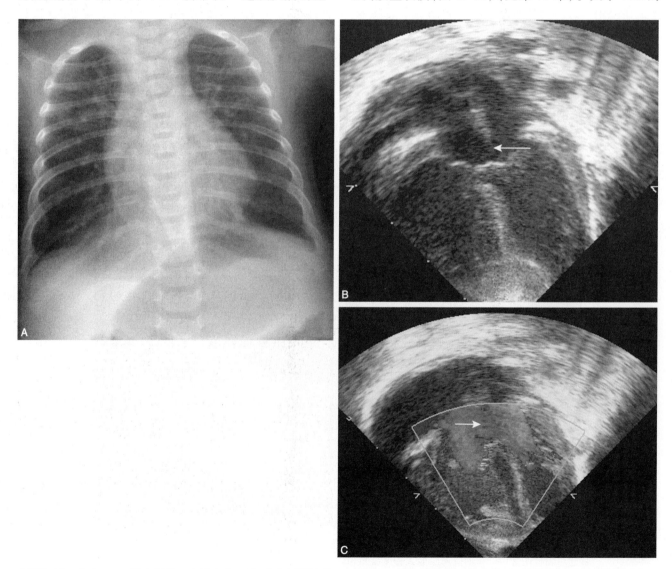

图 79-18 患有 Down 综合征的 3 个月女孩,已知房室间隔缺损。**A,** 胸片显示肺血管增加、轻度充血、并伴有肺部过度充气。双侧可见 11 根肋骨。**B,** 超声心动图四腔心图显示大的房室间隔缺损(箭号)。**C,** 从左向右的彩色多普勒血流穿过房间隔缺损(箭号)。(B and C,Courtesy Lizabeth Lanford,MD,Children's Hospital,Pittsburgh,PA.)

心内膜垫缺损与唐氏综合征有关。其他常见的心脏畸形包括 VSD、PDA、TOF 和肺动脉狭窄。

血管和淋巴管畸形也可发生,特别是后者可见于子宫内。由于唐氏综合征患者具有肌张力减低、相对较大的舌、细小咽腔和气管软化,因此慢性上气道阻塞可能成为严重的临床问题并可导致充血性心力衰竭。

影像 胸片、超声心动图和超声、CT 或 MRI 相结合最常用于评估和治疗唐氏综合征的心血管畸形,必要时可辅以导管血管造影(见图 79-18)。

非心脏的胸部影像学可发现 11 根肋骨和胸骨柄的过度碎裂,以及被认为代表肺发育不全/发育不良改变的多发外周小囊肿。反复感染、滤泡性细支气管炎、肿瘤倾向的增加特别是白血病和淋巴瘤是与本病免疫功能障碍有关的其他表现。腹部表现包括骨盆特征性形态(髋臼扁平、喇叭样髂骨翼)、十二指肠闭锁或狭窄、环形胰以及先天性巨结肠。

13-三体(Patau 综合征)

概述 Patau 综合征为最不常见但最为严重的三体综合征。活产儿的发病率约为 1/29 000。82% 的患儿于生后第 1 个月内死亡。约 80% 的患儿可发现先天性心脏畸形。最常见的畸形包括 ASD、VSD、PDA、右位心和右心室双出口。

18-三体(Edwards 综合征)

概述 18-三体综合征为第二常见的常染色体显性遗传病,发生率约为 1/7000。其特点为严重的精神运动和生长迟缓、小头畸形、小眼球、小颌畸形或缩颌、小口畸形、耳畸形、特殊的紧握手指和其他先天性畸形。

心脏畸形可见于 90% 至 100% 的患者。最常见的心脏畸形包括 VSD 和心脏瓣膜疾病。肺动脉和主动脉瓣常受累。其他心脏畸形包括 ASD、PDA、主动脉缩窄、TOF、大动脉转位和左心发育不良。VACTERL 联合征也可与 18-三体相关。

Turner 综合征(XO 综合征,X 单体)

概述 Turner 综合征为最常见的女性染色体畸形。活女婴的发病率约为 1/2000,但据估计仅有 1% 的胎儿可生存至出生,10% 的自发性流产具有 45,XO 核型。本病特征性临床表现包括颈蹼、伴有宽间距乳头的盾状胸、身材矮小、性腺功能不全和不孕。

20%~40% 的 Turner 综合征患者可发生先天性心脏畸形。最常见的心脏疾病包括主动脉缩窄(30%)(图 79-19)和二叶型主动脉瓣(30%~50%)。主动脉

根部扩张并不常见(3%~8%),但却具有夹层和破裂等毁灭性后果。其他少见畸形包括二尖瓣脱垂、主动脉狭窄、主动脉瓣反流、部分肺静脉异位引流和左心发育不良综合征。淋巴管扩张症、淋巴水肿、血管瘤和体静脉畸形也可发生。

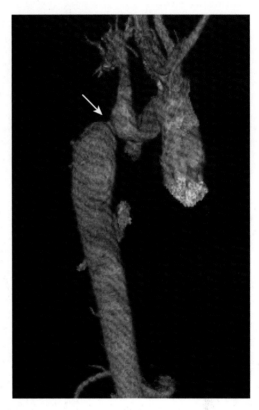

图 79-19 Turner 综合征,10 岁女孩。主动脉弓的矢状位三维容积重建图像显示横弓的明显扭曲、合并左锁骨下动脉远端的局段狭窄(箭号)

影像 Turner 综合征及 Noonan 综合征的心血管成像策略随临床情况而定,并且与其他具有广泛心血管表现的疾病如马凡氏综合征和其他胶原病类似。

Klinefelter 综合征(XXY)

概述 Klinefelter 综合征发生率在活男婴中约为 1/500~1/1000。Klinefelter 综合征的临床表现包括不育、男性乳房发育、性腺功能减退、认知障碍和易感恶性肿瘤。

二尖瓣脱垂为最常见的心脏畸形,见于 55% 的患者。其他少见畸形包括 TOF、ASD、VSD、三尖瓣闭锁和主动脉缩窄。血管畸形包括颅内动脉瘤、静脉曲张、静脉血栓栓塞和动脉炎。

其他染色体异常

其他少见的染色体病变及其相关心血管病变已在

表 79-3 中列出。首先列出的为最常见病变，心脏病变一般先于血管畸形。

推荐阅读

综合征

Araoz PA, Eklund HE, Welch TJ, et al. CT and MR imaging of primary cardiac malignancies. *Radiographics*. 1999;19:1421-1434.

Berdon WE, Willi U. Situs inversus, bronchiectasis, and sinusitis and its relation to immotile cilia: history of the diseases and their discoverers—Manes Kartagener and Bjorn Afzelius. *Pediatr Radiol*. 2004;34:3842.

Cyran SE, Martinez R, Daniels S, et al. Spectrum of congenital heart disease in CHARGE association. *J Pediatr*. 1987;110:576-578.

Elliott M, Bayly R, Cole T, et al. Clinical features and natural history of Beckwith-Wiedemann syndrome: presentation of 74 new cases. *Clin Genet*. 1994;46:168-174.

Greenhalgh KL, Howell RT, Bottani A, et al. Thrombocytopenia–absent radius syndrome: a clinical genetic study. *J Med Genet*. 2002;39:876-881.

Morrison PJ, Mulholland HC, Craig BG, et al. Cardiovascular abnormalities in the oculo-auriculo-vertebral spectrum (Goldenhar syndrome). *Am J Med Genet*. 1992;44:425-428.

Sletten LJ, Pierpont ME. Variation in severity of cardiac disease in Holt-Oram syndrome. *Am J Med Genet*. 1996;65:128-132.

Stevens CA, Bhakta MG. Cardiac abnormalities in the Rubinstein-Taybi syndrome. *Am J Med Genet*. 1995;59:346-348.

Wippermann CF, Beck M, Schranz D, et al. Mitral and aortic regurgitation in 84 patients with mucopolysaccharidoses. *Eur J Pediatr*. 1995;154: 98-101.

染色体异常

Duarte AC, Menezes AIC, Devens ES, et al. Patau syndrome with a long survival: a case report. *Genet Mol Res*. 2004;3:288-292.

Versacci P, Digilio MC, Sauer U, et al. Absent pulmonary valve with intact ventricular septum and patent ductus arteriosus: a specific cardiac phenotype associated with deletion 18q syndrome. *Am J Med Genet A*. 2005;138:185-186.

参考文献

Full references for this chapter can be found on www.expertconsult.com.

心肌、心内膜和心包疾病

ANA MARIA GACA，CHARLES M. MAXFIELD，and BEVERLEY NEWMAN

心肌疾病

心肌病为慢性、多为渐进性同时伴有心功能障碍的心肌疾病。本病罕见但后果严重，仅 25% 的患儿在症状出现后可存活超过 5 年。虽然我们对引起儿童心肌病的原因的有了深入了解，但在过去的 30 年中，其预后并未发生很大变化，发展中国家和工业化国家相同。

心肌病主要根据病理生理学改变和病因进行分类。主要分为四种生理类型：扩张型、肥厚型、限制型和心律失常型。肥厚型和扩张型心肌病最常见于儿童。患者的心肌病生理类型可不止一种。

心肌病也可根据病因分类。伴有特异性心脏病或特异性系统性疾病的心肌病被称为特异性心肌病。炎性和孤立家族性心肌病占儿童的大部分病例，且病因明确。其他与代谢性疾病、全身系统性疾病、肌营养不良、神经肌肉疾病、过敏性或毒性反应（如放疗和化疗）等有关的特异性心肌病少见于儿童。心肌病患儿中，三分之二病因不明。

超声心动因其良好的实用性、无辐射、便携性成为心肌病分类和心功能评价的最常用检查。随着技术的进步，心血管 MRI 已成为公认的评估心肌病的有效方法。心脏 MRI 可通过多项技术评价心肌功能和形态（电影序列）、心肌灌注储备（首过灌注成像）、心肌存活和瘢痕形成（延迟增强序列）。

心肌病的药物治疗目的在于使用抗心律失常药物、β-受体阻滞剂、利尿剂等用以改善心功能。根据心肌病的类型，必要时可植入心脏起搏器和除颤器。任何已知的潜在病因应必须得到处理。

肥厚型心肌病

肥厚型心肌病多为家族性疾病，通过常染色体显性遗传的方式遗传，其外显率和表达多变。虽然有些患儿可无症状，但肥厚型心肌病可在任何年龄段出现心律失常和心源性猝死。肥厚型心肌病一般以无明显病因的左心室肥厚为特点。虽然病变可累及左心室的任何部位，但以室间隔肥厚多见，这会导致左心室流出道梗阻（图 80-1）。右心室也可受累。

超声心动图为诊断肥厚型心肌病的标准检查，但心脏 MRI 可用于评估肥厚的位置和程度以及超声心动图难以观察的位置，如心尖和部分右心室。梯度回波电影序列可用于评估左心室流出道术前和术后的血流动力学改变。肥厚心肌中的瘢痕或纤维化区在 MRI 增强扫描中表现为延迟强化，在肥厚型心肌病相关的心律失常中，认为该区域气道起到作用。

扩张型心肌病

扩张型心肌病的特点为左心室或两个心室的扩张和收缩功能受损，患者通常出现渐进性心力衰竭。大多数儿科病例为特发性，但其病因也可包括感染性心肌炎、家族性疾病以及神经肌肉疾病（Duchenne and Becker 肌营养不良）。冠状动脉疾病为引起成年扩张型心肌病的常见原因，但少见于儿童。在镰状细胞病的患儿中，可出现与微栓塞有关的缺血性心肌病。大多数扩张型心肌病的患儿在生后第一年内确诊。

心脏 MRI 可较好的评估扩张型心肌病有关的功能及解剖改变，其包括心肌炎的急慢性改变、左心室质量、每搏输出量、射血分数和心肌延迟强化等改变。

致心律失常性右室心肌病

致心律失常性右室心肌病（arrhythmogenic right ventricular cardiomyopathy，ARVC）以纤维脂肪组织渐进性替代右心室心肌为特点。开始时，该组织替代局

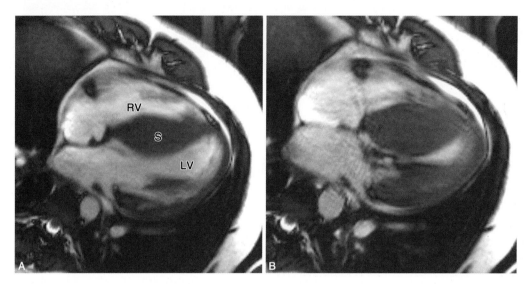

图 80-1 肥厚型心肌病。A,四腔心 MR 电影成像于舒张末期显示室间隔(S)的明显增厚。B,收缩期,左心室心腔接近完全闭塞。LV,左心室;RV,右心室。(Courtesy Laura Heyneman,Duke Medical Center)

限于右心室局部,但可进展累及整个右心室,病变也可累及左心室。残存的心肌区域可成为不稳定性病灶,导致室性心律失常和猝死,青少年和青年人更常见。MRI 自旋回波 T1WI 序列可见 ARVC 脂肪或纤维脂肪组织的浸润及室壁变薄(图 80-2)。MRI 最可靠的表现包括右心室局部和整体室壁运动的异常、动脉瘤、扩张。钆剂增强可见延迟强化。

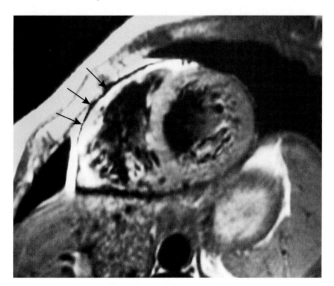

图 80-2 致心律失常性右室心肌病,18 岁,复发性室上性心动过速。心脏短轴 T1WI 图像显示右心室前壁的异常高信号(箭号),其与心包脂肪的正常 T1 高信号相邻。这种表现符合致心律失常性右室心肌病中的纤维脂肪组织替代和室壁的变薄

限制型心肌病

限制型心肌病为心肌病中最少见的类型,以单或双心室充盈受限、舒张期容积缩小为特征,不伴有心室扩张和肥厚。限制型心肌病通常为特发性,可能与导致心肌或心内膜浸润或纤维化的疾病有关,如血色沉着病、糖原存积病、Gaucher 病、Hurler 病和 Fabry 病。虽然淀粉样变性和结节病罕见于儿童,但它们可导致限制型心肌病的发生。由于双心室均可受累,因此患者可出现右或左心室衰竭或心律失常的症状和体征。当患者出现心力衰竭而无心脏扩大或收缩功能障碍时应考虑限制型心肌病。鉴别限制型心肌病与缩窄性心包炎区十分重要,因为后者有相类似的临床表现,但可通过外科手术治愈。

限制型心肌病患者的胸片可表现为心影大小正常,并可出现肺充血、间质水肿和胸腔积液。心脏 MRI 可显示心室体积减小或正常(图 80-3);可出现心室充盈减小的征象,包括心房、上腔静脉、下腔静脉和肝静脉的扩张。这些表现与缩窄性心包炎相似,但无心包增厚(>4mm),此为缩窄性心包炎的典型表现。

特异性心肌病

除炎性和神经肌肉性心肌病以外,其他类型的特异性心肌病少见于儿童。这些类型中,本章将介绍与毒素和代谢异常相关的心肌病。

炎症性心肌病

炎症性心肌病包括感染性和家族性两种类型。在已知病因的病例中,近 30% 由感染所致。虽然感染性心肌病也称为心肌炎可能由细菌、真菌或寄生

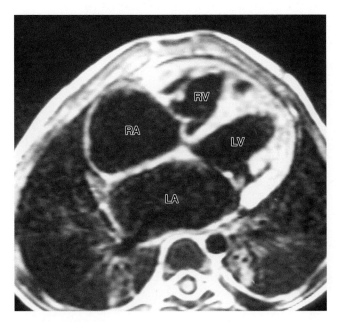

图80-3　限制型心肌病。患有特发性心肌病的3岁男孩的四腔心T1WI图像显示右心室(RV)和左心室(LV)体积相对减小、右心房(RA)和左心房(LA)扩张。没有心包增厚证据表明缩窄性心包炎的存在

虫感染所引起,但病毒性心肌炎最常见。肠道病毒,特别是柯萨奇病毒B与25%~40%的小儿急性心肌炎和扩张型心肌病有关。心肌炎的急性临床表现以充血性心力衰竭所致的呼吸急促和呼吸困难为特点。结核累及心肌极为罕见,通常发生于播散性疾病。嗜酸性心肌炎可能出现在嗜酸细胞增多综合征或过敏反应中。

急性风湿热为自身免疫反应,继发于小部分A组β溶血性链球菌感染,将在后文中详细讨论。其后遗症,即风湿性心脏病值得注意,因为急性期可引起心脏瓣膜病(更常见)和心脏炎(心包炎、心肌炎或心内膜炎)。

孤立性家族性心肌病通常被定义为发生于具有确定遗传缺陷的患者或多个家庭成员中的无系统特征的心肌病。家族性心肌病约占非特发性心肌病的20%~25%。

结节病

结节病为多器官性疾病,以非干酪性肉芽肿为特点。本病最常发生于青少年,有报道本病可发生于2岁儿童。其临床表现因年龄不同而有所差异。小于5岁的儿童,病变主要累及皮肤、眼和关节,而在大龄儿童中,淋巴结、肺或眼受累更常见。

结节病所致心脏病并不常见,但具有多样的表现,包括传导异常(通常为室性心律失常)和心脏传导阻滞。心室壁浸润可损坏心室的收缩和顺应性,从而分别引起收缩和舒张功能障碍。其他心血管症状包括心包积液、乳头肌功能不全和心脏瓣膜疾病。MRI可用以诊断心肌浸润所致的心脏病变。

神经肌肉性心肌病

神经肌肉性心肌病包括多种遗传性和后天性疾病。Duchenne型肌营养不良症为最常见的X-连锁隐性遗传的神经退行性疾病,以进行性骨骼肌肌肉无力为特点。Duchenne型肌营养不良症的患儿,扩张型心肌病的发展伴随着心肌肥大、萎缩和纤维化。有趣的是,扩张型心肌病可能为Duchenne型肌营养不良症基因携带者唯一的临床表现。

Friedreich共济失调为罕见的常染色体隐性遗传性神经系统疾病,以进行性共济失调和肌肉骨骼畸形(脊柱侧凸和足畸形)为特点。Friedreich共济失调所致心脏病包括可进展为扩张型心肌病的肥厚型心肌病,同时伴心律失常。虽然患者常表现为神经症状,但少数可出现收缩功能障碍。

Noonan综合征为较常见的遗传综合征,以典型面容和身材矮小为特征。Noonan综合征相关的心脏异常包括肺动脉瓣狭窄和肥厚型心肌病,可伴有或不伴有梗阻。

代谢性心肌病

糖原贮积症(glycogen storage diseases,GSDs)为一组以糖原代谢异常,存储于各种组织为特点的疾病。最常累及心脏的类型为Ⅱ型(Pompe病)、Ⅲ型和Ⅳ型。

Pompe病(GSDs Ⅱ型)与酸性α-葡萄糖苷酶缺乏有关,分为三种主要类型。完全性酸性α-葡萄糖苷酶的缺乏会导致最为严重的婴儿型,出现进行性致命性心脏和肌肉疾病。症状包括发育停滞、肌张力低下、呼吸困难和心脏疾病。心脏改变包括充血性心力衰竭、心律失常、心脏扩张、双心室肥厚和流出道梗阻。新生儿期以后,婴儿出现显著的伴有或不伴有梗阻的心脏扩大,应提出本病作为鉴别诊断(图80-4)。酸性α-葡萄糖苷酶部分缺乏可引起轻度、迟发的Pompe病青少年型和成年型。

几乎所有的GSD Ⅲ型患者均出现无症状性心脏

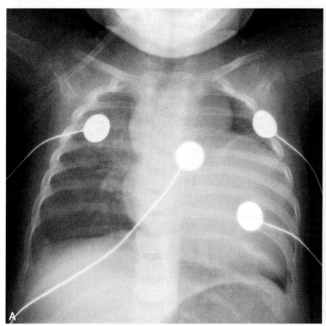
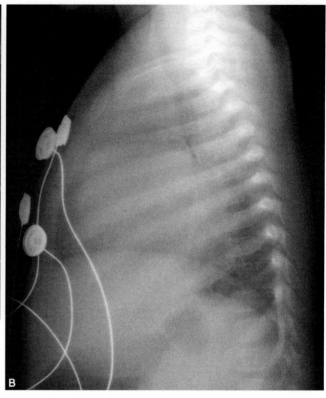

图 80-4　心脏的糖原累积病(Pompe 病)的 5 岁女孩。在正位(A)和侧位(B)胸片可见心脏的明显增大。上纵隔突出的叶状形态是胸腺所致

病。GSD Ⅳ 型患者通常于心肌病临床症状加重死于肝脏疾病。超声心动图可见心肌肥大,此表现可导致左心室流出道受阻,但不会出现心脏扩张。

黏多糖贮积症为一组以溶酶体酶缺乏导致黏多糖异常存积为特点的罕见遗传性病。在黏多糖贮积症中,Hurler 综合征、Hunter 综合征、Sanfilippo 综合征、Scheie 综合征及 Hurler-Scheie 综合征可出现严重的心脏受累。心肌细胞因相关物质的存积而膨大。本病患者也可出现瓣膜增厚、腱索短厚而导致的瓣膜功能不全。

Fabry 病为 X-连锁隐性遗传性贮积症,以鞘糖脂在不同组织的存积为特点。典型的 Fabry 病表现为弥漫性器官受累,出现左心室肥厚和扩张、传导异常、瓣膜功能不全和心肌梗死。部分患者的心脏病变可仅限于心肌肥厚。心脏 Fabry 病可很难区分肥厚型心肌病,但两者的心脏 MRI 增强方式不同。

血色素沉着症为铁的异常吸收和器官沉积。两种原发型血色素沉着症可影响年少者:青少年型血色素沉着症和新生儿型血色素沉着症。青少年型血色素沉着症为严重的遗传性血色素沉着症。本病均可累及肝脏。其他改变包括心肌病、心律失常、心力衰竭,上述

表现青少年型较成人型更常见。本病的全身表现出现于 20~30 岁。顽固性心力衰竭或心律失常可导致死亡,多发生于 30 岁前。心肌中的铁存积可引起限制型心肌病。

新生儿型血色素沉着症病因不明且复杂。受影响的婴儿胎龄小,常会早产。胎儿期可伴有羊水过少、胎盘水肿和胎儿宫内生长受限。生后数周内,新生儿出现肝功能衰竭、低蛋白血症及继发性水肿、低血糖、凝血功能障碍、贫血和高胆红素血症等表现后诊断本病。虽然肝脏为铁沉积的最常见部位,也可见于其他部位,包括心脏、胰腺、外分泌和内分泌器官、肠道、胃和唾液腺。新生儿血色素沉着症为新生儿肝移植的常见原因之一。

青少年型和新生儿型血色素沉着症具有相似的 MRI 表现,由铁的顺磁性所致。含有铁的任何组织在 T1WI、特别是 T2WI、T2 * WI 中均为低信号。可在高危妊娠的晚期及生后进行 MRI 检查以评估婴儿进行、帮助选择治疗计划。原发性血色素沉着症中,铁可沉积于肝脏、心肌和胰腺,但不会沉积于脾脏(图 80-5)。继发性血色素沉着症中,常由反复输血、铁过量摄入或肝硬化所致,脾脏可出现铁沉积。

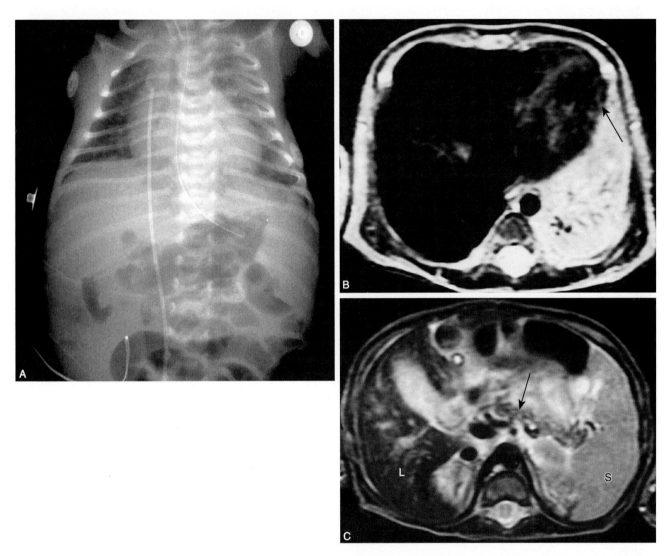

图 80-5　新生儿型血色素沉着症。2 周大的男孩出现肝功能衰竭和腹胀,随后被诊断为新生儿型血色素沉着症。A,胸腹部的 X 线片显示心脏和脾脏的轻度增大,肝脏较小,两侧因腹水而膨胀。多发小肠肠管的扩张表明肠梗阻的存在。B,胸部 MRI 轴位 T2WI 显示"心脏消失"征,此为血色素沉着症的特征改变。心肌(箭号)接近完全的信号减低是由铁存积所致。左侧胸部的高信号是由于左肺下叶不张所致。C,上腹部 MRI 轴位 T2WI 显示与脾脏(S)较正常的信号相比,肝脏(L)和胰腺(箭号)信号明显减低。这是原发性血色素沉着症的典型改变

毒素

多柔比星(阿霉素)为治疗小儿白血病、淋巴瘤、肾母细胞瘤和神经母细胞瘤等儿童恶性肿瘤的药物。其显著的心脏毒性作用为心肌病和充血性心力衰竭(图 80-6)。从用药到心力衰竭出现的时间变化很大,可在治疗结束后数月至数年出现。心力衰竭出现概率的增加与剂量的累积有关。女性以及既往经纵隔与左心室放射照射的患者,出现心力衰竭的风险均有所增加。

非特异性心肌病

左心室心肌致密不全又称为持久性海绵状心肌和左心室过度小梁形成,为罕见的先天性心脏病,可导致心力衰竭。本病以心室过分粗大的肌小梁和深陷的小梁内凹为特征。本病患者可出现收缩和舒张功能障碍、心律失常和栓塞。MRI 可通过左心室粗大的肌小梁和心肌壁内的深凹而作出诊断。左心室心肌致密不全可为局灶性或弥漫性。CT 或 MRI 当舒张期致密化不全室壁与正常室壁的比值大于 2.3 时,可诊断本病(图 80-7)。

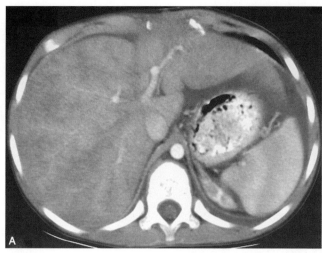

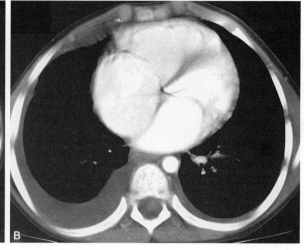

图 80-6　10 岁男孩,眼眶横纹肌肉瘤病史,多柔比星的心脏毒性。他的化疗方案中包括多柔比星,并出现腹痛和肝脏增大。为了评估转移进行 CT 扫描。A,腹部增强 CT(CECT)显示肝脏增大、被动充血所致肝脏斑驳样改变、肝静脉和下腔静脉的扩张。B,胸部增强 CT 显示心脏增大、右心房和右心室扩张、与右心衰竭相符合的双侧胸腔积液。这些改变是由多柔比星的毒性所致

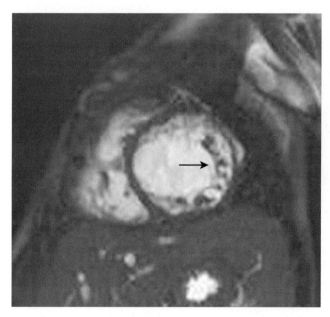

图 80-7　左心室心肌致密化不全。左心室心肌致密化不全的 10 岁患儿的舒张期短轴稳态自由进动 MRI 图像显示多发深陷的小梁内凹(箭号)与左心室腔相通,致密化不全室壁与正常室壁的比值大于 2.3。(Case courtesy Cynthia Rigsby,MD. Chicago,IL.)

瓣膜

感染性心内膜炎

　　小儿心脏瓣膜疾病可为先天性和获得性,以先天性病变为主。感染性或风湿性心内膜炎为累及心脏瓣膜的炎症改变。在过去,风湿性心脏病为感染性心内膜炎的主要基础病因。但是,由于发达国家风湿性心脏病的减少以及小儿先天性心脏病生存率的改善,使得先天性心脏病成为目前感染性心内膜炎的主要诱发因素。假体补片、移植和瓣膜修补等操作使患者的风险增加,所有先天性心脏病患儿经外科手术治疗的发生心内膜炎的风险较无先天性心脏病的儿童高。无先天性心脏病史的患者出现感染性心内膜炎常与留置静脉导管有关。10%的感染性心内膜炎患儿无明确的危险因素或结构性心脏病。这些病例被认为由葡萄球菌菌血症引起的瓣膜感染。虽然感染性心内膜炎患儿可急性起病,出现驰张热,但其典型表现更轻微,可出现长期低热和包括嗜睡、乏力、关节痛、肌痛和体重减轻在内的非特异症状。新生儿相关症状更难识别,包括喂养困难以及偏瘫、癫痫、呼吸暂停等神经系统症状和体征。革兰氏阳性球菌通常为链球菌是本病最常见的病原体,其次为金黄色葡萄球菌。

　　感染性心内膜炎的诊断基于改良的 Duke 标准。该标准将主要标准和次要标准相结合,主要标准包括血培养阳性或超声心动图心内膜或心瓣膜受累证据(如赘生物和瓣膜功能障碍),次要标准包括发热、诱发因素(如心脏基础病或静脉滥用药物)、栓塞性疾病的证据(如败血症性肺栓塞、颅内出血、结膜出血和 Janeway 病)。

　　感染性心内膜炎的影像改变包括心脏扩大和充血性心力衰竭。右心受累的病例中,肺透过度减低可能与感染性栓子有关。诊断性影像检查也有利于评估心内膜炎的后遗症。当感染累及大动脉或未闭的动脉导管时,可出现真菌性动脉瘤。通过超声、CT、MRI 或血管

造影及时诊断这些致命性动脉瘤至关重要（图 80-9）。超声心动图从形态学和功能上评价瓣膜自身情况。

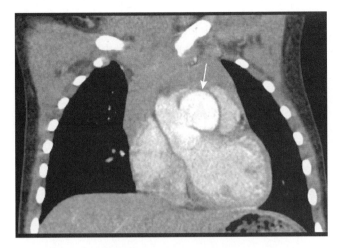

图 80-9　真菌性动脉瘤。CT 血管造影的冠状位成像显示起源于升主动脉的宽颈囊状动脉瘤（箭号）

充血性心力衰竭、复发性全身性栓塞、急性斑驳关闭不全、传导异常如完全性传导阻滞或持续性败血症除足够的抗生素治疗外，也为外科手术的指征。当患者出现脓肿、真菌性动脉瘤或瘘管（进入心包，位于心腔或血管之间）时，同样也为外科手术的指征。

风湿热

　　风湿性心脏病曾经为美国儿童获得性心脏病的主要原因，目前在世界上许多地方依然多见。风湿性心脏病为风湿热最严重的表现，是一种可继发于 A 组 β-溶血性链球菌咽炎的自身免疫性疾病。随着生活条件的改善和抗生素的及时使用，风湿热和风湿性心脏病的发病率明显下降。

　　风湿热的诊断基于 Jones 标准。如果患儿满足两个主要标准或一个主要标准和两个次要标准，再加上近期链球菌感染的证据即可诊断为风湿热。主要标准包括大关节游走性关节炎、心肌炎、Sydenham 舞蹈病、边缘性红斑和皮下结节。诊断的次要标准包括关节痛、发热、红细胞沉降率升高、存在 C 反应蛋白、心电图中 PR 间期延长和白细胞增多。

　　虽然风湿性心脏病可累及所有心脏瓣膜，但主要累及二尖瓣。急性瓣膜功能不全出现后，如严重可导

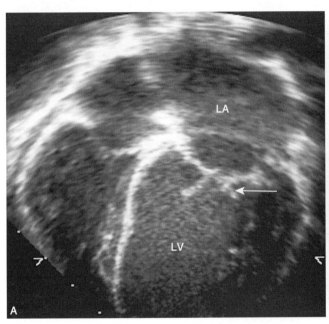

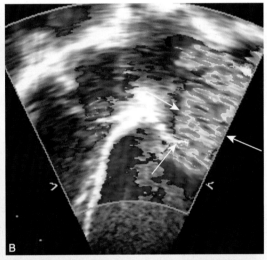

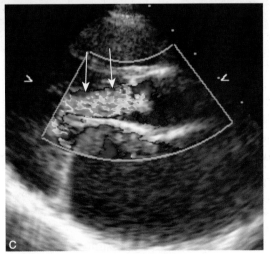

图 80-10　患风湿性心脏病的 6 岁男孩。A，超声心动图的四腔心视图显示扩张的左心房（LA）和左心室（LV）及增厚的二尖瓣（箭号）。B，中度二尖瓣反流（箭号）可见。C，长轴图显示主动脉瓣反流（箭号）。（Courtesy Lizabeth Lanford, MD, Children's Hospital of Pittsburgh.）

致充血性心力衰竭和死亡。瓣膜可见非感染性赘生物。风湿性心脏病患者的其他病变还包括心包积液和左心房扩大,尤其特征性累及左心耳。慢性病例中,受累瓣膜可狭窄,发展迅速可出现反流(图 80-10)。

心包

正常心包

心包为圆锥形结构,其内包含心脏和大血管的近端起始段。由坚韧的外层纤维层和内层浆膜层组成,浆膜层由外壁层和内脏层(心外膜)组成,被潜在腔隙即心包腔所分开,心包腔内成年人通常含有 30ml 的浆液。

心包返折所成的复杂三维结构延伸至血管和心腔之间,形成含有少量液体的隐窝。熟悉这些正常结构有助于避免将上心包隐窝误认为心包淋巴结,或将位于左心房背部的斜心包隐窝误认为支气管囊肿。正常的心包厚度小于 2mm,影像的最佳显示部位位于心外膜和前纵隔脂肪之间、膈上右心室前(图 80-11)。

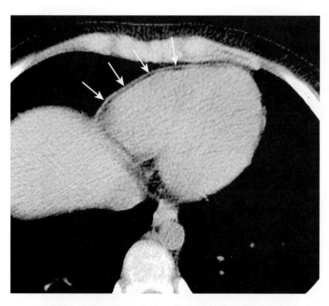

图 80-11　CT 平扫的轴位图像显示了位于前纵隔和心外膜脂肪垫之间的正常心包(箭号)轮廓

超声心动图最常用于评价心包和心包腔,但 CT 和 MRI 在某些临床情况下具有显著优势。两者均可提供更大的视野、更好的组织分辨和良好的解剖结构。在确定心包积液和心包肿物性质时,MRI 优于 CT,CT 优于超声心动图。CT 对心包钙化最敏感。

先天性心包缺如

先天性心包缺如较罕见,缺如可为部分性,主要累及左心包,或是完全性缺如,但临床意义有限且较少见。约30%的病例可合并相关的心脏和肺动脉异常。心包缺损常于外科手术、尸检或胸片检查中偶然发现,但可出现周期性的胸部刺痛。经局部缺损形成左心耳疝时,可危及生命。当出现左心耳沿左心上缘突出时应怀疑心包部分缺损。当出现菲薄的低信号心包出现缺损,或出现左心耳疝时,MRI 可确诊本先天性疾病(图 80-12)。

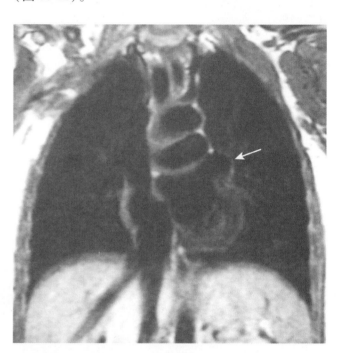

图 80-12　部分性心包缺损,9 岁,女孩。冠状位 T1WI 图像显示通过部分心包缺损的左心耳(箭号)的疝出

当心包完全性缺损时,胸片通常显示为伴有不同程度主动脉突出的左旋心。横断位成像可显示特征性改变,即沿主动脉和肺动脉主干之间,心脏下缘和左侧膈肌之间延伸的薄舌状肺组织(图 80-13)。心包的外科重建手术可降低心脏结构绞窄所致的死亡风险和缓解症状。

心包积气

心包积气可能为医源性或创伤后改变,最常见于接受正压机械通气的早产儿。X 线片可见环绕心脏的气体透亮环,其向下延伸于心脏和膈膜之间,向上至大血管起始部(图 80-14)。壁层和纤维心包膜有时被位于肺和心包腔内的气体衬托形成细白条被显影。心包积气必须与纵隔气肿相区别,后者的积气也可勾出心脏下缘。但是,纵隔气肿常会超出大血管的起始部,包绕胸腺,偶尔会延伸至颈部。心包积气的临床意义取决于心包内的气体量。大量心包积气可引起心包填

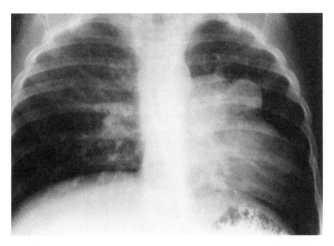

图 80-13 左心包完全性缺损,9 岁,男孩。心脏似乎是"斜"位。尾部表面与横膈相分离(即空气位于心脏和隔膜之间)。心脏向左移位

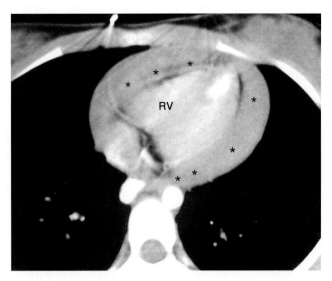

图 80-15 遭受交通事故的少年出现创伤性心包积血。高密度液体(星号)包绕心脏、心包腔膨大。注意右心室(RV)的压迫

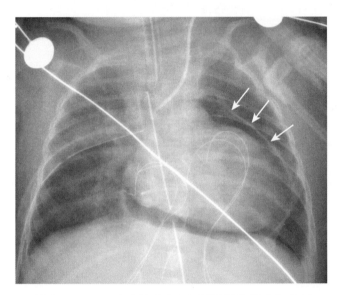

图 80-14 16 天女孩接受房室间隔缺损外科手术后出现心包积气,推测可能是由于正压通气所致。注意空气环绕心脏但是未延伸于大血管起始部上方。心包膜呈薄白色条纹(箭号)环绕心脏

关键点

心肌病可按照病因和病理生理学分类(扩张型、肥厚型、限制型、致心律失常型)。

特发性扩张型心肌病为引起儿童充血性心力衰竭的最常见原因。

近三分之二的儿童心肌病患者为特发性。在有明确病因的心肌病中,30% 为感染性,20%~25% 为家族性。

感染性心内膜炎的主要诱发因素包括先天性心脏病和留置静脉导管。

心脏毒性和心肌病为多柔比星的不良反应,与剂量累积、女性和心脏辐射有关。

与超声相比,CT 和 MRI 在确定心包积液和心包肿物的性质方面具有显著优势。

塞,必须引流。

心包积液

儿童心包积液最常见的原因为感染性和医源性。肿瘤和结缔组织病则不常见。感染性心包炎最常见于病毒,但伴有大量心包积液的则更常见于细菌来源。结核或真菌感染性心包炎不常见。大量心包积液通常为细菌性心包炎、恶性肿瘤和免疫系统疾病所致,但某些病例中难以确定其病因。心包积血通常由外伤所致,也可为医源性(图 80-15)。应特别注意心包积液和儿童中心静脉导管的关系。血管穿孔可导致心脏压塞,继而引起心包积血或心包内积液,如全胃肠外营养。

推荐阅读

Breen JF. Imaging of the pericardium. *J Thorac Imaging.* 2001;16:47-54.
Durani Y, Giordano K, Goudie BW. Myocarditis and pericarditis in children. *Pediatr Clin North Am.* 2010;57(6):1281-1303.
Levine MC, Klugman D, Teach SJ. Update on myocarditis in children. *Curr Opin Pediatr.* 2010;22(3):278-283.
Schulz-Menger J, Friedrich MG. Magnetic resonance imaging in patients with cardiomyopathies: when and why. *Herz.* 2000;25(4):384-389.
Wang ZJ, Reddy GP, Gotway MB, et al. CT and MR imaging of pericardial disease. *Radiographics.* 2003;23:S167-S180.

参考文献

Full references for this chapter can be found on www.expertconsult.com.

第 81 章

心脏及心包肿瘤

S. BRUCE GREENBERG and CATHY MACDONALD

原发性心脏肿瘤罕见于婴儿及儿童,报告其发病率为0.32%。随着超声心动图应用,胎儿和新生儿心脏肿瘤病例越来越多。婴儿和儿童心脏肿瘤中,超过90%为良性。心脏及心包肿瘤症状多样,通常取决于肿瘤的位置和大小。腔内的心脏肿瘤可引起心脏瓣膜阻塞或导致肿瘤栓子播散至肺血管或体循环的血管床。腔内心脏肿瘤患儿可出现心力衰竭、呼吸困难或神经系统症状。心肌肿瘤压迫心腔导致心腔梗阻或心力衰竭,可伴有心律失常。心包肿瘤可伴有心包积液。平片可见心脏增大、心脏形态异常或充血性心力衰竭所致的肺水肿。可与儿童心脏肿瘤相关综合征见表81-1。CT和MRI检查有助于鉴别肿瘤类型(表81-2)。

表 81-1　心脏肿瘤及其相关综合征

肿瘤	相关综合征
横纹肌瘤	结节性硬化
纤维瘤	Gorlin 综合征(基底细胞痣综合征)
黏液瘤	Carney 综合征

表 81-2　心脏肿瘤:CT 和 MRI 表现

肿瘤	位置	数量	CT	MRI
横纹肌瘤	心肌	多发	−钙化	等 T1 等 T2
			↑衰减*	↑造影剂增强
			轻度强化	
纤维瘤	心肌	单发	+钙化	↓T2 加权
			不均匀	早期边缘强化
			强化	↑延迟增强
黏液瘤	心腔内	单发+	+钙化	↑T2 加权
			↓衰减	不均匀强化
			腔内对比剂勾出轮廓	
畸胎瘤	心包	单发	+钙化	↑T2 加权
			+脂肪	↑T1 加权
			不均匀衰减	

* 与心肌相比
+ 多发和复发性肿瘤与家族性相关

横纹肌瘤

病理生理学和临床表现　横纹肌瘤为儿童期最常见的原发性心脏肿瘤,占生后第一年内所有心脏肿瘤的60%~79%。横纹肌瘤为退化的错构瘤,无恶变倾向。超过一半的横纹肌瘤胎儿无症状。横纹肌瘤患儿可出现为非免疫性胎儿水肿、流出道梗阻或心律失常。至少50%的横纹肌瘤患儿患有结节性硬化,而横纹肌瘤可能为结节性硬化中最先被发现的病变。

影像　在超声心动图检查中,横纹肌瘤为圆形、高回声的实性肿物。横纹肌瘤通常多发,多见于心室组

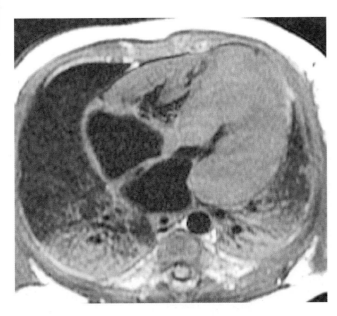

图 81-3　在横断位 T1WI 图像中,婴儿的横纹肌瘤表现为与左心室心肌信号相等的多发膨胀性生长的肿瘤

织,但也可来源于心房壁。MRI T1 和 T2 加权像中,横纹肌瘤的信号特点与心肌相似,因此 MRI 对横纹肌瘤的敏感性逊于超声心动图。T1 增强扫描和质子加权成像中,病变的信号增高。当横纹肌瘤进入心腔后很容易被查出(图 81-3)。CT 平扫横纹肌瘤的密度较心肌高,增强扫描出现轻度延迟强化。横纹肌瘤中可发现小的脂肪球。

纤维瘤

病理生理学和临床表现　心脏纤维瘤为儿童第二常见的原发性心脏肿瘤,也是儿童最常见的可被手术切除的原发性心脏肿瘤。肿瘤常于生后第一年被发现,但整个儿童期均可出现本病。纤维瘤是位于心肌的单发肿瘤,由成纤维细胞和胶原蛋白组成。病变常见钙化,可与横纹肌瘤相鉴别。肿瘤可与 Gorlin 综合征(基底细胞痣综合征)有关。患儿可出现心力衰竭和心律失常。

影像　超声心动图表现为不均匀回声的单发肿物。心脏纤维瘤呈稍低 T1 低 T2 信号。MRI 增强扫描,肿瘤的典型表现为早期边缘强化、肿瘤中央强化较心肌低。延迟扫描可见肿物强化为其特点(图 81-5)。CT 扫描可发现钙化。

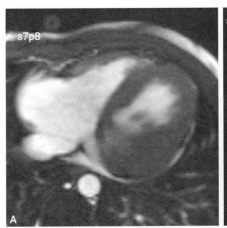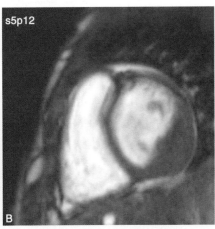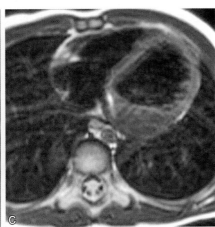

图 81-5　室性心动过速的 7 岁男孩,稳态自由进动图像显示心脏纤维瘤起源于基底中后外侧壁,肿物与正常心肌信号相等(A 和 B),由于纤维组织存在,肿瘤在 T2WI 图像中呈不均匀低信号(C)

黏液瘤

病理生理学和临床表现　黏液瘤为成人最常见的心脏肿瘤,罕见于儿童。黏液瘤为外生性肿物长入心腔。大多数黏液瘤有蒂结构,为附着于房间隔的不规则肿物。黏液瘤也可起源于其他部位的心内膜。肿瘤常见钙化。儿童黏液瘤常合并 Carney 综合征。Carney 综合征为常染色体显性遗传病,包括心脏黏液瘤、皮肤黏液瘤、色素沉着及内分泌功能亢进。与成人相比,儿童黏液瘤多发且易复发。临床症状包括心脏梗阻性症状、栓塞以及全身症状。

影像　超声心动图检查可见附着于心内膜表面的不均匀球形肿物。在心动周期中,带蒂的肿块可脱垂穿过二尖瓣或三尖瓣。黏液瘤的信号不均匀并可见黏液样区域,T1WI 呈低信号而 T2WI 呈高信号,给予钆剂后强化(图 81-9)。通过电影成像可发现带蒂肿物脱垂。CT 检查的肿瘤密度低于血液,可见钙化。CT 增强扫描可较好的显示肿物。

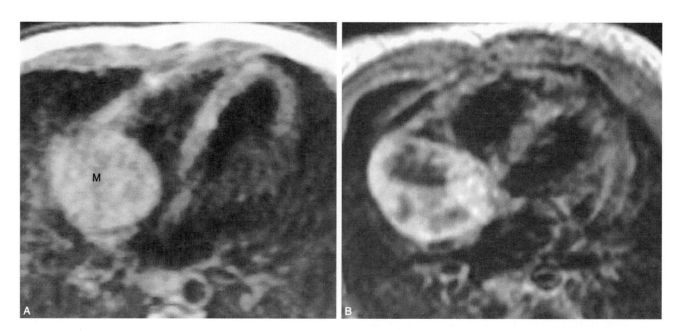

图 81-9   儿童右心房黏液瘤。A,横断位 T1WI 图像显示右心房腔内肿物(M)。B,钆剂增强后肿物不均匀强化

畸胎瘤

病理生理学和临床表现   总的来说,心脏畸胎瘤较罕见,但它为婴儿最常见的心包肿瘤,大多数于婴儿期被诊断。畸胎瘤通常附着于肺动脉和大动脉根部并延伸入心包,病变极少起源于心肌。心包积液较常见。腔静脉梗阻所致的胎儿水肿可引起自发流产。

影像   超声心动图、CT 和 MRI 可见心包内实性、多囊性混杂成分肿物,伴有心包积液,可见钙化。超声心动图可见不均匀、多房性、囊性肿物,可能与心腔压迫有关。MRI 可见边缘清晰的心包肿物,T1WI 和 T2WI 均表现为高信号。CT 可清晰显示肿物内钙化和脂肪。

其他心脏肿瘤

其他心脏良性肿瘤,如弹性纤维瘤、血管瘤和脂肪瘤等在儿童中极为罕见。弹性纤维瘤为腔内肿瘤,罕见于儿童中。与黏液瘤不同,弹性纤维瘤通常附着于心脏瓣膜。血管瘤可见于心脏和心包,也可伴有心包积液。在 CT 增强后血管瘤明显强化(图 81-11),T2WI 呈高信号,T1 增强后明显强化(图 81-12)。脂肪瘤可发生于任何年龄,但儿童罕见。CT 和 MRI 检查发现脂肪成分可作出特异性诊断。

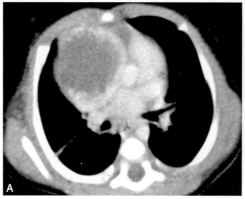
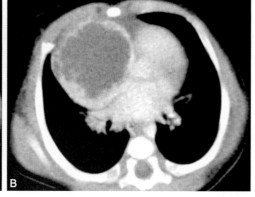

图 81-11   新生儿心包血管瘤。CT 显示右心房壁产生的低密度心包肿物压迫右心房。肿物可见明显周边强化

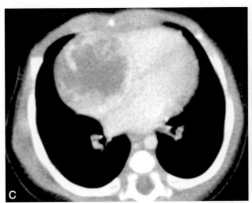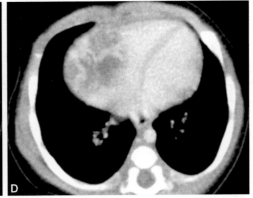

图 81-11（续）

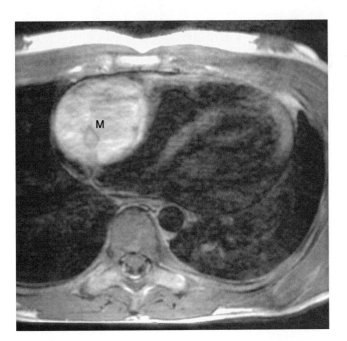

图 81-12 8岁，心包血管瘤。MRI 的 T1WI 图像中可见高信号肿物（M）。肿物压迫右心室

恶性肿瘤

原发性恶性肿瘤十分罕见，以至于在儿童心脏肿瘤中无相关介绍，仅见于个案报道。在英国，21 年中仅确诊了四例原发性恶性心脏肿瘤。有报道心脏肉瘤、原发性淋巴瘤和卡波西样血管内皮瘤可见于儿童。原发性心脏淋巴瘤定义为仅限于心脏和心包的淋巴瘤。卡波西样血管内皮瘤可产前发生，并伴有心包积液。CT 扫描见无脂肪的软组织肿块，MRI 表现为

T2WI 高信号。病变对造影剂的摄取与血管瘤相似。转移性肿瘤较原发性心脏恶性肿瘤更常见，可由白血病、淋巴瘤、肾母细胞瘤、肝母细胞瘤、神经母细胞瘤、尤文肉瘤、骨肉瘤所致。转移可为局部直接浸润，通过下腔静脉播散或经血行转移。

关键点
心脏肿瘤罕见于婴儿和儿童。 横纹肌瘤为儿童最常见的心脏肿瘤，常伴有结节性硬化。 纤维瘤与其他心脏肿瘤相比，表现为 T2WI 低信号。 转移性肿瘤较原发性心脏恶性肿瘤更常见。

推荐阅读

Beroukhim RS, Prakash A, Valsangiacomo Buechel ER, et al. Characterization of cardiac tumors in children by cardiovascular magnetic resonance imaging. *J Am Coll Cardiol.* 2011;58:1044-1054.

Bruce CJ. Cardiac tumours: diagnosis and management. *Heart.* 2011;97: 151-160.

Isaacs H. Fetal and neonatal cardiac tumors. *Pediatr Cardiol.* 2004;25: 252-273.

Salanitri J, Lisle D, Rigsby C, et al. Benign cardiac tumours: cardiac CT and MRI imaging appearances. *J Med Imaging Radiat Oncol.* 2008;52(6): 550-558.

Van Beek EJR, Stolpen AH, Khanna G, et al. CT and MRI of pericardial and cardiac neoplastic disease. *Cancer Imaging.* 2007;7:19-26.

参考文献

Full references for this chapter can be found on www.expertconsult.com.

第 82 章

累及心血管的全身性疾病

BEVERLEY NEWMAN, ALEXANDER J. TOWBIN, and FRANDICS P. CHAN

　　许多系统性疾病可累及心脏及大血管,为导致心功能障碍的重要原因。这些系统性疾病包括产前和产后中毒与感染、治疗药物副作用,以及各种营养性、代谢性、炎性、肉芽肿性、感染性、自身免疫性疾病。内分泌、循环和血液系统疾病常可继发心脏损害。原发性心脏肿瘤可与潜在的系统性疾病有关。虽然较罕见,但其他部位的肿瘤可转移至心脏或局部侵犯大血管或心包。先天性、继发性肺及胸壁异常可与心脏结构和功能异常有关。

　　上述病变及其对心脏累及表现于表 82-1 中列出。我们既列出影响心血管系统的常见疾病,也列出了以心血管症状为主的少见疾病。少部分疾病于后续章节中讨论。表 82-1 中许多疾病与其他章节有所重叠,因此不再专门论述。某些众所周知综合征,如 Marfan 综合征既有心脏也有其他器官的改变,但由于已在其他章节中介绍,因此本章不再进一步讨论(见第 79 章)。

表 82-1　系统性疾病或障碍的心血管表现	
疾病或障碍类别	**心血管表现**
毒素/药物	
一氧化碳	心动过速,非心源性肺水肿
多柔比星(阿霉素)	心肌病,充血性心力衰竭(CHF)
胎儿接触酒精(见图 82-1)	房间隔缺损(ASD),室间隔缺损(VSD),动脉导管未闭(PDA),主动脉缩窄(COA),主动脉弓离断,肺动脉发育不良,右室双出口(DORV),右旋心,法鲁氏四联症(TOF)
芬氟拉明和芬特明	瓣膜返流性心脏病,原发性肺动脉高压
高效抗逆转录病毒治疗(常用于 HIV 治疗)	心肌病,CHF
铅	心肌炎,动脉粥样硬化
放射线	心肌病,心肌梗死(MI),心包炎,瓣膜疾病(特别是主动脉)
类固醇(慢性)	心肌病,CHF,心脏增大
茶碱	心律失常
代谢性疾病	
黑尿症	冠状动脉病(CAD),主动脉和二尖瓣炎
淀粉样变性	心肌病,CHF,心律失常
肉毒碱缺乏症	扩张型心肌病,CHF,心内膜弹力纤维增生症
Fabry 病	心肌病,二尖瓣病变,血栓形成,心律失常,冠状动脉瘤
糖原贮积症	
Ⅱ型(pompe 病)	心肌病,CHF,流出道缩窄梗阻
Ⅲ型	肥厚型心肌病
Ⅳ型	扩张型心肌病

表 82-1　系统性疾病或障碍的心血管表现（续）

疾病或障碍类别	心血管表现
溶酶体贮积症（溶酶体糖原贮积病）	肥厚型心肌病
血色沉着病	心肌病，心律失常，CHF
Gaucher 病（脑苷脂沉积症）	心肌病，MR，MS，AS，凝血障碍
GM1 神经节苷脂沉积病	婴儿型心肌病
高胱氨酸尿症	血管狭窄和堵塞，动脉瘤，血栓栓塞发作
长链乙酰辅酶 A 脱氢酶缺乏症	心肌病
黏脂沉积症Ⅲ型	AR，心肌病
黏多糖贮积症	
IH（Hurler 综合征）	急性心肌病合并心内膜弹力纤维增生症，AR，MR，冠状动脉狭窄
IS（Scheie）	AS，MS
Ⅱ（Hunter 综合征）	AR
Ⅲ（Sanfi lippo 综合征）	二尖瓣功能和形态障碍
Ⅳ（Morquio 综合征）	AR，MR，CAD
Ⅵ（Maroteaux-Lamy 综合征）	AS，MS
嗜酸细胞（组织细胞样）性心肌病（婴儿型组织细胞性心肌病，浦肯野细胞肿瘤，限局性脂质心肌病，特发性婴儿型心肌病）	心肌病，ASD，VSD，心室心内膜或瓣膜结节样沉积
Refsum 病（植烷酸 α 氧化酶缺乏症）	CHF，心肌病，传导异常
谷固醇血症（遗传性植物甾醇贮积症）	CAD，MI，CHF
尿毒症	心包渗出，缩窄性心包炎，CHF，心肌病
肉芽肿性病	
浆细胞	心包渗出，心包填塞，AR，心内膜炎，纤维性纵隔炎
结节病	渗透性心肌病，心包渗出，乳头肌功能障碍，瓣膜病变，纤维性纵隔炎，大血管血管炎
结核	心肌炎，心室动脉瘤，钙化/缩窄性心包炎，纤维性纵隔炎，血管炎
Wegener 肉芽肿病	肺血管炎，心包炎，冠状动脉炎
感染/炎症/自身免疫/结缔组织病	
主动脉炎（见图 82-2）	脓肿，动脉瘤，漏，假性动脉瘤，撕裂
Behcet 综合征	主动脉、肺动脉和冠状动脉血管炎和动脉瘤，心脏瓣膜赘生物
Chagas 病（克氏锥虫）	心肌炎，充血性心力衰竭，顶端动脉瘤
皮肌炎	心肌病
白喉	心肌病，心肌炎
肠道病毒（柯萨奇 B）	心肌炎
胎儿风疹感染	PDA，肺动脉狭窄，COA，ASD，VS 心肌炎，心肌病
HIV	心肌病，充血性心力衰竭

表 82-1　系统性疾病或障碍的心血管表现(续)

疾病或障碍类别	心血管表现
幼年型类风湿性关节炎	心包炎,心肌炎,充血性心力衰竭
川崎病	冠状动脉瘤,冠状动脉血栓形成,MR、头肌功能障碍,MI,心肌炎,充血性心力衰竭,心包炎,AR,系统性血管炎
结节性多动脉炎	心肌病,心包炎,冠状动脉瘤,MI,系统性血管炎
复发性多软骨炎	CM,主动脉扩张/动脉瘤,AR,TR,MR
风湿热	心包肌内膜炎,瓣膜功能不全,充血性心力衰竭,瓣膜狭窄(MS,AS,TS),心房扩张,左心房血栓,缩窄性心包炎
硬皮病	CM,心包炎,心肌炎,传导异常,肺心病
系统性红斑狼疮	心包炎,心肌病,Libman-Sacks 心内膜炎,传导阻滞,心内膜弹力纤维增生症,系统性/冠状动脉血管炎
多发性大动脉炎(见图 82-3,图 82-3,图 82-5)	纵隔增宽,AR,充血性心力衰竭,心肌炎,主动脉炎,肺/冠状动脉血管炎,动脉瘤,狭窄
弓形虫病	心肌炎
营养失调	
厌食症	心室质量减少,MVP
暴食症	心脏骤停,心脏破裂,纵隔积气
消瘦症	心肌变薄,充血性心力衰竭,CHD
肥胖症	CM,肺动脉高于,早期动脉粥样硬化病
硒缺乏症(克山病)	充血性心肌病,心源性休克,充血性心力衰竭
维生素 B_1(硫胺素)缺乏(脚气病)	心肌病,充血性心力衰竭
心脏肿瘤相关的系统性疾病	
纤维瘤(Beckwith-Wiedemann 综合征,痣样基底细胞癌综合征,Gorlln 综合征)	心肌病,充血性心力衰竭,肿物最常起源于室间隔、肿瘤内偶有钙化
黏液瘤(Carney 综合征,LAMB/NAME 综合征)(见图 82-9)	在左心房附着于房间隔和二尖瓣,可脱垂或栓塞,多发,可在任何心腔发生,可在心内或心外远处复发,心内瓣膜梗阻导致充血性心力衰竭
横纹肌瘤(结节性硬化症)	多发性壁内错构瘤,子宫内异常,瓣膜功能异常,流出道梗阻,心肌病,自发消退
转移	
淋巴瘤	大血管梗阻,上腔静脉综合征,充血性心力衰竭,心包浸润
肾母细胞瘤(肝母细胞瘤少见)(见图 82-10)	下腔静脉扩张,充血性心力衰竭,心肌病
内分泌	
Cushing 病	心肌病,血管脆性
糖尿病(获得性)	CAD 早期
妊娠期糖尿病(糖尿病母亲的婴儿)(见图 82-6)	心肌病,心血管或房室连接异常,流出道异常,TGA,AVSD,DiGeorge 综合征
巨人症/肢端肥大症	心肌肥大,LVH
甲状腺功能亢进	充血性心力衰竭,心肌病

表 82-1 系统性疾病或障碍的心血管表现(续)

疾病或障碍类别	心血管表现
甲状腺功能减退	心包积液,充血性心力衰竭
循环/血液疾病	
动静脉瘘(特别是 Galen 静脉畸形,HHT 和婴儿肝血管瘤)	充血性心力衰竭,输出量增高;HHT:皮肤、内脏、单发或多发肺动静脉畸形,血管发育异常,冠状动脉瘤样扩张,Kasabach-Merritt 综合征(血小板减少和消耗性疾病)
Fanconl 贫血	PDA,VSD,外周肺动脉狭窄,心肌病,ASD,TOF,AS,COA,主动脉粥样硬化,主动脉发育不全,双主动脉弓
肝肺综合征(慢性肝病,低氧血症,杵状指)	肺毛细血管分流,血管扩张,充血性心力衰竭-高输出量
Abernethy 畸形:无肝脏疾病的肝肺综合征,门体分流(见第 79 章)	Ⅰ型 异常门-体静脉分流;肝内门静脉缺如;伴有 VSD,主动脉弓异常 Ⅱ型 异常门-体静脉分流;肝内门静脉缺如
白血病	上腔静脉综合征,心肌病,CHF,心包浸润
红细胞增多症	MI,动静脉血栓,CHF
镰状细胞病(见图 82-7)	心肌病,MI,急性胸部综合征,CHF,血管内血栓形成
地中海贫血(见图 82-8)	CHF,心肌病,铁超负荷
双胎输血综合征	共享胎盘循环导致血流不均衡;贫血和红细胞增多的双胎可出现 CM 和 CHF
肌肉骨骼/神经	
无 β 脂蛋白血症	心律不齐,心肌病,CHF
Duchenne 肌营养不良	心脏肥大,进行性心肌病,传导异常,CHF,MVP
Friedrlch 共济失调(脊髓小脑变性)	CM,心肌病,CHF,心脏血栓
脊柱侧弯	心脏、血管、器官移位和受压
成骨不全	MVP,AR,主动脉根部扩大
漏斗胸	心脏移位,MVP,右心室前部受压

AO,主动脉;AR,主动脉反流;AS,主动脉狭窄;ASD,房间隔缺损;AVM,动静脉畸形;AVSD,房室间隔缺损;CAD,冠状动脉疾病;CHD,先天性心脏病;CHF,充血性心力衰竭;CM,心脏肥大;CoA,辅酶 A;COA,主动脉缩窄;DEXTRO,右位心;DORV,右心室双出口;HAART,高活性抗逆转录病毒疗法;HHT,遗传性出血性毛细血管扩张症;HIV,人类免疫缺陷病毒;IVC,下腔静脉;LA,左心房;LAMB,雀斑、心房黏液瘤、皮肤黏液瘤、蓝痣;LVH,左心室肥厚;MI,心肌梗死;MR,二尖瓣反流;MS,二尖瓣狭窄;MVP,二尖瓣脱垂;NAME,痣、心房黏液瘤、黏液性神经纤维瘤、雀斑;PA,肺动脉;PDA,动脉导管未闭;PS,肺动脉狭窄;SVC,上腔静脉;TGA,大动脉转位;TOF,法洛四联症;TR,三尖瓣反流;TS,三尖瓣狭窄;VSD,室间隔缺损

毒素/药物

胎儿酒精暴露

胎儿酒精综合征为常见疾病,新生儿发病率为 0.5/1000~2.0/1000。受累婴儿无论产前亦或产后均可出现中度至重度的生长迟缓,并伴有特征性面容。大多数胎儿酒精综合征患儿除行为改变外,还可出现包括智力障碍和学习障碍的神经系统疾病。

胎儿酒精暴露常出现心血管畸形,室间隔缺损最为常见。其他心血管畸形包括肺动脉发育不良、主动脉弓缩窄或中断、房间隔缺损、动脉导管未闭和法洛四联症(图 82-1)。

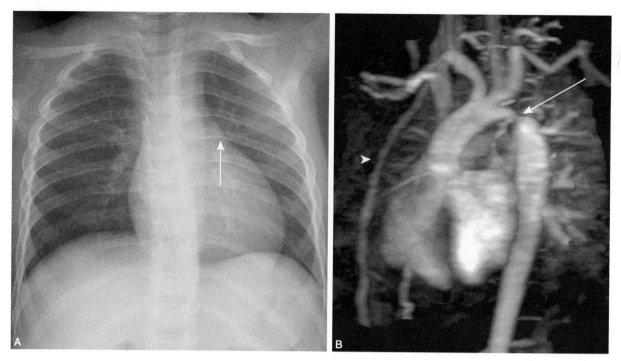

图82-1 胎儿酒精综合征和主动脉缩窄,4岁,男孩。**A,**胸片显示主动脉弓和降主动脉突出。肋间侧枝血管所致左侧第六后肋压迹(箭号)存在。**B,**三维 MRI 血管造影的斜矢状位图像显示左锁骨下动脉远端明显的主动脉缩窄(箭号)。可见多发粗大的肋间侧枝血管及扩大的乳内侧支血管(箭头)

感染、炎症和自身免疫性疾病

感染性主动脉炎

概述 儿童急性感染性主动脉炎常由细菌性败血症所致,主要来源于血管内装置污染、瓣膜性心内膜炎,偶尔由相邻感染灶或脓肿直接蔓延(图82-2)。金黄色葡萄球菌和链球菌为引起急性感染性主动脉炎的最常见微生物。其诱发因素包括先天性心脏病和免疫功能低下。病原微生物一旦进入血液,即可黏附和侵入主动脉壁。因此产生炎症并引起化脓性坏死从而削弱主动脉壁导致动脉瘤形成(见图82-2A)。内容物渗可导致假性动脉瘤的形成(见图82-2B)。葡萄球菌性主动脉炎极易发生动脉瘤或假性动脉瘤破裂,为感染性主动脉炎最严重的并发症。真菌,特别是曲霉菌或念珠菌也可成为感染性主动脉炎的病原体,尤其见于免疫功能低下患者。梅毒和结核性主动脉瘤儿童较罕

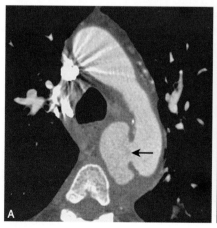
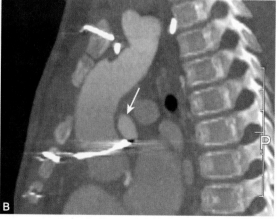

图82-2 感染性主动脉炎。**A,**CTA 横断位图像显示厚壁囊样动脉瘤通过狭窄开口(箭号)与主动脉相联系。**B,**主动脉缩窄和主动脉狭窄的 8 岁患儿经人工主动脉瓣膜置换术后并发金黄色葡萄球菌纵隔炎。门控 CTA 的矢状位最大密度投影显示主动脉后方小的假性动脉瘤(箭号)邻近主动脉瓣。注意前纵隔软组织弥漫性水肿/炎症

见,为相应病原慢性感染形成的并发症。

感染性主动脉炎的诊断较为困难,因为多数感染性动脉瘤患儿无症状或所述症状不特异,如发热、腹部或背部疼痛。常用的实验室感染标记物也可为正常。成人的相关研究表明,28%的患者血培养呈阴性,42%的患者白细胞计数正常,但是92%的患者会出现红细胞沉降率升高,此为炎症的非特异性指标。

影像 有关儿童感染性主动脉瘤影像表现和分布的临床研究很少。成人的经验表明,动脉瘤多为囊状(93%)而非梭形(7%),可分布于整个主动脉,6%位于升主动脉、23%位于胸降主动脉、19%位于胸腹主动脉,10%位于肾旁主动脉,32%位于肾下主动脉。48%的感染性主动脉炎的患者可见主动脉周围液体或软组织肿块。主动脉周围积气为特异性征象,仅见于7%的病例。成人和儿童中均可出现感染性动脉瘤,其体积可迅速增大。在主动脉瘤及其并发症的诊断方面,CTA 和 MRA 已在很大程度上取代了传统血管造影(见图82-2)。超声可作为初步的筛查,但通常无法满足治疗选择的需要。

治疗 感染性主动脉炎治疗的第一步为抗生素治疗,旨在消除病原微生物为。同时,影像检查以明确主动脉腔稳定很有必要。如果动脉瘤形成,应在充足的抗生素治疗后进行手术修复。可尝试血管支架植入术治疗感染性主动脉瘤。虽然该植入术并不被推荐,但在低致病微生物或动脉瘤迅速扩大时,可为外科手术提供过渡。

多发性大动脉炎

概述 多发性大动脉炎也称无脉性动脉炎,为大血管慢性炎性病变。主动脉最常受累,腹主动脉占59%~75%,胸主动脉占40%~56%。体循环动脉多发性大动脉炎受累较肺动脉常见。多发性大动脉炎较罕见,北美的发生率为 2.6/1 000 000。亚洲人种更为常见,女性占所有患者的80%~90%。

多发性大动脉炎的诊断基于患者症状、体征、临床实验检查、血清学标记和血管改变。美国风湿病学会的诊断标准包括上肢运动障碍或下肢跛行、年龄小于40岁、四肢血压差大于10mmHg、锁骨下动脉或主动脉杂音、肱动脉搏动减弱、主动脉或其分支狭窄。满足以上三项标准者,诊断多发性大动脉炎的敏感性为90.5%、特异性为97.8%。与诊断多发性大动脉炎无关的其他症状包括发热、头痛、卒中和体位性头晕等神经系统症状、关节痛、体重减轻、肌肉疼痛、高血压或肺动脉高压。

多发大动脉炎分为三个阶段:全身非血管期、血管炎期、"疲倦"静息期,炎症和纤维化改变常可重叠。儿童多发性大动脉炎的诊断往往会有较长时间的延迟,特别是当全身症状占主要表现时。

多发性大动脉炎病变呈节段性、片状分布。血管炎可导致狭窄、闭塞和动脉瘤形成。肺血管严重狭窄或闭塞性血栓形成可导致肺梗死和肺动脉高压。心脏症状包括主动脉反流、扩张型心肌病、心肌炎、心包炎、充血性心力衰竭和心肌缺血。

病因和分类 多发性大动脉炎的具体原因尚不明确,但可能为 T 细胞介导的免疫反应。感染,特别结核感染被认为与多发性大动脉炎有关,尤其是在儿童中。病变血管壁增厚,从外膜到中层出现肉芽肿性改变。巨细胞动脉炎(颞动脉炎)的病理学改变与多发性大动脉炎相同,但主要见于老年人,常累及颞动脉。

目前根据大动脉受累的部位将多发性大动脉炎分为六型。所有类型均可累及冠状动脉(C+)或肺动脉(P+)(图82-3)。

影像 血管狭窄和动脉瘤为引起发病和死亡的主要原因,因此应进行血管造影检查。传统血管造影曾为诊断的金标准,但已被 MRA 所取代(图82-5)。MRA 的优点包括无电离辐射、无创、在管腔狭窄明显前即可发现管壁异常信号及增厚。MRA 无需碘造影剂。血管壁内发现 T2 高信号时提示存在活动性炎症(见图82-5)。给予钆剂后可见血管壁强化,并可用来估计炎性反应的活性。血管壁也可见延迟强化,但是其意义目前并不确定。

其他影像学检查也可发现多发性大动脉炎的异常改变。超声可显示血管壁增厚,CTA 可显示管壁增厚、强化,也可显示管腔扩张、狭窄或闭塞(见图82-5)。PET 也可用以评估炎症的活动性。

治疗和随访 多发性大动脉的药物治疗最初应主要使用皮质类固醇激素、甲氨蝶呤和环磷酰胺等免疫抑制剂。对于难治性多发性大动脉炎,使用抗肿瘤坏死因子-α 药物依那西普和英夫利昔可获得持续缓解。MRA 或 CTA 随访有助于发现血管异常及监测并发症的稳定或进展。

肾血管性高血压、重度主动脉缩窄、跛行、渐进性动脉瘤增大、冠状动脉疾病或颈部血管狭窄的患者可进行外科血管重建治疗。还可选择人造或自体旁路移

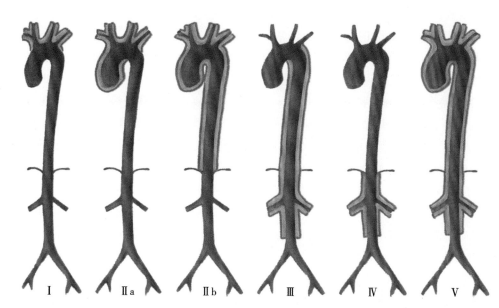

图 82-3   多发性大动脉炎的分类图解。所有类型均可发生冠状动脉（C+）和（或）肺动脉（P+）受累。
Ⅰ型仅累及主动脉弓分支；Ⅱa型累及升主动脉、主动脉弓及其分支；Ⅱb型累及胸降主动脉、伴有或
不伴有升主动脉、主动脉弓及其分支受累；Ⅲ型累及胸降主动脉、腹主动脉和肾动脉；Ⅳ型仅累及腹
部血管；Ⅴ型累及广泛。（源自 Nastri MV，Baptista LPS，Baroni RH，et al. Gadolinium-enhanced threedi-
mensional MR angiography of Takayasu arteritis. *Radiographics*. 2004；24：773-786. ）

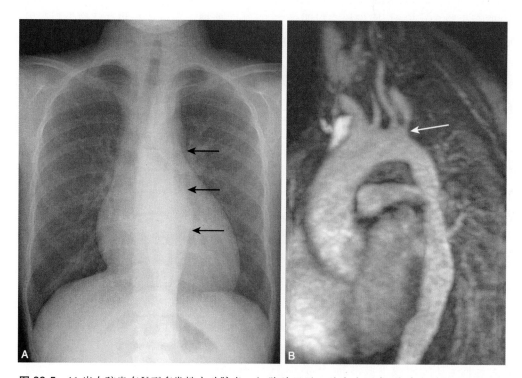

图 82-5   11 岁女孩患有Ⅴ型多发性大动脉炎。A，胸片显示心脏大小正常、胸降主动脉（箭号）轮
廓呈异常波浪样。B，MRA 的薄层最大密度投影（MIP）的斜矢状位图像显示起源于主动脉弓的四
支血管：右头臂动脉、左颈总动脉、左椎动脉和左锁骨下动脉。左锁骨下动脉起始部可见狭窄，降
主动脉所及部分可见狭窄和动脉瘤样扩张

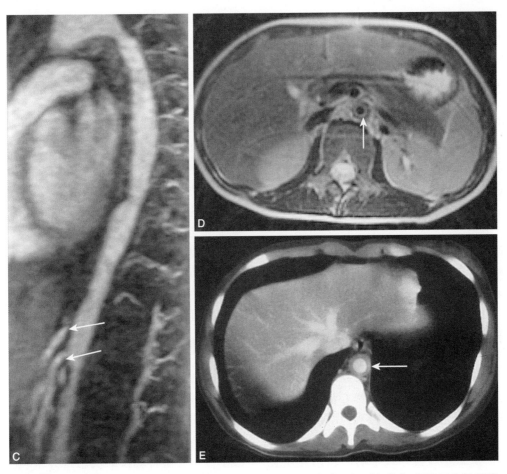

图 82-5(续)　C,MRA 的薄矢状位 MIP 图像显示降主动脉的轮廓不规则和狭窄,腹腔干和肠系膜上动脉起始部(箭号)也有同样改变。D,MRI 的 T2WI 图像显示肠系膜下腹主动脉的管壁增厚、信号增高、管腔狭窄(箭号)。E,另一患者的 CT 增强检查显示腹主动脉管壁增厚、强化(箭号)

植,但人造旁路移植的再狭窄率高达三分之一,自体移植血管的再狭窄约为 10%。其他术后并发症包括心力衰竭、顽固性高血压、移植物假性动脉瘤形成。34%的患者术后可见吻合部位动脉瘤形成。出现血管狭窄的多发性大动脉炎患者经血管成形术可成功治疗,其首次成功率约为 92%,再狭窄率为 22%。推荐于疾病缓解期进行手术治疗。

其他血管炎

主动脉的动脉瘤病为系统性红斑狼疮的罕见并发症,常累及老年患者。该主动脉瘤的确切病理生理改变尚不明确。可能由系统性红斑狼疮相关的血管壁炎症直接引起,或长期类固醇治疗所致,两者同时加速主动脉粥样硬化。有报道结节病为大血管狭窄的少见病因,并建议对早发性结节病患儿进行动脉闭塞性疾病的评估。

引起血管炎、特别是肺动脉炎的少见原因包括白塞综合征和韦格纳氏肉芽肿。白塞综合征为原因不明的多系统炎性疾病。白塞综合征在临床上同时出现复发性口腔溃疡、生殖器溃疡、葡萄膜炎。10%～30%病例累及中枢神经系统,10%～40%病例会累及体循环、肺循环和冠脉血管在内的血管系统。在美国,本病的发病率估计不超过 5/100 000,而在土耳其,本病发病率较高,约为 100/100 000。虽然白塞综合征通常为成人病,但儿童期也可发病。当白塞综合征累及肺动脉时,最常见的病变为肺动脉瘤。其他病变包括肺动脉狭窄和血栓形成、肺梗死和出血。CT 肺血管造影很容易发现上述病变。多发性大动脉炎的诊疗应侧重于免疫抑制。动脉瘤的治疗应在白塞综合征缓解后进行。

营养失调

厌食症

厌食症为常见的饮食异常病变。其主要特征为对体重增加的极度恐惧过分地影响了自我对体型和体重的认知。本病的体重小于预测值的 85%，或至少缺乏三次连续的月经周期。女孩的发病率高于男性十倍，主要见于青春期。

高达 80% 的患者可出现心血管并发症，约三分之一的患者因此死亡。最常见的心脏异常为心肌减少所致的心室壁厚度减小。其他心脏改变包括窦性心动过缓、低血压、心律失常、QT 间期延长、甚至猝死。上述病变于疾病早期阶段是可逆的。

肥胖症

肥胖为全球性问题，可发生于任何年龄段。肥胖共识工作小组报道称，从 1980 年至 2000 年，6～11 岁儿童的超重发生率增加了一倍，12～17 岁儿童的超重发生率增加了两倍。在美国，大约 15% 的 15 岁少年可被定义为肥胖（身体质量指数大于第 95 百分位）。

儿童肥胖可引起 2 型糖尿病、高血压、脂肪肝疾病、也可导致哮喘。心脏病为肥胖人群发病的重要原因。过量的脂肪蓄积引起血容量和心输出量增加可导致心脏肥大。肺泡通气量降低和睡眠呼吸暂停可导致心脏肥大和肺动脉高压（Pickwickian 综合征）。肥胖与 2 型糖尿病会导致早期动脉粥样硬化的出现。目前并不确定儿童期肥胖是否增加成人心肌梗死或卒中的风险。

肥胖症的高发病率导致相应患者包括儿童的减肥手术数量增加。术后大量体重的快速减低和营养吸收的减少会导致患者出现营养缺乏的风险。已有报告称胃旁路术后可出现脚气病，即硫胺素缺乏症。湿性脚气病与心力衰竭和水肿有关。

内分泌疾病

1 型糖尿病

概述 1 型胰岛素依赖型糖尿病在美国相对多发，小于 20 岁的人群中，其发病率约为 3/1000。心血管并发症是糖尿病儿童最常见的发病和死亡原因，也是导致动脉粥样硬化的主要原因。糖尿病患者较非糖尿病患者更可能出现冠状动脉严重狭窄，狭窄可全部见于三支主要的冠状动脉，并多见于远端。

病因学 糖尿病的确切病因尚不明确，但被认为是一种胰岛细胞的自身免疫学疾病，可能与既往病毒感染有关。大多数患者会出现多饮、多尿、多食和体重减轻并可伴发高血糖、糖尿、酮血症和酮尿症。

妊娠期糖尿病

妊娠期糖尿病与患病产妇分娩先天性畸形婴儿有关。巴尔的摩与华盛顿的一项婴儿研究发现孕妇糖尿病与早期心血管畸形和心肌病密切相关。早期心血管畸形指早期心脏发育异常，如单侧心脏环化异常、伴有或不伴有大血管转位的流出道异常、房室间隔缺损。此项研究数据还表明妊娠期糖尿病与梗阻性和单纯分流畸形无关。

糖尿病母亲出生的新生儿常可见内脏肥大、低血糖和心脏肥大（图 82-6）。这些改变及先天性心脏病的严重程度可能与孕妇孕期的血糖控制有关。左心室间隔壁肥厚和肥厚性主动脉下狭窄为受累新生儿的特征表现，多为短暂性改变（见图 82-6）。

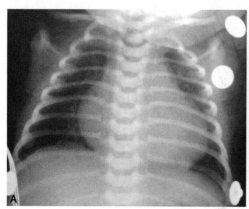
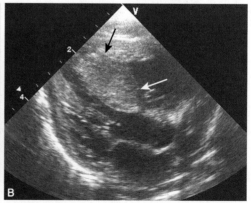

图 82-6 糖尿病母亲出生的男性新生儿。A，胸片显示心影增大和充血性心力衰竭。超声心动图诊断左心发育不良畸形。B，另一名糖尿病性心肌病的新生儿的超声心动图长轴图像显示室间隔肥厚（箭号），该图像部分显示了左心室流出道。（B，Courtesy Fred Sherman，MD，Children's Hospital of Pittsburgh.）

血液病

镰状细胞贫血

概述 镰状细胞贫血为非洲裔美国人最常见的单基因病,每375名非洲裔美国人就有1人受累。每12名非洲裔美国人中就有1名杂合子型。镰状细胞贫血患儿构成美国慢性贫血患者的最大亚群。心脏增大为慢性贫血有关的最常见心脏改变。心肌病可由冠状动脉缺血所致,与慢性输血和心肌铁沉积一起导致心功能不全。

影像 急性肺部综合征为镰状细胞贫血患儿住院、发病、死亡的常见原因(图82-7)。临床表现包括胸痛、白细胞增多和发热。典型的胸片表现包括心脏增大、静脉瘀血、肺透过度降低(肺不张或实变)、胸腔积液。其诱发病因尚不明确,但可能包括感染、肺镰状细胞梗死、骨髓梗死所致脂肪栓塞。感染似乎为年幼儿更常见的潜在因素,而梗死则多见于大龄患者。

镰状细胞贫血患儿的胸部影像表现取决于临床情况。胸片为主要的影像检查,也可进行超声心动图、CT、MRI或核素扫描以观察骨梗死或骨髓炎、肺栓塞、复杂的肺部感染、心肌缺血或功能障碍以及与反复输血有关的肝/心肌铁过载。

Montalembert及其同事表示镰状细胞病及特定危险因素的儿童存在心肌缺血的风险。心肌缺血的后果包括胸痛、心力衰竭或室性心律失常。铊-201单光子发射断层扫描表明几乎三之一有症状的患儿具有固定的灌注缺损。这些灌注缺损并未按特定的血管走行分布,提示心脏微循环参与其形成。

地中海贫血

地中海贫血的心脏表现主要由慢性贫血所致,并随其严重程度而改变。重型地中海贫血(纯合子)较轻型地中海贫血(杂合子)和中间型(纯合子,轻度)更具明显的血液学、心脏和骨骼病变。高动力循环和充血性心力衰竭为临床最常见的心脏改变。

缺血或长期输血相关的心肌铁过载可导致心肌病的发生。与红骨髓转换有关的骨小梁扩大和增粗较常见。髓外造血常发生于肝脏、脾脏,也可见于椎旁软组织,特别是下胸部区域,从而出现内脏肥大及椎旁软组织肿块。MRI对长期输血患儿的系列随访非常有用,可评估其内脏和心肌的铁负荷及心脏功能(图82-8)。

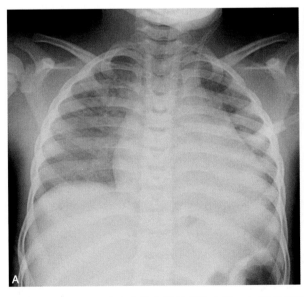
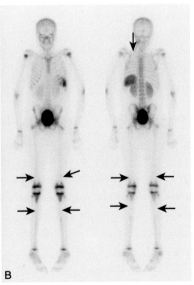

图82-7 镰状细胞病患者的急性肺部综合征。A,镰状细胞病患者的正位胸片显示左下肺出现阴影、心脏轻度增大。B,不同患者的锝-99mm标记的亚甲基二磷酸盐骨扫描的前、后位图像显示在股骨远端、胫骨近端和左侧第三后肋多发梗死所致的核素摄取减少(箭号)

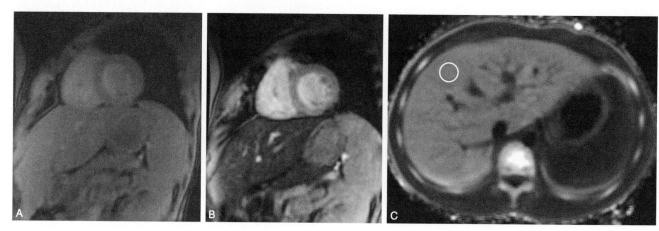

图 82-8　患 β-地中海贫血的 14 岁男孩曾接受多次输血。进行肝脏和心脏的 MRI 检查以评估铁沉积。A 和 B,多回波梯度回波序列的短暂门控图像显示随回波时间增加、肝脏而不是心肌的信号逐渐变黑。A,回波时间(TE)2.2。B,TE 13.4。C,多梯度回波图像重建的肝脏周围 R2* 图。感兴趣区的肝实质 R2* 为 124 赫兹。T2* 与 R2* 成反比、计算为 8.1 毫秒。该 T2* 值反映肝内铁的中度沉积。注意脾脏无铁沉积(本图中呈黑色)。心肌 T2* 值经过类似计算(未显示)为 30 毫秒(在正常范围内)

其他系统性疾病

　　许多其他系统性疾病也可累及心血管系统。这些疾病已在表 82-1 中列出。

参考文献

Full references for this chapter can be found on www.expertconsult.com.

第 83 章

胸部大血管获得性疾病

FRANDICS P. CHAN

本章介绍胸主动脉、腔静脉、肺动脉以及肺静脉的儿科获得性疾病。儿童获得性主动脉疾病并不常见,但是放射科医师和影像设备在持续性创伤性主动脉创伤患者的护理中起着重要作用。肺栓塞为最常见的肺动脉获得性病变。肺静脉与腔静脉最常见的获得性病变为纵隔病变外压或管腔阻塞所致的梗阻或狭窄。上腔静脉血流动力学的明显梗阻可引起上腔静脉综合征,而肺静脉梗阻可引起肺静脉高压。

胸主动脉获得性疾病

主动脉的病理改变分为主动脉瘤、主动脉夹层和主动脉狭窄。每种主动脉疾病可能出现上述一个或多个改变,而且主动脉瘤、主动脉夹层或狭窄作为疾病的临床结局,决定了疾病的死亡率和发病率(表 83-1)。

正常情况下,主动脉的直径自窦管交界处至主动脉裂孔逐渐减小。主动脉瘤的定义为主动脉异常扩张,并可扩张进展。如果动脉壁压力增加如全身性高血压,或主动脉壁薄弱如 Marfan 综合征(见第 79 章)时,可形成主动脉瘤。动脉瘤的扩张速度由管壁压力所决定,使得管径逐渐增加。因此,大动脉瘤扩张的可能性较小动脉瘤更大,扩张的过程为逐渐加速直至破裂为止。

主动脉夹层在儿童中由外伤或结缔组织病并发症所致。当血液通过主动脉内膜裂口进入主动脉壁并逐渐分离主动脉内膜和中膜时,产生主动脉夹层,形成与主动脉根部相连的真腔以及与主动脉根部不相连的假腔。如果为器官供血的动脉分支被主动脉夹层瓣所阻塞,就会引起终末器官缺血。主动脉夹层可削弱主动脉壁并足以造成主动脉壁破裂。

主动脉狭窄的定义为主动脉腔变窄,导致狭窄段远端主动脉供血器官的血流灌注受限。可导致全身性高血压、左心室压力过载和终末器官缺血。

表 83-1 主动脉获得性疾病的主要病因	
表现	病因
主动脉瘤	感染性主动脉炎
	炎性主动脉炎
	多发性大动脉炎(急性,慢性)
	系统性红斑狼疮
	结节病
	结缔组织病
	Marfan 综合征
	Ehlers-Danlos 综合征(血管型)
	Loeys-Dietz 综合征
	动脉迂曲综合征
	神经皮肤疾病
	结节性硬化
	创伤或术后(假性动脉瘤)
主动脉夹层	结缔组织病
	Marfan 综合征
	Ehlers-Danlos 综合征(血管型)
	创伤
主动脉狭窄	炎性主动脉炎
	多发性大动脉炎综合征(慢性)
	先天性风疹综合征
	辐射
	神经皮肤疾病
	神经纤维瘤病(I 型)
	PHACES 综合征
	术后
	缩窄修复
	主-肺动脉分流术

PHACES,后颅窝畸形,血管瘤,动脉畸形、心脏缺损、眼部异常、胸骨裂和腹部裂

创伤

概述 外伤为儿童致死的主要原因,主要由机动车交通事故所引起。火器伤(图 83-1)和虐童为外伤性死亡的其他重要原因。主动脉外伤的患儿可存活抵达急诊室的情况较罕见,在大城市的一级儿科创伤中

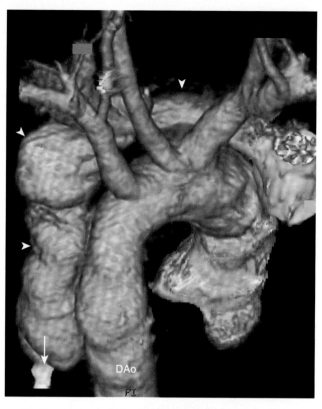

图 83-1 18 岁, 男性, 枪伤所致主动脉假性动脉瘤。CTA 容积成像显示沿子弹轨迹的假性动脉瘤(箭头)。子弹首先水平进入胸部, 与主动脉弓平行, 击破主动脉。随后其向下偏转并于降主动脉(DAo)附近停止(箭号)

心每年可见 1~2 例。经手术治疗的不超过所有外伤患者的 0.14%, 所有主动脉外伤破裂病例中, 年龄小于 16 岁的仅占 6%。儿童人群的主动脉外伤预后与确诊时间、治疗方式以及当时的血流动力学情况直接相关。

影像 当胸片出现胸膜覆盖左肺尖、主动脉弓模糊、纵隔增宽、胸腔积液、气胸、肺挫伤、气管和鼻胃管移位、钝挫伤所致上肋骨和锁骨骨折时, 应提高疑似主动脉损伤(图 83-2)。在过去, 外伤性主动脉损伤需由传统导管造影诊断。而如今, CT 血管造影(computed tomographic angiography, CTA)已取代导管造影成为首选的诊断方法。CTA 可快速和精确观察主动脉损伤。应注意明确主动脉破裂的位置、动脉造影剂外溢、延伸至主动脉分支的夹层瓣、血胸、心包积血以及其他气管和肌肉骨骼损伤。

治疗和影像随访 儿童外伤性主动脉破裂的治疗目的与成人相同。主要方法为手术修复主动脉。手术风险高的患者可在腺苷诱导心脏骤停时进行经血管内支架植入术治疗。放置支架后应立即 CTA 检查, 并在 48 小时后复查以确定修复的稳定性。对于合并症过重以至于无法接受介入治疗的患者, 内膜撕裂应予以观察管理, 但此情况较少见。

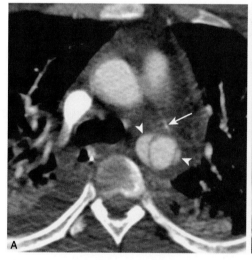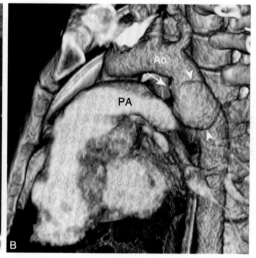

图 83-2 16 岁男孩因机动车事故造成主动脉破裂。A, CT 血管造影的轴位图像显示动脉韧带水平的降主动脉破裂(箭号)和超出主动脉壁的两个假性动脉瘤(箭头)。B, CT 血管造影的容积成像显示一假性动脉瘤(箭头)与主动脉(Ao)和肺动脉干(PA)之间的动脉韧带(箭号)的关系

肺动脉获得性疾病

肺栓塞

概述 肺栓塞(pulmonary embolism, PE)儿童少

见, 但可致命。对于深静脉血栓形成和肺栓塞的患儿, 全部因素导致的死亡率高达 16%, 其中因深静脉血栓或肺栓塞导致死亡率为 2.2%。儿童肺栓塞最常见的危险因素为导管内血栓形成, 中央静脉置管的患儿中有 50% 可出现此情况。其他危险因素包括围产期窒息、脱水、败血症、创伤和烧伤、外科手术、溶血、恶性病

变、肾脏疾病如肾病综合征。肺栓塞可见于颅内静脉窦血栓形成和 Klippel-Trénaunay 综合征，但此种情况罕见。与成人肺栓塞有关的凝血因子异常在儿童中也有报道，包括抗磷脂抗体、凝血因子 V Leiden 突变、S 蛋白缺乏、C 蛋白以及抗凝血酶Ⅲ的缺乏。

肺栓塞的临床诊断较为困难，因为大多数儿童的静脉血栓无症状。肺栓塞的症状可被肺固有疾病或其他潜在疾病所掩盖。在一系列研究中，确诊肺栓塞的患儿中，40%的 D-二聚体测定结果为阴性。因此患儿 D-二聚体测定阴性不能排除肺栓塞。当存在危险因素时，临床应高度怀疑肺栓塞。

影像　在过去，诊断肺栓塞的金标准为肺动脉导管造影。而现在，肺动脉导管造影已被高速多排螺旋 CT 无创的肺血管造影（CT pulmonary angiography，CT-PA）所替代。在肺栓塞诊断的前瞻性研究中，Ⅱ期临床试验对 CTPA 在成年人中检测肺栓塞的准确性已有研究。使用 2003 年以前的 CT 技术，其诊断敏感性和特异性分别为 83% 和 96%。在过去的十年内，CT 技术飞速发展，空间分辨率改善、扫描速度提高、造影剂剂量和辐射剂量减少，使得肺栓塞诊断的准确性进一步提高。其他影像方法还包括核素通气灌注扫描和磁共振肺血管造影。

与成年患者相同，CTPA 被越来越多的应用于诊断儿童肺栓塞（图 83-3），尽管 CTPA 在儿童中的准确性未被严格的临床试验所证实。CTPA 应用于儿童存

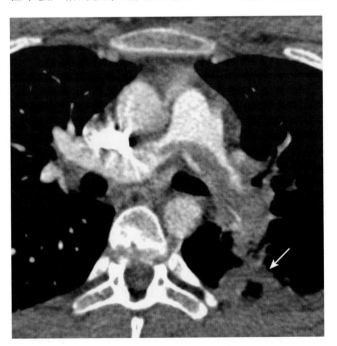

图 83-3　最近开始口服避孕药的 15 岁女孩出现鞍状肺栓塞。跨越左、右主肺动脉的充盈缺损是一个大的肺栓塞。在急性症状的 2 天后出现的外周实变是肺梗死

在技术上的挑战，因为儿童肺动脉体积小，无法配合屏气以及对辐射剂量的忧虑等。减少辐射剂量的主要策略为降低曝光因素，如降低管电压和管电流。以上操作均会增加图像噪声，模糊肺栓塞的可视性。因此，儿童 CTPA 的扫描序列应特别注意优化空间分辨率、扫描速度和曝光因素。

治疗和随访　肺栓塞患者的主要治疗为抗凝。血流动力学不稳定的患者可溶栓治疗。外科肺血栓切除术已成功应用于中央或鞍状栓子的患者。

血栓以外的其他物质也可形成肺栓塞。感染性心内膜炎和血栓性静脉炎可产生脓毒性栓子。Lemierre 综合征为头颈部厌氧菌感染（典型为坏死性梭杆菌）伴颈静脉血栓形成，超过 50%的病例合并脓毒栓子进入肺部。肿瘤栓子可来源于肾母细胞瘤、神经母细胞瘤和肝细胞癌，因为上述肿瘤偶尔侵犯下腔静脉。肿瘤栓子也可罕见的来源于心脏原发肿瘤，如心房黏液瘤。异物导致的肺栓塞包括断裂的导管顶端和导丝、错放的栓塞弹簧圈以及其他血管内器械。最后，脂肪栓塞可发生于重大骨科创伤或手术后。对于这些情况，CT 和 MRI 可有助于定位栓子的来源。

腔静脉获得性疾病

上腔静脉综合征

概述　上腔静脉综合征以上腔静脉血流渐进性梗阻为临床特征，导致上肢和头颅中心静脉压升高、上半身间质水肿和肿胀及回流下腔静脉侧支循环增多。儿童的上腔静脉综合征为医学急症，因为与成年人相比，儿童颈部肿胀更容易压迫和阻塞气道。引起儿童上腔静脉综合征的最常见病因为非霍奇金淋巴瘤压迫上腔静脉。其他纵隔肿物亦可压迫上腔静脉，包括生殖细胞肿瘤、感染性肿大淋巴结、主动脉瘤及纵隔纤维化等。围绕中心静脉导管或起搏器导丝的血栓、继发于白塞氏综合征（见第 82 章）的静脉血栓均可导致管腔闭塞（图 83-4）。导管长期留置所致的瘢痕、腐蚀性药物的侵蚀也可引起上腔静脉狭窄。最后，心房转位术或 Mustard-Senning 术后心房隔板也可引起上腔静脉血流受阻（见第 76 章）。奇静脉水平以上的上腔静脉梗阻不能通过逆流进入奇静脉而减压，从而导致症状更严重。

影像和治疗　导管造影为诊断上腔静脉综合征的金标准，并可评估上腔静脉梗阻的水平、侧支循环以及

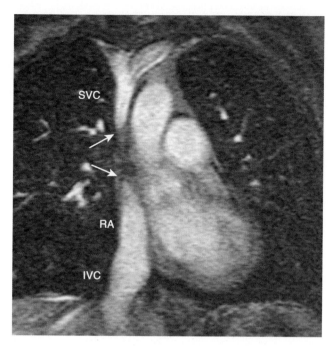

图 83-4 上腔静脉长期置入中央静脉导管的 14 岁女孩出现上腔静脉梗阻。MRI 血管造影冠状位重建显示上腔静脉与右心房(RA)之间完全阻塞(箭号),而下腔静脉(IVC)顺畅流入右心房

中心静脉压的大小。无创成像技术如 CT 和 MR 静脉造影可明确上腔静脉的狭窄,有助于评价任何壁外肿物。MRI 的优势在于无需使用造影剂。通过相位对比或时间飞跃增强技术即可完成静脉造影。上腔静脉综合征的治疗取决于其基础病。对肿瘤的放疗或化疗减小肿瘤的体积可减轻上腔静脉的梗阻表现。形成血栓的中心静脉导管应予以拔除。残留血栓可采用选择性溶栓治疗,残余狭窄可行支架植入。

下腔静脉梗阻

概述 获得性下腔静脉梗阻的原因与引起上腔静脉梗阻的原因类似。导管进入、下腔静脉滤器置入、包括感染和脱水等的严重疾病以及其他高凝血病均可导致下腔静脉血栓形成。腹部肿瘤可引起下腔静脉于右心房入口处的阻塞,比如肾母细胞瘤、神经母细胞瘤、肝母细胞瘤和肝细胞癌。Budd-Chiari 综合征通常由肝静脉阻塞所致,但下腔静脉肝内段也可受累,引起肝脏肿大、腹水、腹痛等症状(图 83-5)。血栓或下腔静脉网可引起下腔静脉梗阻。

影像和治疗 腹部超声、CT 或 MRI 均可进行影像学评估,检查重点在于明确梗阻的位置和严重程度,明确血栓或壁外肿物存在与否。应依据其基础病针对性治疗。从短期来看,可使用血管内支架保持下腔静脉的通畅。

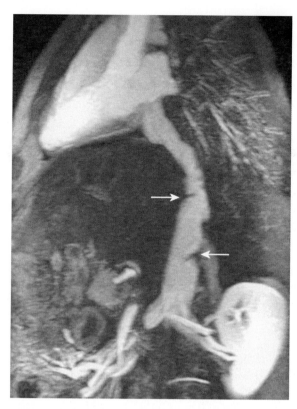

图 83-5 下腔静脉狭窄在外伤后发生布-加综合征的 13 岁男孩中。磁共振血管造影的矢状位重建显示下腔静脉狭窄并可见多发网状物(箭号)突入血管腔内

上腔静脉瘤

概述 尽管真行上腔静脉瘤非常罕见,但在右心衰竭或重度三尖瓣反流导致中心静脉压升高的患者中,上腔静脉扩张较常见。上腔静脉扩张也与纵隔淋巴管畸形有关,但其病理生理机制尚不明确。囊状上腔静脉瘤的患者具有罹患上腔静脉血栓形成和肺栓塞的风险。

影像和治疗 外科手术可成功切除上腔静脉瘤。CT 和 MRI 通过确定静脉瘤的范围、发现其他受累引流静脉而有助于制定手术方案。

肺静脉获得性疾病

肺静脉狭窄

概述 儿童获得性肺静脉狭窄较少见,但可见于先天性肺静脉畸形手术修复的并发症。完全性肺静脉异位引流(图 83-6)和弯刀综合征患儿接受手术修复可增加获得性肺静脉狭窄的风险。接受完全性肺静脉异位引流修复术的婴儿,有 10% 的可发生肺静脉狭窄。此类患者患有重度肺水肿和低血氧饱和度,死亡率高达 50%。合并复杂心脏畸形的患者预后差,而心脏畸形通常为内脏异位综合征的一部分。引起获得性肺静脉狭窄的其他原因包括纵隔纤维化和纵隔肿瘤的外在压迫。

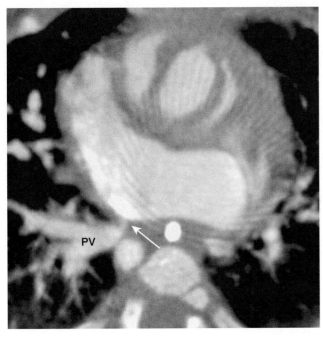

图 83-6 接受完全性肺静脉畸形引流修复手术的 6 个月女孩出现肺静脉狭窄。轴位 CT 血管造影图像显示在右肺静脉(PV)起始段的明显狭窄(箭号)

影像和治疗 导管造影可用来确定肺静脉阻塞的位置,通过测量跨狭窄的压力梯度可评估狭窄的严重程度。由于 CTA 和磁共振血管造影(MRA)可进行三维成像,因此较导管造影更好地确定阻塞。CTA 在评价肺实质和气道并发症时具有额外的优势。

肺静脉狭窄可采用血管成形术、血管内支架植入术和手术治疗。尽管术后即可治愈,但仍可发生再狭窄,死亡率也未得到改善。肺静脉再狭窄的病理生理学改变尚不清楚。引起再狭窄的机制可能为受损肺静脉纤维化、血管内皮向支架内生长、肺血管床的异常反应。

肺静脉曲张

概述 肺静脉曲张为罕见的肺静脉动脉瘤样扩张,可为先天性或后天性。获得性肺静脉曲张通常由中央肺静脉狭窄、二尖瓣反流、二尖瓣狭窄和缩窄引起的肺静脉高压所致。肺静脉曲张通常为良性,无需特殊治疗。病变可随基础病好转而恢复。但是,肺静脉曲张需与肺动静脉畸形相鉴别,两者表现相似。肺动静脉畸形具有发生卒中和其他栓塞事件的风险,需外科手术切除或导管栓塞。

影像 CTA 和 MRA 可探查肺静脉曲张。在复杂病例中,需导管造影鉴别肺静脉曲张和肺动静脉畸形。

大血管肿瘤

概述 大血管的原发性肿瘤极为罕见,成人的相关报道不超过 400 例。恶性肿瘤大多为肉瘤。累及主动脉的原发性肿瘤的报道不超过 140 例,大部分为未分化肉瘤,其次为血管肉瘤。上述原发性肿瘤在儿童中没有报道。大血管附近的非血管性肿瘤侵犯或压迫、放疗所致的放射性血管炎均可导致大血管继发病变。继发性肿瘤包括纵隔淋巴瘤、生殖细胞瘤、畸胎瘤、罕见类型的肉瘤及纵隔转移瘤。

影像与治疗 因为大多数大血管肿瘤由其他疾病所引起,因此肿瘤细胞的类型及起源通常是已知的(见第 81 章)。影像检查的主要目的在于确定组织学活检部位,血管介入术前评估血管阻塞的范围及程度,监测受累血管治疗后改变。在大多数病例中,CT 和 MRI 用于上述目的。治疗以及影像学随访取决于细胞类型和肿瘤分期。

术后并发症

概述 小儿胸部大血管外科修复或介入治疗的并发症为假性动脉瘤和狭窄,其中以主动脉缩窄为例。主动脉缩窄球囊血管成形术及外科手术修复的平均再狭窄率分别约为 15% 和 2%(图 83-7)。其他可并发动

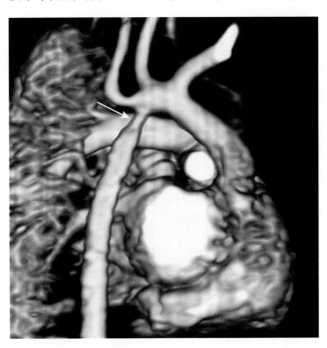

图 83-7 6 个月男孩的缩窄经外科治疗后 5 个月再狭窄。容积成像显示在手术部位局段、环形狭窄(箭号)

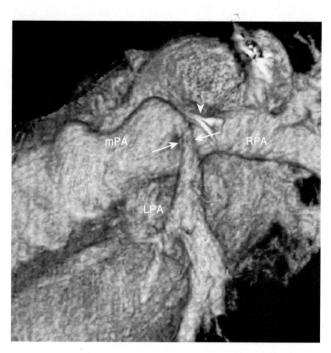

图 83-8 10 岁男孩的术后肺动脉狭窄。CT 血管造影的三维成像显示通过外科夹（箭头）识别目前已关闭的体肺分流的存在。与该夹相邻的左肺动脉（LPA）出现扭曲和局部狭窄（箭号）。mPA，主肺动脉；RPA，右肺动脉

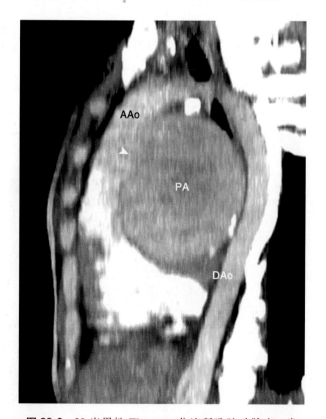

图 83-9 20 岁男性 Wsterston 分流所致肺动脉瘤。常规增强 CT 扫描的矢状位重建显示升主动脉（AAo）和明显扩张主肺动脉（PA）之间的吻合（箭头）。DAo，降主动脉

脉瘤或狭窄的手术为外科主肺动脉和中央分流术。连接右锁骨下动脉和右肺动脉的 Blalock-Taussig 分流术可引起右肺动脉的狭窄或阻塞（图 83-8）。连接降主动脉和左肺动脉的 Potts 分流术常可导致左肺动脉狭窄。Waterston 分流术连接升主动脉至肺动脉干。血流量的控制较困难，血流过量可导致肺动脉巨大动脉瘤（图 83-9）。基于这些原因，Potts 和 Waterston 分流术目前已极少采用。

影像与治疗　无创的 CTA 或 MRA 检查已基本取代导管造影，用于外科手术或介入治疗前的胸部血管评价。导管介入术用于血管成形、狭窄段支架植入以及动脉瘤的覆膜支架置入。

关键点

　　主动脉病变可分为主动脉瘤、主动脉夹层、主动脉瓣狭窄，而且作为疾病的结局可直接决定了病变的死亡率和发病率。

　　儿童肺栓塞最常见的危险因素为导管血栓形成，中央静脉置管的患儿中有 50% 可出现此情况。

　　D-二聚体检测阴性结果在儿科中亦不能排除肺栓塞。

　　上腔静脉综合征为儿科医学急症，因为颈部肿胀可造成气道压迫和阻塞。

　　儿童肺静脉再狭窄常见于外科手术或介入治疗后，可通过 CTA 或 MRA 予以诊断。

推荐阅读

Babyn PS, Gahunia HK, Massicotte P. Pulmonary thromboembolism in children. *Pediatr Radiol.* 2005;35:258-274.

Bendel EC, Maleszewski JJ, Araoz PA. Imaging sarcomas of the great vessels and heart. *Semin Ultrasound CT MR.* 2011;32:377-404.

Lowe LH, Bulas DI, Eichelberger MD, et al. Traumatic aortic injuries in children: radiologic evaluation. *AJR Am J Roentgenol.* 1998;170:39-42.

Stein PD, Fowler SE, Goodman LR, et al. Multidetector computed tomography for acute pulmonary embolism. *N Engl J Med.* 2006;354:2317-2327.

Williams BJ, Mulvihill DM, Pettus BJ, et al. Pediatric superior vena cava syndrome: assessment at low radiation dose 64-slice CT angiography. *J Thorac Imaging.* 2006;21:71-72.

参考文献

Full references for this chapter can be found on www.expertconsult.com.

55检